개정판

Understanding Diagnostic Histochemistry

진단 조직 화학의 이해

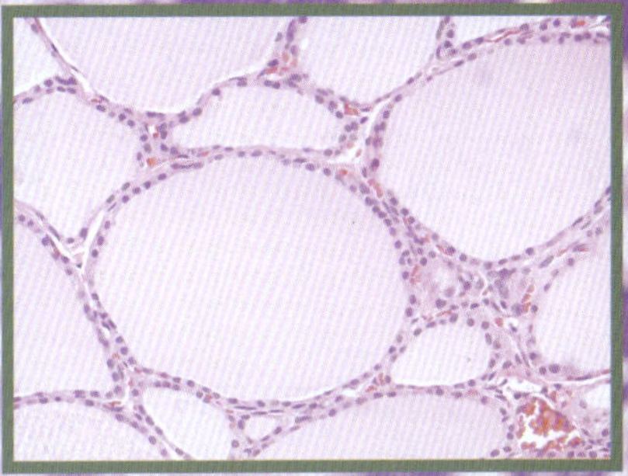

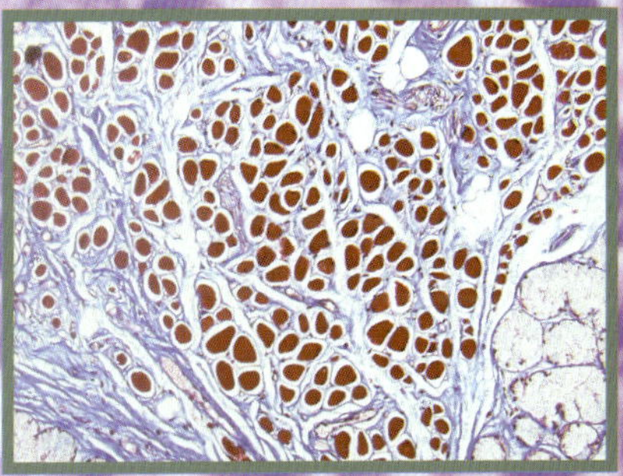

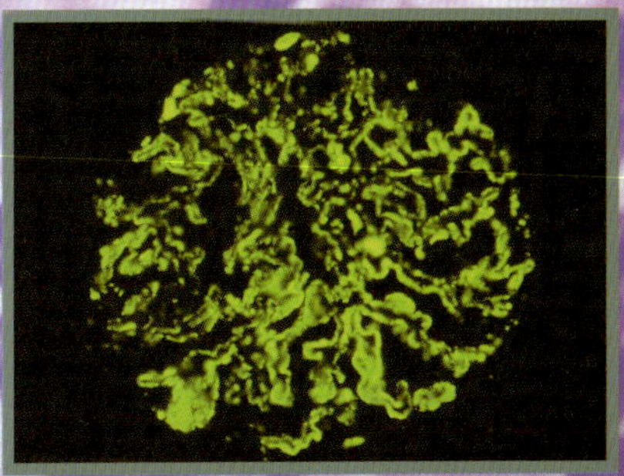

양용석
김성인
김태전
김흥철
송강원
안승주
이재식
장형석
공 저

정 문 각

머리말

『진단조직화학의 이해』 교재는 의약학분야와 자연과학분야의 학생들이 배워야 할 진단조직화학(diagnostic histochemistry) 교재이다. 특히 임상병리학을 전공으로 하는 학생들에게는 필수의 참고교재일 뿐만 아니라 실험교재로도 이용 가능하도록 저술 편집하였다.

현대의 진단조직화학(diagnostic histochemistry)은 세포학, 조직학, 병리학, 면역학 그리고 분자생물학에 이르기까지 다양한 학문의 기본 바탕 위에서, 연구와 진단에 이용되는 진단학적 학문이다.

저자들은 우리나라 대학 부속병원 또는 종합병원 조직병리검사실이나 대학 또는 생명과학분야의 연구실에서 활용되고 있는 진단방법 또는 연구방법에 일치하도록 노력하였다. 특히 학생들이 『진단조직화학의 이해』 교재의 학습내용과 실험과정을 성공적으로 배우고 학습을 마쳤을 때, "기대되는 행동(be able to) 목표"를 스스로 해결해 나갈 수 있도록 편집 구성하였다. 즉, 각 단원마다 「학습목표」를 구체적으로 기술하여 학생 스스로 학습진행이 가능하도록 하였으며, 각론의 실험단원은 교수와 학생들이 실험과 실험결과를 비교 평가할 수 있도록, 실제의 현미경 사진을 염색 작성하여 편집하였다.

『진단조직화학의 이해』 교재의 공동집필에서 많은 저술과 자료를 만들어 주신 교수님들에게 감사를 드린다. 우리나라 대학교의 학부과정 교수들은, 학부과정에서 강의되고 있는 진단조직화학 학습내용과 실험범위에 대하여 집필해 주었고, 대학 임상병리학과 교수님들은 우리나라 대학에서 강의되고 있는 진단조직화학 교과목의 학습목표와 실험범위에 대하여 집필해 주었다.

최근 우리나라 대학 부속병원 또는 종합병원 조직병리검사실의 진단방법은, 면역학과 분자생물학의 급속한 발전으로 많은 변화를 가져왔다. 이를테면, 고전적인 조직화학적 진단방법에서 효소면역조직화학적 진단방법으로 대폭 일반화되었다. 그래서 학생들은 효소면역진단조직화학적 진단방법의 이론적 기초학문과 실험과정을 배우지 않으면, 조직병리검사실이나 연구실의 업무를 감당하기가 어렵게 되었다. 그래서 대학교부속병원 조직병리검사실과 생명과학연구소에서 필수적으로 활용되는 효소면역

진단조직화학적 진단방법을 파악하는 한편, 이에 대한 protocol과 결과사진을 편집 구성하도록 노력하였다. 그러나 효소면역조직화학적 질병진단과 생명과학적 연구방법에 대한 응용분야가 광범위하고 다양해서, 학생들에게 모두를 소개하는 데에는 한계가 있다. 장차 임상병리학과 교수들은 선진국에서와 같이, 효소면역진단조직화학의 독립된 교과과목 설정에 대하여 논의가 있어야 할 것으로 생각된다.

현대는 의과학분야의 발전과 함께 많은 새로운 진단방법들이 도입 적용되고 있다. 필요한 방법들을 더 추가하는 한편, 광학현미경 및 전자현미경 사진들을 새로 작성하여 학생들이 비교 참고하도록 하였다.

저자들은 2004년 초판을 발간한 후 많은 자료들을 다시 추가 편집하여 출판(재판)하게 되었다.

끝으로 『진단조직화학의 이해』의 참고교재의 출판을 맡아주신 도서출판 정문각 김시동 사장님과 편집부 직원들에게 감사를 드린다.

2008년 1월 25일

양용석 씀

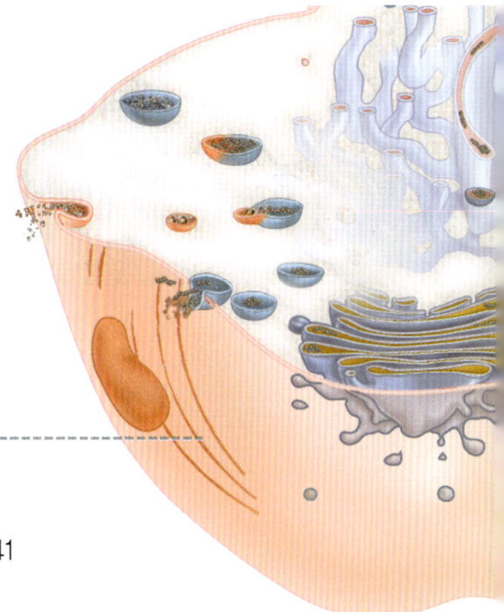

총론 목차

1편 세포의 구성과 병변

2편 조직의 종류

3편 병변의 기전

4편 면역질환과 면역반응

5편 진단조직화학 총론

각론 목차

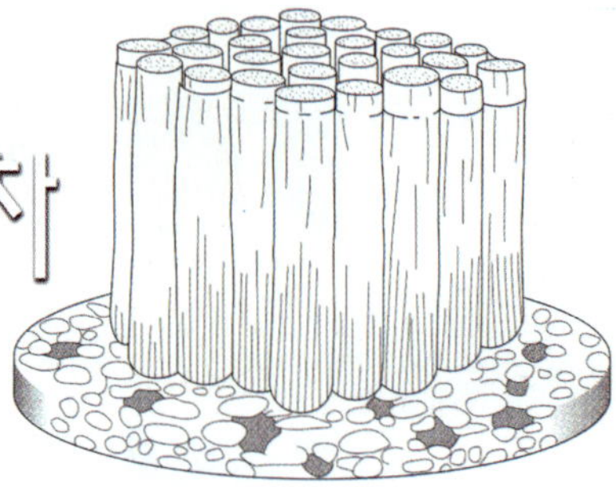

1편 파라핀절편 제작 과정

2편 Hematoxylin & Eosin 염색

3편 동결절편

4편 뼈조직

5편 조직화학적 염색

6편 효소조직화학

7편 면역조직화학

8편 전자현미경

이 책의 학습체계

• 학습목표와 학습내용

이 책의 구성체재는 학생들이 스스로 학습을 할 수 있도록 각 단원 서두에, 이 단원에서 배워야 할 학습목적("be able to")을 기술하였다. 학생들은 학습목표에 따라 학습과 실험을 할 수 있어야 할 것이다.

• 총론과 복습

현재 의약학분야와 생명과학분야에서 진단이나 연구를 위해 응용되고 있는 진단조직화학(diagnostic histochemistry)은 세포학(cell bology), 조직학(histology), 병리학(pathology), 면역학(immunology) 그리고 분자생물학(molecular biology)과 같은 기본 학문들의 바탕 위에서 가능하다. 그래서 학생들은 이미 상기와 같은 기본적 학문들을 배웠을 것이므로, 진단조직화학 학문을 배우고 실험하는 것에 어려움이 없을 것으로 생각된다. 그러나 진단조직화학은 학문적 특성상, 학생들에게 각 단원(unit)이나 방법(methods)의 강의(lecture)와 실험(practice)을 실시할 때, 세포학, 조직학 또는 병리학과 같은 기본적 사실이나 근거를 다시 설명하여야 이해를 더욱 증진시킬 수 있다.

그러나 「총론」의 학습내용은 학생들이 이미 배웠으므로, 해당 부분의 내용을 학습목적에서와 같이 이해하면 될 것이다. 이를테면, 「각론」의 학습내용을 더 심층적으로 이해하기 위하여, 「총론」에서 연관되는 학습내용을 참고하면 될 것이다.

그래서 이 교재를 「총론」과 「각론」으로 편집 구성하였으며, 「총론」에서는 진단조직화학에서 필요한 필수적인 세포학(cell bology), 조직학(histology), 병리학(pathology), 면역학(immunology) 그리고 진단조직화학의 기본적인 이론을 소개하면서, 진단조직화학적 실험과의 연관성과 이해를 높이고자 하였다.

• 각론과 실험

이 교재의 「각론」에서는, 최근 우리나라 종합병원에서 보편적으로 많이 활용되고 있는, 진단조직화학적 방법과 효소면역조직화학적 방법들을 중점적으로 소개하였다. 우선 진단조직화학의 기본이 되는 세포나 조직을 고정하고, 침투와 박절 그리고 염색과정을 소개하였다. 또한 세포조직을 구성하고 있는 탄수화물, 근육조직, 지질 그리고 신경조직의 순서로 보편적인 염색법과 특수한 염색법을 기술하였다.

이 교재에서는 특히 효소면역조직화학적 이론과 방법론을 자세하게 다루었다. 최근 우리나라 종합병원의 조직병리검사실에서는 효소면역조직화학적 진단이 급속하게 증가하고 있고 일반화되고 있다. 조직병리검사실에서 진단하는 검사의 방법(염색 등)을 볼 때, 효소면역조직화학적 진단방법이 50% 이상을 훨씬 넘어서고 있다. 그래서 학생들은 효소면역조직화학적 진단방법의 이론과 실험방법을 중요하게 학습하여야 할 것이다.

• 부록편의 이용: 학습목표와 현미경

진단조직화학을 학습하기 위해서는, 광학현미경과 전자현미경의 원리와 기능을 무엇보다 잘 알아야 한다. 세포조직의 정상적 또는 비정상적 형태와 미세구조 또는 초미세 분자구조를 관찰하기 위해서는 광학현미경과 전자현미경이 반드시 필요하다. 그래서 광학현미경과 전자현미경의 구조와 기능 원리를 기술하여 제8장에 수록하였다.

그리고 우리나라 대학 임상병리학과 학생들이 배워야 할 학습목표를 부록편에 수록하였다. 학생들이 배워야 할 학습내용과 범위를 규정해 놓은 것이니 만큼 각 단원을 학습할 때 본 학습목표를 참고하기 바란다.

총 론

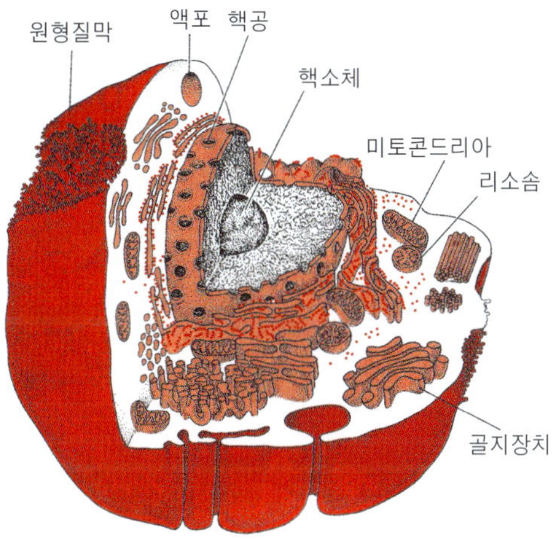

세포의 입체 그림

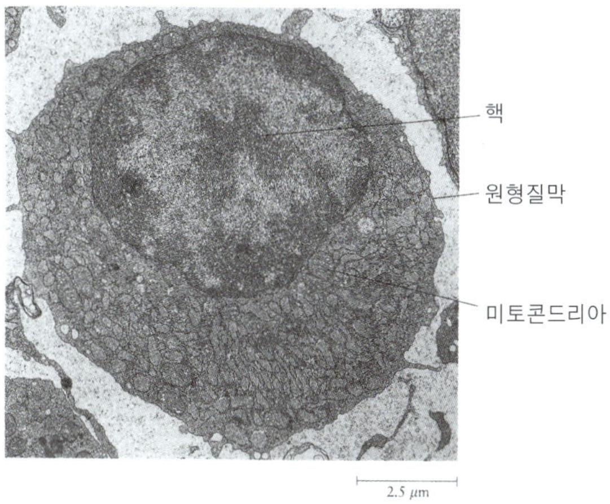

동물세포를 전자현미경으로 관찰한 사진

진단조직화학의 기본은 세포학적 및 조직학적 구조와 기능에 대한 이해로부터 시작된다. 인체의 형태학적 구성 단계를 보면, 하나의 난자(ovum)가 정자와 만나 수정(fertilization)되며 배(embryo) 발생을 거쳐 세포분열(cell differentiation)이 시작되어, 무려 30억 조 이상의 세포를 가지게 되고, 그 모습과 크기도 다양하다. 이 세포들은 모여서 조직(tissue)을 구성하고 다시 각각의 기관(organ)을 형성하며 여러 기관들이 모여 하나의 인체(human body)를 이루게 된다. 사람의 성장기에는 분화된 세포가 그 형질을 유지하면서 증식하여 인체의 용적이 커지게 된다. 이때 형태학(morphology)적으로 약 200여 종류로 이루어진 체세포는 상호 유기적인 관계를 유지하면서 각각 다른 분화 기능을 가지게 된다. 분화된 세포들은 유전적으로 불가역적(irreversible)인 분화가 결정된 여러 종류의 세포군(cell group)을 이루어 각각 특징적인 기능을 할 수 있도록 유기적인 구조체를 형성함으로써 조직을 이루게 된다.

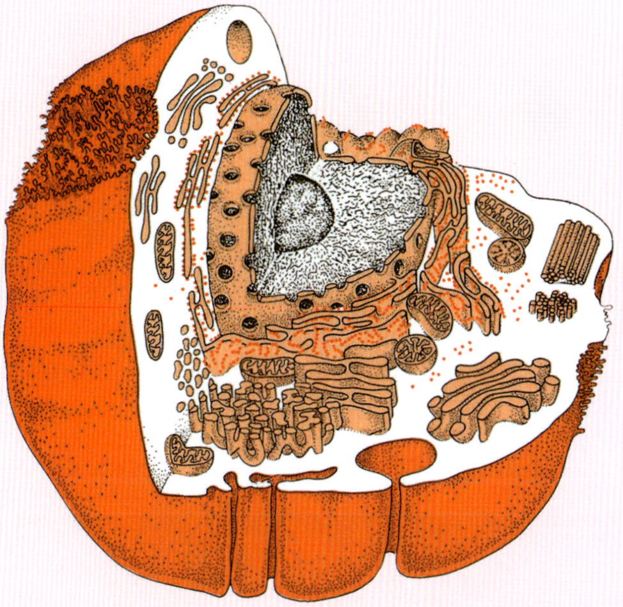

세포는 하나의 생명체이며 작은 우주이다. 세포질은 eosin 염료에 호산성으로 염색되고 핵은 hematoxylin에 호염기성으로 염색된다.

1편 세포의 구성과 병변

Understanding Diagnostic Histochemistry

세포의 구성과 기능

1장

학습목표

1. 유핵세포에 포함되는 세포소기관과 미세구조의 형태학적 특징을 설명한다.
2. 세포 내에 존재하는 세포포함체(cytoplasmic inclusions) 종류를 열거하고, 이들이 세포소기관과 다른 점을 설명한다.
3. 세포주기의 순서와 특성을 설명한다.

세포는 동물과 식물을 구성하는 구조적 단위로서 세포질 핵 세포막 등으로 구성된다(그림1.1.1). 세포(細胞, cell)라는 단어는 그리스어 키토스(kytos)에서 유래되었으며 세포학(cytology)과 같은 많은 파생어가 생겼다. 세포를 이루고 있는 화학적 구성성분은 세포의 종류에 따라서 조금씩 다르지만 동물세포의 경우 약 75~85%가 물로 구성되어 있고, 10~20%는 단백질, 2~3%는 지방질, 1%의 탄수화물, 1%의 염류 그리고 1% 내외의 핵산과 기타 성분으로 구성되어 있다. 세포 내에서 물의 대부분은 자유수이고 약 4.5%정도가 결합수로 존재한다. 염류는 세포의 삼투압과 산 염기평형

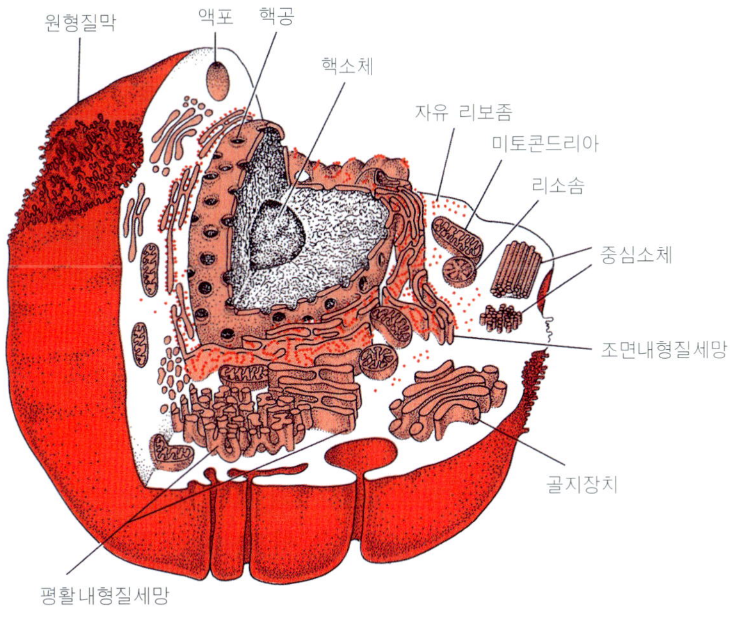

그림 1.1.1 동물세포의 구조

(acid-base equilibrium)을 유지하고 산소 활성을 조성하며 에너지 대사에 기여한다. 세포의 단백질에는 액틴(actin), 마이오신(myosin), 아교질(collagen), 각질(keratin) 등과 같은 구성 물질로서 중요할 뿐만 아니라 효소(enzyme), 호르몬(hormone), 항체(antibody) 기타 환경변화에 적응할 수 있는 조절 물질로 작용한다. 지방질은 지방산(fatty acid), 스테로이드(steroid), 포스포글리세라이드(phosphoglyceride), 당지질(glycolipid), 스핑고리피드(sphingolipid) 등 여러 가지의 분자구조로 존재하면서 세포의 구성, 저장 그리고 분비물 등으로 존재한다. 탄수화물은 단당류(monosaccharide), 이당류(disaccharide), 다당류(polysaccharide), 당단백질(glycoprotein) 등의 분자구조로 존재하면서 주로 에너지원으로 사용되고 세포막의 구성, 세포 사이의 결합물질이나 분비물의 구성 요소가 되기도 한다. 핵산에는 유전정보를 간직한 디옥시리보핵산(deoxyribonucleic acid; DNA)과 단백질 합성에 관여하는 리보핵산(ribonucleic acid; RNA)이 있다.

인체의 세포는 여러 가지의 특수한 기능을 수행하여 생명현상을 유지할 수 있도록 조직적으로 구성되어, 하나의 개체(body)를 이루고 있는 다세포생물(multicellular organism)이다. 세포는 세포의 크기, 모양 그리고 구조는 인체를 구성하고 있는 각 조직이나 기관(organ)에 따라서 그 특성과 기능이 다르다. 일반적으로 세포는 성장(growth), 호흡(respiration), 수축성(contractility), 흡수(absorption), 감응성(irritability), 전도성(conductivity), 동화(assimilation), 분비(secretion), 배설(excretion), 생식(reproduction) 등 다양한 생리학적 특성을 나타낸다.

1. 세포의 구조

세포는 원형질의 덩어리로서 세포를 둘러싸고 있는 원형질막(plasma membrane)과 핵막(nuclear membrane)의 사이에 채워져 있는 세포질(cytoplasm)과 핵(核)에 채워져 있는 핵형질(nucleoplasm)로 구분된다. 형질(plasm)은 반유동체이다. 즉, 물과 같은 액체 속에 여러 가지의 유기물질과 무기물질들이 채워져 있어서 전해질 바다(electrolyte sea)라고 부르기도 한다. 원형질막은 단순히 세포의 외부와 내부에 대한 경계 역할을 할 뿐만 아니라 주위 환경으로부터 필요한 분자를 흡수하며, 중요한 화학반응이 일어나기도 하고 배설물질을 밖으로 내보내는 역할을 한다. 세포 내부에 원형질막과 핵 사이에 있는 모든 물질을 세포질이라고 하는데, 세포질은 반 액체의 용액으로 되어 있고 세포 소기관(organelle)들이 있다. 세포 소기관은 세포의 생명 현상을 유지하기 위해 특정한 역할과 기능을 수행한다.

1) 세포막(cell membrane)

세포가 생활하는 데 있어 주위환경과 세포 속에 포함되어 있는 세포물질들이 균형을 이루고 있음으로써 세포의 대사활동이 조화롭게 이루어지는데, 이런 대사활동은 세포막에서 비롯된다(그림1.1.2). 세포막은 세포의 종류에 따라서 차이가 있으나 대체로 60% 정도의 단백질과 40% 정도의 지질 그리고 1~10% 정도의 탄수화물로 이루어져 있다. 세포막은 여러 가지의 학설이 있으나 Singer와 Nicolson(1972)이 주장한 바와 같이 두 층의 인지질(phospholipid) 판 사이에 구조단백이 끼어들어 있는 액상 모자이크 모형

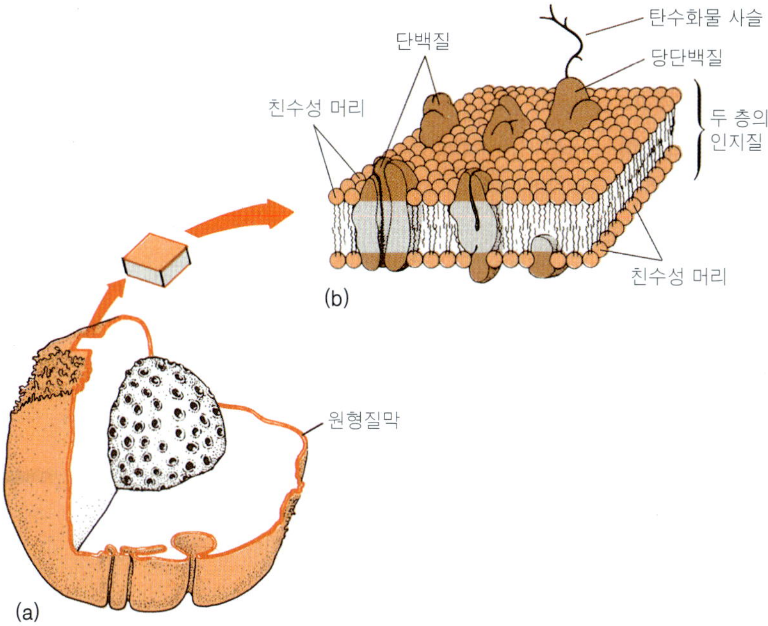

그림 1.1.2 세포막의 액상 모자이크 모형

(fluid mosaic model)을 하고 있는 단위막(unit membrane)이다.

단위막(unit menbrane)은 약 7.5(6~10)nm 두께의 막으로서 세포막을 투과전자현미경으로 관찰하면 양쪽에 오스뮴(osmium) 분자의 침착에 의하여 검게 보이는 2.5~3.5nm 두께의 치밀층(dense layer)과 그 사이에 오스뮴으로 착색되지 않은 투명층(clear layer)이 존재하는 이른바 삼층판구조(trilaminar structure)를 이루고 있다.

세포막을 구성하고 있는 지질분자는 양친배성(amphipathic)으로서 한쪽은 소수성이고 그 반대쪽은 친수성이다. 세포질 쪽 면에는 외재단백질(extrinsic protein)들이 친수성 지질분자와 내재단백질(intrinsic protein)과 결합되어 있으며 비교적 아미노산이 풍부하다. 세포막 바깥 면에는 탄수화물이 단백질에 붙어서 당단백질(glycoprotein)을 형성하거나 또는 지방질에 붙어서 당지질(glycoliplid)을 형성하며, 이 표면 분자들은 세포표면에서 한 층을 이루고 있는데 이를 당질층(glycocalyx)이라 한다.

세포막의 내재단백질은 세포의 대사, 조절 및 통합에서 중요한 기능을 한다. 즉, 세포의 밖에 있는 Na+과 같은 이온이나 아미노산 당류와 같은 대사성 전구물질이 능동적으로 세포막을 통과할 수 있도록 펌프의 기능을 한다. 또한 이온이나 물질분자의 수동적 확산을 위한 통로의 역할을 하며, 이웃 세포와의 사이에 형성되어 있는 교통연접(gap junction)의 역할을 한다. 그리고 호르몬의 자극, 항체반응, 세포섭취작용(endocytosis)과 같은 과정은 세포막의 수용기 단백질(receptor protein)의 작용으로 이루어진다. 한편, 세포 배출작용(exocytosis)에서는 세포질 내에서 형성된 분비액포(secretory vesicle)나 분비과립(secretory granule)과 같은 막성 구조물이 막의 형질막에 붙어 세포막 밖으로 배출된다.

세포막의 바깥 면에는 주로 탄수화물이 당단백질(glycoprotein)이나 당지질(glycolipid) 및 프로테오글라이칸(proteoglycan)과 층을 이루고 있으며, 일부는 미세 섬유성 물질로 구성되어 있는데 이를 당질층(glycocalyx)이라고 한다. 당질층은 periodic acid-Schiff's 반응에서 양성으로 나타나며, 전자현미경과 alcian blue로 식별이 가능하다. 당질층은 세포와 세포 사이에서, 서로의 부착기능과 세포주위의 단백질분해효소나 점액질분해효소로부터 세포를 보호한다. 그리고 면역학적 반응과 특성을 나타내는 성질을 가지고 있으며, 세포와의 사이에서 접촉억제(contact inhibition) 기능으로 세포가 분리되도록 하는 성질도 가지고 있다.

이론과 상식

세포 내 분자구성과 진단조직화학적 방법의 응용

세포는 기본적으로 탄수화물로 이루어져 있다. 우선 탄소는 커다란 분자를 형성할 수 있다는 점에서 특이하다. 세포가 생산하는 탄소 화합물을 유기분자라고 하는데, 메틸기(-CH_3), 수산기(-OH), 카르복실기(-COOH), 카르보닐기(-C=0), 인산기(-PO_3), 아미노기(-NH_2) 등이 반복하여 나타난다. 세포 내의 탄소화합물 유기분자는 100~1,000의 분자량을 가지는 비교적 작은 것으로서 30 또는 그 이상의 탄소를 함유한다. 이들은 일반적으로 수용성이며 많은 경우 단백질, 핵산, 탄수화물을 형성하는 데에 쓰이는 단량체이다. 이들은 화학적 물리학적 특성을 가지고 있어서, 이들에 대한 진단조직화학적 검사 응용이 가능하다.

지방산은 대부분 세포막의 성분으로서(세포 내에서 농축된 영양비축물로 이용되기도 한다), 하나는 긴 탄화수소 사슬인데 이것은 소수성이며 화학적으로 거의 반응이 없다. 다른 하나는 카르복실기(-COOH)인데 이것은 산(카르복실산)으로 작용하게 된다. 세포에 있는 모든 지방산 분자는 그들의 카르복실기에 의해 다른 분자와 공유결합으로 연결되어 있다. 이것은 용액 내에서 이온화(-COOH-)되어 극단적인 친수성을 띠어 진단화학적으로 반응을 나타낸다.

세포를 구성하고 있는 단백질의 구성단위는 아미노산이다. 아미노산은 하나의 공통적인 특성을 가

표 1.1.1 박테리아 세포의 화학구성

화학구성	전체 세포 무게의 백분율	각 분자 종류의 수
물	70	1
무기이온	1	20
당과 전구물질	1	250
아미노산과 전구물질	0.4	100
뉴클레오티드와 전구물질	0.4	100
지방산과 전구물질	1	50
기타 작은 분자들	0.2	~300
거대분자들(단백질, 핵산, 다당류)	26	~3,000

지는 분자들의 다양한 집단이다. 이들은 모두 카르복시산과 아미노기를 갖고 있으며, α탄소에 붙어 있는 곁사슬로부터 유래된다. 세포에서 아미노산의 중요성은 단백질을 만드는 역할 때문인데, 단백질은 긴 사슬에서 머리 대 꼬리로 결합된 중합체로서 각 단백질들은 3차원 구조로 구성된다. 단백질에서 2개의 인접한 아미노산 사이의 공유결합을 펩티드결합(peptide bond)이라고 하며, 아미노산의 사슬을 폴리펩티드(polypeptide)라고 한다. 폴리펩티드는 한쪽 끝에 아미노기(-NH2)를, 다른 한쪽 끝에는 카르복실기(-COOH)를 갖는다. 단백질에서는 보통 20종류의 아미노산이 발견되며, 사람의 세포나 조직에 존재하는 단백질들은 20개의 아미노산이 반복되어 나타난다.

뉴클레오티드(nucleotide)는 DNA와 RNA의 구성단위이다. 뉴클레오티드는 5탄당에 연결된 질소를 포함한 고리 화합물로 구성되어 있다. 이러한 당은 리보오스나 디옥시리보오스이며, 이것은 1개 이상의 인산기를 갖고 있다. 리보오스를 포함하는 뉴클레오티드는 리보뉴클레오티드로, 디옥시리보오스를 포함하는 것을 디옥시리보뉴클레오티드라고 한다. 그리고 질소를 포함하는 고리들을 염기라고 부른다. 그래서 산성 조건 하에서 염기들은 H^+(양성자)와 결합할 수 있으며, 따라서 수용액 내에서 OH- 이온의 농도를 증가시킨다. 여러 가지의 염기들[시토신(cytosine; C), 티민(tymine; T) 그리고 유라실(uracil; U)]은 매우 높은 유사성을 가지고 있어 피리미딘(pyrimidines)이라고 부른다. 구아닌(guanine; G)과 아데닌(adenine; A)은 퓨린(purine) 화합물이며 6개로 이루어진 고리에 5개로 된 고리가 붙어 있다. 뉴클레오티드의 가장 기본적인 역할은 생명 정보의 저장과 복구라 할 수 있다. 그리고 뉴클레오티드 아데노신삼인산(adenosine triphosphate; ATP)은 수백 가지의 세포 반응에서 에너지를 전달하는 데 관여하며, 또한 핵산 제조의 자료로 사용된다. 즉, 핵산 사슬들은 포스포디에스테르결합이 형성되는 동안에 무기 이인산을 방출하는 축합반응에 의해 에너지가 풍부한 뉴클레오티드 삼인산으로부터 합성된다(표1.1.1).

2) 핵(nucleus)

핵(核)은 개체의 유전정보 물질을 보관하고 있으며, 세포질 내 합성 과정을 조절하면서 유전정보를 전달 표현하는 기능을 가진다(그림1.1.3). 핵은 핵막(nuclear membrane)으로 둘러싸여 있으며, 그 속에 핵형질(nucleoplasm, karyoplasm)이 들어 있다. 핵형질은 염색질(chromatin)과 핵소체(nucleolus) 그리고 이들을 담고 있는 기질, 즉 핵즙(또는 핵림프, karyolymph)으로 이루어져 있다. 핵즙은 구조가 없는 반유동체의 콜로이드로서 세포질의 기질보다 조금 더 굳고 비중이 높다. 일반적으로 하나의 세포에는 1개의 핵을 가지고 있으나 종류에 따라서 2개 이상 여러 개를 가지고 있는 세포도 있다. 위에 있는 벽세포(parietal cell)나 간세포(hepatocyte)는 5개의 핵을 가지고 있는 것이 자주 관찰된다. 또 뼈조직의 뼈파괴세포(osteoclast)의 경우 5개 이상이 관찰되며 골격근육세포(skeletal muscle cell)는 수십 개의 핵이 관찰된다. 핵(核)의 모양은 보통 둥글게 생겼으며, 세포의 종류나 존재 위치에 따라서 다양한 모양을 보인다. 즉, 원추형 방추형 사각형 또는 납작하게 보이는가 하면, 거대핵세포나 과립백혈구의 핵은 분엽화(lobulation)되어 부분적으로 나뉘어져 있다.

(1) 핵 막(nuclear membrane)

핵을 둘러싸고 있는 핵막은 이중막구조(double membrane)로서 세포질과 핵형질 사이에 존재한다. 핵막의 바깥 부분은 과립모양의 리보솜(ribosome)이 붙어 있거나 내형질망(endoplasmic reticulum)과 연결되어 있다. 핵막의 안팎에 있는 단위막의 두께는 7~10 nm이다. 그리고 핵과 세포질 간의 물질교환이 이루어지는 작은 구멍인 핵공(nuclear pore)이 있으며 그 직경은 50~100nm이다(그림1.1.3).

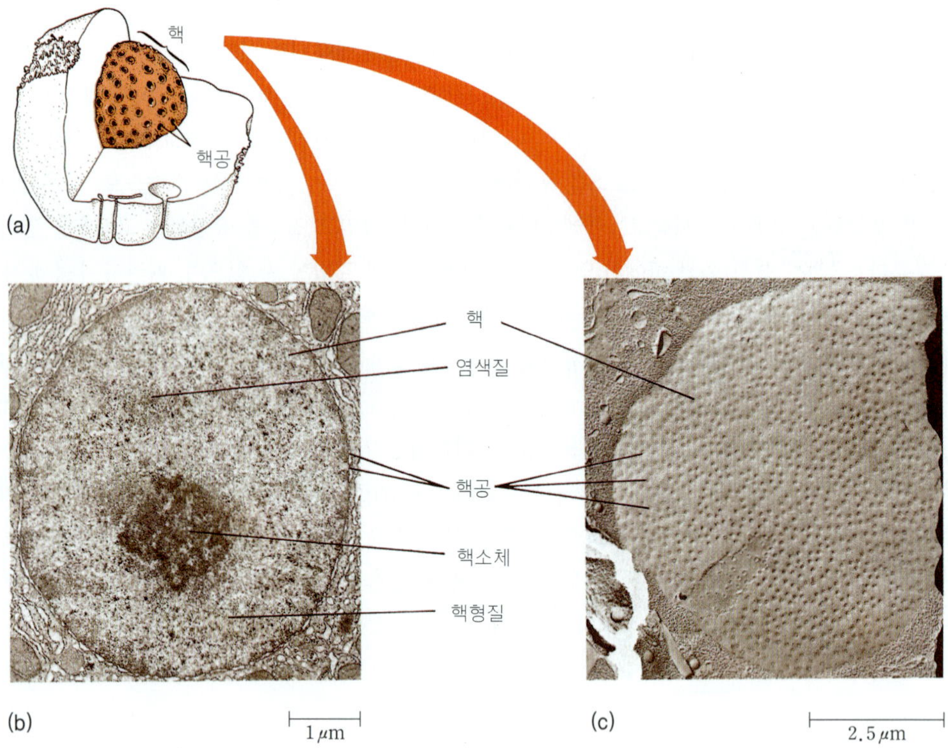

그림 1.1.3 **세포핵과 핵막** (a) 그림 (b) TEM (c) SEM

(2) 염색질(chromatin)

염색질(chromatin)은 DNA, DNA 결합단백질 및 약간의 RNA로 구성된 미세섬유성 구조물로서 핵형질 내에 널리 퍼져 있다. 염색질은 분자 구조상 히스톤(염기성단백질, histone)과 이중나선구조의 DNA가 정전기적으로 결합되어 있는 DNA-히스톤복합체(DNA-histone complex)이다. 이 복합체는 4종류의 히스톤(H4, H3, H2A, H2B)으로 이루어진 중심입자(core particle)들이 나선형 DNA에 의하여 길게 연결되어 있는 형태로서 이를 염색질섬유(chromatin fiber)라 한다. 염색질섬유에서는 중심 히스톤과 그 바깥을 이중으로 둘러 감고 있는 DNA로 이루어진 뉴클레오솜(nucleosome)이 있다. 염색질섬유의 DNA는 중심입자의 겉을 이중으로 둘러 감고 있을 뿐만 아니라 계속 이어져 중심입자들을 길게 연결시킨다. 이 DNA 이중나선구조 중에서 중심입자를 감고 있는 DNA분절을 뉴클레오솜 DNA(nucleosomal DNA)라 하고, 뉴클레오솜을 서로 연결시키는 DNA분절을 뉴클레오솜사이

DNA(internucleosomal DNA)라 부른다. 염색질은 세포주기(cell cycle)의 시기에 따라서 그 분포 상태가 다르다. 즉, M기에는 고차구조체로서의 염색질이 되고 간기에는 분산된다. 그리고 염색질은 진성염색질(euchromatin)과 이질염색질(heterochromatin)로 분류되는데, 진성염색질은 이질염색질보다 더 치밀하여 세포학적으로도 더 진하게 염색된다(그림1.1.3).

(3) 핵소체(nucleolus)

핵소체는 단위막으로 싸여 있지 않은 둥근 호기성 구조물로서, 리보소체 RNA(ribosomal RNA)를 합성하여 세포질로 내보내는 역할을 하는 핵소기관이다. 핵소체는 세포의 분열사이기에서 뚜렷하게 관찰되며 광학현미경에서 직경 1~3μm의 동질성 과립처럼 관찰된다. 이 과립부분에는 RNA와 약간의 DNA가 포함되어 있으며 이들은 RNA 합성에 관여한다(그림1.1.3).

3) 내형질세망(endoplasmic reticulum)

내형질세망은 유핵세포에 존재하는 가장 큰 내부막으로서 유핵세포의 반 이상을 차지하며, 두께는 5~6 nm의 단일막으로 둘러싸인 서로 교통하는 소기포(vesicle)의 망상구조로 되어 있다(그림1.1.4). 내형질세망에서는 세포 내에서 여러 주요 기능을 수행하는데, 특히 막지질 및 막단백질의 합성이 중요하다. 내형질세망은 리보솜의 결합여부에 따라 조면내형질세망(rough endoplasmic reticulum)과 평활내형질세망(smooth endoplasmic reticulum)으로 나누어진다.

조면내형질세망은 그 표면에 리보솜이 많이 부착해 있는 형태로서 호염기성으로 염색되며, 세포의 분열 시에 핵막을 구성하거나 과산화소체(peroxisome)를 형성한다. 그리고 부착된 리보솜에서 분비단백

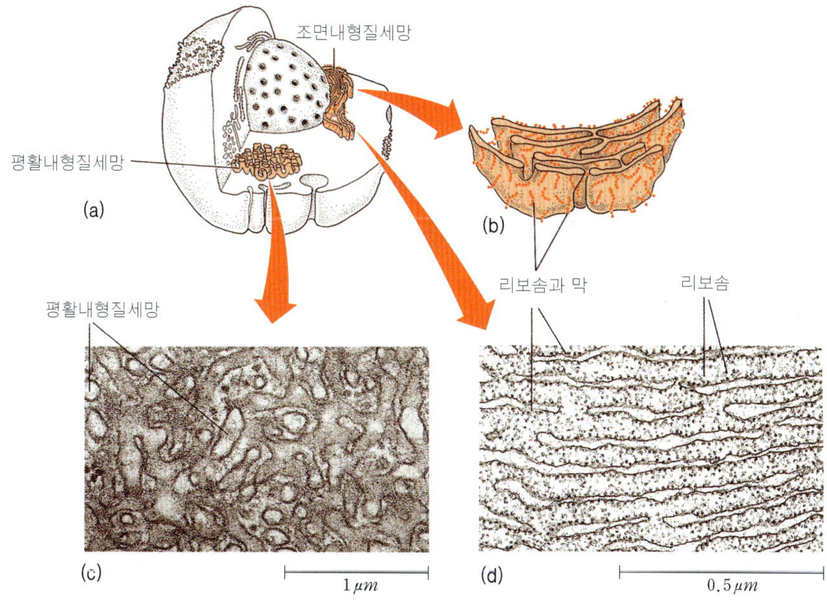

그림 1.1.4 내형질세망 (a) 세포 (b) 리보솜 (c) 평활내형질세망 (d) 조면내형질세망

질(secretory protein)을 합성하며 분비물을 농축한다.

평활내형질세망은 리보솜이 부착해 있지 않아 그 표면이 매끈하게 관찰되며 광학현미경상 호산성으로 관찰된다. 일반적으로 위선에 있는 벽세포, 난소의 간질세포, 황체세포, 간세포 등에서 관찰된다. 평활내형질세망에서는 지방질이나 스테로이드를 생산하며, 당원(glycogen) 분해를 조절한다. 또한 약물의 해독 작용에 관련하고 있다.

4) 골지장치(golgi apparatus)

골지장치는 단일한 막으로 둘러싸인 편평한 소포가 겹쳐 쌓여 있는 형태를 하고 있으며, 도은염색(silver stain)을 하면 불규칙한 흑색망조직 또는 핵 가까이에 위치한 과립상으로 관찰된다(그림1.1.5). 분비세포의 경우에는 보통 핵과 자유면(free surface) 사이에 위치해 있다. 전자현미경으로 관찰하면 골지기관은 납작해진 작은 소낭의 막이 겹쳐져 있는 층판(lamella)과 층판의 말단에 계속해 있는 작은 소포(vesicle) 및 큰 공포(vacuole)로 구성되어 있다. 공포는 소낭이 확대되어 생긴 것으로서 전자현미경에서는 전자밀도가 높은 물질(electron-dense body)로 관찰된다. 골지장치에서는 단백질 및 지방질과 탄수화물 부분을 첨가(packaging)하여 농축한 후 분비과립을 완성하여 방출시킨다. 그러므로 당단백질(glycoprotein)과 산성점액다당류(acid mucopolysaccharide) 함수탄소 등의 합성에 관여한다.

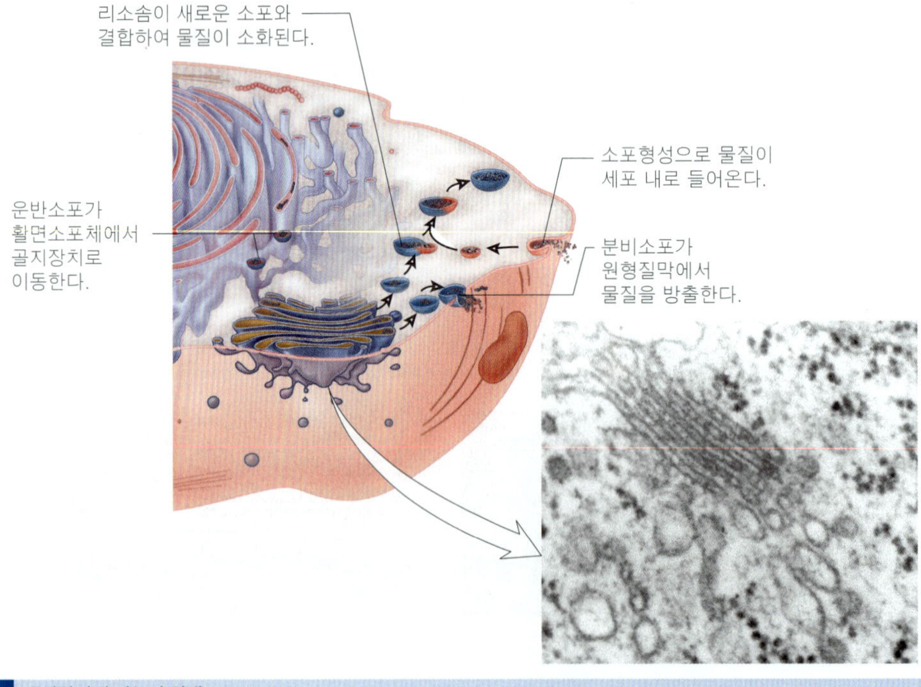

그림 1.1.5 골지장치의 기능과 형태

5) 용해소체(lysosome)

용해소체는 막에 싸인 구형의 소체(dense body)로서 산성 가수분해효소(acid hydrolase)를 가지고 있어 단백질, 함수탄소, 지방질, DNA, RNA 등을 용해하는 세포 내 소화기관 역할을 한다. Gomori 염색이나 acridine orange 생염색으로 관찰할 수 있다(그림1.1.6).

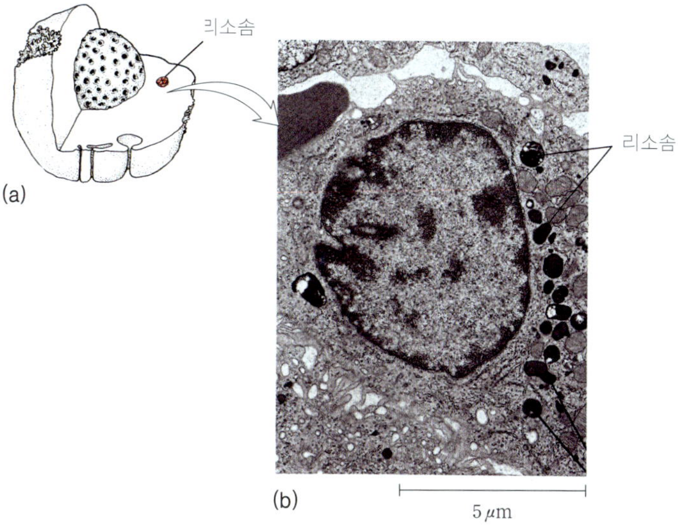

그림 1.1.6 용해소체(리소솜)

6) 과산화소체(peroxisome)

신장 근위세뇨관의 상피세포 등에서 관찰되는 구형의 균질성을 가진 소체로서 리보솜보다는 약간 크게 관찰되며, 한 층의 막으로만 둘러싸여 있고 주로 결정형의 단백질을 다량으로 포함한다. 이 단백질은 과산화수소를 생성하거나 파괴하는 효소를 가지고 있다(그림1.1.7).

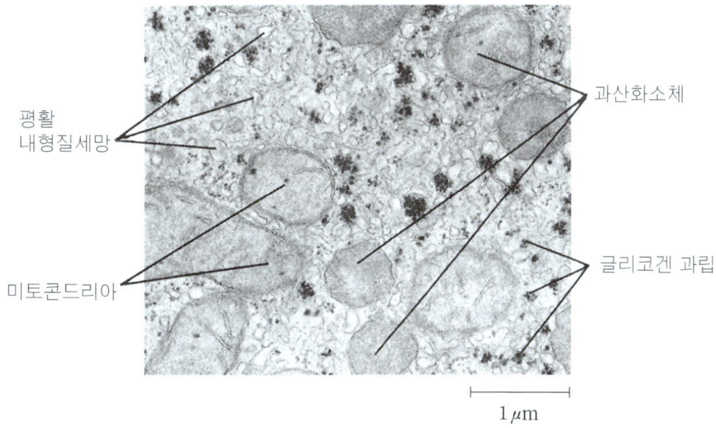

그림 1.1.7 과산화소체

7) 사립체(mitochondria)

사립체는 이중막으로 구성되어 있고, 0.1μm 이하의 작은 구형이 있는가 하면 폭 0.5μmdp 길이가 10μm이 넘는 긴 실 같은 것도 있고 세포에 따라서 그 수도 2~3개에서 수천 개에 달하는 경우도 있다. 위상차현미경이나 Janus green B 초생체염색을 하면 잘 관찰된다(그림1.1.8). 전자현미경으로 관찰하면 이중막으로 싸여 있다. 즉, 외부에 단위막인 경계막(limiting membrane)이 있고 그 내면에 내막이 있는데 이 내막이 여러 곳에서 사립체간질(mitochondrial matrix) 내로 돌출하여 주름(internal crista)을 형성하고 사립체 내부를 여러 개의 intercristal space로 불완전하게 나누고 있다. 사립체의 내막과 intercristal space에는 기본소체(electron transport)가 부착해 있나.

사립체는 Krabs citric acid cycle에 필요한 대부분의 효소를 가지고 있어서 스스로 분열이 가능하다.

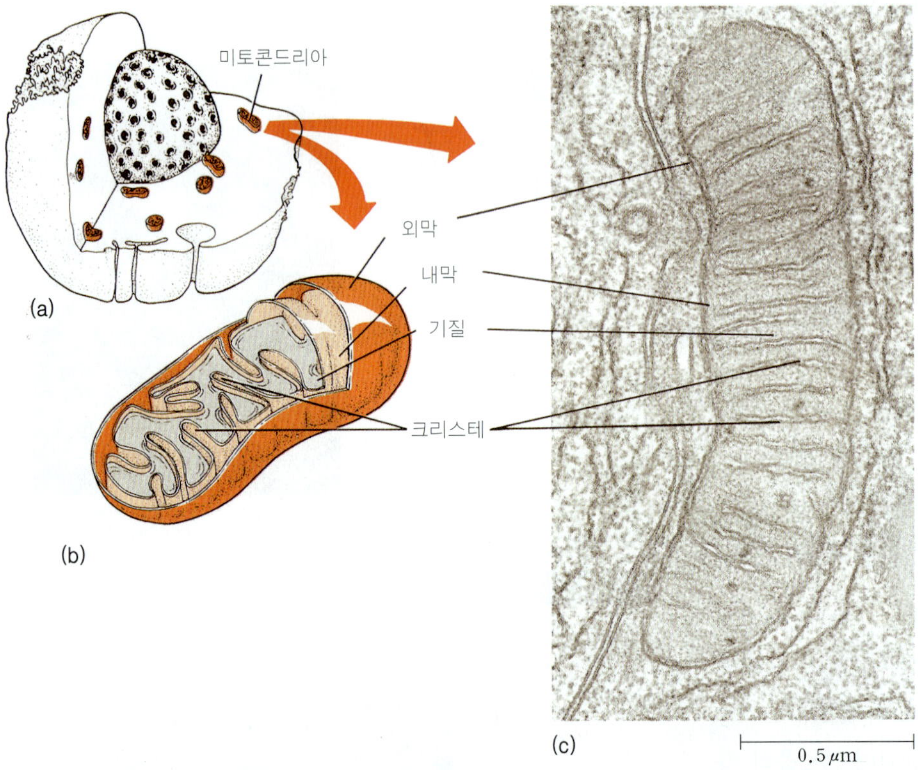

그림 1.1.8 사립체

사립체는 영양분을 분해하여 adenosine triphosphate (APT)를 만들어 에너지를 생산하고 이를 방출하는 소기관이기 때문에 에너지를 많이 사용하는 세포에 더 많이 나타난다.

8) 구멍층판(환층판, anulate lamella)

구멍층판은 모든 세포에 있지 않고 발생 도중의 남녀 성세포(germ cell)에서 관찰된다(그림1.1.9). 구멍층판의 형태는 기본적으로 핵막이나 세포질세망과 비슷하다. 즉, 표면이 평활

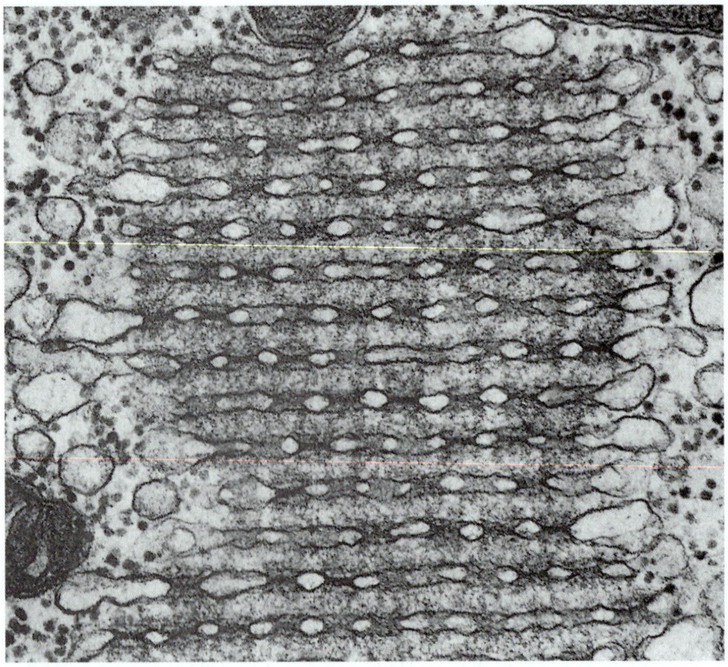

그림 1.1.9 구멍층판

납작한 주머니 형태의 수조가 평행하게 몇 겹으로 배열하여 집합체를 형성하고 있으며, 각 수조에는 구멍들이 50~80nm 지경 크기로 곳곳에 나 있다. 그리고 수조의 주변 끝은 과립세포질세망의 수조와 연결되어 있다. 이와 같은 구멍층판의 기능에 대하여는 아직까지 확실하게 밝혀지지 않고 있다.

9) 중심소체(centriole)

중심소체는 2개의 원통형 구조물로 이루어져 있으며, 그 일부가 골지기관에 의하여 싸여 있다(그림 1.1.10). Iron-hematoxylin 염색을 하면 광학현미경에서 검정색의 과립 또는 간상(rod) 모양으로 관찰된다. 전자현미경에서는 두 중심소체가 한 끝이 근접하여 직각을 이루어 위치하며, 각 중심소체의 길이는 0.3~0.5μm이고 직경은 약 0.2μm이다. 중심소체의 주위에는 중심소체위성(centriolar satellite)이라고 하는 여러 개의 작고 치밀한 입자상 구조물들이 존재하는데 이들은 각 중심소체에 연결되어 있으면서 유사분열 과정에서 미세관(microtuble) 형성 과정에 관여하는 것으로 알려지고 있다.

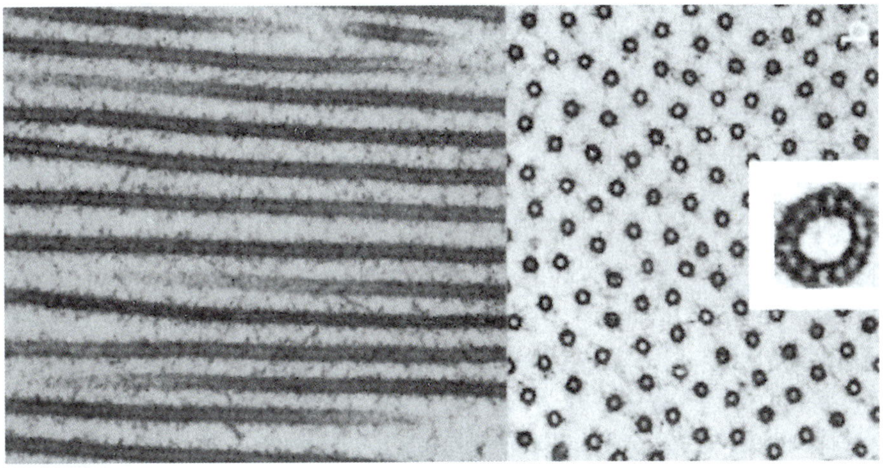

그림 1.1.10 중심소체

10) 미세관(microtuble)

직경이 약 27nm인 세관으로서 대개 직선으로 배열하고 있는데 그 벽의 두께가 약 5nm로 13개의 긴 원시미세섬유(protofilament)로 구성되며 서로 둥글게 결합된 형태로 관찰된다. 사이기 세포의 경우 미세관은 세포질에 널리 퍼져 있으며, 대체로 세포중심에서 주변부를 향하여 방사상으로 퍼져 있다. 유사분열 때에는 미세관이 현저히 증가한다.

2. 세포질 포함물(cytoplasmic inclusion)

세포질 속에는 흡수한 영양 분자 또는 세포에서 생겨난 물질들이 저장되어 있는 형태의 생명력이 없는

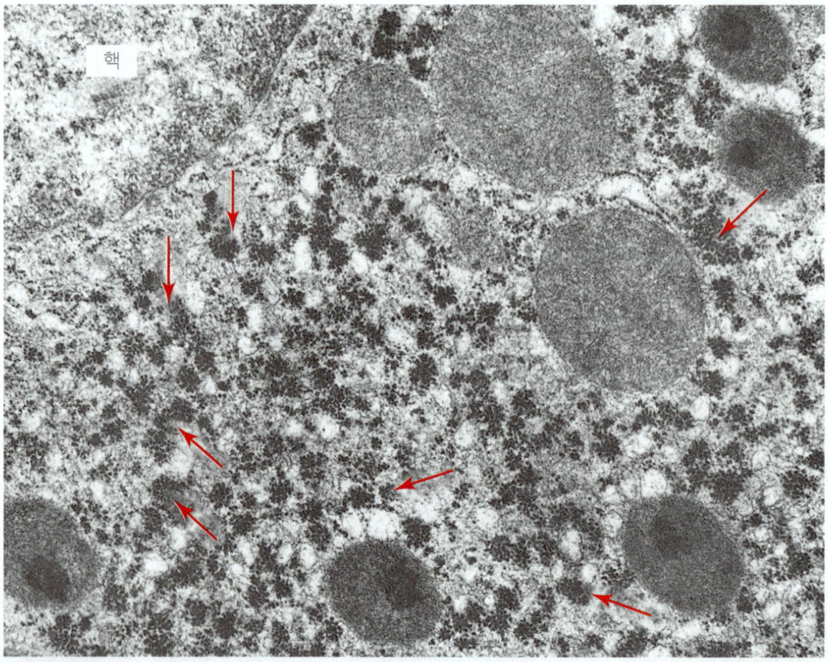

그림 1.1.11 세포 내의 당원입자

물질로 존재하는데 이것을 세포질 포함물(cytoplasmic inclusion)이라고 한다. 이들의 대부분은 세포의 활동상태에 따라 일시적으로 출현하였다가 소멸된다.

1) 당원입자

영양물질로 섭취된 당질은 당원(glycogen)의 형태로 세포 속에 저장되며 입자상으로 나타난다. 당원은 세포의 에너지 대사 과정에서 에너지원과 각종 구성 성분의 합성에 필요한 요소이다. 특히 간세포나 근육세포에 많이 존재하며, PAS 반응에서 양성으로 나타난다.

2) 지방질

세포질에 포함물로 존재하는 지방질은 트리글리세라이드(triglyceride) 형태이며 구형 구조물로 나타난다. 지방질은 대부분 지방세포에 저장되는 것 외에도 간세포 혹은 근육세포에도 나타난다. 지방질은 잠재에너지의 저장형태로서 막의 합성, 지방질을 함유하는 다른 구조물이나 분비물을 합성하는 데 이용된다.

3) 색 소

색소는 자기 자신이 색을 가지고 있고 염색소에 의하여 염색되지 않은 것을 말하는데 내인성색소(endogenous)와 외인성색소(exogenous)가 있다. 내인성색소는 체내에서 형성된 색소를 말하는데 혈색소와 그 분해산물인 헤모시데린(hemosiderin), 빌리루빈(bilirubin) 그리고 멜라닌(melanin)이 이에 속한다(그림1.1.12). 외인성색소는 체외에서 형성된 후 체내로 침입해 온 것을 말하는데 야채에서 오는 황색의 카로텐(carotene)과 리포크롬(lipochrome), 먼지로 흡입되는 탄소(carbon), 납(lead), 은(silver) 등 이다.

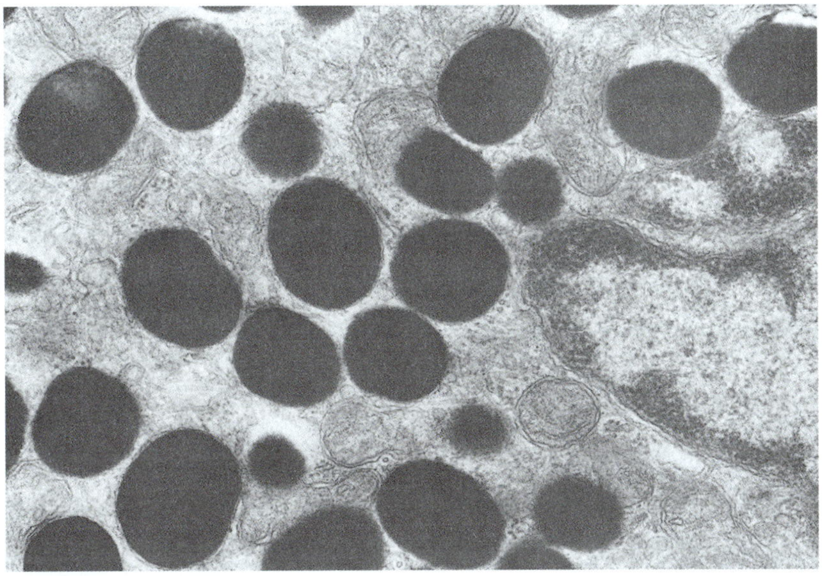

그림 1.1.12 멜라닌 색소의 과립

4) 결정체(crystal)와 분비과립(secretory granule)

단백질에서 생긴 것으로 생각되는 결정체가 정소의 세르톨리(sertoli)세포, 간질세포, 핵, 사립체, 세포질세망, 골지체, 분비과립 등에 나타난다. 분비과립은 세포의 모양에 따라 다양하다. 효소와 같은 것이 합성된 후 골지기관으로 운반되어 농축되고 단위막으로 싸인 분비과립이 된다.

3. 사람 세포 주기(cell growth and cycle)

인간의 세포주기는 성장과 유성생식 과정으로 구성된다. 성장기간 동안에 각각의 세포는 핵분열의 일종인 체세포분열을 통하여 완전한 염색체 수를 갖도록 보장받는다. 유성생식 과정에서 염색체 수의 절반을 간직하고 있는 생식세포의 형성이 일어나며, 핵분열의 일종인 감수분열을 통하여 염색체 수가 반감된다.

감수분열은 생식선이라고 불리는 생식기관에서 진행된다. 남성은 정소에서 정자를, 여성은 난소에서 난지를 형성하는 세포를 형성하며, 이 정자와 난자가 생식세포, 즉 배우자에 해당된다. 배우자들은 반수체(n)의 염색체 수를 지니고 있으며, 사람의 경우 반수체 염색체 수는 23개이다.

반수체인 정자와 반수체인 난자가 수정될 때 새로운 개체가 탄생한다. 각 부모는 접합자(zygote)에게 모든 형태의 염색체 중 하나씩을 제공함으로써 접합자는 2배수(2n)의 염색체 수를 갖는다. 개체가 발달함과 동시에 체세포분열이 진행되어 각각의 체세포(somatic cell)는 2배수의 염색체 수를 갖게 된다. 사람의 경우 23쌍으로 이루어진 46개의 염색체 수가 2배수체에 해당된다.

4. 체세포분열

체세포분열은 2개의 딸세포를 형성하는 핵분열인데, 이 분열을 통하여 각각의 딸세포는 분열하는 어버이세포와 동일한 유형과 수의 염색체를 갖게 된다. 따라서 체세포분열 결과 어버이세포와 딸세포는 유전적으로 동일하게 되며, 이러한 체세포분열은 세포주기(cell cycle)의 한 부분을 이룬다(그림1.1.13).

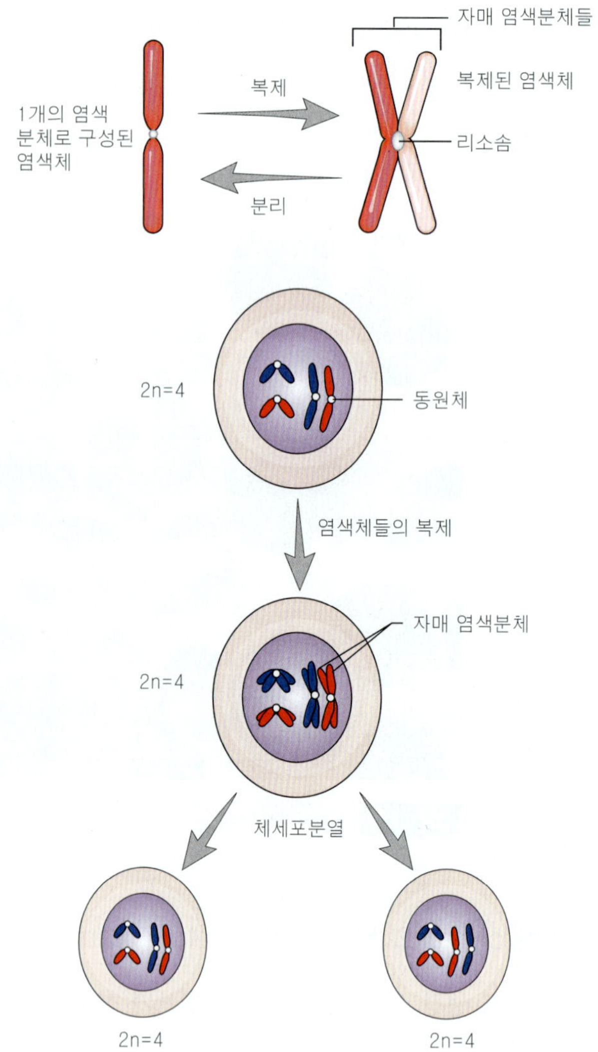

그림 1.1.13 체세포분열의 개요

1) 세포주기(cell cycle)

세포주기는 간기(interphase), 체세포분열 그리고 세포질과 세포소기관이 분열하는 세포질분열 과정으로 이루어진다. 세포는 분열한 후 다음 분열 전까지 간기 과정으로 들어간다. 즉, 간기란 세포분열 사이의 시간적 간격을 의미한다. 일반적으로 전체 세포주기의 기간은 세포 종류에 따라 다소 다르지만 일반적으로 18~24시간 소요된다. 체세포분열과 세포질분열 과정은 1시간 이내에서부터 약 2시간 정도 진행되며, 나머지 기간 동안 세포는 간기에 머무른다.

일반적으로 간기를 휴지기로 생각하였으나, 현재는 다르게 생각하고 있다. 이 기간 동안 세포소기관들은 정상적으로 매우 활발하게 물질대사의 임무를 수행하고 있다. 세포가 분열하려면 DNA 복제(replication)가 일어나야 할 것이며, 복제기간 동안 동일한 DNA가 복사되고, 그에 따라 각 염색체도 2배로 복제된다. 복제된 염색체는 2개의 자매 염색분체(sister chromatids)로 이루어져 있는데 이들은 유전적으로 동일하다. 즉, 동일한 유전자를 지니고 있음을 의미한다. 또한 중심체(centriole)를 포함한 세포 소기관들도 2배로 복제된다. 분열하지 않는 세포에는 1쌍의 중심체가 존재하지만 분열을 시작하는 세포에는 1쌍이 복제하여 2쌍의 중심체가 핵 주변에 존재한다.

2) 체세포분열: 2n→2n

체세포분열이 진행되기 전에 핵 내의 염색질이 응축되어 염색체는 가시적인 구조를 갖는다. 체세포분열이 시작되기 전에 어버이 세포는 2n 상태이며 동원체(centromere)라고 불리는 지역에서 염색분체(chromatid)들이 함께 접하고 있다. 체세포분열이 끝나면 각 염색체는 단일 염색분체로 이루어진다.

체세포분열의 개략적인 과정을 그림 1.1.13에 제시하였다. 체세포분열 동안 동원체가 나누어져서 염색분체들이 분리되고 이들 중 1개의 염색체가 각각의 딸세포로 전달된다. 따라서 딸세포들은 완전한 염색체 세트를 갖게 되어 2n 상태가 된다(분리 후 각 염색분체들은 1개의 염색체로 분류된다). 딸세포들이 어버이세포와 동일한 염색체 유형과 수를 물려받기 때문에 어버이세포뿐만 아니라 각 세포들도 유전적으로 동일하다.

손상당한 조직이 회복될 때 또는 인체가 성장할 때 체세포분열은 진행된다. 수정이 일어난 후 체세포분열을 통하여 접합자가 분열하며, 개체 발달기간을 포함한 일생 동안 체세포분열은 지속적으로 진행된다. 또한 베인 상처가 아물 때나 부러진 뼈가 수선될 때도 체세포분열이 일어난다. 성인이 된 후 어떤 조직은 다른 조직보다 쉽게 분열한다. 분명한 것은 대부분의 세포들이 계속 분열할 수 있는 줄기세포(stem cell)를 지니고 있다는 것이다. 적색골수(red bone marrow)에 있는 줄기세포는 매일 수백만의 혈액세포를 형성하기 위하여 분열한다.

3) 체세포분열(mitosis)의 단계들

체세포분열 과정에서 일어나는 일들을 효과적으로 기술하기 위하여 과정을 네 단계로 나눈다. 즉, 전기(prophase), 중기(metaphase), 후기(anaphase)와 말기(telophase)로 나눈다. 체세포분열의 단계들이 마치 별개의 독립적인 단계로 분리된 것처럼 묘사되어 있지만 각 단계들은 한 단계에서 다음 단계로 진행될 때 뚜렷한 중단 없이 계속적으로 진행된다.

(1) 전 기(prophase)

전기에서 일어나는 일들은 핵분열이 막 시작하려는 것을 암시한다. 핵 밖에 위치한 2쌍의 중심체들은 핵의 반대편 극쪽을 향해 각 쌍이 이동하기 시작한다. 분리된 중심체 쌍 사이에 방추사(spindle fiber)가 나타나기 시작하고, 핵막이 조각들로 분해되기 시작하며, 또한 인(nucleolus)이 사라지기 시작한다. 이 시기에 염색체들의 식별이 가능한데 각 염색체들은 동원체에 서로 연결되어 있는 2개의 자매 염색분체로 이루어져 있다. 염색체가 짧아지고 굵어지는 동안 방추사는 동원체에 부착한다. 전기기간에 염색체들은 핵 내에 무직위적으로 분산되어 있나.

방추체(spindle)의 구조 : 전기가 끝날 즈음에 방추체는 세포 전체에 퍼져 있는데 이 방추체는 극(pole), 성상체(aster)와 방추사(fiber)로 이루어져 있다. 성상체는 극에서부터 방사한 미세소관(microtubule)들이 정렬한 것이며, 섬유질은 극과 극 사이로 뻗친 미세소관들의 다발을 말한다. 미세소관 조립 중심소(microtubule organizing center; MTOC)가 극에 위치한 중심체와 연결되어 있는데, 세포가 분열하지 않을 때 이 중심소가 미세소관을 조립한다. 또한 방추사도 조립하는 것 같다. 중심체가 이러한 작용을 돕는 것으로 짐작되지만, 중심체가 방추사의 극에 위치한 것은 단순히 각 딸세포가 1쌍의 중심체를 확실하게 물려받도록 하기 위함일 수도 있다.

(2) 중 기(metaphase)

중기 동안 핵막은 분해되고 이전에 핵이 차지한 지역을 방추체가 차지한다. 이 시기에 염색체들은 방추체들의 중앙(equator)에 위치한다. 중기의 특징은 방추체가 완전히 형성되며 2개의 자매 염색분체들로 이루어진 각 염색체들이 중앙에 정렬하는 것이다.

(3) 후 기(anaphase)

후기가 시작될 즈음에 자매 염색분체들이 서로 분리된다. 일단 분리되면 각 염색분체들을 염색체라고 칭한다. 자매 염색분체들의 분리로 각 세포들은 모든 유형의 염색체에 대하여 1개의 복사분을 받게 되어 완전한 유전자 구성을 갖는다. 후기 동안 딸 염색체들은 방추체의 극으로 이동한다. 후기의 특징은 2배수의 염색체들이 각각의 극을 향하여 이동한다는 것이다.

방추체의 기능: 방추체는 염색체 이동을 유도한다. 후기 동안 2종류의 방추체가 염색체 이동에 관여한다. 한 종류는 극에서부터 방추체의 중앙까지 확장한 것으로 이들은 중앙에서 서로 겹친다. 체세포분열이 진행됨에 따라 방추체 길이가 늘어나는데 이것이 염색체들이 분리되는 것을 돕는다. 염색체들은 동원체에서 극까지 뻗친 다른 방추체에 붙어 있다. 이 방추체는 염색체들이 극으로 이동할 때 계속 짧아져서 염색체들이 떨어지도록 끌어당긴다. 앞서 설명한 바와 같이 방추체는 미세소관으로 이루어져 있다. 미세소관은 튜불린(tubulin) 단백질 소단위체를 더하거나 제거함으로써 조립되거나 해체될 수 있다. 이 현상으로 방추체가 길어지거나 짧아질 수 있으며, 결과적으로 염색체가 이동할 수 있는 것이다.

(4) 말 기(telophase)

말기는 염색체들이 극에 도달하면 시작된다. 말기 기간에 염색체들은 식별할 수 없는 염색사 구조로 되돌아간다. 인이 나타나면서 방추체는 사라지고 각 세포에서 핵막의 구성 성분들이 재조립된다. 말기의 특징은 2개의 딸 핵이 존재한다는 것이다.

4) 세포질분열(cytokinesis)

세포질분열은 세포질과 세포소기관들의 분열을 말한다. 동물세포의 경우 난할구(blastomere)라고 부르는 오목하게 들어가는 부위가 세포 주변을 따라 나타난다. 액틴 섬유사(actin filament)가 수축 고리를 형성하고 고리가 점점 작아지면서 난할구가 깊게 진행되고 세포를 절반으로 조인다. 이 결과로 각 세포들은 원형질막으로 둘러싸이게 된다.

5. 감수분열(meiosis)

두 번의 핵분열이 일어나는 감수분열의 결과로 4개의 딸세포가 형성되는데, 각 딸세포는 각 염색체 중 1개만을 받음으로써 어버이세포가 갖는 염색체 수의 절반을 가지게 된다. 어버이세포가 2n의 염색체 수를 갖는 반면에 딸세포는 n개의 염색체 수를 갖기 때문에, 흔히 감수분열을 염색체가 감소하는 분열이라고 말한다. 감수분열의 결과로 형성된 딸세포는 배우자로 발달하는 과정을 거치게 된다(그림1.1.14).

1) 감수분열의 개요: 2n → n

제1감수분열과 제2감수분열로 일컬어지는 2개의 분열 과정을 거치는 감수분열 결과로 4개의 딸세포가 형성된다. 제1감수분열이 시작하기 전에 각 염색체들은 이미 복제되어서 2개의 자매 염색분체로 이루어져 있다. 어버이 세포와 같이 2배수(2n)의 염색체 수를 갖는 세포에는 염색체들이 쌍으로 존재한다. 예를 들면, 사람의 46개 염색체들은 23쌍을 이루고 있다. 이 쌍을 상동염색체(homologous chromosome)라고 한다.

제1감수분열 동안에 각 쌍의 상동염색체들이 근접하여 서로 나란히 배열하게 되는데 이것은 아직 밝혀지지 않은 흡인력 때문인 것 같다. 4개의 염색분체들이 서로 떨어지기 전까지 밀접하게 결합되어 있는 것을 접합(synapsis)이라고 하며 그 결과로 4분 염색체(tetrad)가 형성된다. 접합되어 있는 동안에 비자매 염색분체들 사이에서 유전물질들의 교환이 일어날 수도 있다. 염색분체들 간의 유전물질 교환을 교차(crossing over)라고 한다. 교차로 인해서 어버이세포의 유전자들이 재조합되고 그에 따라 서로 다른 배우자, 결과적으로 서로 다른 자손들이 태어날 가능성이 증가한다.

제1감수분열 과정의 접합이 일어난 후 각 쌍의 상동염색체들은 서로 분리된다. 그 결과로 모든 상동염색체 쌍 중 1개의 염색체가 각각의 딸세포로 전달된다. 상동염색체의 어떤 염색체가 특정 딸세포로 이동하는 제한이 없기 때문에, 배우자들은 염색체들의 모든 조합 형태를 가질 수 있다.

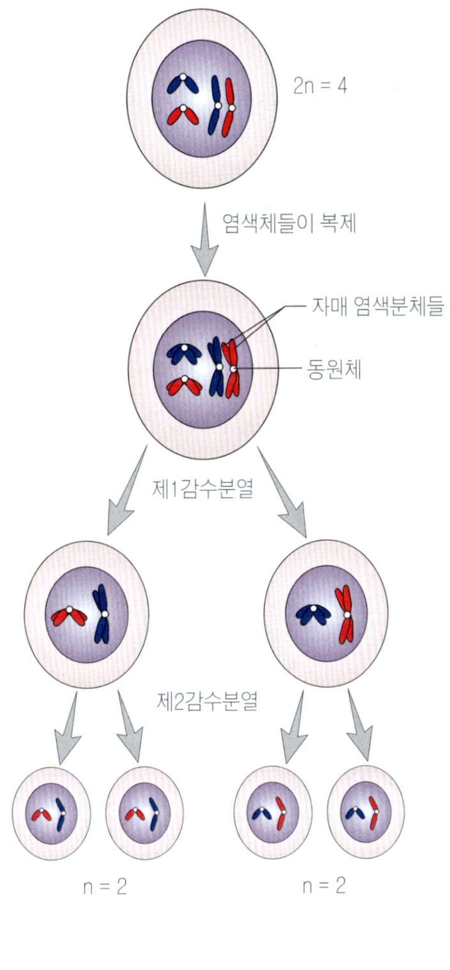

그림 1.1.14 **감수분열 개요**
염색체 복제 후에 어버이세포는 두 번의 분열, 제1과 제2감수분열을 거친다. 제1감수분열 동안 상동염색체들이 분리되고, 제2감수분열 동안에는 염색분체들이 분리된다. 따라서 최종 딸세포들은 반수체 형태이다(청색 염색체들은 한쪽 부모로부터 물려받은 것이고 적색 염색체들은 부모의 다른 쪽으로부터 물려받은 것이다).

제1감수분열의 결과로 각 딸세포들의 염색체 수는 반감되지만 각 염색체들은 여전히 복제된 형태를 지니고 있다. 제2감수분열이 시작될 때에도 염색체들은 여전히 복제된 형태이다. 따라서 제1과 제2감수분열 사이에 염색체가 복제될 필요는 없다. 각 염색체들은 2개의 염색분체로 이루어져 있기 때문에 이를 이분염색체(dyad)라고 한다. 제1감수분열로 형성된 각 딸세포들에 있는 자매 염색분체들은 제2감수분열 동안 서로 분리된다. 그 결과 4개의 딸세포들은 모두 반수체의 염색체 수를 갖는다.

감수분열을 마친 딸세포들은 어버이세포와 유전적으로 동일하지 않을 뿐만 아니라 오른쪽의 딸세포는 왼쪽의 딸세포와 동일한 염색체를 갖고 있지 않다. 그 이유는 제1감수분열 동안 쌍으로 된 상동염색체들이 분리되기 때문이다. 그리고 딸세포들에서 나타날 수 있는 또 다른 염색체 조합은 어떤 것이 있을 수 있을까? 배우자가 양쪽 부모로부터 물려받은 염색체들 대신에 한쪽 부모(아버지나 어머니)로부터 물려받은 염색체만을 가질 수도 있을 것이다.

2) 감수분열의 중요성(importance of meiosis)

감수분열 결과로 사람은 매 세대 일정한 염색체 수를 유지할 수 있다. 사람의 경우 감수분열은 배우자 형성시기에 정소와 난소에서 감수분열이 진행된다. 반수체인 정자가 반수체인 난자를 수정시키면 2배수의 염색체를 갖는 새로운 개체가 탄생한다. 새로운 개체는 세 가지 경로를 통하여 양부모와는 다른 유전자 조합을 갖게 된다.

- 쌍을 이룬 상동염색체의 자매 염색분체에 위치한 유전자들은 교차를 통하여 재조합된다.
- 감수분열 결과로 배우자들은 가능한 모든 조합의 염색체 배열을 가질 수 있다.
- 정자와 난자는 다양한 조합의 염색체 배열을 지니고 있기 때문에 수정 과정에서 또한 염색체들의 재조합이 발생할 수 있다.

3) 감수분열(meiosis)

감수분열은 제1과 제2분열 동안에 체세포분열과 동일한 네 단계, 즉 전기, 중기, 후기와 말기 단계를 거친다.

(1) 제1분열

제1감수분열의 각 단계를 보면, 제1전기 동안에는 핵막이 조각나고 인이 소실되는 반면에 방추체들은 나타나기 시작한다. 각각 2개의 염색분체를 갖는 상동염색체들은 접합을 통하여 4분염색체를 형성한다. 제1중기에 4분염색체들은 방추체의 중앙에 정렬한다. 제1후기 시기가 되면 쌍을 이룬 상동염색체들이 분리되어 방추체의 반대편 끝을 향하여 이동한다. 제1말기에 방추체들이 사라짐과 동시에 인이 나타나고 핵막이 재생된다.

세포질분열 동안 원형질막에 고랑이 형성되고 2개의 세포가 형성된다. 각 딸세포들은 모든 상동염색체 쌍으로부터 오직 1개씩만 물려받는데 각 염색체들은 여전히 2개의 염색분체를 갖는 2분염색체 형태이다. 분열간기(interkinesis)라고 불리는 기간 동안에 DNA의 복제는 일어나지 않는다.

(2) 제2분열

제2전기 초기에 핵막이 분해되고 인도 소실된다. 염색체들은 2분염색체(상동염색체의 각 쌍으로부터 1개의 이분염색체) 형태이며, 이들은 방추체에 각각 연결되어 있다. 제2중기에 2분염색체들은 중앙에 정렬하고 제2후기 초반에 동원체가 분리된다. 각 2분염색체의 자매 염색분체들이 분리되어 극을 향하여 이동한다. 따라서 각 극은 동일한 수의 염색체들을 갖는다. 제2말기에 핵막이 형성되면서 방추체는 사라진다.

세포질분열 동안 원형질막이 함입되어 2개의 완전한 세포가 형성되는데 각 세포들은 반수체, 즉 n개의 염색체 수를 갖는다. 제1감수분열로 형성된 각 세포들이 제2감수분열을 수행하기 때문에 모두 4개의 딸세포가 만들어진다.

이론과 상식

세포분열은 세포의 부착, 세포 밀도 그리고 화학적 성장인자에 의해 영향을 받는다.

식물과 동물이 정상적으로 자라고 발달하며, 또한 성장이 끝난 조직을 그대로 유지하기 위해서는 몸의 각 부분마다 세포분열의 시기가 서로 다르게 조절되어야 한다. 예를 들면 성인의 경우, 피부세포와 소화기관을 둘러싸고 있는 세포는 낡고 오래된 세포를 새로운 세포로 지속적으로 바꾸기 위해 평생 동안 분열한다. 이에 반해 간세포는 간이 손상되지 않는 한 분열하지 않는다.

아직까지 세포분열이 어떻게 조절되는지 명확히 밝혀지지는 않았지만 실험실에서 세포 배양이 가능해짐으로써 세포분열에 대해 많은 것이 규명되었다. 첫째, 대부분의 동 · 식물세포는 견고한 표면과 접촉하지 않는 한 분열하지 않는다. 다시 말해, 세포를 액체 배지에서 배양하면 거의 분열하지 않으나 똑같은 세포를 단단한 표면에 부착시키면 즉시 분열을 시작한다. 이러한 세포분열의 부착 의존성으로 인해 신체부위에서 떨어져 나간 세포가 부적절하게 분열하지 않는다. 따라서 각 신체부위의 분열을 하는 대부분의 세포는 대개 **세포외 바탕질**(extracellular matrix)이나 같은 조직 내의 다른 세포에 부착하여 있다.

둘째, 실험실의 배양접시 표면에서 자라는 동물세포는 세포가 단층을 이룰 때까지는 분열을 계속하나 세포들이 서로 접촉하게 되면 분열을 멈춘다(그림 A). 이러한 현상을 밀도 의존성 억제(density-dependent inhibition)라 하는데, 이는 세포의 밀도가 높아질수록 세포분열 속도가 감소한다는 것을 의미한다. 따라서 세포로 완전히 덮인 배양접시에서 세포의 일부분을 긁어내면 제거된 부분과 접하는 세포들은 빈 공간이 세포로 완전히 채워질 때까지 계속 분열한다. 세포 배양 시 일부 세포를 제거하는 것은 피부에 상처가 나는 경우와 비슷하다. 즉,

신체의 일부를 베이면 베인 부분의 피부세포는 즉시 분열을 시작하며, 베인 부분이 새로운 세포로 채워질 때까지 계속 분열한다. 그러면 이런 밀도 의존성 억제는 무엇에 기인하는가? 세포배양을 이용한

연구에 의하면 세포분열의 억제는 다른 세포와의 접촉이라는 물리적 현상보다는 성장인자(growth factor)라고 하는 특정 단백질이 적절히 공급되지 못하기 때문인 것으로 알려졌다. 성장인자는 특정 체세포에서 분비되는 단백질로서 다른 세포가 분열하도록 한다. 대부분의 세포는 분열을 하기 위해서 성장인자를 필요로 하며, 이 물질이 없어지면 분열을 멈춘다. 따라서 배양세포가 너무 많아 세포가 성장인자에 접근할 수 없거나 이들 인자가 완전히 소모되면 밀도 의존성 억제가 일어난다. B에서 보듯이 분열을 멈춘 세포에 성장인자가 들어있는 용액을 공급하면 이들 세포는 빠른 속도로 자라 밀도가 높아진다.

성장인자의 활용 여부에 따른 밀도 의존성 억제는 배양세포에서 뿐만 아니라 신체 조직에 있어서도 세포 수를 적절하게 유지하기 위한 조절 수단으로 작용할 것으로 생각된다.

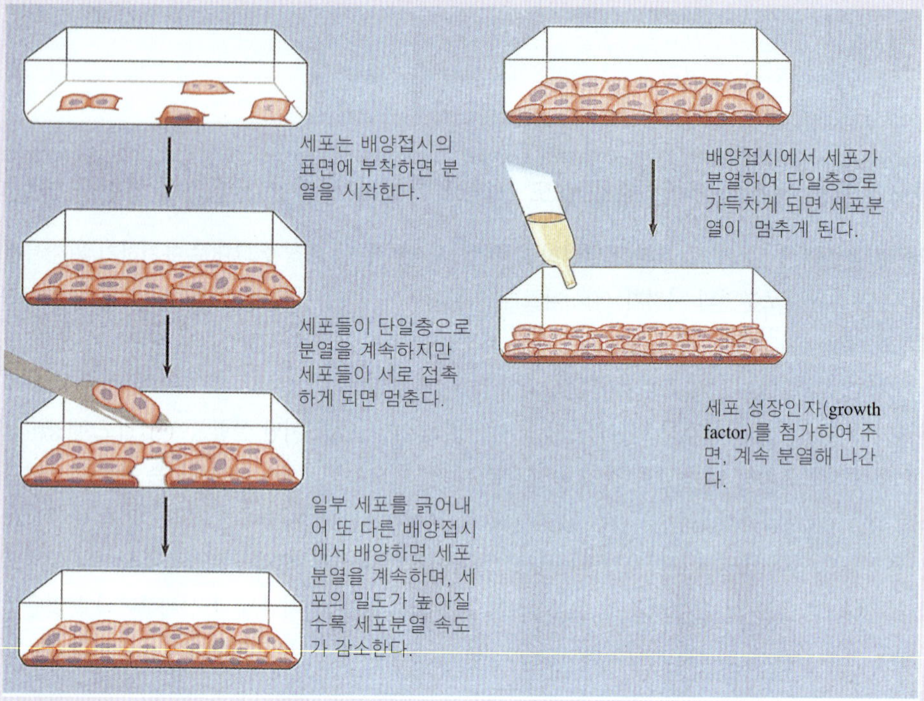

그림 1.1.15 세포배양

6. 세포진단 방법

다세포생물은 그 구성세포 자체의 생존기간보다도 훨씬 오래 살 수 있는 능력이 있다. 상처가 치료되고 회복되는 능력 외에도 개개의 세포들은 생물의 전 생애를 통해 끊임없이 교체되기 때문이다. 포유류와 조류에서는 개개 세포의 생존기간을 짧게 하기 위해 높은 대사율이 일어나기 때문에 비교적 체온이 높으며, 따라서 세포 자체의 생존기간과 전체 생물의 생존기간의 차이가 다른 생물에서보다 더욱 크다. 그러나 중추신경계와 근육계는 매우 느린 속도로 교체된다. 또 뇌세포와 척수(spinal cord)세포는 일생 동안 교체되지 않고 어릴 때의 세포들이 죽을 때까지 존재한다. 이것은 신경세포가 교체되면 신경회전이 안정되게 유지되는 것이 방해받기 때문일 것이다. 그 밖에도 많은 다른 기관의 세포들이 어릴 때부터 전 생애를 통해 존재하게 된다.

어떤 세포들은 어린 개체에서도 끊임없이 교체되고 따라서 세포가 죽고 새로운 세포가 성장하는 과정이 동시에 진행된다. 어린 생물에서는 성장이 진행되는 중에도, 오래된 세포들이 죽고, 새로운 세포들로 교체되는 일이 계속 일어나게 된다. 그러나 성숙한 개체가 되면 여러 조직 내의 세포의 출생률과 사망률 간에 균형이 이루어진다.

세포는 그 종류에 따라 교체되는 율이 다르다. 혈액 내의 백혈구세포는 약 1~3주 동안 살 수 있고, 적혈구세포는 약 120일 살 수 있다. 그러나 뼈와 연골의 세포의 수명은 비교적 길고 교체되는 율도 대단히 낮다. 이 성장과 교체의 과정은 생물의 여러 부분의 구조를 유지하고 기능이 통합되도록 작용하는 여러 생장조절 기전에 의해 조절된다.

암(cancer)과 같은 악성질병은 안정이 깨짐으로써 일어나게 된다. 즉, 어떤 세포가 생장조절의 제한에서 벗어나 계속적으로 무한정 증식하여 발생한다.

노화(老化, aging)란 많은 세포들이 세포분열의 능력을 상실하게 되는 것인데, 그 과정이나 원인에 대해서는 아직도 완전히 이해되지 않고 있다. 한 생물이 성숙하면 새로운 세포의 생성률이 감소하고 세포죽음과 세포생성의 균형이 이루어진다.

7. 세포의 진단과 관찰방법

1) 세포측정단위

보통 마이크론(μ)은 주로 세포의 크기를 나타내는 데 사용되고, 옹스트롬(Å)은 원자와 분자의 크기를 나타내는 데 사용된다(표1.1.2).

2) 광학현미경과 세포염색법

직경이 50μ 이하인 물체는 광학현미경 하에서 관찰할 수 있다. 현미경에는 여러 가지가 있고 각각 그 종류에 따라 쓰이는 목적이 다르다. 그 중에서 가장 널리 사용되는 것은 광학현미경으로 현재 실험실에서

표 1.1.2 세포측정에 쓰이는 단위

측정내용	단 위	비 고
길이(length)	meter(m)	10^9 = giga
질량(mass)	kilogram(kg)	10^6 = mega
시간(time)	second(s), minute(min), hour(h)	10^3 = kilo
일(work)	joule(J)	10^{-2} = centi
힘(power)	watt(W) : $W=Js^{-1}$	10^{-3} = milli
에너지용량(energy content)	calorie(1cal=4.189J)	10^{-6} = micro
온도(temperature)	kelvin 단위(K), celsius 단위(C)	10^{-9} = nano
전위(charge)	coulomb(C)	10^{-12} = pico
용량(capacitance)	Farad(F)	
주파수(frequency)	Hertz($HZ=S^{-1}$)	
파장(wave length)	nanometer(nm)	
X선, gamma선의 파장	Angstron(Å) : (1mm=10Å)	
분자량(molecular weight)	Daltons(1Dalton=수소원자 무게)	

쓰는 현미경은 Hooke가 발명한 것을 개량시킨 것이다.

생체세포(living cell)는 거의 투명하기 때문에 염색을 하지 않으면 그 자세한 구조를 관찰하기 힘들다. 세포에 해가 없도록 염색시키는 것을 생체염색(vital staining)이라 하며, 여러 가지 색소들이 사용된다. neutral red, trypan blue, methylene blue, Bismark brown과 같은 색소들은 세포에 해를 주지 않고 염색된다. 이러한 생체염색법이 개발되기 전에는 세포를 고정 · 염색시킨 후에라야 관찰할 수 있었다. 고정액(fixative)은 세포 내 단백질을 응고시키며 핵, 염색체, 미토콘드리아 등 대부분의 소기관들은 고정된 후에도 그 고유한 형태가 보존된다. 고정액은 보통 알코올, 아세톤 등의 산성 유기용매이거나 세포질 내 단백질분자의 그룹과 반응하는 수용성물질이다. 포름알데하이드(formaldehyde)도 이런 종류의 고정액이다. 세포를 고정시킨 후 염색액으로 처리하면 여러 가지 세포 내용물이 착색되는데 색소의 종류는 특별히 관찰하려는 세포기관의 종류에 따라 선택하면 된다. 예를 들어, feulgen 색소는 DNA 존재를 증명하는 데 사용하며 methyl green과 pyronim의 혼합제를 쓰면 DNA는 초록색으로, RNA는 빨강색으로 뚜렷이 대조되어 나타난다. 카아민(carmine), 에오신(eosin), crystal violet 등이 세포관찰에서 많이 쓰이는 색소들이다. 염색이 되면, 알코올로 탈수시키고 xylene으로 처리한 후, canada balsam을 한 방울 떨어뜨린 다음 커버글라스를 덮어 관찰한다.

3) 위상차현미경

세포의 운동은 건강한 생세포에서 관찰할 수 있다. 생세포의 연구에는 위상차현미경(phase-contrast microscope)이 주로 쓰이는데 위상차의 원리는 1940년 Zernicke에 위해 세워졌다. 즉, 굴절률과 대상물 두께의 사소한 차이에 의해 위상의 차가 나타나는 원리이다.

위상차 현미경은 현재 생세포와 조직을 관찰하는 데 많이 쓰이고 있다.

4) 간섭현미경

그림 1.1.16(a)와 1.1.16(b)에서 보는 것처럼 같은 광원에서 나온 두 줄기의 빛이 한 위상에 있을 때 이들은 서로 보충되어 1.1.16(c)에서 처럼 밝은 부분을 만들어 내게 된다. 그림 1.1.16(d)와 1.1.16(e)에서 처럼 위상 밖에 있을 때 두 빛은 서로 중화되고 그 면은 어둡게 나타난다. 이런 원리에 입각한 현미경을 간섭현미경(interference microscope)이라 하며 Merton, Ambross, Dyson, Smith 등에 의해 고안되었다.

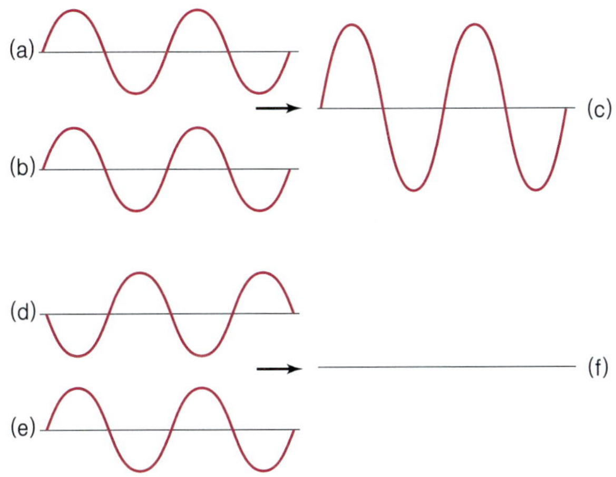

그림 1.1.16 간섭을 일으키는 두 광원

5) 자외선현미경

스펙트럼의 가시범위는 6,500Å(deep red)에서 4,500Å(violet)까지이다. 4,000Å보다 짧은 파장을 보통 자외선(ultraviolet, u.v.)이라고 한다. 이 범위에서 핵산, 단백질 등의 세포성분들이 특별한 파장을 흡수한다. 가시광선현미경과 자외선현미경(ultraviolet microscope)을 복합해서 쓰면 훨씬 많은 것을 볼 수 있다. Caspersson 등은 이 방법으로 세포핵 내의 핵산량을 측정해 내었다. 자외선을 전달하는 데는 석영으로 만든 렌즈나 반사경이 반드시 필요하다. 자외선현미경법은 생세포에는 사용을 제한하는데, 왜냐하면 자외방사선에 의해 세포들이 빨리 죽기 때문이다. 주의할 것은 자외방사선에 대해 손상받지 않도록 눈을 보호하는 필터(filter)를 반드시 사용해야 한다.

6) 형광현미경

어떤 화학물질은 자외선을 조사하면, 방사선은 흡수하고 가시광선은 방사한다. 따라서 생세포 내에 이런 종류의 화학물질을 흡수하는 물체는 자외선을 쪼였을 때 형광을 발하는 부분으로 나타난다. 이 방법은 감도가 극히 높아서 물질의 최소량도 감지할 수가 있다. 형광현미경(fluorescence microscopy)법은 단백질과 다른 분자들이 어떤 방법으로 세포 내에 들어가거나 흡착되는가를 연구하는 데 이용된다. 단백질은 형광색분자와 결합함으로써 표지된다.〈각론 7편 참조〉

7) 전자현미경법

(1) 투과 전자현미경법(transmission microscopy)

광학현미경의 분해능력(해상력 또는 감지능력)은 사용되는 빛의 파장과 대략 같은 크기의 물체에 한정된다. 지름이 2,000 Å 에서 3,000 Å 사이의 크기인 물체는 감지되긴 하지만, 뚜렷하게 영상이 분해되지는 않는다. 전자현미경의 해상력은 광학현미경보다 훨씬 크므로 생물의 미세구조를 직접 연구할 수 있다.〈각론 8편 참조〉

(2) 주사 전자현미경법(scanning electron microscopy)

SEM은 비교적 최근에 개발되었다. 대단히 가는 전자의 속선(束線, pencil)은 television tube 내에서 화면이 주사(走査, scanning)되는 것처럼, 물체의 표면을 주사한다. 두 번째 전자가 그 선이 주사되는 점의 표면으로부터 방사되며 이 전자들은 양성으로 하전된 극판(grid, G)에 모이게 된다.〈각론 8편 참조〉

8) 편광현미경

빛의 파동들이 하나의 평면 위에 놓일 때 편광(polarized light)이 생기게 된다. 이런 종류의 빛은 빛을 두 줄기로 가르는 방해석분광기(calcite prism)에 의해 생기거나 분자들이 서로 나란히 놓인 유연성있는 물질 내의 편광된 성분 중의 하나를 선택적으로 흡수함으로써 생긴다. 편광현미경(polarizing microscope)에는 편광기(polarizer)와 분석기(analyzer)라는 편광 장치가 되어 있다.〈각론 1편 3장 참조〉

9) 세포운동 관찰법

보통 위상차현미경이나 편광현미경으로 세포운동을 직접 관찰하기도 하지만 이것을 필름에 기록한 다음 분석하는 것이 일반적인 방법이다.

10) 세포배양법

세포배양(cell culture)은 현대의 진단세포학, 분자세포학, 세포생리학의 연구에 대단히 중요한 방법이 된다. 보통 가장 많이 쓰이는 재료는 세균 또는 포유류의 조직세포이고 그 밖에는 양서류의 세포와 식물세포도 널리 쓰인다. 세균배양법은 비교적 간단하며 기본배지에 요구되는 것들은 다음과 같다(그림 1.1.15).

(1) **탄소원과 질소원**: 이들로부터 세균은 유기화합물을 합성해 낸다.

(2) **에너지원**: 세균세포에 의해 산화되어 에너지를 생산해 내는 물질이며 어떤 세균은 탄소와 질소, 그

리고 에너지원으로서, 아미노산과 같은 한 가지 화합물을 이용한다.

(3) **무기산염(mineral salt):** 인, 황, 칼륨은 세균의 성장에 반드시 필요하며 그 외 마그네슘(Mg), 망간(Mn), 구리(Cu), 아연(Zn), 코발트(Co) 등도 미량 요구된다.

(4) **생장요소:** 어떤 세균은 세포에 요구되는 필수적인 생화학 중간생성물 중의 일부를 합성해 내지 못하므로 배지 내에 이런 중간생성물질을 공급해야 한다.

(5) **산 도:** 배지의 산도(酸度, acidity) 또는 pH는 pH6~pH8 사이로 조절한다.

(6) **최적온도:** 종에 따라 다르나 보통 15~20℃ 또는 30~37℃이다.

세포 배양은 보통 세균현탁액이 들어 있는 큰 회전식의 병 속에서 이루어지지만 때로는 petri dish의 바닥에 한천(agar)을 얇게 깔아서 키우기도 한다. 이런 경우에는 대단히 묽은 농도의 세균현탁액이 사용되고 한천표면 위에 군집이 형성된다.

포유세포의 배지는 세균의 배지보다 훨씬 복잡하다. 왜냐하면 포유류의 세포는 필수 중간생성물을 합성해 내는 능력이 결핍되어 있기 때문이다. 조직배양의 초기시대에는 생장이 요구되는 인자들이 풍부히 들어 있는 병아리의 배(胚)에서 추출한 물질과 혈청을 배지에 섞어 사용했었다. 최근에는 많은 성분을 포함하는 합성배지가 개발되었다. 그러나 이런 복잡한 배지 내에도 세포성장을 보충하는 말의 혈청이나 송아지혈청 등을 섞어 넣어야 한다.

11) 세포표면 연구법

(1) 동결분쇄법

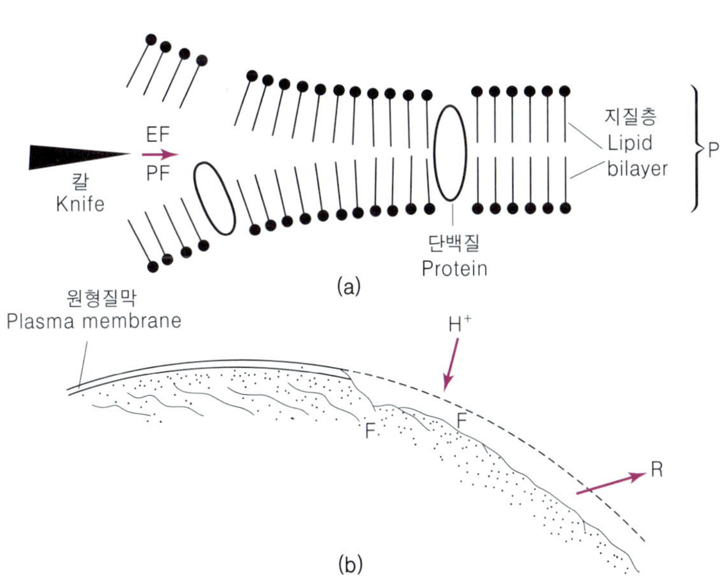

그림 1.1.17 (a) 동결분쇄법의 효과 : 원형질막을 나눌 수 있다(P : 원형질막, EF : 내면, PF : 외면).
(b) 이온식각법의 효과 : H+이온이 물체표면의 유기분자를 파괴한다(F : 표면 아래에 있는 미세단섬유, R : 자유기).

동결분쇄(freeze facture)의 기술이 발달됨에 따라 세포 내부와 세포표면의 구조에 대한 많은 정보가 얻어졌다(Branton, 1969). 조직 또는 세포표본을 우선 동결시킨 다음 동결상태일 때 microtome knife로 분쇄시킨다. 세포의 원형질막의 이중지질막 사이에는 약한 면이 있어 이면을 따라 나누어질 수 있다(그림 1.1.17). 물분자는 승화되어 침식이 일어나며, 열에 의한 식각법(침식법)에서는 과정이 진행되는 동안 동결된 물질의 온도가 약간 상승한다. 그림에 동결분쇄기술로 얻어진 배양시킨 포유세포의 세포간 접합부를 나타내었다. 이 기술로써 원형질막 내에 구형의 단백질이 존재한다는 것이 밝혀졌으며 식물세포의 표면과 세포 내 구조에 대한 많은 정보가 얻어졌다.

(2) 표면이온식각법

표면이온식각법(surface ion etching)이란 세포표면에 노출된 분자를 파괴함으로써 그 밑의 구조를 연구할 수 있게 하는 기술이다. 고정시킨 세포에 수소원자를 충돌시키면 표본의 유기분자가 차차 분해되어 자유기(free radical)로 되면서 표본의 표면이 침식되어 그 아래쪽 구조, 특히 미세단 섬유(microfilaments)의 구조가 드러나게 된다.

세포손상과 적응은 어떻게 이루어지는가?

2장

학습목표

1. 세포의 손상과 적응이 어떻게 이루어지는지 설명한다.
2. 세포 손상 때에 나타나는 형태학적 변화를 설명한다.
3. 세포의 괴사와 아포프토시스(apoptosis) 현상과 형태학적 특징을 설명한다.

1. 세포손상

세포는 생명의 기본 단위로 생존을 위한 매우 복잡한 생화학적 체계와 소기관들로 구성되어 있다. 세포는 내부 및 주위 환경의 변화로부터 다양한 자극을 끊임없이 받는다. 이러한 자극이 생리적일 경우, 세포는 한정된 범위 내에서 기능적 또는 구조적 변화를 보이나 곧 안정상태로 되돌아오는 항상성을 가진다. 그러나 생리적 범위를 벗어난 병적 자극이 가해지면 세포는 정상 범위를 벗어난 변화를 보인다. 이러한 세포반응은 크게 세포적응(cellular adaptation)과 세포손상(cell injury)의 두 가지로 나눌 수 있다.

세포손상은 세포적응(cellular adaptation)이 오랫동안 지속될 때 발생한다. 이러한 자극이 가해지면 세포는 자신을 보호하기 위하여 세포의 기능, 크기, 모양, 수 등을 변화시켜 적응하며, 새로운 안정상태를 유지하려고 한다. 이는 정상은 아니나 손상 받은 상태라고도 할 수 없다. 이때 원인되었던 자극이 중단되면 다시 정상세포로 돌아갈 수 있다(그림1.2.1).

세포가 가지는 적응 능력의 한도를 넘어서는 자극이나 세포가 적응 반응을 일으킬 수 없는 자극일 경우에 세포는 손상을 받는다. 세포손상(cell injury) 자극에는 그 정도가 가벼운 것부터 세포를 죽음에 이르게 하는 심한 것도 있다. 손상을 일으키는 자극이 가볍고 지속시간이 짧을 때는 자극이 중단되면 세포는 손상 이전의 상태로 회복한다. 그러나 자극이 강하고 지속적이면 자극이 중단되어도 세포는 원상으로 회복할 수 없으며 마침내 죽게 된다. 예를 들어 심장 어느 부위의 피흐름이 10분 내지 15분간 멈춘 후 다시 시작된다면 심근세포는 어느 정도 손상을 받기는 하지만 정상으로 회복한다. 그러나 피흐름이 1시간 이상 멈추면 다시 흐름이 이루어져도 심근세포는 정상적으로 회복할 수 없다. 이런 경우, 전자를 가역적 손상 또는 준치사성 손상이라 하고 후자를 비가역적 손상 또는 치사성 손상이라 한다. 비가역적 손상의 결과는 세포사(cell death)이며 세포사는 괴사(necrosis)와 아포프토시스(apoptosis)의 두 가지로 구분한다.

2. 세포손상의 원인

1) 산소결핍

산소결핍(oxygen deprivation)은 세포손상의 원인 중 가장 흔하고 중요하다. 세포의 산소 공급이 감소되거나 중단되면 산화적 인산화가 억제되고 세포손상이 일어난다.

2) 물리적 요인

여기에는 기계적 외상, 극한 온도, 급격한 기압 변동, 방사선 노출, 전기 쇼크 등이 있다.

3) 화학물질과 약물

세포손상을 일으킬 수 있는 화학물질을 나열하는 것은 의미가 없다. 포도당이나 소금과 같은 단순한 화합물도 생리적 농도를 벗어나면 수분과 전해질의 평형을 깨뜨려 손상을 줄 수 있고, 산소도 고농도에서는

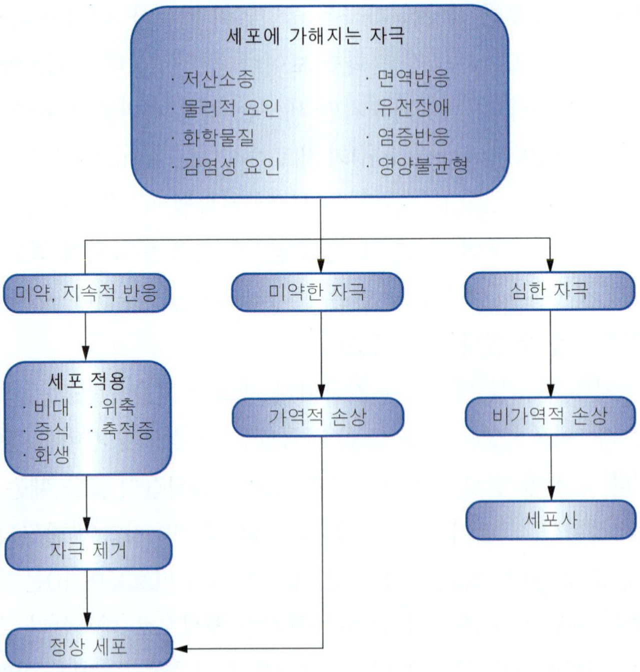

그림 1.2.1 자극에 대한 세포반응

강한 독성을 나타내기 때문이다. 독극물이라고 알려진 비소 시안화물, 수은염 등은 소량으로도 수 분 내지 수 시간 내에 많은 세포를 파괴하여 사람을 죽게 할 수 있다. 항암제 투여로 인해 암세포뿐만 아니라 정상세포까지 손상되어 조혈세포의 수가 감소한다든지 하는 부작용도 치료약제에 의한 세포손상의 좋은 예이다.

4) 감염성 요인

바이러스, 리케치아, 세균, 진균, 각종 기생충 등이 여기에 속한다. 이런 여러 가지 생물학적 인자에 의해 세포손상을 유발하는 기전은 매우 다양하다.

5) 면역 또는 염증반응

세포가 면역 또는 염증반응에 관여하는 세포(중성구, 림프구, 대식세포)나 화학적 매개물질(항체, 보체, 사이토카인) 등과 접촉하면 여러 형태의 손상을 받는다.

6) 유전장애

유전장애는 다운증후군에서처럼 눈으로 볼 수 있는 결함으로부터 겸상세포빈혈증처럼 혈색소를 구성하는 아미노산 하나의 결함까지 다양한 손상을 일으킬 수 있다.

7) 영양불균형

영양결핍은 세포손상의 주요 원인이 되어 왔다. 생활수준이 낮은 나라에서는 아직도 단백~칼로리 부족으로 죽는 사람이 많고, 생활수준이 높은 나라에서도 특정 비타민의 결핍을 볼 수 있다. 영양결핍뿐만 아니라 영양과잉도 세포손상을 일으킨다.

3. 세포손상의 기전

1) 일반적 기전

세포에서 손상에 가장 취약한 곳을 지적한다면, 세포의 전해질 및 삼투압 조절에 중요한 세포막, 산화적 인산화 및 ATP 생성에 관련된 에너지 대사, 세포를 구성하는 구조 단백과 효소의 합성, 그리고 유전자 등이다.

자극이 세포의 어느 특정 부위를 선택적으로 손상시켰다고 하더라도 세포의 생화학적 반응과 형태학적 구조는 밀접하게 연관되어 있기 때문에, 세포 내의 다른 부위도 2차적으로 광범위한 영향을 받는다. 예를 들어 미토콘드리아의 호기성 호흡이 장애를 받으면 ATP 생산이 장애를 받고, 곧이어 세포막에 있는 나트륨 펌프가 가동되지 않는다. 나트륨 펌프가 가동되지 않으면 세포막의 이온 및 수분 조절 장애로 세포종창이 일어난다.

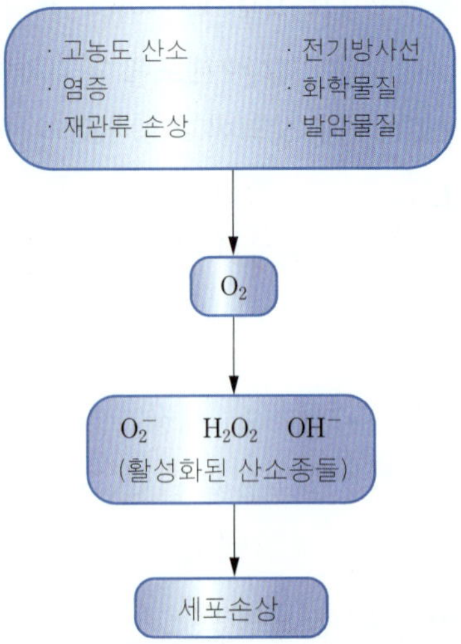

그림 1.2.2 세포손상에 대한 활성 산소 라디칼의 역할

(1) 산소 결핍

근래에는 산소가 여러 가지 세포손상에 중심 역할을 하고 있다고 밝혀지고 있다. 산소 결핍 자체는 분명히 산소결핍성 손상기전의 핵심을 이루며 ATP의 고갈로 세포사를 초래한다. 그러나 고농도의 산소도 세포손상을 초래하며, 불완전 환원으로 생성된 활성 산소종(O_2^-, H_2O_2, OH^-)이 세포사를 일으키는 중요한 매개물질로 작용하고 있다.

(2) 칼슘의 농도 증가

세포질 내의 유리 칼슘(0.1 uM)은 세포막이나 미토콘드리아 및 내형질세망에 있는 칼슘 펌프에 의해 세포 밖의 칼슘 펌프에 의해 세포 밖의 칼슘(1.3 mM) 보다 약 1만 배 낮게 조절되고 있으며 대부분 미토콘드리아나 내형질세망 안에 격리되어 있다. 허혈이나 독극물이 세포에 가해지면 세포 내의 에너지가 소실되고 막의 투과력이 증가하여 세포질 내의 칼슘이 증가한다(그림1.2.3). 이에 따라 칼슘 의존성 효소(인지질 효소, 단백분해효소, 핵산 분해효소)가 활성화되어 막과 세포골격을 파괴하고 염색질을 절단한다. 이런 상태를 호전시키기 위해 칼슘 펌프를 비롯한 각종 ATPase가 활성화되므로 ATP의 소실은 더 심해지며 세포사에 이르게 된다.

허혈이나 독성 손상은 흔히 ATP를 감소시킨다. ATP는 세포 내 많은 물질의 합성과 분해에 필요하다. 즉, ATP는 세포막에서 일어나는 물질의 이동, 단백 합성, 지방질 합성, 인지질 교체에 필요한 deacylation-acylation 반응 등에 필요하다.

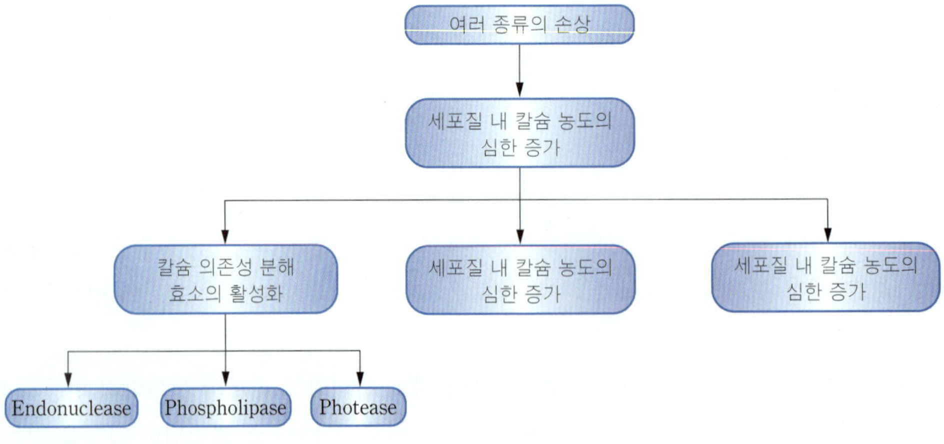

그림 1.2.3 세포 내 칼슘 증가 때에 일어나는 변화

세포막은 필요한 물질만 이동시키는 선택적 투과성을 가지고 있다. 손상에 의해 세포막의 선택적 투과성이 소실되면 막 자체도 손상을 받는다. 세포막 손상은 ATP의 고갈 및 칼슘 증가로 활성화된 인지질효소 때문이며 그 외에 세균의 독소, 바이러스 단백, 용해성 보체물질, perforin과 같은 림프구 산물, 여러 가지 물리화학적 원인 때문에도 일어날 수 있다.

또한 미토콘드리아의 사이토크롬 c가 세포질 내로 유리되어 산화적 인산화가 더욱 장애받을 뿐 아니라 유리된 사이토크롬 c는 아포프토시스를 일으키게 된다.

(3) ATP고갈

허혈이나 독성 손상은 흔히 ATP를 감소시킨다. ATP는 세포 내 많은 물질의 합성과 분해에 필요하다. 즉, ATP는 세포막에서 일어나는 물질의 이동, 단백 합성, 지방질 합성, 인지질 교체에 필요한 deacylation-acylation 반응 등에 필요하다. ATP의 고갈이 세포사의 형태학적 특징의 하나인 막구조의 파괴를 초래한다는 증거는 많이 있다.

(4) 막투과성의 장애

세포막은 필요한 물질만 이동시키는 선택적 투과성을 가지고 있다. 손상에 의해 세포막의 선택적 투과성이 소실되면 막 자체도 손상을 받는다. 세포막 손상은 ATP의 고갈 및 칼슘 증가로 활성화된 인지질효소 때문이며 그 외에 세균의 독소, 바이러스 단백, 용해성 보체물질, perforin과 같은 림프구 산물, 여러 가지 물리화학적 원인 때문에도 일어날 수 있다.

(5) 미토콘드리아의 비가역적 손상

거의 모든 세포손상은 직접적이든 간접적이든 미토콘드리아의 비가역적 변화를 일으킨다. 미토콘드리아를 손상시키는 원인은 세포질내 유리 칼슘의 증가, 활성 산소 라디칼의 증가, 그리고 인지질효소 A_2와 sphingomyelin pathway에 의한 인지질 분해 및 그 분해산물이다. 미토콘드리아가 손상을 받으면 미토콘드리아의 내막에 비선택적 투과공인 MPT(mitochondrial permeability transtion)가 형성되며 그 결과 proton motive force의 감소로 산화적 인산화가 장애받는다.

2) 산소결핍성(허혈성 및 저산소성) 손상

(1) 가역적 세포손상

산소결핍은 먼저 세포의 호기성 호흡, 즉 미토콘드리아에서 일어나는 산화적 인산화 과정을 손상시킨다. 세포 내의 산소 분압이 감소하여 산화적 인산화가 장애받으면 ATP 생산이 감소되고 ATP 감소는 광범위한 영향을 미친다.

① 세포 내의 ATP 감소와 함께 분해 산물이 AMP가 증가하게 되면 phosphofuctokinase와 phospholipase가 활성화되어 당원으로부터 직접 ATP를 생산하는 무호흡성 당 분해작용이 증가한다. 이에 따라 세포 내의 당원은 급속히 소모된다. 무호흡성 당 분해작용의 증가로 젖산이 축적되고

인산 에스터가 가수분해되어 무기인이 증가하며 세포 내의 pH가 낮아진다. 가역적 손상을 받은 세포의 핵 염색질 농축은 낮은 pH 때문이다.

② 세포종창이 일어난다. 정상적으로는 세포 바깥보다 세포 안쪽의 단백 농도가 더 높으므로 세포 내의 교질 삼투압이 높다. 이를 교정하기 위하여 세포는 안쪽의 나트륨 및 다른 이온들의 농도를 낮게 유지하고 있다. 그것은 세포막의 여러 펌프, 그 중에서도 나트륨 펌프(ouabain sensitive Na^+, K^+-ATPase)가 ATP를 소모하면서 끊임없이 나트륨을 밖으로 품어내고 칼륨을 안으로 끌어들이는 이온 수송을 하기 때문에 가능하다. 산소결핍에 의해 ATP가 감소하고 이로 인해 각종 펌프가 억제되면 이온 수송에 장애가 와서 칼륨은 세포 밖으로 나가고, 나트륨과 염소 이온이 물과 함께 세포 안으로 들어와 세포종창이 생긴다. 초기에는 내형질세망이 확장되고 이후 미토콘드리아와 골지장치가 확장된다. 또 무호흡성 대사를 통해 생겨난 각종 대사산물, 즉 무기인산염, 젖산, 퓨리 뉴클리오티드 등의 축적도 세포 내의 삼투압을 증가시키는 원인이 된다.

③ 저산소증이 계속되면 과립 내형질세망의 리보솜이 탈락하고 폴리솜의 해리가 일어난다. 내형질세망과 리보솜의 결합은 에너지 의존성이므로 에너지가 감소하면 서로 붙어 있을 수 없기 때문이다. 이렇게 되면 세포는 필요한 단백을 합성할 수 없게 되며 세포 내에 지방이 축적될 수 있다. 저산소증이 계속되어 세포막의 투과성이 증가하고 미토콘드리아의 기능이 더욱 손상되면 세포 표면에 수포가 생기고, 미세융모를 가진 세포라면 미세융모의 구조가 사라진다.

(2) 비가역적 손상

산소결핍 상태가 지속되면 세포는 비가역적 손상을 받아 죽게 된다. 가역적 손상에서 비가역적 손상인 세포사로 이행하는 시점의 생화학적 변화에 대해서는 아직 의견의 일치를 보지 못하고 있다. 그러나 형태학적으로는 미토콘드리아와 미토콘드리아능의 심한 공포화, 세포막의 광범위한 손상, 그리고 리소솜의 심한 종창 등을 비가역적 손상의 기준으로 삼고 있다.

점차 투과성이 증가된 막을 통해 단백과 필수 조효소 및 핵산 등이 계속 유실되면 ATP 생산에 필수적인 물질도 유실되어 ATP는 고갈되어 간다. 또 세포 내 이온 조성의 변화와 함께 pH가 낮아지면 리소솜 안에 있는 효소들이 활성화된다. 리소솜 내에는 RNase, DNase, 단백분해효소, 인산분해효소, glucosidase 및 cathepsin 등과 같은 가수분해효소들이 들어 있다. 활성화된 리소솜의 효소는 세포의 여러 가지 성분을 분해시킨다.

세포가 죽으면 세포의 구성 성분은 점차 분해되고 세포 내의 효소가 밖으로 흘러나오며, 세포 바깥에 있던 고분자 물질이 죽은 세포 내로 유입되어 결국 세포는 인지질의 덩어리로 변한다 .이들은 다른 세포에 의해 탐식되거나 더 분해되어 지방산으로 되는데 이런 지방산의 찌꺼기들은 칼슘과 결합하여 석회화되기도 한다.

(3) 비가역적 손상의 기전

비가역적 손상을 받은 세포에서 공통적으로 볼 수 있는 것은 세포막의 손상이다.

막손상에 관련된 몇 가지 생화학적 기전들은 아래와 같다.

① **미토콘드리아의 기능 장애:** 거의 모든 세포손상은 직접적이든 간접적이든 미토콘드리아의 비가역적 변화를 일으킨다. 미토콘드리아가 손상받으면 미토콘드리아 막의 투과성이 증가되어 산화적 인산화가 더욱 장애받는다.

② **인지질의 점진적 소실:** 세포막을 구성하는 인지질은 끊임없이 교체되고 있다. 오래된 인지질은 인지질 효소에 의해 분해되는데 이 효소는 강한 칼슘 의존성을 보인다. 비가역적 허혈성 손상이 일어난 조직에서는 인지질의 양이 현저하게 감소한다. 이는 세포질 내 유리칼슘의 농도가 증가하여 인지질 효소가 활성화되고 그 결과 인지질이 분해되기 때문이다.

③ **세포골격의 변화:** 세포막 손상은 세포골격에 이상이 생겼을 때에도 올 수 있다. 세포막은 막-세포골격(membrane cytoskeleton)에 vinculin이라는 중간세사로 연결되어 있기 때문에 허혈 손상시 유리 칼슘의 증가로 단백분해효소가 활성화되어 vinculin과 같은 단백이 분해되면 세포막은 막-세포골격으로부터 분리된다.

- **자유 라디칼에 의한 손상:** 라디칼은 독성이 강한 물질로서 세포막과 세포의 다른 구성성분에 손상을 일으킨다. 자유 라디칼은 허혈이 계속되는 동안에는 허혈조직에서 만들어지지만, 혈류가 회복되면 재관류 때에 유입되는 다형백혈구에서부터 다량으로 만들어진다.

④ **지질 분해산물:** 허혈성 손상을 받은 세포 내에는 인지질의 분해결과로 생겨난 유리지방산, acyl carnitine, lysophospholipid 등이 축적된다. 이들은 세포막에 세제로 작용하여 세포막의 지질 내로 끼어 들어가거나 혹은 인지질과 치환되어 막의 투과성과 전기적 생리 상태를 변화시킨다.

- **아미노산 소실:** 글리신이나 L-알리닌과 같은 아미노산을 저산소 상태에 있는 세포에 투여하여 비가역적 막손상을 억제한다는 실험 결과가 있다. 즉, 저산소증 상태에서 일어난 아미노산 소실은 막손상의 유발요인이 된다고 생각할 수 있다.

3) 자유 라디칼과 세포손상

막손상을 일으키는 기전 중에서 또 하나 중요한 것은 재관류 손상에서 기술한 자유 라디칼에 의한 손상이다. 자유 라디칼에 의한 손상은 재관류 손상 외에도 화학적 손상, 방사선 손상, 산소 및 다른 가스 독성, 노화, 탐식세포에 의한 미생물의 살균작용, 염증성 손상, 대식세포에 의한 세포의 파괴 등에서 볼 수 있다.

그러면 자유 라디칼이란 무엇인가? 물질을 구성하고 있는 원자는 하나 이상의 전자궤도를 가지고 있다. 이 중 최외각 전자 궤도에 서로 반대 방향으로 회전하고 있는 전자는 짝을 이루어 안정상태에 있다. 그러나 외부로부터 전자를 받거나 빼앗겨서 쌍이 아닌 전자가 1개 이상 있을 때 이를 자유 라디칼이라 한다.

자유 라디칼은 세포 내에서 다음과 같은 과정을 통하여 형성된다. 첫째, 방사선 에너지의 흡수(㉮ 자외선 및 X-선), 둘째, 정상적인 대사 과정, 특히 산화반응 과정 및 셋째, 외인성 화학제와 약물(㉮ CCL_3)의 효소성 대사 과정 등이다. 생물학적으로 중요한 것은 산소, 질소 및 탄소 중심의 라티칼이다.

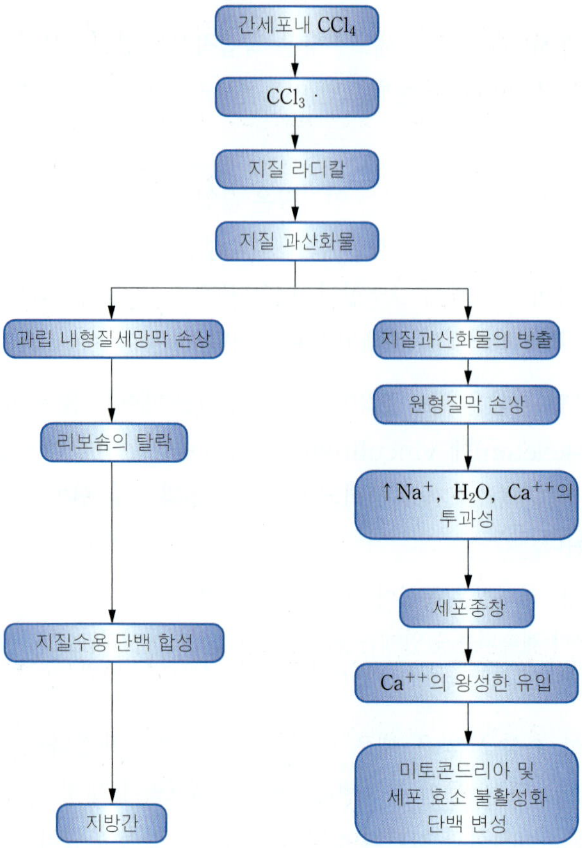

그림 1.2.4 CCl_4 독성에 의한 지방변성과 세포괴사의 발생순서

(1) 세포막의 지질과 산화

자유 라디칼에 의한 세포손상은 세포손상의 기전 중 많이 연구되는 분야이다. 세포막의 인지질에 있는 불포화 지방산의 메칠렌($-CH_2^-$)에서 수소원자($H\cdot$) 1개를 뺏어 올 수 있는 물질이며 무엇이나 이 반응을 시작할 수 있지만 대부분은 수산기($OH\cdot$)에 의해 시작된다.

(2) 단백 변형

자유 라디칼은 메티오닌, 시스테인 같은 -SH기를 가진 아미노산을 많이 함유한 단백의 이황 결합을 형성하여 단백 간에 교차결합을 일으키거나, 단백을 분절시킨다. 이러한 단백 변형은 세포막을 파괴할 뿐 아니라 세포질 내 주요한 단백의 변형을 일으키며 변형된 단백질 세포에 proteasome에 의해 분해되므로 광범위한 세포손상을 유발하게 된다.

CCl_4는 세포를 손상시킨다. 자유 라디칼에 의한 대표적 손상은 간에서 볼 수 있는 사염화탄소(CCl_4)에 의한 화학적 손상이다. 이 할로겐화 탄소화합물은 세탁소에서 많이 사용하고 있다. CCl_4의 독성은 CCl_4 자체에 있지 않다. CCl_4는 간세포의 무과립 내형질세망 내에 많이 들어 있고 지용성 약제나 기타 화합물

의 대사에 관여하는 사이토크롬 P450에 의해 반응성이 높은 독성 자유 라디칼인 $CCl_3 \cdot$ ($CCl_4 + e \rightarrow CCl_3 \cdot + Cl^-$)로 전환되어 세포 상해를 일으킨다. 이런 사실을 뒷받침하는 증거로는 갓 태어난 쥐에서는 약제대사 효소가 발달하지 않아서 CCl_4를 투여하여도 손상이 별로 없다는 점이다. 그러나 페노바비탈을 계속 투여하여 무과립 내형질세망이 과증식되고 약제대사 효소계의 활성이 증가된 후에 CCl_4를 투여하여도 손상이 별로 없다는 점이다. 그러나 페노바비탈을 계속 투여하여 무과립 내형질세망이 과증식되고 약제대사 효소계의 활성이 증가된 후에 CCl_4를 투여하면 간에 심한 손상이 나타난다. $CCl_3 \cdot$는 수산기처럼 지질과산화를 일으키는 강력한 물질이다. $CCl_3 \cdot$는 세포막의 인지질 내에 있는 불포화지방산에서 수소원자를 빼어와 자신은 클로로포름($CHCl_3$)으로 변하고 불포화지방산에 여분의 전자를 줌으로써 지질 자유 라디칼을 형성하고 이 라디칼이 산소와 반응(peroxidation)하여 유기 과산화물(organic peroxide)을 형성한다. 유기 과산화물은 그 자체가 자유 라디칼로 작용하여 새로운 자유 라디칼을 만들며 따라서 인지질은 빠르게 과산화된다. 이런 점에서 이 반응은 자가 촉매반응이다. 이 반응은 가까운 내형질세망으로 빠르게 진행되어 내형질세망의 구조와 기능이 먼저 파괴된다. 사염화탄소 투여 후 30분 이내에 간세포의 단백 합성이 저하되며 2시간 이내에 전자현미경으로 내형질세망의 종창과 리보솜의 탈락, 그리고 폴리솜의 해리를 관찰할 수 있다. 점차 지질이 내형질세망 내에서부터 축적되기 시작하여 세포질로 확산된다. 지질 축적은 간세포의 단백 합성이 저하되어 지질수용 단백의 합성까지 장애를 받기 때문이다. 즉, 간세포가 triglyceride를 분비하기 위해서는 지질수용 단백과 triglyceride가 결합한 지질단백의 형태를 만들어야 하는데 간세포에서 지질수용 단백이 생산되지 않기 때문에 지질단백을 형성할 수 없게 된다. 따라서 세포질 내에 triglyceride가 다량으로 축적되어 CCl_4 중독의 특징인 지방간이 된다. 이어서 미토콘드리아가 손상되며 ATP가 감소되므로 세포막의 투과성이 증가되고 세포 전체의 종창이 일어난다. 내형질세망의 지질과산화 과정중 작은 조각으로 잘린 비교적 안정된 fatty aldehyde가 생겨나는데, fatty aldehyde는 주위로 확산되어 세포막이나 미토콘드리아 등에 손상을 일으킨다고 여겨지고 있다. 세포막의 손상은 다량의 칼슘을 세포 내로 들어오게 하며 칼슘이 미토콘드리아 내에 축적되어 미토콘드리아의 기능이 소실된다.

(3) DNA 손상

자유 라디칼의 또 하나의 공격 목표는 DNA이다. OH · 가 thymine과 반응하여 thymine glycol이나 5-hydroxymethyl uracil로 변하게 하거나, 구아닌과 반응하여 9-hydroxyguaninc으로 변하게 하며, phosphodiester 결합을 깨트려 DNA를 파괴한다. DNA가 손상된 세포는 수복되거나 죽거나 암세포로 변할 수 있다.

(4) 화학적 손상

화학물질이 세포손상을 유발하는 데에는 두 가지 일반적인 기전이 있다. 첫째는 화학물질이 세포 내 중요한 구성 성분이나 세포소기관과 직접 결합하여 손상을 유발하는 경우로 수은중독이 좋은 예이다. 수은은 세포막이나 그 외 단백에 있는 sulfhydryl group과 결합하여 막의 투과성을 증가시키거나 ATPase를 불활성화시켜 ATPase에 의한 물질의 이동을 억제함으로써 독성을 나타낸다. 이런 경우 손상이 최대로 일어나는 세포는 화학물질을 이용, 흡수, 분비 또는 농축하는 세포이다.

둘째는 화학물질 그 자체로는 독성이 없으나 세포 안이나 바깥에서 독성물질로 대사되고 독성을 갖는 대사물이 표적세포에 손상을 주는 경우이다. 이들 대사산물은 직접 막의 단백이나 지질과 공유 결합을 하여 손상을 일으키기도 하지만, 자유 라디칼을 형성하여 손상을 일으키는 경우가 많으며 사염화탄소에 의한 세포손상이 좋은 예이다.

4. 가역적 손상과 세포사의 형태학적 변화

1) 가역적 손상

종래에는 준치사성 손상으로 일어나는 세포의 형태학적 변화를 변성이라 하였으나, 지금은 단순히 가역적 손상이라 한다. 가역적 손상의 광학현미경 소견에는 지방변화와 세포종창이 있다. 지방변화는 가역적 손상의 한 형태로 세포 내에 크고 작은 지방질의 소포가 출현하며 저산소증이나 여러 독성 물질에 의한 손상에서 볼 수 있다. 지방변화는 모든 세포에서 볼 수 있는 것이 아니고 간세포나 심근세포와 같이 지방대사에 관여하는 세포에서 주로 일어난다. 간세포의 지방변화는 세포 내 축적의 한 유형이기도 하다.

세포종창은 세포가 이온과 수분의 항상성을 유지할 수 없을 때 일어나며, 세포에 가해진 모든 종류의 손상에서 가장 먼저 나타나는 변화이다. 세포종창은 하나하나의 세포를 현미경으로 들어다 보기보다는 맨 눈으로 장기 전체를 더 쉽게 식별할 수 있다. 장기의 모든 세포가 종창을 보이면 장기는 창백하고, 팽팽해지며 무게가 증가한다. 현미경으로는 장기의 작은 혈관, 예를 들어 간의 동모양혈관이나 신장피질의 모세혈관 같은 미소혈관이 압박되어 있는 것을 보고 세포가 커져 있다는 것을 간접적으로 알 수 있다.

수분이 세포 내에 계속 축적되면 세포질 내에는 작은 공포가 생긴다. 이 소포는 내형질세망이 확장되거나 떨어져 나와 형성된 것이다. 따라서 이런 가역적 손상을 수포성 또는 공포성 변화라고 부르기도 한다. 가역적 세포손상의 미세구조 변화를 다음과 같이 정리할 수 있다.

첫째, 미세융모의 수포 형성과 변형, 미엘린상 형성, 세포간 접합 이완 등 형질막의 변화가 보인다. 둘째, 미토콘드리아는 종창되고 희박화되며, 인지질이 풍부한 무정형의 작은 구조물이 나타난다. 셋째, 내형질세망은 심하게 확장되고, 리보솜의 탈락과 폴리솜의 해리가 일어난다. 넷째, 핵 내의 과립상 및 섬유상의 물질이 분산되며 염색질 농축이 나타난다.

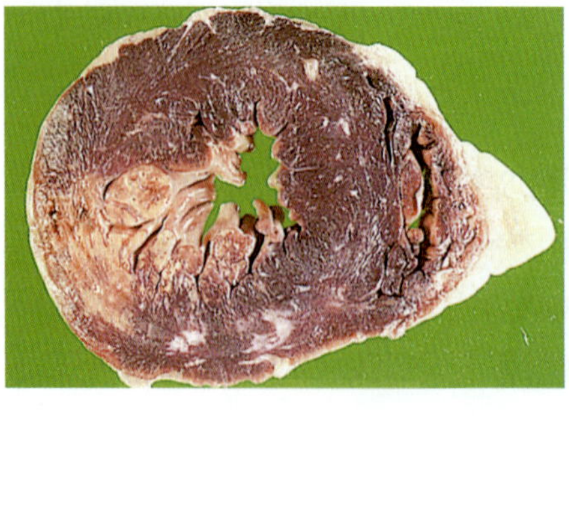

그림 1.2.5 **심근경색을 일으킨 심장의 육아소견**
심장의 육안표본을 triphenyl tertrazolium chori-de(TTC)로 처리하면 LDH에 의해 붉게 변색된다. 그러나 경색부위는 이 효소가 소실되기 때문에 변색되지 않고 창백하게 보인다.

2) 괴 사

세포사는 크게 괴사와 아포프토시스로 구분된다. 괴사란 살아 있는 조직 내의 세포가 비가역적 손상을 받아 일어나는 분해 과정의 형태학적 변화를 말하며, 이와 같은 변화는 대부분 효소의 작용으로 일어난다. 고정액에 넣으면 세포는 바로 죽지만 이를 괴사라고 하지 않는다. 괴사성 변화는 세포의 표소성 소화와 단백 변성의 두 과정을 거치게 된다. 효소성 소화가 손상을 받은 세포자체의 리소솜에 의하면 자가융해(autolysis)라고 하고, 이주해 온 백혈구의 리소솜에 의하면 이종융해(heterolysis)라고 한다(표1.2.1).

표. 1.2.1 괴사와 아포프토시스의 비교

	괴 사	아포프토시스
자극	병적	생리적, 병적
조직소견	세포 집단을 침범 세포종창 또는 응고괴사 소기관의 파괴	단일세포 침범 염색질 응집 아포프토시스체 형성
DNA 단절	불규칙적, 미만성	규칙적
기전	ATP 감소 세포막 손상 자유 라디칼에 의한 손상 등	Endonuclease 등의 효소 활성화
조직반응	염증반응을 일으킴	염증반응 없음 아포프토시스체의 탐식 처리

괴사는 단백 변성화 효소성 소화 중 어느 것이 우세하는가에 따라 형태를 달리한다. 단백 변성이 우세하면 응고괴사가 일어나고, 효소성 소화가 우세하면 세포 구조가 점진적으로 파괴되어 액화괴사로 이어진다. 양 과정 모두 생화학적 변화가 선행하며 형태학적 변화가 나타기까지는 수 시간 이상이 걸린다.

괴사가 되면 세포질 내의 RNA가 소실되어 호염성이 없어지고 단백이 변성되어 에오신과 결합력이 커지기 때문에 괴사 세포의 세포질은 붉게 보인나. 또 괴사 세포는 당원 입자가 감소되어 유리질 같은 균질상을 보이기도 한다. 리소솜 효소가 세포질 내 소기관을 소화시키면 세포질에는 공포가 형성되어 좀이 먹은 것(moth eaten)처럼 보이며 죽은 세포에는 석회화가 일어나기도 한다. 미세구조의 변화로는 세포막이나 소기관의 막이 파괴되어 연속성이 끊어지며 미토콘드리아가 심하게 종창되고 그 속에 큰 고밀도 물질이 출현하며, 단백의 변성에 의한 것으로 보이는 솜털 형상의 물질 집합체가 보인다.

핵의 변화는 다음 세 가지 중 하나이다. 첫째, 핵이 점진적으로 수축하고 염색질이 농축되어 작은 과염색상의 쭈글쭈글한 덩어리로 변하는 핵농축(pyknosis)이다. 시간이 지나면서 농축된 후 여러 개의 덩어리로 갈라지는 핵붕괴(karyorrhexis)이다. 핵은 1~2일 후에 결국 사라진다.

이런 변화는 세포 하나하나의 괴사 소견이며 세포 집단의 괴사는 다시 몇 가지 유형으로 분류할 수 있다. 즉, 단백 변성이 주로 몇 가지 유형으로 분류할 수 있는데, 단백 변성이 주로 관여할 경우에는 응고 괴사라 하고 효소 작용이 더 강하면 액화 괴사라고 한다. 이 두 가지가 괴사의 기본 유형이다. 그 외 건락 괴사와 지방 괴사 같이 특수한 경우에 볼 수 있는 괴사가 있다. 괴사의 유형을 살펴보면 괴사의 원인을 알 수 있다.

5. 세포자멸사(apoptosis)

사람을 포함하는 다세포 생물은 한 개의 수정란으로부터 발생이라는 장대한 드라마를 거쳐 하나의 개체가 된다. 이 과정에서 세포의 증식과 분화가 반복되어 수많은 세포에 의하여 구성되는 세포사회를 구성하게 되며 특정한 형태나 기능을 형성, 유지하는데 필요하지 않은 세포를 스스로 소실시킨다.

손가락 발생 시 손가락 사이의 세포 또는 신경세포 중 synapse를 형성하지 못한 세포가 소실되는 것이 좋은 예 이다.

다세포 생물의 분화된 세포는 스스로 죽을 수 있는 능력을 가지는데 이는 내부에 존재하는 자살계획(suicidal program)에 의한다. 이 자살계획이 활성화 되면 자멸(apoptosis)이라 불리는 특정적인 형태의 세포사가 일어나는데 자멸은 내부 또는 외부로 부터의 다양한 자극에 의해 촉발될 수 있다.

apoptosis라는 용어는 1972년 Kerr, Wyllie 및 Currie에 의하여 제안되었다. apoptosis라는 단어는 나무로부터 잎이 떨어진다는 의미를 가진 그리스어로부터 유래되었다.

세포자멸사는 형태학적 생화학적 기준에 의하여 괴사(necrosis)와 구별된다.

일반적으로 세포의 괴사는 주위에 있는 세포들이 동시에 함께 죽어가는 양상을 보이는 반면, 세포자연사는 살아있는 세포들 사이에서 한 개의 세포만이 죽어가는 형태를 보인다.

세포자멸사의 양상은 특별하고 정확한 신호가 특정 세포에만 작용하기 때문이다. 세포가 상처나 다른 외상(trauma)으로 인한 염증반응이 일어날 때 세포의 구조적변화 즉, 세포막의 투과성 상실로 인한 세포의 팽창과 파열로 이어지는 과정을 세포괴사로 특정 지을 수 있으며, 유전자 전사물(mRNA)이나 단백질 합성을 필요로 하지 않는다. 이러한 "수동적"인 세포의 죽음은 에너지를 이용하지 않는다.

세포자멸사는 "능동적"인 세포의 죽음으로 발생학적 변화나 생리학적 자극의 변화에 반응하여 일어나고, 일반적으로 mRNA와 단백질 합성을 필요로 한다.

1) 세포자멸사의 평가

최근에 이르기 까지 사멸의 중요성이 충분하게 인정되지 않은 이유는 형태학적으로 사멸이 쉽게 눈에 띄지 않는다는 점이다. 세포사멸이 쉽게 운에 띄지 않는 이유는

(1) 생체내의 사멸은 한정된 특정세포에서 한시적으로 일어나므로 생체 전체를 볼 때 흔하지 않은 현상이라는 점.

(2) 사멸체의 크기가 작아서 간혹 광학현미경으로 잘 관찰되지 않는다는 점.

(3) 주위의 세포가 자멸세포를 신속하게 탐식한다는 점.

(4) 주위 조직에 염증반응을 일으키지 않는다는 점.
(5) 괴사와 감별이 때로는 쉽지 않기 때문이다.

세포사멸을 평가하는데 표준이 될 만한 생화학적 표지자는 여러 가지 형태학적인 변화와 DNA fragmentation을 측정하는 방법이 널리 이용되고 있다.

현재까지 가장 널리 인정되는 자멸의 표지자는 전자현미경으로 관찰한 염색질 응축(chromatin condensation), 염색질의 이주(chromatin magination)와 위상차 또는 주사현미경으로 세포막의 bleb를 관찰하거나, 일반 광학현미경으로 염색질의 응축, 세포자멸소체의 관찰이다.

때에 따라 DNA에 결합하는 색소를 처리한 다음 형광현미경으로 DNA의 양 또는 핵의 분절화(fragmantation) 정도를 평가함으로써 사멸을 증명할 수 있다.

초기의 세포자멸사를 측정하기 위하여 혈액응고방해제인(anticoagulant)인 Annexin V를 배양 세포나 냉동조직에 이용할 수 있다. 이는 구조적으로 서로 연관성을 가지는 18의 member를 가지는 family이며, Ca^{2+}에 의존적으로 결합하는 특성을 가진다(그림1.2.6).

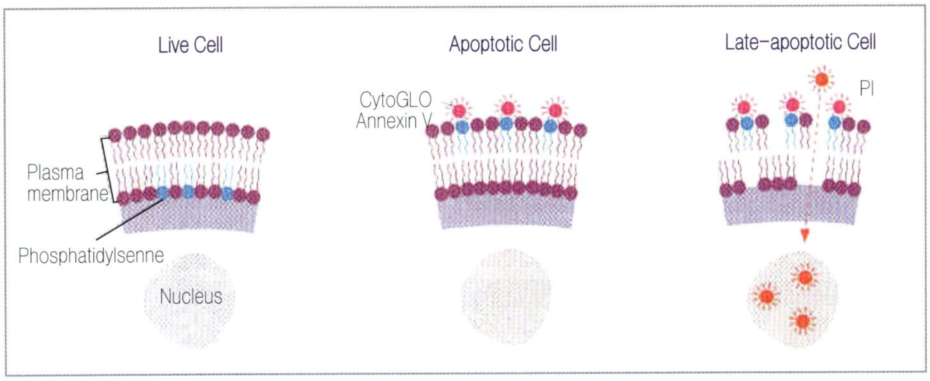

annexin V를 이용한 형광염색 원리

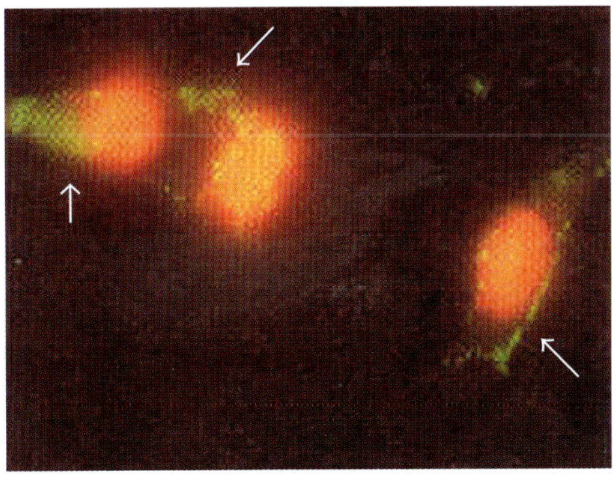

배양세포에서 annexin V를 이용한 형광염색
세포자멸사가 일어나는 세포에서 원형질막에 annexin V가 염색되고 핵은 PI에 의해 빨강색으로 염색된다. 배양세포나 고정이 되지 않은 조직에서 이용되고 있다.

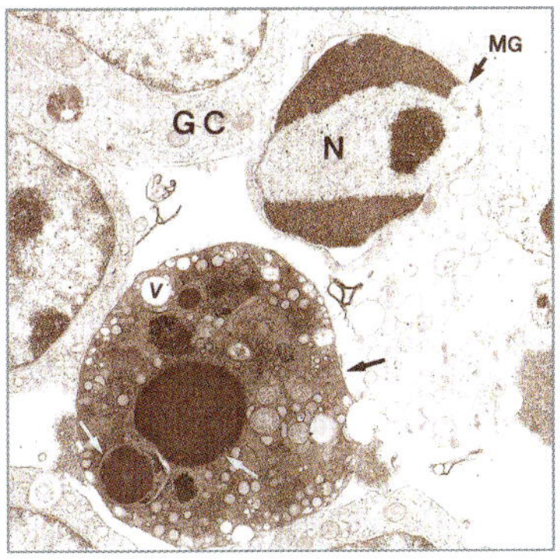

전자현미경을 이용한 세포자멸사
감마선 조사 후 세포자멸사를 유발한 생쥐난소의 과립세포.
세포자멸사시 관찰되는 핵의 농축의 염색체의 이주가 선명하게 보인다.
GC, 과립세포, MG, 염색질이주; N, 핵; V, 공포

그림 1.2.6 세포자멸사를 증명하기 위한 원리와 방법들

Annexin V의 중심은 C-terminal 부위에 존재하는 70개의 아미노산의 보존적인 반복구조로 이루어져 있다. X-ray crystal 구조 조사로 알려진 annexin V의 구조는 4개의 domain으로 구성되어 있으며, 각각은 5개의 alpha helix로 구성되어있다. 이것의 기능은 membrane trafficking, transmembrane channel activity, coagulation 의 억제, mitogenic signal translocation, cell과 matrix 사이의 상호작용등에 관여된다고 알려져 있고, phospholipid에 결합될 수 있고 phosphatidylserine과 강한 affinity를 나타낸다.

정상혈액세포에서는 phosphatidylserine이 plasma membrane의 안쪽 leaflet에 의존하게 된다. ATP가 없거나, apoptosis가 일어나는 동안에는 phosphatidylserine은 세포막의 outer layer에 존재하게 된다. 이때 annexin V가 phosphatidylserine과 결합하여 이것을 유세포 분석기나 형광현미경에서 측정하거나 관찰할 수 있다.

DNA fragmentation은 사멸을 평가하기 위하여 가장 널리 쓰이고 있으며, DNA fragmentation 정도를 측정 하므로써 사멸의 양적으로 평가할 수 있다는 장점이 있다.

700, 300 및 50 kd의 큰 DNA fragmentation을 pulse filed gel electrophoresis로 알아보며 이어서 나타나는 oligonucleosomal DNA fragment 는 agarose gel 전기영동에서 약 180 염기배수 크기의 밴드로 보이는데 이를 DNA ladder라 부르며 DNA fragmentation을 알아보기 위하여 흔히 쓰이는 방법이다(그림 1.2.7).

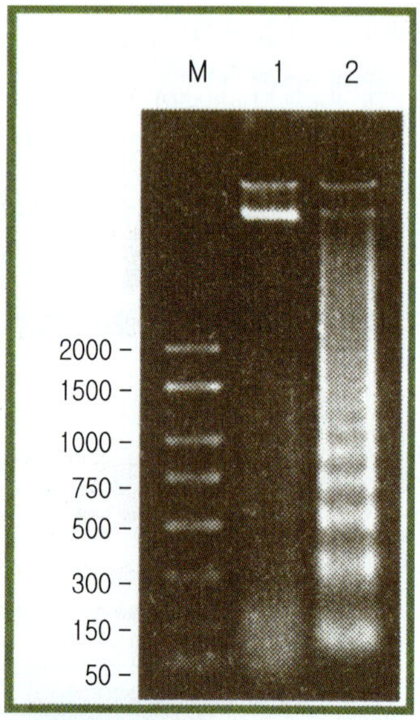

그림 1.2.7 **DNA laddering을 이용한 세포자멸사**
M: marker, 1: control Hela cell, 2: ceramide를 첨가한 Hela cell 1번에 비해 2번은 DNA가 사다리 형태로 나타났다.된다. 배양세포나 고정이 되지 않은 조직에서 이용되고 있다.

분자생물학적, 면역화학적 방법의 혼합에 의해 apoptosis의 분포도를 측정할 수 있는 효과적인 방법으로 알려진 TUNEL(terminal deoxynucleotidyl transferase-mediated dUTP-biotin nick and labeling) 방법은 terminal deoxynucleotidyl transferase(Tdt)를 이용하여 조각난 DNA의 3' -OH 말단에 발색제가 부착된 nucleotide를 표지한 후 면역조직화학방법으로 검출하는 방법이다. 그러나 nick translation 측정법이나 TUNEL 방법은 각 세포마다 endonuclease에 의하여 생긴 DNA damage를 시각화하여 볼 수 있지만 DNA fragmentation은 apoptosis cell에서만 나타나는 것이 아니고 necrosis나 autolysis된 세포에서도 나타나기 때문에 간혹 실험결과가 부정확할 수도 있다(그림1.2.8).

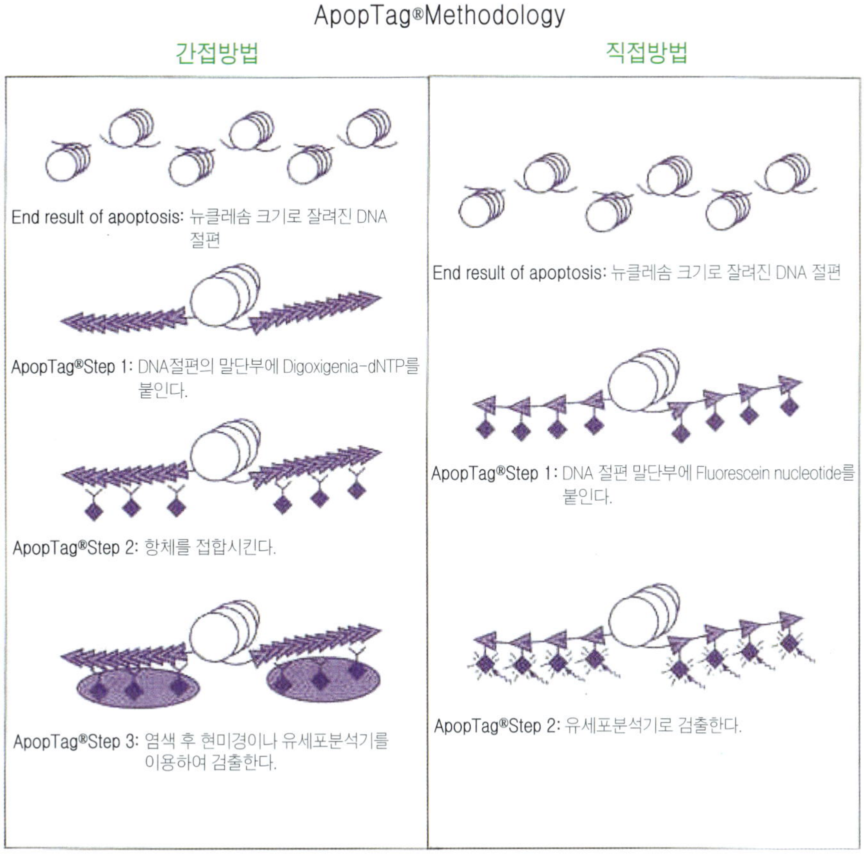

A) TUNNEL법의 원리 세포자연사를 측정하는데 이용되는 검출법으로 nick translation 방법과 TUNEL방법은 각 세포마다 endonuclease에 의해 절단된 DNA damage를 시각화하여 볼 수 있게 하는 방법이다.
nick tranlation법은 세포자멸사에 나타나는 DNA이중가닥 절단부위의 3' -쪽 끝에 klenow효소(DNA의 구멍난 부분을 메꾸어 주는 효소)를 매개로 biotin이나 digoxigenin을 표시한 deoxynucleotide를 결합시켜 통상적인 면역조직화학방법을 이용한 ISEL(in situ end labeling)법과 양이온의 존재하에 Tdt(terminal deoxynucleotidyl transferase)를 매개로 DNA의 3' -OH에 biotin 이나 digoxigenin을 표시한 deoxynucleotide를 결합시킨 후 면역조직화학 방법을 이용하여 검출하는 TUNEL법이 있다.

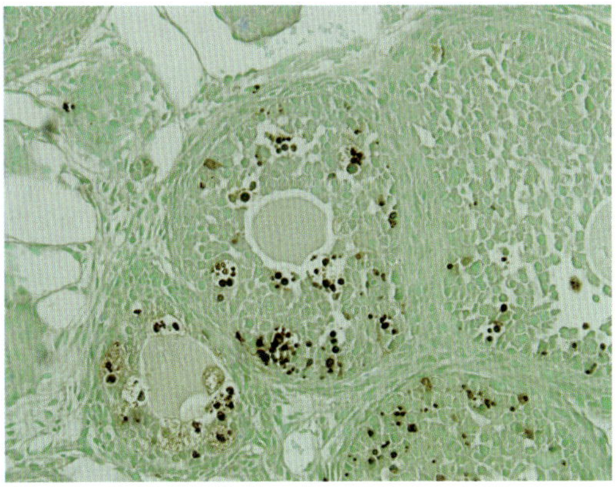

B) 방사선을 조사시킨 생쥐난소에서 TUNEL법을 이용 세포자멸사 소체를 검출.
세포분열과 증식이 빠른 생식세포는 방사선 조사에 매우 민감하여 세포자멸사가 매우 빨리 진행된다.

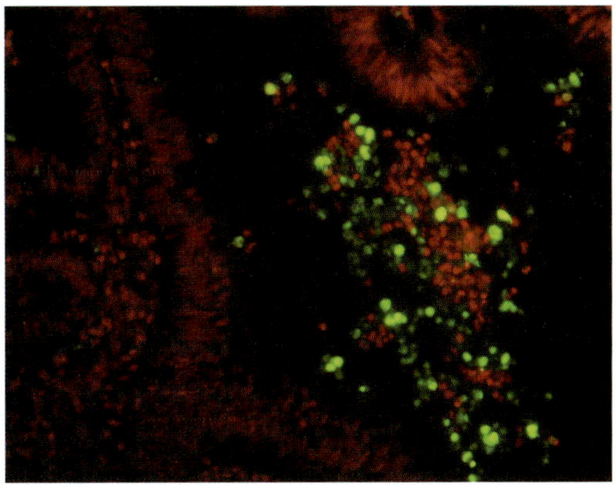

C) TUNEL법에 형광염료를 표지하여 검출한 난소종양의 세포자멸사 소체인 녹색의 자멸사소체와 배경염색은 PI를 이용하여 분명한 대조를 이루었다.

그림 1.2.8 TUNNEL법

2) 세포자멸사의 형태학적 소견

① **세포의 수축:** 세포의 크기가 작아지고 세포질이 호산성을 띤다. 세포질 내의 소기관은 정상적인 형태를 보이지만 더 빽빽하게 밀집된다.

② **염색질의 응집:** 아포프토시스의 가장 특징적 소견이다. 염색질이 핵막 주변으로 응집되며, 여러 모양과 크기를 갖는 덩어리로 변한다. 결국 핵 자체는 분절되어 조각으로 나뉜다.

③ **세포막 소포와 아포프토시스체 형성:** 아포프토시스 세포는 처음에는 표면에 많은 소포를 형성하지만 차츰 분절되어 막으로 싸인 아포프토시스체를 만든다. 아포프토시스체는 세포질과 소기관으로 구성되고 분절된 세포핵의 조각을 포함하기도 한다.

④ **아포프토시스세포** 또는 **아포프토시스체의 탐식:** 아포프토시스체는 실질세포 또는 대식세포 등 이웃세포에 의해 탐식되고 탐식된 아포프토시스체는 리소솜에 의해 분해된다. 아포프토시스세포가 있던 자리에는 이웃 세포가 이동하거나 증식하여 메운다.

조직학적으로 아포프토시스는 하나하나의 세포를 침범한다. 세포집단을 침범할 수도 있으나 집단의 크기가 작다. 아포프토시스는 빠르게 진행되기 때문에 아포프토시스가 활발히 일어나고 있어도 아포프토시스체는 드물게 보인다(그림1.2.9).

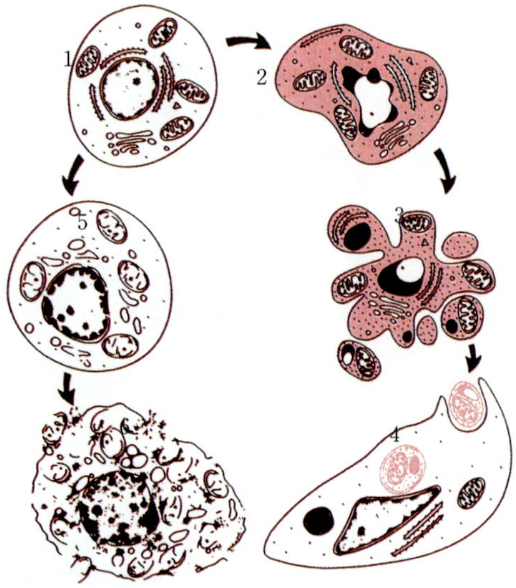

그림 1.2.9 괴사와 아포프토시스
괴사에서는 소기관과 세포가 종창되며 세포막이 손상된다. 아포프토시스에서는 염색질이 응집되고 세포가 분절되며 아포프토시스체를 형성한다.

3) 세포자멸사의 생화학적 성상

① **단백의 절단:** 아포프토시스에서는 cysteine protease 무리의 단백(caspase)이 활성화되고 활성화된 caspase에 의해 다른 단백의 가수분해가 일어난다. caspase는 핵의 골격과 세포골격을 이루는 단백을 분해시켜 아포프토시스 세포에서 보이는 핵과 세포질의 특징적인 변화를 일으킨다. caspase는 또 endonuclease를 활성화시켜 DNA를 절단시킨다.

② **단백의 교차결합:** transglutaminase가 활성화되어 단백의 광범위한 교차결합이 만들어진다.

③ **DNA의 단절:** 아포프토시스세포의 DNA는 칼슘과 마그네슘 의존성인 endonuclease에 의해 nucleosome 사이가 단절된다. 이 DNA 조각들은 180~200 bp의 배수 크기로서 전기영동상 사다리 모양을 보인다. 이에 비해 괴사세포의 DNA는 자가융해에 의해 불규칙하게 단절되므로 전기영동상 미만성의 도말 형태를 보인다.

④ **탐식의 인식:** 아포프토시스세포에서는 세포막 내층에 있던 phosphatidyl serine이 외측으로 이동

한다. 또 어떤 아포프토시스세포는 표면에 접착 당단백인 트롬보스폰딘이 발현된다. 이 때문에 주위의 실질세포나 대식세포가 아포프토시스세포를 인식하고 탐식한다.

4) 기 전

정상 조직에서는 세포성장과 아포프토시스가 조화를 이루고 있으며 일반적으로 세포분열과 아포프토시스는 역비례 관계를 갖는다. 실제로 아포프토시스는 세포밀도를 조절하는 중요한 기전이다. 암의 성장에는 아포프토시스가 억제되어 세포의 소실이 감소되어 있다. 아포프토시스는 일단 자극이 발생하면 에너지 의존적인 여러 단계를 거쳐 진행한다. 진행 단계는 서로 겹치는 부분도 있으나 네 단계로 구분할 수 있다.

① **신호 단계:** 아포프토시스를 일으키는 자극은 간접적으로 세포막의 수용체-조절 단백-유발 caspase를 통하거나 미토콘드리아의 사이토크롬 c-조절 단백-유발 caspase를 통해 실행 caspase를 활성화시킨다. 세포독성 T세포에서 분비된 granzyme B는 직접 실행 caspase를 활성화시킨다.

② **조절과 통합 단계:** 아포프토시스 신호는 조절 단백에 의해 실행 프로그램과 연결되어 있다. 이 조절 단백은 세포의 생과 사를 결정하는 매우 중요한 기능을 하며 적응 단백과 미토콘드리아 기능 조절

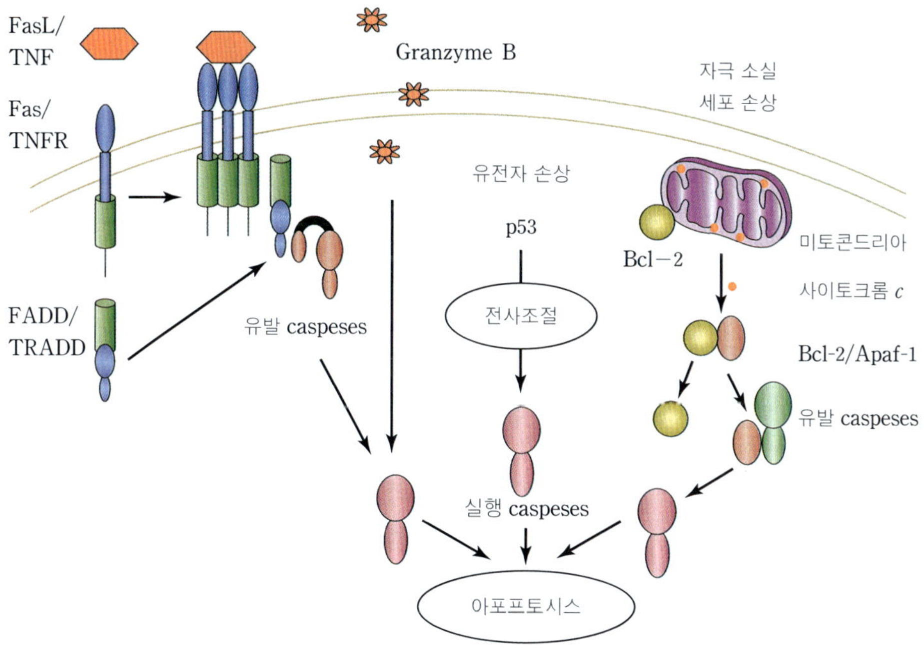

그림 1.2.10 아포프토시스의 기전
Fas 리간드나 종양괴사인자(TNF)와 수용체의 결합, 성장인자나 호르몬의 소실, 방사선 등의 손상자극이 아포프토시스를 일으킨다. 세포독성 T세포는 granzyme B를 분비해 실행 caspase를 직접 활성화시킨다. 다른 자극은 적응 단백 및 유발 caspase와 결합하거나 미토콘드리아에서 분비된 사이토크롬 c를 조절하여 실행 caspase를 활성화시킨다. DNA 손상은 p53가 괴사를 촉진시키는 조절물질의 선사를 소실하여 실행 caspase를 활성화시킨다.
FADD : Fas-associated protein with a death domain, TRADD : TNFR-adapter protein with a death domain.

물질의 두 가지가 있다.

적응 단백은 Fas 리간드와 Fas의 결합 또는 TNF와 TNFR의 결합에 의한 아포프토시스에 관여한다. 미토콘드리아 기능 조절 물질은 성장인자 또는 호르몬의 부족에 의한 아포프토시스와 일반적 상해인자에 의한 아포프토시스에 관여한다. 아포프토시스 신호가 전달되면 미토콘드리아 막의 투과성이 증가되어 막에 있는 사이토크롬 c가 세포질 내로 유리된다. 유리된 사이토크롬 c는 Bcl-2와 Apaf-1의 결합을 방해하며 Apaf-1을 활성화시키고 Apaf-1은 유발 caspase를 활성화시켜 실행 caspase를 활성화시킨다. 미토콘드리아의 투과성은 특수 단백에 의해 조절되며 그 중 Bcl-2 단백 무리가 중요하다. Bcl-2는 Bcl-2 단백 무리 중의 다른 단백과 결합하여 아포프토시스를 촉진(예 Bax, Bad)하거나 억제(예 Bcl-XL)한다.

③ **실행 단계:** 다양한 아포프토시스 신호와 조절기전이 수렴하는 마지막 단계로서 실행 caspase가 활성화되어 아포프토시스를 일으킨다.

실행 caspase는 다른 단백분해효소와 마찬가지로 활성화되어야 아포프토시스를 일으킬 수 있다. 활성화된 유발 caspase에 의해 실행 caspase가 활성화되면 죽음의 프로그램이 작동한다. 실행 caspase는 세포골격과 핵기질 단백을 절단하여 세포와 핵의 골격을 파괴한다. 활성화된 실행 caspase의 핵 내 표적은 전사와 DNA 복제 및 수복에 관여하는 단백이며 caspase-3이 활성화되면 핵 내 DNA의 nucleosome 사이가 절단된다.

④ **처리 단계:** 아포프토시스세포나 아포프토시스체의 세포막에는 phosphatidyl serine, 트롬보스폰딘 등이 출현하고 이를 주위 탐식세포가 인식하여 탐식한다. 이 과정은 매우 효율적이어서 염증반응을 일으키지 않으며 조직에 거의 영향을 주지 않고 아포프토시스 세포를 제거할 수 있다.

6. 세포손상시 미세구조의 변화

1) 유세포 분석기(flowcytometry)

유세포 분석기(flowcytometry)는 세포나 생물학적 입자의 물질, 화학적 특성을 측정하는 것을 말한다. 유세포 분석기는 계측기기 속을 흐르는 세포나 생물학적 입자들이 빛에 의해 나타나는 다양한 신호등을 측정하여 세포의 크기나 형태 등을 측정하는 기계이다. 이러한 신호는 계측기계 속을 단일하게 흘러가는 세포나 생물학적 입자들에 빛은 조사함으로 얻어지고 이 때 두 가지 신호를 얻을 수 있게 된다.

하나는 세포 혹은 생물학적 입자에 의한 빛의 산란에 따른 것으로 세포나 생물학적 입자의 크기나 외형 등을 측정 할 수 있다. 이 경우 앞쪽에서 조사된 빛에 의해 세포의 크기가, 주변으로 산란된 빛에 의해 세포의 표면과 복잡한 세포내부가 측정된다(그림1.2.11).

다른 하나는 입자가 빛의 조사에 의해 반사하는 형광에 따른 것으로 다양한 염색시약의 도움에 의해 세포의 외형이나 형태뿐 만 아니라 다양한 세포의 활동을 측정할 수 있다. 이러한 두 가지 신호를 복합적으로 분석함으로써 세포나 생물학적 입자들의 분석을 위한 다양한 정보들을 얻을 수 있다.

유세포 분석기의 원리를 이용하여 DNA함량, 세포주기에 대한 분석, cell type의 분석과 확인 등에 응용함으로써 분자생물학, 면역학적 연구에 도움을 주고 있다.

특히 DNA함량이나 세포주기 등을 분석할 경우 다른 방법들과는 달리 세포자체를 파괴하지 않고 수행할 수 있으며 매우 빠르고 정확하게 측정할 수 있는 장점이 있다.

면역학적 연구에 있어서는 면역시약 혹은 형광물질은 공유 결합시킨 항체를 이용하여 면역세포이 확인과 여러 활성을 측정하는데 매우 유용하다.

임상적으로 현재AIDS를 일으키는 HIV의 감염을 모니터 하는데 필요한 Th 세포의 수를 확인하는 데 이용되고 있으며 암세포의 DNA 함량이나 증식들을 확인하는데 적용되며 유방암 혹은 기타 종양질환의 진단, 치료에 응용되고 있다.

아울러 다양한 질병을 유발하는 박테리아나 기생충의 분석에 응용함으로써 빠르고 정확하게 질병을 진단하고 있으며 이를 식품과 위생분야에 까지 응용되고 있다.

유세포 분석기는 다양한 생물학적 연구를 위한 유용한 도구로 사용되고 있을 뿐 만 아니라 다양한 응용과 새로운 분석 시술기법의 개발의 가능성이 큰 분석장비라 볼 수 있다.

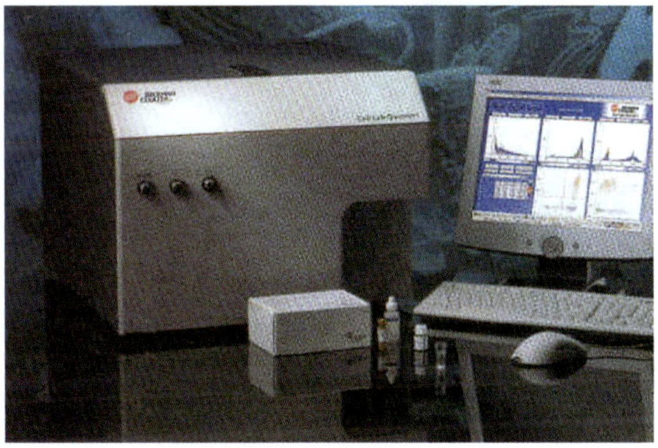

(a) 유세포 분석기

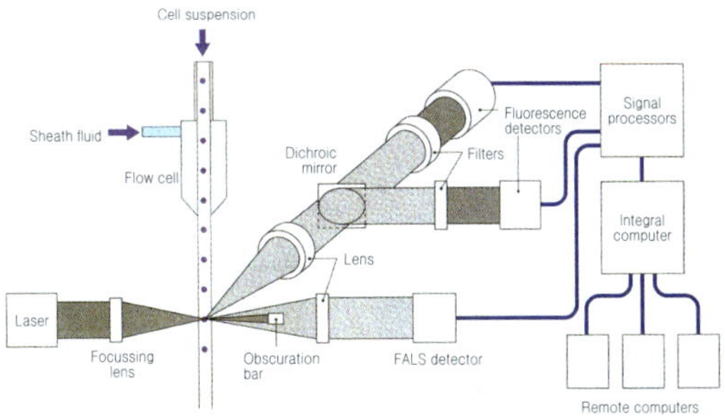

(b) 유세포분석기의 원리

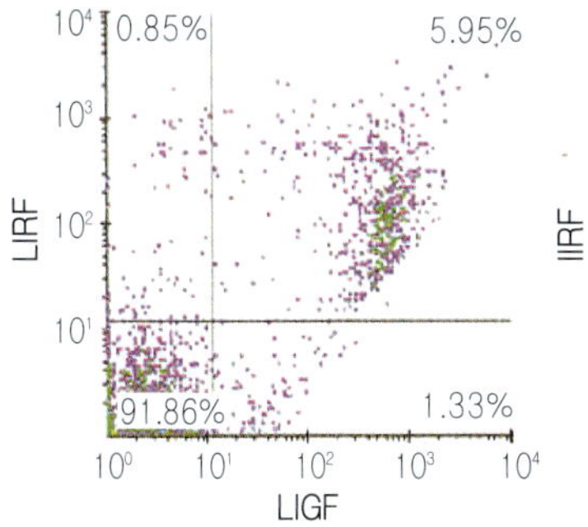

(c) cytogram 이 표시법에는 2가지 정보에 관한 정성적인 판단을 할 수는 있으나 정량적인 표시는 안된다.

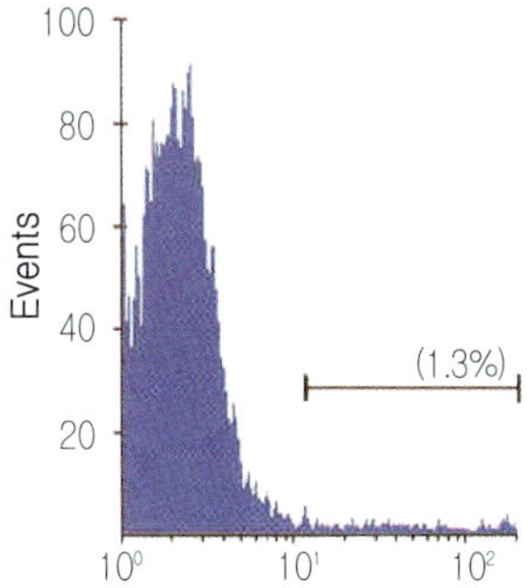

(d) histogram 형광량과 시료의 수를 놓아 정량적으로 표시 할 수 있다.

그림 1.2.11 유세포 분석기

1) 리소솜의 탐식작용

리소솜은 여러 종류의 가수분해효소를 가지고 있는 세포질 내 소기관으로 과립 내형질세망에서 만들어져 골기체에서 소포의 형태로 가다듬어진다. 농축된 소포를 1차 리소솜이라 부른다. 1차 리소솜은 분해시켜야 할 물질이 들어 있는 식소체와 융합하여 2차 리소솜 또는 탐식분해소체를 만든다(그림 1.2.12).

① **이형탐식(heterophage):** 외부의 물질을 세포 내로 유입하여(endocytosis) 처리하는 경로이다. 세포가 입자성 물질을 세포 내로 유입하는 것을 탐식(phagocytosis)이라 하고, 용해성 거대분자를 유입하는 것을 음세포 작용(pinocytosis)이라고 한다. 이형탐식은 흔히 중성구와 대식세포 등 탐식 기능을 주로 하는 세포에서 볼 수 있다. 중성구에 의해 세균이 처리되는 것이라든지 대식세포에 의해 아포프토시스세포나 아포프토시스체가 처리되는 것이 좋은 예이다(그림1.2.13).

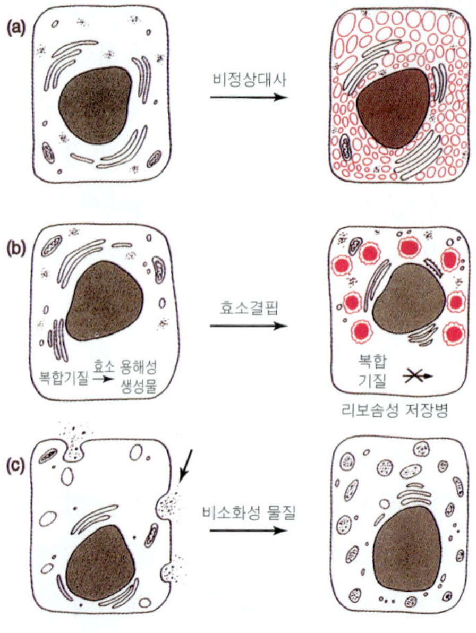

그림 1.2.12 세포 내 축적의 중요한 기전들
(a) 비정상 분비 - 지방변성
(b) 대사 효소의 결핍 - 리소솜성 축적
(c) 분해 불가능한 물질의 탐식 - 혈철증과 탄분증

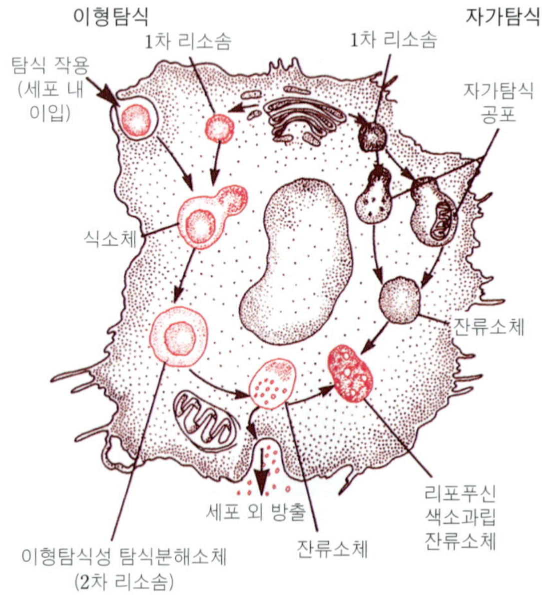

그림 1.2.13 이형탐식과 자가탐식에 의한 리소솜 변형 과정

② **자가탐식(autophage):** 세포 내 소기관과 세포질의 일부를 과립 내형질세망의 리보솜이 없는 부분이 둘러싸 자가탐식공포(autophagic vacuole)로 만들어 처리하는 경로이다. 자가탐식공포는 1차 리소솜이나 골지체와 융합하여 자가탐식-리소솜을 형성한다. 자가탐식은 손상받은 소기관의 제거나 분화중인 세포의 재구조 과정에서 잘 볼 수 있으며 영양 결핍이나 호르몬 결핍으로 인한 위축에서도 볼 수 있다.

2) 무과립 내형질세망의 비대

바비탈을 장기간 복용하면 약물에 대한 내성이 증가하여 같은 양을 복용해도 잠자는 시간이 차츰 짧아진다. 이런 현상은 환자의 약제에 대한 적응 반응으로 약물이 대사되는 간세포 내 소기관인 무과립 내형질세망이 증가(비대)되기 때문이다. 바비탈은 간세포의 내형질세망에 있는 효소계의 작용으로 대사된다. 그러므로 이 약물을 장기간 복용하면 내형질세망과 효소의 합성이 증가되어 세포는 더 많은 약물을 대사할 수 있다. 이 효소계는 발암성 탄화수소, 스테로이드, 사염화탄소, 알코올, 살충제 등의 대사에도 관계한다. 한 약물에 적응된 세포에서는 같은 효소계를 이용하는 약물이나 빌리루빈, 담즙산 등 내부 물질을 대사시키는 능력도 증가된다.

3) 미토콘드리아의 변화

비가역적 손상에서 미토콘드리아의 수, 크기 및 모양에 이상이 일어나기도 한다. 예를 들면 세포가 비대되거나 위축되면 미토콘드리아의 수 역시 증가하거나 감소한다. 또 미토콘드리아가 매우 커져 비정상적 모양을 하기도 하는데, 이를 거대 미토콘드리아라 하고 알코올성 간질환이나 영양소 결핍증에서 볼 수 있다.

4) 세포골격의 이상

세포 골격은 20~25nm 굵기의 미소관, 6~8nm의 가는 액틴 세사, 15nm의 굵은 미오신 세사, 그리고 10nm 굵기의 중간 세사로 구성된다. 세포 골격에 이상이 있으면 (1) 세포나 세포 내 소기관의 이동 장애가 있고, (2) 세포 내에 섬유상 물질이 축적한다.

7. 세포 내 축적

세포 내에는 여러 가지 물질이 비정상적으로 축적될 수 있다. 세포질이나 핵에 축적되는 데 세포에 해를 입히지 않는 경우도 있으나 상당한 해를 입힐 수도 있다. 축적은 일과성일 수도 있고 영구적일 수도 있다. 세포가 만든 비정상 물질이 축적되는 경우도 있지만, 다른 부위에서 만들어진 비정상 물질이 축적되는 경우도 있다.

세포 내에 물질이 축적되는 기전에는 크게 세 가지가 있다.

① 정상적인 내부 물질의 분비나 배설이 부적절한 경우: 물질의 생성은 정상이거나 증가되어 있지만 세포 밖으로의 분비나 배설이 잘 되지 않는 경우이다. 간의 지방변화가 대표적인 예이다.

② 지방 혹은 비정상적인 내부 물질이 대사되지 못하여 축적되는 경우: 중요한 원인으로는 특정 대사경로에 작용하는 효소가 유전적으로 결핍되는 있는 경우이다. 이 때는 대사 경로가 차단되므로 특정 물질이 이용되지 못하고 세포 내에 축적된다. 이런 질환을 축적질환이라고 한다.

③ 비정상적인 외인성 물질이 침착되거나 축적되는 경우: 세포가 외부에서 들어온 물질을 분해하지 못하거나 다른 장소로 수송할 능력이 없을 때 세포 내에 침착된다. 탄분이나 규소 입자 등이 이런 변화를 일으킨다.

1) 지방증 또는 지방변화

지방증(steatosis) 또는 지방변화(fatty change)란 실질 세포 내에 triglyceride가 비정상적으로 축적된 것을 말한다. 이는 가역성 변화이며 괴사 주위의 조직에서 보이기도 한다. 지방증은 지방대사의 주요 장기인 간에서 흔히 보이며 심장, 근육, 신장과 그 외의 장기에서도 볼 수 있다. 지방증의 원인에는 독소, 단백 부족, 당뇨병, 비만증, 무산소증 등이 있다. 선진국에서 보이는 간의 지방변화, 즉 지방간(fatty liver)의 가장 흔한 원인은 알코올 남용이다.

간의 지방변화는 지방대사 과정의 장애로 발생한다. 정상적으로 지질은 지방조직과 음식물에서 간으로 운반된다. 지방조직으로부터는 유리지방산의 형태로, 음식물에서부터는 유미지립(chylomicron)이나 유리지방산의 형태로 운반된다. 간으로 운반된 유리지방산의 대부분은 에스터(ester)화되어 triglyceride로 바뀌며, 일부는 콜레스테롤이나 인지질로 바뀌거나 미토콘드리아에서 산화되어 케톤체로 된다. 지방산이 간세포에 있는 초산염에서부터 새로 합성되기도 한다. triglyceride가 간에서 분비되려면 지질수용단백인 아포단백과 결합하여 지질단백을 형성해야 한다. 간에서 triglyceride가 과잉 축적되는 이유는 유리지방산이 운반되는 단계에서부터 지질단백의 형태로 분비되는 단계까지 어느 단계에 결함이 있기 때문이다(그림 1.2.14~15).

2) 단 백

단백이 과잉 생산되거나 세포 내에 다량 존재하면 축적이 발생한다. 예를 들면, 신장의 사구체에서 여과된 단백은 근위세뇨관의 상피세포에서 음세포작용으로 재흡수된다. 사구체신염과 같이 사구체에서 다량의 단백이 여과되는 질환에서는 단백의 음세포성 재흡수가 증가한다. 이들 음세포성 소포는 리소솜과

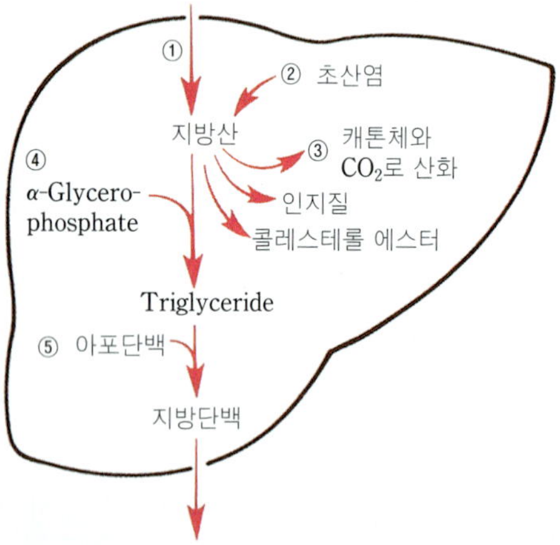

그림 1.2.14 **지방간의 병인**
간의 지방산 흡수, triglyceride 형성, 지질단백의 분비 등 지방대사의 여섯 단계를 보여준다. 어느 한 단계에서라도 결함이 생기면 triglyceride가 축적된다.

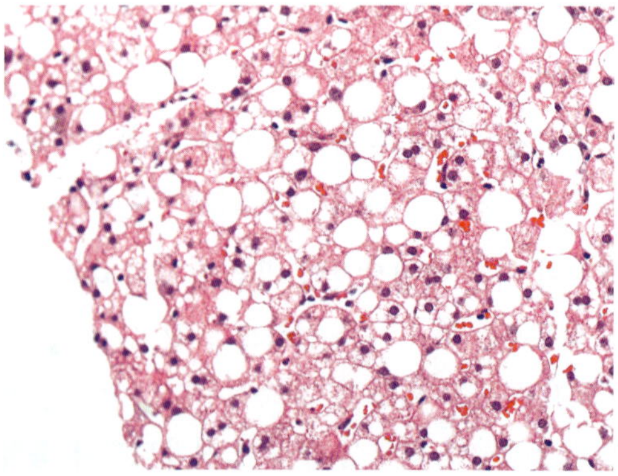

그림 1.2.15 fatty lever
간의 지방으로 침착으로 포르말린 고정 후 투명. 침투과정에서 지방이 용해되어 지방의 흔적만 남음.

융합하여 탐식분해소체를 만들어 세뇨관 세포의 세포질 내에 분홍색의 유리질 소적을 만든다. 이 변화는 가역적이며, 단백뇨가 없어지면 단백 소적은 대사되어 사라진다. 형질세포 중에서는 자신이 만든 면역글로불린 내형질세망 내에 축적되어 커다란 균질상의 호산성 봉입체를 만들기도 하는데 이를 러셀소체(Russell's body)라고 한다.

3) 당 원

당원의 세포 내 과잉 축적은 포도당이나 당원의 대사에 이상이 있는 환자에게서 볼 수 있다. 축적된 당원은 세포질 내에 투명한 공포로 나타난다. 수용성인 당원이 용해되지 않고 보존될 수 있도록 무수 고정액을 사용하여 조직을 고정하고 PAS 염색과 같이 탄수화물을 검출할 수 있는 염색을 하면 당원은 장미색 내지는 보라색으로 보인다.

4) 색 소

색소는 크게 인체 외부에서 들어 온 외부 색소와 몸 안에서 합성된 내부 색소의 두 가지로 나눌 수 있다. 가장 흔한 외부 색소에는 대기오염에 의한 탄소 또는 탄분이 있으며, 흡입되면 폐포 내에 있는 대식세포에 탐식되어 림프관을 따라 주변 림프절로 옮겨진다. 이 색소는 폐와 림프절을 검게 만드는데 탄분증(anthracosis)이라고 한다. 폐의 탄분증이 심해지면 섬유화나 폐기종을 일으키며 탄광부 진폐증(coal worker's pneumo coniosis)이라고 한다.

내부 색소에는 리포푸신, 멜라닌, 혈색소의 유도체 등이 있다. 리포푸신은 물에 녹지 않는 황갈색 과립상의 세포 내 물질로 여러 종류의 조직, 특히 심장, 간 및 뇌에 축적되며, 흔히 위축이나 노화와 동반된다. 멜라닌(melanin)은 흑갈색을 띠는 내부 색소로, 멜라닌 세포에서 tyrosinase에 의해 tyrosin이 dihydroxy phenylalanine으로 산화되어 만들어진다. 자외선으로부터 피부를 보호하는 내부 스크린의 작용을 한다. 멜라닌은 멜라닌 세포에서 만들어지지만 표피의 기저세포나 진피의 대식세포 내에 축적된다. 혈철소(hemosiderin)는 혈색소에서 유도된 황금색 혹은 갈색의 과립상 색소로 철이 국소적으로나 전시적으로 넘칠 때에 축적된다. 정상적으로 철은 세포 내에서 아포페리틴과 결합하여 페리틴 미포의 형태로 저장된다. 혈철소는 페리틴 미포의 큰 집적이며 광학 또는 전자현미경으로 쉽게 볼 수 있다.〈각론 5편 4장 참조〉

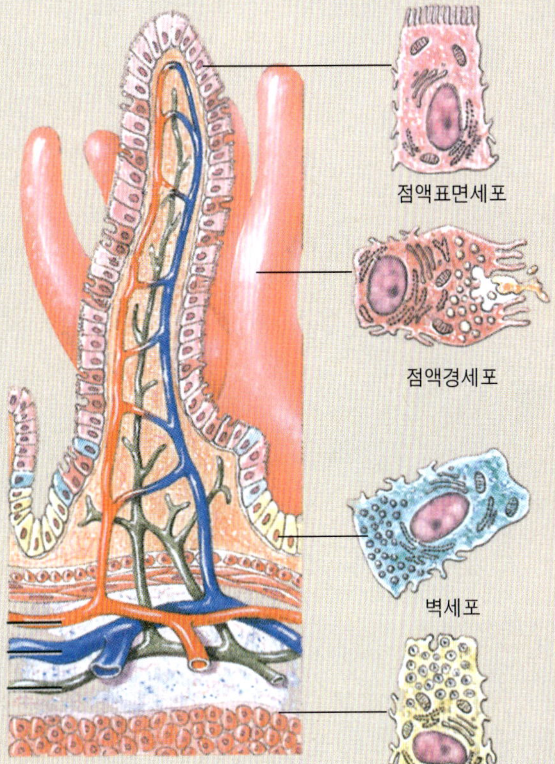

소장의 내면은 장융모(intestinal villi)가 무수히 돌출해 있다. 장융모는 점막상피, 점막고유층, 점막근판과 점막하조직으로 구성되어 있다. 융모내부에는 모세혈관망이 연결되며, 작은와(intestinal crypts)에는 파네드세포(paneth cell)와 배세포(gablet cell) 등이 관찰된다.

2편 조직의 종류

Understanding Diagnostic Histochemistry

상피 및 샘조직

1장

학습목표
1. 유핵세포에 포함되는 세포소기관과 미세구조의 형태학적 특징을 설명한다.
2. 세포 내에 존재하는 세포포함체(cytoplasmic inclusions) 종류를 열거하고, 이들이 세포소기관과 다른점을 설명한다.
3. 세포주기의 순서와 특성을 설명한다.

1. 조직개념의 성립

발생학적으로 한 개의 수정란에서 세포분열을 반복하여 증식된 세포군이 각각 일정한 방향으로 분화(differentiation)되어 특정한 구조와 기능을 갖게 되는데 이 구조와 기능에 있어서 동일한 하나의 목적을 가지고 분화되어 이루어지는 세포집단을 조직(tissue)이라고 한다.

인체의 조직은 고도로 분화되어 그들이 수행하는 여러 기능에 형태학적으로도 잘 이루어져 있다. 그러므로 조직은 생체를 구성하는 재질이며 이것이 직물처럼 이루어져 문자 그대로 생물체가 되는 것이다.

우리 인체의 조직은 210여 가지의 다양한 세포로 이루어져 있으며, 각각의 이 세포들은 자신만의 고유한 특성을 유지하면서 생명활동을 담당하고 있다.

초기 인체조직의 발생과정은 다음과 같다. 난관(oviduct)의 팽대부(ampulla)에서 난자와 정자가 만나 형성된 수정란(fertilized ovum) 혹은 접합체(zygote)는 분할(cleavage)이 되풀이 되면서 분할구(blastomere)가 되어 난관 입구쪽으로 이동한다. 난관협부(isthmus)에 도달하는 시기에 상실배(morula)를 이루는데 뽕나무 열매를 닮아서 붙여진 이름이다. 상실배는 포낭(blastocyst)으로 성숙되어 자궁내막(endometrial cavity)에 떨어진다.

포배낭(blastocyst, 그리스어로 '배주머니'란 의미)은 한 층의 상피세포로 둘러싸여 있는 구형의 모양이다. 포낭 내의 한 쪽으로 상피세포층에 밀착하여 내세포군(inner cell mass)이라는 세포의 집단이 두 줄로 나열해서 원시 내배엽(primitive endoderm)과 원시 외배엽(primitive ectoderm)을 구성한다. 포낭의 나머지 빈 공간은 포낭강(blastocytic cavity)이라 한다. 포낭의 상피세포층은 영양모세포

(trophoblast) 층이 되어 나중에 태반(placenta)과 융모막(chorion)을 형성하며 내세포군은 장차 배아(embryo)가 된다.

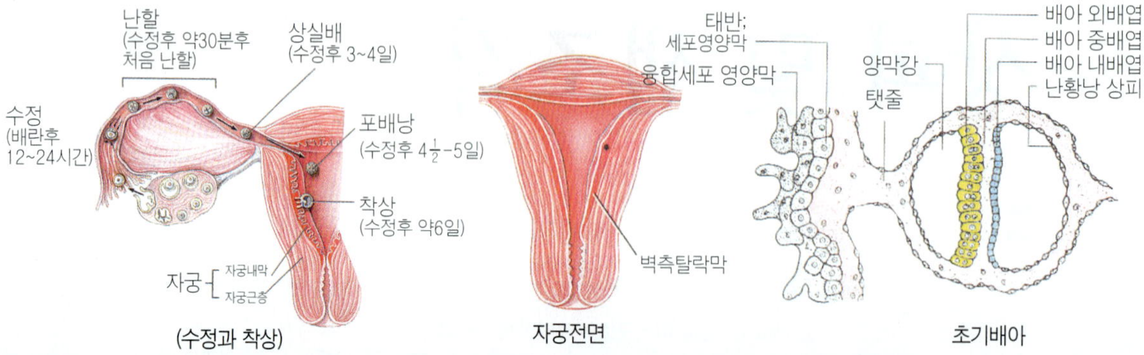

그림 2.1.1 초기 발생에서 조직이 형성되기까지의 대략적인 모식도

포배낭(blastocyt)의 영양모세포(trophoblast)층에서 나오는 효소(enzyme)의 작용으로 분비기 자궁내막(secretory endometrium)의 점막(mucosa) 일부를 뚫고 자궁내막 속에 정착하여 모체와 물질 교환이 시작되는데 이것을 착상(implantation)이라한다.

착상된 포낭의 외배엽 세포층은 내배엽 세포층을 향하여 증식되어 두 세포층 사이 중간부분에 새로운 세포층이 나타나는데 이 층을 원시 중배엽(primitive mesoderm)이라한다. 이로서 3개의 원시 배엽층에 의한 배판(embryonic disc or embryonic plate)의 형성이 끝나는데 장차 태아의 모든 인체조직으로 발전될 초기 집합체이며 아래와 같이 요약된다.

배판(embryonic plate) —
- 내배엽(endoderm)
- 중배엽(mesoderm)
- 외배엽(extoderm)

배판의 구성

내배엽은 후에 체내에 흡수되어 소화기(digestive system) 및 호흡기(respiratory system), 췌장(pancreas), 간(liver), 갑상선(thyroid), 흉선(thymus), 방광(urinary bladder), 요도(urethra) 등 모든 내강의 상피(epithelium)와 선(gland)이 발생한다.

중배엽은 인체조직 중에 간질(mesenchyme), 골조직(bony tissue), 혈액(blood), 림프절(lymph node) 등과 같은 지주조직(=결합조직, supporting tissue)고 근육조직(muscular tissue)이 발생한다.

외배엽은 신경계(nervous system), 표피(skin), 구강(oral cavity), 비강(nasal cavity), 털, 손톱, 발톱 등을 발생시킨다.

조직은 세포포만으로 구성된 것이 아니고 세포를 서로 연결하는 세포간질(intercellular substance)을 가지고 있다. 세포간질은 세포의 분비작용에 의해서도 형성되지만 세포질 변화로도 만들어지기도 한다. 이 세포간질은 각 조직에 따라 매우 특이하게 존재하며 조직의 종류를 결정하는데도 매우 중요하다.

예를 들어 상피조직에서는 세포간질의 양이 매우 적어서 세포가 서로 밀착해 있고, 결합조직에서는 세포간질의 양이 많을 뿐만 아니라 중요한 생리적 의의를 가진 고도의 분화 성분으로 존재하고 있다.

몇 개의 조직(tissue)은 서로 긴밀하게 연결되어 일정한 작용 및 형태를 이루는 기관 혹은 장기(organ)을 형성하고 장기들이 다시 적당히 배열하여 계통(system)을 만들어 결국 한 개체를 형성한다.

2. 상피조직

상피조직(epithelium tissue)은 우리 몸의 표면을 덮거나 속이 빈 내장기관(viscera), 체강(body cavity) 등의 안쪽을 싸는 막성조직(membranous tissue)이다. 상피조직은 다른 조직에 비하여 몇 가지 조직학적 특징이 있다. 즉, ① 세포들이 밀집되어 있어 세포사이물질(intercellular substance)이 매우 적으며, ② 혈관이 직접 분포되어 있지 않으나, ③ 신경말단은 들어와 있다. ④ 상피조직의 표층부(superficial portion)에는 몸의 표면이나 내강쪽으로 자유롭게 노출된 자유면(free or apical surface)이 있고 기저부(basal portion)에는 기저면(basal surface)이 기저막 (basement membrane)을 사이에 두고 결합조직과 연결된다.

상피조직을 분류하는 데는 두 가지 기준이 있다. 첫째, 상피세포의 모양에 따라 편평, 입방 및 원주상피의 세 가지로 분류하고, 둘째, 세포의 층수에 따라 다시 단층 및 중층상피로 구분한다. 이들을 조합(모양 3종류, 층수 2종류)하면 6종류가 되는데 여기에 거짓중층원주 및 이행상피가 추가되어 모두 8종류가 된다.

1) 단층편평상피

단층편평상피(simple squamous epithelium)는 납작한 편평세포들이 단층으로 배열되어 이루어진 얇은 막과 같은 구조로 되어 있다. 이 상피는 두께가 매우 얇아 주로 물질의 확산(diffusion)이 일어나는 부위에 위치한다. 예를 들면, 폐포(pulmonary alveoli), 혈관(blood vessels), 토리주머니(glomerula capsule), 장막(serosa) 등에서 볼 수 있다(그림2.1.2).

일반적으로 이 상피세포들은 대사작용이 활발하지 않다. 따라서 세포핵은 비활동성의 이질염색질(heterochromatin)이 많아 짙게 염색되는 반면 세포질은 상대적으로 염색성이 매우 떨어진다.

2) 단층입방상피

단층입방상피(simple cuboidal epithelium)는 입방세포가 단층으로 배열되어 이루어진 것이다. 세포의 본래 모습(입체)은 다면체이나 대체로 정사각형으로 보인다(그림 2.1.3). 단층입방상피의 출현부위는 콩팥의 집합세관(collecting ducts)과 곱슬세관(convoluted tubules)의 일부, 갑상샘소포(thyroid follicles), 큰분비샘의 분비관(excretory ducts)의 일부, 난소의 표면상피 등이다. 단층입방상피는 대부분이 흡수 또는 분비기능을 담당하므로 단층편평상피에 비하여 세포의 대사작용이 활발한 편이다. 따라

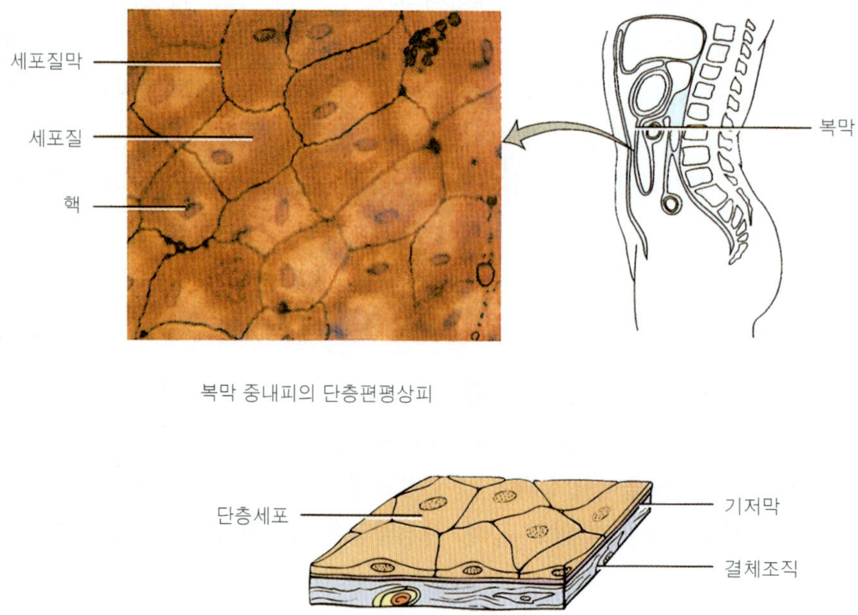

그림 2.1.2 단층편평상피의 모식도

서 세포핵은 이질염색질이 적어 편평상피의 핵보다 염색이 엷게 되며 대개 뚜렷한 핵소체(nucleolus)를 갖는다(그림 2.1.3).

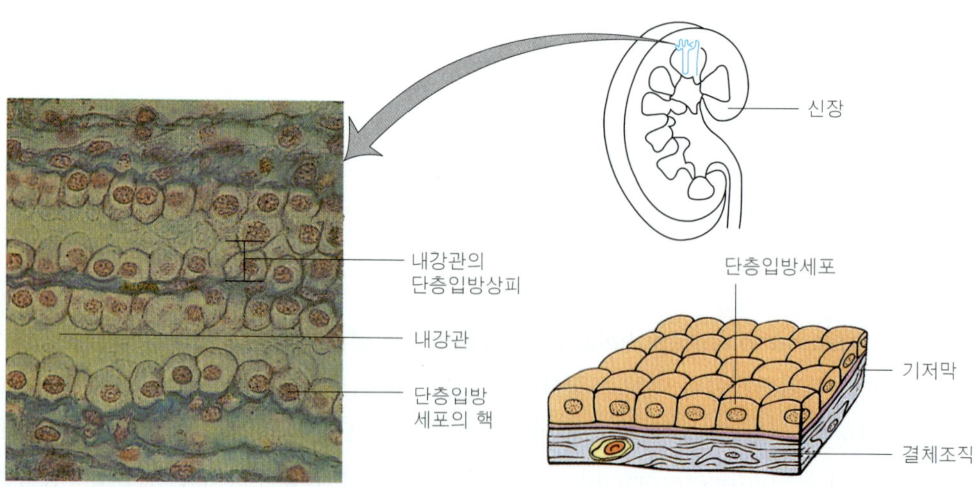

그림 2.1.3 단층입방상피의 모식도

조직의 염색상

단층편평상피의 염색반응

(1) 혈관(blood vessels)의 hematoxylin – eosin 염색상

혈관은 동맥, 정맥, 모세혈관 등 종류가 다양하며 크기와 형태도 다양하지만 혈관내강(vessel lumen)을 접하고 있는 조직은 모두 단층편평상피로 되어 있고, 이를 혈관에서는 내피(endothelium)라고 부른다. 따라서 어느 혈관에서나 내피를 관찰할 수 있다. 작은 정맥이나 모세혈관은 혈관벽의 두께가 얇아 내피를 식별하기가 쉽다. 혈관의 단면은 대개 원형 또는 타원형이나 큰 정맥은 흔히 불규칙하게 찌그러진 모습을 보이며 매우 드물지만 혈관의 장축을 따라 절단된 세로단면이 나타날 수도 있다.

① 내피는 혈관벽의 가장 안쪽, 즉 내강(lumen)에 면한 한 층의 세포층이며 그 주위(바깥쪽)는 여러 겹의 민무늬근육 섬유들로 둘러싸인다.

② 내피는 납작한 편평세포로 되어 있기 때문에 세포질이 매우 적고 염색성이 떨어진다. 따라서 현미경 시야의 단면에서는 짙은 염색성을 띤 핵을 먼저 관찰한다.

- 핵은 내강쪽으로 약간 돌출되어 있고 이질염색질이 풍부하여 짙게 염색(염기호성)된다.
- 핵의 모양은 혈관의 장축(세로단면인 경우)을 따라 배열된 긴 방추형으로 보인다.
- 세포질은 매우 적은데다 세포의 경계가 분명하지 않다. 그러나 핵을 중심으로 면밀히 관찰하면 그 주변에 붉은색(산호성)을 띤 소량의 세포질을 확인할 수 있다. 세포핵과 세포핵 사이의 가는 띠(band)처럼 보이는 부분은 내피세포의 세포질에 해당된다.

③ 내피의 안쪽, 즉 혈관내강(vessel lumen)에는 산호성의 붉게 염색된 적혈구들이 있다. 이 세포들은 성숙 과정중에 핵이 없어진 무핵세포들이다.

(2) 콩팥(kidney)의 hematoxylin – eosin 염색상

콩팥은 바깥쪽의 겉질(cortex)과 안쪽의 속질(medulla)로 되어 있다. 먼저 낮은 배율로 관찰하면 속이 빈 관상구조물(tubular structures)들이 시야에 부수히 많이 나타난다. 콩팥의 겉질부분에는 꼬불꼬불한 곱슬세관(convoluted tubules)이 위치하므로 주로 가로단면이 많이 보이고 속질부분에는 곧은 집합세관(collecting tubules)들이 위치하므로 세로단면의 관들이 평행하게 달리는 것을 관찰할 수 있다.

(3) 장간막(mesentery)과 hematoxylin – eosin 염색상

흰쥐의 장간막 표면은 단층편평상피로 덮여 있고 그 안에 있는 결합조직의 양이 매우 적어 빛을 통과할 만큼 얇기 때문에 절편(section)을 만들지 않아도 그 구조를 관찰할 수 있다. 따라서 단층편평상피의 단면이 아닌 표면 모습을 관찰할 수 있어 상피세포의 범위와 경계를 볼 수 있다.

3) 단층원주상피

단층원주상피(simple columnar epithelium)는 기본적으로 단층입방상피와 유사하나, ① 세포의 높이가 훨씬 크고, ② 세포핵이 타원형이며, ③ 세포핵의 위치가 바닥쪽에 치우쳐 있다. 이 밖에도 상피의 표면에 미세융모(microvilli), 섬모(cillia) 등 특수구조(specialization)를 갖는 것이 있다(그림2.1.4~5).

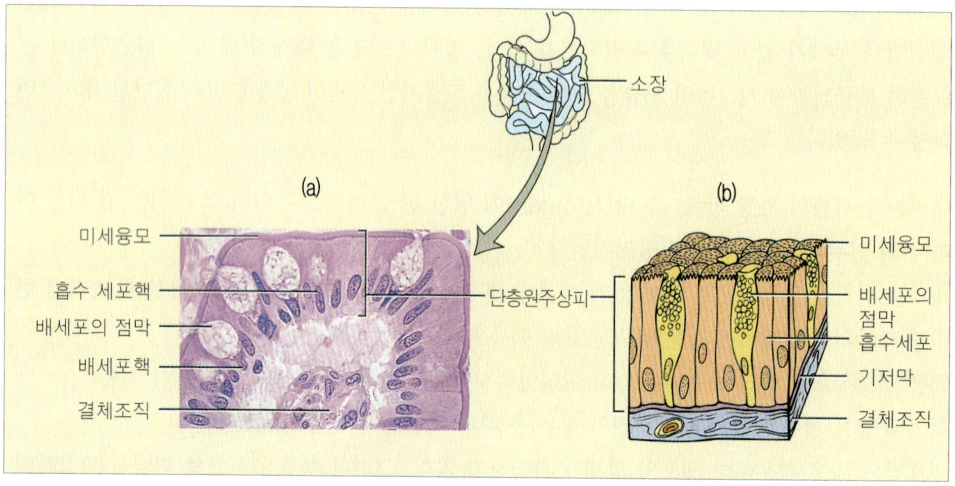

그림 2.1.4 단층원주상피의 모식도 (a) 소장의 단층원주 세포 (b) 단층원주상피

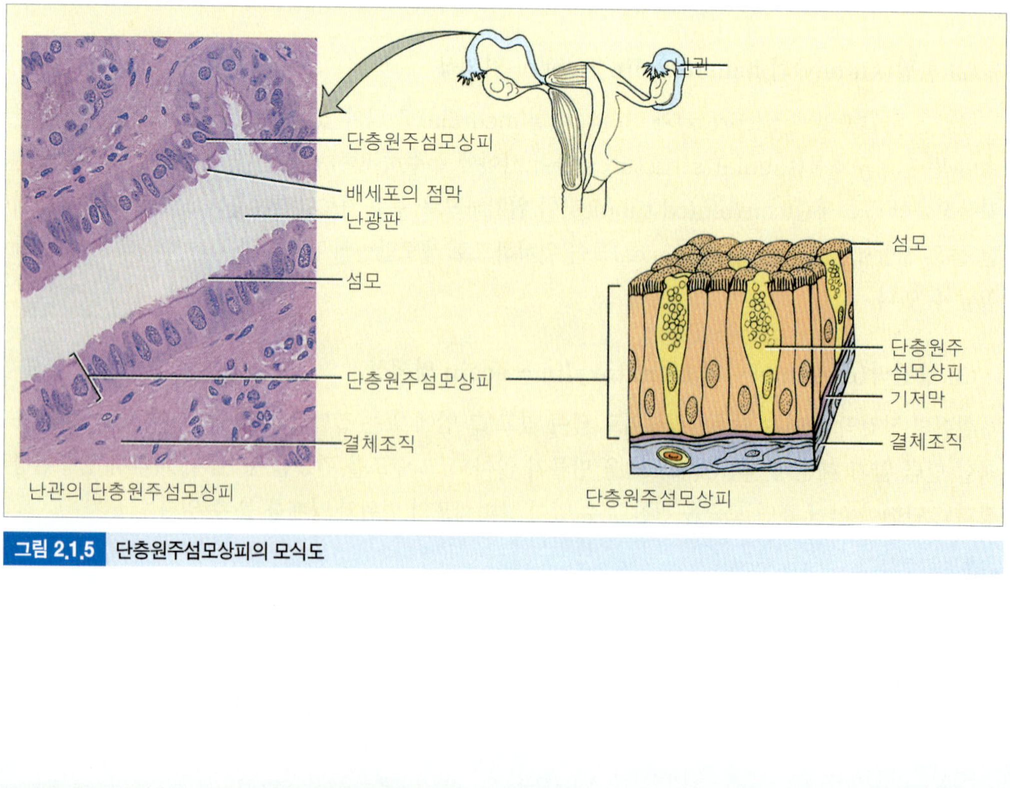

그림 2.1.5 단층원주섬모상피의 모식도

조직의 염색상

단층입방상피의 염색반응

(1) 갑상샘(thyroid gland)과 hematoxylin - eosin 염색상

갑상샘은 수없이 많은 구형의 갑상샘소포(thyroid follicle)들이 모여 이루어진다. 갑상샘소포는 중심부에 큰 아교질(colloid)과 그 둘레를 한 층의 세포들이 싸고 있는데, 이들이 단층입방상피이다. 이 상피세포들은 갑상샘호르몬의 합성과 분비를 담당한다. 크기가 큰 갑상샘소포는 그 안에 아교질이 많이 저장되어 있는 반면 분비활동이 적어 상피세포의 크기가 작으며 세포핵도 진한 염색성을 띤다. 반대로 작은 갑상샘소포는 분비기능이 활발하여 저장된 아교질의 양이 적고 상피세포의 크기가 증가하며 세포핵도 이질염색질이 적어 밝게 염색된다.

단층원주상피의 염색반응

(1) 작은창자(small intestine)와 hematoxylin - eosin 염색상

작은창자의 점막에는 수많은 창자융모(intestinal villi)가 있기 때문에 이들이 시야에 보이면 점막을 관찰할 수 있다. 창자융모는 창자의 내강면이 손가락처럼 돌출되어 표면적을 최대한으로 넓혀 줌으로써 음식물로부터 영양분 흡수의 효율을 높게 해 준다. 창자융모들은 단면의 각도에 따라 가로단면, 세로단면 또는 경사단면(oblique section) 등으로 보인다.

4) 거짓중층원주상피

거짓중층원주상피(pseudostratified columnar epithelium)는 한 층의 원주상피로 구성되어 있으나 상피의 단면을 관찰했을 때 한 층 이상처럼 보이므로 이와 같은 이름을 갖게 되었다. 상피가 이처럼 보이는 것은 키가 서로 다른 원주상피들이 섞여 있기 때문에 각 세포 내에 들어 있는 세포핵의 위치도 단층원주상피처럼 일정한 높이에 위치하는 것이 아니고 불규칙하게 배열된데서 연유한 것이다. 이 상피는 경우에 따라서는 중층상피와 구별하기 쉽지 않다. 그러나 거짓중층원주상피는 상피자유면(free surface)에 섬모 또는 부동모(stereocilia)를 갖고 있지만 중층상피의 경우 이와 같은 구조물을 갖고 있지 않아 구별할 수 있다(그림2.1.6).

거짓중층원주상피의 세포들은 기저막(basement membrane)에는 모두 닿아 있으나 키가 작은 세포는 자유면에까지 이르지 못한다.거짓중층상피는 호흡기도(respiratory passage)와 남성생식기의 배출관(excretory duct)에서 볼 수 있다.

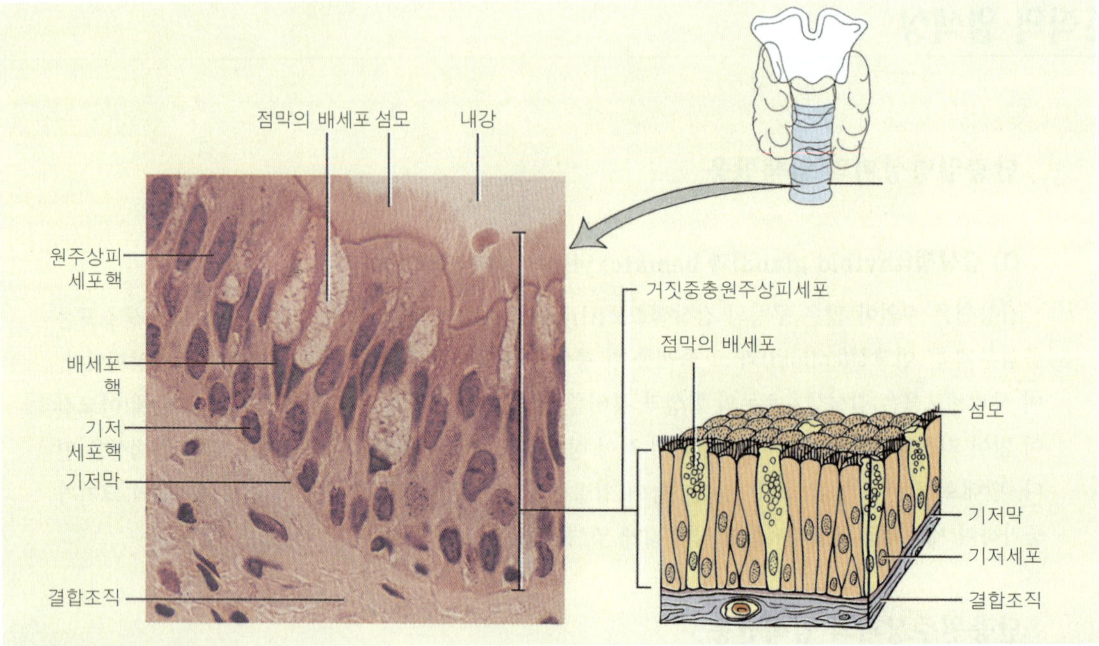

그림 2.1.6 거짓중층원주상피의 모식도

조직의 염색상

거짓중층원주상피의 염색반응

(1) 기관(trachea)과 hematoxylin - eosin 염색상

기관의 단면을 낮은 배율로 관찰하면 기관벽의 대부분을 차지하는 기관연골(tracheal cartilage)이 중심부에 위치하고 상피는 내강에 면하여 있다.

(2) 피부(skin)와 hematoxylin - eosin 염색상

피부는 결합조직으로 된 진피(dermis)와 그 위를 덮는 상피조직으로 된 표피(epidermis)로 구분된다. 표피의 가장 위쪽은 각질층(stratum corneum, horny layer)으로 덮여 있다. 따라서 표피는 각화중층편평상피이다. 손바닥이나 발바닥처럼 두꺼운 피부(thick skin)에서는 이 각질층이 다른 피부(thin skin)보다 훨씬 두껍다. 표피의 기저층은 비교적 젊은 세포들로 세포의 크기가 작고 원형 또는 타원형의 핵을 가진 세포들이 조밀하게 일렬로 배열되어 있다. 가끔 분열 중에 있는 세포를 관찰할 수 있다.

중간층은 대부분이 다각형세포(polyhedral cell)분으로 되어 있다. 핵은 원형이고 밝게 염색된다. 표면쪽으로 갈수록 세포는 점차 납작한 모양이 되며 일부의 세포에서는 세포질 내에서 진한 염기호성의 각질유리과립(keratohyaline granule)분을 함유하고 있다.

5) 중층편평상피

중층편평상피(stratified squamous epithelium)는 물리적 마찰이나 손상 등에 잘 견딜 수 있도록 여러 겹의 세포층으로 되어 있을 뿐만 아니라 표면에서는 세포의 탈락이 계속되고 바닥층에서는 세포분열에 의하여 이를 보충한다. 따라서 바닥층에는 원형 또는 입방세포들이 있고 표면으로 갈수록 퇴행성 변화에 의하여 각화되며 자유면은 생명이 없는 죽은 세포층으로 덮여 있는데 이 세포의 모양이 납작한 모습이다(그림2.1.7).

중층편평상피는 각화상피(cornified epithelium)와 비각화상피(non-cornified epithelium)로 구분되며 피부의 표피(epidermis)는 각화상피로, 구강(oral cavity), 인두(pharynx), 식도 (esophagus), 항문관 무미(canal), 여성의 질(vagina), 자궁목(cervix) 등은 비각화상피로 되어 있다.

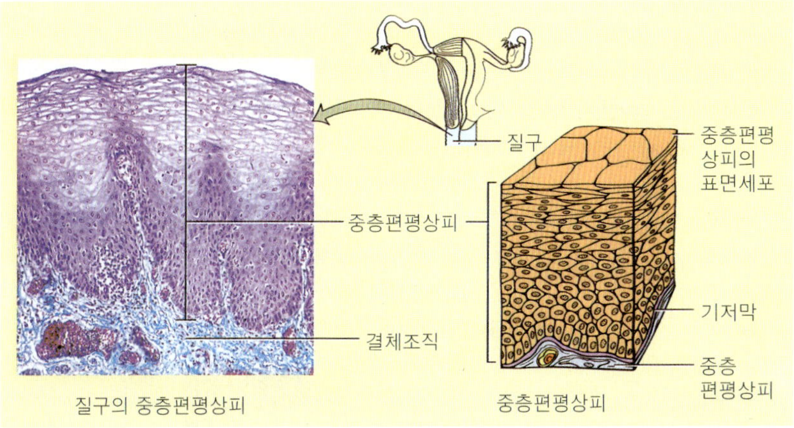

그림 2.1.7 중층편평상피의 모식도

6) 중층입방상피

중층입방상피(stratified cuboidal epithelium)는 우리 몸에서 매우 드물며 땀샘(sweat gland)의 분비도관(excretory duct)에서 볼 수 있다. 침샘(salivary gland) 등과 같은 큰분비샘의 관은 대개 중층원주상피로 덮여 있지만 간혹 구경이 보다 작은 분비도관에서 중층입방상피를 볼 수도 있다. 세포층은 2층으로 기저층세포들은 작고, 표층세포들은 입방형이다(그림2.1.8).

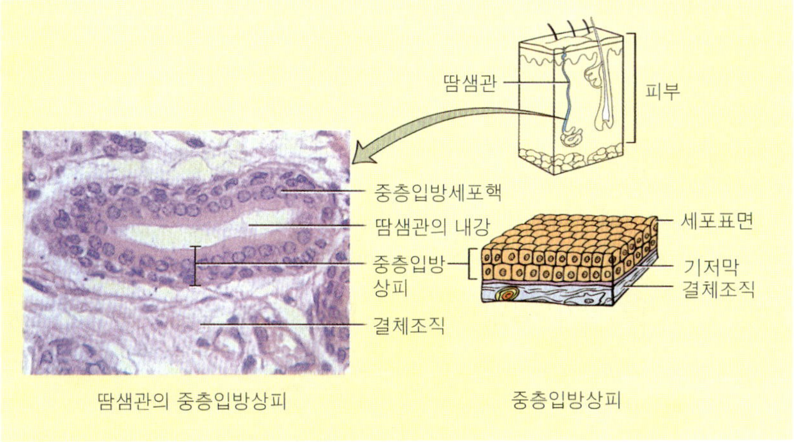

그림 2.1.8 중층입방상피의 모식도

(1) 땀 샘(sweat gland)

피부조직을 낮은 배율로 보면 표면쪽에 치밀한 표피 및 진피(dermis) 조직과 그 밑에 엉성한 결합조직으로 된 피부밑조직(subcutaneous tissue)이 보인다. 피부밑조직을 자세히 관찰하면 샘분비형 땀샘(excrine sweat gland)의 가로단면들이 군데군데 모여 있는 것을 볼 수 있다.

땀샘의 단면들은 원형 또는 타원형으로 보이며 그 염색성과 세포 모양에 따라 분비부 (secretory portion)와 분비도관(excretory duct)으로 구분할 수 있다. 분비부는 보다 직경이 크고 밝게 염색되며 세포밀도가 적다. 반면에 도관은 세포밀도가 높아 짙은 염색성을 보이며 단면의 크기가 분비부보다 작다.

7) 중층원주상피

중층원주상피(stratified columnar epithelium)는 앞서 설명한 바와 같이 큰분비샘(large gland)의 도관(excretory duct) 중 비교적 구경이 큰 도관의 안을 싸고 있다. 두 겹의 세포층으로 구성되며 기저층은 작은 세포들로 표층은 원주세포들로 구성된다(그림2.1.9).

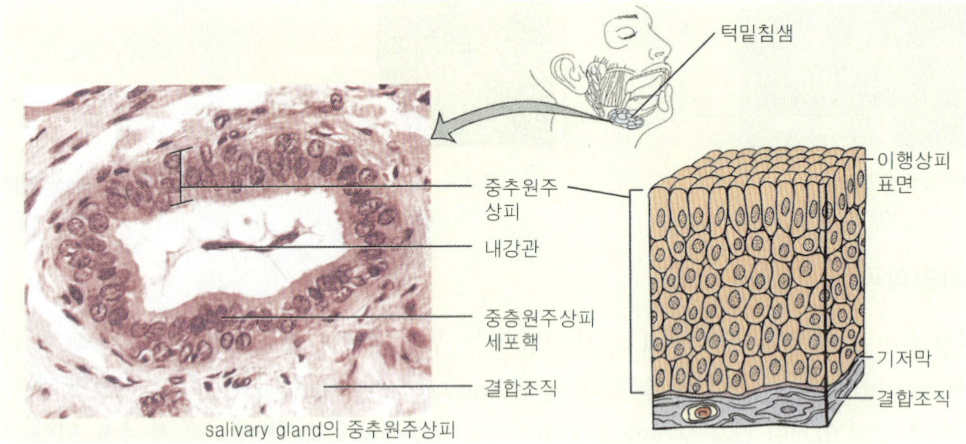

그림 2.1.9 중층원주상피의 모식도

8) 이행상피

이행상피(transitional epithelium)는 여러 겹의 세포층으로 구성되어 있어 구조적으로 볼 때 중층상피라고 볼 수 있다. 이 상피는 요관(ureter), 방광(urinary ladder) 등 요로(urinary tract)에 국한되어 있으며, 정체된 오줌의 양에 의하여 장기의 팽창과 이완이 일어난다. 따라서 상피의 모양이 중층편평상피에서 중층입방 또는 원주상피 사이를 오가는 것으로 믿었기 때문에 이행상피라고 불렀다. 이처럼 이행상피는 팽창과 이완에 따라서 세포모양과 층수가 달라지는 유연성이 있을 뿐만 아니라 요중에 들어 있는 독소(toxin)에도 견딜 수 있도록 내강에 면한 세포의 형질막이 두꺼워져 있다(그림2.1.10).

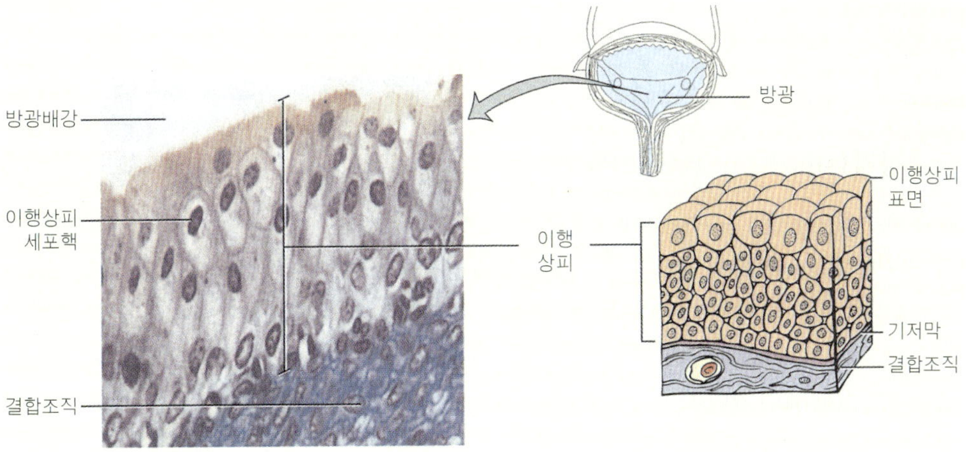

그림 2.1.10 이행상피의 모식도

3. 샘상피

샘상피(glandular tissue)는 상피에서 기원된 조직으로 분비물의 합성과 분비에 적합하도록 분화된 세포들로 구성된다. 분비샘은 분비관(excretory duct)의 유무에 따라 외분비샘과 내분비샘으로 나뉘며 외분비샘은 ① 분비세포의 수, ② 분비관의 분지상태, ③ 분비부위의 형태 등에 따라 분류한다(표2.1.2).

표. 2.1.1

분비샘의 종류
외분비샘 exocrine gland
홑세포샘 unicellular gland
뭇세포샘 multicellular gland
단순대롱샘 simple tubular gland
단순분지대롱샘 simple branched tubular gland
단순나선관상샘 simple coiled tubular gland
단순분자꽈리샘 simple branched alveolar gland
복합대롱꽈리샘 compound tubuloacinar gland
내분비샘 endocrine gland
줄연결형 anastomosing cord type gland
소포형 vesicular type gland

1) 홑세포샘

단 하나의 세포가 분비샘을 이루는 것으로, 술잔세포(goblet cell)가 그 예이다. 이 세포는 장상피와 호흡기도의 상피에 섞여 있다.

조직의 염색상

작은창자(small intestine)와 hematoxylin - eosin 염색상

장의 내강면(luminal surface)이 단층원주상피로 덮여 있으며, 술잔세포는 이들 상피 사이에 간간이 끼어 있다. 술잔세포의 세포질은 H-E 염색에 염색되지 않는다. 따라서 이 표본에서는 상피세포 사이사이에 있는 타원형의 빈 공간으로 보인다. 핵은 짙은 염색성을 띠며 주변의 상피세포 핵 보다 작고 세포의 기저부에 치우쳐 있다. 핵이 있는 부분이 세포질 부위보다 좁고 길어 세포의 모습이 마치 포도주잔(goblet) 같이 보여 술잔세포라고 한다.

큰창자(large intestine)와 hematoxylin - eosin 염색상

장샘은 장상피의 연장으로 시험관 모양을 이루며 점막의 고유층(lamina propria) 속으로 수직방향으로 뻗어 있다. 큰창자나 작은창자 어느 곳에서나 있어 창자샘(intestinal gland)이라고 한다. 큰창자에서는 그 길이가 0.5 cm 정도이나 조직의 단면에 따라 여러 형태와 크기로 보인다. 이 샘을 구성하는 세포는 대부분이 앞서 관찰한 술잔세포들이며 간혹 원주상피들이 끼어 있으나 이 세포도 분비기능을 갖는다. 창자샘의 모든 부분은 분비세포가 차지하므로 분비관(excretory duct)이 따로 없는 것이 특징이다.

2) 단순대롱샘

단순대롱샘(simple tubular gland)은 마치 시험관(test tube)처럼 생긴 것으로 작은창자와 큰창자에서 볼 수 있다.

3) 단순분지대롱샘

단순분지대롱샘(simple branched tubular gland)은 분비부가 몇 개로 갈라져 있다. 이들이 표면쪽으로 올라오면서 하나의 분비관과 연결되는데 십이지장샘과 위의 유문샘(pyloric gland)이 이에 속한다.

4) 단순나선대롱샘

단순나선대롱샘(simple coiled tubular gland)은 긴 단순대롱샘이 나선형으로 꼬여 있는 상태로 땀샘이 유일한 예이다. 분비부와 분비관이 구별된다.

5) 단순분지꽈리샘

단순분지꽈리샘(simple branched alveolar gland)은 분비부가 여러 개의 꽈리모양으로 되어 있고 이들이 하나의 짧은 분비관으로 연결되어 있다. 이 샘은 피부의 기름샘에서 볼 수 있다.

6) 복합대롱꽈리샘

복합대롱꽈리샘(compound tubulo-acinar gland)은 분비부가 대롱 또는 꽈리모양으로 되어 있고 이들 집단을 이루는 작은 분비관으로 연결되고, 점차 큰 분비관으로 합류되는 형태를 취하므로 샘 하나가 매우 큰 조직덩어리로 형성되며 대개 하나의 독립된 기관(organ)을 이룬다. 큰침샘(large salivary glands), 췌장(pancreatic gland) 등이 이에 속한다.

7) 줄연결형 내분비샘

줄연결형 내분비샘(anastomosing cord type endocrine gland)은 내분비샘 세포들이 줄(cord)또는 작은 덩어리(clump)를 이루며 그 사이사이에 모세혈관이 들어 있는 조직학적 구성을 하고 있다. 이런 형태의 구성은 뇌하수체를 포함한 대부분의 내분비샘들에서 볼 수 있다(그림2.1.11).

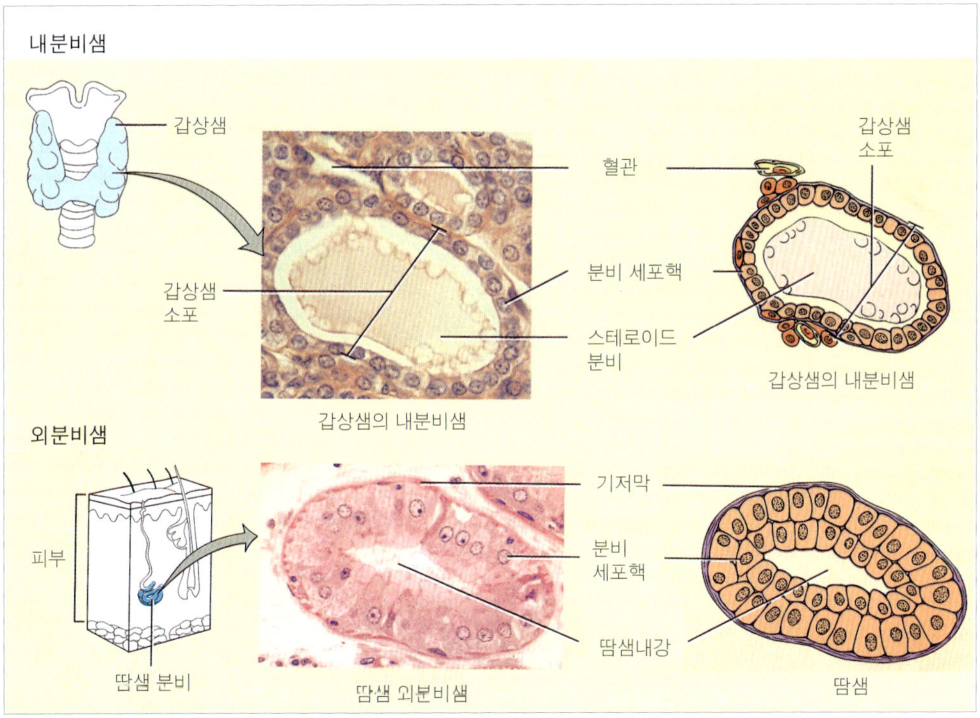

그림 2.1.11 내분비샘과 외분비샘의 모식도

8) 소포형 내분비샘

소포형 내분비샘(follicular type endocrine gland)은 분비세포 조직이 작은 소포(follicle)를 이루고 이들이 많이 모여 내분비샘을 이루는 독특한 조직학적 구성을 하는 것으로, 갑상샘이 이에 속한다.

조직의 염색상

뇌하수체(pituitary gland), hematoxylin - eosin 염색상

뇌하수체 조직을 낮은배율로 관찰하면 두 부분으로 구별되는데 보다 짙게 염색된 큰 부분이 샘뇌하수체(adenohypophysis)이고 엷게 염색된 작은 부분이 신경뇌하수체(neurohypophysis)이다.

호르몬을 합성하는 분비세포들은 세포와 세포가 이어져 줄을 이루고 줄과 줄 사이에는 동양모세혈관(sinusoid)이 들어 있다. 동굴모세혈관은 크기와 모양이 매우 다양하며 간혹 그 안에 적혈구를 함유하고 있다. 뇌하수체에서 분비되는 호르몬은 분비세포에서 합성되어 인접한 모세혈관으로 직접 들어가서 혈행을 따라 전신을 순환하다가 표적기관(target organ)에 이르러 그 기능을 나타낸다. 뇌하수체에는 다른 내분비샘처럼 분비관이 없다.

고유결합조직

학습목표

1. 고유결합조직은 우리 몸을 지지시키는 조직임을 이해한다.
2. 결합조직의 종류와 구성성분을 이해한다.
3. 각 고유결합조직의 세포구조와 그 특성을 이해한다.
4. 고유결합조직의 세포구조와 염색반응에 대하여 설명한다.

2장

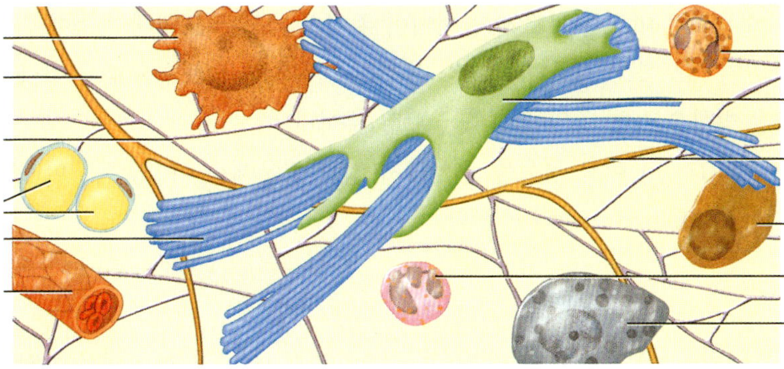

그림 2.2.1 세포막 모식도

고유결합조직은 우리 몸을 구성하는 조직이나 기관 사이의 빈틈을 채우거나 결합시키며 지지시키는 조직으로서 그 모습이 다양하다. 결합조직은 세포와 세포 사이 물질로 구성되어 있는데, 형태가 없는 세포 사이 물질 속에 섬유들이 파묻혀 있기 때문에 일반적으로 포함된 섬유의 종류에 따라 몇 종류로 구분한다. 고유결합조직을 분류하는 데는 네 가지 기준이 있다. 첫째, 조직의 형성시기에 따라 태아결합조직과 성인결합조직으로 둘째, 조직을 구성하는 섬유의 양에 따라 성긴결합조직과 치밀결합조직으로 셋째, 섬유의 종류에 따라 세망결합조직과 탄력결합조직으로 넷째, 조직에 포함되어 있는 특수세포의 종류에 따라 지방조직과 색소소식으로 분류한다.

1. 성긴결합조직

성긴결합조직(loose connective tissue)은 피부, 장막, 점막 등을 그 아래에 있는 조직에 연결시키거나, 맥관이나 신경을 둘러싸며 조직과 조직 사이의 틈을 메우고 있는 조직으로서 바탕질 내에 아교섬유, 탄력섬유 및 소량의 세망섬유가 불규칙한 방향으로 엉성하게 분포되어 있다. 그러나 탄력섬유와 세망섬유는 일반 H-E 염색으로는 염색되지 않아서 아교섬유만 있는 듯이 보인다. 조직 내에는 여러 종류의 결합조직세포가 포함되어 있는데, 이것들을 모두 한 곳에서 찾아보기는 힘들다. 위장관 점막의 고유판이나 피부밑 조직을 관찰하면 여러 가지 세포성분들을 구별할 수 있다(그림2.2.2).

1) 위창자점막의 고유판

위창자점막의 고유판(lamina propria of gastrointestinal mucosa)은 단층원주상피로 이루어진 표면상피와 점막근육판 사이에 존재하는 성긴결합조직이다. 낮은 배율로 이 부분을 확인한 후 높은 배율로 관찰하면 다음과 같은 세포들을 구별할 수 있다.

(1) 섬유아세포

세포질의 양이 적어 거의 보이지 않으며 핵은 대체로 달걀 모양인데 핵소체가 보이며 염색질과립이 미세하기 때문에 흐린 청색으로 비교적 고르게 염색되어 주위의 다른 세포핵에 비하여 밝게 보인다. 세포질 돌기는 비교적 길쭉하며 세포를 배양하면 세포질 돌기가 불규칙한 별모양으로 보이나 일반 절단 표본에서는 조직섬유와 같은 방향으로 핵 주위에서 조금 보일 뿐이다.

섬유아세포(fibroblast)가 더 이상 섬유를 생산하지 않는 경우에는 이질염색질이 많아져서 짙게 염색되며 이런 세포를 섬유세포(fibrocyte)라고 한다.

(2) 소림프구

소림프구(small lympocyte) 직경이 7~8μm로서 결합조직 내 세포 가운데서 가장 작으며, 세포질은 거의 보이지 않고 핵만 둥글고 hematoxylin에 진하게 염색되어 쉽게 구별된다.

(3) 호산성과립백혈구

호산성 과립백혈구(eosinophile leucocyte)는 세포가 둥글고 핵이 2개로 나뉘어 보이는 경우가 많으며 eosin에 붉게 염색된 과립을 갖고 있어서 쉽게 구별되는데 염증반응이 있을 때 많이 나타난다.

(4) 형질세포

형질세포(plasma cell)는 둥글거나 달걀 모양으로 세포질이 비교적 많고 회청색으로 고르게 염색되어 있는데, 핵 가까이에 세포질은 염색되어 있지 않아 밝게 보이는 부분이 있는데 이곳에는 골지복합체가 분포되어 있는 부분이다. 핵은 둥글고 염색질 과립이 굵은 덩어리로 핵막에 붙어 있어서 마치 시계 문자판

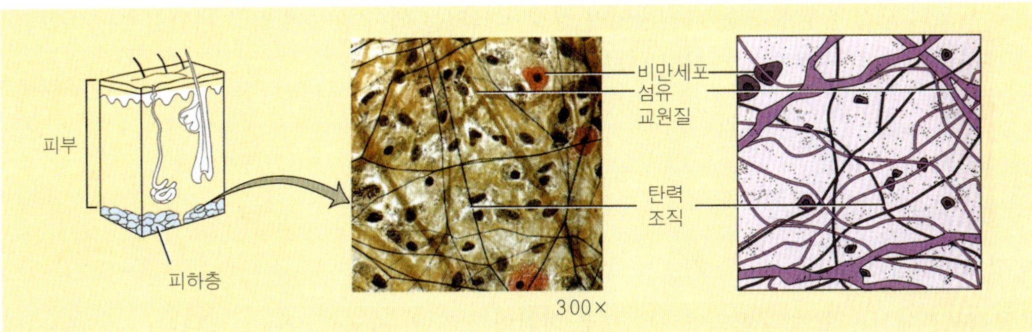

그림 2.2.2 성긴결합조직의 세포와 섬유의 모형도

이나 차바퀴 테두리같이 보이므로 바퀴핵(wheel nucleus)이라고 부른다. 만성염증과 같은 병적 상태일 때 더 많이 나타난다.

(5) 러셀소체

러셀소체(Russell's body)는 비교적 드물게 관찰되는데, 핵은 농축되어 납작하거나 쭈그러든 모습이고 세포질에는 에오신에 붉게 염색된 굵고 둥근 과립을 가진 세포로서 형질세포의 퇴행성 변성물이다.

2) 피부밑조직

피부의 수직 단면에서 상피성인 표피와 치밀결합조직인 진피 아래에 있는 성긴결합조직을 말하며, 이곳에서는 섬유모세포, 림프구, 지방세포 및 대식세포를 관찰할 수 있다.

(1) 지방세포

낮은 배율로 보면 속이 빈 둥근 구조들이 모여 있는 것을 볼 수 있다. 표본제작 때 흔히 사용되는 자이렌(xylene)과 같은 지방용해제에 의해 지방 방울이 녹아 없어지고 얇은 세포질과 핵만 남아 있어서 한쪽이 두꺼운 반지 모양으로 보이는데, 핵의 크기가 세포 전체의 크기에 비하여 매우 작기 때문에 절단면에 따라서는 핵이 보이지 않는 경우가 많다. 지방세포를 제대로 보기 위해서는 동결절편을 만들어 수단 Ⅲ(Sudan Ⅲ)액으로 염색한 후 글리세린(glycerin)으로 봉합하여 관찰하면 등황색 또는 붉은색으로 염색된 지방세포(fat cell)를 볼 수 있다(그림2.2.1).

(2) 대식세포

형태학적 특징보다는 기능적 특징인 포식작용에 의해 다른 세포와 쉽게 구별할 수 있다. 이 세포는 결합조직을 비롯하여 혈액, 뼈, 신경조직, 간, 폐, 림프조직 등에 광범위하게 분포한다. 고유결합조직에 분포하는 고정 대식세포를 조직구(histiocyte)라고 부른다.

흰쥐와 같은 실험동물의 피부밑에 트리핀블루(trypan blue) 또는 먹물(india ink)과 같은 생체 염료를 주사하면 대식세포(macrophage)가 이들 염료를 포식하여 세포질 안에 색소과립으로 보이므로 쉽게 구별된다. 세포의 모습은 원형 또는 타원형이며 짙게 염색되는 핵이 중앙에 있고 세포질에는 주입된 염료의 색에 따라 흑색 또는 푸른색의 과립이 나타난다(그림2.2.1).

3) 장간막

(1) 비만세포(mast cell)

일반 조직표본에서는 쉽게 구별되지 않으므로 흰쥐의 장간막(mesentery)을 메탄올(methanol)에 고정한 후 1% 메틸렌블루(methylene blue) 또는 톨루이딘블루(toluidine blue)로 염색하면 쉽게 관찰할 수 있다. 낮은 배율로 보면 비만세포는 청색 염료로 염색했으나 보라색 또는 자주색으로 보이고 이염성(metachromasia), 섬유세포는 흐린 청색으로 염색되므로 쉽게 구별된다. 높은 배율로 보면 굵은 과립들이 세포 안을 꽉 채우고 있고 핵이 있는 부위는 흐리게 보이는 경우가 많다.

4) 눈의 홍채

(1) 멜라닌간직세포

멜라닌간직세포(melanophore)는 눈의 홍채(iris of eye) 지질에서 쉽게 관찰할 수 있는데 그 모양은 불규칙한 다각형이며 갈색 색소를 많이 갖고 있다.

2. 치밀결합조직

치밀결합조직(dense connective tissue)은 섬유성분이 많고 세포성분이 상대적으로 적은 고유결합조직을 말하는데, 섬유성분이 배열되어 있는 모양에 따라 치밀규칙결합조직(dense regular connective tissue)과 치밀불규칙결합조직(dense irregular connective tissue)으로 구분한다.

1) 치밀규칙결합조직

이 가운데 아교섬유가 많은 조직은 힘줄, 인대, 널힘줄, 각막 등이 있으며, 탄력섬유가 많은 조직으로는 성대, 목덜미인대 등이 있다.

(1) 힘 줄

세로 절단표본에는 골격근 섬유가 섞여 있는 경우가 있으므로 이들 사이의 구조적 차이를 구별해야 한다. 낮은 배율로 보면 H-E 염색에서 골격근은 eosin에 진하게 염색되는 데 비하여 힘줄(tendon)은 흐리게 염색되며, 높은 배율로 보면 골격근에는 가로무늬가 있기 때문에 비교적 쉽게 구별된다. 힘줄은 낮은 배율로 보면 많은 아교섬유가 평행으로 배열되어 있으며, 섬유사이에는 길쭉한 타원형의 핵을 가진 힘

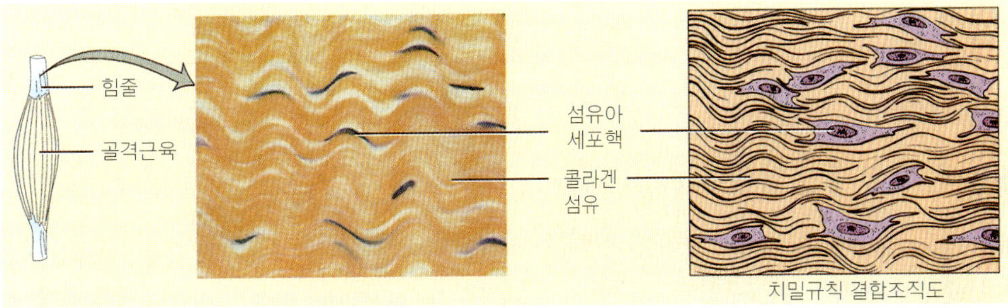

그림 2.2.3 규칙결합조직(힘줄)

줄세포가 줄을 지어 보인다. 가로절단면에서 보면 힘줄세포의 세포질 돌기가 불규칙한 것을 볼 수 있다(그림2.2.3).

2) 치밀불규칙결합조직

이 가운데 아교섬유가 많은 조직으로는 피부의 진피, 여러 장기의 피막, 골막, 연골막, 근막, 뇌척수의 경질막 등이 있으며 탄력섬유가 많은 조직으로는 큰 동맥벽의 결합조직이 있다.

(1) 피부의 진피

진피(dermis)는 상피층인 표피(epidermis)의 아래에 위치하고 있는 치밀결합조직을 말하며 진피 아래에는 성긴결합조직인 피부밑조직이 있다. 진피를 이루고 있는 섬유 성분은 대부분이 아교섬유이나 특수염색을 하면 탄력섬유도 다수 관찰된다. 아교섬유는 불규칙하게 배열되어 있으며 그 사이에는 섬유모세포, 림프구 및 대식세포가 소수 관찰된다.

3. 탄력조직

탄력조직(elastic tissue)은 바탕질에 탄력섬유가 많은 결합조직으로서 대동맥의 벽, 척추의 황색인대, 목덜미인대, 성대 등에서 관찰할 수 있다. H-E 염색에서는 거의 염색이 안되기 때문에 보이지 않고 조리개를 좁혀서 보면 빛나는 선이나 점으로 보인다. 그러므로 탄력조직을 보기 위해서는 특수염색을 해야 한다. 가장 많이 사용되는 염색약으로는 오르세인(orcein), 레조신푹신 (resorcin fuchsin), 알데하이드푹신(aldehyde fuchsin) 등이 있다.

조직의 염색상

대동맥, 오르세인 염색(orcein stain)

대동맥(aorta)은 낮은 배율로 보면 탄력섬유가 적갈색으로 염색되어 그물처럼 얽히어 층판구조를 이룬다. 층판 사이에는 작은 구멍이 있으며, 이것을 창막(fenestrated membrane)이라고 한다. 층판 사이에는 아교섬유와 민무늬근육섬유 등이 있으나 이 염색표본에서는 이들이 잘 구별되지 않는다.

4. 세망결합조직

세망결합조직(reticular connective tissue)은 바탕질에 세망섬유가 많은 결합조직을 말하며 림프절, 가슴샘, 지라(비장), 골수, 간장 등에서 관찰할 수 있다. H-E 염색에서는 염색이 안되고 질산은(silver nitrate)에 의한 환원도은법(reduced silver method)으로 처리하면 검정색 또는 갈색으로 염색된다.

조직의 염색상

지라의 도은법(Bielschowsky's silver method) 염색상

지라(spleen)를 낮은 배율로 보면 피막에 싸여 있고 피막에서 내부로 뻗어 있는 지라 잔기둥(splenic trabecla)이 관찰되며 장기 내부의 지질에는 가는 흑갈색의 그물 구조가 관찰된다. 피막과 잔기둥에는 아교섬유가 많은데 이들은 옅은 갈색으로 보인다. 높은 배율로 보면 흑갈색의 가는 세망섬유 사이에 세포들이 담황색 또는 담갈색으로 희미하게 보인다.

5. 지방조직

지방조직(adipose tissue)은 지방 성분이 많은 조직으로서 신장막의 바깥 부분, 그물막(omentum), 창자간막, 주름창자의 장막밑조직 등에서 볼 수 있다. 지방조직은 생체에서의 지방세포의 색과 모양에 따라 백색지방세포와 갈색지방세포로 구분할 수 있는데, 인체에서 볼 수 있는 지방세포는 대부분이 백색지방세포이다. 갈색지방세포는 사람에서는 태아와 신생아에서 약간 있으며 대개의 경우 동면을 하는 동물에 많다. 한편 실험 동물로 많이 사용되는 흰쥐의 어깨뼈 사이에서도 갈색지방을 볼 수 있다(그림2.2.4).

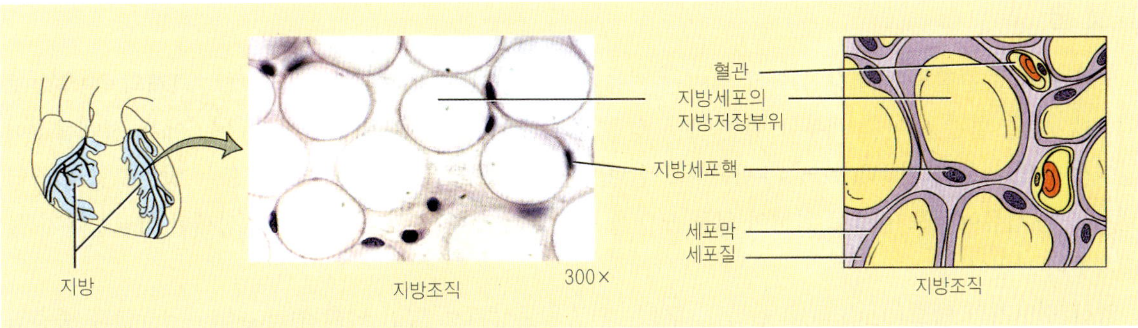

그림 2.2.4 지방조직

1) 백색지방조직

백색지방세포(white fat cell)들이 모여 있는 조직을 백색지방조직(white fat tissue)이라 한다.

2) 갈색지방조직

갈색지방세포(brown fat cell)는 백색지방세포와는 달리 핵이 세포 가운데에 위치하며 세포질 내에는 작은 지방 방울들이 융합되지 않고 각각으로 존재하므로 마치 작은 소포들이 세포 안에 가득 차 있는 것 같이 보이므로 백색지방세포와는 쉽게 구별된다. 갈색지방세포도 그 핵의 크기가 세포에 비하여 매우 작기 때문에 절단면에 따라서는 핵이 보이지 않는 경우도 많다.

6. 색소조직

색소조직(pigmented tissue)이란 결합조직 내에 멜라닌간세포들이 많이 모여 있는 조직을 말하며 안구의 맥락막위판, 공막의 갈색판 및 홍채의 지질 등에서 볼 수 있다.

7. 태아결합조직

태아결합조직(embryonic connective tissue)은 태생기에 나타나는 조직으로서 간엽세포 또는 섬유아세포와 소량의 아교섬유가 나타나며 세포 사이에 젤리와 같은 점액물질이 많다. 태아 결합조직세포는 일반적으로 고정된 표본에서는 세포질이 적고 핵이 크며 가는 세포질 돌기가 서로 연결되어 얼기를 이루고 세포 사이 물질이 많아서 전체적인 모습이 엉성해 보인다. 톨루이딘 블루(toluidine blue)로 염색하면 이염성(metachromasia)을 띤다. 쉽게 구해 볼 수 있는 조직으로는 탯줄이 있다.

1) 탯 줄

낮은 배율로 관찰하면 내강이 좁고 벽이 두꺼운 2개의 동맥과 내강이 넓고 벽이 얇은 1개의 정맥이 보이는데, 이들 혈관 사이를 메우고 있는 매우 성긴 조직을 태아결합조직이라 한다. 이곳에는 점액물질이 많아서 일명 와튼 젤리(Warton's jelly)라고 한다. 이 부위를 높은 배율로 보면 별 또는 방추모양의 간엽세포 또는 섬유아세포가 서로 얽히어 그물 모양을 이루고 있으며 그 사이에는 매우 섬세한 아교섬유가 물결치듯이 보인다.

임신 전반기의 탯줄(umbilical cord) 내에는 단층원주상피로 덮인 난황관(vitelline duct)과 중층입방상피로 덮인 요관막(allantoic duct)이 보이나, 후반기에는 이들 관이 모두 막히어 작은 세포 줄기의 모습으로만 보인다.

연골, 뼈조직

3장

학습목표
1. 연골의 종류와 형태학적 특징에 대하여 이해한다.
2. 골조직의 일반구조에 대하여 설명한다.
3. 각 뼈조직 세포들의 구조와 특성에 대하여 이해한다.
4. 연골조직과 뼈조직의 염색반응에 대하여 설명한다.

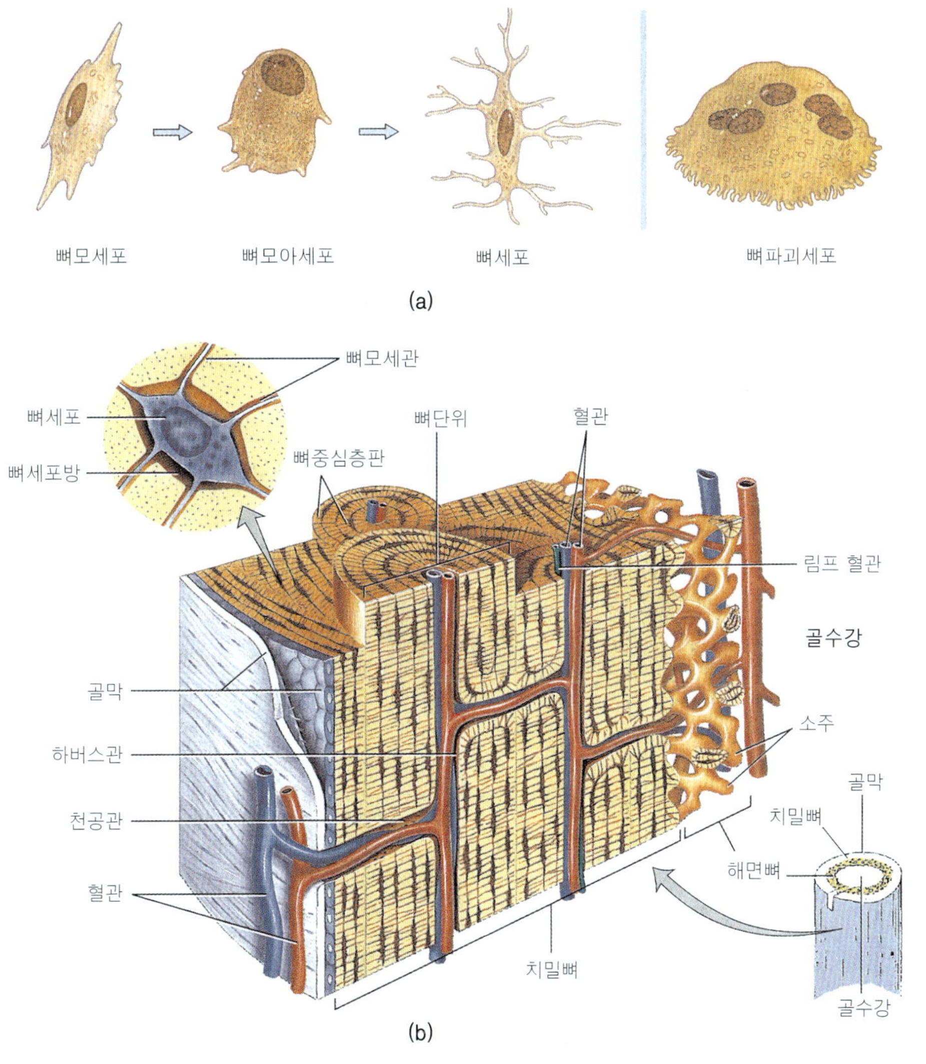

그림 2.3.1 (a) 뼈세포의 종류 (b) 치밀뼈와 해면뼈의 구조

1. 연 골

연골(cartilage)은 다른 결합조직과 같이 연골세포(cartilage cell or chondrocyte), 섬유(fibers) 및 기질(ground substance)로 구성된 특수한 결합조직으로써, 황화다당류(sulfated polysaccharide)를 많이 함유한 단백당(proteoglycan)이 주성분을 이루는 기질이 대부분을 차지하고 있다. 따라서 단단하면서도 유연성을 가지고 있다. 연골은 배아기 제5주에 중배엽에서 기원되어 형성을 시작한다. 대부분의 골조직(bony tissue)은 연골로 구성되고 점차 골조직으로 변형되며, 어른이 되어도 골의 관절면(articular surface), 기관(trachea), 후두개(epiglottis) 및 추간원판(intervertebral disc) 등에 남아 있다.

연골은 연골기질 내의 섬유의 특징 및 종류에 따라서 초자연골(hyaline cartilage), 탄력연골(elastic cartilage) 및 섬유연골(fibrous cartilage)로 분류한다. 연골의 특징은 혈관, 림프관, 신경 등이 존재하지 않는다는 점이며, 따라서 대사는 기질의 수분을 통해 확산되어 일어난다. 연골의 제일 바깥층은 연골막(perichondrium)에 의해 둘러싸여져 있고 성장은 내부에서는 간질성장(interstital growth), 표면쪽에서는 부가성장(appositional growth)의 두 가지 방법으로 일어난다.

1) 초자연골

초자연골(hyaline cartilage)은 생체에서는 가장 흔한 연골로서 청백색으로 반투명하게 보이며 긴뼈의 뼈끝판, 관절면, 갈비뼈연골, 코, 후두, 기관 및 기관지에서 관찰할 수 있다. 관절면의 연골을 제외한 모든 유리연골은 연골막으로 싸여 있다. 혈관과 신경은 연골막에만 분포하고 연골에는 없다(그림2.3.2).

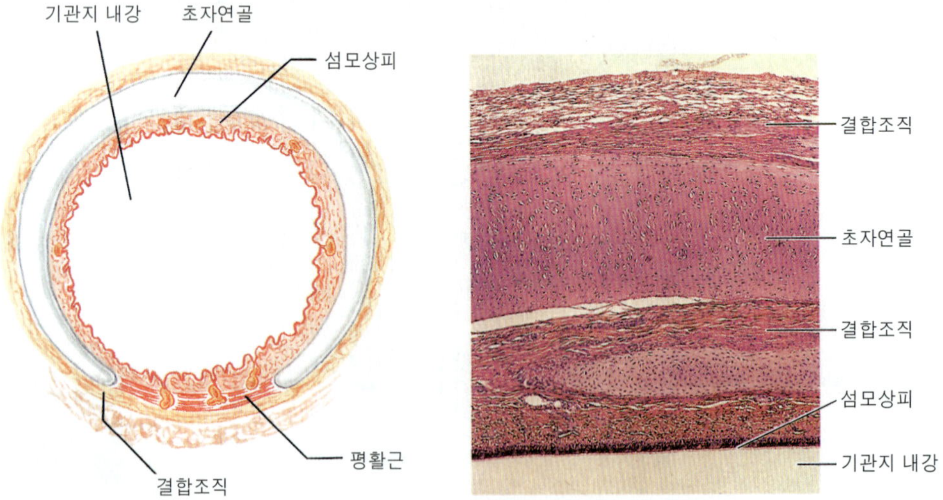

(a) 기관지

(b) 기관지벽의 광학현미경적 관찰(×63)

그림 2.3.2 초자연골(기관지) Alcian blue와 Hematoxylin 염색

(1) 기 관

낮은 배율로 점막상피와 고유판 밑에 위치하며 호염기성을 띠어 푸르게 염색되는 연골을 찾아 관찰한다. 연골의 바깥쪽에는 연골과 결합조직의 이행부위로서 치밀결합조직으로 구성된 연골막(perichondrium)은 섬유모세포와 비슷한 방추형 세포와 아교섬유 및 탄력섬유로 이루어졌다. 연골은 단백당(proteoglycan)을 함유하고 있기 때문에 호염기성을 띠며, 연골 바탕질은 섬유성분과 무형질의 굴절률이 거의 같기 때문에 균질하게 보인다.

연골에서 연골세포가 들어 있는 공간을 연골세포방(lacuna)이라 하고 나머지 부분을 바탕질이라 한다. 바탕질 가운데서 연골세포방 주변부를 세포영역바탕질(territorial matrix)이라 하고, 각 영역 바탕질 사이 부분은 영역사이바탕질(interterritorial matrix)이라고 한다. 세포영역바탕질은 청자색으로 진하게 염색되는데 비하여 영역사이바탕질은 옅게 염색되어 쉽게 구별된다. 연골세포방 내에는 1개 내지 서너 개의 연골세포들이 들어 있다. 대개의 경우 연골세포방 안에는 빈공간이 관찰되는데 이 부분은 일반적으로 표본제작중에 연골세포가 위축되어 생긴 인공산물이며 생체에서는 세포로 가득 차 있다. 연골세포는 연골막에 가까이 있는 것일수록 납작하고 중심부의 것은 구형 또는 난원형 모습을 띤다.

2) 탄력연골

탄력연골(elastic cartilage)은 귓바퀴, 외이도, 후두덮개, 모뿔연골의 성대돌기, 잔뿔연골 및 쐐기연골에서 관찰할 수 있다. 탄력연골의 바탕질에는 탄력섬유가 많이 분포되어 있어서 생체에서는 노란색으로 보이며 유리연골에 비하여 연골세포는 더 많은 반면 세포사이 바탕질은 상대적으로 더 적다. 탄력연골을 제대로 보기 위해서는 오르세인(orcein), 레졸신푹신(resorcin fuchsin) 또는 알데하이드푹신(aldehyde fuchsin) 등을 이용한 특수 염색으로 탄력섬유를 염색하여야 한다(그림2.3.3).

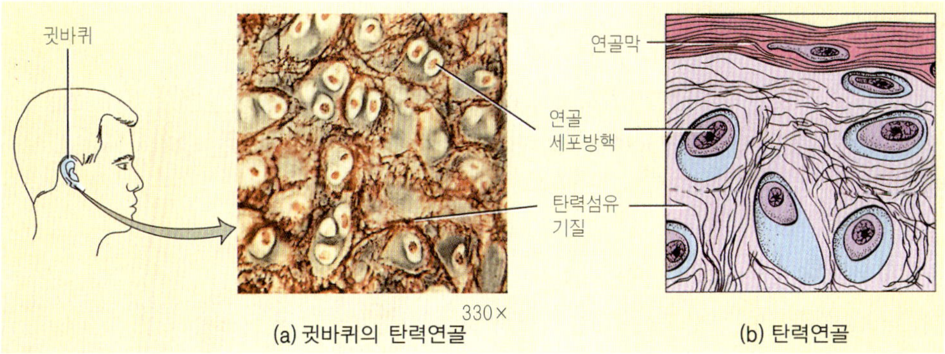

그림 2.3.3 탄력연골의 모식도

3) 섬유연골

섬유연골(fibrous cartilage)은 그 바탕질 안에 아교섬유가 많은 것이 특징이며 척추사이원반, 두덩결

조직의 염색상

귓바퀴(Resorcin fuchsin stain), 레졸신푹신 염색상

낮은 배율로 보면 연골막이 연골을 싸고 있는 모습과 연골세포방 안에 연골세포가 들어 있는 모양은 유리연골과 비슷하나, 주행 방향이 불규칙한 탄력섬유가 복잡한 그물구조를 형성하고 있는 모습이 다르다. 연골세포는 유리연골에서와 같이 위축되어 있으며 세포영역 바탕질과 영역 사이 바탕질은 구별되나 유리연골에 비해서는 뚜렷하지 못하다. 영역 사이 바탕질을 높은 배율로 보면 미세한 탄력섬유가 그물구조를 이루고 있는 것이 잘 보인다.

합, 복장빗장관절, 무릎관절의 반월(mensicus), 어깨관절과 엉덩관절의 테두리, 엉덩관절의 넙다리뼈머리 인대에서 볼 수 있다.

(1) 척추사이원반

척추사이원반(intervertebral disk)을 낮은 배율로 보면 유리연골과 탄력연골과는 달리 연골막이 없어 주위의 치밀결합조직으로 점차로 이행되는 모습을 볼 수 있다. 바탕질에는 아교섬유가 많아서 약한 호산성을 나타내며 아교섬유다발 사이에 연골세포가 흩어져 있거나 또는 줄을 지어 배열되어 있다. 연골세포는 유리연골과 탄력연골에서와 같이 위축되어 있으나 세포영역바탕질과 영역사이바탕질은 잘 구별되지 않는다.

4) 관절연골

뼈의 관절면을 덮고 있는 관절연골(articular catilage)은 대개의 경우 유리연골인데 연골막이 없으며 관절공간의 표면세포들은 납작하고, 뼈쪽으로 갈수록 연골세포가 구형 또는 난원형모습을 보이며 줄을 지어 배열되어 있다.

(1) 긴뼈의 관절연골

낮은 배율로 보면 관절면쪽의 연골세포는 납작하고 뼈쪽으로 갈수록 연골세포들이 커져서 줄을 지어 분포하고 있으며 뼈조직 근처의 연골세포는 파괴되었을 뿐만 아니라 호염기성이 강하여 푸르게 보인다. 연골을 싸고 있는 연골막은 관찰할 수 없다.

2. 뼈

뼈(bone)조직을 육안으로 보면 2종류, 즉 해면뼈(sponge bone)와 치밀뼈(compact bone)로 나눌 수 있다. 해면뼈는 가늘고 불규칙한 뼈 지주들이 서로 얽히어 그물모양을 이루는 데 비하여 치밀뼈는 매우 치밀하여 육안으로는 어떤 구조도 보이지 않는다. 뼈조직은 석회화된 세포사이 물질과 3종류의 세포, 즉 뼈모세포, 뼈세포, 뼈파괴세포로 구성되어 있는데 석회화된 바탕질이 매우 딱딱하므로 그대로는 자를 수 없기 때문에 일반적인 표본제작법으로는 표본을 만들 수 없다. 따라서 두 가지 다른 방법으로 조직표본을 만든다. 첫째는, 뼈조직을 빛이 투과할 수 있을 정도로 얇게 갈아 연마표본을 만드는 방법이고, 둘째는 뼈조직의 무바탕질 성분을 산성 용액으로 용해시킨 후 물러진(탈회, decalcification) 뼈조직을 일반적인 표본 제작 과정을 거쳐 표본을 만드는 방법이 있다. 뼈를 탈회시킨 후 만든 표본은 뼈의 세포성분과 유기질의 구조는 관찰할 수 있으나 강한 산성용액의 영향으로 뼈조직의 세포성분이 위축되고 일부는 용해된 모습으로 보인다(그림2.3.4).

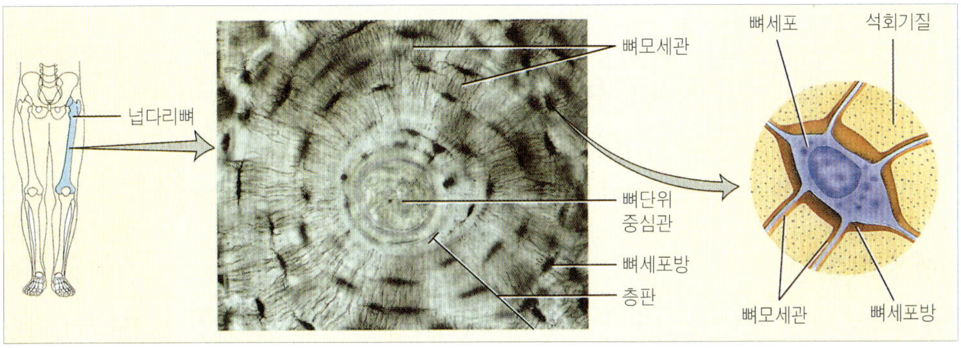

그림 2.3.4 넙다리뼈 치밀뼈조직 모식도

1) 치밀뼈의 연마표본

낮은 배율로 표본 전체를 살펴 보아서 얇게 잘 연마된 부분을 골라서 관찰한다.

가로절단면에서 보면 중앙에 중심관(Haversian canal)이 있고 그 주위를 뼈방(bone lacuna)이 여러 층으로 둘러싸서 뼈단위(osteon, Haversian lamella)를 이룬 모습이 보인다. 뼈단위와 뼈단위 사이를 채우면서 중심관은 없이 뼈방들만 불규칙하게 층판구조를 이루고 있는 부분을 사이층판(interstitial lamella)이라고 한다. 치밀뼈의 표면쪽에 평행으로 배열된 뼈방들의 층판을 바깥주위층판(outer circumferential lamella)이라 하고 골수 공간쪽 표면에 평행으로 배열된 뼈방들의 층판을 속주위층판(inner circumferential lamella)이라고 하는데 여기에도 중심관은 없다. 뼈단위와 뼈단위 사이에는 밝은 선모양의 경계가 보이는데 이것을 결합선(cement line)이라고 한다. 뼈의 바깥쪽 또는 안쪽 표면에서 뼈 내부로 뚫고 들어간 관을 관통관(Volkmann' s canal)이라고 하는데 그 굵기는 중심관과 같거나 크다. 관통관은 중심관과는 달리 관 주위에 층판구조가 없다. 뼈방을 높은 배율로 보면 뼈방에서 주위로 방사상으로 뻗어나간 가느다란 검은 관들이 보이는데 이것을 뼈모세관(bone canalicula)이라고 한다.

2) 뼈의 탈회표본

뼈의 탈회표본(decalcified bone)을 낮은 배율로 보면 뼈조직은 그 바탕질이 강한 호산성을 띠므로 주위 조직으로부터 비교적 뚜렷이 구분된다. 먼저 붉게 염색된 골막을 보고 그 안쪽의 치밀뼈와 골수가 차 있는 골수공간, 그리고 불규칙한 모습을 띠는 해면뼈로 구별한다. 골수공간쪽의 뼈조직에는 좁고 긴 뼈잔기둥(trabecula)들이 많이 나타나며 이들이 서로 연결되기도 하는데 이 부위를 해면뼈라 하고, 바깥쪽의 뼈조직이 두껍고 절단된 혈관들이 자주 관찰되는 부위를 치밀뼈라고 한다. 골내막층과 골질 표면에서 단층상피처럼 보이는 돌기를 가진 세포들을 뼈모세포(osteoblast)라 하고, 뼈바탕질 안에 완전히 파묻혀 있는 작은 세포들을 뼈세포(osteocyte)라고 한다.또 골내막쪽에는 바탕질쪽으로 함입된 침식공간(Howship' s lacuna)이 있고 그 속에는 융합세포로서 핵이 여러 개인 큰 세포가 있는데 이 세포를 뼈파괴세포(osteoclast)라고 한다. 뼈바탕질의 주된 유기성분인 아교섬유는 섬유모양으로는 보이지 않고 붉은색으로 균질하게 보인다. 또 연마표본에서 잘 보이던 층판구조의 뼈모세관은 거의 알아 볼 수가 없다.

(1) 막뼈 발생(하악골 또는 두개골, mandible or skull)

낮은 배율로 보면 연골은 보이지 않고, 골막과 뼈바탕질로 구성된 뼈잔기둥이 함께 보인다. 뼈잔기둥들은 분지하여 서로 연결되어 있으며 뼈잔기둥 표면에는 뼈모세포들이 줄을 지어 나타난다. 뼈바탕질 내에는 뼈세포가 들어 있는 뼈방이 보이며 골수공간 쪽의 침식공간에서는 뼈파괴세포가 관찰되기도 한다. 뼈모세포를 비롯한 대부분의 세포들이 위축되어 있으므로 세포질은 잘 보이지 않는다.

(2) 연골뼈 발생(긴뼈)

낮은 배율로 보면 뼈끝쪽에는 바탕질이 호염기성을 띠어 푸르게 보이는 연골이, 뼈몸통쪽에는 바탕질이 호산성을 띠어 붉게 보이는 뼈잔기둥이 보이는데 뼈끝쪽을 관찰한다.

뼈끝부분은 모두 연골로 되어 있으며 뼈몸통쪽으로 갈수록 연골의 모습이 점차로 변한다. 뼈끝부위의 연골조직은 골수 공간쪽으로 갈수록 연골세포들이 커지고, 줄을 지어 배열되며 석회화되어 짙은 호염기성을 나타내는 층을 지나 뼈조직(해면골)으로 이행되는 모습을 보인다.

연골의 변화를 자세히 관찰해 보면 연골 끝에서부터 발생뼈 중심부까지 다음과 같은 층, 즉 예비층(reserve zone), 증식층(proliferation zone), 비대층(hypertrophic zone), 석회화층 (calcification zone), 세포퇴화층(retrogression zone), 뼈발생층(ossification zone) 및 흡수층 (reabosorption zone)을 차례로 구분할 수 있다.

근육조직

4장

학습목표

1. 근육조직 구조를 분류하고 이해한다.
2. 근육조직의 형태학적 특징을 이해한다.
3. 근육조직의 염색반응에 대하여 설명한다.

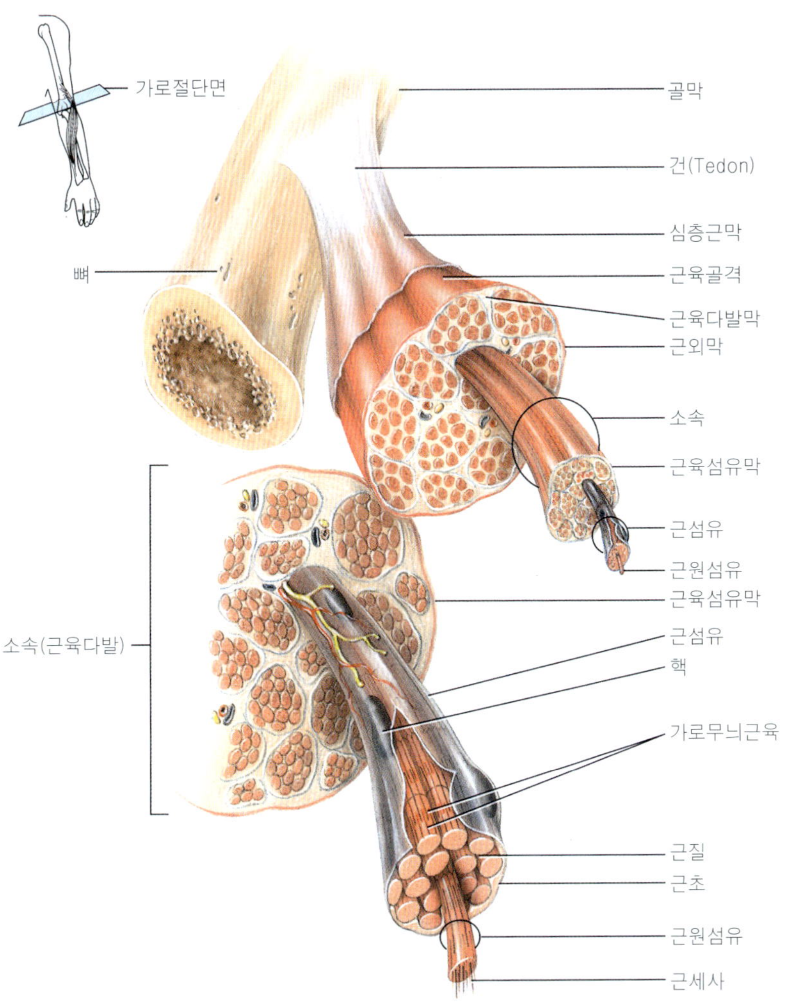

그림 2.4.1 골격근육 모식도

1. 근육조직의 일반적 특징

근육조직은 운동을 할 수 있도록 특수하게 분화된 조직으로서 세포 자체는 수축성(contractility)과 전도성(conductivity)의 특징을 갖고 있다. 그러기 위하여 세포가 수축하는 방향으로 길어져 있는 근섬유(muscle fiber)라 부르기도 한다. 그러나 이 때의 섬유란 결합조직의 섬유와는 다른 의미이다. 이러한 근섬유들은 함께 모여 다발을 이루고 있으며 여기에는 풍부한 혈관과 신경이 분포하고 있다. 근육섬유들은 수축의 기본단위인 근원섬유(myofibril)를 포함하고 개개의 근섬유는 근세사(myofilament)로 구성된다.

2. 뼈대근육

뼈대근육(skeletal muscle)은 뼈대계통에 부착하여 관절의 운동을 일으키는 수의근(voluntary muscle)이다. 조직학적으로 매우 정연한 구성을 하고 있고 일정간격으로 횡문(striation)이 나타나므로 횡문근(striated muscle)이라고도 한다(그림2.4.2).

표. 2.4.1 각 근섬유의 특징

근의 종류		민무늬근육	뼈대근육	심장근육
형태		가늘고 긴 방추형	긴 원주형	대체로 원주상
크기	길이	15~200 μm	1~40 mm	100~150 μm
	폭	3~8 μm	10~100 μm	9~22 μm
핵	수	단핵	단핵	1~2개
	위치	중앙	가장자리	중앙
	형태	긴 난원형	납작한 타원형	난원형
분포부위		관상장기의 벽 맥관계(vessels)	골격에 부착	심장(heart)
횡문의 유무		없다	있다	있다
종단면 (longitudinal section)		핵이 있는 중앙부위는 볼록하고 양끝으로 갈수록 가늘어지는 방추형으로 인접근섬유와 겹쳐서(overlapping) 나타난다.	핵은 섬유의 가장자리(periphery)에 존재하며 섬유의 양끝은 뭉뚝하며 인접섬유에 가지를 내지 않는다. 고배율에서 횡문이 나타난다.	핵은 대체로 중앙에 위치하며 근섬유의 가장자리는 인접 근섬유와 연결되는데 이를 특히 윤반(intercalated disc)이라 부른다.
횡단면 (cross section)		크기가 다양한 다면체로 핵은 중앙에 위치하나 절단면에 따라 핵은 없기도 하다.	대체로 크기가 일정하며 형태가 불규칙적인 다면체로 핵은 가장자리에 위치한다.	모양이 매우 불규칙하며 크기도 각기 달라 조잡한 형태이며 핵은 대개 중앙에 위치한다.

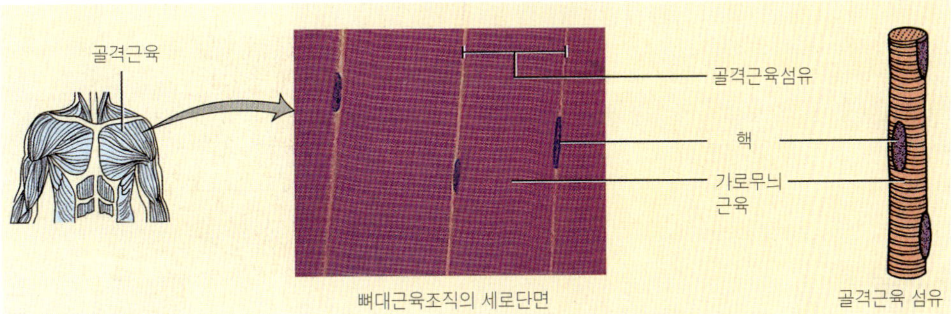

그림 2.4.2 뼈대근육 모식도

조직의 염색상

뼈대근육의 세로단면, Hematoxylin - Eosin 염색상

낮은 배율로 관찰하면서 근육섬유의 경계 및 세포핵, 근육섬유막, 근육다발막 등을 다음 요령에 의하여 관찰한다.

- 근육섬유(muscle fiber)는 납작한 끈 모양으로 이웃 섬유와 나란히 달리며 각각의 섬유 변두리를 따라서 호염기성(푸른색)의 긴 타원형 핵이 섬유의 주행 방향과 같은 방향으로 나타난다. 근육섬유는 이처럼 여러 개의 핵을 갖는 다핵세포(multinucleated cell)이며 그 길이도 수십 μm에서 수 cm에 이르는 다양성을 보인다.
- 근육섬유막(endomysium)은 근육섬유를 둘러싸는 얇고 섬세한 결합조직막으로 표본에서는 염색이 잘 되지 않아 근육섬유 사이사이의 좁은 공간으로 나타나지만, 자세히 관찰하면 그 안에서 작은 모세혈관을 관찰할 수 있으며 근육섬유와 구별된다.
- 근육다발막(perimysium)은 근육섬유들의 집단인 근육섬유다발(muscle fiber bundle)을 싸는 결합조직으로 근육섬유막처럼 염색이 잘 되지 않는다. 흔히 빈공간 또는 비교적 넓은 간격으로 보이나 그 안에서 가끔 혈관이나 섬유모세포의 핵이 관찰되므로 결합조직임을 확인할 수 있다.

뼈대근육의 세로단면, PTAH 염색상

뼈대근육의 PTAH(phosphotungstic acid-hematoxylin) 염색에 의하여 가로무늬를 보다 뚜렷히 볼 수 있다. 낮은 배율로 먼저 관찰하여 염색상태가 좋은 부분을 찾아 높은 배율로 관찰하면 구조특성을 관찰할 수 있다.

뼈대근육의 가로단면, PAS 염색상

뼈대근육섬유는 세포화학적 반응에 따라서 3종류의 근육섬유, 즉 적색, 백색 및 중간섬유를 식별할 수 있다. 뼈대근육을 PAS(periodic acid schiff) 반응으로 염색하면 백색 근육섬유는 진한 적자색으로 염색되고 적색근육섬유는 반응에 아주 약하게 염색되며, 중간근육섬유는 중간 정도로 염색된다.

3. 심장근육

심장근육(cardiac muscle)은 근육섬유다발들이 여러 방향에서 마치 그물을 형성하듯 달리하기 때문에 부위에 따라 가로단면과 세로단면을 관찰할 수 있다(그림2.4.3).

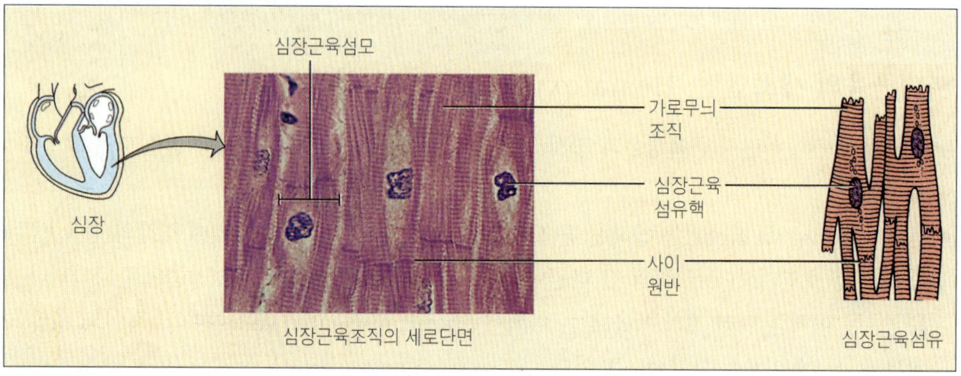

그림 2.4.3 심장근육 모식도

조직의 염색상

심장근육의 세로단면, Hematoxylin-Eosin 염색상

낮은 배율 관찰

- 근육섬유는 어느 부분에서는 분리되어 갈라지고 어느 부분에서는 다시 합쳐지는 분지와 연결을 반복하므로 그 배열이 불규칙하다. 따라서 뼈대근육에서 보다는 그 경계가 덜 분명하다. 뿐만 아니라 핵은 뼈대근육에서와는 달리 근육섬유의 중심부에 위치한다.
- 사이원반(intercalated disc)은 근육섬유를 가로지나가는 어두운 띠모양으로 보이는데, 이 부분이 근육섬유와 근육섬유의 경계이다.

높은 배율 관찰

- 타원형의 핵과 그 주변의 엷게 염색된 부분이 보이는데, 이 부분은 근육원섬유가 없다.
- 사이원반을 자세히 보면 대부분은 근육섬유를 가로지르나 가끔 계단 모양으로 어긋나 있는 것이 관찰된다.

심장근육의 가로단면, Hematoxylin-Eosin 염색상

- 가로단면을 보면 심장근육섬유의 형태와 크기가 뼈대근육보다 다양하며 세포핵이 섬유의 중심에 위치한다. 섬유와 섬유 사이에는 많은 모세혈관을 함유한 결합조직이 들어 있다.
- 섬유 내에는 점상의 수많은 근육원섬유가 보이며 간혹 리포푸신 과립(lipofuscin granule)을 관찰할 수 있다.

4. 민무늬근육

민무늬근육(smooth muscle)은 심장을 제외한 내장(viscera)의 운동을 담당하는 불수의근육(involuntary muscle)으로 되어 있다. 작은창자를 예로 들면 안쪽층은 점막층(mucous layer)으로 음식물의 소화와 흡수가 일어나는 부분이다. 바깥층은 매우 얇은 장막층(serosa layer)이며 중간층이 창자운동을 담당하는 민무늬근육층이다. 민무늬근육층은 다시 안쪽의 돌림층(inner circular layer)과 바깥쪽의 세로층(outer longitudinal layer)으로 되어 있다(그림2.4.4).

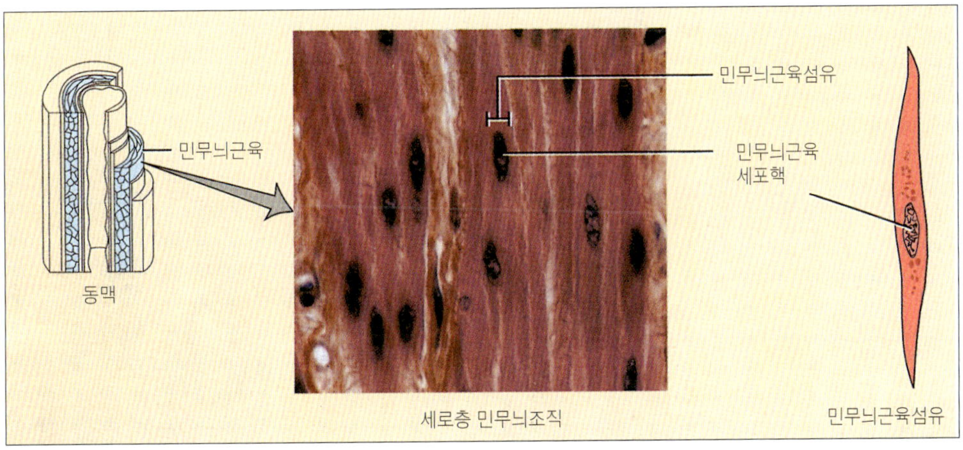

그림 2.4.4 민무늬근육(소화관)

Understanding Diagnostic Histochemistry

신경조직

학습목표

1. 신경원의 구조적 특징에 대하여 이해한다.
2. 신경교질세포를 열거하고 이해한다.
3. 신경섬유를 구분하고 이해한다.
4. 각 신경조직의 종류를 열거하고 이해한다.
5. 신경세포의 염색반응에 대하여 설명한다.

5장

신경조직은 주로 신경세포(nerve cell, neuron)와 신경세포를 지지하는 신경아교세포 (neuroglia)로 이루어지며, 세포 사이 물질은 조직액(tissue fluid)으로 충만되어 있다. 중추신경계통의 실질(parenchyma)에는 결합조직이 거의 없으나, 뇌척수막(meninges)과 맥락얼기 (choroid plexus) 및 혈관 주위에만 소량의 결합조직이 존재한다.

신경세포는 신경계통에서 구조적, 기능적으로 기본적인 단위이므로 흔히 신경단위(neuron)라 불리기도 한다. 신경세포는 세포체와 세포체에서 뻗어 나오는 세포질돌기로 이루어지며, 이들 돌기의 수에 따라 홑극신경세포, 거짓홑극신경세포(pseudounipolar neuron), 두극신경세포(bipolar neuron) 및 뭇극신경세포(multipolar neuron) 등으로 분류된다.

세포체(cell body, soma)는 보통 1개의 핵과 그 주위를 둘러싸는 세포질(핵주위부, perikaryon)로 구성된다. 핵은 둥글며 핵막으로 둘러싸여 있고 대부분 진염색질로 된 거품핵 (vesicular nucleus)이므로 밝게 나타나며, 1개의 핵소체를 포함하고 있다. 여자의 신경세포의 핵에는 핵막 또는 핵소체의 주위에 작은 점상의 이염색성을 띤 구조, 즉 XX 염색체의 하나가 불활성화된 성염색체(sex chromatin barr body)가 관찰된다. 세포질에는 사립체, 골지체, 세포질세망, 리보소체, 신경세관 및 신경세사 등의 세포 소기관들이 있고, 또 많은 신경세포에서는 리포푸신(lipofuscin) 과립을 볼 수 있다. 특히 전자현미경으로 보면 세포질 곳곳에 과립 세포질세망이 조밀하게 모여 있는데, 이러한 구조를 광학현미경으로 보면 염기성 아닐린(aniline) 염료로 염색된 구조로 보여 이를 니슬소체(Nisll body)라고 부른다. 니슬소체는 척수, 대뇌겉질, 소뇌겉질, 여러 신경핵의 운동신경세포, 척수신경질세포(spinal ganglion cell)와 같은 큰 신경세포에 뚜렷이 나타나지만, 자율신경절(autonomic ganglion)에 있는 작은 신경세포에서는 염기호성의 매우 작은 점상구조로 세포질 내에 흩어져 나타난다. 그러나 축삭이 시작되는 부분인 축삭둔덕(axon hillock)에서는 신경세관과 신경세사가 축삭을 향하여 조밀하게 배열되어 있을 뿐 니슬소체를 비롯하여 대부분의 소기관들은 관찰되지 않는다.

도은법(silver impregnation)으로 신경세포를 염색하여 광학현미경으로 관찰해 보면 세포 골격 그물을 형성하는 신경원섬유(neurofiril)가 니슬소체, 골지복합체 및 사립체 등의 사이에서부터 세포질돌기로 뻗어 있는 것을 볼 수 있는데, 이는 신경세사(neurofilament, 직경 10 nm)와 신경소관(neurotubule, 25 nm의 밝은 중심을 가짐)의 다발로 구성된 구조이다. 신경계통에서 세포체는 여러 정도로 무리를 이루고 있는데, 이러한 세포집단을 중추신경계통에서는 신경핵(nucleus)이라 하고 말초신경계통에서는 신경절(ganglia)이라고 한다.

1) 세포질 돌기

신경세포체의 돌기(cytoplasmic process)는 가지돌기(dendrite)와 축삭(axon)으로 구분된다. 가지돌기는 축삭과는 달리 세포질 내에 니슬소체 및 리보소체가 있으며 다수의 신경세관, 신경세사 및 사립체가 있다. 대개의 신경세포는 여러 개의 가지돌기를 갖고 있으나, 드물게는 1개만 갖는 경우도 있다. 가지돌기의 시작 부위는 굵고 나뭇가지처럼 되풀이하여 가지를 내면서 가늘어져 세포체의 먼 곳에서 끝난다. 어떤 신경세포의 경우 가지돌기 표면에 많은 가시 모양의 작은 돌기, 즉 가지돌기가시(dendritic spine)가 있는 것도 있다. 가지돌기는 세포의 표면적을 크게 증가시키고 또 세포체와 더불어 다른 신경세포의 신경종말과 신경연접(synapse)을 형성한다. 그리고 중추신경계통의 신경그물(neuropil)을 구성하는 것은 대부분 가지돌기들이다.

축삭은 흔히 신경섬유(nerve fiber)라고도 부르며 보통 1개이다. 이것은 신경세포의 축삭둔덕(axon hillock)으로부터 시작되며 일반적으로 가늘고 매끈하다. 축삭둔덕과 말이집(myelin sheath)이 시작되는 사이를 시작분절(initial segment)이라 부르며, 이 부분의 축삭말이집은 20 nm 정도의 전자 치밀질로 덮여 있다(그림2.5.1).

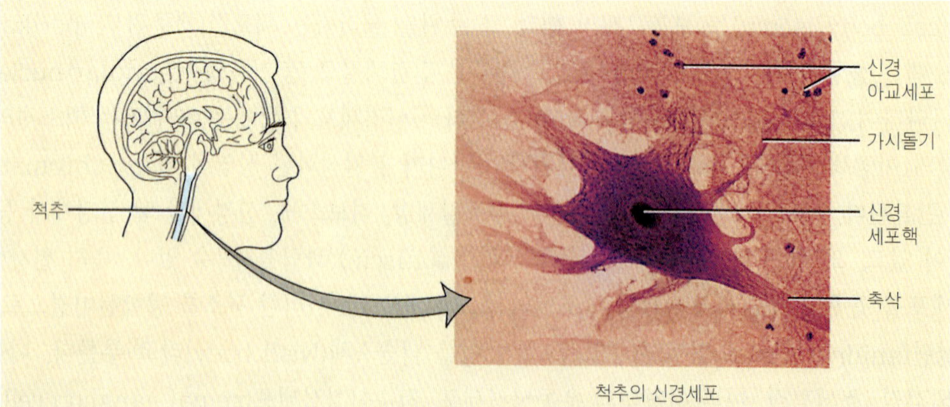

그림 2.5.1 척추와 신경세포

2) 신경아교세포

신경아교세포(neuroglial cell)는 신경조직을 서로 결합하는 지주 조직으로서 중추신경계통과 말초신경계통에서 다소 차이가 있다. 중추신경계통에서는 중추아교세포들, 즉 뇌실막세포, 별아교세포(astrocyte), 희소돌기아교세포(oligodendrocyte) 및 미세아교세포(microglia) 등이 있다. 신경아교세포들은 크기가 작고 H-E 염색이나 닛슬염색과 같은 일반염색으로는 핵만 염색되며 세포질은 희미하게 나타나고 세포질돌기는 나타나지 않지만 은과 금침투법으로 염색하면 세포 전체를 관찰할 수 있다.

(1) 뇌실막세포

중추신경계통에서 뇌척수액이 차 있는 뇌실 및 뇌실과 서로 연결하고 있는 도관, 그리고 척수 중심관의 내면을 덮고 있는 한 층의 원주형 내지 입방형의 세포이다. 핵은 둥글고 세포질에는 세포소기관들과 아교세사(glial filament)와 유사한 세사가 나타난다. 세포의 유리면에는 다수의 미세융모와 섬모가 있다.

(2) 별아교세포

세포체로부터 다수의 돌기가 방사상으로 뻗어 있는 별모양으로, 이 중에서 비교적 짧고 복잡하게 가지 친 돌기를 가진 세포를 원형질별아교세포(protoplasmic astrocyte)라 하며, 주로 회색질(gray matter)의 신경세포의 세포체 주위에 분포하고 있다. 또한 소수의 가늘고 긴 돌기를 가진 세포를 섬유별아교세포(fibrous astrocyte)라고 하는데, 이는 주로 신경세포돌기가 모여 있는 백색질(white matter)에 분포하고 있으며 세포질 내에 뚜렷한 신경아교세사의 다발을 갖고 있는 것이 특징이다. 핵은 크고 타원형 또는 구형이고 세포체의 세포질은 매우 적다.

(3) 희소돌기아교세포

소수의 작은 세포질 돌기를 갖고 있으며 세포질 속에는 과립 세포질세망과 미세관이 비교적 많이 출현한다. 이 세포는 신경세포의 세포체에 이웃하여 분포하거나 신경섬유와 같이 배열되어 있다. 별아교세포보다 크기가 작고 핵은 불규칙한 모양을 띠고 있고 이질염색질(heterochro-matin)을 갖고 있다. 세포질은 별아교세포보다 적으며 핵 둘레에 세포질 테두리를 이루고 있어 뚜렷하게 보인다.

(4) 미세아교세포

세포체는 작고 세포질도 매우 적어서 핵만 관찰된다. 핵은 작고 진하게 염색되며, 뇌 및 척수의 혈관 근처에서 자주 볼 수 있다. 특수한 염색을 시행한 표본에서만 소수의 짧은 세포질돌기를 볼 수 있으나 일반염색에서는 관찰할 수 없다. 이 세포는 소수 출현하며 이물질(foreign body)을 포식하는 작용에 관여하기 때문에 신경조직이 괴사된 곳에서 흔히 밀집된 것을 볼 수 있다.

3) 신경섬유

신경섬유(nerve fiber)는 축삭과 신경집으로 구성된다. 말초신경의 축삭은 신경집세포

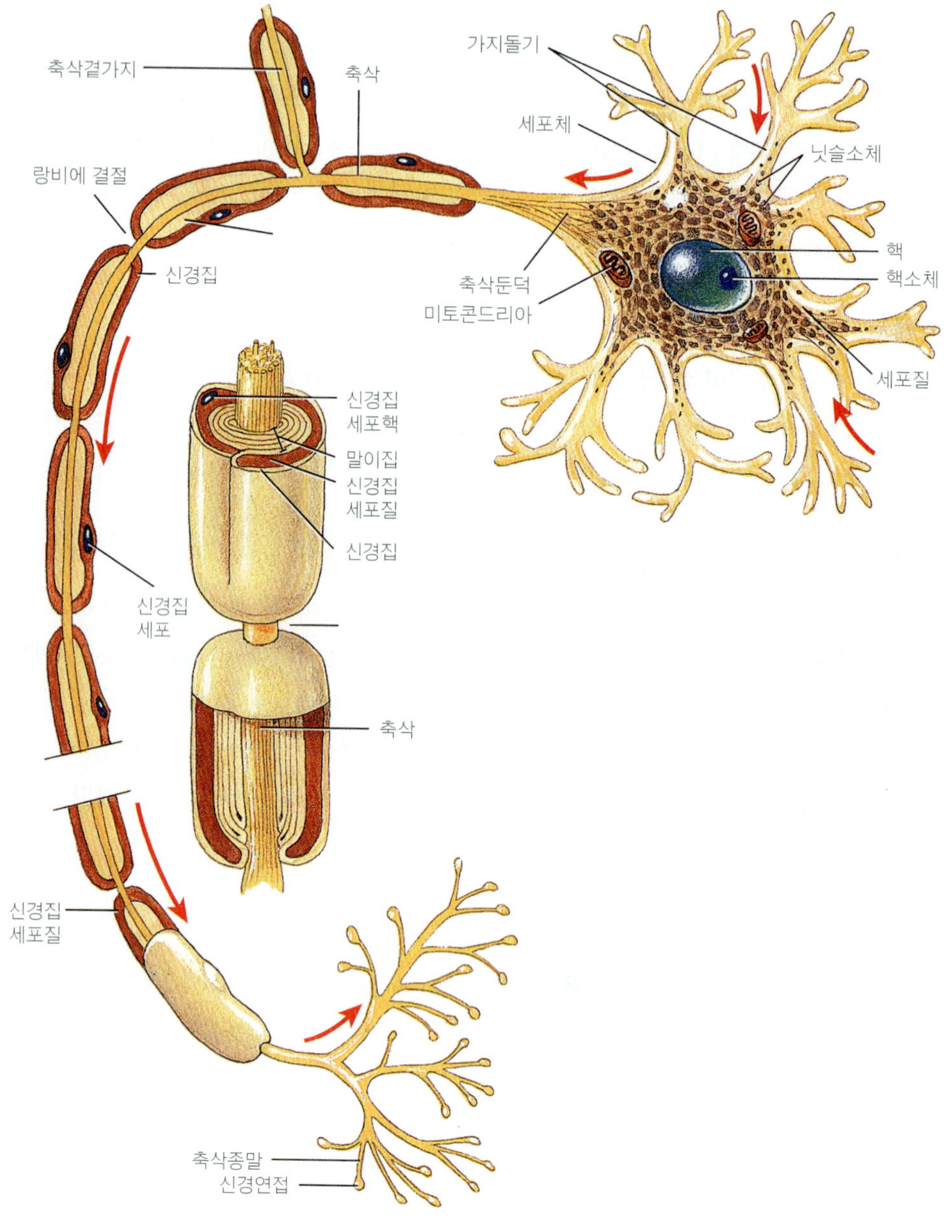

그림 2.5.2 신경섬유와 신경세포

(neurolemmal cell, Schwann's cell)로 또 중추신경의 축삭은 희소돌기아교세포(oligodend-rocyte)로 둘러싸여 있으며 이를 신경집(neurolemma, Schwann's sheath)이라 한다. 이러한 신경집은 이들 세포의 세포막이 특수하게 분화되어 축삭의 주위를 여러 겹으로 둘러싼 것이며, 이를 말이집(myelin sheath)이라 한다. 그러나 말이집이 없는 축삭도 있다. 신경섬유가 말이집으로 싸여 있는 경우 말이집 신경섬유(myelinated nerve fiber)라 하며, 말이집이 없는 신경섬유를 민말이집 신경섬유

(unmyelinated nerve fiber)라 한다.

4) 신경절

중추신경계통에 존재하는 신경세포체의 집단을 신경핵(nucleus)이라 하며, 말초신경계통에 존재하는 세포체 집단을 신경절이라 한다. 신경절은 감각신경절과 운동신경절의 2종류, 즉 ①감각을 담당하는 뇌척수신경절, ② 내장운동을 조절하는 자율신경절로 구분된다. 모든 신경절에는 신경절세포, 그 세포질돌기, 지지막(supporting sheath) 및 신경절아교세포(satellite cell)가 있다. 신경절 주위는 결합조직의 피막으로 둘러싸여 있다.

(1) 뇌척수신경절

뇌신경절과 척수신경절로 나눈다. 신경세포체는 주로 신경절 주변부에 모여 있으며, 중앙의 속질은 주로 신경섬유로 이루어져 있다. 신경절세포는 둥근 모양의 거짓홑극세포로서 1개의 축삭을 가지고 있고, 세포체 근처에서 T자 또는 Y자 모양으로 분지된다. 세포체 중앙에는 큰 핵이 있고 그 속에는 뚜렷한 핵소체가 있으며, 세포질에는 니슬소체와 리포푸신과립 등이 관찰된다. 민말이집 축삭과 말이집 축삭이 섞여 있고, 신경절세포체 주위에 작고 낮은 입방세포들이 피막세포(capsular cell)를 이루어 한 층으로 둘러싸 피막을 이루고 있다.

(2) 자율신경절

교감신경절(sympathetic ganlia)과 부교감신경절(parasympathetic ganglia)로 나눈다. 자율신경절은 매우 작고, 감각신경절과는 달리 신경세포체와 신경섬유가 서로 섞여 있어 서로 다른 집단을 이루지 않는다. 신경절세포는 뭇극형이며 여러 개의 가지돌기와 1개의 민말이집 축삭을 갖고 있다. 피막이 존재하지만 비교적 드물며 신경절세포돌기 사이에 띄엄띄엄 존재하고 있다.

5) 말초신경종말

말초신경계통에 있어서 신경세포질돌기의 종말은 감각을 받아들이는 수용기(receptor)가 되거나 또는 수용기에 연결되어 있거나, 근육세포와 같은 효과(effector)와 연결된 부분으로 나눌 수 있다. 그 밖에도 신경근방추(neuromuscular spindle)와 같이 수용기와 효과기가 함께 있는 경우도 있다.

1. 신경세포체

신경세포체(nerve cell body, soma)는 세포질돌기들을 제외한 부분을 말하며, 일반염색 H-E염색, toluidin blue 염색 및 cresyl violet 염색에서는 세포체만 염색된다. 신경세포체는 중추신경계통에서는 회색질(gray matter)과 신경핵에 있으며, 말초신경계통에서는 신경절(ganglia)에만 존재한다.

조직의 염색상

낮은 배율 관찰

척수의 가로단면을 염색한 표본을 보면 두 부분, 즉 척수의 중앙에 신경세포가 존재하는 H자 모양의 회색질과 그 주위에 신경섬유들의 다발로 구성된 백색질 부분을 볼 수 있다. 그리고 척수의 중심에는 흰색 공간, 즉 중심관이 관찰된다.

높은 배율 관찰

배쪽뿔 속에 있는 세포는 여러 개의 돌기를 갖고 있으며 세포체의 크기가 등쪽뿔의 것보다 매우 크다. 핵은 크고 둥글며 세포체의 중앙에 위치하고 있다. 뚜렷한 1개의 핵소체가 핵의 중앙에 위치하고, 퍼진염색질(euchromatin)은 거품핵(vesicular nucleus)으로서 올빼미 눈(owl eye)처럼 보인다. 여성의 경우는 핵막의 주위 또는 핵소체 부근에 뭉친 염색질(heterochromatin) 덩어리, 즉 성염색질소체(Barr body)가 관찰된다.

(1) 세포질

세포질에는 염기성(aniline) 염료인 methylene blue, thionine 및 toluidine blue 등으로 염색되는 니슬소체가 쉽게 관찰된다. 니슬소체의 미세구조는 과립세포질세망(granular endoplasmic reticulum)의 수초의 집단으로 세망에 붙은 리보소체에 염기성 친화력을 지닌 RNA가 많아 염기성으로 염색된다. 가지돌기의 시작 부위에서는 니슬소체들이 관찰되나 축삭둔덕에서는 나타나지 않는다. 니슬소체는 큰 신경세포일수록 잘 발달되어 뚜렷하게 나타나지만 작은 신경세포에서는 작은 점상으로 소수 나타날 뿐이다.

2. 신경원섬유

일반염색에서는 잘 관찰되지 않으며, 은(silver)으로 환원시킨 빌쇼브스키 도은법 (Bielschwsky's impregnation)을 시행한 표본에서 관찰이 가능하다. 앞서 일반염색에서 보았던 척수 호색질 앞쪽 뿔(anterior horn)에 있는 뭇극신경세포를 도은법 표본에서 찾아서 보면 세포체와 돌기의 세포질에 골격그물(cytoskeleton network)을 이룬 신경원섬유가 보인다. 가는 갈색의 섬유성 구조인 신경원섬유가 세포체와 돌기의 전반에 걸쳐 분포하고 있음을 볼 수 있고, 핵은 염색되지 않고 밝게 보이지만 핵소체는 흔히 잘 보인다. 축삭에는 신경원섬유의 밀도가 가지돌기에서보다 높기 때문에 축삭이 가지돌기보다 진하게 염색된다.

3. 신경아교세포

중추신경계통의 아교세포는 일반염색인 H-E 염색에서는 핵만이 명확하게 염색되며 세포질은 희미하게 나타나고 세포질돌기는 잘 나타나지 않지만, 도은법을 시행한 표본에서는 세포체와 돌기들을 볼 수 있다. 세포의 크기는 신경세포보다 매우 작고 세포질 및 세포질소기관도 매우 적어서, 핵의 구조와 모양으로 구별하는 수밖에 없다. 신경아교(neuroglia)는 신경세포와는 달리 백색질과 회색질에서 모두 관찰된다. 그러나 뇌실막세포(ependymal cell)는 핵과 세포질이 뚜렷하고 뇌의 뇌실(ventricle)과 척수의 중심관(central canal)의 벽을 덮고 있어서 쉽게 구별할 수 있다.

(1) 별아교세포

별아교세포(astrocyte)의 핵은 크고, 모양은 대부분 타원형을 띠며 가끔 구형을 띠는 경우도 있고, 진하게 염색된 다른 아교세포와 구분이 용이하다. 세포질은 적어 거의 염색되지 않아 세포질돌기는 볼 수 없다. 그러나 골지(Golgi) 도은법을 이용한 표본에서는 긴 세포질돌기와 여러 돌기들을 쉽게 볼 수 있고, 더욱 혈관 주위벽에 이들의 돌기들, 즉 혈관돌기(perivascular feet)가 닿고 있는 것을 흔히 볼 수 있다.

(2) 희소돌기아교세포

희소돌기아교세포(oligodendrocyte)는 별아교세포보다 작고 핵도 작으며, 구형을 띠고 있고 그 속에 뭉친 염색질이 많아 쉽게 구별할 수 있다. 세포질은 별아교세포에 비해 비교적 많은 편이다. 흔히 신경세포 가까이에 분포하고 있어 위성세포(satellite cell)라 한다. 도은법으로 염색한 표본에서 보면 세포체는 구형이고, 세포질돌기는 그 수가 아교세포에 비해 매우 적고 혈관 주위벽까지 뻗은 돌기는 볼 수가 없다.

(3) 미세아교세포

미세아교세포(microglia)는 회색질에 많이 나타나며 아교세포 가운데 가장 작다. 세포질이 매우 적어서 작은 림프구와 비슷하며, 핵도 작고 뭉친 염색질이 많아 진하게 염색되나, 세포질은 명확하지 않다. 도은법 염색을 한 표본에서는 타원형을 띤 세포체와 소량의 세포질과 소수의 짧은 세포질돌기를 관찰할 수 있다.

조직의 염색상

낮은 배율 관찰

낮은 배율로 보면 바깥은 결합조직의 피막으로 싸여 있는데, 이는 신경바깥막 및 신경다발막의 연속으로서 조밀하여 붉게 염색된다. 신경절 실질에는 구형 또는 타원형의 큰 신경절세포 (ganglion cell)가 많이 모여 무리를 짓고 있으며, 이들 세포 주위에는 작은 세포들이 싸고 있는 피막세포 또는 신경절아교세포(satellite cell) 등이 있다. 그 밖에 신경세포 사이에는 피막에서 들어온 결합조직의 사이막과 신경섬유들이 불규칙하게 달리고 있어 전반적으로 조밀하게 관찰된다.

높은 배율 관찰

신경절세포는 매우 크고 둥근 모양을 띠고 있다. 세포질은 과립상으로서 척수의 큰 신경세포에서 볼 수 있는 뚜렷한 니슬소체는 볼 수 없으나 가끔 황갈색의 리포푸신색소과립을 가진다. 핵은 크고 둥글며 염색질이 적어 매우 밝은 거품핵으로서 크고 뚜렷한 1개의 핵소체를 가졌다. 일반 H-E 표본에서는 세포돌기의 시작 부위는 잘 볼 수 없기 때문에 거짓홑극형세포인지 아닌지를 구별할 수 없다.

4. 신경절

중추신경계통에서는 신경세포의 무리를 신경핵(nucleus)이라고 하지만, 말초신경계통에서는 이를 신경절이라 한다. 신경절에는 감각을 담당하는 뇌척수신경절(craniospinal ganglia)과 내장운동을 조절하는 자율신경절(autonomic ganglia)이 있다.

(1) 피막 또는 신경절아교세포

신경세포를 외겹으로 둘러싸고 있는 방추상 또는 편평형세포로서 세포질은 거의 관찰되지 않으며, 핵은 둥글고 뭉친 염색질이 많아 진하게 염색된다.

(2) 신경집세포

신경세포 사이에는 신경절을 출입하는 신경섬유가 있는데, 이들 섬유에는 그 주위를 신경집세포(Schwann cell)가 둘러싸고 있다. 이 세포는 다른 말초신경에 있는 신경집세포와 같이 진한 타원형의 핵을 가지고 있다. 세포질은 신경절아교세포처럼 보통 표본에서는 잘 보이지 않는다.

조직의 염색상

낮은 배율 관찰

표본 전체를 보면 대체적으로 둥글며 바깥쪽 표면을 둘러싼 성긴결합조직으로 된 신경바깥막이 있다. 다시 그 신경줄기의 안을 보면 가로로 절단된 많은 둥근신경섬유다발들이 윤상의 조밀한 아교섬유들로 둘러싸여 있는데, 이것이 신경다발막(perineurium)이며 아주 붉게 염색된다. 이 사이에는 혈관, 지방세포 및 성긴결합조직들이 메우고 있다. 신경다발막으로 묶어진 신경다발 안에 있는 불규칙한 성긴결합조직은 신경속 막인데 신경섬유 주위까지 뻗어 있다.

높은 배율 관찰

신경섬유의 축삭은 신경섬유의 중심에 둥근 구조를 이루며 약간 호산성으로 나타난다. 말이집은 축삭의 주위를 둘러싸고 있는데 이는 지질단백질이기 때문에 H-E 염색에서는 두꺼운 빈자리로 나타나는 부분으로서 말이집 내에는 약하게 염색된 실과 같은 망상구조인 신경각질 그물(neurokeratin network)이 보인다.

5. 말초신경

1개의 신경은 여러 신경섬유들이 결합조직으로 둘러싸여 다발을 이룬 구조로서, 개개의 신경섬유는 결합조직 신경속막(endoneurium)에 싸여 있다. 여러 개의 신경섬유들은 모여서 묶어져 섬유다발(nerve bundle)을 형성한다. 이들은 결합조직인 신경다발막(perineurium)으로 싸여져 있고, 신경 전체는 결합조직인 신경바깥막(epineurium)에 의해 둘러싸여 있다.

(1) 신경집세포

축삭 주위를 둘러싼 세포로서 신경다발 속에 나타나는 세포핵들은 대부분이 신경집세포의 핵이다. 핵의 모양은 타원형으로 진하게 염색되므로 뚜렷하게 보이나 세포질은 거의 관찰할 수 없다.

(2) 기타 세포

그 밖에 신경을 둘러싼 3종류의 결합조직막에는 섬유아세포(fibroblast), 비만세포(mast cell) 및 대식세포(macrophage)도 관찰된다.

(3) 말이집

신경섬유에서 주위에 말이집(myelin sheath)을 가진 축삭을 말이집 신경섬유(myelinated nerve fiver)라 하며 말이집이 없는 축삭을 민말이집 신경섬유(unmyelinated nerve fiver)라 한다. 이 중 말이집 신경섬유는 말초신경섬유인 경우, 신경집세포가 중추신경섬유의 경우에는 희소돌기아교세포(oligodendrocyte)의 세포질 돌기가 발생 도중 특수하게 분화되어 섬유의 주위를 감아 말이집을 형성하게 된 것이다. 신경섬유의 가로단면 표본을 보면 말이집은 축삭 주위를 둘러싼 검은 관으로 고리 모양으로 보이며 중앙의 축삭은 염색되지 않아 밝게 보인나.

6. 말초신경종말

(1) 층판소체

공 또는 계란 모양을 하고, 길이가 2 mm, 직경이 0.1~1 mm 정도로 비교적 크기 때문에 육안으로도 볼 수 있는 피막 신경종말로서 피부 및 결합조직 인대, 관절낭 및 일부 내장 등에서 관찰된다. ● 낮은 배율 현미경 관찰 : 피하의 성긴 결합조직 안을 살펴보면 혈관 및 지방조직 사이에 층판소체들이 밝고 큰 양파와 같은 모양으로 나타난다.

(2) 촉각소체

촉각소체(Meissner' s corpuscle)는 피부의 진피, 특히 사람의 손가락 끝부분, 발바닥, 입술, 유두, 외음부 등에 많이 분포하고 있는 피막 신경종말의 하나로서 기능적으로는 촉감을 받아들인다고 알려져 있다. ● 낮은 배율 현미경 관찰 : 피부의 상피층은 표피이고, 그 아래 결합조직층은 진피이다. 이러한 진피의 표층, 즉 표피와 진피의 경계부위를 보면 진피가 표피 쪽으로 돌출하여 진피유두(dermal papilla)를 형성한다. 이 유두 안을 살펴보면 많은 혈관들이 분포한 혈관 유두 외에 가끔 타원형을 띤 촉각소체가 유두속에 나타나는데, 이들은 피부 표면에 대해서 수직 방향으로 서 있는 것이 발견된다.

7. 신경근육방추

근육섬유의 근육바깥막 근처에서는 방추속 근육세포들이 비교적 뚜렷한 결합조직 피막에 싸여 있음을 볼 수 있으며 가로단면의 경우 근육섬유 중앙부에 많은 핵들이 모여 있는 핵주머니세포(nuclear bagfiber)와 핵이 일렬로 배열되어 있는 핵사슬세포(nuclear chain fiber)를 구분 관찰할 수 있다. 신경섬유는 특수염색, 즉 도은법 또는 오스뮴산(osmic acid)으로 염색을 해야만 볼 수 있다.

신경근연접종말의 현미경 관찰 : 가로무늬근육의 수의운동을 지배하는 운동신경의 말단이 근섬유의 표면에 그쳐 있는, 특수한 하나의 장치로서 표본 제작이 복잡하고 영구 보존에 어려움이 있다. 표본을 낮은 배율로 보면 크고 굵고 뚜렷하게 보이지 않는 구조가 가로무늬근육섬유인데, 어떤 경우에는 가로무늬가 보이기도 한다. 이 염색법에서 얇고 흑갈색으로 진하게 염색되는 구조가 신경섬유로서 여러 개의 평행한 골격근 섬유 위에 손처럼 되어 그쳐 있다. 말이집은 염색되지 않는다.

8. 중추신경계통

척수(spinal cord)를 가로절단했을 때 두 부분으로 구분된다. 바깥 부분은 백색질로 회색질을 둘러싸고 있으며 오름 및 내림 신경섬유(ascending and descending nerve fiber)들로 구성되어 있다. 척수의 중앙에는 뇌실막으로 덮인 중심관(central canal)이 있다. ● 낮은 배율 현미경 관찰 : 척수의 표면을 섬유막인 연질막(pia mater)이 둘러싸고 있는데, 이는 앞쪽에 깊은 고랑인 앞정 중틈새(anterior median fissure)까지 연장되고 있고, 이곳에 혈관들이 분포하고 있음을 볼 수 있다. 진하게 염색된 부분이 회색질인데 이 부분을 좀 더 자세히 보면 앞쪽과 뒤쪽으로 돌출된 부분을 각각 앞쪽뿔(anterior horn), 뒤쪽뿔(posterior horn)이라 하며 좌우 회색질을 연결하는 곳을 회색교차(gray commissure)라 한다. 뒤쪽뿔에는 감각신경세포(sensory neuron)들이 분포하고 있는데, 이들 세포는 작은 데 비해 앞쪽뿔의 세포들은 운동신경세포(motor neuron)로서 뒤쪽뿔의 세포들보다 훨씬 크다.

9. 소 뇌[작은 골]

소뇌(cerebellum)의 표면은 많은 소뇌이랑(cerebellar folium)이 있는데, 이들은 주로 소뇌틈새에 평행하게 위치하고 있고 시상단면을 보면 나뭇가지처럼 소뇌나무(artor vitae)가 나타난다. 회색질은 얇으며 겉질을 이루고 있고 중심부 속질의 백색질을 둘러싸고 있다. 소뇌겉질은 그 부위에 관계없이 조직학적 소견이 같은 세 층, 즉 표면에서부터 분자층(molecular layer), 조롱박층(Purkinje cell layer) 및 과립층(granular layer)으로 이루어져 있다. 현미경으로 관찰하면, 회색질 표면에 있는 분자층은 H-E 염색에서 약하게 염색되어 희미하게 보이며, 과립층은 hematoxylin에 의해 진하게 염색되는데 이들 두 층 사이에는 조롱박세포가 일렬로 배열되어 있는 조롱박층이 있다. 과립층 아래 부분은 중등도의 염색성을 띤 백색질로서 백색판(lamina albae)이라 한다. 소뇌의 백색질은 신경세포체는 없고 신경아교세포 및 혈관들이 존재한다. 소뇌겉질의 표면에는 결합조직 섬유막인 연질막(pia mater)이 덮고 있다.

10. 대 뇌[큰 골]

대뇌(cerebrum)에도 소뇌와 같이 표면에는 회색질이 겉질을 이루고 백색질은 속질을 이루고 있으며 그 속에 신경핵 등이 존재한다. 겉질은 신경세포의 유형과 세포질 돌기들의 배열상태에 따라 여러 층으로 구분되나 각 층의 경계는 명확하지 않다. 신경섬유의 배열상태는 일반염색에서는 관찰이 불가능하며 특수염색을 시행해야만 가능하다. 겉질은 여섯 층으로 구성되어 있어 표면에서부터 속으로 다음과 같은 여섯 층을 구별할 수 있다. 현미경으로 관찰하면, 회색질에는 크고 작은 신경세포들이 다수 존재하고 있으며 백색질에는 아주 작은 세포들이 소수 분포하고 있다. 회색질에는 신경세포와 신경아교세포들이 함께 있으나 백색질에 있는 세포들은 모두 아교세포들이다.

Ⅰ. 분자층(molecular layer)
Ⅱ. 속과립층(internal granular layer)
Ⅲ. 바깥과립층(external granular layer)
Ⅳ. 속피라밋층(internal pyramidal layer)
Ⅴ. 바깥피라밋층(external pyramidal layer)
Ⅵ. 뭇모양층(multiform layer)

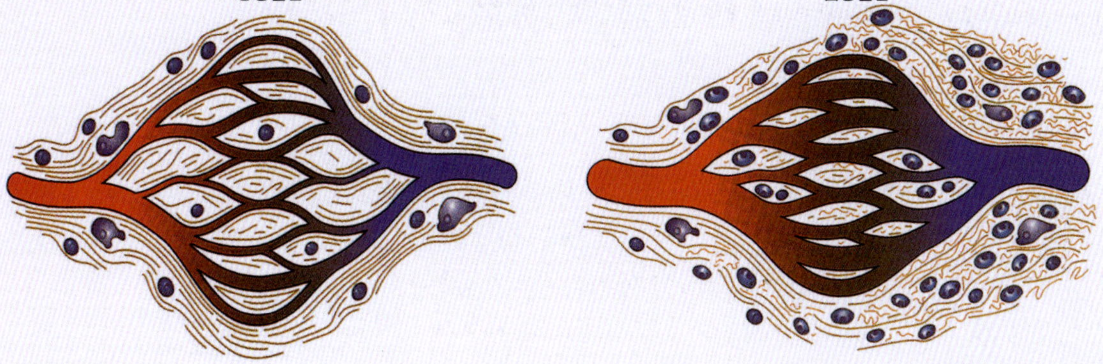

급성염증의 국소반응

3 편 병변의 기전

Understanding Diagnostic Histochemistry

염 증

학습목표

1. 염증의 정의를 설명한다.
2. 급성염증과 만성염증과 그 기전을 이해한다.
3. 염증반응이 조직학적 형태 구조에 미치는 특성을 이해한다.

1장

일반적으로 염증은 급성(acute)과 만성(chronic)으로 구분한다. 급성염증은 비교적 기간이 짧아 수분, 수 시간, 또는 수 일 지속되며, 혈장의 삼출과 백혈구(주로 중성구)의 이주를 특징으로 한다. 만성염증은 기간이 길고, 조직학적으로 림프구와 대식세포의 침윤 및 혈관과 결합조직의 증식을 특징으로 한다. 급성과 만성염증 모두 혈관반응 및 세포반응으로 구성되며 혈장 내의 물질과 염증세포가 분비하는 화학물질에 의하여 매개된다.

염증의 과정 중에서 손상에 대한 반응 후에 뒤따르는 치유 과정을 수복이라고 한다. 수복 과정에서 손상된 조직은 원래의 실질세포로 대치되거나(재생) 섬유조직으로 대치된다(반흔). 실제로는 재생과 반흔이 동반되는 경우가 많다. 염증과 수복은 연속적이며 중복되어, 넓은 의미에서 염증은 조직이나 세포의 손상에 대한 즉각적인 반응으로부터 수복까지의 기능적 및 형태학적 과정 전체를 의미한다.

염증반응은 손상된 조직을 수복하는 유익한 방어반응으로서 특히 감염의 경우 생명을 구해주는 역할을 하지만 때로는 생체에 오히려 해로운 결과를 초래하기도 한다.

염증은 혈관을 가진 결합조직에서 일어나므로 세포로는 혈관 내의 중성구, 단핵구, 호산구, 호염기구, 림프구, 혈소판 등과 결합조직 내의 비만세포, 섬유모세포, 대식세포, 림프구 등이 염증에 관여한다. 세포외 기질의 구성 성분인 교원질과 엘라스틴 같은 구조단백, 피브로넥틴, 라마닌, 엔타신, 테나신 등의 유착 단백 그리고 프로테오글리칸 등도 염증에 관여한다.

1. 급성염증

손상인자에 대하여 즉시, 조기에 반응하는 생체반응이 급성염증이다. 급성염증을 구성하는 세 가지의 중요 요소는 첫째, 혈관내경의 변화와 그에 따른 혈류량의 증가이며, 둘째로는 미세혈관의 구조변화와 혈장 단백 및 백혈구의 삼출이다. 그리고 셋째로는 삼출된 백혈구의 이동과 손상 국소에서의 백혈구 축적이다.(그림 3.1.1)

삼출(exudation)이란 혈관 내의 혈장과 혈구가 혈관 밖의 간질조직이나 체강 내로 탈출하는 것이다.

급성염증에서는 혈관반응이 중요한 기능을 담당하며 혈장과 백혈구가 혈관 밖의 조직으로 나오게 된다. 혈관 밖으로 나온 혈장 성분은 독성 물질을 희석시키고 림프액을 증가시킨다. 백혈구 중 탐식구들은 세균을 파괴하고 괴사조직을 처리하며, 림프구나 단핵구 그리고 대식세포는 사이토카인을 분비하여 창상 치유를 촉진시킨다.

1) 세포변동

염증에서 백혈구가 손상 부위로 이동하는 현상은 매우 중요하다. 미생물, 죽은 조직의 찌꺼기, 이물질 등을 처리하는 것은 백혈구이기 때문이다. 그러나 이 과정에서 백혈구는 자신이 가진 효소, 화학 매개물질, 산소 유래 자유 라디칼 등을 분비하여 조직손상을 일으키기도 한다.

백혈구가 혈관 내에서부터 간질조직으로 나오는 것을 세포삼출이라고 하며, 변연화와 구르기, 유착과 유출, 화학주성에 의한 간질조직 내로의 이동과 활성화라는 세 단계를 거친다.

(1) 변연화와 구르기

정상적으로 고형 성분인 혈구는 혈관의 중심부에서 빠른 속도로 흐르며, 액체 성분인 혈장은 혈관내피 쪽에서 다소 느리게 흐른다. 그러나 염증의 초기에 혈류가 느려지고 혈관 투과성이 증가하므로 백혈구는 혈관내피 쪽에서 느리게 흐르게 된다. 이를 변연화 또는 변연추향이라고 한다.

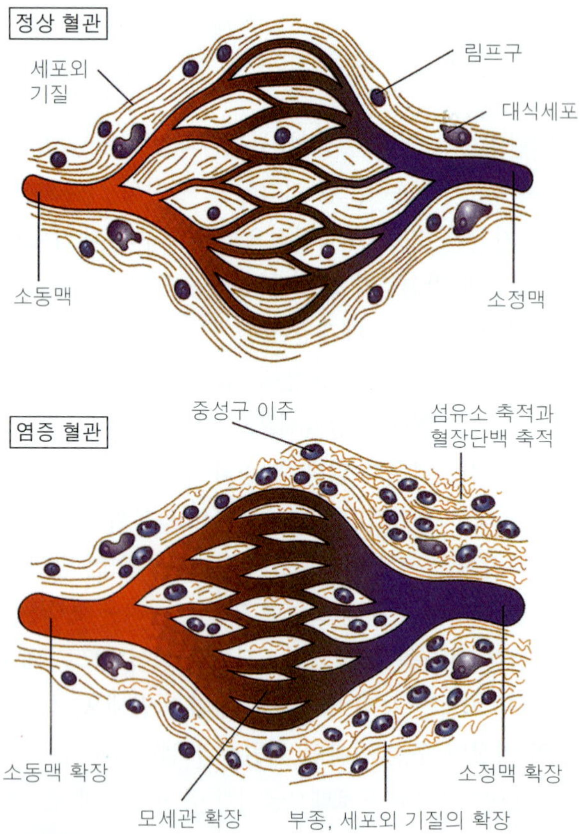

그림 3.1.1 급성염증의 국소반응
혈관 확장에 의한 발적과 혈장의 유출에 의한 부종, 그리고 백혈구의 이주를 볼 수 있다.

(2) 유착과 유출

백혈구의 유착과 유출은 주로 백혈구와 혈관내피 사이의 상보적 유착분자들과 이 유착분자들의 발현을 조절하는 화학주성물질 및 사이토카인과 같은 화학매개물질에 의하여 결정된다. 세포 유착분자들은 세포와 세포 사이 또는 세포와 간질 사이의 결합에 관여한다. 세포 유착분자는 셀렉틴 무리, 점액양 당단백 무리, 면역글로불린의 초유전자 무리 및 인테그린 무리의 네 가지로 나눌 수 있다.

(3) 화학주성과 백혈구의 활성화

- **화학주성:** 혈관벽을 뚫고 나온 백혈구가 유주인자의 신호에 따라 손상부위를 향하여 움직이는 것을 화학주성이라고 한다. 모든 과립구와 단핵구가 화학주성을 가지고 있으며 약하지만 림프구도 화학주성을 가지고 있다(표3.1.1).
- **백혈구의 활성화:** 화학주성 물질이 백혈구의 수용체에 붙으면 백혈구는 5초 이내에 활성화되면서 칼슘과 나트륨이온이 세포 내로 유입되고 cAMP의 농도가 높아지며 세포질의 pH는 4.0까지 낮아져 가수분해효소가 활성화된다. 백혈구의 세포골격은 재배열되어 자극인자 쪽을 향해 분극화한다.

(4) 탐식작용

탐식과정은 세 단계로 나누어 볼 수 있다. 탐식구가 탐식할 물질을 인지하고 부착한 후, 탐식하여 탐식공포를 형성하고, 분해 처리하는 과정이다.

- **인지와 부착:** 중성구와 대식세포는 혈청이 없이도 세균을 인지하여 탐식할 수 있다. 그러나 대부분의 세균은 옵소닌으로 피복되어야 백혈구 표면의 수용체에 붙게 된다. 옵소닌은 IgG의 Fc와 C3b(또는 C3bi)의 두 가지가 잘 알려져 있다. 이에 대한 백혈구 표면의 수용체로는 FcrR과 CR1, CR2, CR3가 있다.

표 3.1.1 백혈구에 대한 화학주성 물질

화학주성 물질	기 원	표적세포
N-formyl peptide	세균단백의 처리 산물	단핵구, 중성구, 호산구, 호염구
C5a	보체 활성화	단핵구, 중성구, 호산구, 호염구
류코트리엔 B4	아리키돈산 대사	단핵구, 중성구
PAF	Phosphatidyl choline 대사	단핵구, 중성구, 호산구
IL-8/NAP-1	T림프구, 단핵구, 내피세포, 섬유모세포, 피부상피세포, 연골세포, 중피세포	중성구, 호염구
gro/MGSA	섬유모세포, 흑색종세포, 내피세포, 단핵구	중성구, 흑색종세포, 섬유모세포
ENA-78	상피세포	중성구
MCP-1	T림프구, 단핵구, 섬유모세포, 내피세포, 평활근세포	단핵구, 중성구
MIP-1 α, β	단핵구, T림프구, 호염구	단핵구, 중성구, T림프구, 호염구, 호산구
RANTES	T림프구, 혈소판	단핵구, T림프구, 호산구

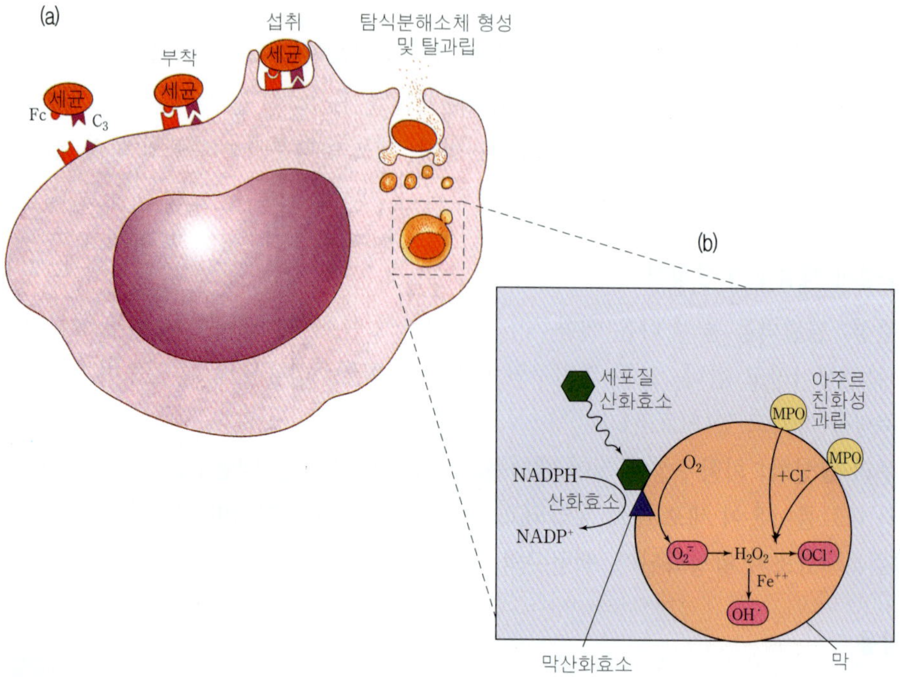

그림 3.1.2 백혈구의 탐식작용 (a)와 산소 의존성 세균 살해 기전(b)

- **탐식:** 옵소닌으로 피복된 탐식물이 백혈구 표면의 FcrR에 붙으면 백혈구에서부터 위족이 나와 탐식된다. 백혈구 세포 내의 탐식물을 탐식공포 또는 탐식소체라고 한다. 이들은 리소솜의 막과 융합하여 탐식분해소체가 되며 리소솜 효소에 의해 처리된다. 백혈구 내의 리소솜 과립은 점차 감소되는데 이를 탈과립이라고 한다(그림 3.1.2).
- **살균과 분해:** 살균은 주로 산소의존성 기전에 의하므로 탐식작용은 산소의 급격한 소모를 동반한다. 당원이 분해되고 hexose-monophosphate shunt를 통하여 포도당이 산화되며 그 결과 반응성 산소대사물이 만들어진다. NADPH 산화효소의 활성화로 NADPH가 산화되고 산소는 수퍼옥사이드로 환원된다. 그리고 수퍼옥사이드는 과산화수소로 전환된다.

$$2O_2 + NADPH \xrightarrow{\text{NADPH 산화효소}} 2O_2^- + NADP^+ + H^+$$

$$2O_2^- + 2H^+ \longrightarrow H_2O_2 + O_2$$

2) 염증의 화학적 매개물질

대부분의 염증의 매개물질은 인체에 해로운 효과를 보일 수 있다.

(1) 혈관활성 아민

- **히스타민:** 여러 조직에 광범위하게 분포되어 있으나 주로 혈관 주변의 비만세포에 가장 많이 들어 있으며 혈액 내의 호염구 및 혈소판에도 들어 있다. 비만세포의 세포질 내에 과립 상태로 저장되어 있는 히스타민은 여러 가지 자극, 즉 물리적 인자(외상, 한냉, 열) 면역반응(면역글로불린 E와 비만세포와의 결합), 아나필락시스 독소로 알려진 활성 보체(보체 3a와 5a), 백혈구의 히스타민 유리 단백, 신경펩티드(P 물질), 인터루킨 1 및 인터루킨 8 등의 사이토카인에 의해 유리된다.
  히스타민은 세동맥을 확장시키고 세정맥의 투과성을 증가시킨다. 주로 혈관 투과성 항진의 초기단계에서 작용하는 매개물질이다(표3.1.2).
- **세로토닌:** 히스타민과 유사한 혈관 활성 물질로서 혈소판과 장크롬친화성 세포에 들어 있다. 혈소판이 교원질, 트롬빈, 아데노신이인산 또는 항원항체 복합체 등과 결합하여 응집하면 혈소판 내의 혈관 활성물질이 유리된다. 면역글로불린 E에 의한 면역반응시 비만세포에서 유래되는 혈소판 활성인자(PAF)도 혈소판의 응집과 유리반응을 일으킨다(표3.1.2).

표 3.1.2 급성염증의 기원과 종류

기 원	생성유형	종 류	세포종류
세포	전구 물질	히스타민	비만세포, 혈소판
		세로토닌	혈소판
		리소솜 효소	중서구, 대식세포
	생성 물질	프로스타글란딘	백혈구, 혈소판 내피세포
		류코트리엔	백혈구
		혈소판활성인자	백혈구, 내피세포
		사이토카인	대식세포, 내피세포
		산화질소	대식세포
혈장	보체활성	C3a, C5a, C3b, C5b-9	
	하게만 인자	키닌계(브라디키닌)	
	활성	응고/섬유소용해계	

(2) 혈장 단백분해효소

- **보체계:** 보체계는 20여 종의 혈장 단백으로 구성되어 있으며 주로 미생물의 침입에 대한 면역반응으로 세포막 공격 복합체인 C5-9를 만들어 미생물을 용해시킨다. 이 과정에서 많은 보체계 물질이 유리되며, 이들은 혈관투과성을 증가시키고 화학주성 및 옵소닌화를 일으킨다.
  보체계는 단계적으로 활성화되어 기능이 다른 단백을 만든다. 활성화의 기전에는 항원-항체 복합체에 의해 시작되는 전형적 경로와 내독소, 응집 면역글로불린 A, 코브라 독소 또는 다당류 등의 비연역적 자극에 의해 시작되는 교체가 있다.
- **키닌계:** 혈관활성 물질인 브라디키닌을 만든다. 브라디키닌은 혈관투과성을 항진시키며, 평활근의 수축, 혈관의 확장, 동통을 유발하나 화학주성 효과는 없다. 하지만 인자는 교원질, 기저막 등 음전

하를 띤 표면과 접촉하면 활성화된다. 하지만 인자가 활성화되어 만들어진 프리칼리크레인이 칼리크레인으로 전환되고 칼리크레인은 고분자 키니노겐을 브라디키닌으로 분해시킨다.

- **응고계:** 응고계는 하게만 인자에 의해 유발되는 혈장 단백계로서, 최종적으로 트롬빈에 의해 섬유소원이 섬유소로 바뀌는 것이며, 이 과정 중에 여러 가지의 섬유소 펩티드가 만들어진다. 섬유소 펩티드들은 혈관 투과성을 증가시키고 백혈구에 대한 화학주성 효과를 보인다. 트롬빈은 백혈구 유착과 섬유모세포의 증식을 일으킨다.
섬유소 용해계는 하게만 인자와 관련된 혈장 단백을 분해시킨다. 내피세포 백혈구 등의 여러 세포에서 유리되는 플라스미노겐의 활성화 물질에 의해 플라스미노겐에서 플라스민이 만들어진다. 플라스민은 응고 섬유소를 용해시키며, 염증반응에서는 보체 3을 보체 3a와 보체 3b로 분해시키고 섬유소 분해 산물을 만들어 낸다.
- **사이클로옥시게나제의 경로:** 프로스타글란딘이 만들어지며, 여기에는 각기 특이 효소에 의해 생성되는 프로스타글란딘, E_2(PGE_2), 프로스타글란딘 D_2(PGD_2), 프로스타글란딘 F_2(PGF_2), 프로스타글란딘 I_2(PGI_2, 프로스타사이클린) 및 트롬복세인 A_2 등이 포함된다. 혈소판 응집과 혈관 수축 작용을 하는 트롬복세인 A_2의 특이 효소는 혈소판에 들어 있는 반면에 프로스타글란딘 I_2의 특이 효소는 혈관 내피세포에 들어 있다. 프로스타글란딘 I_2는 혈관 확장과 혈소판 응집 억제작용을 나타낸다. 프로스타글란딘 D_2는 비만세포에서 주로 만들어지며, 프로스타글란딘 E_2 및 F_2와 함께 혈관을 확장시켜 부종을 일으킨다. 아스피린과 인도메타신 등의 소염제는 이 효소 경로를 차단하여 프로스타글란딘의 합성을 억제한다(표3.1.3).

표 3.1.3 급성염증에서 아라키돈산 대사산물의 작용

작용	종류
혈관수축	트롬복세인 A_2, 류코트리엔 C_4, D_4 및 E_4
혈관확장	프로스타글란딘 I_2, E_1, E_2 및 D_2
투과성 증가	류코트리엔 C_4, D_4 및 E_4
주화인자	류코트리엔 B_4, HETE, 리폭신

- **지방산화효소의 경로:** 백혈구에 주로 분포하는 5-지방산화효소에 의해 촉매되며, 주요 산물인 백혈구 주화인자 5-HETE(hydroeicosatetraenoic acid)가 류코트리엔계 물질로 바뀐다.
이 과정에서 류코트리엔 A4가 만들어지나 불안정하여 곧 류코트리엔 B_4로 바뀐다. 류코트리엔 B4는 강력한 주화인자이며 백혈구를 응집시킨다. 차례대로 합성되는 류코트리엔 C_4 · D_4 및 E_4 등은 혈관과 기관지를 수축시키고 혈관의 투과성을 항진시킨다(표3.1.3).

백혈구가 활성화되어 아라키돈산 대사산물이 만들어지면 대사산물은 주위에 있는 혈소판에 작용한다. 그 결과 혈소판에서는 리폭신(lipoxin)이라는 새로운 아라키돈산 산물이 만들어진다.

(3) 혈소판 활성인자

인지질효소 A_2에 의해 인지질막에서 유래하는 또 다른 매개물질로서 처음에는 면역글로불린 E에 의해

감작된 호염구에서 유리되어 혈소판 응집을 일으키는 것으로 알려졌으나 그 작용은 다양하다. 혈소판의 응집 외에도 혈관과 기관지를 수축시키며, 히스타민보다 훨씬 강력한 혈관확장 및 세정맥의 투과성 항진 효과를 보인다. 또한 백혈구의 내피세포 유착, 화학주성 효과 및 탈과립 작용을 가져 그 염증의 주요 증상을 촉진시킨다. 이 인자를 분비하는 세포는 호염구, 중성구, 단핵구, 내피세포, 혈소판 등이다.

(4) 사이토카인과 케모카인

활성화된 림프구 및 대식세포 등의 여러 세포에서 분비되는 사이토카인은 세포성 면역반응 및 염증반응 등에 관여하며 다른 세포의 기능을 조절한다. 염증반응에 관계하는 중요한 사이토카인으로는 인터루킨 1과 종양괴사인자 알파(α) 및 베타(β), 그리고 인터루킨 8 등이 있다(표3.1.4).

(5) 산화질소

혈관 평활근 이완 인자로 처음 알려진 산화질소는 염증 매개물질로서도 여러 가지 작용을 한다. 산화질소는 용해성 자유 라디칼 가스로서 산화질소 합성효소에 의해 L-아르기닌으로부터 만들어진다. 산화질소 합성효소에는 두 가지가 있다. 하나는 내피세포 및 신경세포에 들어 있는 효소(eNOS와 nNOS)로서 세포질 내의 칼슘 이온이 증가하면 칼모듈린의 도움을 받아 산화질소를 합성한다. 다른 하나는 대식세포에 존재하는 효소(iNOS)로서 종양괴사인자 알파와 인터페론 감마와 같은 사이토카인에 의해 새로 만들어져서 산화질소를 합성한다. 산화질소의 반감기는 수초 정도에 불과하여 국소적으로만 작용한다(표3.1.4).

표 3.1.4 염증반응과 매개물질

작 용	종 류
혈관확장	프로스타글란딘
	산화질소
혈관 투과성 증가	혈관활성 아민
	보체 3a, 보체 5a
	브라디키닌
	류코트리엔 C_4, D_4, E_4
	혈소핀 활성인자
	P 물질
주화 효과, 백혈구 활성화	보체 5a
	류코트리엔 B_4
	케모카인
	세균 산물
발 열	인터루킨-1, 6/종양괴사인자
	프로스타글란딘
통 증	프로스타글란딘
	브라디키닌
조직손상	리소솜 효소
	산소 유래 자유 라디칼
	산화질소

(6) 리소솜 성분

중성구와 단핵구의 리소솜 과립은 세포 밖으로 유리되어 염증반응에 관여한다. 중성구의 과립에는 2종류가 있다. 특수 과립(2차 과립)에는 락토페린, 리소자임, 알칼리 인산분해효소, NADPH 산화효소, 교원질 분해효소 등이 들어 있으며, 아주르호성 과립(1차 과립)에는 미엘로 퍼옥시다제, 리소자임 등의 살균인자, 산성 가수분해효소 및 중성 단백분해효소가 들어 있다. 특수과립의 효소는 소량의 유리 작용 물질에 의해 쉽게 유리되는 반면에 보다 강력한 아주르호성 과립의 효소는 1차적으로 탐식소체 내로 유리된다. 아주르호성 과립의 효소가 세포 밖으로 유리되려면 높은 농도의 작용 물질을 필요로 한다.

산성 단백분해효소는 탐식분해소체 내에서 세균과 찌꺼기를 분해하는 반면에 중성 단백분해효소는 교원질, 기저막, 섬유소, 탄력소 및 연골기질 등의 세포외 물질을 분해한다. 또한 중성 단백분해효소는 보체 3과 보체 5를 직접 분해하며, 키닌 유사펩티드를 유리하기도 한다. 중성구 외에 단핵구와 대식세포도 산성 및 중성 단백분해효소를 가지고 있다.

(7) 산소 유래 자유 라디칼

산소 유래 자유 라디칼은 중성구나 대식세포가 화학주성인자나 면역 복합체에 노출되거나, 탐식활동을 할 때 세포 밖으로 유리된다. 이들은 주로 NADPH 산화효소에 의해 생성되며 산화질소와 결합하여 독성 산화질소 유도 물질로 바뀐다.

(8) 신경 펩티드

P 물질(substance P)은 신경섬유, 특히 폐와 위장관의 신경섬유에 많이 들어 있다. 생리적 기능은 통증 감각의 전달, 혈압 조절, 면역계 및 내분비계 세포의 분비 촉진이나 염증 시에는 G 단백에 연계되어 있는 수용체와 결합하여 혈관 투과성을 항진시킨다.

3) 급성염증의 경과

일반적으로 급성염증 반응은 다음 네 가지의 경과 중 어느 하나로 귀결된다.

(1) 완전수복

가벼운 화상이나 외상에서 볼 수 있으며, 급성염증이 있던 부위는 반흔조직을 남기지 않고 정상으로 수복된다. 용해라고도 하며 이 과정에서는 화학적 염증 매개물질의 중화, 혈관투과성의 정상화, 백혈구 침윤의 정지, 염증 조직 내의 부종액, 단백, 백혈구, 이물질 및 괴사물질 등이 제거된다. 이 과정에는 림프관과 탐식구가 중요한 역할을 한다.

(2) 섬유화

조직 파괴와 함께 많은 양의 섬유소성 삼출물을 동반하는 염증에서 반흔 조직으로 치유되는 경우이다. 조직이나 체강 내에 존재하는 섬유소성 삼출물이 재흡수되지 못하면 결합조직이 삼출액 내로 자라 들어가 섬유화가 일어나는데, 이것을 기질화라고 한다.

(3) 농양형성

화농성 세균 감염에 의한 급성염증이 진행되어 국소적으로 농양을 형성하는 경우이다.

(4) 만성염증

급성염증에서 만성염증으로 이행하는 시점을 정확히 말할 수 없으나 급성염증이 용해되지 않고 지속되면 만성염증을 일으킨다.

2. 만성염증

만성염증은 수주 또는 수개월 동안 장기간 지속되며, 염증부위에서 염증반응 조직의 파괴 그리고 치유 과정이 동시에 일어나는 염증반응이라고 할 수 있다. 따라서 주로 혈관변화, 부종 및 중성구의 침윤을 동반하는 급성염증과는 대조적으로 진행된다. 만성염증의 중요한 특징적 소견은 ① 대식세포, 림프구 및 형질세포 등의 단핵구 침윤, ② 조직파괴, ③ 혈관 신생과 섬유화이다. 예를 들어 폐가 화농성 세균에 감염되면 급성염증(폐렴)이 발생하지만 용해되지 못하고 지속되면 폐 실질 조직이 파괴되어 만성 폐농양이 발생한다. 또 위나 십이지장궤양도 자극이 계속되면 수개월에서 수년 간에 걸쳐 만성염증이 지속될 수 있다.

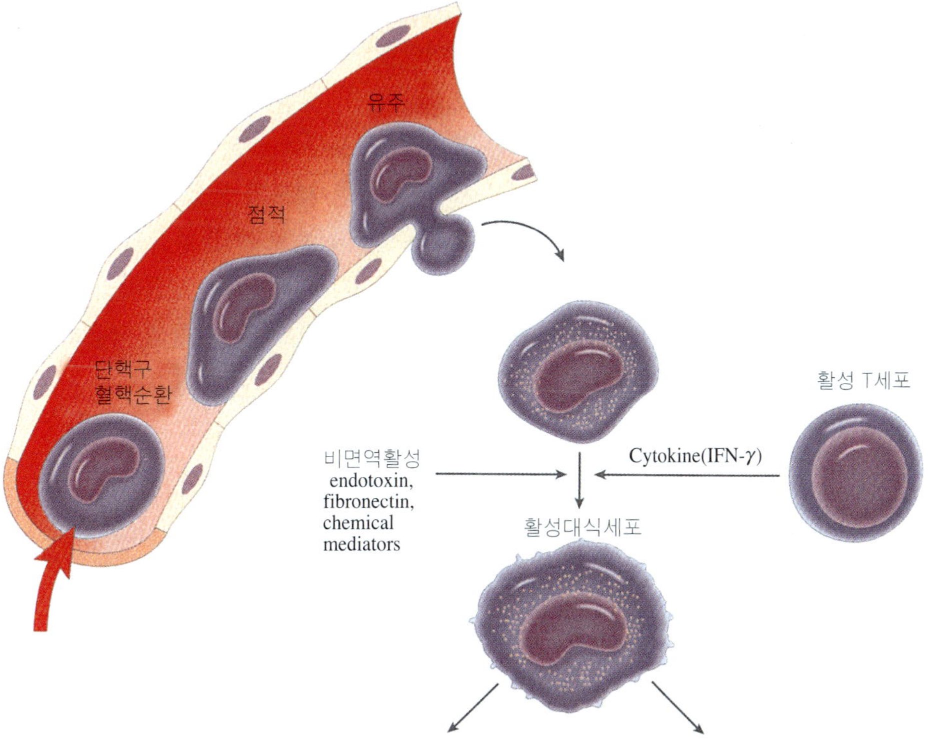

그림 3.1.3 대식세포 활성화의 기전
림포카인(인터페론 감마 등)에 의한 면역성 기전과 자극(내독소 등)에 의한 비면역성 기전이 있다.

1) 만성염증 발생원인

만성염증은 서서히 일어나는 경우가 대부분이며 여러 가지 원인에 의하여 발생할 수 있으나 임상적으로는 아래 세 가지 경우에 잘 발생한다.

(1) 지속적 감염 상태

염증 자극이 지속되는 경우에 발생한다. 예를 들면, 결핵균, 매독균, 진균 등과 같은 미생물의 지속적인 감염이 있을 때이다. 이들은 독성이 약하며 면역학적으로 지연성 반응을 일으켜 유악종성 병변을 만들기도 한다.

(2) 독성 물질에의 지속적 노출

예를 들면, 잘 분해되지 않는 실리카(규소)와 같은 물질을 흡입하면 만성 폐질환인 규폐증이 발생하고, 혈장의 지질 성분이 증가하면 동맥경화가 발생한다.

(3) 자가면역에 의한 염증

자가면역질환은 자기 항원에 조금씩 노출되므로 자극 또는 손상에 대한 반응이 서서히 시작하여 염증반응이 만성적으로 진행한다. 류마티스 관절염과 전신성 홍반성 루푸스 등이 그 예이다.

2) 만성염증의 구성세포와 매개물질

만성염증에서는 단핵구의 침윤이 중요한 요소이다. 단핵구가 혈관외부로 이동하는 데에는 중성구의 이동에 관여하는 요소, 유착분자, 화학주성 인자 등이 관여한다. 단핵구가 혈관 밖으로 나가면 대식세포로 바뀌고 활성화된다. 활성화란 세포의 크기, 리소솜 효소의 활성, 신진대사, 탐식능 및 미생물을 죽이는 기능 등이 증가한다는 뜻이다. 대식세포의 활성화는 감작된 T림프구에서 분비되는 인터페론 감마와 같은 사이토카인, 세균의 독소, 기타 화학매개물질, 피브로넥틴과 같은 세포의 물질 등이 작용한다. 활성화된 대식세포는 산소 대사산물 또는 단백분해효소 등의 조직 독성물질, 림프구 및 형질세포 등에 대한 화학주성인자, 섬유모세포의 증식과 교원질 침착을 일으키는 인자 등을 포함한 많은 생물학적 활성물질을 분비하기 때문에 만성염증 반응의 중심적 역할을 수행한다고 볼 수 있다. 이 인자들의 작용으로 만성염증의 특징인 조직 손상과 기능 장애가 초래된다.

세포조절과 수복

2장

학습목표

1. 결합조직에 의한 세포 수복을 이해한다.
2. 창상 치유에 대하여 이해한다.
3. 세포 손상의 광학현미경적 소견을 이해한다.

1. 결합조직에 의한 수복(섬유화)

조직 손상과 그에 따른 염증이 심하거나 오래 지속되어 실질세포와 기질의 구조가 파괴되면 실질세포의 재생만으로는 수복이 이루어질 수 없다. 이런 경우 손상 부위는 24시간 내에 섬유모세포와 혈관 내피세포에 의해 대치되기 시작하여 3일 내지 5일에는 육아조직(granulation tissue)이 만들어진다. 육아조직이란 피부 상처의 딱지를 떼어내었을 때 분홍색의 과립상으로 보이는 새 살의 모양에서 비롯한 용어이다. 조직학적으로는 느슨한 세포의 기질의 바탕에 섬유모세포가 증식하고 모세혈관이 새로 만들어지는 것을 특징으로 한다. 그 후 육아조직은 점차 결합조직의 간질이 축적되어 섬유화된다. 이러한 수복 과정에는 혈관신생, 섬유화, 조직개형의 세 가지가 관여한다.

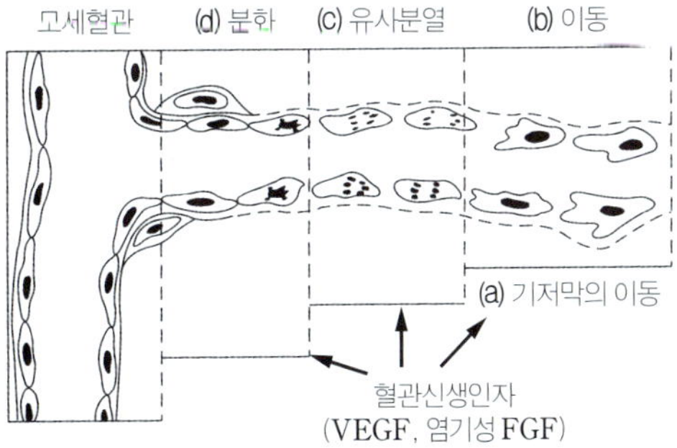

그림 3.2.1 혈관신생의 네 단계
왼쪽에 모세혈관이 있다.
(a) 기저막과 세포 기질의 분해 (b) 내피세포의 이동
(c) 내피세포의 증식(세포분열) (d) 기질화 및 성숙

1) 혈관신생(angiogenesis)

기존의 혈관에서부터 가지기 나와 새 모세혈관이 만들어지는 것을 혈관신생(angiogenesis)이라고 한다. 혈관신생은 다음의 네 단계를 거친다(그림

3.2.1). 첫째, 단백분해에 의한 모혈관 기저막의 파괴로 모세혈관이 발아한다. 둘째, 내피세포가 맥관형성 자극원을 향해 이동한다. 셋째, 이동하는 세포의 뒤를 따라 내피세포가 증식한다. 넷째, 내피세포의 성숙과 함께 모세혈관의 형태가 만들어진다. 이러한 과정으로 만들어진 새 혈관은 내피세포 사이의 연결이 완전하지 않고 또 내피세포의 투과성이 증가해 있어 혈장 성분이 쉽게 새어나온다. 육아조직에서 부종을 흔히 볼 수 있는 것이나 창상에서 급성 염증반응이 사라진 후에도 오랫동안 부종이 남아 있는 것은 이 때문이다.

2) 섬유화(fibrosis)

육아조직에서는 섬유화(fibrosis) 또는 섬유증가(fibroplasia)가 일어난다. 섬유화 과정은 두 단계를 밟는데, 첫째로는 손상 부위에서 섬유모세포의 이주와 증식, 둘째로는 섬유모세포에 의한 세포의 기질의 축적이다. 여러 가지 성장인자가 섬유모세포를 자극하여 섬유화를 일으킨다. 이들 성장인자는 활성화된 내피세포에서 분비되기도 하나 더 중요한 것은 염증세포로부터의 분비이다. 대식세포는 육아조직의 중요 구성 세포로서 세포의 분해산물, 섬유소 및 다른 이물질의 탐식을 맡고 있으나 또 한편으로는 PDGF, 염기성 FGF, TGF-β를 분비하여 섬유모세포의 이주와 증식을 촉진시킨다. 화학주성 자극원이 있으면 림프구와 비만세포도 침윤하는데 이들도 직접 또는 간접으로 섬유모세포를 증식시키고 활성화시킨다.

치유가 진행되면 섬유모세포와 혈관의 수는 감소하나 섬유모세포는 높은 합성 능력을 가지게 되어 더 많은 세포의 기질이 축적된다.

3) 반흔개형(scar remodeling)

반흔개형이란 반흔의 기질화와 성숙을 뜻한다. 세포의 기질은 아연 이온에 의해 활성화되는 금속단백분해효소(metalloproteinase) 무리에 의해 분해된다. 이 무리의 효소는 중성구의 탄력섬유분해효소나 카텝신 G, 플라스민, 세린단백분해효소와 구분되는데, 이들은 금속단백분해효소처럼 세포의 기질을 분해할 수는 있으나 금속효소(metalloenzyme)는 아니다.

2. 창상치유

창상치유는 체계적인 과정을 밟아 이루어진다. 수용성 성장인자들은 세포의 이동, 증식, 분화뿐만 아니라 세포의 기질이 질서 정연하게 합성되고 분해되도록 조정해 주며, 세포의 기질은 성장인자에 대한 세포 반응을 조정해 준다. 창상 치유의 과정은 다음과 같다. 첫째는 손상에 의한 급성 염증 반응의 유발, 둘째는 실질세포의 증식, 셋째는 실질세포와 결체조직세포의 이동 및 증식, 넷째는 세포와 기질의 합성, 다섯째는 조직 기능을 회복하기 위한 실질 성분의 개형 그리고 여섯째는 창상강도에 도달하기 위한 결체조직의 개형이다.

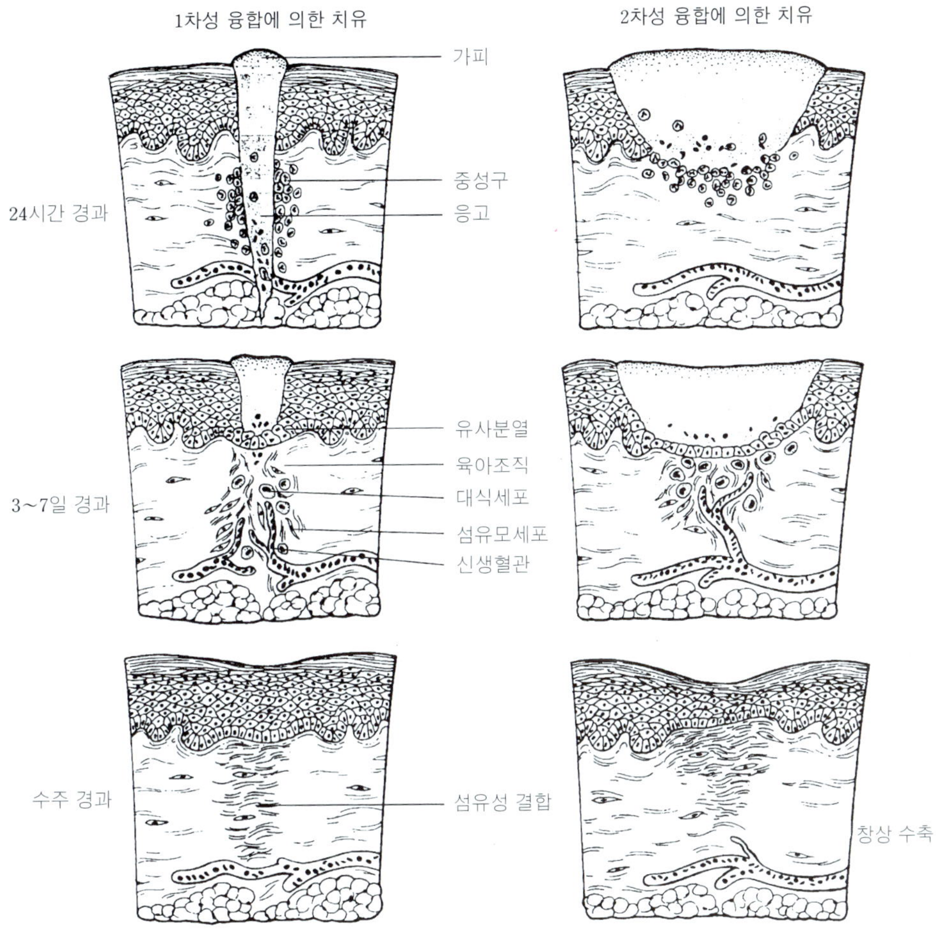

그림 3.2.2 1차 융합(왼쪽)과 2차 융합(오른쪽)에 의한 창상의 치유 단계

1) 1차 융합(primary union)

창상 치유의 가장 단순한 예는 봉합한 외과적 절개가 치유되는 과정이다. 이것을 1차 융합 또는 1차 융합에 의한 치유라고 한다. 외과적 절개에 의해서는 상피 기저막의 연속성이 부분적으로만 파괴되며 상피와 결합조직의 세포 중 소수만 죽게 되므로 상피의 재생이 섬유화보다 우세하게 진행된다. 좁은 절개부위는 혈구를 포함한 섬유소성 응괴로 채워지며, 응괴의 표면은 탈수되어 딱지(scab)가 만들어져 창상 부위를 보호한다(그림3.2.2).

2) 2차 융합(secondary union)

경색, 염증성 궤양, 농양 또는 큰 상처가 있을 때에는 조직 결손이 광범위하여 수복 과정이 더 복잡해진다. 이런 경우에는 실질세포의 재생만으로는 본래 구조를 복구할 수 없으므로 많은 양의 육아조직이 창상 가장자리로부터 자라 들어오고, 시간이 지나면서 세포외 기질이 축적되고 반흔이 생긴다. 이러한 치유 형태를 2차 융합 또는 2차 융합에 의한 치유라고 한다(그림3.2.2).

3) 창상강도(wound strenth)

꼼꼼히 봉합한 창상강도는 정상 피부의 약 70% 정도이며 이는 주로 봉합 자체 때문이다. 일주일 정도 지나 봉합을 제거했을 때의 창상강도는 정상 피부의 약 10%에 불과하나, 그 다음 4주에 걸쳐 급속히 증가한다. 창상강도의 회복은 첫 2개월 동안에는 교원질의 합성이 분해보다 우세하기 때문이며, 교원질 합성이 감소하는 2개월 이후에는 교원질 구조의 변형(섬유의 교차 결합과 섬유 크기의 증가) 때문이다. 창상강도는 손상 후 3개월에 정상의 70~80%에 이르고 그 후로는 크게 증가하지 않는다.

체액 및 순환장애

학습목표

1. 체액 불균형과 혈역동학적 장애의 원인과 기전 및 여기에 따르는 형태학적 변화를 이해한다.
2. 인간에게서 체액의 불균형으로 발생하는 병변특성과 그 종류를 이해한다.
3. 순환장애 때에 발생하는 병변과 그 특성을 이해한다.

3장

1. 부 종(edema)

건강한 인체는 체중의 60%가 수분이며 이 중 3분의 2(40%)는 세포내액이며, 나머지(20%)는 세포외액, 즉 간질액으로 구성되어 있다(이 중 혈장은 총 체액의 약 5%를 차지한다). 부종(edema)이란 간질조직 또는 체강에 체액이 과다하게 축적된 것을 말한다. 부종은 염증성 부종과 비염증성 부종으로 대별하며, 전자는 혈관 투과성이 국소적으로 증가하여 생긴다. 그리고 후자는 모세혈관벽을 가로지르는 혈류역동 장애로 인해 생기므로 이를 혈류역동성 부종이라고도 한다.

부종은 전신적 혹은 국소적으로 생길 수 있다. 부종이 심하면 전신적으로 피하조직이 심하게 종창되는데, 이를 전신부종이라 한다. 그리고 부종액이 체강에 축적된 장소에 따라 수흉, 수심낭, 복수 등으로 부른다. 비염증성 부종액은 여출액이라고 하며 단백과 교질성분이 적어 비중이 1.012 이하이고, 염증성 부종액은 삼출액이라고 하며 단백성분이 많아 비중이 1.020 이상이다.

부종은 조직의 세포와 세포 사이의 수분, 즉 간질액(intertitial fluid)이 비정상적으로 증가되거나 체내의 공간인 체강(body cavity)에 수분이 증가된 상태를 말하며, 이것은 국소부종(local edema)과 전신부종(systemic edema)으로 구분하며 국소부종은 주로 염증에 의하거나 정맥순환 또는 림프액의 순환이 잘 이루어지지 않을 때 발생된다. 전신부종은 심장이나 신장의 기능저하가 대표적인 예이며 부종액이 체강에 저류한 경우는 복수(ascites), 흉수(hydrothorax), 심낭수(hydropericardium), 관절낭수, 음낭수 등이 있다.

부종에 의해 증가된 체액의 비중은 1.015 이상, 단백함량 4g% 이상이며, 세포성분이 많고 염증에 의해 발생된 것을 삼출액(exudate)이라 한다. 단백이나 비중이 낮고 심장 또는 신장기능 장애 등에 의한 비염증성에 의한 것을 여출액(transudate)이라 하며, 간질조직이나 체강 내에 액체가 과도하게 축적된 부종액은 여출액일 수도 있고 삼출액일 수도 있다.

부종의 주요 원인은 다음과 같다.

(1) 정맥 정수압의 증가

대표적인 예로 심장 삼첨판의 협착증 등에 의해 정맥 내의 압력이 증가되면서, 정맥 순환장애에 의해 혈관 내의 수분이 간질로 빠져나와 부종이 형성되는 것이며, 그 밖에도 정맥혈관의 압박(임신자궁), 이첨판막 협착에 의한 폐부종 등이 있다.

(2) 혈장 삼투압의 감소

혈액 내의 액체성분에는 수용성 단백질인 알부민과 글로불린이 함유되어 삼투현상에 관여하게 되는데, 신증후군(nephrotic syndrome)의 경우 알부민이 요로 배설되어 저단백 혈증이 유발되면서 전신부종이 형성된다. 그 밖에도 간경변증(liver cirrhosis), 영양결핍, 단백흡수 불량한 위장질환 등에 의해서 발생된다.

(3) 나트륨 저류(sodium retension)

정상인은 소금을 섭취할 경우 필요 이상은 요로 배설하게 되는데, 신장기능에 이상이 있을 경우는 배설장애에 의해 혈관 내 저류하게 됨으로써 삼투현상에 의해 수분의 증가를 가져오고, 이로 인하여 부종이 형성된다.

(4) 림프관 폐쇄(lymphatic obstruction)

이 경우는 림프절에 대한 방사선 치료나 림프절의 절제, 림프관 내의 기생충 등이 순환장애를 일으키면서 수분의 흡수 등에 장애를 일으킨다.

(5) 조직내 압력의 저하

얼굴, 특히 눈꺼풀 주위와 하지 등은 생리적으로도 조직내부 압력이 약하여 일시적으로 부종이 잘 형성된다.

2. 탈수증(dehydration)

체액의 현저한 감소를 탈수증이라고 하며 피부, 신장, 소화관 등에서 수분이 상실되면 조직 내 세포의 수분도 감소되어 기능장애는 물론이고 심하면 사망하게 된다. 대부분의 탈수증은 심한 구토나 설사(이질, 식중독 등) 때에는 수분뿐만 아니라 염류도 동시에 감소되기 때문에 탈수현상이 더욱 고조되고 혈액은 농축되며 요의 양도 감소된다. 그 결과 혈중의 비단백 질소가 증가되면서 산혈증(acidosis)이 발생된다. 인체에서는 체액의 15% 이상의 수분이 상실되면 사망하기 때문에 즉시 수액에 의한 치료를 해야 하며, 특히 소아나 노약자는 감수성이 매우 높다.

3. 충혈과 울혈(hyperemia & congestion)

충혈과 울혈은 다같이 조직이나 신체 일부에 혈액량이 증가되어 있는 상태를 말하며, 장기 내의 혈액은 생리적으로 동맥혈과 정맥혈이 일정량으로 순환되면서 조절되고 있다. 그러나 충혈과 울혈은 서로 구별된다. 즉, 충혈은 국소에서 동맥의 혈액이 증가되어 세동맥, 소동맥의 혈관이 확장되면서 관류하는 혈액량이 증가된 상태를 말하며 능동적 과정을 거친다. 반대로 울혈은 정맥의 혈액이 증가된 상태로서 국소적 또는 전신적 울혈(심부전증)이 형성될 수 있고 수동적인 과정을 거친다. 충혈은 장기나 조직의 기능이 항진하는 경우 또는 염증(㉄ 결막염)에 의한 증상으로 나타나고 병소 부위를 붉게(redness) 한다.

울혈은 정맥혈관의 장애, 즉 종양 등에 의한 압박, 정맥혈관 내의 기질적 변화, 혈전증 등에 의해 혈관 내강이 좁아지거나 폐쇄되는 경우 발생된다. 이때 장기는 암적색으로 보이며 국소의 모세혈관에서 혈액 중의 액체성분이 혈액 밖으로 누출된다(울혈에 의한 수종). 심할 경우는 적혈구가 혈관 밖으로 나오는 경우(출혈)도 있으며, 울혈이 오래 지속되면 모세혈관 주위에 결합조직이 증가되는 경우도 있다.

간경변증(liver cirrhosis)의 경우 간으로 유입되는 문맥 순환장애가 발생되며 문정맥혈액의 울혈이 형성되어 문맥압(portal hypertension)이 증가되고, 이 결과 측부 순환(collateral circulation)이 형성되며 또 비장 종대 현상이 나타난다.

폐의 경우 만성울혈(chronic congestion)은 승모판 협착(mitral stenosis)에서 심하게 나타나는데, 폐포의 모세혈관이 확장되면서 폐포 내에 부종이 심하게 형성되고, 폐포 내에는 적혈구가 모세혈관으로부터 탈출된다. 그리고 폐포에 존재하는 대식세포(macrophage)에 의해 탐식되고 대식세포의 세포질에는 혈철소(hemosiderin)가 축적되어 나타나는데, 이 세포를 심부전세포(heart failure cell)라 부른다.

4. 혈행정지(stasis)

신체의 어떤 부위에서 혈액의 흐름이 정지될 경우 정맥과 모세혈관에 과다한 울혈이 발생하게 되는데, 이 상태가 장기간 지속될 경우에는 그 부위에 부종과 출혈이 일어나게 된다.

5. 허 혈(ischemia)

국소에 유입되는 동맥혈액의 양이 감소된 상태를 국소빈혈(local anemia) 또는 허혈이라고 하며, 이 결과 세포의 호흡이 장애되어 저산소증(hypoxia)이 발생된다. 허혈상태에서 임상적 소견은 병리학적 변화와 비례해서 나타나며, 그 정도는 환자의 상태와 허혈 정도 및 기간에 따라 다르게 나타난다.

허혈은 동맥과 모세혈관의 내강이 좁아지거나 폐쇄되는 상태(동맥경화, 동맥염, 혈전, 색전) 또는 혈관 외부에서의 압박(종양)과 혈관경련(화학적, 물리적 자극에 의한 혈관벽 평활근의 수축)에 의해 발생되는데 일반적으로 장기를 지배하는 혈관의 형태를 구분하면 다음과 같다.

(1) 1개의 동맥에 의지하는 경우

1개의 동맥을 수지상으로 분지해서 혈액이 공급되는 경우를 말하며, 이 경우 문합지를 가진 동맥혈관과 문합지를 갖지 않는 동맥혈관으로 구분할 수 있다. 문합지가 없는 소동맥을 종말동맥이라고 하며 뇌, 비장, 신장, 심장의 동맥혈관이 이에 속한다. 종말동맥은 혈관 구조상 문합의 형성이 없으므로 만약 혈행장애가 일어나면 국소부위의 말초부위 조직은 변성이나 괴사(경색)가 일어난다.

(2) 2개의 혈관에 의한 문합

2종류의 혈관이 서로 관련지워진 상태로서, 폐(폐동맥과 기관지동맥)가 이에 속한다.

(3) 여러 문합지를 다진 동맥

피부, 장관, 내분비선, 자궁 등에 분포된 혈관이 이에 속한다. 동맥 또는 정맥의 혈행이 부분적으로 장애를 받을 경우 그 주위의 다른 혈관과 문합이 이루어져 있으므로 혈행의 장애를 받지 않는데, 이렇게 순환되는 것을 측부순환(bypass)이라고 한다. 예를 들면, 간경변증(liver cirrhosis)의 경우 문맥에서 혈액이 간장을 지나 간정맥으로 유입되는 순환에 장애가 일어나 혈액이 정체되면서 울혈이 형성되고 문맥의 혈압이 상승되어 문맥압 항진증이 발생된다. 이때 문맥의 혈액은 간장을 경유하지 못하게 되므로 이 정맥혈액은 측부순환을 하게 되는데 식도정맥, 배꼽주위정맥, 항문주위정맥총과 연결되어 측부통로로 이용된다. 식도정맥의 경우 정맥혈관의 확장이 이루어져 식도정맥류가 형성되며 정맥이 파열되어 사망하는 경우도 있다. 또 직장이나 항문 주위의 정맥총의 경우도 확장이 되면서 종양 모양의 치핵이 형성되고 기질적 변화가 일어난다. 배꼽 주위에 복벽정맥총의 경우도 혈관 확장에 의해 방사상으로 정맥이 연장되며 그리스 신화에 나오는 메두사의 머리와 유사한 형태를 볼 수 있다. 일반적으로 정맥혈관은 동맥에 비해 문합이 많이 형성되어 있다.

6. 혈전증과 혈전(thrombosis & thrombus)

일반적으로 생체의 심장이나 혈관 내에서는 혈액이 응고하지 않은 상태로 흐르고 있다. 혈전증은 심장 또는 혈관 내에서 혈액이 응고하여 응혈 덩어리를 형성시켜 발생되는 병적 과정을 말하고 혈전은 혈액의 응고된 덩어리를 말한다. 이러한 혈액의 응고는 혈관이 파열될 경우 빠른 시간 내에 응고되므로 더 이상의 출혈이 되지 않도록 방지하지만 심장이나 혈관 내에서의 응고는 생명을 위협할 수도 있다. 혈전증의 원인으로는 다음 세 가지 소인에 의한다(그림3.3.1).

1) 혈전증의 원인

(1) 혈관벽의 원인

혈관벽 내면을 덮고 있는 내피세포의 손상이 일어날 때 혈관 내피의 바로 밑에 있는 결합조직(subendothelial connective tissue)이 노출되면서 여기에 혈소판이 부착하여 응집되며 이 과정은 신속하게 이루어진다. 내피세포 및 손상된 조직에서 유래한 조직인자(tissue factor)는 혈장응고계

(plasma coagulation suquence)를 촉진시켜 최종적으로 섬유소(fibrin)를 형성시키며, 만약 손상된 혈관이 수복될 경우에는 섬유소 용해 과정(fibrinolytic system)을 거쳐 없어지게 된다.

혈전에는 적색혈전(적혈구, 섬유소), 백색혈전(혈소판, 섬유소), 섬유소 혈전(섬유소) 등이 있으나 이들은 혼합되어 있는 혼합혈전인 경우가 더 많다. 적색혈전은 짧은 시간에 만들어지나 백색혈전은 시간이 많이 소요되며, 섬유소 혈전은 전신성으로 나타나는 경향이 있다(예 파종성 혈관 내 응고, disseminated intravascular coagulation; DIC). 큰 혈전의 경우는 혈류의 상류에서 하류 방향으로 볼 때 혈전의 상부(백색혈전), 중간부(혼합혈전), 미부(적색혈전)로 구분할 수도 있다. 또 혈전이 혈관내강을 완전히 폐쇄한 경우(폐색성)와 혈관벽의 일부에 혈전이 부착되어 있는 경우(벽재성)가 있으며 그 밖에도 우심방에서 나타나는 구상혈전, 심장판막의 패혈성 혈전 등이 있다.

(2) 혈류의 변화

혈액이 흐르는 속도가 완만하거나 정체(stasis) 현상이 올 경우나 혈류의 주행 과정이 소용돌이(turbulence)가 형성되기 쉬운 부위에서 혈전이 발생된다. 완만한 혈류는 정맥 내 혈전형성에 관계하고 소용돌이 흐름은 동맥과 심장 내 혈전형성에 관여한다.

이러한 비정상적인 혈류는 정맥류(varicose), 동맥류(aneurysm), 죽종성 동맥경화증에 의해 혈관내강이 확장된 곳 등에서 잘 관찰되며 여기에서 혈전이 잘 발생된다.

(3) 혈액성상의 변화

혈액의 응고항진 상태는 심한 화상과 골절, 안티트롬빈 Ⅲ(antithrombin Ⅲ)의 결핍, 파종된 암, 임신

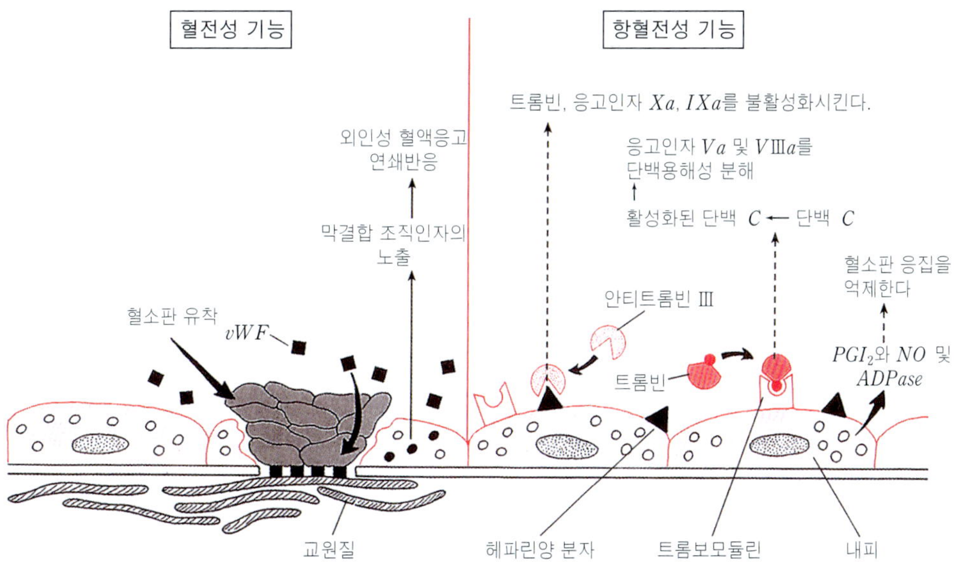

그림 3.3.1 **내피세포의 혈전성 및 항혈전성 기능**
섬유소용해 기능 및 항섬유소용해 기능은 보이고 있지 않다.
(vWF; 폰 빌레브란트 인자, PGI2; 프로스타시클린, NO; 산화질소)

말기, 분만 직후 등에서 흔히 관찰되며 혈액응고 인자인 피브리노겐, 혈장 트롬보플라스틴(thromboplastin), 조직 트롬보플라스틴(thromboplastin), 기타 혈액응고 인자의 증가, 섬유소 용해활성의 저하, 혈소판 점착성의 증가 등이 혈전형성 요인으로 지적되며 고지혈증, 악성질환, 분만 후 등의 경우와 인종, 연령, 흡연, 비만 등과 깊은 관계가 있다(그림3.3.1).

2) 혈전증의 성상

벽재성 혈전(mural thrombus)은 일반적으로 내강이 넓은 부위, 즉 심방실과 대동맥 내에서 발생되며 심근경색이나 심부정맥(cardiac arrhythmia)이 심방의 벽재성 혈전이 선행상태이고 죽종성 동맥경화증이나 동맥류의 확장이 대동맥 혈전의 전구병변이다. 동맥성 혈전은 폐쇄성으로 심장의 관상동맥, 대뇌동맥, 대퇴동맥 등에서 흔히 관찰되며 대다수 예가 죽종상 동맥경화증에서 속발되고 적혈구증다증(polycythemiavera), 버거병(Buerger's disease), 결절성 동맥주위염 등에서 발생된다.

혈전은 부검에서 사후응혈(postmortem clotting) 상태와 구별이 필요한 경우가 있는데, 혈전은 건조하여 부서지기 쉽고 회백색의 반점이 있으며 혈관 내벽에 부착되어 있다. 사후에 형성된 응혈은 습하고 탄력이 있으며 균질이어서 젤리(jelly)와 같고 응고된 상하부위는 회황색으로 보인다.

정맥성 혈전증(phlebothrombosis)은 항상 폐쇄성이며, 혈관 내에서 주물(cast)처럼 형성되며 흔히 표재성 정맥류에서 발생한다. 하지의 심부에 위치한 큰 정맥혈관 내에 발생된 혈전은 흔히 색전을 유발시키며 혈전은 전부 적청색을 띤다.

3) 혈전증의 결과

혈전은 점점 커져서 혈관을 완전히 폐쇄시킬 수 있으며 반대로 섬유소 용해작용(fibrinolytic action)에 의해 제거될 수 있다. 또한 혈전의 전부 또는 일부가 떨어져 나와 색전증을 일으키기도 한다. 혈전이 장기화될 경우는 모세혈관과 결합조직이 혈전 내에 침입하여 육아조직의 형태로 기질화되기도 한다. 이러한 모세혈관들이 서로 문합되어 내강이 넓어지면서 혈액이 다시 흐르게 되는 경우도 있는데 이러한 상태를 혈전의 재소통이라 한다.

7. 색전증과 색전(embolism & embolus)

색전증은 혈류 중 혈액 내의 생성물질, 혈관벽에서 떨어진 물질, 혈관 외부에서 들어온 물질 또는 죽종성 동맥경화의 파괴물질, 지방조직(fat dropet), 종양 조직편, 기체 등에 의해 색전이 형성되어 발생한다. 이러한 색전은 혈류를 따라 운반되어 더 이상 통과할 수 없는 혈관에 도달해서 혈관을 부분적 또는 완전히 폐쇄시킨다. 실제로 색전증의 99%는 혈전색전에 의하며 색전의 발생에 따라 폐쇄되는 부위가 결정되고 또 이 혈관의 위치에 따라 임상적 의의가 상이하다.

정맥계통에서 발생한 색전은 우심을 통과하여 폐의 동맥을 폐쇄시키며(폐색전증), 좌심과 동맥에서 발생된 색전은 전신 순환계(전신성 색전증)로 유입되어 색전증을 일으킨다.

1) 폐색전증(pulmonary embolism)

폐색전증의 95% 이상은 정맥성 혈전에 의해 발생되며 특히 슬와정맥(poplital vein), 대퇴정맥(femoral vein), 장골정맥(iliac vein) 등의 수술 부위나 압박 부위 등에서 형성된 혈전에 의해 발생되는 경우가 많다. 이때 증상은 색전의 크기와 폐쇄 부위에 따라 다르게 나타나지만 크기가 클 경우는 큰 폐동맥을 폐쇄시켜 갑자기 사망하는 경우도 있다.

또 크기가 적은 색전은 내강이 좁은 폐동맥을 따라 분지로 운반되며, 흔히 여러 크기의 색전이 여러 동맥을 폐쇄시키는 것이 동시에 관찰된다. 대부분은 임상증상을 일으키지 않고(60~80%) 섬유소 용해작용에 의해 색전이 제거되지만 만약 많은 색전이 폐동맥을 폐쇄한 경우(5%)는 사망하거나 2차적인 증상으로 급성 심부전증(acute right heart failure)을 일으킨다.

또 종말동맥으로 작용하는 비교적 작은 폐동맥이 폐쇄되었을 경우(10~15%)는 폐 경색증이 발생되지만 중등 정도의 폐동맥이 폐쇄되면 경색이 유발되지 않고 폐출혈을 가져오며, 색전이 폐문부 가까이에서 발생될 경우는 기관동맥과 폐동맥의 문합이 잘 이루어져 측부순환(collateral circulation)이 형성되어 폐 실질의 생활력을 저하시키게 된다.

2) 전신성 색전증(systemic embolism)

전신성 색전증은 동맥계, 즉 심장의 좌심방, 좌심실, 대동맥, 중동맥 등에서 형성되는 어떤 물질의 이동에 의하여 80~85%가 혈전에 의해 형성되는 혈전성 색전이고 심장 내의 혈전의 원인은 주로 심근경색증이나 류마티스성 심내막염에 의해 형성되고 기타의 심부전증은 심방세동(atrial fibrillation)과 같은 부정맥이 발생되었을 때 발생된다.

그 외에도 비교적 많은 원인으로서는 죽종동맥경화증의 병소, 대동맥류, 세균감염에 의한 심내막염, 판막증 등이며 약 10~15%의 환자에서는 원인을 파악하지 못한다. 이들의 경과는 매우 다양한 결과로서 어떤 부위에 경색증(infarction)을 유발시키거나 또는 세균감염이 있는 색전에서는 패혈증(septicemia)을 유발시키고 때로는 농양(abscess)을 형성한다.

전신성 색전이 발생되는 부위로는 하지(70~75%), 뇌(10%), 복부 내의 각종 장기(10%), 상지(7~8%)의 순서이다. 색전증의 임상증상은 발생된 부위와 색전의 상태(크기, 속도 등)에 따라 다양하게 나타나며, 예를 들어 대퇴동맥의 색전성 폐쇄는 하지의 괴저(gangrene)를 일으켜 매우 심각한 결과를 초래하지만 치명적이라고는 할 수 없으나 이와는 반대로 색전의 크기는 비록 적을지라도 중대뇌동맥(middle cerebral artery)을 폐쇄할 경우는 수 일 또는 수 시간 내에도 사망할 수 있다.

3) 공기 또는 가스 색전증(air and gas embolism)

혈관 내에 공기 또는 가스가 존재하여 혈행장애를 일으키는 것을 말한다. 그리고 수술이나 외상인 경우

정맥에 손상을 받아 다량의 공기가 유입되거나 가압 정맥주사의 경우 또는 분만증, 유산, 기흉에 의해 공기가 흡입되는 경우가 있다. 잠수부나 해녀들처럼 고압의 바닷물 속에서 일하는 경우 잠함병(Caisson's disease)이 발생하는데 이 질환은 수중 깊은 곳의 기압이 높은 상태에서 갑자기 수면 위로 올라오게 되면 혈중의 질소나 헬륨 등은 조직 또는 혈액 내에서 기포화되어 혈관 내에서 가스 색전을 형성하게 되고 조직 내에서는 세포의 손상을 입게 된다. 이 질환의 급성형은 관절주위의 통증, 호흡곤란, 의식상실 등을 가져온다. 만성형은 대퇴골, 하퇴골, 상박골 등에서 허혈성 괴사를 일으키기도 한다.

그러나 공기색전 중에서 적은 양의 공기방울이 혈관 내에 있는 경우는 잘 흡수되므로 문제가 없으나 많은 양의 공기(100 cc 이상)는 색전을 형성하여 폐나 뇌혈관 등을 폐쇄하여 생명에 위협을 준다.

4) 양수 색전증(amniotic fluid embolism)

분만증 또는 분만 직후 양수가 산모의 정맥 내로 유입되는 경우가 있는데, 이 경우 점액, 지방, 태아 기름막 등의 색전물들이 폐의 혈관에 경색을 유발시키며 심할 경우 치명적인 결과를 준다. 그 밖에도 골절 시의 골수, 죽상동맥경화증 종양세포, 지방, 세균, 진균, 기생충 등도 색전의 원인이 된다.

8. 출 혈(hemorrhage)

출혈은 혈액, 특히 적혈구가 혈관 밖으로 유출되는 상태를 말하며 혈관에 따라 동맥성 출혈, 정맥성 출혈, 모세혈관성 출혈로 구분된다. 이것이 발생되는 상태에 따라 혈관 파열성 출혈과 누출성 출혈로 구분할 수 있다.

1) 혈관 파열성 출혈

가장 많이 발생되는 형태로서 외부적 자극으로 혈관의 파열에 의한 출혈이다. 외상이나 외부의 과격한 자극 등에 의하며 내부적으로는 고혈압 환자의 경우 뇌 내의 출혈은 대뇌의 기저핵에서 호발한다. 뇌 내 출혈의 직접적인 원인은 뇌출혈 동맥이라고 하는 동맥혈관의 괴사(혈장성 동맥괴사) 등에 의해 혈관이 약해지는데, 혈관의 내막에 혈장이 침윤하고 중막의 근세포가 약해지면서 고혈압의 영향으로 소동맥류를 형성시키고 결국은 혈관이 터지게 되어 뇌 내에 커다란 혈종이 생긴다.

2) 누출성 출혈

외부로 혈액이 유출되지 않고 적혈구가 조직 내에 존재하는 경우, 즉 모세혈관이나 세정맥의 주위에 적혈구가 누출되어 있는 것을 말한다. 이것은 백혈병이나 혈우병 등의 혈액질환 등에서 볼 수 있다. 뇌 내의 출혈은 고혈압에 의한 것과는 달리 대뇌피질과 백질부에서 발생되는데, 출혈소는 소혈관 강 주위에 윤상으로 나타난다(윤상출혈).

3) 출혈의 종류

체내에서 발생되는 내출혈과 외부에서 발생되는 외출혈로 구분되고 장소에 따라 혈흉(hemothroax), 혈복강(hemoperitoneum), 혈심낭(hemopericardium) 그리고 조직 내 응고된 상태로 고여 있는 혈종(hematoma)으로 구분된다. 피부와 점막에서 볼 수 있는 것을 그 크기에 따라 자반, 반상출혈, 점상출혈이라 한다. 또 부위에 따라 비출혈, 위출혈, 자궁출혈, 치육출혈, 근육출혈 등과 같이 출혈한 장소의 해부학적 명칭을 따라 말하는 것이 일반적이지만 때로는 각혈(폐와 기관지에서의 출혈), 하혈(하부 소화관 출혈), 혈뇨(요 내의 혈액) 등도 있다.

출혈에 따른 증상은 출혈량 및 출혈장소에 따라 다르게 나타난다. 급성 출혈에서 일정량 이상이 출혈되면 쇼크가 유발되기도 한다. 소량이더라도 뇌나 심낭 내출혈 등은 생명이 위독할 경우도 있으며 일반적으로 출혈소는 흡수에 의해 기질화되며 그 부위에 혈철소(hemosiderin)가 침착하게 된다.

9. 경 색(infarction)

경색은 문합지가 없는 소동맥(종말동맥)이 동맥경화, 동맥염, 혈전, 색전 등의 다양한 원인에 의해 완전히 폐쇄되어 동맥혈액의 공급이 차단됨으로써 조직의 일부분이 허혈성 괴사(ischemic necrosis)를 일으킨 상태를 말한다. 경색을 잘 일으키는 장기로는 비장, 신장, 폐, 심장, 뇌 등이다(그림3.3.2).

1) 백색 경색(white infarction)

뇌, 심장, 비장, 신장 등에 잘 발생되는 형태로 쐐기상 또는 부분적인 회백색의 괴사소가 발생되는 것을 말하며, 이것을 빈혈성 경색(anemic infarction)이라고 한다. 이 부위는 괴사부 주위에 충혈이 나타나고 결국은 기질화되어 반흔이 형성되고 수축한다.

Bankl에 의하면 심근이 괴사에 이르는 과정은 허혈 후 10분 이후에 근육의 사립체에 팽화가 일어나고

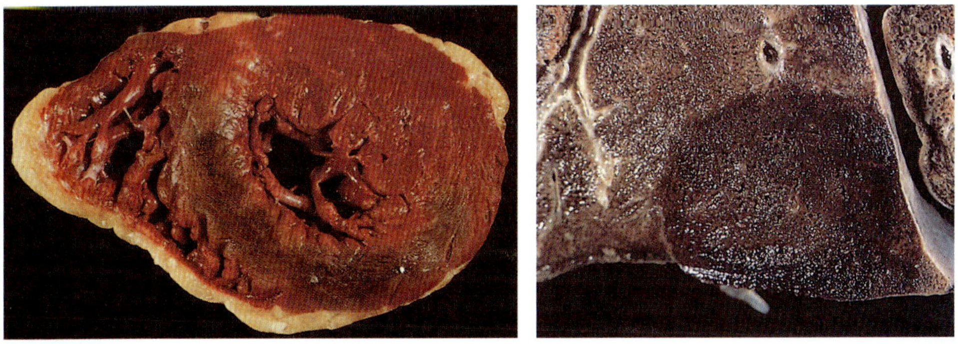

그림 3.3.2 **경색증의 병리소견**
심근경색증의 육안소견(왼쪽). 좌심실벽 및 심실중격에 광범위하게 발생한 황갈색의 창백한 경색부위를 관찰할 수 있다. 폐경색증의 육안소견(오른쪽). 포르말린 고정 후 폐 절단면 상에서 심한 출혈로 인하여 주변보다 어둡게 보이는 검은색의 경색부위를 관찰할 수 있다.

글리코겐(glycogen) 과립이 소실되며, 20분 후에는 사립체의 크리스테의 용해가 일어나고, 60분 후에는 세포 내 소기관의 부분 괴사와 근 필라멘트의 탈락이 이루어진다. 8시간 이내에는 육안적으로 볼 때 근세포의 괴사성 변화는 없지만 8~12시간에는 심근세포 전체에 응고괴사가 일어난다. 1주일 후는 괴사된 심근의 융해와 백혈구 침유가 현저하고 1~2개월 내에는 괴사병소의 기질화가 일어나고 2개월 이후는 반흔화가 이루어진다고 한다.

2) 출혈성 경색(hemorrhagic infarction)

경색이 일어나면서 출혈을 수반하는 것으로서 폐, 장관, 난소 등에 호발하며 이것을 적색 경색(red infarction)이라고 한다. 또 경색증에서 세균의 감염에 따라 화농성 또는 비화농성 경색증으로 구분하는데, 아급성 세균성 감염의 경우는 혈전 내 세균이 혼재된 상태에서 전신에 세균이 퍼지는 경우도 있다.

10. 출혈성 소인(hemorrhagic diathesis)

출혈이 잘 일어나고 또 출혈부위가 지혈이 잘 이루어지지 않는 상태를 출혈성 소인이라고 한다. 간장의 질환, 전염병, 혈소판 이상, 혈액응고 이상, 섬유소 용해의 항진, 혈관벽의 장애 등이 관여하고 있는데 간략하게 설명한다면 다음과 같다.

(1) 혈소판 이상

특발성 혈소판 감소성 자반병(자반병)

(2) 응고인자의 이상

혈우병 A(제8인자의 선천석 이상), 혈우병 B(제9인자의 선천적 결손) 또한 간경변증과 중증간염 등

(3) 섬유소 용해의 항진

파종성 혈관 내 응고 증후군(DIC)

(4) 혈관벽의 장애

비타민 C 및 D의 결핍에 의한 괴혈병, Moller-Barlow disease, Shonlein-Henoch 증후군 등에서의 혈관 투과성의 이상

11. 쇼 크(shock)

쇼크는 순환기의 허탈(collapse)이라고 정의하지만 적절한 표현은 아니다. 쇼크는 신체의 항상성(homeostasis)을 파괴하는 어떠한 원인에서도 발생될 수 있으며, 어떠한 원인이든 간에 본질적인 발생

기전은 ① 혈액량의 감소, ② 심박출량의 감소, ③ 혈액량의 이상분포 등의 결과로, 유효순환 혈액량의 감소현상이 초래되고 세포와 조직에 혈액공급 이상이 쇼크이다.

혈액의 관류부족(hypoperfusion)으로 세포와 조직에 산소와 영양소의 공급이 불충분하게 되고 대사산물의 처리가 부적당하게 된다. 세포의 산소부족 현상은 호기성 대사를 혐기성 대사로 바꾸기 때문에 유산을 증가시키고 때로는 유산성 산혈증(lactic acidosis)을 초래한다. 처음 시작할 때는 순환장애와 대사장애에 대해 교정될 수도 있고 세포손상이 가역적이지만 쇼크상태가 계속된다. 악화되면 비가역적 손상, 즉 세포가 괴사를 일으켜 환자가 사망을 초래할 수도 있다.

1) 쇼크의 원인과 종류

(1) 심부전(cardiac failure)

심장의 기능이 저하되면 심장에서 전신 장기에 충분한 혈액을 공급하지 못하여 일어난다. 심근경색이 그 대표적인 예이다.

(2) 혈액 부족

갑자기 많은 양의 출혈 및 화상이 있으면 혈압이 떨어지고 전신에 공급되는 혈액이 부족해진다. 10~15%의 출혈은 견디어 낼 수 있으나 그 이상의 출혈이 갑자기 일어나면 쇼크로 진행된다.

(3) 세균 감염

패혈증의 경우에는 전신적으로 혈관의 확장이 일어나 혈액이 혈관 내에 머무르게 되고 결과적으로 순환되는 혈액의 양이 감소하게 된다.

세균성 쇼크 : *E, coli* 등과 같은 그람 음성균에 의해 잘 생기고, 간혹 그람 양성균에 의해서도 발생한다. 그람 음성균의 세포벽 성분의 지다당류(lipopolysaccharide)가 쇼크를 유발하며 이 성분을 흔히 내독소(endotoxin)라고 부른다. 다른 쇼크와는 다르게 심박출량이 정상이고 피부가 따뜻하며 땀이 적다. 세동맥은 전신의 혈압을 유지하는 가장 중요한 부위인데, 세균성 쇼크에서는 세동맥이 확장되기 때문에 혈압이 저하된다. 결과적으로 모세혈관과 세정맥에 혈액이 많이 고이고 효과적인 혈액순환에 장애가 온다.

(4) 신경성 쇼크

통증, 정신적 충격 등의 경우에 전신의 혈관이 확장되어 일어난다. 환자는 창백해지고 발한, 구토, 현기증의 증상이 나타나며 혈압은 낮으나 이런 증상은 오래 계속되지 않고 곧 회복된다.

(5) 고민성 쇼크

조직의 비만세포와 호염구는 그 표면에 IgE를 갖고 있는데 항원과 결합하면 세포 내의 히스타민, 세로토닌을 급격히 분비하여 쇼크를 일으킨다. 페니실린에 의한 쇼크에서는 선신반응이 나타난다.

2) 쇼크의 병태생리

혈압저하, 심박출량의 저하에 의해서 카테콜아민(catecholamine)의 분비가 증가한다. 그 결과 혈관이 수축되면서 조직 혈액량이 더욱 감소되며 조직에 산소공급이 부족하고 세포의 대사와 기능장애에 의해 산혈증(acidosis) 상태가 된다. 또 혈관의 내피가 장애를 받으면 혈액 중의 체액성분이 밖으로 누출되면서 순환 혈액량이 더욱 감소되고 악순환이 계속되면서 이러한 쇼크의 시간이 지속될 경우 사망하게 된다.

3) 쇼크의 경과

(1) 제1기(초기)

혈류의 공급이 충분하지 못한 경우에는 뇌의 손상이 가장 치명적이다. 환자가 초기의 손상을 견디어 낸다면 혈액의 pH, 전해질 농도 등이 문제된다.

(2) 제2기

쇼크를 겪어 낸 환자는 그 후 약 1주일간 소변량이 극도로 감소하는데, 이러한 현상은 초기의 쇼크 때 보상기전으로 신장의 혈류가 대부분 차단되어 신장기능이 망가졌기 때문이다. 약 1주일이면 회복이 되지만 소변량이 적으므로 수분의 투여를 적절히 하지 않으면 환자가 전신적 부종으로 고생하게 된다.

(3) 제3기

신장의 기능이 회복되면서 소변량이 많아지는데 정상에 비해 2~3배 증가하고 면역기능이 떨어지기 때문에 여러 가지 감염질환이 이 시기에 합병한다.

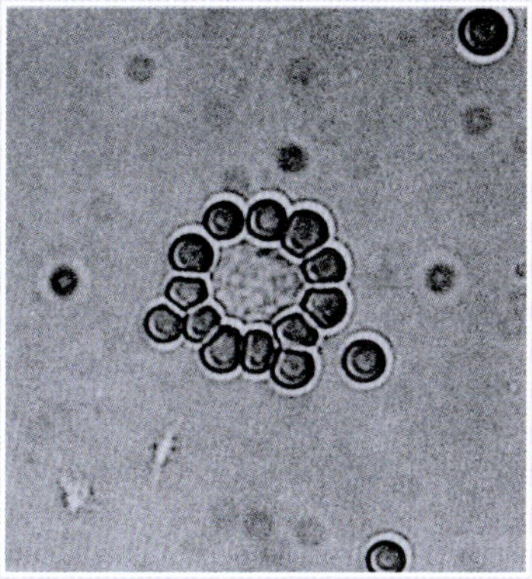
사람 T세포와 양의 적혈구가 Rosettes 모양으로 응집반응을나타내고 있다.

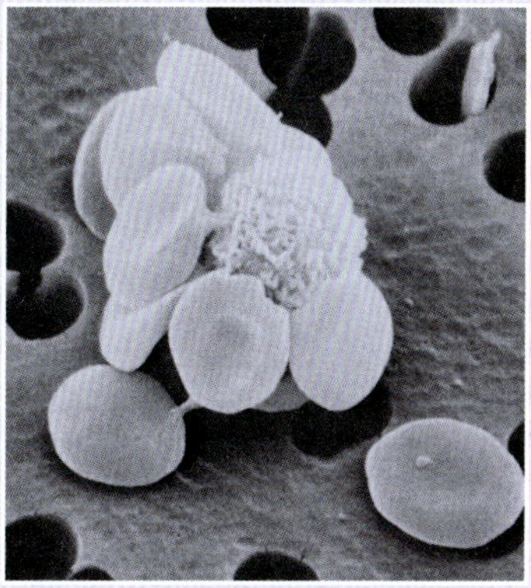
왼쪽 사진의 응집반응을 주사현미경으로 관찰하였다.

4편 면역질환과 면역반응

1장 면역세포와 면역반응
2장 면역작용을 담당하는 분자
3장 세포조직과 면역질환

Understanding Diagnostic Histochemistry

면역세포와 면역반응

학습목표

1. T세포와 B세포의 기원을 설명한다.
2. 세포조직에 관여하는 면역반응의 기본적 개념을 이해한다.
3. 세포성면역과 체액성면역을 이해한다.
4. 세포조직의 면역반응에 관여하는 면역세포를 설명한다.
5. 면역질환에서 세포조직과 면역반응을 설명한다.

1장

1. 면역세포와 면역반응

숙주(host)는 자신을 구성하고 있는 고유조직 이외의 미생물(microorganism), 바이러스(virus), 기생충(parasites) 등을 포함한 모든 물질을 이물질(foreign body)로 인식하고 공격적인 자기방어기능을 작동시키는데, 이를 면역반응(immune response)이라고 한다. 또한 숙주 자신의 세포가 공격을 받아 나타나는 현상인 알레르기(allergy)나 자가면역질환(autoimmune disease)도 면역반응에 의한 것이다. 면역계(immune system)는 1차 면역기관(central or primary lymphoid organs)과 2차 면역기관(secondary lymphoid organs)으로 나눈다. 1차 면역기관은 골수(bone marrow)와 흉선(thymus)이고 2차 면역기관은 혈액(blood), 비장(spleen), 림프절(lymph node), 편도선(tonsil) 등과 같은 림프조직(lymphoid tissue)이다.

림프계에 의한 면역반응은 두 가지 계통에 의해 발현된다. 다시 설명하면 모든 면역계는 배간(embryo liver)에서 생성된 줄기세포(stem cell)가 근원인 골수강 내에 존재하는 림프간세포(lymphoid stem cell)로부터 시작된다고 할 수 있다. 림프계 면역반응의 하나는 골수에서 생성되는 B림프구에 의해 항체(antibodies)를 형성하면서 시작되는 체액성면역(humoral immunity)이고, 다른 하나는 골수에서 생성된 다음 흉선에서 성장하는 T림프구에 의해 나타나는 세포성면역(cell mediated immunity)이다. 또한 이들 림프계와는 별도로 림프간세포(lymphoid stem cell)가 골수 내에서 분화된 비특이성림프구(null-lymphocyte)는 살해세포(killer cell; K cell) 또는 자연살해세포(natural killer cell; NK cell)로 변하고, 골수 내에서 생성되는 군집형성세포(colony forming cell)가 탐식세포(phagocyte)인다형핵백혈구(polymorphonuclear leukocyte; PMNL)와 대식세포(macrophage)로 변하여 이물질에 대한 직접적인 탐식작용을 한다(그림4.1.1).

골수는 골수계(skeletal system)의 하나로서 혈액의 공급원이고, 림프조직은 순환계(circulatory system) 가운데 림프부분(lymphatic division)에 속하며, 흉선은 내분비샘(endocrine)이다. 림프절(lymph node)에는 도입림프관(afferent lymphatic vessel)과 도출림프관(efferent lymphatic vessel)이 있으며 다른 부위에서는 동맥(artery) 정맥(vein)과 함께 도출림프관이 존재한다. 조직학적으로 림프조직은 지지망상기질(supporting reticular matrix) 내에 다량의 림프구와 대식세포가 들어 있는 형태로 구성되어 있으며, 백혈구를 혈관이나 림프관에 공급한다.

감염에 대한 인체의 면역은 다핵형백혈구, 대식세포 및 비특이성 림프구에 의해 반응된다. 탐식세포인 다핵형백혈구는 골수에서 성숙된 다음 혈관을 통해 약 6~7시간 동안 체내를 순환한 다음 조직으로 가서 수 개월 동안 존재한다. 이 세포들은 외부로부터 세균이나 기생충 등이 침입하는 부위가 발생하면 수 시간 내에 그곳에 도달한 다음 괴사(necrotic)된 세포나 다른 입자(particle)들을 탐식한다. 그리고 NK세포는 비탐식세포이지만 인터페론(interferon)의 도움을 받아 침입자에 대해 대항한다.

어떤 세포나 유전인자(clone)에 대한 특이한 면역성은 세포막(cell membrane)에 존재하는 유전적으로 인식된 항원(genetically determined antigen)에 대해 노출됨으로써 발현하게 된다. 항원이란 이종단백분자(foreign protein molecule) 또는 이들을 함유한 세포 물질 등으로서, 이들은 면역반응을 일으키고 항체(antibody)나 감작(sensitized)된 T림프구에 의해 특이하게 반응한다. 항체와 반응하는 항원의 특정 부분을 항원결정부(antigenic determinant 또는 epitope)라고 하며, 항원에는 같은 종류의 항원결정부위가 여러 개 존재한다.

대식세포에 의해 발현되는 소림프구(immunocompetent cell)는 항원의 epitope X와 결합하게 되는데, 세포막상에 특이한 항원수용체(antigen receptor)라는 특수한 형태를 가지고 있다. 체내에는 약 10^{12} 종류의 소림프구가 존재하며 정상적인 상태에서는 약 10^8 종류의 소림프구가 발견된다. 즉, 정상적인 상태에서는 약 10^8 종류의 각각 다른 유전인자(clone)를 가지고 있으므로, 결국 같은 수의 다른 epitope를 인식하게 된다.

특정항원에 노출된 인체는 항원의 epitope X와 들어 맞는 항원수용체를 가진

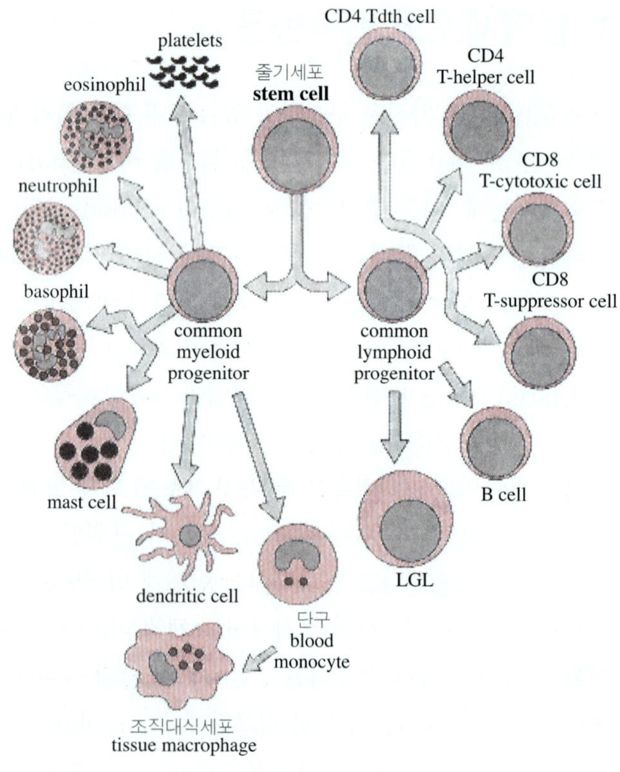

그림 4.1.1 조혈계통세포의 분화와 면역세포

한 종류의 소림프구를 증식시키게 되고 그 결과 대량의 B림프구와 독성 Tc 세포(cytotoxic T cell)를 만들어 낸다. 그리고 항원 epitope 구조와 적합한 항원수용체로 발현된 다음에는 원조 T_H세포(helper T cell)와 지연과민성 T_D 세포(delayed hypersensitivity T cell)의 수가 증가하게 된다.

한편 면역반응은 이들의 수명보다 더 긴 약 1년 이상 체내에 존재하면서 간헐적으로 항원에 노출되는 기억세포(memory cell)도 생산하게 된다.

B림프구의 일부는 항체의 생성을 유도하는 혈청세포(plasma cell)로 바뀐다. 항체는 단백질로 구성된 면역글로불린(immunoglobulin; Ig)으로서 항체 Ig에는 IgG, IgA, IgM, IgD, IgE 등 여러 종류가 있다. 이 중에서 대표적인 것은 IgG로서 Y자 형태의 구조를 이루고 있으며, 한 분자 당 항원 결합부위를 2~10곳 정도를 포함하고 있다. IgG는 Y자로 벌어진 곳에 각각 하나의 중쇄(heavy chain)와 하나의 경쇄(light chain) 등 2개씩 가지를 가지고 있으며, 이들 가지는 여러 종류의 아미노산들로 구성되어 있고, 특정한 세균 등 이물질의 epitope와 결합하게 된다. 항체는 효소(enzyme)인 보체(complement)와 함께 이물질을 파괴한다.

세포성 면역(cell-mediated immunity)은 흉선 유래 림프구인 T세포에 의해 이루어진다. 특히 자가이식(autograft)을 제외한 동종이식(allograft)이나 이종이식(xenograft)에서의 거부반응(rejection)과 깊은 관련이 있을 뿐만 아니라 암에 대한 면역감시(immune surveilance), 지연과민반응 또는 알레르기, 바이러스 등에 대한 세포 내 감염(intracellular infection)에도 반응한다.

Tc림프구는 세균막상의 epitope와 결합하여 직접 세균을 공격하고 T_D림프구는 화학물질 등과 결합하여 반응한다. 그리고 T_H림프구와 억제 T_S림프구(supressor T cell)는 면역반응의 강도를 조절하며, T_H세포는 B림프구와 Tc세포를 활성화시키고 자기조직세포에 대한 위해를 막기 위해 면역반응을 정지시키는 역할을 한다.

이론과 상식

림프구에 의해 인식되는 종양항원의 확인

T림프구에 의해 인식되는 종양항원은 설치류에서 종양이식, 종양 특이 세포용해성 T림프구(Cytolytic T lymphocyte; CTL) 세포주 클론의 제조, 종양 특이 CTL에 의해 인식되는 펩티드의 확인, 또는 이런 펩티드를 지정하는 유전자의 동정법 등의 세 가지 실험적인 접근방법을 종합하여 확인되었다.

(1) 설치류에서의 종양이식 연구는 T림프구에 의해 인식되는 종양항원 유형을 알아보기 위한 첫 번째 실험이었다. 이런 유형의 첫 번째 연구는 반응성 화학물질에 의해 유도된 설치류 육종에 대한 연구이다. 이러한 실험은 고도로 특이적 면역반응을 유발하는 종양이식항원(TSTA)의 존재를 증명하

였다. CTL에 의해 종양거부 반응을 촉진하는 항원을 동정하기 위한 보다 최신의 접근법은 확립된 종양 원성 생쥐 세포주의 시험관내 돌연변이 유발과 유전적 동계 생쥐에 이식하였을 때 면역학적으로 거부반응을 일으키는 비종양원성 돌연변이주의 동정에 의한다. 이 시스템에서 종양원성 세포주는 TSTA를 발현하지 않으므로 숙주 동물에 주사할 경우 제지되지 않고 성장하지만 돌연변이 세포주는 거부반응을 유도하는 돌연변이 단백항원을 발현한다. 이 모델의 거부반응 과정에서 CTL의 역할은 입양전달 실험과 다음에 소개되는 종양을 인식하는 CTL 클론의 전파에 의해 확립되었다. 이러한 종양 변종에서 거부반응에 관여하는 항원을 지정하는 실질적인 유전자는 다음에 소개되는 방법에 의해 클론되었고, 점돌연변이를 가지고 있으며, 그 기능은 알려져 있지 않은 세포 내 유전자임이 밝혀졌다.

(2) 종양항원을 확인하는 데 있어 핵심적인 진보는, 종양항원을 인식하는 클론화된 CTL주의 확립이다. 이것은 앞서 살펴 본 시험관 내에서 돌연변이된 종양주를 이용한 생쥐 모델에서 시행되었다. 한 가지 돌연변이 종양 변종에 대해서만 반응하고 본래의 동일 종양으로부터 유래된 대부분의 다른 것에 대해서는 반응하지 않는다. 이는 CTL이 인식하는 항원은 앞에서 살펴 본 TSTA와 유사하게 각각의 종양에 대해 고도로 다양하고 개개 종양에 유일하다는 것이다. 최근에 사람 종양, 특히 흑색종에 대해 선택적인 CTL 세포주가 제작되었다. 멜라닌세포의 악성종양인 흑색종은 쉽게 접근 가능하며, 외과적으로 절제된 종양은 용이하게 조직 배양할 수 있다. 이러한 종양에 대해 특이적인 CTL은 흑색종 환자로부터 분리한 암세포를 배양 후 방사선을 조사하면 항원성은 완전하게 되는데, 이러함 암세포와 T림프구를 함께 배양함으로써 클로닝되었다. T림프구는 말초혈액, 림프절, 생체 내에서 종양에 침윤된 세포로부터 분리할 수 있다. 이러한 혼합배양에서 종양세포에서 발현되는 펩티드 항원을 인식하는 CTL의 증식이 촉진되며, 단일 세포 클론은 제한희석법을 이용하여 IL-2를 첨가하여 증식할 수 있다.

(3) 종양환자에서 CTL 반응을 유도하는 펩티드 항원의 동정과 그 펩티드가 유래되는 단백을 코드화하는 유전자의 동정은 클로닝된 종양 특이 CTL 세포주에 의한 것이다. 이것은 두 가지 방법으로 수행된다. 첫 번째, 직접적인 생화학적 접근으로 흑색종 세포로부터 순수하게 분리된 class I MHC 분자에 결합된 펩티드를 산으로 처리하여 용출시키고 크로마토그래피(RP-HPLC)로 분획화한다. 분획물은 종양 특이적 CTL 클론에 의하여 용해를 위한 MHC-일치 비종양 목표 세포를 감작시키기 위한 그들의 능력을 조사한다. 표적세포를 감작하는 펩티드 분획은 그 다음에 질량 분석기에 의해 분석함으로써 아미노산 서열을 결정할 수 있다. 일단 펩티드 서열이 밝혀지면 단백질 서열 데이터베이스와 비교하여 이전에 밝혀진 단백질과 일치되는지 알 수 있다. 두 번째 유전적 접근은 종양항원을 코드화하고 있는 유전자를 확인하기 위하여 사용된다. 이것은 모든 종양 단백질을 암호화하는 유전자를 함유하는 종양 세포주로부터 cDNA 라이브러리(library)의 준비에 근거한다. 라이브러리는 세포주 안으로 유전자의 도입시 항상적으로 발현되게 분자적으로 만들어 준비된다. 그런 라이브러리로부터 DNA pool은 적당한 class I MHC 대립유전자를 발현하는 세포주로 도입 감염된다. 그리고 도입 감염된 세포는 항-종양 CTL 클론으로 용해하기 위한 민감도를 조사한다.

2. 면역세포에 관여하는 세포

1) T세포

T림프구(T lymphocyte)는 면역계 전반을 통제하는 중심적인 세포의 집단(population)이며, 이 세포가 간세포로부터 분화 성숙하는 과정과 성숙한 다음 면역계에서 담당하는 역할을 이해하는 것은 중요하다.

(1) T림프구가 분화하면서 활성화되는 수용체(들)

T림프구는 간세포로부터 분화하는 과정에 있어서 T세포 수용체(receptor)의 유전자가 활성화되어서 세포표면에 수용체가 다음과 같이 발현한다. T세포 수용체(T cell receptor; TCR) 유전자는 α, β, γ, δ의 4종류와 기타 여러 종류의 펩티드쇄를 code한다. 이들 유전자들은 자기(self)와 비자기(non-self)를 구별하면서 T세포 표면에 각종 marker 항원이 출현 또는 소멸하게 되는데, 이들 중에서 몇 가지는 T세포의 수용체를 도와서 흉선림프구의 분화와 증식을 촉진하거나 제어하는 작용을 한다.

흉선림프구의 분화단계를 구별하는 중요한 marker가 CD4와 CD8인데, 이것과 반응하는 유무에 따라 다음과 같이 구별한다. 즉, 흉선림프구를 대형의 $CD4_{-}CD8_{-}$(double negative) 세포, 대소부동의 $CD^{+}CD^{+}$(double positive)세포, 중형의 $CD4_{-}CD8^{+}$, $CD4^{+}CD8_{-}$(single positive) 세포로 나뉘어진다. 이들은 각각 흉선림프구 전체의 약 5%, 80%, 10% 및 5%를 차지하고 있다(그림4.1.2).

다음에는 흉선림프구가 흉선 내에서 분화하는 과정을 조금 더 구체적인 순서대로 기술한다. 태생기에는 태아간과 골수, 출생 후에는 골수에서 혈액간세포로부터 분화하는 CFU-T, 즉 흉선림프구전구세포(prethymocyte, pro-T lymphocyte)는 흉선피막하의 피질주변부에 이동해서 분열을 반복한다.

흉선림프구 전구세포에서는 적어도 일부 terminal deoxynucleotidyl transferase(Tdt)가 발현하여 T세포 수용체-γ쇄 유전자(T γ)가 재편된다. 또한 마우스에서는 Pgp-1항원이 발현한다.

이 세포는 흉선 중에서 미숙흉선림프구 → 흉선림프구 → 성숙흉선림프구로 분화해서 말초림프조직으로 이동해서 성숙 T림프구가 된다. 이 사이에 T세포 수용체 유전자와 세포표면 marker가 단계적으로 발현한다.

미숙한 흉선림프구에서는 재편된 T→ 유전자가 mRNA로서 해독되어 Tβ유전자에도 재편이 시작되어 mRNA로의 해독에 이어서 β쇄 펩티드가 만들어지게 된다. 동시에 이 시기에 CD2와 CD1(마우스에서는 TL), 마우스에서는 부가해서 Thy-1이 세포표면에 발현한다.

미숙흉선림프구는 흉선림프구 전구세포와 더불어 처음에는 CD4(마우스의 L3T4), CD8(Ly-2, 3)을 발현하지 않고 $CD4_{-}CD8_{-}$(double negative) 상태이지만 차례로 $CD4^{+}$ $CD8^{+}$(double positive)로 발현된다. 또한 $CD4_{-}$ $CD8_{-}$의 미숙흉선세포에도 미량이지만 CD3 항원이 발현하고 있다.

보다 분화가 진행된 흉선림프구에서는 Tγ, Tβ유전자의 재편과 mRNA로의 해독에 덧붙여서 Tα유전자의 재편과 해독이 시작되어 Tα , Tβ 펩티드가 CD3 항원과 더불어 세포표면에 출현한다. 이 흉선림프구는 모두 $CD4^{+}$ $CD8^{+}$ $CD2^{+}$ $CD1^{+}$이며, 마우스에서는 Thy-1^{+}이다. 그리고 피너츠응집소(PNA)에 대한 수용체(말단이 galactose의 oligo 당)를 가진다. 흉선림프구가 다시 분화하면 $CD4^{+}$ $CD8^{-}$또는 $CD4^{-}$

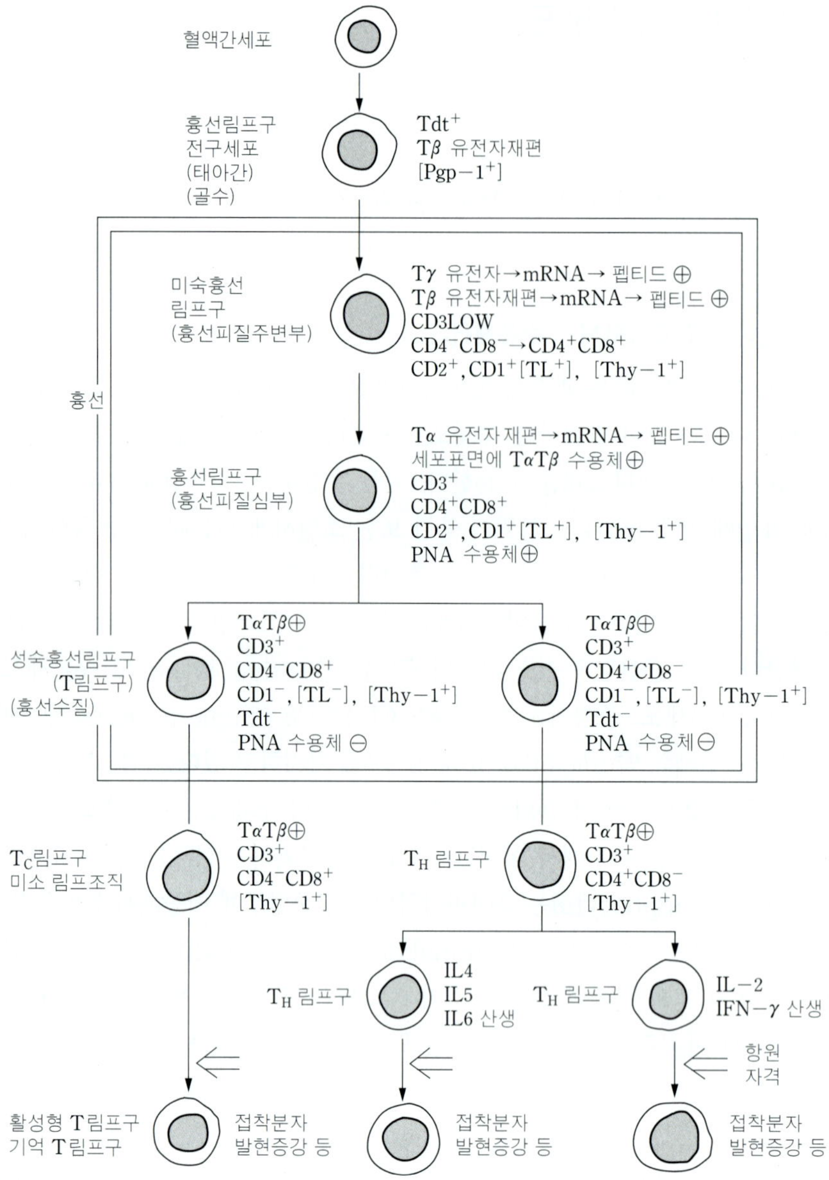

그림 4.1.2 T림프구의 분화과정

$CD8^+$의 성숙흉선림프구가 된다. 이 단계에서 CD1, Tdt, PNA 수용체는 검출되지 않게 된다. 또한 CD5(마우스의 Ly−1) 항원은 미숙흉선세포로부터 성숙한 T림프구까지 모든 분화단계에서 발현하고 있다. 성숙흉선림프구는 말초림프조직으로 이동하여 그곳에서 $CD4^+CD8^-$ 혹은 $CD4^-CD8^+$ T림프구로 성숙한다.

T림프구는 표면 marker와 작용의 차이에 의해 아집단으로 나뉘어진다. 하나는 다른 림프구의 활성화를 촉진하는 $CD4^+CD8^-$의 T_H림프구이며, 다른 하나는 표적세포를 파괴하는 $CD4^-CD8^+$의 T_c 림프구이다. 이 두 가지의 아집단은 각각 MHC class Ⅱ항원, class Ⅰ항원에 구속되어 항원을 식별하는 T세포

수용체를 가진다.

T_H 림프구는 각종 림포카인(lymphokine)을 생성한다. T_H 림프구는 생성하는 림포카인 종류의 차이에 의해 T_H1과 T_H2의 두 가지의 아집단으로 다시 나뉜다. T_H1 림프구는 인터페론(interferon) -γ(IFN-γ)와 IL-2를 선택적으로 생성해서 이것에 의해 지연형과민반응을 일으키거나 또는 T_C 림프구응답을 촉진한다. 한편 T_H2 림프구는 IL-e, IL-5, IL-6을 생성하여 항체응답을 촉진한다. T림프구는 여러 가지 조건 하에서 다른 림프구의 응답을 억제하는 suppressor T(T_s)림프구의 활성을 나타낸다. 그러나 T_s림프구는 독립한 아집단으로서 증명되지는 않았다. 또한 어떠한 T림프구도 사람에서는 CD2(면양적혈구를 결합하는 수용체)와 CD5, 마우스에서는 Thy-1과 Ly-1(CD5)항원을 세포표면에 발현하고 있다. T림프구는 항원제시세포에 의해 항원의 자극을 받으면 활성화되어 림포카인을 생성하거나 세포상해활성을 나타내게 된다. 동시에 대부분의 경우에 증식해서 그 수를 증가시키고 이때 항원에 의해 신속하게 응답하는 기억 T림프구가 출현하게 된다. 이 기억 T림프구의 표면에는 homing에 필요한 접착분자의 발현이 증가하게 된다.

2) B림프구와 체액면역

B림프구(B lymphocyte)는 주머니 의존 림프구(bursa-dependent lymphocyte)라 부르기도 한다. 이것은 조류의 경우 골수로부터 생겨나온 림프구가 총배설강의 등쪽벽에 있는 곁주머니(diverticulum) 형태의 림프상피기관(lymphoepithelial organ)인 파브리시우스주머니(bursa of fabricius)에서 B림프구로 분화한다 하여 붙여진 이름이다. 사람을 포함한 포유동물에서는 파브리시우

이론과 상식

셀렉틴(Selectins)

셀렉틴(selectin)은 렉틴 부착분자(lectin adhesion molecule; LECAMs)라 불리기도 하는데, 백혈구와 내피세포의 유착을 매개하는 3종류의 연관성 있는 단백질들을 말한다(표 참고). 이 중 한 종류는 백혈구에 발현되어 있고 다른 2종류는 내피세포에 발현된다. 그러나 이 3종류는 모두 백혈구와 내피세포의 유착 과정에 관여한다. 셀렉틴류의 분자들은 모두 세포막을 통과하고 있는 하나의 당단백 사슬로서 비슷한 모델 구조를 가지고 있다. 세포 외에 위치하는 아미노 말단은 탄수화물과 결합하는 성질을 가진 포유동물의 C형 렉틴(C-type lectin)과 유사하다. 그리고 C형 렉틴과 마찬가지로 셀렉틴이 그 리간드와 결합하는 것도 칼슘(calcium)에 의존적이다. 렉틴 분역(lectin domain) 다음에는 표피성장인자(epidermal growth factor)의 일부와 상동적인 부위가 있고, 그 다음으로 보체조절단백 반복서열(complement control protein repeat)이라는 보체조절에 관여하는 단백에 존

재하는 것으로 알려진 연속적인 반복서열이 존재하고 있다. 보체조절단백에는 한 분역(domain)마다 4개의 시스테인 잔기가 있으나 셀렉틴의 반복서열에는 6o가지가 있다. 이 반복서열 뒤로 소수성 막 통과 부위와 짧은 세포 내 카복시 말단부위가 존재한다.

L-셀렉틴 또는 CD62L은 림프구가 HEV를 통해 림프절로 분포하도록 하는 수용체로 작용하는데 다른 백혈구들에도 발현되어 있다. 호중구에 발현된 L-셀렉틴은 염증 부위에서 사이토카인(TNF-α, IL-1 및 IFN-γ)에 의해 활성화된 내피세포에 이들 세포가 부착되도록 한다. L-셀렉틴이 그 리간드를 인식하는 것은 매우 신속하지만 그 결합력은 약하다. 이러한 성질 때문에 L-셀렉틴은 세포간 결합의 초기 단계만을 매개하여 혈류를 따라 흘러가던 호중구를 내피세포 표면을 따라 가게 만든다. 특히 L-셀렉틴은 백혈구 미세융모 돌출부위 첨단에 발현되어 있기 때문에 내피세포에 있는 리간드와 잘 접촉할 수 있다.

호중구가 내피세포 표면을 따라 구르는 과정에 백혈구의 인테그린(integrin)이 내피세포의 ICAM-1과 강하게 결합하면 호중구는 구름을 멈추고 넓게 펼쳐지면서 내피세포에 밀착하게 되고, 곧이어 LFA-1에 의해 내피세포들 사이를 통해 혈관 밖으로 빠져 나오게 된다. L-셀렉틴과 결합할 수 있는 내피세포 리간드에는 적어도 다음과 같은 세 가지가 있다.

① **GlyCAM-1:** 림프절 HEV에서 발견되는 분비형 프로테오글라이칸(proteoglycan)

② **MadCAM-1(mucosal adressin cell adhesion molecule-1의 의미를 내포함):** 장관 내피세포에 발현되어 있음

③ **CD34:** 내피세포와 골수세포에 발현되어 있는 프로테오글라이칸(proteoglycan). L-셀렉틴의 리간드가 내피세포(특히 HEV)에 발현되기 위해서는 사이토카인에 많이 노출되어야 하는 것으로 밝혀지고 있다. 말초 조직에 염증이 있는 경우에는 L-셀렉틴이 같은 산성 탄수화물 복합체와 결합함으로써 이들이 다시 내피세포의 E-셀렉틴이나 P-셀렉틴에 결합할 수 있도록 항 호중구를 구르게 하는 데 간접적으로 기여하기도 한다.

E-셀렉틴은 endothelial leucocyte adhesion molecule 1(ELAM-1)이나 CD62E라고도 하는데 사이토카인에 의해 활성화된 내피세포에만 발현되기 때문에 'E' 라는 어미를 달게 되었다. E-셀렉틴이 결합하는 것은 과립구, 단구 및 일부 기억 T림프구에 있는 여러 가지 표면 단백들에서 발견되는 Lewis-X나 Lewis-A와 유사한 시알화된 탄수화물 복합체이다. 특히 T림프구에 있는 E-셀렉틴(slectin)의 리간드를 cutaneous lymphocyte antigen-1(CLA-1)이라 하는데, 이것이 일부 T림프구를 피부로 이동하도록 하는 것으로 추정되고 있다. 내피세포가 E-셀렉틴을 발현하고 있다는 것은 사이토카인에 의해 매개되는 급성 염증반응이 진행중임을 의미한다. 이때 E-셀렉틴에 대한 항체를 생체 내로 투여하면 염증부위로 호중구가 침윤되지 않는다. 따라서 E-셀렉틴은 기억 T림프구가 면역조직 바깥의 말초 염증조직으로 이동하는 데 관여하는 것으로 추측된다.

P-셀렉틴(CD62P)은 혈소판의 분비과립에서 처음 발견되었기 때문에 'P' 라는 어미가 붙여졌다. 그 후 P-셀렉틴은 Weibel-palade체라고 하는 내피세포의 분비과립에서도 발견되었다. 내피세포나

혈소판을 자극하여 저장된 단백질들을 분비하도록 하면 P-selectin 역시 세포의 유출분비과정(exocytic secretory process)의 일원으로 수 분 내에 세포 표면으로 전위(translocate)된다. 세포 표면에 발현된 P-셀렉틴은 호중구 및 단구와 결합한다. P-셀렉틴의 리간드는 E-셀렉틴의 리간드와 유사한 탄수화물 복합체이다.

3종류 셀렉틴의 유전자들은 사람이나 생쥐 모두에서 제1번 염색체에 연속적으로 배열되어 있기 때문에 그 구조적인 유사성이 쉽게 이해된다. 한편, 각 셀렉틴류는 각기 특징적인 구조를 가지고 있는데, 이것은 원조가 되는(ancestral) 셀렉틴 유전자가 중복(duplicate)되는 과정에 만들어진 것이 틀림없다. 이와 같은 구조적 차이 때문에 3종류의 셀렉틴은 결합 특이성과 발현되는 조직에 차이가 있다. 그러나 이 3종류는 모두 백혈구와 내피세포 간의 빠르고 약한 결합을 매개하는데, 이 과정은 백혈구 이동에 중요한 초기단계에 일어난다. E-셀렉틴의 경우에는 강한 결합을 매개하기도 한다.

셀렉틴이 수행하는 역할이 생리적으로 얼마나 중요한지는 그 유전자를 제거시킨 생쥐(gene knockout mice)를 보면 알 수 있다. 이런 생쥐에서는 림프절이 작고 잘 형성되지 않으며 T림프구 반응과 염증반응이 유발되지 않는다(표4.1.1).

표 4.1.1 셀렉틴의 종류와 기능

셀렉틴 계열				
셀렉틴	크기	분포	리간드	주요 기능
L-셀렉틴 (CD62L)	90~110KD (당질화 정도에 따라 차이가 있음)	백혈구(비감작 T림프구에 많고, 기억세포에는 적게 발현됨)	GlyCAM-1,CD34, MadCAM-1 등에 있는 sulfated glycosamino glycans	비감작 T림프구의 림프절과 비장으로 이동하도록 함
E-셀렉틴 (CD62E)	110kD	사이토카인(TNF, LT, IL-1)* 에 의해 활성화된 내피세포	L-셀렉틴, E-selectinligand-1 및 다른 당단백에 있는 sialated Lewis-X 또는 그와 비슷한 glycans (예 : CLA-1)	백혈구가 사이토카인에 의해 유발된 염증부위로 이동하도록함
P-셀렉틴 (CD62P)	140kD	1. 내피세포 저장과립 2. 혈소판 저장과립	P-셀렉틴 glycoprotein-1 및 다른 당단백에 있는 sialated Lewis-X 또는 그와 비슷한 glycans이 단구에 부착되도록 함	1. 사이토카인과 무관한 염증 반응 초기 단계의 백혈구 부착 2. 활성화된 혈소판

* TNF; tumor necrosis factor, LT; lymphotoxin, IL-1; interleukin-1.

스주머니에 해당하는 기관을 아직 확실히 알지 못하고 있으며 골수, 파이어 원반, 막창자꼬리(충수), 편도 등이 주머니 유사기관(bursa analogue)으로 생각하고 있다.

B림프구의 전구세포는 골수에서 생겨난 기능적으로 미숙한 기간림프구(stem lymphocyte)이며, 이 미숙림프구가 혈류를 타고 주머니 유사기관에 이르면 그 곳에서 성숙 분화하여 B림프구로 된다. B림프구는 림프절의 피질, 파이어판과 지라의 림프소절, 지라에 있는 백색수질의 주변구역(marginal zone) 등에 밀집해 있다. 정상 성인의 말초혈액에는 총 림프구의 5~10%가 B림프구이다. B림프구의 세포표면에는 생리학적 기능을 수행하는 데에 관여하는 각종 단백질성 특이표면 수용기로서 B세포 항원수용기(B cell antigen receptor), 림포카인 수용기(lymphokine receptor : IL-2, IL-4, IL-5), 항체 수용기(antibody receptor : IgE, IgG, IgM), 보체 수용기(complement receptor : CD21, CD40) 등 갖가지 수용기들이 존재한다(그림4.1.3).

어떤 항원이 B림프구와 접촉하면 그 항원을 인식하여 형질막의 합당한 수용기와 선택적으로 반응하게 되는데, 이렇게 반응한 B세포를 면역적격림프구라 한다. 면역적격림프구는 림프구 모세포처럼 원시상태의 세포로 되는 모세포성 변형을 일으키는데, 이 상태의 세포를 B면역모세포(B immunoblast)라고 한다. B면역모세포는 항원뿐만 아니라 빨강강낭콩(red kidney bean, *phaselous vulgaris*)에서 축출한 특수 단백질인 피토헴아글루티닌(phytohemagglutinin), 일종의 강낭콩(jack bean, *Canavalia ensiformis*)에서 얻은 콘카나발린 A(concanavalin A), 아메리카자리공 식물(*phytolacca americana*)에서 얻은 자리공 유사분열 물질(pokeweed mitogen) 등과 같은 유사분열 물질(mitogen)에 자극되었을 때에도 생겨난다. B면역모세포는 직경이 25 μm까지 이르는 큰 세포로서 구형 또는 난원형인 핵을 가지고 있으며, 핵 속의 이질 염색질은 핵막을 따라 모여 있고, 1~3개의 핵소체를 가지고 있다. 세포질은 적은 편으로 소수의 사립체, 뚜렷한 골지장치, 소량의 과립 세포질세망 등이 있고, 특히 리보소체가 많아 피로닌(pyronin)에 특징적으로 염색되는 특성을 나타내어 호피로닌성세포(pyroninophilic cell)라고도 부른다. B면역모세포는 림프소절의 종자 중심에 모여 있다.

모세포성 변형에 의하여 생겨난 B면역모세포는 분열을 시작하고, 몇 번의 분열로써 많은 수의 B림프구가 생겨나는데, 이 중에서 일부는 특수한 기능을 나타내는 작동세포(effector cell)인 형질세포(plasma cell)로 되고, 나머지는 기억세포(memory cell)로 분화해 간다. 이러한 과정을 거쳐 생겨난 형질세포는 앞서 접촉된 항원을 중화시킬 수 있는 항체를 합성하여 세포 주변의 체액 속으로 방출한다. 그리고 기억세포는 이미 자극되었던 항원과 같은 종류의 항원이 재도입될 경우 신속히 반응하도록 유전적으로 계획된 림프구이며, 수명이 매우 길어서 수 년 동안 살아 남는다. 그러나 활성화되지 않은 B림프구의 수명은 약 12일에 불과하다.

파상풍(tetanus)을 일으키는 파상풍독소(tetanus toxin)를 항원의 한 예로 하여 항체매개 면역반응(antibody-mediated immune response)을 설명하면 이 현상을 보다 쉽게 이해할 수 있을 것이다. 파상풍독소는 파상풍균(Clostridium tetani)에 의해서 생산되는데, 이 균이 상처에 감염되면 그 곳에서 자라면서 강력한 단백질성 파상풍독소를 생산하여 주위의 체액으로 방출한다. 이 독소는 말초 신경섬유를 따라 척수의 운동 신경세포로 파급되고, 이 세포에 연접을 이루고 있는 연접 전종말에 작용하여 억제성 신경 전달물질의 방출을 차단시킴으로써 종국에는 골격근육의 수축이 지속되어 심각한 지경에 이르게

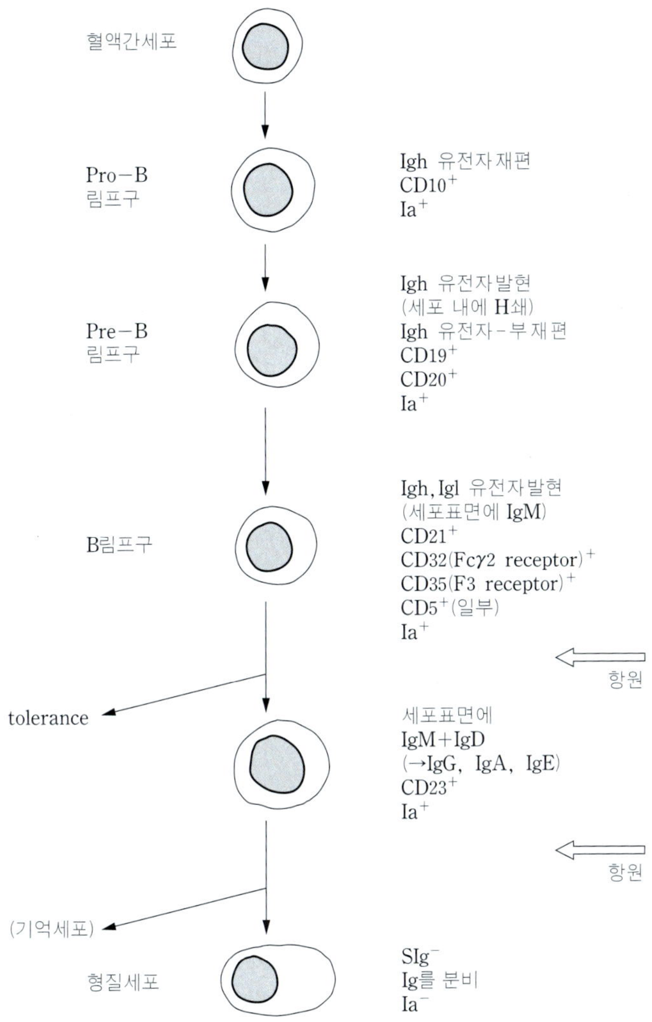

그림 4.1.3 B림프구의 분화과정

되는 질병인 파상풍을 일으킨다. 이 독소는 이물질성 단백질이기 때문에 면역반응을 일으키는데, 이 반응에 예방접종용 독소, 즉 파상풍 유사독소(tetanus toxoid)를 이용할 수 있다. 파상풍 유사독소를 주사하면 이에 대한 특이항체가 생겨난다. 그러므로 혈장에 이 항체가 형성되어 있는 경우 파상풍 독소와 만나게 되면 이들은 서로 선택적으로 결합하여 항원－항체복합체(antigen－antibody complex)를 이루게 된다. 이렇게 형성된 항원－항체복합체는 이후에 대포식세포에 의하여 처리되거나 항원－항체결합시 활성화하는 일련의 효소계통인 보체(complement)에 의하여 용해된다. 이렇게 됨으로써 본래의 파상풍균 독소에 의한 치명적인 상해로부터 보호받게 된다. 이전에 파상풍독소에 노출되지 않은 사람에게 파상풍 유사독소를 1회 주사하면 3～4일 내에는 항체를 검출할 수 없는데 이 기간을 지체기(lag period)라 한다. 이 기간에 활성화한 B림프구가 분열 증식하여 다수의 형질세포가 생겨나는데, 이들 형질세포가 항체생산을 시작한다. 항체가 최고치에 도달하는 시기는 항원에 노출된 후 10~14일이고, 그 후 급격히 감소하여 수주 내에 소실된다. 이와 같이 항원에 처음 노출되어 일어나는 현상을 1차 면역반응(primary immune response)이라 한다. 1차 면역반응이 있는지 수일 또는 수개월 후에 같은 항원에 재차 노출되면 항체의 역가(titer)가 10~100배 정도의 높은 수준으로 빠르게 형성되는데, 이런 현상을 2차 면역반응(secondary immune response)이라 한다. 만일 여러 번 반복해서 같은 항원에 노출되면 높은 수준의 항체가 수년 간 지속된다.

모든 항원이 직접 B림프구를 자극하여 형질세포로 전환되도록 유도하지는 않는다. 어떤 항원은 합당한 수용기에 의하여 T림프구와 결합하고, 이 T림프구가 적당한 B림프구를 찾아 항원을 넘겨주어 자극한다. 항체 형성에 있어서 또 다른 중요한 세포가 대포식세포이다. 대포식세포는 일정 기간 표면에 항원을 보관하다가 림프구에 넘겨주므로 항원 제공 세포라고도 부르며, 만일 이와 같은 세포가 없다면 많은 항원이 면역적격림프구에 도달하지 못할 것이다. 대포식세포 또한 여분의 항원을 찾아 파괴시키기도 한다. 이와 같이 혈액을 비롯하여 림프나 조직액과 같은 체액 속에 들어 있는 항체를 매개로하여 일어나는 신체의 방어현상을 항체 매개면역반응 또는 체액면역반응(humoral immune response)이라고 한다. 체내에 들어온 항원의 농도가 매우 높거나 낮을 경우 면역반응이 일어나지 않기도 하는데 이와 같은 현상은 면역마비(immune paralysis) 또는 면역학적 관용(immunological tolerance)이라고 한다. 흔히 B림프구를 단일형 세포로 간주하고 있지만 .면역학적 의미에서 보면 체내로 침입하는 항원의 종류만큼 기억림프구의 종류도 다양하다고 할 수 있다.

3) T림프구와 세포매개면역

T림프구는 골수에서 생산된 기능적으로 미숙한 림프구가 혈류를 타고 가슴샘으로 이주하여 그 곳에서 분화 성숙된 세포이므로 가슴샘 의존림프구(thymus-dependent lymphocyte)라고도 한다. 가슴샘에서 분화된 T림프구는 혈액을 경유하여 림프절의 곁피질(paracortex), 지라의 동맥주위림프구집(periarterial lymphatic sheath), 파이어판의 소포사이구역(interfollicular area) 등에 밀집해 있다. 정상 성인의 말초혈액에 있는 총림프구 중에서 70~80%가 T림프구이다. T림프구의 세포막 표면에도 B림프구처럼 특이수용기로 T세포항원 수용기(T cell antigen receptor), 림포카인 수용기(lymphokine receptor : IL-2), 항체 수용기(antibody receptor : Fc μR, Fc γR), 보체 수용기(complement receptor : CD35) 등 여러 가지가 있어 각가지 생리학적 기능을 수행한다.

T림프구가 합당한 항원과 접촉하면 이른바 세포매개면역반응(cell-mediated immune response)을 일으킨다(그림4.1.4). 세포매개면역은 원생동물, 박테리아, 진균류, 바이러스 등과 같은 미생물, 이식조직편, 종양세포, 체표를 통해 들어온 각종 이물질 등에 의하여 유도되는데, 이때 일어나는 면역반응은 항원이 있는 장소에서 면역적격세포인 T림프구에 의하여 이루어진다.

세포매개면역반응에 대하여는 피부이식에서 나타나는 거부반응을 예로하여 설명하고자 한다. 실험적으로 조직을 이식할 경우 유전적으로 조직적합성(histocompatibility) 여부에 따라 성공적으로 생착하거나 거부반응으로 나타난다. 만일 유전적으로 관련성이 없는 사람 사이에서 피부조각을 이식하면 처음

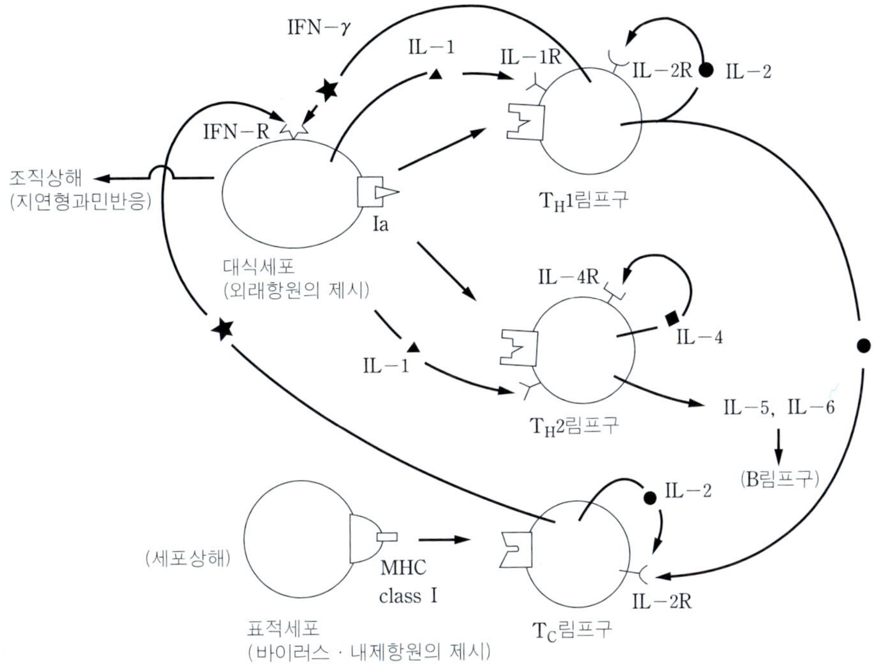

그림 4.1.4 세포성 면역의 메커니즘

며칠 동안은 이식편이 잘 사는 것처럼 보인다. 그러나 1주일 정도 지나면 이식편이 창백해 보이고, 계속해서 퇴행성 변화를 나타내어 10일 정도 지나면 결국 죽게 된다. 이와 같이 특정 항원에 자극을 받은 바 없는, 즉 감작(sensitization)되어 있지 않은 사람에서 일어나는 이식편의 거부과정을 1단계 반응(first-set reaction)이라고 한다. 1단계 반응이 있은 후 같은 공여자(donor)의 피부조각을 재차 같은 수용자(recipient)에게 이식하면 그 이식편은 1~2일 이상 살지 못하며, 이 거부과정에서 이식편 주위의 조직은 염증반응을 일으킨다. 이러한 심한 거부반응을 2단계 반응(second-set reaction)이라고 하는데, 2단계 반응은 첫 번째 이식편이 거부된 후 수개월 또는 수년에 가서도 일어날 수 있다. 이와 같은 현상은 타인의 이식편 세포뿐만 아니라 바이러스에 감염된 세포, 화학약품에 의하여 변화된 세포, 암세포 등과 같은 비정상 세포로 인식되는 경우에도 나타난다.

1단계나 2단계 반응에서 이식편 조직을 현미경으로 관찰하면 많은 소림프구가 침윤되어 있음을 볼 수 있는데 이 세포가 T림프구이다. 이 T림프구는 대포식세포와의 상호작용 하에 항원성 세포를 인식할 뿐만 아니라 세포독성 및 포식작용에 의하여 항원성 세포를 파괴함으로써 유해한 항원으로부터 자신의 몸을 방어하게 된다. 이와 같이 T세포를 매개로 한 특이면역반응의 항체를 매개로 한 체액 면역반응과 구별하여 세포매개면역이라고 한다.

T세포는 항원제공 세포에 의하여 활성화하는데, 특정 항원을 비자기인 이물질로 인식하게 되면 모세포성 변형을 일으켜 T면역모세포(T immunoblast)로 된다. T면역모세포는 B면역모세포와 형태학적으로 구별되지 않으며, 림프절과 지라의 가슴샘 의존구역에서 증식 분화하여 세포독성T세포, 조력T세포, 억

압T세포 및 기억세포가 생겨난다. 이와 같이 분화된 T세포들의 형질막 표면에도 각기 독특한 표면수용기를 가지고 있다.

세포독성T세포(cytotoxic T cell)는 살해세포(killer cell) 또는 이식거부세포(graft rejection cell)라고도 부른다. 이 T세포는 세포매개면역반응의 작동세포로서 대포식세포와 조력T세포의 영향에 의하여 활성화하며, 이식편세포, 종양세포, 비정상세포와 같은 표적세포를 이종항원으로 인식하여 접촉하게 되면 퍼포린(perforin)이라고 하는 세포독성 단백질을 분비하여 표적세포를 살해한다. 퍼포린은 이 세포의 세포질과립에 저장되어 있다가 표적세포와 만나면 그 접촉부위로 분비되고, 분비된 퍼포린은 중합에 의하여 폴리퍼포린(polyperforin)을 형성한다. 이 폴리퍼포린은 표적세포의 세포막을 뚫어 구멍을 내며, 이로써 삼투성 용해(osmotic lysis)에 의하여 표적세포가 붕괴된다.

조력T세포(helper T cell)는 특정 항원을 직접 또는 대포식세포를 통하여 항체를 생산할 수 있도록 계획된 B림프구가 형질세포로 전환하는 데에 촉진적으로 도움을 주며, 그 밖에 세포독성 T세포나 대포식세포와 같은 면역반응에 관여하는 다른 세포들도 자극한다(그림4.1.5).

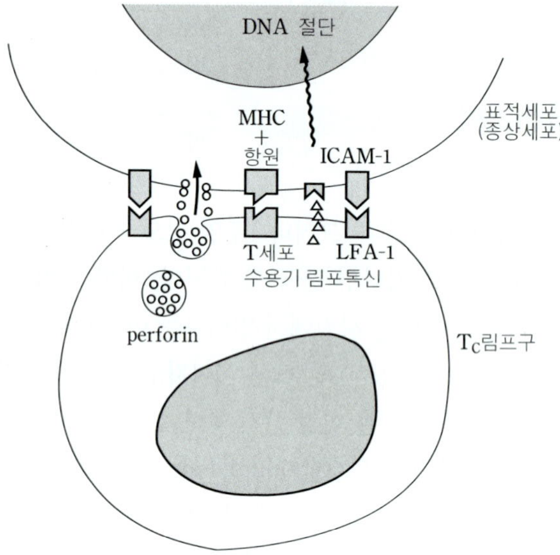

그림 4.1.5 **림프구에 의한 표적세포 상해기전**
상해기전은 해명되지 않았지만 perforin에 의해서 막에 구멍이 뚫리는 경로와 lymphotoxin 등에 의해서 DNA가 절단되어 세포가 죽음에 이르는 경로가 추정되고 있다.

억압T세포(suppressor T cell)는 조력T세포와 반대로 B림프구로부터 형질세포로의 전환을 억제시킬 뿐만 아니라 조력T세포나 세포독성T세포의 활동을 억제함으로써 면역반응을 억제시키는 기능을 수행한다.

기억세포(memory cell)는 B면역모세포에서 생겨난 세포에서와 같이 동일 항원에 재차 노출될 때 일어나는 2차 면역반응을 빠르게 일으킬 수 있도록 유전적으로 계획된 세포이다.

4) 자연살해세포

말초혈액에는 B세포나 T세포의 표면 표지자로서 감별할 수 없는, 즉 T림프구나 B림프구도 아닌 제 3의 림프구(third population cell)가 실제로 존재하는데 이 세포가 자연살해세포(natural killer 〈NK〉 cell)이며, 정상 성인의 혈액에 있는 총림프구 중에서 8~20%를 차지하고 있다. 자연살해세포는 다른 림프구에 비하여 더 크며, 세포질의 양도 더 풍부하고 다수의 호아주르성과립을 가지고 있다. 자연살해세포의 세포막에도 독특한 표면 수용기가 존재한다.

자연살해세포는 Fc수용기를 가지고 있어서 항원성 자극이 없는 상태에서도 항체나 또는 보체로 덮인 표적세포를 인식 접촉하여 항체의존 세포매개 독성반응(antibody-dependent cell-mediated cytotoxicity; ADCC)에 관여한다. 이 세포는 감작되지 않은 정상 동물에서도 발견되며, 어떤 종양세포, 바이러스에 감염된 세포, 또는 몇몇 박테리아와 접촉할 때 림포톡신(lymphotoxin)을 분비하여 파괴하는 능력을 가지고 있다. 자연살해세포는 T림프구나 B림프구와 같이 재순환하지 않으므로 가슴관의 림프 속에서는 발견되지 않는다.

5) 형질세포

형질세포(plasma cell)는 항체를 합성하여 분비하는 세포로서 B림프구로부터 분화한다. 이 세포는 림프절의 수질끈(medullary cord), 지라 백색수질의 주변구역(marginal zone)과 지라끈(splenic cord), 그리고 전신의 결합조직에 산재하되, 특히 창자 점막의 고유판에 많은 수가 존재하며 그 곳에서 항체를 분비한다. 체액 면역반응의 급성기에는 다수의 비교적 작은 미성숙 형질세포가 림프절 피질의 깊은 부위에, 그리고 지라의 백색수질과 적색수질 사이의 부위에 나타난다. 성숙된 형질세포는 한 곳에 정주하여 혈액이나 림프로 들어가지 않는다.

충분히 성숙된 형질세포는 직경이 8~20μm인 난원형이며, 방사상으로 농축되어 있는 이질염색질을 가진 둥근 핵이 세포의 한쪽에 치우쳐 위치한다. 세포질에는 평행하게 배열해 있는 과립세포질세망 수조가 잘 발달해 있어 강한 호염기성을 나타내고, 세포질이 풍부한 쪽의 핵 근처에 잘 발달한 골지장치가 위치하고 있다. 이 세포에서 항체의 합성은 리보소체, 과립세포질세망 및 골지장치에서 이루어지며, 형성된 항체분자는 작은 소포로 꾸려져 세포표면으로 이동한다. 형질세포에서 분비된 항체는 주위 결합조직의 무형질로 확산되고, 림프관을 경유하여 최종적으로 혈액으로 들어가 전신을 순환하게 된다. 지라에 있는 형질세포에서 분비된 항체는 거의 모두 혈액으로 직접 들어간다.

광학현미경 관찰에서 일부의 형질세포에 직경이 1~3μm인 몇 개의 호산성 치밀소체가 들어 있음을 볼 수 있는데, 이 호산성 소체를 러셀소체(Russell's body)라 하며, 이를 전자현미경으로 보면 한두 군데의 확장된 과립세포질세망 수조에 다량의 면역글로불린 분자가 축적되어 있음을 확인할 수 있다. 이 러셀소체는 항체 합성의 과정 또는 세포 내 이동의 이상에 의하여 생겨나는 것으로 생각하고 있다.

형질세포에서 합성 분비되는 항체의 종류는 IgG, IgM, IgA, IgD, IgE 등이 알려지고 있다. 이 중에서 IgG는 2차 면역반응의 주된 항체로서 정상인 혈장에 있는 면역글로불린의 70~75%를 차지할 정도로 많으며, 분자량은 160kD 정도로 다른 Ig분자보다 작기 때문에 혈관을 쉽게 빠져나가 조직 속에서의 방어에 참여한다. IgA는 분자량이 160kD으로 전체 혈장 Ig의 15~20%를 차지한다. 이 IgA는 피부와 소화관벽의 형질세포에서 다량으로 합성되며, 특히 창자벽의 고유판에 있는 형질세포에서 생산된 IgA는 혈액으로 확산되던가 또는 표면 상피세포로 흡수된다. 표면 상피세포로 흡수된 IgA는 그 세포에서 합성된 당단백질과 결합하여 분비성 IgA(secre-tory IgA)를 형성하고, 이 분비성 IgA는 창자의 속 공간으로 나가 그 부위의 상피표면에 막을 이룸으로써 세포표면을 통한 미생물의 침입을 막는 데 중요한 역할을 한다. 이 분비성 IgA막은 속 공간에 있는 각종 소화효소에 의하여 잘 분해되지 않는다. IgA는 침, 젖, 눈물, 호흡 및 비뇨생식기관의 분비물에 특히 많은 것으로 알려지고 있다. IgE는 분자량이 200kD 정도이며, 매우 소량이 혈액 속에 들어 있고, 비만세포와 호염기성백혈구의 표면수용기에 결합하여 알레르기반응을 조정하며, 또한 기생충감염에서의 면역반응에도 관여한다.

IgM은 분자량이 900kD이고 혈액 내 Ig 중에서 약 10%를 차지하며, IgD는 분자량이 170kD 정도이고 총혈장 Ig의 1% 이하로 적다. 이들 IgM과 IgD는 B림프구의 세포막에 결합하여 특정 항원의 수용기로 작용하고, 이 항원의 작용으로 B림프구가 형질세포로 분화한다. 또한 IgM은 박테리아와 같은 세포를 용해시키는 혈장효소인 보체를 활성화시키는 작용도 있는 것으로 알려지고 있다.

6) 항원제공세포

우리 몸 속으로 들어온 이물질의 상당한 양은 포식세포들에 의하여 포식 처리되지만 일부 항원성 물질은 항원감응세포(antigen-sensitive cell)를 자극하여 면역반응을 유발시킨다. 이 과정에서 항원제공세포(antigen-presenting cell)라고 하는 세포들이 항원을 섭취 처리하여 항원감응세포에 제공함으로써 면역반응이 효과적으로 일어나도록 한다. 항원제공세포에는 대포식세포, 가지돌기세포, B림프구 등 세 가지 부류의 세포들이 있으며, 이 세포들은 항원의 성상, 항원이 들어오는 경로, 같은 항원에 이미 노출되었는가에 따라 각기 다르게 반응한다(그림4.1.6).

(1) 대식세포

대식세포(macrophage)의 1차적인 기능은 우리 몸에 들어온 미생물을 비롯한 갖가지 이물질을 포식 파괴하여 처리하는 일이며, 창상 치유과정에서 파괴된 조직의 처리와 새로운 조직의 재구성에도 관여한다. 또 이 세포는 세포의 성장과 분비를 조절하는 데 관여하는 인터류킨(interleukins)과 알파종양괴사인자(tumor necrosis factors-α)와 같은 사이토카인(cytokine), 그리고 라이소자임(lysozyme), 산성가수분해효소(acid hydrolase), 아르기나제(arginase), 리파제(lipase), 아교질분해효소(collagenase), 탄력소분해효소(elastase) 등과 같은 각종 효소를 분비하며, 그 밖에 프로스타글란딘(prostaglandin), 류코트리엔(leukotrien), 피브로넥틴(fibronectin)을 합성 분비하는 분비기능도 있다. 이와 같은 기능 이외에 대포식세포는 특이 항원을 섭취하고 독특한 처리과정(processing)을 거친 다음 항원감응 세포에 제공함으로써 면역반응에 중요하게 관여한다.

대포식세포에서의 항원 처리과정을 보면 먼저 특이 항원을 인식하여 세포막의 수용기에 결합시키고, 이어서 항원분자를 세포막에서 형성한 섭취소체(endosome)를 통하여 세포 속으로 끌어들인다. 이렇게 섭취된 섭취소체 속의 항원성 물질은 리보소체와 과립세포질세망에서 합성된 주 조직적합성 복합체(major histocompatibility complex; MHC) 분자와 결합한 다음 세포 밖으로 배출된다. 이와 같이 대포식세포에 의하여 처리된 항원은 비로소 조력T림프구의 표면수용기에 결합하게 되며, 이로써 림프구가 활성화한다. 이러한 대포식세포에 의한 항원제공은 T림프구에서 유래한 감마인터페론(interferon-γ)에 의하여 조절된다.

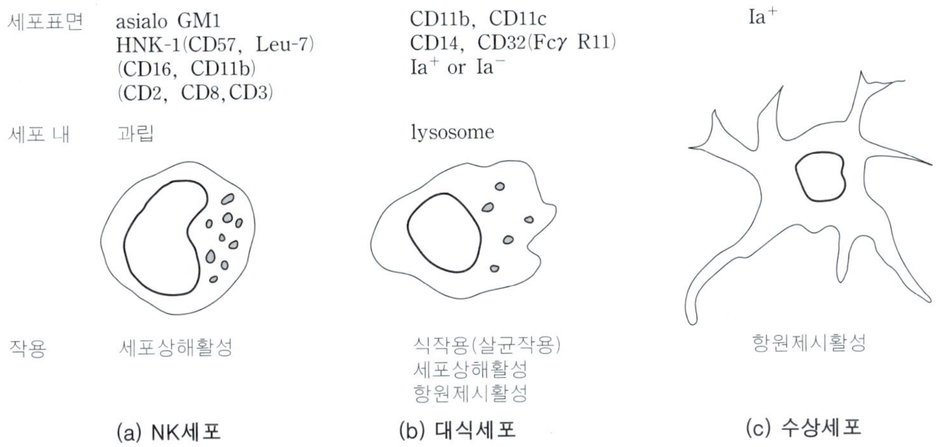

그림 4.1.6 NK세포, 대식세포, 수상세포의 작용기전

(2) 가지돌기세포

가지돌기세포(dendritic cell)는 여러 개의 긴 세포질 돌기를 내고 있어 붙여진 이름이며, 림프조직에 특히 많고 피부와 일부 점막의 상피에도 산재해 있다. 이 세포의 세포막 표면에는 보체와 항체의 수용기가 존재하지만 포식기능은 미약한 것으로 알려지고 있다.

피부와 점막의 상피에 있는 가지돌기 세포를 랑게르한스세포라 한다. 림프조직에 있는 가지돌기세포는 B림프구 구역에 있는 소포가지돌기세포, 그리고 T림프구 의존구역에 분포하는 깍지세포로 구별하기도 한다.

- **랑게르한스세포:** 랑게르한스세포(Langerhans cell)는 피부의 표피와 일부 점막상피 내에 널리 분포해 있는 별모양의 세포이며, 이 세포는 이웃하고 있는 어떤 상피세포와도 연접장치를 이루고 있지 않다. 이 세포의 세포체에는 심한 핵막함입이 이루어진 난원형의 핵이 가운데에 위치하고, 세포질에는 다수의 긴 사립체, 잘 발달한 골지장치, 약간의 과립세포질세망, 세관 형태의 무과립세포질세망 수조 등 일반 소기관들 이외에 특징적 구조물인 랑게르한스과립[Langerhans granule, 버벡과립(Birbeck's granule)]이 포함되어 있다. 랑게르한스과립은 길이가 0.1~0.5 μm이고 두께가 약 30nm인 판상의 구조물로서 단위막으로 싸여 있으며, 투명한 기질 속에는 얇고 치밀한 판이 길게 이루어져 있고, 양쪽 단위막에서 치밀한 판을 가로 질러 9nm 간격의 가로줄무늬가 규칙적으로 형성되

어 있다. 이와 같은 과립은 골지 수조로부터 생겨나며, 새롭게 형성된 과립의 경우 한쪽 부분이 확장되어 있어 마치 정구채 모양을 하고 있다. 이 과립들은 세포막에 융합한 다음 그 내용물이 세포사이 공간으로 방출된다. 랑게르한스과립의 화학적 조성과 기능에 대하여는 아직 밝혀져 있지 않다.

랑게르한스세포에 항원이 노출되면 대포식세포에서와 같이 이를 섭취 처리하여 조력T림프구에 제공한다. 실험적으로 독담쟁이덩굴(posion ivy)의 수지(resin)와 같은 항원을 국소적으로 작용시키거나 모기의 침(mosquito saliva)과 같은 항원을 피하주사하면 지연과민증(delayed hypersensitivity)이나 알레르기성 접촉피부염(allergic contact dermatitis)과 같은 피부알레르기(skin allergy)가 유발된다.

- **소포가지돌기세포:** 소포가지돌기세포(follicular dendritic cell)는 모든 림프소절뿐만 아니라 지라 백색수질의 주변구역, 그리고 림프절의 수질 끝과 같은 림프기관의 비T림프구 의존구역에 분포한다. 이 세포에서 핵은 편재해 있고, 세포체로부터 다양한 형태의 많은 세포질돌기가 B림프구의 사이로 뻗어 있으며, 세포질에는 소기관들이 비교적 잘 발달해 있고, 특징적 구조물인 랑게르한스과립이 존재한다. 소포가지돌기세포는 주위에 있는 림프구와의 사이에 어떤 연접장치도 형성되어 있지 않다.

- **깍지세포:** 깍지세포(interdigitating cell)는 림프절의 속피질과 같은 T림프구 의존구역을 제외한 소절 사이부위, 지라의 혈관주위 림프구집(periarterial lymphatic sheath)의 가운데 부위, 편도, 막창자꼬리 및 파이어판의 소절 사이부위, 가슴샘에서 피질과 수질의 이행부위 등에 분포해 있다. 깍지세포의 모습과 구조는 소포가지돌기세포와 비슷하고 랑게르한스과립도 가지고 있으며, 다양한 형태의 많은 세포질돌기는 주위에 있는 T림프구 사이로 길게 뻗어 있되 주위 세포와의 사이에 연접복합체는 이루어져 있지 않다.

가지돌기세포는 두 가지 방식으로 항원을 제공한다. 이전에 어떤 특이 항원에 노출되지 않은 경우 가지돌기세포에서의 항원제공은 수동적이어서 단순히 항원을 제공한다. 그러나 이전에 특정 항원에 노출되어 항체를 가진 경우에는 몸 속으로 들어온 항원과 항체가 결합하여 항원-항체복합체(antigen-antibody complex)를 형성한다. B림프구 구역에 있는 소포가지돌기세포는 이 면역복합체를 흡착하며, 이어서 면역복합체로 덮인 세포질돌기가 염주알처럼 생긴 작고 둥근 부분으로 떨어져 나가는데, 이와 같은 구조물을 면역복합체피복소체[immune-complex-coated body, 이코소체 (iccosome)라 한다. 계속하여 이 면역복합체피복소체는 B림프구에 부착하여 섭취되고, 처리과정을 거쳐 합당한 T림프구에 제공된다. 가지돌기세포는 그 표면에 항원을 3개월 이상 보유할 수 있다. 가지돌기세포에 의하여 처리된 항원은 결합하지 않은 항원에 비하여 10,000배 이상 강력하게 T림프구를 자극한다.

(3) B림프구

B림프구도 항원을 T림프구에 효과적으로 제공하는 일종의 항원제공세포이다. 특정한 항원은 B림프구 표면의 특이 항원 수용기에 의하여 결합되고, 섭취된 항원은 세포 속에서 처리과정을 거친 다음 특이 항원제공분자와 연관되어 T림프구에 제공된다. B림프구는 항원을 기억 T세포와 일부 조력T세포에 효과적으로 제공한다.

이론과 상식

B림프구 종양에서의 염색체 전위

림프종과 백혈병을 비롯한 수많은 종양에서 상호 염색체 전위(reciprocal chromosomal translocation)가 1960년대 세포유전학자들에 의해 최초로 보고되었지만, 그 의미는 거의 20년이 지나서야 알려졌다. 최근 B림프구 종양에서 CH 유전자의 5' 전환부위의 서열이 밝혀짐으로써 Ig 유전자로부터 유래되지 않은 DNA 분절의 존재가 밝혀졌다. 이 사실은 B림프구에서 유래한 두 가지 종양, 즉 사람 버키트 림프종(human Burkitt' s lymphoma)과 생쥐 골수종에서 최초로 관찰되었다. 이러한 '외래' DNA는 인간의 8번 염색체상에 정상적으로 존재하는 c-myc 원암 유전자(protooncogenes)의 일부분으로 확인되었다. 원암 유전자는 성장인자나 성장인자의 수용체 또는 전사-활성인자 등과 같은 세포 성장 및 조절에 관여하는 단백질들을 주로 지정하는 정상세포 유전자이다. 정상세포의 경우, 이러한 단백질의 발현은 엄격하게 조절된다. 그러나 이 유전자가 돌연변이에 의해 변화되거나 부적절하게 발현 또는 RNA 레트로바이러스(retro virus)에 의해 세포 내에서 통합되고 재삽입되면 종양 유전자로서 기능을 할 수 있다. 이와 같은 조절이상(deregulation)은 세포 성장을 증가시켜 궁극적으로 악성종양(neoplasm)으로 변환하게 하는 기전 중의 하나로 생각된다.

버키트 림프종에서 가장 보편적인 전위는 14번 염색체상의 Ig 중쇄 유전자좌가 관련된 t(8:14)이며, 그렇게 흔하지는 않지만 κ 또는 λ경쇄 유전자좌가 관련된 t(2:8) 또는 t(8:22)이다. 버키트 림프종의 모든 경우에 있어, Ig 유전자좌 중 하나에 8번 염색체상의 c-myc이 전위되어 있으며, 이 사실은 이 종양에서 발견되는 8:14, 2:8 또는 8:22 상호전위를 뒷받침하고 있다. Ig 유전자좌는 정상적으로 B림프구가 분화하는 동안 몇 번의 유전자 재배열을 거치므로, 멀리 떨어져 있는 유전자의 우발적 전위가 일어나기 쉬운 부분이다. 이러한 myc 유전자 산물은 일종의 전사인자이며, 유전자의 전위로 이 유전자의 발현에 조절이상을 초래한다.

myc의 활성이 증가되면 분화과정이 정지되면서 세포 증식이 조절 불가능한 상태로 된다고 생각되나, 이 작용의 자세한 기전은 아직 밝혀지지 않고 있다. 따라서 myc는 종양 단백질의 역할을 하는 전사인자의 한 예가 된다. B림프구 림프종에서 myc 전위가 발견된 이래, 수많은 다른 림프계 및 비림프계 종양에서 전위와 관련된 유전자들이 밝혀지고 있다.대부분의 경우 이러한 전위는 전사인자, 세포 생존 단백질(survival protein) 또는 카이네이스(kinase)와 같은 신호전달 분자들의 조절이상을 초래한다. 아동기 급성 림프아세포성(lymphoblastic) 백혈병의 약 25%에서 균형잡힌 t(1:19)(q23:p13) 전위가 나타는데, 이 전위는 Hoxrns 전사인자의 일원인 PBX의 DNA-결합부위와 비연관 전사인자의 E2A의 전사 활성부위로 구성되는 유합 유전자(fusion gene)를 만들어 낸다. PBX는 전위에 의해 전사억제인자에서 활성인자로 전환된다. 급성 골수성 백혈병의 약 40%에서 t(12:21)(p12:q22) 전위가 나타나며, 이로 인해 2개의 비연관 전사인자를 지정하는 융합 유전자가 생산된다. 만성 골수성 백혈병에서 볼 수 있으며, 조금 낮은 빈도로 급성 림프모구성 백혈병에서도 관찰되는 '필라델피아 염색체(Philadelphia chromosome)' 는 c-abl과 bcr 유전자로 이루어진 융합 유전자를 생산하는 전위에 해당하며, 이로 인해 새로운 타이로신 카이네이스(tyrosin kinase)가 만들어진다. 소포성(follicular) B림프구 림프종에서 발견되는 t(14:18) 전위는 생존 유전자인 bcl-2의 과발현과 예정된 세포사(programmed cell death)를 방지한다. T림프구에서 유래된 급성 백혈병에서 가장 흔히 일어나는 전위는 전사인자인 TAL-1이 TCRα 유전자좌에 재배열된 것이다.

면역작용을 담당하는 분자

학습목표
1. 면역작용을 담당하는 분자의 종류를 이해한다.
2. 면역작용을 담당하는 분자의 기능에 대하여 이해한다.

2장

앞 장에서는 면역계의 구조를 세포 수준에서 취급하고, 약간씩 상이한 수용체 유전자를 발현하는 매우 많은 림프구를 중심으로 다양한 종류의 세포가 서로 협동하여 네트워크를 형성함으로써 유효한 면역작용이 나타나게 됨을 설명하였다.

이러한 면역계의 각 세포의 고유작용과 세포간의 상호작용은 모든 세포가 만들어 내는 각종의 분자에 의해 매개된다. 따라서 면역계의 구조를 분자 수준에서 파악하여 각 분자와 유전자의 생성과 작용, 각 분자 상호간의 관계를 이해하지 않으면 안 된다. 이 분야의 최근 연구의 진보는 비약적이며 그 중에서도 면역계를 이루고 있는 각종의 단백질 분자가 아미노산의 1차 배열과 3차 구조 및 유전자 구조로부터 몇 가지의 분자군으로 나뉘어지게 된다는 것이 특기할 만한 일이다. 이렇게 함으로써 동일한 군 내의 상이한 복수의 분자 또는 다른 family 분자간 상호작용의 결과로써 면역계 작용의 몇 가지 중요한 사실을 이해하게 되었다. 본 장에서는 이러한 배경 하에서 면역계를 이루고 있는 주요한 분자의 하나하나에 대해서 분자와 유전자의 생성과 작용을 고찰해 보기로 한다.

면역작용을 담당하는 분자로는 면역계의 고유의 분자와 세포 일반의 공통의 분자가 있다. 면역글로불린으로 대표되는 면역계에 고유한 분자가 만들어져 작용하는 각 단계에 있어서 세포 일반에 공통적인 각종의 분자가 관여한다. 예를 들면, 림프구가 면역글로불린 유전자(DNA)의 정보를 mRNA로서 해독하여 그 mRNA를 항체 펩티드로 번역하는 각 단계에서 세포 일반에 공통으로 구비되어 있는 효소분자군이 중요한 작용을 한다. 여기에서는 면역게 고유의 분자를 중심으로 다른 분자와의 관련성도 파악하면서 기술한다.

면역계에 고유한 각종의 단백질 분자는 개체발생의 각 시기에 그 유전자가 활성화되어 유전자가 가지고 있는 정보가 mRNA를 거쳐 펩티드로 번역되어 세포에 출현한다. 이 경우 단백질 분자의 아미노산 배열은 구조 유전자에 의해 결정된다. 이것과는 별도로 이 구조 유전자의 발현을 촉진하거나 억제하는 조절 배열이 각각의 구조 유전자에 근접해서 존재한다. 조절 배열의 DNA에는 입체구조가 상보적인 DNA 결합 단백질이 붙거나 떨어지거나 해서 이것에 의해 근접하는 구조 유전자가 활성화된다든지 역으로 활성이 억제되거나 한다.

또한 이러한 DNA 결합 단백질의 아미노산 배열을 결정하는 구조 유전자와 그 조절 배열도 별도로 존재한다. 세포가 분화하는 과정에 있어서는 세포간의 상호작용에 의해 세포 외로부터 분화의 signal과 그리고 아직 완전히 규명되어 있지 않은 경로에서 DNA 결합 단백의 생성과 작용을 조절함으로써 특정한 기능 단백의 생성이 시작되거나 또는 억제된다. 발생 과정은 이러한 과정의 반복과 축적이라고 하겠다. 이러한 과정에서 면역계의 세포가 만드는 매우 특징적인 분자가 면역글로불린과 T세포 수용체(TcR)이다.

이 분자군은 생성되는 분자 구조의 다양함에 있어서 타의 추종을 불허한다. 또한 중요한 점은 이 분자군이 면역계를 지탱하는 다른 몇 가지의 분자와 더불어 커다란 분자군을 만들게 된다. MHC의 class Ⅰ, classⅡ 항원, CD1, CD2, CD3, CD4, CD8, LFA-3, ICAM-1, Thy-1, poly Ig 수용체(Poly Ig R), Fc 수용체(FcR), IL-1R, IL-6R, CSF-1R, PDGFR 등의 많은 종류의 중요한 면역계 분자가 면역글로불린의 super family 분자에 포함된다. 이러한 family 분자의 유전자는 진화 과정에서 공통의 선조 유전자로부터 나뉘어진 것이다.

Family 내의 수조의 두 가지 분자가 분자 내에서 상호간에 상보적인 입체 구조 부분을 가지고 있으며, 이 때문에 두 가지의 분자가 별도의 세포표면에 있어서 대칭의 수용체와 리간드(ligand)의 관계가 되는 예가 몇 가지 밝혀졌다. 예를 들면, T림프구 표면의 T세포 수용체 α쇄, β쇄는 CD3(γ, δ, ε), CD4, CD8의 각 분자와 집합해서 수용체 복합체를 만들어 항원제시 세포상의 MHC class Ⅰ 혹은 class Ⅱ 분자와 항원 펩티드의 복합물을 리간드로 해서 결합한다. 또한 면역글로불린은 Fc 수용체와 poly Ig 수용체, CD2는 LFA-3와 각각 결합한다. 이렇게 면역글로불린 family의 분자군은 family 내의 분자간 상호반응의 네트워크를 가지고 있으며 면역계의 작용을 이러한 네트워크에 크게 의존한다. 이 네트워크는 family 외의 항원분자와 결합하여 그 결과 항원은 family 내의 분자에 의한 네트워크에 외부로부터의 signal을 가지고 들어와 이 네트워크를 새로운 평형상태로 옮기는 기폭제가 된다. 이것이 면역 응답인 것이다. 면역글로불린 family 분자의 네트워크는 실제로는 다른 각종의 family 분자를 짜 넣어서 보다 큰 네트워크를 만들고 항원은 이러한 내적인 네트워크의 전체를 통제하는 작용을 가진다고 추정할 수 있다.

면역글로불린 super family와 별도로 또 다른 하나의 큰 분자 family가 발견되었는데, 이것이 integrin family라 명명되는 분자군이다.

이 family의 분자는 백혈구 상에서 세포접착에 관여하는 LFA-1, Mac-1, p 150, 95의 세 가지 분자로 발견되었다. 그 후 fibronectin, laminin, vitronectin 등의 간질(間質) 단백에 대한 세포표면의 수용체와 혈소판의 접착에 관계하는 분자 등이 구조상으로 매우 유사한 것으로 알려졌으며 이들 분자가 모두 하나의 분자군에 속하는 것으로 판명되었다. 이 family의 분자의 하나인 LFA-1은 면역글로불린 super family의 ICAM-1을 리간드로 두고 있으며 두 가지의 family 분자군 사이의 접점이 되고 있다. 또한 integrin family 외의 많은 분자도 면역글로불린 super family 분자와 동일한 세포의 세포막에 있으므로써 상호간에 협동하여 작용하게 된다.

면역계세포의 세포간 정보 전달에 관계하는 제3, 제4의 분자 family가 발견되었다. 예를 들면 IL-2, IL-3, IL-4, IL-6, GM-CSF, prolactin, growth hormone, erythropoietin에 대한 수용체 유전자는 사이토카인 수용체군을 생성한다.

IL-1, CSF-1, PDGF에 대한 수용체가 면역글로불린 family에 속하고 또한 IL - 6은 사이토카인수용체 family의 구조에 부가해서 면역글로불린 super family의 구조를 병행해서 가지는 것으로 보아 사이토카인 수용체의 기능은 두 가지의 family 분자군이 공동으로 연출하고 있다고 생각된다.

또 하나의 새로운 분자 family로서 동물 lectin 세포 접착분자(selectin)군이 있다. E-셀렉틴(ELAM-1), 셀렉틴(LECAM-1, gp90MEL-14), P-셀렉틴(GMP-140)이 이 군에 속하며 integrin군과 더불어 접착분자로서 작용한다. 이외에 보체단백, 보체결합 단백질에도 별도의 복수의 family가 알려져 있다.

면역계는 이러한 각종의 분자군이 유기적으로 면역계 세포의 표면 또는 세포 외에 배치되어서 전체적으로 매우 고차적인 네트워크를 형성하는 것이다.

Understanding Diagnostic Histochemistry

세포조직과 면역질환

학습목표

1. 면역질환에서 세포조직과 면역반응의 특징에 대하여 이해한다.

3장

1. 과민반응(hypersensitivity)

이전에 노출되었던 항원에 다시 노출될 때 항원이 대량으로 존재하거나 액성 또는 세포성 면역상태가 고조되어 있을 경우 면역반응이 과다하게 일어나 대량의 조직파괴를 일으키는 경우가 있다.이와 같이 생체의 일반적인 면역반응과 동일한 기전을 가지면서 부적절한 면역반응을 나타내는 것을 과민반응(hypersensitivity reaction) 또는 알레르기반응(allergy reaction)이라 한다. 과민반응은 일반적으로 Ⅰ~Ⅴ형 가지로 분류되며 그 면역반응 기전은 다음과 같다.

1) 제Ⅰ형 과민반응(type Ⅰ hypersensitivity reaction)

기관지 천식(bronchial asthma), 알레르기성 비염(alleragic rhinitis) 등이 이에 속한다. 항원자극에 의해 생산된 IgE 항체가 비만세포, 호염기구 등과 Fc 부분에서 결합되어 있다가 거기에 다시 동일 항원이 침입하게 되면 탈과립을 일으키고 히스타민(histamin), 세로토닌(serotonin), 호산구 유주인자 등을 방출한다. 이들은 혈관의 투과성을 높이고 세기관지 등의 평활근 수축을 일으키며, 선(gland)세포로 하여금 분비를 촉진하여 강한 염증반응을 일으킨다. 이 반응은 항체에 항원이 결합한 후 수 분 이내에 일어나므로 즉시형 과민반응(anaphylactic type)이라고도 한다. 꽃가루, 먼지, 진드기, 동물의 털, 식물 등에 대해 과민반응을 일으키는데 이러한 항원을 알러젠(allergen)이라 하고, 이때의 항제인 IgE를 리아진(reagin)이라 한다. 한편 천식환자 등에 소량의 알러젠을 잦은 횟수로 주사하는 치료법이 이용된다. 이것은 항원의 주사에 의하여 IgG항체(저지항체) 생산을 유발하여 항원이 IgE와 결합하기 전에 IgG 항체와 결합해서 아나필락시 반응이 일어나는 것을 방지하는 것으로 이것을 탈감작요법(desensitizing therapy)이라 한다(그림4.3.1).

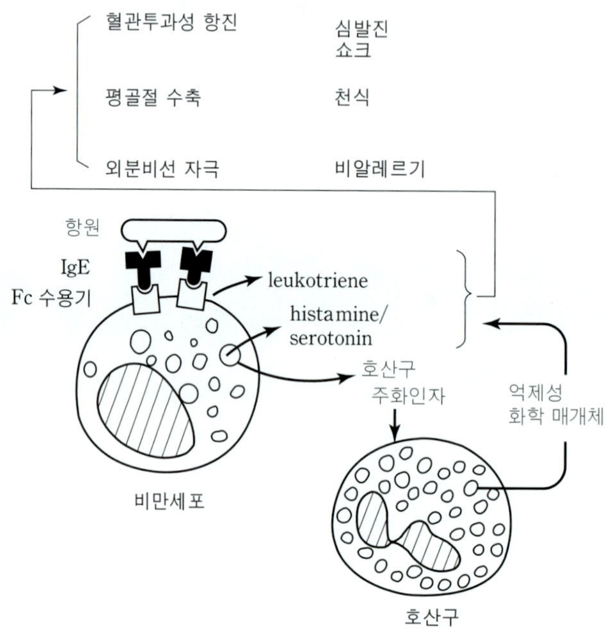

그림 4.3.1 제 I 형 과민반응의 발생과정

2) 제 II 형 과민반응(type II hypersensitivity reaction)

자가면역성 용혈성빈혈(autoimmune hemolytic anemia), 무과립증(agranulocytosis), 혈소판감소증(thrombocytopenia), Goodpasture's syndrome Hashimoto disease, 중증근무력증(myosthenia gravis; MG) 등이 여기에 속한다. 적혈구, 백혈구, 혈소판 등의 세포 표면에 존재하는 항원에 항체와 보체가 작용해서 세포상해를 일으키는 것이다. 세포상해를 일으키는 기전은 다음 세 가지로 분류할 수 있다(그림4.3.2).

(1) 보체에 의한 반응(complement-dependent reaction)

먼저 세포 항원과 항체가 결합하게 되면 보체계를 활성화시켜 세포막 손상 또는 파괴를 가져온다. 보체를 활성화시킬 수 있는 항체는 IgG와 IgM이다. 또한 보체계가 활성화되면서 부산물로 C3b가 생성되어 세포 표면에 침착, opsonin 역할을 하며 대식세포로 하여금 항원-항체 복합물을 용이하게 탐식하게 하는 한편, 보체계의 활성화로 세포를 융해한다. 대표적인 것으로 부적합 수혈반응, 태아적아구증(erythroblatosis fetalis), 자가면역성 용혈성 질환(autoimmune hemolytic disease) 등이다.

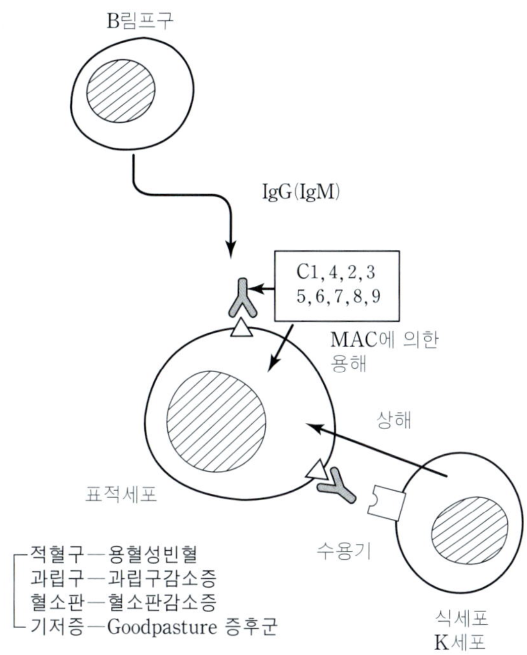

그림 4.3.2 알레르기의 기본형(II형) 반응 모식도

(2) 항체의존성 세포매개 독성반응(antibody-dependent cell mediated cytotoxicity)

세포성 항원에 항체(IgG)가 붙게 되면 Fc 수용기를 가지고 있는 NK세포, 단구, 중성구 등 비감작세포를 유인하고 그들로 하여금 세포를 파괴하게 한다. 이 경우 보체계를 필요로 하지 않으나 대신 호중구 등 비감작세포의 참여가 필요하다. 비감작세포는 IgG의 Fc 수용기에 의하여 표적세포와 결합하여 탐식작용 없이 세포의 융해가 일어난다는 것이 밝혀졌다. 이 반응은 탐식되기에 너무 큰 표적세포들, 즉 기생충, 종양세포 등을 파괴하는 데 관여하는 것으로 알려져 있다(표4.3.1).

표 4.3.1 여러 가지 형의 과민증 비교

	I 형 (아나필락시형)	II 형 (세포상해형)	III형 (면역복합체형)	IV형 (지연형)	V 형 (자극형)
항체의 종류	IgE(리아진)	IgG〉IgM	IgG〉IgM〉IgA	T세포	항수용체 항원
항 원	외인성(꽃가루 등)	세포막 표면	외인성 및 내인성	외인성 및 내인성	세포 표면항체
보체의 필요성	없음	있음 또는 없음	있음	없음	없음
반응장소	비만세포 또는 호염기구 표면	표적세포의 표면	혈관벽 또는 결합 조직 내	혈관벽 또는 조직 내	표적세포의 표면
인체의 증례	아나필락시스 기관지 천식 알레르기성 비염	자가면역성 용혈성 빈혈 태아적아구증 무과립구증	전신성 홍반성 낭창증 만성사구체신염	접촉성 피부염 결핵 이식거부 반응	갑상선 중독증 (LATS)

(3) 항수용체 항체에 의한 반응(effect of antireceptor antilbodies)

이 형(type)은 세포 자신의 수용체와 그 수용체에 대한 항체가 결합하면 이들의 상호작용으로 수용체는 기능을 상실하게 되는 것이다. 대표적인 예가 중증근무력증이다. 신경 말단에서 분비되는 아세틸콜린(acetylcholine)은 근육의 아세틸콜린 수용체와 결합할 때 수용체에 대한 항체가 형성되는 경우 수용체의 기능이 마비되어 근육의 수축을 방해한다.

3) 제III형 과민반응(type III hypersensitivity reaction)

이것은 항원-항체 반응물, 즉 면역복합체에 의해 일어나는 과민반응이다. 면역복합체는 보체계를 활성화함으로써 조직 손상을 초래하게 된다. 이러한 질환을 면역복합체병(immuno complex disease)이라고도 한다. 항체는 주로 IgG이지만 만성 류마티스에서는 IgM, 사구체 신염에서는 IgA 등도 잘 알려져 있다. 제Ⅱ형에서는 항원이 세포에 붙어 있으나 제Ⅲ형은 세포와 무관한 것이 차이점이다.

면역복합체는 보체계를 활성화하여 백혈구 유주인자를 방출하는데, 이것이 혈관에 작용, 투과성을 높임과 동시에 호중구의 유주를 촉진하여 탐식하게 한다. 이때 호중구에서 방출되는 단백분해효소(protease)에 의해 조직의 상해를 일으킨다.

면역복합체가 잘 침착되는 신장이나 혈관을 전자현미경으로 관찰하면 혈관벽 또는 기저막에는 면역복합체와 보체의 하나인 C3가 증명된다. 전신성 홍반성 낭창(systemic lupus erythematous; SLE), 괴사성 혈관염(necrotizing vasculitis), 만성 관절염 류마티스, 신장의 사구체 신염 등이 이에 속한다.

4) 제IV형 과민반응(Type IV hypersensitivity reaction)

이 반응은 국소에 침착된 항원에 대해 감작된 T림프구에 의해 일어나는 과민반응으로 항체나 보체의 매개가 없는 것이 특징이다. T세포에 의해 염증반응이 나타나는 지연형 과민반응과 T세포가 다른 세포를 살해하는 T세포 매개세포 독성반응으로 나눌 수 있다(표4.3.1).

(1) 지연형 과민반응(delayed hypersensitivity reaction)

결핵에 감염된 사람에게 투베르쿨린을 주사하면 수 시간 후 국소 발적이 생기고 붓게 되는 것을 볼 수 있는데, 24~72시간에 염증반응이 최고조에 이른다. 이와 같이 반응이 늦게 나타나기 때문에 지연형 과민반응이라고 한다. 항원과 처음 접촉하면 T림프구가 감작되고 이는 기억 T림프구로 되어 장기간 혈액내 순환되고 있다. 감작된 사람에게 항원이 들어가면 감작된 T림프구는 항원과 작용하여 활성물질인 림포카인(lymphokine)을 분비, 대식세포 또는 림프구를 활성화시켜 세포손상을 일으킨다. 따라서 국소반응에서는 대식세포와 림프구를 주로한 육아종이 형성된다.

(2) T세포 매개세포 독성반응(T cell mediated cytotoxity)

감작T림프구가 직접 표적세포를 사멸시키는 반응이다. 이때 감작T림프구를 세포독성T림프구라 하며 바이러스 항원, 종양 항원 등에 의해 인체 면역계에서 만들어진다. 이렇게 T세포가 다른 세포를 직접 죽이는 기전에서는 장기이식에 방해가 되어 이식 거부반응을 일으킨다.

5) 제Ⅴ형 과민반응(type V hypersensitivity reaction)

제Ⅴ형 과민반응은 Roitt가 새로 제창한 개념으로 자극형 과민반응이라고도 한다. 기본적으로는 Ⅱ형과 유사하지만 항원물질이 밖에서 자극을 부여한다. 항원이 호르몬 수용체(recepter) 같은 경우에는 내부에 정보가 전해지고 세포가 자극 받아 기능이 활발해진다. 그 예로서 Grave' s disease는 LATS(long acting thyroid stimulator)라는 자극물질(IgE)이 갑상선 세포 표면에 있는 항원과 결합하여 일어난다.

2. 자가면역질환(autoimmune disease)

정상적인 우리 몸은 자신의 조직 성분에 대해서는 항체를 만들 수 없도록 되어 있다. 이와 같이 자가항원에 대해 면역반응을 일으키지 않는 것을 면역학적 관용(immunologic tolerance)이라 한다. 그러나 어떤 경우에는 면역학적 관용이 깨어져 그 개체 내에서 자가항원에 대항하는 항체, 즉 자가항체를 형성할 수 있게 된다. 이와 같이 자신의 조직 성분에 대해 자가항체가 반응하여 여러 가지 조직 손상을 초래할 때 이를 자가면역질환이라 한다.

자가면역질환에는 병변이 전신성으로 나타나는 전신성 자가면역질환과 국소성 자가면역질환으로 구분할 수 있다.

1) 전신성 자가면역질환(systemic autoimmune disease)

(1) 전신성 홍반성 낭창(systemic lupus erythematosus; SLE)

이 질환은 특히 젊은 여성에게 호발하는 것으로 안면에 특징적인 나비 모양의 홍반이 나타난다. 원인은 확실치 않으나 자기조직에 대한 면역학적 관용이 상실됨으로써 자가항원에 대한 항체가 형성되어 발생된다. 주로 세포의 핵성분에 대한 다양한 항체를 생산(항핵항체, antinuclear antibody) 또는 면역복합체를 형성하여 장기나 조직에 침착, 과민반응 제Ⅱ형 또는 제Ⅲ형의 장애를 일으킨다.

이때 조직 내 세포 상해를 받은 핵은 염색질의 형태가 흐려지고 변성되는데, 이를 LE소체(LE body) 또는 헤마톡실린 소체(hematoxylin body)라 하는데, LE소체를 호중구가 탐식한 LE세포를 볼 수 있다. 주된 장기병변에는 사구체 신염, 괴사성 혈관염, 피부염 등이 있다. 최근에는 스테로이드제에 의해 사망률은 감소했으나 폐고혈압증과 동맥의 내막비후에 의한 요독증 등을 볼 수 있다.

(2) 결절성 다발성 동맥염(polyarteritis nodosa; PN)

결절성 동맥주위염이라고도 하며 전신의 소동맥에 괴사성 혈관염을 특징적으로 병변부위에 면역글로불린, 보체가 나타나는데서 이 질환을 면역복합체병으로 보고 있다. 삼출 또는 괴사를 수반하며 호중구,

대식세포, 림프구 등의 침윤이 나타난다.

(3) 진행성 전신성 경피증(progressive systemic sclerosis; PSS)

전신성 경피증이라고도 한다. SS- A, SCL- 70 등 일종의 항핵항체로 증명되고 있는데 어디까지 면역기구가 관여하고 있는지는 의문이다. 항원자극에 의하여 섬유모세포를 활성화시키는 사이토카인의 유리 또는 혈관의 손상 후 면역기전에 의하여 섬유화가 일어나는 것으로 보고 있다. 증상으로는 사지 말단의 폐섬유종으로 사망하는 경우가 많다.

(4) 다발성 근염(polymyositis; PM)

피부근염이라고도 한다. 주로 사지 근육과 경부의 만성 염증성 질환이며 근섬유들의 위축, 경화 등 변성을 동반한다. 근조직에 많이 함유되는 creatin phosphokinase, 알드라제(aldrase) 등의 효소가 상승하고 근전도에서도 근섬유의 변성, 중심성핵, 림프구, 형질세포의 침윤, 섬유화 등이 나타난다.

(5) 류마토이드 관절염(rheumatoid arthritis; RA)

관절활막의 염증이 지속됨으로써 관절의 파괴를 일으키는 질환이다. 조직학적으로는 림프구, 형질세포의 침윤과 활막세포의 증식을 특징으로 하며, 류마토이드 인자(RF)라 일컫는 자신의 IgG에 대한 항체가 만들어지는데 이 항체 자체는 IgM이다. 그러나 최근에는 IgG, IgA, IgE도 증명되었으며, 특히 IgG가 높은 증례에서는 전신의 혈관염 중에서도 동맥염의 발생빈도가 높다고 한다. 이와 같이 관절염에 전신성 혈관 병변이 강한 경우를 악성 류마티스 관절염이라 한다.

(6) 류마티스 열(rheumatic fever; RF)

group A-용혈성 연쇄상구균에 의한 상기도의 감염이 있고, 그 후 2~3주간의 무증상 시기를 둔 다음 급성 열성진환으로서 발병한다. 이것은 용혈성 연쇄상구균의 벽을 구성하는 M단백에 대해 산생된 항체가 심장의 결합조직과 반응하는 데서 일어나는 질환으로 이와 같은 현상을 교차반응(cross reaction)이라 한다. 교차반응 결과 심장의 외막, 중막, 내막의 교원섬유에 괴사 및 조직구로 이루어진 아쇼프(Aschoff) 소체인 육아종이 형성된다. 이 결과 심장은 다양한 기능장애를 일으키는데, 그 중에서 특히 알려진 것이 심장판막증(류마티성 심내막염)이며 판막의 수술적 대처에 의해 교정될 수 있다.

2) 국소성 자가면역질환(local autoimmune disease)

국소성 자가면역질환에는 2군이 있다. 하나는 병변 부위와 자가항체 모두 장기 특이성을 가진 것과 또 하나는 병변 부위에는 장기 특이성이 있으나 자가항체는 비특이적인 것이다. 전자의 예로는 하시모토병(Hashimoto disease), 에디슨병(Addison disease), 악성빈혈 등이고 후자의 경우에는 원발성 담즙간경변증, 쉐그렌증후군(Sjogren syndrome) 등이다. 이들 중 빈도가 높은 하시모토병과 쉐그렌증후군에 대해 살펴보기로 한다.

(1) 하시모토병(Hashimoto disease)

하시모토병은 단독 장기형 자가면역질환의 대표적인 것으로 과민반응 Ⅱ형에 속한다. 만성 갑상선염의 일종으로서 단단한 미만성 갑상선종이 나타난다. 조직학적으로는 림프여포의 출현을 동반한 림프구, 형질세포의 침윤, 간질의 섬유화 및 여포상피의 변성과 붕괴가 나타난다. 자가항체로서는 갑상선자극호르몬 수용체에 대한 항체(thyrotropin receptor antibody)와 마이크로솜 항체(microsome antibody)이다.

(2) 쉐그렌증후군(Sjogren syndrome)

누선과 타액선에 주된 병소가 있으며 병소에는 T세포 및 B세포의 침윤을 볼 수 있다. 자가항체인 SS-A(R0)와 SS-B(La)는 타액선의 도관세포에 반응한다. 주로 여성에서 유발되며 타액선과 누액선의 분비 감소로 구내 건조 및 건조성 각막결막염을 특징으로 한다.

3. 이식거부 반응(transplant rejection)

피부, 신장, 심장, 간 및 골수 등 기능을 잃어버린 어떤 장기는 다른 사람으로부터 이식(transplantation)을 받음으로써 회복될 수 있다. 사람의 장기이식 경우 생체, 사체 또는 뇌사상태의 개체가 장기의 공여자(donor)가 될 수 있다. 그러나 수용자(recipient)의 세포가 공여자의 조직을 비자기성분(non self substance)으로 인식하게 되면 수용자의 면역기전이 작동되어 공여자의 조직을 파괴하게 되는데 이러한 반응을 이식거부 반응이라 한다.

수혈시 혈액형이 맞지 않으면 수혈거부 반응을 일으키듯 조직에서도 이식거부 반응을 일으키는 수십 종의 세포 표면 항원이 있는데, 이를 조직적합항원(histocompatibility antigen) 또는 인체백혈구항원(human leukocyte antigen; HLA)이라 부른다.

거부기전에는 감작된 T세포에 의해 이식된 조직을 파괴하는 T세포 매개반응과 새로 형성된 항체에 의해 조직이 파괴되는 항체 매개반응이 있는데, 이것은 보체(제Ⅱ형 과민반응) 또는 면역복합체(제Ⅲ형 과민반응)에 의해 활성화된다.

이러한 거부반응을 줄이기 위해 수용자와 공여자의 HLA 유형을 맞춤으로써 최소화할 수 있는데 가족 중에서 장기를 제공받으면 거부반응이 적게 나타난다. 이것은 부모, 형제 등은 HLA 유형이 비슷하기 때문이다.

최근에는 거부반응을 약화시키는 면역억제제가 개발되어 이식 성공률을 높이고 있으나 약물 사용에 의한 감염 저항력 저하 등의 문제가 새롭게 대두되고 있다.

4. 면역결핍병(immunodeficiency disease)

면역결핍병이란 면역을 담당하는 세포 또는 면역기관의 기능부전에 의해 발생하는 병적 현상을 말한다. 면역결핍의 주요인으로 T 또는 B림프구 장애, 보체결손, 그리고 골수세포 장애 등을 들 수 있다. 면역결핍은 선천적인 것과 원인이 분명한 후천적인 것으로 분류된다.

1) 선천성 면역결핍증

대부분 유전자에 의해 결정되는 선천성 면역결핍증후군은 크게 세 범주로 분류하고 있다.

첫째, 체역성 면역, 즉 항체결핍을 주로하는 증후군인데 대표적 질환으로 반성 무감마글로불린 혈증(X- linked agammaglobulinemia of Bruton)이 있다. 혈청 내 면역글로불린이 거의 존재하지 않는 것이 특징으로 세포성 면역은 정상이나 항체의 생성을 못하는 질환이다. 1952년 Bruton이 반복되는 세균감염이 있는 영아를 처음 보고하였는데, X염색체 열성으로 유전하므로 남아에서만 볼 수 있다. 대부분의 환자에서 체내 B세포가 관찰되지 않으나 일부 전구 B세포 골수에서는 정상적으로 존재하기도 한다.

둘째, 세포성 면역결핍을 주로 하는 증후군으로 Di George 증후군을 예로 들 수 있다. 흉선이 형성되지 못하므로 발생되는 세포 매개성 면역의 결핍이 특징이다. 따라서 T림프구가 있어야 할 조직에 T림프구가 결핍되어 있다. 혈중에서도 림프구 수는 정상이지만 T림프구가 결핍되어 있다. 혈중에서도 림프구 수는 정상이지만 T림프구가 없다. 바이러스, 세균, 진균 감염에 대한 저항성이 없고 저칼륨 혈증을 나타내게 된다. 합병형 면역결핍증(severe combined immunodeficiency) 등이다.

셋째, 면역기구 이외에 특징적 이상으로 나타나는 증후군으로 혈소판 감소와 습진을 동반한 면역결핍증인 Wiskott- Aldrich 증후군이 있다.

2) 후천성 면역결핍증(acquired immunodeficiency syndrome)

전반적인 면역기능의 저하를 초래하는 후천성 면역결핍증에는 최근 문제가 되고 있는 에이즈(AIDS) 외에도 림프성 백혈병, 악성 림프종, 그리고 의원성인 것(방사선, 항암제, 면역억제제 투여의 부작용 기타 영양부족, 암의 말기 등) 등이 있다. 여기에서는 에이즈(AIDS)에 대해 간단히 살펴보기로 한다.

(1) 발병기전

최근 AIDS 예방에 대한 지속적인 홍보에도 불구하고 전세계적으로 새로운 환자가 계속 급증하고 있다. AIDS는 주로 혈액과 정액(semen)을 통해서 이 질환의 원인체인 사람 면역결핍바이러스(human immunodeficiency virus; HIV) 감염에 의해 일어난다. 대부분 성적 접촉, 특히 동성 및 양성 연애자 등에서 전염되지만 혈액제제를 상습투여 받는 혈우병 환자, 불결한 주사침의 연용(마약 상습자) 등에 의해서도 감염된다.

HIV는 역전사효소를 이용하여 유전자 RNA를 숙주세포 내에 통합되는 대응 DNA로 전환시키는 RNA 레트로바이러스인데, 인체에 침입하면 B세포의 면역글로불린 생성을 촉진시키는 보조 T세포(Th)를 파괴한다. 보조 T세포의 세포막에는 HIV와 친화력이 높은 표면 수용체인 CD4에 의해 쉽게 T세포와 결합하게 된다.

또한 면역글로불린의 생성기능이 극도로 억제됨으로써 감염에 대한 저항성은 현저히 약해진다. 따라서 캐리니폐렴(peneumocystis carinii)과 시토메갈로바이러스(cytomegalicvirus) 감염증, 카포시육종(Kaposi' s sacrocma) 등의 기회감염(opportunistic infection)을 일으키기 쉽다. 특히 캐리니폐렴은 AIDS 환자의 최대 사인(cause of death)으로 잘 알려져 있다.

(2) 임상증상

HIV가 감염되어 후천성 면역결핍증이 나타날 때까지는 일정치 않은 잠복기가 있으며 현재 이 잠복기는 약 2~8년으로 추정되고 있다. 임상 증상으로는 감기 증세로 시작하여 고열, 발진, 근육통, 전신쇠약 등이 나타나고, 뒤이어 림프절 증대, 체중 감소, 설사 등의 증세가 나타난다. 특히 뉴모시스토 캐리니, 결핵 등과 같은 미생물의 기회감염 및 카포시육종(Kaposi' s sarcoma)이나 림프종과 같은 악성종양 병변이 흔히 동반된다.

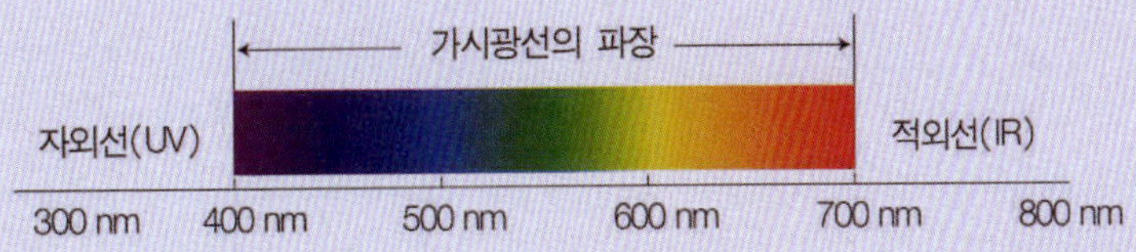

백색광의 스펙트럼

가시광선은 400~700nm 범위의 스펙트럼을 가지고 있으며, 적외선 파장이 가시광선 보다 길고 에너지가 낮은 반면에 자외선은 가시광선 보다 파장이 짧으며 에너지가 높다.

5편 진단조직화학 총론

1장 진단조직화학이란 무엇인가?
2장 조직염색의 친화성 반응과 비친화성 반응
3장 진단조직화학의 방법총론
4장 염료와 반응원리

Understanding Diagnostic Histochemistry

진단조직화학이란 무엇인가?

1장

학습목표

1. 진단조직화학이라는 학문적 정의를 설명한다.
2. 의학분야 및 생명과학분야에서 진단조직화학의 역할을 설명한다.

1. 조직화학이란 어떤 학문인가?

우리가 일상생활을 해나가는 가운데 간혹 본인이나 혹은 주위 사람들이 질병으로 병원을 찾게 되는 경험을 한두 번쯤은 갖고 있을 것이다. 환자가 병원을 찾게 되면 병원에서는 가장 먼저 환자의 상태 즉, 질병의 정도를 살피고, 다음 단계로 여러 가지 방법을 통하여 질병의 원인을 찾기 위해 노력한다. 만약 질병의 원인을 찾게 되면 질병의 원인을 규명하고, 질병의 예후 등을 체계적으로 연구하는 학문을 병리학(pathology)이라 한다.

현대과학의 발전과 함께 질병의 진단과 치료방법도 단지 의사의 경험에 의존하던 시대에서 현재는 여러 가지 최신 과학 장비와 기초과학 이론을 이용한 과학적 검사방법을 통해 보다 더 정확한 질병의 상태와 원인을 규명하려고 노력하고 있다. 환자로부터 채취한 여러 가지 가검물(specimen)에서 혈액학적, 미생물학적, 생물학적, 면역학적, 그리고 기생충학적 이론과 방법을 기초로 하여 얻은 여러 가지 정보와 데이터(data)를 임상의사에게 전달해 주고, 또한 새로운 검사방법을 개발하기 위해 연구하는 학문을 임상병리학(clinical pathology)이라 한다. 임상병리학은 주로 혈액, 각종 체액, 객담, 상처로부터 얻어진 분비물과 같은 액체성 검체가 검사의 대상이 되며, 이들 검체에 존재하는 여러 가지 물질의 양적인 변화나 손재여부 등을 수치화한다.

한편, 질병의 진단을 위해 환자로부터 조직을 약간 떼어내어 조직검사를 해야 된다거나, 또는 수술 후 적출된 조직을 검사해 보아야 정확한 진단과 예후를 알 수 있다는 말을 종종 듣게 된다. 질병이 의심되는 인체로부터 절취된 조직으로 질병을 진단하는 방법은 앞에서 말한 임상병리학적 검사법과 근본적으로 차이가 있다. 그러면 인체조직으로 어떻게 질병을 진단하고 질병의 상태를 알 수 있을까?

우리 인체는 약 60조 개의 세포로 구성되어 있다고 한다. 그러나 모든 세포가 동일한 형태를 하고 있는 것은 아니고, 각각의 조직과 장기는 그들이 담당하고 있는 기능을 원활히 수행할 수 있도록 세포의 배열과 형태가 장기별로 독특하게 구성되어 있다. 그러나 질병을 일으킨 장기나 조직은 구성하고 있는 세포들이 정상적인 기능을 수행하지 못하게 손상되었거나, 비정상적인 형태와 배열을 하고 있기 때문이다.

이런 이론을 배경으로 조직검사는 주로 현미경을 통해 인체로부터 절취된 조직을 구성하고 있는 세포의 형태와 배열을 검경하여 질병의 상태와 원인 그리고 예후를 판단하게 된다. 이와 같이 조직을 구성하는 세포의 형태와 배열을 현미경을 통해 관찰하여 질병과의 관계를 연구하는 학문을 조직병리학(histopathology)이라 한다.

조직을 검사하기 위해서는 현미경으로 세포의 형태와 배열을 볼 수 있도록 조직을 처리하는 과정이 선행되어야 한다. 이렇게 조직을 처리하여 현미경으로 볼 수 있도록 제작된 것을 현미경표본이라 하며, 그 제작과정을 현미경표본 제작과정이라 한다. 그러나 현미경표본은 어떤 한 가지 방법으로만 만들어지는 것이 아니며 현미경의 종류에 따라, 검경하고자 하는 물질과 세포의 구조에 따라서 여러 가지 다양한 방법과 무기, 유기화학적 처리과정이 요구된다.

조직화학(histochemistry)이란 조직과 세포를 구성하고 있는 물질의 화학적 조성을 알아내고, 세포 수준에서 이들의 중요성을 연구하며, 이러한 물질의 증명방법을 연구하는 분야로 생화학과 조직학을 모두 포함하는 학문이다. 조직화학은 조직병리학적 연구에 필수적인 학문이지만, 질병과의 관계를 연구하는 조직병리학과는 구분되어야 한다.

2. 조직화학의 정의와 발전사

프랑스의 식물학자(botanist) 라스펠(Francois Vincent Raspail, 1794~1878)은 목초류의 꽃과 열매의 수정과정을 연구하면서 최초로 꽃과 열매 내에 존재하는 전분(starch) 증명에 옥도반응(iodine reaction)을 이용하였다. 이외에도 조직 내의 단백질 증명에 xanthoproteic 반응을, 탄수화물 증명에 hydrochloric acid test(나중에 Liebermann 반응(1887)으로 널리 알려짐)를 최초로 사용하였다.

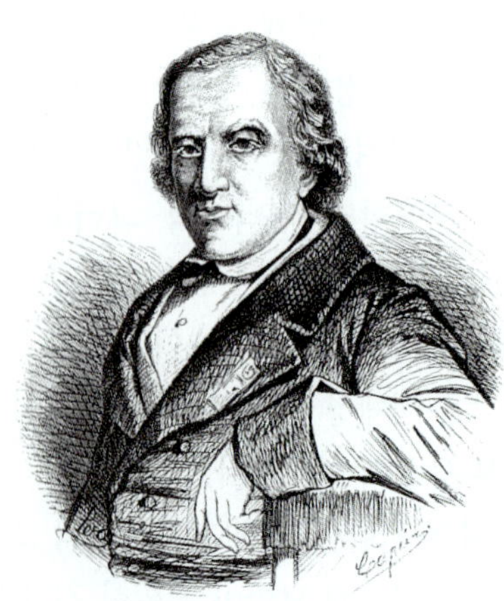

그림 5.1.1 Francois-Vincent Raspail(1794-1879) 조직화학의 창시자

라스펠의 연구를 계기로 1830년부터 1855년 사이 여러 식물학자 등의 유사한 연구보고가 이어졌으며, 이 시기를 Pearse(1951) 등은 조직화학이 하나의 독립된 학문으로 시작된 시기로 보고 있다. 또한 Harms(1931-32),

Baker(1943,1945) 등 많은 학자들은 조직화학의 창시자로 Raspail을 지목하는데 주저하지 않는다(그림5.1.1).

1899년부터 1929년 사이에는 인공적으로 합성이 가능해진 아닐린 염료(aniline dye)가 조직학 연구에 널리 사용되었고, 많은 조직학자들이 새로운 염료와 염색법의 연구에 관심을 가졌던 시기였다. 따라서 조직병리학적 진단에 염색에 의한 색의 변화가 중요시 되었으며, 이런 염색반응이 어떤 화학적, 생리적 기초에 의한 것인가에 대한 연구는 간과되어 조직화학이 조직병리학에 종속된 학문으로 여겨지기도 하였다.

그러나, 1936년에 발표된 Lison의 Histochemie Animale를 계기로 다시 조직화학이 활성화되기 시작하여 1952년에 Gomori의 Microscopic Histochemistry 그리고 그 이듬해 발표된 Pearse의 Journal of Histochemistry and Cytochemistry(JHC)(1953) 등의 조직화학에 관한 학술지가 발행되면서 조직화학이 하나의 독립된 학문으로 확고히 인정받게 되었다.

현재는 염료나 무기, 유기화합물 등을 이용하여 조직 내의 구조나 구성 물질을 증명하는 방법으로부터 한 단계 더 나아가, 1950년대에 개발되기 시작한 단일클론 항체(monoclonal antibody)를 이용한 면역조직화학적인 방법을 이용하여 더욱 정확한 세포의 원발부위와 조직병리학적 진단이 가능하게 되었으며, 종양세포의 염색체 연구를 위한 최첨단의 조직화학적인 기법이 개발되어 있는 단계까지 발전하고 있다.

이상과 같이 조직화학의 발전사를 개괄하면서 알 수 있는 것은, 조직화학이 생화학적 분석과 다른 점은 조직, 세포 내의 생화학 성분의 존재여부와 분포, 그리고 형태를 현미경을 통해 눈으로 볼 수 있도록 증명해야 한다는 점이다. 조직 내 ferric iron의 존재를 증명하는데 Prussian blue reaction의 이용, DNA 동정을 위한 feulgen reaction, 탄수화물 증명을 위한 periodic acid-Schiff(PAS) reaction, 지방 증명, 그리고 여러 가지 조직 내 효소의 증명 등이 조직화학의 좋은 예이다.

따라서 조직화학이란 조직 구성성분의 화학적 본체를 분석하고, 생화학적 분석으로 이미 화학적 성분이 알려진 세포나 조직의 특정부위를 현미경을 통해 볼 수 있도록 증명하는 방법을 연구하는 학문이라 정의 할 수 있다.

3. 조직화학과 유관학문과의 관계

조직화학은 자연과학의 한 분야로 모든 동, 식물이 연구의 대상이 된다. 그러나 여기서는 임상병리를 공부하는 학생들이 주로 병원에서 근무하게 되므로, 범위를 의학분야로 한정하여 조직화학과 의학의 유관 학문과의 관계를 살펴보면 다음과 같다.

일반적으로 의학은 기초의학과 임상의학으로 대별된다. 임상의학이란 내과, 외과, 산부인과, 소아과 등과 같이 직접 환자를 진료하는 학문을 말하며, 기초의학은 해부학, 생리학, 생화학, 약리학, 미생물학, 기생충학, 병리학 등 의학을 습득하는데 기본이 되는 학문을 말한다. 기초의학 가운데 해부학(anatomy)이란 칼로 잘라낸다는 의미의 그리스어에서 유래된 명칭으로, 동물을 해부하여 내부의 장기의 위치나 구조 등을 육안으로 연구하는 학문이다. 또한 해부학은 눈으로 볼 수 있는 방법인 육안적 해부학(gross anatomy)과 현미경을 사용하여 볼 수 있는 방법인 현미경적 해부학(microscopic anatomy)으로 분류한다. 후자는 또 장기학(organology), 조직학(histology), 세포학(cytology)으로 세분되며, 오늘날 조직학이란 용어는 넓은 의미로 이 세 가지를 모두 포함하는 의미로 사용되고 있다.

조직학이란 주로 현미경을 사용하여 동, 식물조직의 정상적인 형태, 구조, 기능 등을 연구하는 학문으로, 육안적 해부학 연구를 보충해 주고, 생리학적 연구를 위한 기초를 제공하는 학문이다. 또한 정상에 대한 조직학적 지식을 바탕으로 조직병리학이 형성되었다. 세포학은 생명체의 가장 작은 기능적 단위인 세포(cell)의 정상적인 형태, 화학, 생리 등을 연구하는 학문이며, 세포병리학(cytopathology)이란 인체로부터 자연적, 인위적으로 탈락된 세포를 검사하여 질병과의 관계를 연구하는 학문을 말한다.

이와 같은 조직학, 세포학, 조직병리학, 세포병리학 등은 광학현미경을 사용하여 연구하는 학문이며, 이런 학문의 연구에는 필수적으로 조직화학이 요구된다. 따라서 조직화학은 이들 학문과 밀접한 관련을 가지면서 함께 발전해 가고 있다. 그 외에도 매우 작은 미세구조를 크게 확대하여 보는 전자현미경으로 관찰하는 방법도 있다(그림5.1.2.).

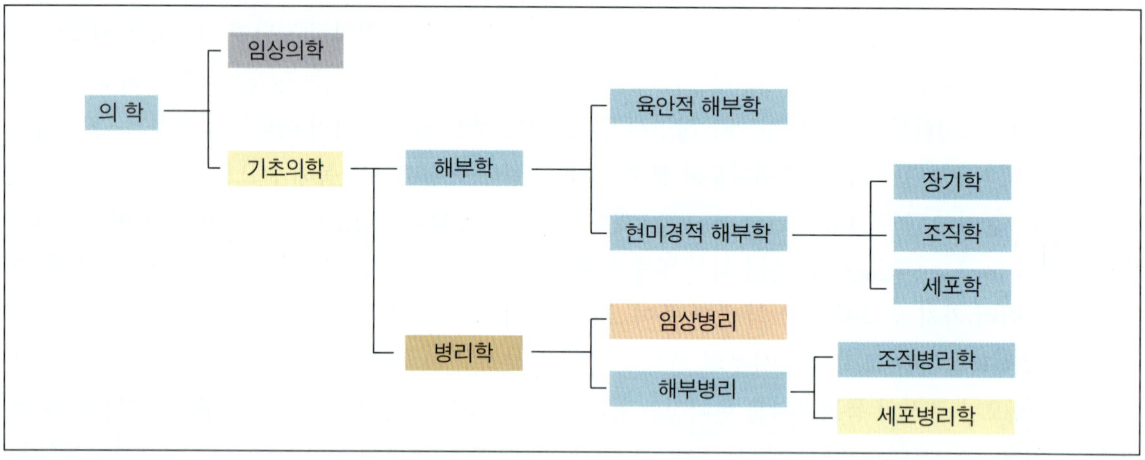

그림 5.1.2 조직화학과 유관학문과의 관계

4. 형태과학의 발달

살아 있는 생물연구의 기초로 생명현상을 연구하기 위해서 오랫동안 제공되었던 것이 현미경을 이용한 육안적 관찰이었다.

생의학(biomedical)연구의 주된 목적은 어떻게 기관, 조직 그리고 세포들이 다양한 조건에서 어떻게 기능을 수행하는지와 정상과 비정상일 때 어떻게 구분되는지를 이해하기 위해 구조와 기능과의 관계를 규명하는 일이었다.

형태학적 방법론의 발전은 물리학이나 화학 같은 기초과학과 밀접하게 관련되어 있으며, 특히 형태학이란 용어는 점차 현미경 관찰이라는 의미로 사용되어 왔다.

19세기에 생물학적 염색과 박절기(microtome)의 사용으로 세포의 발견과 더불어 조직학의 발달로 이어졌으며(Malpighi, 1628-1694), 1960년대 Rudolf Virchow(1921-1902)에 의해 발간된 세포병리학(cellularpathology)은 현대 형태학의 시작으로 여겨지고 있다(그림5.1.3, 4).

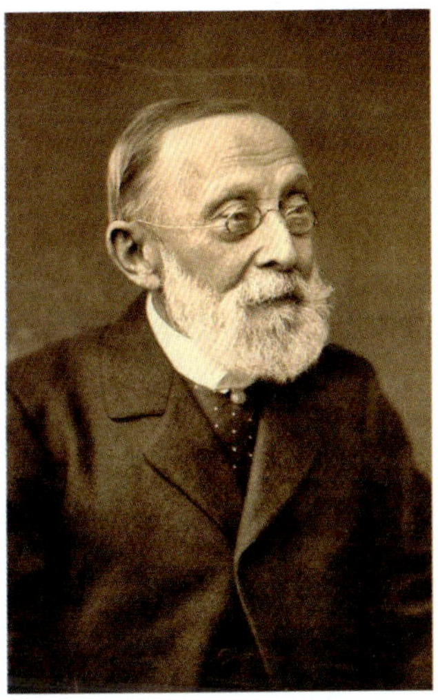

그림 5.1.3

Rudolf Virchow(1821-1902) 세포병리학(cellularpathology)이라는 새로운 학설 창시.
1858년 "세포야말로 건강상태나 병적 상태를 막론하고 생명현상의 궁극적 단위인 동시에 생명활동의 발상지다. 그러므로 병의 기원은 세포에 있으며, 질병이란 병든 세포집단에 불과하다."고 했다.

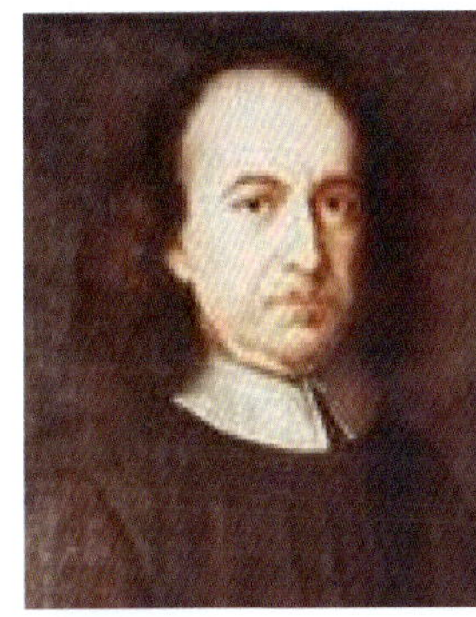

그림 5.1.4 Marcello Malpighi (1628-1694) 개구리의 폐와 방광에서 모세혈관과 적혈구 발견.

20세기에 들어 물리학의 발달에 힘입어 전자현미경에 의한 초미세 형태학이 발전되었으며, 화학의 발달로 인해 조직화학과 효소조직화학이 발달하였으며, 면역학의 발달로 면역조직화학이 분자생물학의 발달로 제자리 부합법(*in situ* hybridization)이 개발되었다(그림5.1.5).

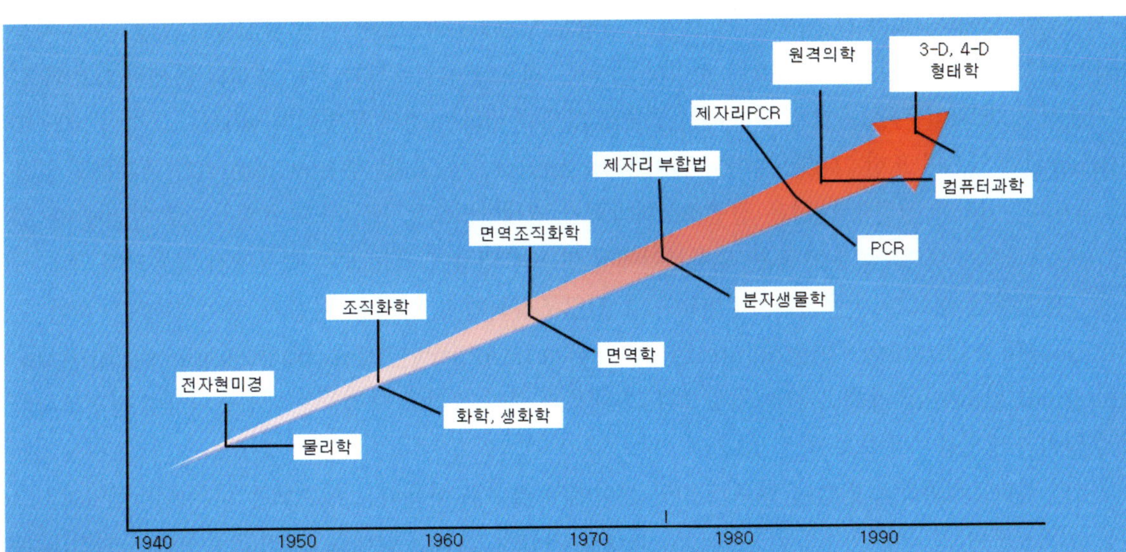

그림 5.1.5 **형태과학의 발전과정.**
화살표 X축은 관련학문을 나타내고 Y축은 이에 상응하는 형태학적 기법을 나타내있다.
다른 관련 과학의 발달은 새로운 형태학적 기법의 개발로 이루어졌으며, 알고 있는 성분을 새로이 조명하거나 새로운 성분을 찾을 수 있으므로 각각의 새로운 기법은 차례로 새로운 형태학적 발견을 가능케 하였다.

현대 형태학의 빠른 발달은 구조-기능 관계의 깊은 지식을 얻기 위하여 기능적, 분석적, 분자형태학적 등과 같은 단어들을 파생시켰다.

형태학의 확실한 이용은 질병기전의 이해를 돕기 위하여, 세포나 조직의 기능연구에 지식을 제공해 주고, 또 생명현상에서 정상과 비정상의 정확한 위치를 알아보게 하였다.

5. 조직화학의 연구방법

조직화학적 검사과정은 화학실험을 할 때와 동일한 순서와 방법으로 진행된다. 모든 초자기구와 검사기구는 생화학적 검사와 마찬가지로 순수하게 처리된 것을 사용해야 하며, 사용되는 염료와 시약 등의 보관과 사용도 화학반응을 염두에 두고 관리되어야 한다. 시약의 제조 또한 화학적 지식을 바탕으로 엄밀하게 제조되어야 정확한 검사결과를 얻을 수 있다.

또한 조직화학적 연구를 위해서는 조직화학뿐만 아니라 해부학, 생리학, 발생학, 조직학, 세포학, 병리학, 무기, 유기화학, 염료학 등과 같은 관련학문에 대한 지식이 요구된다. 따라서 이들 관련학문의 연구도 조직화학 연구에 연관되는 필요한 학문들이다.

우리는 눈으로 볼 수 없는 작은 조직이나 세포, 미생물의 구조와 기능 등을 알아보기 위해서 조직화학적 염색을 하게 된다. 염색은 모든 생물의 미세구조를 여러 가지 방법으로 염색을 한 다음, 광학현미경이나 전자현미경으로 관찰하기 위한 필수적인 과정이다.

그러면 이와 같이 진단조직화학적인 염색을 거쳐서 관찰해야 하는 이유는 무엇인가? 그것은 적혈구, 과립구, 상피세포, 섬유질과 같은 생물체의 세포나 조직들은, 우리 눈으로 식별할 수 있을 정도의 밝은 색상이나 강한 형광빛을 띠고 있지 않기 때문이다. 우리의 눈으로 볼 수 없는 구조를 관찰하기 위해 현미경을 사용하는 것이며, 또한 그 세포의 핵 모양이 어떻게 생겼고, 세포질에 어떤 물질들이 포함되었는지를 자세히 관찰하기 위해서 염색이 필요한 것이다. 우리는 세포학이나 조직학 또는 병리학 등에서 다음과 같은 기본적인 의문(질문)을 가지게 된다. 즉, 생물체 내에 존재하는 것이 **무엇이며**(what), 그것이 **어느 부위**(where)에 있으며 또한 그것은 **얼마나 많이**(how much) 그리고 **몇 개**(how many)가 존재하고 있을까? 등이다. 이러한 질문의 해답은 진단조직화학적인 염색방법으로 확실하고 효과적으로 얻어낼 수 있다. 진단조직학은 생명과학분야 또는 의학분야에서 연구의 대상이 되는 모든 학문에서 적용되며, 동 · 식물 등 광범위한 재료가 이용된다. 일반적으로 진단조직화학적 방법을 다음과 같이 특별한 용어 — **diagnostic histology, histochemistry, cytochemistry, histopathologic technique, biological staining** 등으로 불리고 있으나 그 내용과 원리 그리고 방법들은 대동소이하며 진단조직화학적 원리와 방법을 기본으로 하고 있다.

그러면 진단조직화학적 방법이 연구와 진단 분야에서 필수로 이용되고 선호되는 이유는 무엇일까? 그것은 생체세포나 조직이 가지고 있는 성상과 특성을 가급적 안정된 상태로, 그리고 손상을 시키지 않은 상태에서, 우리가 목적하고 있는 부위를 관찰하고 분석할 수 있기 때문이다. 대개의 생체세포조직은 죽음과 동시에 자가융해와 같은 손상으로 조직의 많은 미세구조는 단백질의 변성과 함께 파괴되며 삼투의 평형상태가 변화되고 화학구조에 변성을 가져오게 된다.

그러나 (표5.1.1)의 내용에서와 같이 조직을 적절한 고정액으로 고정하면 그 조직의 성상을 최대한 생체에서와 같이 안정된 상태로 유지시킬 수 있다. 그리고 세포나 조직의 덩어리는 광학현미경이나 전자현미경으로 관찰하기에는 부적합한 단백질 덩어리이다. 크기와 두께가 너무 크고 투명하지 않기 때문에 관찰이 불가능하다. 그러나 slide glass에 도말하거나 조직을 얼리거나 파라핀 등으로 포매하여, 관찰하기에 적당한 두께(thin layer)로 만든 다음 염색하면 관찰이 가능하다. 전형적인 세포는 104~105개 정도의 여러 종류로 된 분자들을 가지고 있다. 이 중에서 약 반 정도는 작은 분자들로 구성되어 있는데, 분자량 104~1,012 정도의 거대한 중합체인 거대분자(macromolecule)가 대부분이며 나머지는 분자량이 수백을 넘지 않는 무기이온과 유기물질로 되어 있다. 거대분자들은 크게 세 가지로 구분된다. 즉, 아미노산의 중합체인 단백질, 당(sugar)의 중합체인 다당류와 뉴클레오티드의 중합체인 핵산이다. 이러한 3종류의 거대분자들은 다양한 형태로 변형 세분되어 당단백질(glycoprotein, 당을 포함하는 단백질), 지방단백질(lipoprotein, 지질 또는 지방을 포함하는 단백질)과 지방다당류(lipopolysaccharide)와 같은 분자로 존재한다. 거대분자들은 기능적으로 여러 가지 역할을 담당하고 있다. 예를 들면, 핵산은 유전 정보를 저장 운반하며, 다당류는 일종의 에너지 저장고이다. 지방단백질은 세포들을 둘러싸며 세포 내외의 물질 이동을 결정해 주는 역할을 한다. 또한 거대분자로서 가장 다양하게 이용되는 단백질은 화학반응을 촉매하고 정보의 흐름을 조절하며 많은 구조적 단위의 주요한 성분이 된다. 그래서 거대분자의 성질을 이해하는 것은 곧 생명현상을 이해하고 규명하는 데에 필수적이기도 하다.

진단조직화학적 방법은 세포가 가지고 있는 특성에 따라서 적절한 염색으로 세포의 미세구조를 구별할 수 있고 정상인지 또는 비정상적인 질병 상태인지 진단이 가능하다. 뿐만 아니라 한번 만들어 놓은 조직 표본은 반영구적으로 보관이 가능하다. 표본을 안정된 상태에서 장시간 보관할 수 있기 때문에 반복하여 관찰과 연구 분석이 가능하다.

표 5.1.1 세포조직에 대한 효과적인 연구(진단) 방법들에 대한 비교

연구방법의 장점 및 검사재료의 성상			
	조직화학적 방법	생화학적 방법	Flow cytometry 방법
진단(연구)목적			
무엇인가?	**	***	*
어디에 분포하는가?	***	*	-
얼마나 많이 존재하는가?	*	***	*
세포에 얼마나 많이 존재하는가?	*	-	***
방법상의 어려움과 효율성			
방법의 간편성	***	***	*
최소의 가검물 소요량	작은 양 필요	많은 양 필요	작은 양 필요
가검물의 최대 크기	작은 검사물	많을수록 유리	큰세포, 혈구 등
최소의 경비	경비의 저렴	경비 중등도	소요경비 높음
바람직한 가검물	고형 재료	액체성 재료	세포, 혈구와 같은 부유된 재료

Understanding Diagnostic Histochemistry

조직염색의 친화성 반응과 비친화성 반응

학습목표

1. 세포조직 염색반응에 관여하는 친화성 반응의 종류와 그 특성을 설명한다.
2. 세포조직 염색반응에 관여하는 비친화성 반응의 종류와 그 특성을 설명한다.

2장

본 장에서는 조직화학적 염색의 기본이 되는 염색 친화성의 본질에 대해 설명하고자 한다. 세포조직을 구성하고 있는 거대분자들은 여러 부분 사이에서 상호작용과 화학결합을 하고 있다. 상호작용에는 수소결합, 소수성 상호작용, 이온결합, 반데르발스와 같은 상호작용이 있다. 그리고 살아있는 세포조직에 대한 음성염색(negative staining)과 촉매염색(catalytic staining)의 염색 원리와 이에 따른 조직의 생리학적 과정을 이해한다.

1. 조직의 염색과 친화성 반응

1) 화학변화와 에너지

나무가 불에 타는 것은 나무의 탄소(C)나 수소(H)가 공기 중의 산소(O_2)와 결합되어 대량의 열과 빛을 방출하면서 이산화탄소(CO_2)나 물(H_2O)을 만들어 내는 화학적 변화이다. 우리가 먹는 감자의 전분은 가수분해되어 포도당이 되고, 이것이 혈액으로 흡수되어 폐로 이동되고 폐에서 공급된 산소(O_2)와 결합하여 이산화탄소(CO_2)와 물(H_2O)이 되면서 발열(에너지 발생)된다. 즉, 체온이 생기고 몸속의 여러 가지 생리화학적 변화를 위한 에너지로 공급되는 것이다. 그런데 나무가 불에 타면서 탄소가 산소에 의해 연소되고 이산화탄소의 가스로 사라지는 것처럼 보이지만, 탄소와 산소가 원래 가지고 있는 질량(質量)의 합계와, 생성된 이산화탄소의 질량은 같으며 조금의 증감도 없다. 이것을 "**질량 불변의 법칙**"과 "**에너지 보존의 법칙**"의 원리라고 한다. 화학변화에는 반드시 에너지의 출입(出入)이 있다. 물론 에너지는 열뿐만이 아니고 전기나 방사선인 경우도 있다.

화학반응이 진행될 때에는 열을 발생하는 이른바 발열반응이 일어난다. 우리들이 살아가는 데 있어서 체온 역시 혈액 속에서 포도당이 산화될 때 생기는 산화열이 생기는 것이다. 그러면 밖으로부터 에너지를 받아들이는 흡열에너지는 무엇일가? 식물의 광합성은 잎으로 흡입한 이산화탄소와 물을 반응시켜 포도당을 합성하여 전분이나 셀룰로스를 만드는 작업이다. 이 경우에는 촉매로서 엽록소가 작용하여 태양으로부터 받아들인 빛에너지를 탄소동화작용으로 진행시키는 이른바 흡열에너지의 생산이다. 여러 가지의 물질은 화학변화에 의해 다른 화합물로 변해 간다. 두 가지 이상의 원소 또는 분자들이 서로 접촉하는 것에 의해 서로 결합되고 또는 성분을 교환하여 다른 물질을 생성한다. 그러면 화학변화는 도대체 어떤 동기에 의해서 일어나는 것일까? 물은 높은 곳에서 낮은 곳으로 흐르고, 열은 고온의 물체에서 저온의 물체로 이동한다. 화학반응 역시 어떤 계(界)가 다른 계로 이동되는 경우에는 반드시 에너지 준위(準位)가 높은 상태에서 낮은 상태로 이동하게 된다. 만일 그 반대의 변화가 일어나면 그것은 밖에서부터 에너지가 가해진 경우로 한정되는 것이다. 화학반응은 분자와 분자의 충돌에 의해 생긴다. 산화, 환원, 치환 등의 반응은 이종(異種)의 분자 충돌에 의해 일어나고, 분해반응, 중합반응 등은 동종의 분자 충돌로 일어난다. 분자간의 충돌이 일어나기 위해서는 분자운동이 없으면 안 되는 것으로 분자운동, 즉 열에너지가 필수적이다.

예를 들면, 산소와 수소의 결합으로 만들어지는 반응은, $2H_2 + O_2 \rightarrow 2H_2O$라는 식으로 나타낸다. 그러나 엄밀하게 설명하면, $2H_2 + O_2 \rightarrow 2H_2O + 13,700$ 칼로리로서 발열량을 첨부해야 한다. 그리고 반대의 반응, 즉 물을 산소와 수소로 분해하는 반응이라고 한다면, $2H_2O \rightarrow 2H_2 + O_2 - 13,700$ 칼로리로서, 그만큼의 에너지를 흡수할 필요가 있다는 것을 나타낸다.

2) 고체 · 액체 · 기체의 분자운동

원자와 분자의 화학변화에서 설명한 바와 같이 물질의 분자는 언제나 운동을 하고 있다. 고체에서는 분자운동에너지가 분자간 결합력을 이길 수 없으므로 결성체를 형성한 채 진동하고 있다. 온도가 상승되면 분자운동의 힘이 결합력을 뛰어 넘어 결정은 파괴되고 분자는 자유로이 움직이게 된다. 즉, 고체는 액체로 변하게 되는 것이다. 그러나 액체 사이는 분자운동의 힘이 응집력보다 약하므로 자유로이 움직여도 그 집단에서 밖으로 도망칠 수 없는데, 온도가 상승하여 비점에 달하면 분자운동의 힘이 응집력을 뛰어 넘어 분자는 자유로운 공간으로 도망친다. 즉, 그 물질은 기화하여 가스(gas)가 되는 것이다.

3) 원자와 분자의 결합방법

원자와 원자가 결합하여 화합물을 만들게 된다. 그러면 이런 원자 사이에 작용하는 결합력이라는 것은 대체 어떤 것일까? 화학결합을 가져오는 원자간의 인력은 화학적 결합력 또는 친화력이라고 부른다. 그리고 원자와 원자의 결합에서는 그 원자의 종류에 따라서 강하게 결합하는 것도 있고 쉽게 결합하지 않는 것도 있으며 또 절대로 결합하지 않는 것도 있다. 그런데 원자와 원자의 결합력은 대체 어디에서 오는 것일까? 그것은 우리들 주위에 여러 가지 결합력으로 물체가 서로 흡인하는 힘이 존재한다는 것인데 중력, 분자력, 전기적 인력, 자력 등이 있으며 또한 원자핵 속에서 양자나 중성자가 강하게 서로 결합되고 있는 핵력이라는 것이 있다. 원자의 구조에 대해서는 중심에 양전하를 가진 원자핵이 있고, 그 주위에 양전하를 중화하는 정도의 전자가 회전하고 있음을 우리는 잘 알고 있다. 화학결합에는 이온결합, 공유결합 그리고 금속결합 세 가지 종류의 방식이 존재하는데, 이들 결합 간에는 중간적인 형도 존재하며, 엄밀히 구별하기 어려운 경우도 있고 수소결합 등 여러 가지로 복잡성을 나타낸다.

4) 조직염색의 친화성

세포조직과 염료가 서로 결합하여 염색성을 나타내거나, 조직에 형성되어 있는 항체와 시약(reagent, 항원이 포함되어 있는)이 서로 결합하여 반응을 나타내는 것과 같이 서로를 묶어주는 어떤 힘을 조직염색의 친화성이라고 한다. 이와 같이 화학적 친화성과 마찬가지로 조직과 염료 사이에도 서로 친화력을 가져오게 하는 상호작용이 있다. 이 상호작용에는 인력과 같은 원자나 분자의 자력과 같은 힘이 작용하는데, 이것은 바로 염색 용액으로부터 조직세포로 이동하게 되는 친화성의 근원(원동력)이 된다. 이러한 친화성의 힘은 **공유결합**이나 **수소결합**과 같은 분자의 결합으로 친화성을 가지게 되며, **반데르발스 인력**(van der Walls force)이나 **쿨롱의 인력**(Coulombic force)과 같은 인력의 원리가 친화력에 영향을 주기도 한다(그림5.2.1).

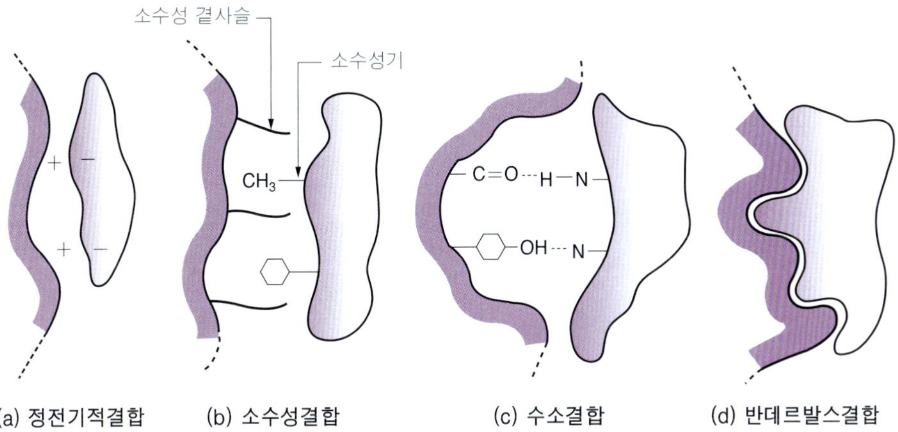

그림 5.2.1 작은 분자(적색)가 단백질(회색)의 결합부위에 결합하는 4종류

2. 염색 친화성의 근원(stain-tissue와 stain-stain의 인력)

1) 조직의 이온결합

조직과 염료 또는 염료와 염료 사이에는 어떤 친화적인 인력이 작용할까? 여기에서 보편적으로 많이

작용하는 인력이 쿨롱의 인력과 이온결합의 작용이며 이 힘이 염색에 영향을 미친다. 우리는 모피(毛皮)에 호박(琥珀)을 마찰하면 호박이 물체를 잡아당기는 이른바 "전하 또는 전기"의 현상을 관찰할 수 있다. 그래서 electron이라는 용어는 바로 호박이라는 희랍어에서 유래한 단어이기도 하다. 쿨롱의 인력은 2개의 점전하(點電荷) 사이에 작용하는 인력(引力) 또는 반발력으로서, 이 인력은 두 전하(電荷)의 곱에 정비례하고 그들 간의 거리의 제곱에 역비례한다. 이러한 전하 또는 전기의 현상을 1784년 쿨롱(Coulomb)이 발견하였으며 쿨롱의 인력법칙은 뉴턴의 만유인력법칙과 함께 많이 적용되는 물리 화학적 반응이다. 조직세포와 염색화학 반응에는 이와 같이 쿨롱의 인력 작용이 존재하여 염색반응에 영향을 미친다.

세포조직에서 화학반응은 많은 경우 수용액 상태에서 일어나며, 탄소의 화합물에서 많이 일어난다. 그리고 세포의 반응은 생각보다 복잡하고 규칙적이지만 대개의 경우, 여러 종류의 중합체에 의해 조절되어 짐을 볼 수 있다. 세포는 몇 개의 제한된 원자로 구성된다. 원자는 양전기의 무거운 핵과 음전기의 전자(electron) 그룹으로 이루어져 있고, 핵은 다시 양전기의 양성자(proton)와 중성인 중성자(neutron)로 이루어져 있는데 양성자의 수(數)가 원자번호를 나타내는 것임을 우리는 잘 알고 있다.

생체조직에 형성되어 있는 모든 원자들은 외각 전자각이 완전히 채워지지 않고 있는 상태이기 때문에 다른 원자들과 반응하여 분자(分子)들을 형성하고 있으며, 원자들 사이에서 두 가지 종류의 화학결합(chemical bond)을 만들어 내는, 이른바 **이온결합(ionic bond)**을 형성하고 있다. 이온결합은 다른 전하들 사이에 작용하는 인력의 결과이기도 하다. 예를 들면, 몇몇 아미노산 곁사슬들은 이온화되어 있다. 즉, 음전하를 띤 카르복실기와 양전하를 띤 기는 서로 이온결합을 형성할 수 있다. 이런 기들은 사슬 내에서 멀리 떨어진 부분들을 서로 모이게 한다.

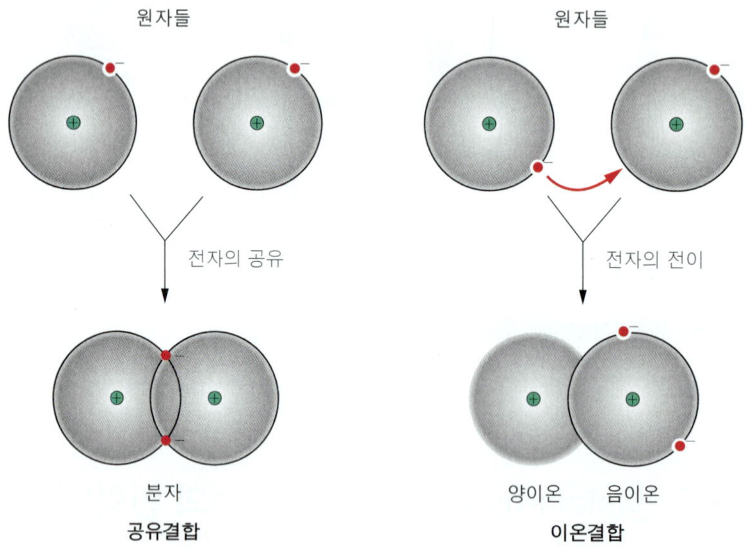

그림 5.2.2 공유결합과 이온결합의 비교
원자들은 다른 원자와 상호작용을 함으로써 최외각 전자각에 있는 전자들을 더욱 안정한 배열로 만들수 있다. 이온결합은 전자들이 한 원자에서 다른 원자로 이동할 때 형성된다. 공유결합은 전자들을 원자들 사이에서 공유할 때 형성된다. 그림에 보여진 것은 극단적인 경우이다. 때때로 공유결합은 부분적인 전자 이동으로 형성되며(전자의 불균등한 공유), 그 결과로 극성 공유결합을 초래한다.

2) 염색반응과 공유결합

조직세포의 모든 특성은 세포가 포함하고 있는 분자들에 의해 결정된다. 분자(molecule)들은 공유결합에 의해 서로 결합된 원자들의 집합체이며, 원자 사이의 전자는 이동하기보다는 서로 공유하고 있다. 가장 단순한 분자[수소 분자(H_2)]에서 2개의 H원자는 각각 1개씩 갖고 있는 전자를 공유하여 첫 번째 전자각을 채우는 데 필요한 전자의 수, 즉 2개의 전자를 공유하게 된다. 공유된 전자들은 2개의 양전하를 띤 핵 사이에서 가장 밀도가 높은 음전하의 구름을 형성한다. 이러한 전하구름은 같은 전하끼리의 상호 반발작용에 대항하여 핵들을 서로 가까이 끌어당기는 것을 도와주게 되는데, 이러한 전자구름의 작용이 없다면 두 핵은 서로 떨어져 나갈 것이다. 공유결합에는 여러 가지의 형태가 존재한다. 만일 조직의 분자와 염료의 분자가 서로 공유결합으로 반응을 일으킨다면, 소위 특유의 색상을 나타내는 염색이 되는 것이다. 많은 경우 조직 염색에서 조직세포와 염료의 선택적 결합은 다양한 공유결합(covalent bonds)의 특징으로 이루어진다. 유기화합물 반응의 전형적인 예로서 metal-ligand 결합을 들 수 있는데, 이 결합은 공유결합 양식이므로 매우 많은 극성을 가지게 된다.

이론과 상식

이온결합과 공유결합 그리고 촉매작용

지구상에 천연으로 존재하고 있는 원소의 종류는 90종류이고, 인공적으로 만들어 낸 원소 등을 포함하여 105종류이다. 원자(atom)라는 뜻은 그 분자에서 더 분할할 수 없는 것이라는 뜻이다. 원자와 원자가 결합하여 화합물을 만든다. 그러면 이런 원자 사이에 작용하는 결합력이라는 것은 대체 어떤 것일까?

화학결합을 가져오는 원자간의 인력을 화학결합력 또는 친화력이라고 부른다. 그리고 원자와 원자의 결합에서는 그 원자의 종류에 따라서 강하게 결합하는 것도 있고 쉽게 결합하지 않는 것도 있으며 또 절대로 결합하지 않는 것도 있다. 그런데 원자와 원자의 결합력은 대체 어디에서 오는 것일까? 그것은 우리들 주위에 여러 가지 결합력으로 물체가 서로 흡인하는 힘이 존재하기 때문이다. 즉, 중력, 분자력, 전기적인력, 자력 등이며 또한 원자핵 속에서 양자나 중성자가 강하게 서로 결합되고 있는 핵력이라는 것이 있기 때문이다. 그리고 원자의 구조에 대해서는 중심에 양전하를 가진 원자핵이 있고, 그 주위에 그 양전하를 중화하는 정도의 전자가 회전하고 있음을 우리는 잘 알고 있다. 일반적으로 원자의 최외측 전자의 수가 8개이면 그 원자는 불활성을 나타내는 이른바 화학적으로 안정된 상태를 나타내는 원자이다. 이러한 전자 8개의 상태를 안정옥텟이라고 부른다. 그래서 전자의 수가 8개 이외가 되면 그 원자는 화학적으로 활성을 나타내는 다른 원자와 결합하게 되는 성질을 가지게 되는 것이다. 만일 원자의 최외측 전자의 수를 무리하게 8개로 만들었을 경우, 그 원자는 전기적 중성을 유지할 수 없고 전자의 방출이 나타나면 양전하를 띠게 되고, 전자를 밖으로부터 받아들인 원자는 당연히 음전하를 띠게 된다. 즉, 전자는 앞의 경우는 양이온이 되고 뒤의 경우는 음이온이 된다. 이렇게 되면 여기에는 전기적인 인력이 발생하게 되어 양이온과 음이온은 전기적으로 서로 끌어들여 중화되려고 하는데, 이것이 화학결합의 원인이 되는 것이다. 이와 같은 원자 간의 결합을 이온결합이라고 한다. 어떤 경우도 결합의 원인이 되는 것은 역시 최외측의 전자인 가전자인데, 그것은 이온결합과 같이 한쪽 전자가 다른 원자 껍질로 이동한다는 뜻은 아니다. 따라서 원래의 원자에 소속되어 있는 그대로 다른 원자의 원자핵으로 당겨지는 형을 취하게 된다. 이렇게 된다면 전자가 2개의 원자핵에 의해 공유되는 것이라고 할 수 있으며, 이런 종류의 화학결합 양식을 공유결합이라고 한다. 화학반응 속도를 촉진하는 방법으로 온도를 상승시키면 온도를 10℃ 상승할 때 마다 약 2배로 증가한다. 물론 화학반응은 분자의 충돌로 일어나는데, 분자의 충돌 확률을 높이는 것이 반응속도의 제1조건이 되는 것이다. 그 다음 높은 압력으로 기체를 압축하는 것도 한 방법인데 압축되면 단위 용적 속의 기체 양이 늘어나므로 분자의 농도가 증가되어 분자의 충돌기회가 늘어나게 된다. 촉매란 화학반응에 대하여 그 반응 속도를 촉진시키는 제3의 물질이라고 할 수 있다. 그리고 촉매가 되는 물질은 반응 전후에도 그 양의 변화가 없으며, 그 반응계에 들어가면 그 특정반응을 시동시키기도 하고 가속을 내게도 하는 작용을 하여 그 반응을 원활하게 진행시키는 묘한 작용을 한다. 촉매의 종류에는 여러 가지가 있다. 특히 생물체에서 미묘한 촉매작용을 하는 유기촉매가 있는데 이것을 효소라고 한다. 전분을 당화시키는 디아스타제, 알코올 발효의 티아제 등 다양하게 많다. 이들 효소는 단백질이고 거기에 미량의 금속이 핵 같은 형으로 결합되어 있는 경우가 많다.

3) 염색반응과 반데르발스 인력

세포분자의 약한 결합 중 또 하나의 종류는 반데르발스 친화력(van der Waals attraction)이다. 이것은 하전체의 심한 변동에 의해 일어나는 전기적 친화력의 한 형태이며, 2개의 원자가 서로 매우 가까운 거리 안에 들어올 때에는 언제나 발생한다. 즉, 모든 조직 내의 분자들 사이에는 반데르발스 인력이 존재하며, 이것은 영구쌍극자(permanent dipole)와 전자들의 순환에 의한 결과이다. 이와 같이 조직학분야에서 역시 또 하나의 염색반응으로 알려지고 있는 것이 이른바 **반데르발스 인력**이다(그림5.2.3~4). 이것은 염료와 조직사이에서 일어나는 가장 일반적인 인력으로, 약하고 아주 좁은 범위에서 일어나는 직접적이지 않는 인력이라고 할 수 있다. 반데르발스 인력은 염료와 조직 사이의 분자가 수많은 쌍극자와 극성화된 화학적 물질들 사이에 존재할 때 가장 강하게 일어나게 된다.

4) 세포조직의 수소결합

세포의 약 70%는 물이다. 물(H_2O) 분자는 2개의 H원자가 공유결합에 의해 O원자에 연결되어 있다. 그런데 O원자는 전자를 강하게 끌어들이는 반면에 H원자는 아주 약하게 끌어들이는 성질이 있다. 결과

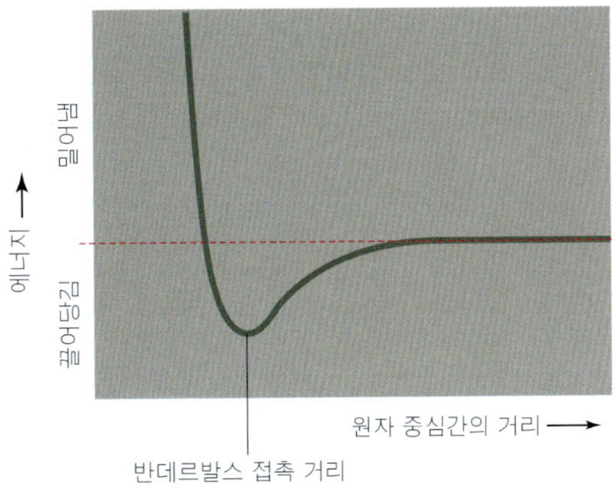

그림 5.2.3 매우 짧은 거리에서 2개의 원자는 그들의 변동적인 전기하에 의해 약한 결합력을 갖는다. 그러나 2개의 원자가 지나치게 가까우면 서로 강력하게 작용한다.

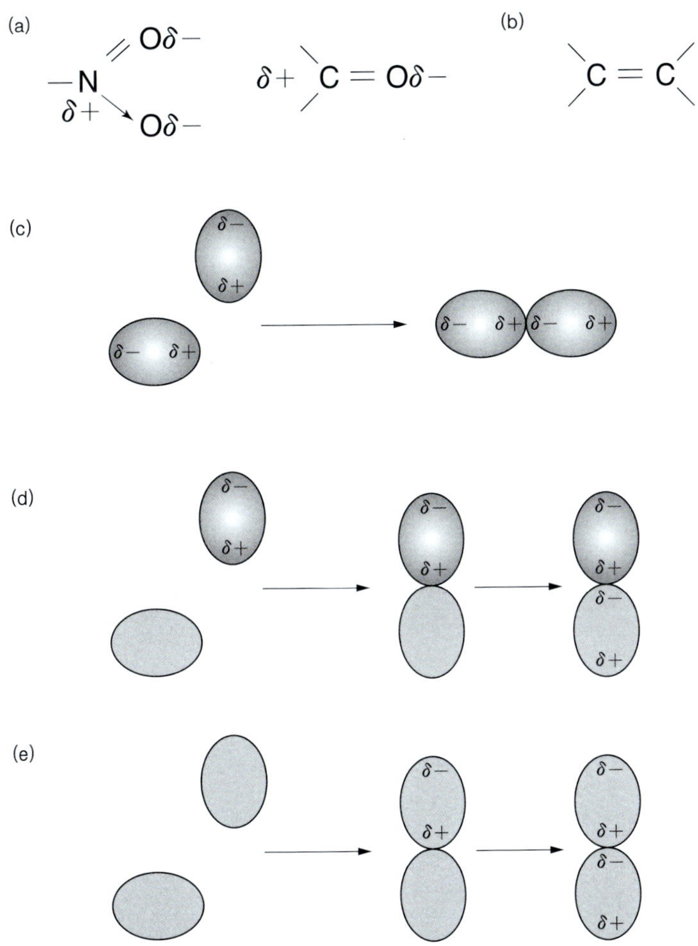

그림 5.2.4 두 원자 사이의 거리가 반데르발스 직경의 합이 될 때까지 서로 끌어 당긴다. 이 경우 반데르발스 친화력은 중요하게 작용한다(a) (b) (c) (d) (e).

적으로 물분자 내에서 **수소결합(hydrogen bond)**이라고 하는 약한 결합성을 나타내게 되는데, 이것 때문에 물은 상온에서 높은 비등점을 가지게 되고 표면장력을 가지게 된다(그림5.2.5). 그리고 알코올과 같이 물에서 잘 녹는 분자들의 특성을 친수성이라고 하며, 단백질처럼 물에 잘 녹지 않는 분자들을 소수성이라 한다. 수소결합은 수소 원자가 산소나 질소와 같은 2개의 강한 음성을 띠는 원자 사이에 있을 때 형성된다. 많은 경우 수소결합은 염료와 조직의 고분자 물질 사이에서 일어날 수 있다. 그러나 염료 또는 고분자의 물질과 물 사이에서 일어나는 결합은 수용성 용액을 사용할 때 수소결합의 친화성 정도에 따라서 영향을 받게 된다.

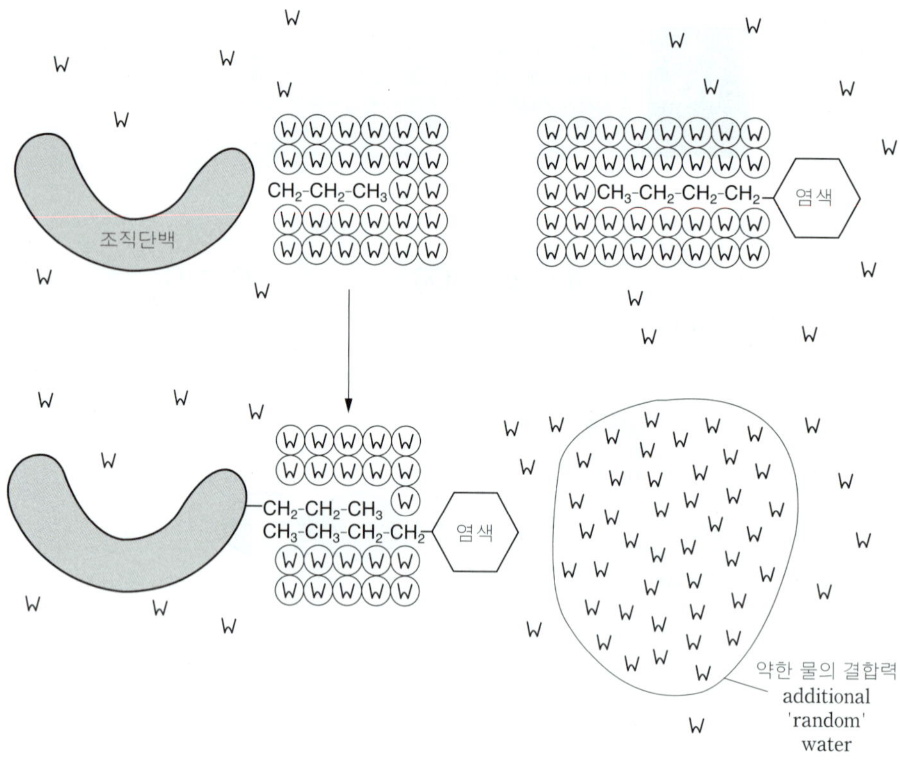

그림 5.2.5 물은 수소결합으로 연결된 소수성기가 서로 모이도록 유도된다. 이 소수성결합은 약하지만, 세포조직의 염색력에서는 매우 중요하다.

3. 또 하나의 친화력 : 엔트로피의 변화

화학반응이 일어나는 직접적인 원인은 반응물질 각각의 분자를 구성하고 있는 원자간의 화학 결합력이라고 불리는 일종의 인력이 합성된 힘이라고 할 수 있다.

만일, 열이 상승할 때 분자반응의 결과로 생기는 힘에 대하여 차이가 발생하면, 그 분자반응은 진행되고 있다고 보아야 한다. 다시 말해서 그 반응의 힘, 즉 화학적인 위치에너지의 차이인 열에너지가 방출되고 있는 것이다. 이와 같이, 어떤 화학반응의 계(界) 중에서 일을 하는 에너지를 자유에너지라고 부르고 있다. 그래서 발열반응이 진행되는 경우에는 그 계가 갖는 자유에너지는 감소하게 되고, 반대로 흡열반응을 진행할 때는 계 내의 자유에너지가 증대하게 된다. 그리고 화학반응의 현상은 완전히 분자운동, 즉 열에 의해 일어나는 것이므로 그것은 열역학법칙의 지배를 받는다. 열역학에서는 물리화학적 변화의 경우 언제나 엔트로피(entropy)라고 불리는 양이 다루어진다. 그리고 자연 현상의 모든 변화에 있어서는 엔트로피가 증대되는 방향으로 "이행한다"라는 정의가 주어져 있다. 이것이 열역학의 제2법칙인데 모든 계의 상태는 에너지 수준이 높은 곳에서 낮은 곳으로 이행되는 것이다. 모든 분자의 불규칙 운동에 의해 일어나는 변화는 항상 확률이 높은 방향으로 진행되고 더 이상 변화가 일어나지 않는 평형상태에 도달하면 그때가 가장 확률이 높은 상태인 것이다 라는 것이 열역학의 제2법칙이다. 화학적 변화를 연구하고 어떤 화학반응의 진행이나 화학평형에 달하는 상태 등을 설명하는 데 있어서 엔트로피 양은 중요한 역할을 한다. 그것은 어떤 반응이 발생할 때, 그 계에서 생기는 자유에너지의 변화가 그때의 발열 또는 흡열의 열량에서 엔트로피의 변화와 절대 온도와의 차이를 제한 값으로 나타낼 수 있기 때문이다. 그래서 엔트로피가 증대되면 자유에너지는 감소되고, 결국 화학적 변화는 자유에너지가 감소되거나 엔트로피가 증대되는 방향으로 일어난다고 설명할 수 있다.

이론과 상식

엔트로피란 무엇인가?

엔트로피의 법칙은 난잡한 증대의 법칙이라고도 할 수 있는데, 예를 들면 우리의 서재나 거실은 그냥 두면 점점 난잡해져 간다. 즉, 엔트로피가 점차로 증대되어 간다고 설명해도 좋을 것이다. 다시 설명하면, 난잡한 서재를 다시 정돈하기 위해 우리들은 애를 쓰는데 그것은 밖에서부터 일을 하여 엔트로피가 감소되는 방향으로 방향의 계를 이동시키는 결과가 된다. 자연 그대로 방치해 두면 우리들의 방은 난잡해질 확률이 정돈될 확률보다 높다. 즉, 확률이 높은 상태 쪽이 낮은 상태보다도 엔트로피가 크다고 할 수 있다. 화학반응에 관한 열역학의 제2법칙을 바꾸어 말하자면, 어떤 계에 있어서 자연스럽게 일어나는 화학반응은 엔트로피가 증대되는 방향으로 진행되고, 최종적인 화학평형의 상태는 엔트로피가 최고의 값에 달한 경우에 해당한다. 대부분의 화학반응은 평형상태를 유지시키는 방향으로 일어난다. 그러나 생명체의 경우에는 항상 불평형상태를 유지하고 있다고 할 수 있다. 이와 같이 생명체에서의 불평형상태를 유지하는 현상을 열역학에서는 엔트로피의 작용으로 설명하고 있다. 예를 든다면, 증기기관차를 움직이는 원리를 열역학적인 엔트로피 현상으로 설명해 보자. 열을 가지고 있는 증기는 높은 압력과 온도를 가지고 있지 않으면 기차를 움직일 수 있는 힘을 얻을 수 없다. 그리고 높은 온도에서 낮은 온도로 열의 흐름이 발생하지 않으면 그 기차는 움직일 수 없는 것이다. 마찬가지로 하나의 계(系)가 평형상태에 있으면 자연적으로 아무 과정도 일어나지 못하고 일(또는 열)도 얻을 수 없는 것이다. 어떤 용기의 중간에 칸막이를 했을 경우, 액체를 가로막고 있던 칸막이를 제거하면 이 액체의 용적은 증가하여 액체 내의 분자 운동은 아주 난잡하게 되므로 액체의 엔트로피는 증가하며 변화를 가져온다. 이것은 두 곳에 갈라져 있던 액체가 하나로 혼합하면 분리되어 있을 때보다 엔트로피가 커지는 것이다. 물론 엔트로피의 변화는 정량적으로 측정할 수 있다. 조직으로의 염료 흡수는 염료-조직의 친화력 때문에 발생한다. 앞 장에서 설명하였듯이 친화력은 시약-조직 사이의 끌어당기는 힘의 다양성에 있다고 할 수 있다. 그러나 친화력은 또한 시약이 용액으로부터 조직으로 이동해 들어갈 때 염색체계에 증가하는 엔트로피의 영향으로 설명할 수 있다.

4. 비친화성에 의한 염색

1) 생체염색(vital stain)

살아 있는 세포는 생리학적 상태에서 인위적으로 주입한 염료에 대하여 그 분포와 흡수를 조절하는 현상을 관찰할 수 있다. 살아 있는 동물이나 사람에게 염료를 주입하여 관찰하는 것을 생체 내 염색(intervital stain)이라 하고, 절취된 조직이나 세포를 배지에서 염료를 첨가하여 배양하면서 관찰하는 것을 초생체염색(supravital stain)이라 한다. 예를 들면, 탐식세포가 존재하는 조직이나 세포에 trypan blue와 같은 생체에 무해한 염료를 주입하면 탐식세포는 그것을 탐식하게 된다. 최근 fluochromes(rhodamine 123 등)과 형광염료를 생체염색에 이용하여 신경계통의 반응경로를 관찰하는 등 응용이 많아지고 있다.

2) 음성염색(negative stain)

염색되지 않은 기생충이나 세균과 같은 물체를 염색을 하지 않은 상태에서 자세하게 관찰을 할 수 있는 경우가 있다. 마찬가지로, 뼈조직이나 상피조직 그리고 분자 구조가 큰 면역글로불린 등에서 음성염색에 의한 관찰과 실험을 하는 경우가 있다.

3) 촉매염색(catalytic stain)

조직과 염료에 의한 반응물질은 친화력에 의한 결과로 관찰되는 것이다. 그러나 세포조직과 촉매와의 상호작용으로 눈에 보이는 반응물질은 또 하나의 다른 메커니즘의 친화력에 의한 결과이다. 촉매(catalyst)란 어떤 화학반응에 대하여 그 반응속도를 촉진시키는 제3의 물질이라고 할 수 있다. 그리고 촉매가 되는 물질은 반응 전후에도 그 양에 변화가 없으며, 그 반응을 원활하게 가속화시키는 묘한 작용을 한다. 즉, 세포조직에 대한 은염색(silver stain)에서, 세포에 존재하는 금속 이온의 낮은 농도로부터 형성된 금속 sulphide의 결정과 은(I) 양이온에서 일어나는 은원자의 집합체(도은물질)의 형성을 볼 수 있다.

진단조직화학의 방법총론

3장

학습목표

1. 진단조직화학에서 이루어지는 방법들과 그 특징에 대하여 설명한다.

진단조직화학은 세포조직의 구조와 이에 대한 화학적 반응을 현미경적으로 관찰하고 분석하는 분야이다. 그러므로 학생들은 세포와 조직의 구조와 기능을 이해하고 있어야 하며, 또한 조직화학적 진단 시에 세포조직에서 일어나는 화학적 반응의 원리를 이해하여야 한다.

1. 조직화학적 진단방법에서 지켜야 할 일반적인 원리

1) 세포조직을 고정할 때 주의할 점은 그 세포조직이 가지고 있는 구성 물질들이 그대로 보존되고 유지되도록 해야 한다. 즉, 생체조직을 떼어내면 그 조직은 곧 사멸하고 부패하면서 변형되어 간다. 가능하면 그 생체조직의 상태를 그대로 유지하면서 고정하고 조직절편을 제작하여 현미경으로 관찰할 수 있도록 해야 한다.
2) 세포조직의 미세한 분자구조나 면역학적 반응물질들을 규명할 목적으로 할 때에는, 그 분자의 입자가 전자현미경의 전자파로 관찰이 가능한 정도로 유지될 수 있어야 하며, 처리과정 중에 분해되거나 고정액 등에 소실되지 않도록 해야 한다.
3) 세포조직의 구성 물질들은 다양하고 화학물질(고정액 등)에 민감하게 반응하고 변형된다. 그러므로 현미경으로 관찰하기 전까지의 과정에서 그 세포조직이 가지고 있는 조직화학적 특이성을 최대한 유지하도록 해야 한다. 세포조직을 처리하는 과정 중에, 그 특이적 물질이나 반응의 특이성이 제거되지 않도록 해야 한다.

4) 또한 세포조직의 구성 물질들이 처리과정 중에 사용되는 시약들이 비특이적으로 반응하여 조직성분과 결합하거나 구성 부위에서 이동하여 관찰을 방해하는 경우가 있다. 사전에 이러한 점을 반드시 평가하고 유의하여야 한다.

5) 조직화학적 진단에서 결과를 측정할 때, 반드시 sensitivity가 고려되어야 한다. 조직화학적 반응에서 음성은 그 물질이 존재하지 않는다는 것을 나타내는 것인데, 음성이 나타날 때도 있다. 다음에 열거한 경우가 음성을 나타낸다.

① 그 물질이 없거나 측정하기에 불충분한 아주 작은 양일 경우

② 그 반응을 방해하는 화학적 물질이 있을 경우

③ 그 물질이 화학적 반응으로 변화되었을 경우

④ 세포조직의 물질이 준비과정 중에 소실되었을 경우이다.

2. 살아 있는 세포와 조직의 관찰

세포조직이나 어떤 기관에서 분리한 세포를 살아 있는 상태로 현미경 하에서 직접 관찰할 수도 있다. 생체에서 떼어낸 조직편을 관찰할 때에는 조직편이 변성되지 않도록 혈장이나 평형식염액(balanced salt solution)과 같이 거의 해가 없는 용액 속에 넣고 유리봉이나 바늘로 얇게 펼쳐서 관찰할 수도 있으며, 이때의 시료는 고유한 색깔을 나타내고 있다. 또 살아 있는 세포와 조직을 체외에서 배양하며 관찰하는 방법으로서 세포배양법(cell culture) 또는 조직배양법(tissue culture)이 있다. 즉, 작은 조직편을 생체에서 떼어내어 생리적 배지(physiolosical medium)에 넣고서 생체에서와 비슷한 온도, 습도, 영양분과 산소공급 등 적합한 환경을 유지시켜주면 세포의 성장(growth), 증식(multiplication), 나아가서는 다른 세포로 분화(differentiation)해 가는 것을 관찰할 수 있다. 살아 있는 세포나 조직을 염색하여 관찰하는 방법도 있다. 이 방법 중의 한 가지가 생체염색법(vital staining)이며, 비교적 독성이 적은 염료를 생체에 주입하면 어느 특정한 세포가 선택적으로 이 염료를 흡수하여 색깔을 나타내게 된다. 그 예로서 트리판블루(tripan blue)나 리튬카민(lithium carmine)과 같은 염료를 결합조직에 주사하면 이 염료를 포식한 대식세포(macrophage)가 잘 착색되어 나타난다. 또 다른 방법은 초생체염색법(supravital staining)으로서 생체에서 떼어낸 살아 있는 세포와 조직에 염료를 처리하여 착색된 구조물을 관찰하는 방법이다. 그 예로서 자너스 그린(janus green)에 의한 사립체 염색, 뉴트랄레드(neutral red)에 의한 과립백혈구의 감별 염색, 그리고 메틸렌블루(methylene blue)로서 신경세포와 신경섬유를 염색하여 관찰할 수 있다.

3. 죽은 조직의 관찰

1) 광학현미경법에 의한 관찰

광학현미경(light microscopy)은 조직의 연구에 가장 보편적으로 사용하는 방법으로서 조직절편(tissue section)을 임시표본(temporary preparation) 또는 영구표본(pemanent preparation)으로 만들어 광학현미경으로 관찰한다. 이런 표본을 만들기 위한 여러 가지 조직화학적 방법이 개발되어 활용되고 있다. 여기에서는 광학현미경 관찰을 위한 조직표본을 만드는 과정과 일반 원리에 대하여 간략하게 설명한다.

(1) 시료적출(removal of specimen)

가장 좋은 표본을 만들기 위하여는 시료(조직편)를 마취상태에서 또는 죽은 즉시 떼어낸다.

(2) 고 정(fixation)

생체로부터 떼어낸 조직편은 떼어내는 순간부터 자가분해(autolysis)가 일어나기 시작한다. 이러한 사후변화(postmortem change)를 최소한으로 방지하여 살아 있는 상태에 가깝도록 구조를 보존하는 것이 고정의 1차 목적이다. 고정에는 물리적 고정(physical fixation)과 화학적 고정(chemical fixation)이 있다. 물리적 고정에는 액체질소와 같은 냉매로서 조직을 냉동시키는 방법이 흔히 이용된다. 그리고 화학적 고정은 화학약품을 조직 속에 침투시켜 사후변화를 방지하는 방법으로서 포르말린(formalin), 알코올(alcohol), 파라포름알데히드(paraformaldehyde), 글루타르알데히드(glutaraldehyde), 이크롬산칼륨(potassium dichromate), 피크린산(picric acid), 사산화오스뮴(osmium tetroxide) 등과 같은 각종 화학약품 용액을 고정제(fixative)로 사용한다. 어느 한 가지 고정제로는 세포나 조직의 구성성분들을 모두 잘 보존시키지는 못할 수도 있다. 따라서 고정제의 선택에서는 조직의 특수성 또는 구성성분을 고려하고 염색과정에서 사용할 염료의 염색특성도 감안하여야 한다.

(3) 탈 수(dehydration)

고정이 끝난 조직편을 흐르는 물로 조직 속에 남아 있는 고정제를 세척해 내고, 이어서 알코올이나 아세톤과 같은 탈수제로 조직 속의 수분을 제거한다.

(4) 포 매(embedding)

탈수과정을 거친 조직편은 조직 속의 탈수제를 제거시킴과 동시에 조직을 투명하게 만든다. 흔히 쓰이는 투명제(clearing agent)로서는 xylol, 클로로포름(chloroform), 벤진(benzene), 시이더유(ceder oil) 등이 있으며, 투명하게 된 조직편은 파라핀(paraffin)이나 셀로이딘(celloidin)과 같은 포매제 속에 넣어 굳힌다. 특별한 연구를 위하여 조직을 고정, 탈수 및 투명과정을 거치지 않고 곧바로 얼리거나 또는 적절한 고정액으로 고정한 다음 이 조직절편을 동결박절기(freezing microtome, cryostat)를 사용하여 절편(section)을 만든다.

(5) 절편제작(sectioning)

포매된 조직으로부터 박설기(microtome)를 시용히여 절편을 만들되 절편의 두께는 5~10μm로 하는 것이 보통이다. 이렇게 자른 조직절편을 대물유리(objective glass)에 잘 부착시킨다.

표5.3.1 몇 가지 염색법을 시행한 표본에서 나타나는 염색반응

염색법		염색반응
헤마톡실린-에오신염색 Hematoxylin-eosin stain	핵 이질염색질 진정염색질 핵소체 세포질 작업형질 일반세포질 점액질 근육원섬유 세포밖기질 아교섬유 탄력섬유 세망섬유 무형질 기저막	 청색 음성 청색 청색 옅은 분홍 음성 분홍 옅은 분홍 음성 옅은 분홍 옅은 청색 옅은 분홍
맛손삼색염색법 Masson's trichrome stain	핵 근육원섬유, 각질 아교섬유 점액질	암청 적색 청색 옅은 청색
오르세인법orcein method	탄력섬유	짙은 갈색
레소르신-푹신염색 resorcin-fuchsin stain	탄력섬유	짙은 보라
빌쇼브스키 도은법 Bielschowsky's silver impregnation method	세망섬유	흑색
과요도산-쉬프반응 periodic acid-Schiff's reaction	다당질, 중성 및 산성 점액질, 점액단백질, 당단백질 기저막	자홍색 옅은 자홍색
라이트염색 Wright's stain	혈액세포의 감별 염색 백혈구의 핵 호염기성 세포질 적혈구, 호에오신성 과립 호염기성 과립	 적자색 청색 분홍 자주색

(6) 염 색(staining)

염색의 목적은 세포나 조직을 구성하는 구조물의 윤곽을 뚜렷하게 함으로써 구성 성분들을 식별할 수 있도록 하기 위한 것이다. 염색에 흔히 쓰이는 염료의 대다수는 수용성이다. 따라서 파라핀절편의 경우는 염색에 앞서 xylol과 같은 용매로서 파라핀을 제거한다. 파라핀이 제거된 절편은 먼저 물에 담가 가수(hydration)시키고, 이어서 목적에 따라 알맞은 염색방법을 적용한다. 세포나 조직의 일반 구조를 관찰하기 위하여 시행하는 가장 보편적인 염색법은 hematoxylin-eosin염색이며, 세포나 조직의 특정한 성분들을 선택적으로 검출하기 위한 여러 가지 특수 염색법이 개발되어 있다(표5.3.1).

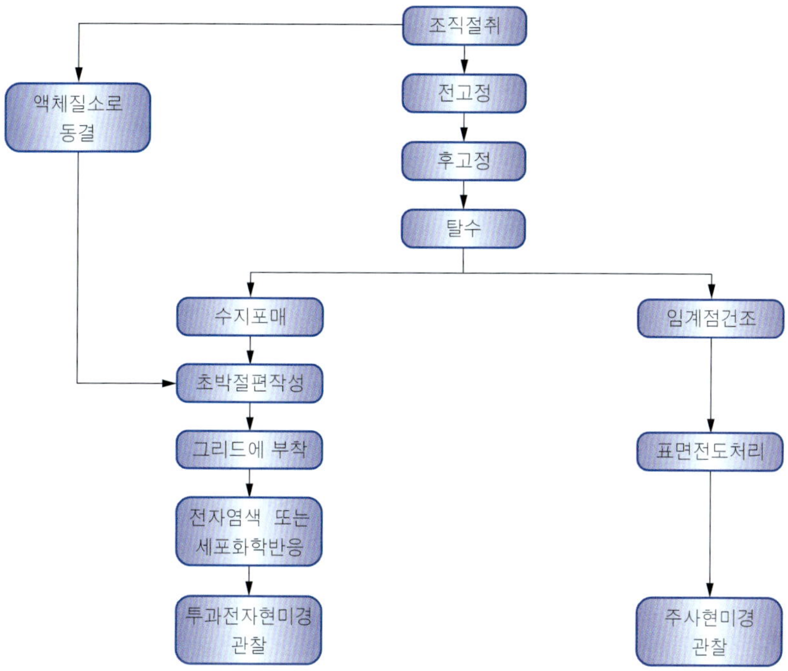

그림 5.3.1 투과 및 주사전자현미경 관찰을 위한 통상 표본제작 과정

(7) 봉 입(mounting)

염색이 끝난 조직절편은 영구 보존을 위하여 수세 및 탈수과정을 거쳐 커버글라스(cover glass)로 덮어 봉입시킨다. 봉입을 위한 봉입제(mounting medium)로서는 굴절률이 유리와 거의 같은 카나다 발삼(canada balsam)이 흔히 쓰인다.

2) 전자현미경법

전자현미경법(electron microscopy)은 사용하는 전자현미경의 종류에 따라 두 가지로 구별된다. 하나는 전자(electron)가 시료를 투과한 후 상이 맺어지도록 되어 있는 투과전자현미경(transmission electron microscope; TEM)을 이용하는 방법과 다른 하나는 전자를 시료표면에 주사(scanning)시켜 반사된 전자를 유도하여 상이 맺어지도록 되어 있는 주사전자현미경(scanning electron microscope; SEM)을 이용하는 방법이다(그림5.3.1). 〈각론 8편, 전자현미경법 참조〉

3) 세포조직화학법

세포화학법(cytochemistry) 또는 조직화학법(histochemistry)은 세포나 조직의 수준에서 구조와 기능을 함께 밝힐 목적으로 그 속에 있는 화학물질의 성분과 위치를 알아내기 위한 연구방법이다. 이 방법을 적용하기 위하여는 세포나 조직 속의 화학성분이 잘 보존되어 있어야 하고, 특정한 물질을 감별하기 위한 화학반응이 특이적으로 일어나야 하며, 방법의 특이성(specificity)에 대한 검증이 있어야 하고, 반응산물의 위치가 정확해야 하며, 방법의 감수성(sensitivity)이 높아야 하는 등 일반 원리를 충족시킬 수 있어야 한다. 또한 이와 같은 세포 조직화학법을 전자현미경에 적용하기 위해서는 이상의 일반원리에 합당하면서도 반응산물의 전자밀도가 충분히 높고 그 크기도 정확한 위치를 확인할 수 있을 정도인가를 고려해야 한다.

조직화학적 방법 : 이 방법은 세포나 조직의 구조 또는 성분을 색조대비(color contrast)로 분석 확인하기 위하여 특수한 염료, 즉 염기성 염료(basic dye, cationic dye 양이온성 염료)와 산성 염료(acidic dye, anionic dye 음이온성 염료)를 이용한 염색을 시행한다.

염색에 흔히 쓰이는 염기성 염료에는 메틸그린(methyl green), 메틸렌블루(methyleneblue), 피로닌 G(pyronin G), 톨루이딘블루(toluidine blue) 등이 있으며, 산성 염료에는 에오신(eosin), 산성 푹신(acid fuchsin), 아닐린블루(aniline blue), 오렌지 G(orange G) 등이 있다.

염기성 염료는 세포나 조직에서 핵산의 인산기(phosphate group), 글리코사미노글리칸(glycosaminoglycan)의 황산기(sulfate group) 및 단백질의 카르복실기(carboxyl group)를 함유하고 있는 음이온성 성분과 결합하는데, 이와 같은 반응으로 색조를 띠는 현상을 호염기성(basophilia)을 나타낸다고 말한다. 통상염색(hematoxylin-eosin stain)에서 사용하는 hematoxylin은 엄격한 의미에서 염기성 염료는 아니지만 염기성 염료와 비슷한 특성을 나타낸다. 그러므로 hematoxylin 염색에서는 매염제(mordant)를 사용하여 조직성분-매염제-hematoxylin 결합에 의한 복합체를 형성하도록 함으로써 청색조를 띠도록 한다. 산성 염료는 세포나 조직에서 단백질의 이온화한 아미노기(amino group)와 같은 양이온성 성분과 결합하며, 이런 반응으로 색조를 띠는 현상으로 호산성(acidophilia)을 나타낸다.

4) 효소조직화학법

효소조직화학법(emzyme histochemistry)은 조직 속에 있는 각종 효소의 소재 부위와 그 활성도를 현미경으로 검색하는 방법이다. 일반적으로 대다수 효소는 불안정하기 때문에 고정과정을 거치지 않고 직접 동결절편(frozen section)을 만들어 확인하며, 고정한 조직에서도 효소활성이 남아 있는 경우는 고정 후에 시행함으로써 효소를 검출할 수 있다. 근래에 와서 각종 효소에 대한 항체가 개발되어 이를 이용한 면역세포(조직)화학법이 이용되기도 한다.〈각론 6편 참조〉

5) 면역세포(조직)화학법

면역세포화학법(immunocytochemistry) 또는 면역조직화학법(immunohistochemistry)은 생체에서 일어나는 항원(antigen) 분자와 항체(antibody) 분자가 특이적으로 결합하여 고분자복합체를 형성하는 항원-항체반응(antigen-antibody reaction)의 원리를 이용하여 세포나 조직 속에 있는 특정한 단백질이나 핵산 또는 다당류 등 각종 거대분자(macromolecule)를 검출하여 그 소재 위치를 알아내는 방법이다(그림5.3.2).〈각론 7편 참조〉

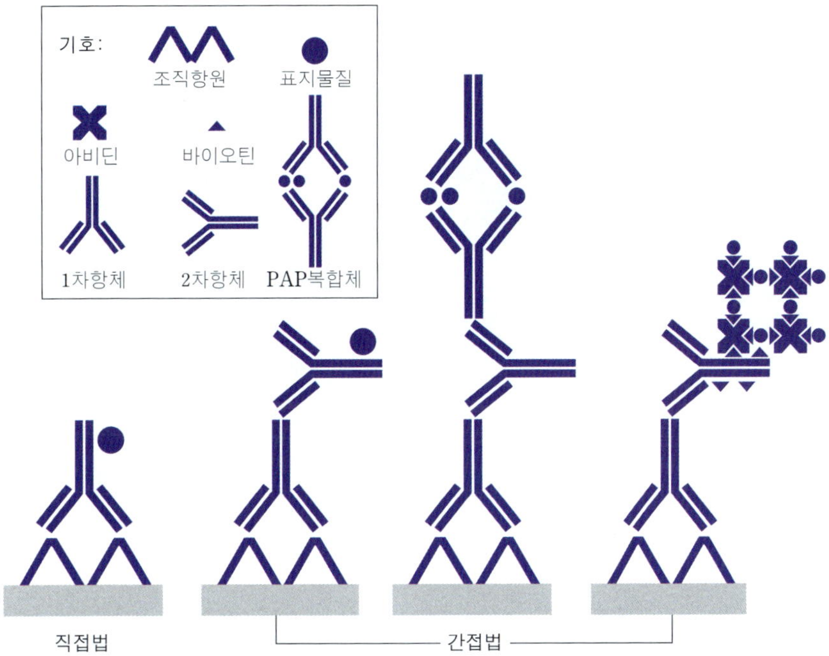

그림5.3.2 **면역세포(조직)화학법을 설명하는 모식도**
직접법 : 조직 속의 특정물질(조직항원)에 표지물질(효소, 형광물질 또는 금입자)을 결합시킨 1차항체를 반응시킨다.
간접법 : 조직항원에 1차항체를 반응시킨 다음 이어서 표지물질이 결합된 2차항체를 반응시킨다. PAP법(peroxidase-antipero-xidase method)에서는 조직항원에 1차 및 2차항체를 차례로 반응시키고, 이어서 PAP복합체(complex)를 반응시킨다. ABC법(avidin-biotin complex method)에서는 조직항원에 1차항체와 바이오틴(biotin)이 결합된 2차항체를 차례로 반응시키고, 이어서 표지물질이 결합된 AB복합체(avidin-biotin complex)를 반응시킨다.

면역세포(조직)화학법에는 직접법(direct method)과 간접법(indirect method)이 있다. 직접법은 세포나 조직 속의 특정물질(항원)에 현미경으로 관찰할 수 있도록 형광물질(fluorescent compound), 효소(과산화효소), 금속(colloidal gold)과 같은 표지물질을 표지시킨 항체를 결합시킴으로써 특정물질을 검출하는 방법이다. 그리고 간접법에서는 조직절편에 먼저 표지되지 않은 특정물질(항원)에 대한 1차항체(비표지 1차항체, unlabeled primary antibody)를 처리하고, 이어서 표지물질을 결합시킨 2차항체(표지 2차항체, labeled secondary antibody)를 처리하여 먼저 처리한 비표지 1차항체와 결합하도록 함으로써 세포(조직) 내에서의 특정물질의 소재부위를 관찰한다. 간접법에서는 표지되어 있는 여러 분자의 2차항체가 1차항체에 결합하기 때문에 직접법에서보다 민감도가 더 높게 나타난다(그림5.3.2). 현재 널리 이용되는 면역세포화학법은 간접면역 과산화 효소법(indirect immunoperoxidase method)이며, 특히 전자현미경적 면역세포화학법에서는 A 단백질-금법(protein A-gold method)이 애용된다(그림5.3.3).

6) 자기방사기록법

자기방사기록법(autoradiography)은 조직 또는 세포 속에 있는 화학물질의 위치를 확인할 수 있을 뿐만 아니라 특정 물질의 대사과정을 경시적으로 밝힐 수 있는 방법으로서 광학 및 전자현미경법에서 다

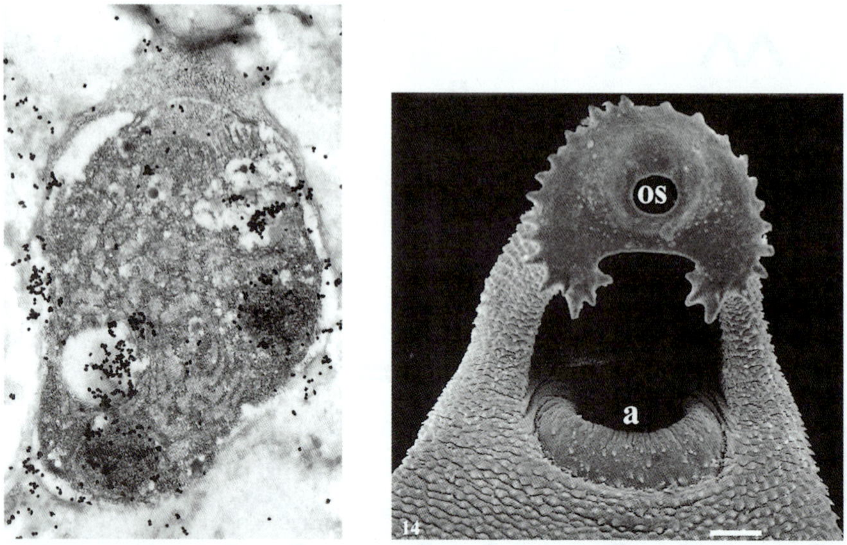

(a) (b)

그림 5.3.3 (a) 크립토스포리디움 원충 단백 항체를 이용한 면역금법(immunogold method)을 시행하여 전자현미경으로 관찰한 merozoite 형태의 폐포자충 cyst 주위
(b) 극구흡충 구강 부위를 주사전자현미경으로 관찰(-100μm)

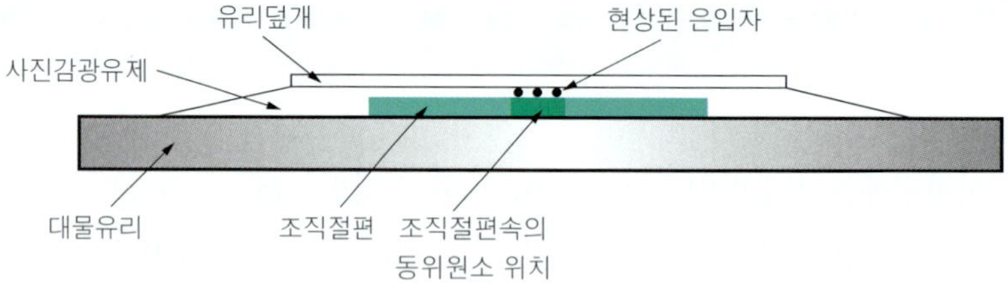

그림 5.3.4 광학현미경적 자기방사기록표본(autoradiogram)의 모식도(A. W. Ham & D. H. Cormack)

같이 이용되고 있다(그림5.3.4, 5). 이 방법의 대체적인 과정을 보면 다음과 같다. 먼저 동위원소(radioisotope)가 표지된 특정 물질을 생체에 주사하거나 먹임으로써 생체에서 일어나는 대사과정에 이용되도록 한 다음 경과시간에 따라 조직이나 기관을 절취하여 광학 또는 전자현미경용 표본제작과정을 거쳐 절편을 만든다.

이어서 암실 속에서 이 절편에 사진감광유제(photographic emulsion)를 입힌 다음, 일정 기간 동안 노출(exposure)시키면 조직 속의 동위원소로부터 나오는 광선에 의하여 유제가 감광된다. 마지막 단계로서 적당히 감광된 유제를 현상(development)하면 조직 또는 세포 속의 특정 물질이 있는 위에 방사능에 의하여 감광된 은입자(silver grain)들이 나타나게 된다. 이와 같은 과정에 의하여 만들어진 표본을 자기방사기록표본(autoradiogram)이라 한다.

생물과학적 연구분야에서 자기방사기록법에 흔히 사용하는 동위원소들은 주로 선을 방사하는 것으로서 ^{3}H … ^{45}Ca 등 다수가 있다. 자기방사기록법은 특정 화학물질의 위치와 대사부위를 알 수 있을 뿐만

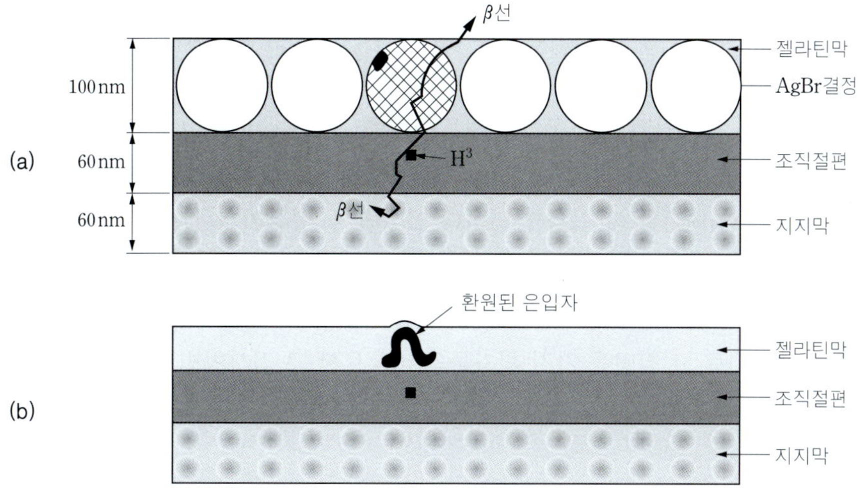

그림 5.3.5 **전자현미경적 자기방사기록표본의 모식도**
(a) 조직절편 속의 3H으로부터 나오는 선에 의하여 절편 위에 덮여 있는 사진감광유제(photographic emulsion)의 AgBr 결정이 감광된다. (b) 사진현상 과정에서 감광된 AgBr결정이 환원되어 은입자(silver grain)로 나타난다(L.G. Caro).

아니라 경시적 관찰로써 세포 세대(cell generation), 특정 물질의 대사과정과 속도 등 여러 사실을 알아낼 수 있으므로 동적인 생명현상을 밝히는 데에 중요하게 이용된다. 예를 들어 ^{3}H로 표지된 류신(leucine)을 실험동물에 투여한 다음 특정 세포 내에서 이 류신이 단백질 합성에 이용되는 경로를 추적할 수 있다. 또 ^{3}H – 티미딘(thymidine)을 동물에 투여한 후 어느 정도의 시간이 경과한 다음 관찰하고자 하는 조직 또는 기관을 적출하여 자기방사기록표본을 만들어서 특정 세포에서의 DNA합성을 확인할 수 있다.

4. 대조군과 염색평가의 중요성

1) 대조군(control group) 설정의 중요성

의학이나 생명과학분야에서 질병의 진단 또는 실험연구에서 대조군(control group)의 설정은 필수적으로 중요하다. 특히, 조직화학적인 관찰에서는 조직세포에 대한 염색 반응이 유의하게 나타나는지를 알기 위해서 대조군(control group)과의 비교 관찰이 반드시 이루어져야 한다. 다시 설명하면 환자 또는 실험군(experimental group)에는 어떤 자극성 물질이나 약품을 투여하고, 건강한 사람이나 잘 통제(control)된 대조군(control group)에는 자극이나 약품을 주지 않은 조건에서 두 군(group) 사이의 결과를 비교하는 것이다. 대조군에서는 아무런 변화가 없는데 자극이나 약품을 투여한 군에서는 어떤 변화가 있다면 그 질환에 의한 것이거나 또는 자극이나 약품을 투여한 결과라고 결론을 내리게 된다.

일반적으로 대조군(또는 건강한 사람의 군)과 실험군(또는 질병을 앓고 있는 환자의 군)을 비교해서 검사(test) 결과를 유도하는 경우에는, 그 비교 검사가 얼마나 정확하고 믿을 만한가 하는 문제가 무엇보다 중요하다. 조직화학분야에서 이루어지는 진단과 검사에서는 관찰의 정확도와 신뢰도에 영향이 미치는 요인이 무엇이며 어떻게 이것을 검증할 것인가를 알아야 한다.

진단조직화학분야에서 실험군과 대조군의 정확도(正確度, accurate)는 다음의 세 가지 기준이 고려된다. 즉, 민감도(sensitivity), 특이도(specificity) 그리고 예측도(predictability)이다. 민감도란 알고자 하는 현상의 진가(true value)를 이 검사로 얼마나 알아낼 수 있는가의 정도를 말한다. 다시 말하면, 이 진단 검사에 의해 확진된 질병을 그 질병이라고 판단해 주는 능력을 말한다. 그리고 특이도는 이 검사가 그 질병이 아닌 것을 아니라고 판단해 주는 능력을 말하는 것이며, 예측도는 그 검사가 그 질병이라고 판단된 사람들 중에서 실제로 그 질병을 가진 환자들의 비율로서 그 검사방법의 측정능력을 말하는 것이며 측정 자체의 예측능력을 의미한다.

2) 염색 평가의 중요성과 그 요인들

진단조직화학적인 실험과 진단검사에서 대조군 설정과 함께 중요한 것이 염색 결과에 대한 올바른 평가를 검증하는 것이다. 진단조직화학적 염색에서 다음과 같은 질문을 하게 된다. 즉, 그것이 무엇인가? 그것이 어디에 있는가? 그리고 그것이 거기에 얼마나 있는가? 라는 질문이다. 마찬가지로 염색을 마친 후 염색결과에 대한 평가 역시 상기의 질문과 같이 분석되고 평가되어야 할 것이다.

진단조직화학적 염색과정을 다음과 같은 질문을 연구자(또는 검사자) 자신에게 질문하면서 진행한다면 바람직한 결과를 얻을 수 있을 것이다. 만일 연구자가 연구에서 세포조직에 분포된 세포 효소인 Xase(이하 X)가 존재하는지의 여부를 증명하기 위해 조직화학적 염색을 시행하였다고 가정한다면, 다음과 같은 질문을 하나씩 해결해 가는 것이 좋은 결과를 얻는 데에 도움이 된다.

(1) 세포에 분포하는 X효소는 염색에 의하여 규명되었는가?
(2) 염색에 의한 X효소의 분포는 세포에 분포하는 실제의 X효소와 일치하는가?
(3) 염색된 X효소의 정도는 세포의 X효소 양(量)과 일치하는가?

그러나 조직화학적 염색을 실시하였으나 X효소가 나타나지 않았다고 가정한다면 다음과 같은 질문을 가져보는 것이 중요할 것이다.

(1) 염색의 착색과정의 결핍 때문에 X효소가 염색되지 않았기 때문인가?
(2) 세포에 존재하던 X효소가 염색되기 전에 손실되었거나 변화되지는 않았는가?
(3) 관찰하기 전에 염색된 세포의 X효소가 제거되었거나 변화되지는 않았는가?

상기의 질문들은 좋은 결과를 가지기 위한 우리 자신들의 통제 방법들이며, 문제를 해결하기 위한 방법이기도 하다.

(1) 염색반응 물질의 추출과 이용

연구 목적으로 가설을 세우고 염색을 실시하였을 때, 염색과정이 실제로 이루어졌는지를 어떻게 확인할 수 있을까? 다음의 두 가지의 요인을 대상으로 설명하겠다. 우선 반응물질의 선택적 추출과 이용이다. 만일 X효소를 제거하면 결국 X효소의 염색결과가 일어나지 않을 것이다. 그래서 염색 결과를 높이기 위하여 우선 X효소와 높은 친화성을 가지는 용매를 사용하는 방법이다. 그리고 두 번째는 X효소를 선택적으로 작은 분자 조각으로 쪼갠 다음 불활성 용매에서 다른 세포에 비하여 빠르게 제거되도록 하는 방법이다. 그러나 상기의 방법들은 온도나 적용시간 용매의 종류 또는 희석의 정도에 따라서 변화와 민감한 반응을 가져오게 되므로 조심해야 한다. 이러한 변화를 막기 위해서 반응물질의 선택적 추출이나 불필요한 분자들의 제거 과정에서, X효소를 보호하기 위한 처리를 시행한다. 이럴 경우 X효소를 보호하고 그 반응효과를 높일 수 있다.

(2) 염색반응 평가의 정량적 측정

건강한 사람의 세포에 존재하는 X효소와 X효소의 결핍증을 앓고 있는 환자의 세포에 존재하는 X효소를 절편으로 만들어 염색하였다고 하면, 두 세포에 분포하는 X효소가 국소적으로 차이를 나타날 수 있을까? 다시 말한다면 두 세포에 나타나는 X효소의 염색 정도 차이가 유의(significance)할 수 있을까? 더 나아가서는 이러한 차이점은 진단조직화학적 실험으로 유의성을 도출할 수 있을까? 하는 점이다. 물론 진단조직학적 염색 결과를 염색의 특성(착색된 부위와 착색되지 않은 부위 등)과 염색의 정도 그리고 양성 또는 음성으로 염색되는 세포나 분자부위 등으로 정량적이고 객관적인 평가가 가능하다. 혈액학분야에서도 혈액을 도말표본으로 작성한 다음에 Wright's 염색을 실시하고, 호산성혈구, 호염기성혈구 또는 호중성혈구를 염색특성에 따라서 구분하고 count한다. 진단조직화학분야에서도 Papanicolaou 도말염색에서와 같이 세포의 분류와 count가 가능하며, 절편 조직에 대한 염색과 정량적 평가가 가능하다.

그러나 조직이나 세포에 분포하는 효소(enzyme)나 호르몬, receptor chromosome이나 DNA의 유무와 정량적인 검사에서는 검사 조직과 비교할 수 있는 표준표본(standardize sample 또는 standardize marker 등)이 필요하다.

그리고 조직표본의 작성을 설정해 놓은 기준에 의해서 정확하게 진행하는 것이 중요하다. 예를 들면, 일반적으로 조직표본의 두께는 6 μm 정도이다. 만일에 조직절편의 두께가 각기 다르게 절편된다면 많은 부분에서 불균형한 결과가 나타난다. 최근에는 조직표본에 대한 객관적 측정을 위하여 microdensitometry를 이용하거나 flowcytometry를 이용하기도 한다.

(3) 조직의 기질(substrate)과 염색반응의 위치 결정

세포조직에 존재하는 기질(substrate)들은 생체 내에서 생리적 또는 생화학적 metabolism 중에서 어떤 자리로 이동할 수도 있고 그 양이 변할 수 있다. 마찬가지로 절편 조직표본을 작성하는 과정 중에 어떤 단계에서 그 위치가 변할 수 있다. 또한 기질과 흡사한 인공산물들이 오염될 수도 있는 경우가 자주 발생한다. 이러한 문제를 해결하기 위하여 다양한 예비실험 방법이 이용되기도 하고, 고정액, 염료의 농도, pH, 염색시간, 용매의 선택 등을 조절함으로써 최소화할 수 있다.

3) 사전 테스트(pre-test)로 염색 실패의 방지

염색의 실패를 방지하기 위해서 사전에 control 대조물질을 첨가하여 실패 유무를 확인할 수 있다. 많은 연구자들은 좋은 염색 결과를 얻기 위해 조직이나 papaffin block을 버리지 않고 보관하면서, 여분의 검사 절편조직으로 control과 함께 염색한다. 훌륭한 표본과 결과가 나올 때까지 반복적인 실험이 가능한 것이다.

4) 염료 시약의 순수성 평가 문제

염색 시약의 순도나 시약이 가지는 기능에서 볼 때, 시약병(reagent bottle)의 라벨에 언급되어진 내용대로 100% 믿을 수 없는 불확실성을 가지고 있다. 그 이유는 의학분야에서 일반적으로 사용되는 염료 또는 재료의 대부분이 공업용으로 개발된 염료(dye)이거나 그 유도물질이므로 염료의 종류와 사용분야가 복잡하고 다양하다. 또한 염료의 불확실성은 다양한 염료시장이 구성되어 있기 때문이기도 하다. 의학이나 생명과학분야에서 사용되는 염료는 정선되고 순도가 거의 100%를 보장하는 것을 구입하여 사용하지만 생산 회사에 따라서 차이가 많으므로, 사전에 그 염료에 대한 정보를 확인한 후에 구입하여 사용해야 한다. 조직화학에 사용하는 어떤 염색 시약의 불확실성은 조직 염색에서 실패의 근원이 된다. 가능하다면, 염료에 대한 평가가 필요하며 다음 두 가지로 생각해 볼 수 있다. 하나는 시약반응이 실제로 적용되는 것인지를 알아야 하고, 둘째는 우리가 염색하고자 하는 조직표본이 실제로 그 시약을 필요로 하는 것인지를 분명하게 알아야 한다. 그래서 color index와 같은 상표와 염색시약의 순도 등 그 특성을 구체적이고 자세하게 알아야 한다.

color index는 현재 사용되고 있는 다양하고 많은 염료 재료의 요소와 특성 등을 입증하고 확인하기 위한 색인지수이다. color index는 각종의 염료의 화학적 구조에 따라서 통합적인 번호와 염료 이름을 부여하였다. 예를 들면, methyl green과 같은 기본적인 염료를 double green SF 또는 light green 등의 품명으로 판매되고 있다. 그러나 산성염료의 분류표를 보면 염료의 특성별로 분류하지 않음을 알 수 있다. 즉, 색인집에서 methyl green의 분류를 보면, 일반염료 group "basic blue 20"에 포함시켜 놓은 것을 알 수 있다

염료와 반응원리

학습목표
1. 염료의 정의를 설명한다.
2. 염료의 명명방법을 이해한다.
3. 염료가 가지는 발색단과 조색단을 설명한다.
4. 염료의 분류를 설명한다.

4장

염료(dye)란 어떤 물질이 빛(색소)을 강하게 선택 흡수하거나 또는 선택 반사함으로써 고유의 색깔을 띠는 물질을 색소(色素)라고 하며, 적당한 염색에 의해서 조직세포에 색소를 착색시켜 진단 또는 연구 목적에 사용할 수 있는 색소를 **염료**라고 한다. 본 단원에서는 염료 및 염색방법의 발달과정, 염료의 정의, 염료의 명칭, 염료가 가지는 발색단 및 조색단, 염료의 반응원리, 염료가 가지는 빛(색소)의 파장 그리고 염료의 분류 등에 대하여 기술하고자 한다.

1. 염색학의 발달사

고대 이집트 사람들은 인디고(indigo) 색소를 이용하여 의류나 생활도구를 염색하였고, 멕시코 사람들은 선인장에 서식하는 연지벌레에서 선홍색 색소를 추출하여 의류와 생활도구를 염색하였다. 우리나라 역시 고구려 벽화에서 여인들의 현란한 옷 색깔과 화장한 얼굴에서 빨강색의 예쁜 연지(嚥脂)를 발견하게 된다. 삼국사기에 의하면 고구려의 무녀와 악공은 직업을 표시하기 위하여 이마에 동그랗게 연지를 그려 넣었다고 한다. 고문헌 『규합총서(閨閤叢書)』에 의하면 연지를 만드는 법을 다음과 같이 적고 있다.

"연지는 빨갛게 핀 홍화의 꽃잎을 곱게 찧어서 모아 놓고, 수용성인 노랑색소를 미리 걸러서 뺀 다음에, 잿물(알카리성)을 첨가하여 불용해성인 붉은 색소를 추출한다. 그 다음 오미자즙(산성)을 첨가(중화과정)하여 홍색소를 가루로 건조시킨다. 이 빨강색의 가루를 빌랍에 개어서 일굴에 바르는 화장품으로 사용한다." 우리는 여기에서 옛날 선조들의 지혜가 얼마나 과학적이고 창의적이었는지 다시 한번 놀라게 된다.

표 5.4.1 염료 및 염색방법의 발달사

발명자 또는 저자	연 도	제 목
Robert hook	1660	머리칼 등을 cochineal로 염색 관찰
Leeuwenhock	1714	muscle fiber를 saffron으로 염색 관찰
Hill	1770	식물의 vascular기관을 carmine으로 염색
Corti 등	1851	동물조직을 carmine으로 염색
Raspail	1825	전분을 iodine으로 염색
Grohe	1861	조직의 철(iron)성분을 ferrocyanide로 염색
Bohmer	1865	조직세포를 hematoxylin으로 염색
Daddi	1896	지방조직을 quinoline blue로 염색
Macallum	1897	hematoxylin의 염색반응 기전 발표
Fritzsche	1830	합성염료인 murexide와 picric acid 염료 생산
Hofmann	1845	콜타르에서 벤진 발견
Prout	1855	nitric acid를 생산 및 상품화
Perkin	1856	합성염료 mauve(anilin purple)를 생산 상품화
Caro	1874	eosin 발견
Witt	1876	발색단說 발표
Procion	1956	영국 procion 염료제조회사는 염료를 procion (처음 판매된 것은 dichlorotriazine 염료였다) 이라는 상품이름으로 판매를 시작하였다

그러나 현미경학자들이 이러한 색소(염료)들을 연구에 이용한 것은 17세기부터였다. 초창기의 현미경학자들은 세포조직의 미세구조를 관찰하기 위하여 사용한 염료는 자연산 염료였다. 즉, saffron(Leeuwenhoek, 1714), carmine(Goppert와 Cohn, 1849), hematoxylin(Bohmer, 1865) 등을 예로 들 수 있다. 초창기에는 carmine 염료가 대표적인 염색 시약이었다. 독일의 염색학자 Gerlach(1858)는 세포조직학 연구에서 carmine 염색의 이용이 얼마나 중요한가를 강조한 논문을 발표하기도 하였다. 그러나 유럽사회에서 일어나기 시작한 산업혁명과 자연과학의 발달은 합성염료의 생산을 가능하게 하였으며 염색학의 발전을 가져오게 하였다고 할 수 있다(표5.4.1). 초창기에는 농도가 높은 sulfuric acid와 인디고를 이용하여 염색에 사용되었으나(Barthin, 1740), 19세기에 들어와서는 murexide와 picric acid가 생산되어 공업용 염료로 사용되기 시작하였다(Fritzsche, 1830). 마침내 화학자인 Hofmann(1845)은 콜타르(coal tar)에서 벤젠(benzene)을 발견하여 합성염료의 대량생산 기틀을 마련하였으며, Prout(1855)는 murexide와 uric acid에서 nitric acid를 생산하여 상품화하기 시작하였다. 그리고 Perkin(1856)은 콜타르에서 mauve(또는 anilin purple)를 생산하여 직물의 대량염색 시대를 가져오게 하였으며, 이어서 그 이듬해에는 cyanin 염료를 생산하였다.

염색학자인 Gierke(1884)는 염색의 역사를 aniline 염료를 개발하기 전의 염색시대와 후의 염색시대로 구별하여 설명하였다. 즉, anline 염료가 개발되기 이전의 시기에는, 자연염료(natural dye)가 하나 둘 개발됨으로써 일부의 단순염색 기법으로 발전되어 왔으나 자세한 세포의 형태가 밝혀지지 못하였다. 현미경의 유침액(immersion oil) 또한 빛의 굴절률이 낮은 물이나 생리식염수 또는 혈청 등을 사용하던 시대로서 세포조직의 염색학 발달에 한계가 있었다. 그러나 aniline 염료가 개발되고, canada balsam

과 같은 유침액이 개발됨으로써 세포조직학 발전에 획기적인 계기가 되었다. 이를테면, aniline의 개발은 복합적이고 다양한 염색방법과 세포학 연구의 시대가 열리는 계기가 된 것이다. 이와 같이 염료의 대량생산과 발전은 의학이나 생명과학분야에서도 본격적으로 염색방법을 발전시키는 계기를 가져오게 하였다.

2. 염료와 반응원리

1) 염료의 정의(definition of dye)

우리는 봉선화에서 아름다운 연홍빛의 색깔을 볼 수 있는데, 이것은 봉선화가 특유한 연홍빛(anthocyanes색소)만을 선택 흡수하여 반사하기 때문이다. 우리의 눈(眼)은 그 아름다운 연홍빛을 보면서 아름다움을 느끼게 되는 것이다. 현미경적으로 세포조직을 관찰할 때에도 마찬가지의 이치로서, 관찰하고자 하는 조직(tissue)에 염료를 착색시켜서 고유의 빛깔이 나타나도록 한 다음 그 구조를 우리의 눈으로 관찰하게 된다. 그러면 세포조직 부위에 착색하게 되는 염료란 무엇인가? 어떤 물질이 빛을 강하게 선택 흡수하거나 또는 선택 반사함으로써 고유의 색깔을 띠는 물질을 색소(色素)라고 하며, 적당한 염색에 의해서 세포조직에 색소를 착색시켜서 연구 또는 진단의 목적에 사용할 수 있는 색소를 **염료**라고 정의한다.

2) 염료의 명칭(nomenclature of dye)

염료에는 천연염료와 합성염료로 대별된다. 초창기에는 자연염료를 이용한 소규모의 염료 생산과 염색을 하였으나, 1956년 영국 Procion 회사에서 염료를 대량 생산하여 세계 각국에 판매되면서 염료에 대한 적절한 명칭과 분류가 필요하게 되었다. 처음에는 ICI(Imperial Chemical Industries Ltd) 염료제조회사에서 명칭을 붙이기 시작하였다. 예를 들면, Procion brilliant blue의 경우 M 또는 MX(매우 반응성이 뛰어난 염료), H(반응성은 약하기만 반응의 지속성이 뛰어난 염료), HE(직물 염색에 추천되는 염료), P(인쇄에 추천되는 염료), SP(인쇄 때에 교정 효과가 뛰어난 염료) 등 다양하게 명칭을 부여하였다. 추가하여 그 염료의 색을 지정하는 성질(예 R:reddish, B:blue, G:greenish, Y:yellowish 등)과 빛의 명암과 강도(예 L:빛에 색이 바래지 않는다, S : 빛의 생성 강도가 표준이다)를 표시하고 있다. 그리고 시판되는 염료에는 염료를 안정하게 보관하거나 사용의 편의성을 위하여 첨가제가 포함되기도 한다. 즉, 분말염료에 buffer용제, 희석제, 표면활성제 등이 첨가되며, 이와 같은 사실은 라벨(labell)에 표기되고 있다. 세계적으로 많은 종류의 염료가 염료제약회사(Bayer, Geigy, Ciba, BASF, ICI 등)에서 생산되어 판매되고 있으며, 다양한 종류의 염료를 화학구조 또는 색상별로 계통적인 명칭과 함께 그 염료의 화학구조를 나타내는 번호가 주어져서 정리 및 선택에 편리하도록 하고 있다. 현재는 영국과 미국의 염료제약회사가 협징하여 사용하고 있는 color index(C.I)가 가장 권위 있는 분류표(catalog)로 인정되고 있다. 염료 용기(bottle)의 라벨에 표시된 C.I 명칭을 보면 그 염료시약의 색상, 염료의 농도, 적용되는 염색법, 적용되는 조직 및 세포, 견뢰성 등이 표시되어 있다. 그러나 아직도 국제적으로 염료 명칭에 대한 규정과 일련번호 등이 통일되어 있는 것은 아니고, 일부 염료제약회사에 따라서 다르게 표시되고 있기 때문에 이점 유의해야 한다. color index에서 발행되고 있는 염료 시약의 명칭을 설명하면 다음과 같다.

- **염료의 명칭**

Biebrich Scarlet 염료의 용기 라벨에 표시되어 있는 내용을 설명하면 다음과 같다.

SIGMA	Biebrich Scarlet	25-GM	[B-6008]	(Acid Red 66,	C.I. 26905)
(1)	(2)	(3)	(4)	(5)	(6)

(1) <u>염료의 **관칭**(head name) 표시이다.</u> 즉, 본 염료제품을 생산한 제조회사 고유의 부속분류를 표시한 앞 문자로 이것을 염료의 관칭이라고 한다. 상기 SIGMA는 미국 SIGMA시약제조 주식회사에서 생산하고 있는 실험실 염료임을 나타내고 있다.

(2) <u>**색명**(色名)</u>이다. 상기에 예시한 Biebrich Scarlet는 본 염료 이름과 색명을 나타내는 것이며, Scarlet, red, orange, yellow 등으로 나타낸다.

(3) <u>색상의 기호이다.</u> 상기에서는 색상(色相)의 녹황(greenish-yellowish) 정도를 나타낸 것으로 G는 Greenish의 앞 글자를 딴 기호이다. 25M은 1M보다 녹황미가 더 높다.

(4) <u>제조회사의 **약자**(또는 약호) 번호이다.</u> 즉, SIGMA 시약 catalog에서 분류된 시약분류 번호를 나타내고 있다.

(5) 그리고 상기의 acid red 66의 명칭은 C.I 명칭에 의해서 나타낸 것으로 본 <u>염료의 **염색성**</u>을 표시한 것이다.

(6) 또 C.I. 26905의 표시는 본 염료에서 C.I 명칭에 의해서 나타낸 <u>**화학구조**</u>를 표시한 것이다.

3) 염료의 색(色)과 화학구조

(1) 발색단(chromophore system)

염료가 색을 가지는 것은 가시광선의 어떤 파장부분을 강하게 선택 흡수한 결과 남아 있는 광선이 반사됨으로써 우리들의 눈에 색광(色光)으로 보이기 때문이다. 1876년 독일의 Witt는 발색단설을 발표하였다. 즉, 염료가 색을 가지기 위해서는 분자구조상 불포화 결합을 가지며 어떤 특정의 원자단이 존재해야 가능하다. 다시 설명하면, 유기화합물이 색깔을 지니기 위해서는 그 분자 내에 니트로기($=N\begin{smallmatrix}\nearrow O\\ \searrow O\end{smallmatrix}$), 아조기(-N=N-), 카르복실기(〉C=O)와 같은 불포화 원자단의 존재가 우선의 필요한 조건이 된다. 이와 같은 불포화 원자단을 **발색단(chromophore system)**이라고 하고, 발색단을 가지는 방향족 화합물질이 색소의 모체(母體)가 되며 이와 같은 실존의 분자를 **색원체(chromogen)**라고 한다. 발색단은 염료의 색(color), 범위(large extent), 크기(size), 용해력(solubility), 확산(diffusibility), 분자의 배열(configuration of molecules) 그리고 형광(fluoresence) 등을 결정하게 된다. 그러나 발색단만으로는 가시광선을 흡수하지 못하거나 조직에 대한 착색성이 불충분하기 때문에 이를 보충해주기 위한 제2의 기(基)를 필요로 하게 될 때가 있다. 즉, 색원체가 염료로서의 구실을 하려면 염색성(染色性)과 착색성(着色性)을 가져야 하는데, 하이드록실기(-OH), 아미노기(-NH_2)와 같은 특정의 원자단이 필요하며, 이것을 **조색단**(auxochrome)이라고 한다. 이와 같이 염료는 발색단에 몇 개의 조색단이 결합된 분자구조를 하고 있다. 그리고 염료가 갖는 조색단의 성질이나 수(數) 또는 결합된 부위에 따라서 색원체(色原体)의 색을 결정하게 되는 것이다. 우리가 사용하고 있는 염료는 거의 유기화합 물질 분자로 구성된 염료이며, 이들은 거의 모두가 발색단과 조색단을 가지고 있다. 결국, 염료가 가지는 색상의 특성은 발색단 부위(part)나 또는 조색단 부위의 특성에 따라서 결정된다고 할 수 있다(표5.4.2), (그림5.4.1).

표 5.4.2 발색단기와 조색단기의 예

발색단		조색단	
에틸렌 결합	〉C = C〈	아미노기	-NH_2
아조기	-N = N-	수산기	-OH
카르보닐기	〉C = 0	카르복실기	-COOH
치오카르보닐기	〉C = S	슬폰산기	-SO_3H
옥시아조기	—N = N— (O)	치환아미노기	-$N(R)_2$

(2) 퀴논형설과 공명구조설

1888년 영국의 Armstrong에 의해서 제창되었다. 즉, 유기화합물이 발색하기 위해서는 그 분자 내에 다음과 같은 P-퀴논형 또는 O-퀴논형을 가져야 색을 나타낸다고 하였다(그림5.4.2).

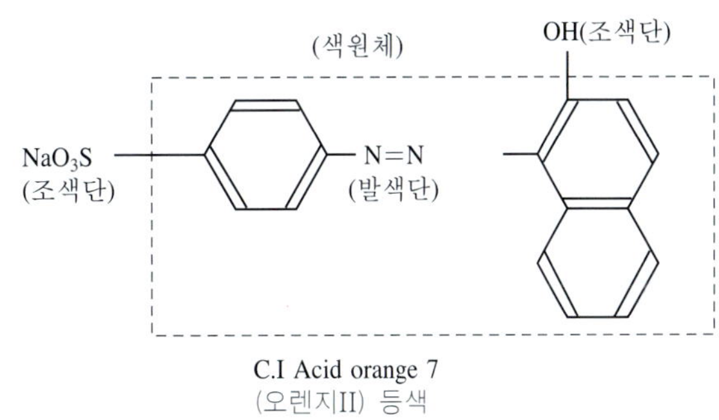

그림 5.4.1 acid orange 7의 발색단과 조색단의 분자구조

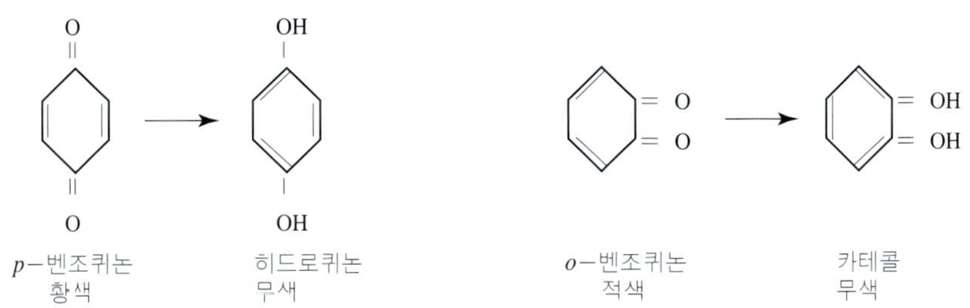

그림 5.4.2 P - 퀴논형, O - 퀴논형 분자그림

그리고 공명구조설은 1935년 Bury에 의해서 정립 제기되었다. 이 설은 양자역학을 기초로 하여 발전한 유기전자론에 기초하며 공명이론에서 발색현상을 설명한 것이다. 즉, 색(色)은 그 물질 분자 중의 전자가 진동함으로써 나타나며 이 진동은 화학구조 중에 공역 이중결합의 연쇄를 가질 때 나타난다는 설이다. 현재 학자들은 발색단에 의한 염색론을 지지하고 있으며, 현재는 퀴논형설이나 공명구조설의 이론 역시 기본적으로는 발색단설의 이론과 같은 개념의 논리로 해석되고 있다.

(3) 염료반응(reactive dye)의 일반적 특성

그림 5.4.3에서와 같이 염료 분자구조에서 반응하는 분자는 2개의 부분으로 나누어서 설명할 수 있다. 그 하나는 색조단계(chromophore system)의 분자구조이고 또 다른 하나는 반응계(reactive system)의 분자구조이다. 이 2개의 분자구조계(system)를 -NH-, NH $-SO_2-$ 또는 -NHCO- 와 같은 다리결합(cross linkage, bridge group) 역할을 하는 기(基)들이 존재한다.

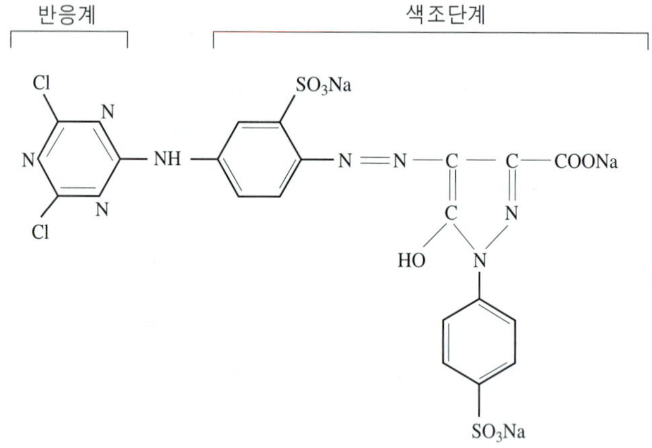

그림 5.4.3 Yellow 4RS 염료의 반응구조

반응계 분자구조들은 분자기(分子基)와 공유결합을 통해서 여러 개의 반응 분자구조와 결합할 수 있으므로, 염료는 다양한 종류의 색깔을 나타낼 수 있는 능력을 가질 수 있게 된다. 즉, 하나의 반응 분자구조와 색조단이 결합하였을 때 반응 분자구조가 가지는 색소의 특성에 따라서 염료 자체의 색소가 결정되는 것이다. 그래서 일반적으로 모든 반응 분자구조는 반응과정에 있어서 다음과 같은 반응특성을 가진다. 그 첫 번째 과정으로는 친핵성 치환반응이 일어나서 발현되는 과정을 거치게 되며, 연이어서 두 번째 과정으로는 친핵성 첨가반응 과정이 일어나게 되는 것이다.

색조단계는 염료의 색깔, 적용범위, 분자에 있어서 크기와 명료함, 염료의 용해력과 확산력 그리고 형광의 여부 등을 결정하게 되는 주요 인자이다. 그리고 색조단은 반응계에 영향을 미친다. 예로서 cyanuric chloride 잔기(residue)를 가지는 염료의 경우 색조단의 구조에 크게 의존하게 된다. 그리고 색조단의 구조는 염료가 단백질이나 탄수화물에 점착이 가능한지에 대하여 결정적 요인이 된다(표5.4.3).

표 5.4.3 염료의 발색단에 따른 분류

발색단	염기성(양이온)	산성(음이온)
Nitro group $-NO_2$		Picric acid
Azo group -N=N-		Metanil yellow Orange G
Disazo group	Bismarck brown	Congo red OIl red O[1] Biebrich scarlet
Xanthene group		Eosin Y
Anthraquinone		Alcian blue 8GX
Quinone-imine	Methylene blue Toluidine blue Safranin O	
Phenyl-methane	Basic fuchsin	Acid fuchsin Aniline blue Light green SF
Natural dye		Hematein Carmine Orcein

*Polyazo qroup, 약한산성

이론과 상식

벤젠과 방향족화합물

방향족화합물(arenes)은 방향족탄화수소(aromatic hydrocarbon)라고도 하며 벤젠 고리를 가지고 있는 탄화수소이다. 역사적으로 방향족(aromatic)이라는 말은 방향족 화합물들이 향을 내는 식물로부터 얻은 물질이어서 이를 나타내는 용어로 방향족화합물이라고 하였으나, 오늘날에는 벤젠(benzene)의 구조와 더 깊은 관련이 있다. 벤젠은 벌집모양의 정육각형 모양을 하고 있는데, 내각은 120° 정육각형이고 모든 탄소-탄소 결합의 길이는 동일한 구조를 가지고 있다. 벤젠은 가장 대표적인 방향족탄화수소로서 1825년 가로등에 쓰이는 가스에서 분리되었다. 이후 벤젠은 특별히 향이 나는 나무에서 추출된 향신료의 화학구조와 같은 구조를 하고 있었으므로, 이 화합물들을 모두 방향족탄화수소라고 부르게 되었다. 이후 벤젠은 콜타르로부터 제조되었고 다시 석유에서 대량적인 제조가 가능하게 되었다. 벤젠은 안정성이 매우 큰 유도체를 만들어 낸다. 벤젠은 2개의 Kekule(단일결합과 이중결합이 교차하는 모양을 나타내는 방향족화합물에 대한 구조식) 구조를 공명구조로 안정성을 나타내며, 벤젠의 치환, 친전자성 방향족 치환반응, 방향족 결사슬 반응 등으로 많은 유도체(염료)를 생산해 낸다(그림 5.4.4).

그리고 반응염료들은 매우 다양한 특성을 가지고 있다. 반응염료들은 공유결합(covalent linkage)을 형성하고 있기 때문에 다양한 염료의 특성을 가지는 것이 가능하다. 그러나 의학분야 또는 생물과학분야에서 이용되는 염료들은 한정되어 있을 뿐만 아니라 그 반응의 강도 또한 낮다는 단점이 있다. 그래서 염료의 선택에서 매우 제한되어 있고 우수한 염료가 요구된다.

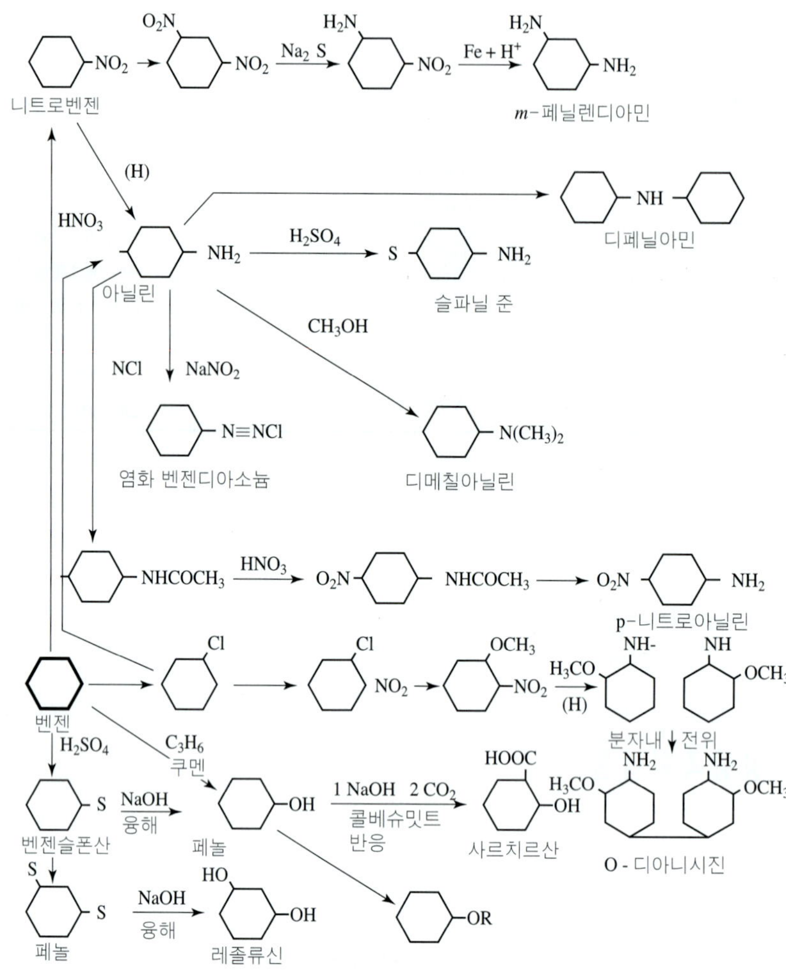

그림 5.4.4 벤젠의 육각형 그림과 중간물(들)

4) 가시광선 스펙트럼과 유기화합물 구조와의 관계

(1) 유기화합물 구조와의 관계

물질의 색을 정하는 가시광선의 흡수는 분자 속의 전자여기가 결정적 요소이다. 순수한 전자여기 만이라면 그 스펙트럼은 원자스펙트럼과 같이 예리한 선이 되는데 회전과 진동에 의해 밴드구조가 되며 또 용액에 있어서는 용매분자와의 상호작용에 의하여 흩어짐에 의해 실제의 흡수곡선에서 볼 수 있는 몇 개의

이론과 상식

빛의 흡수와 스펙트럼(spectrum)

1704년 Newton은 가시광선을 발견하였고, 20세기 초기에는 미국의 Hume과 독일의 Windaus 등에 의하여 자외선이 비타민 D의 생성에 유용한 물리생물학적 효과가 있음을 발견하였다. 태양광선 중에는 우리가 눈으로 볼 수 있는 가시광선과 비가시광선이 포함된다. 가시광선은 프리즘(prism)을 통과할 수 있는 광선인데, 통과 때에 일곱 가지의 색깔로 분광(分光)이 형성된다. 즉, 백색광선이 프리즘을 통과할 때 그 광선을 구성하는 각각의 색깔들은 굴절(refraction)에 의하여 가시광선이 분광되는 것이다. 가시광선의 양쪽에는 비가시광선이 있다. 즉, 보라색 밑으로는 보라색보다 파장이 짧은 자외선 광선이 띠를 형성하여 있고, 적외선 위쪽에는 적색보다 파장이 긴 적외선이 띠를 형성하고 있다(표 5.4.4). 모든 광선은 전자기파(electromagnetic wave)를 형성한다. 우리가 일상생활에서 이용하는 무선전파, 라디오에 수신되는 단파 등과 비슷한 특성을 가지고 있으며, 이러한 전자기파는 또한 전자기 스펙트럼을 형성한다. 광선의 파장은 옹스트롬(Å) 단위로 측정된다. 1은 1 mm의 천만분의 1로 계산된다(표 5.4.4). 그리고 광선 색깔의 차이 또는 전자기 스펙트럼의 차이는 파장과 주파수의 차이를 측정하여 비교할 수 있다(표5.4.5).

표 5.4.4 광선파장의 측정단위

1옹스트롬	A.U 또는 Å	$\frac{1}{10}\ m\mu$ 또는 $\frac{1}{10,000,000}$ mm
1미리마이크론	$m\mu$	10Å 또는 $\frac{1}{10,000,000}$ mm
1마이크론	μ	$\frac{1}{1,000}$ mm

산을 지닌 연속의 띠상으로 된다. 그리고 유기화합물의 가시광선에 나타나는 흡수는 불포화결합에 의거한다고 하는 사실이 기본이 된다. 염료의 발색원인은 방향족 발색단의 이중결합이 가해져서 가시광선의 스펙트럼을 흡수하기 때문이다. 또 조색단 및 다른 치환기의 첨가로 인해 흡수곡선의 골이 깊어지고 색의 농도가 증가하여 염색적 특성을 부여하게 되는 것이다. 흡수스펙트럼은 또한 수소결합, 분자화합물의 생성, 색소 이온의 화합현상, 메타크로마지, 입체장애, 시스트랜스 이성체, pH의 변화 등에 의해 영향을 받는다.

이상과 같이 흡수스펙트럼은 물질의 화학구조와 밀집힌 관계기 있으므로 염료 및 염색상 등에서 널리 연구되고 있다.

표 5.4.5 가시광선 및 비가시광선의 전자기 스펙트럼(electromagnetic spectrum)

광 선		파장의 범위			
Gamma rays···	···	0.003	to	0.01	mμ
Roentgen rays	···	0.01	to	1.0	mμ
Ultraviolet rays	far···	1.0	to	290	mμ
	near···	290	to	390	mμ
Visible rays···	violet···	390	to	450	mμ
	blue···	450	to	490	mμ
	green···	490	to	550	mμ
	yellow···	550	to	590	mμ
	orange···	590	to	630	mμ
	red···	630	to	770	mμ
Infrared rays	near···	770	to	1,400	mμ
	far···	1,400	to	220,000	mμ
Hertzian waves		220,000 mμ to several kilometers			

(2) 색의 3속성 및 광파장의 측정

여러 가지의 색을 혼합하면 우리 눈에는 어떤 색으로 보일까? 그것은 광원색과 물체색에 따라서 전혀 다른 차이를 가져온다. 예를 들면, 황색, 적색, 청색의 세 가지 색을 나타내는 페인트를 혼합할 경우 검정을 띠는 페인트가 된다. 이러한 현상을 감법혼색이라 한다. 그러나 초록, 빨강, 파랑의 광선을 혼합하면 그 광선은 백색을 띤다. 이러한 현상을 가법혼색이라 한다(그림5.4.5). 우리는 연구실이나 실험실에서 여러 가지의 염색법으로 가검물을 염색한 다음 현미경을 이용하여 관찰하게 된다. 염색된 실물의 색상과 우리의 눈으로 관찰할 때의 색상 그리고 현미경 카메라를 이용하여 그 실물을 사진 촬영할 때의 색상은 물리적으로 많은 차이를 가져온다. 특히 카메라 필름(film)이 가지는 빛과 색상의 감도와 우리 눈의 색상감도는 전혀 다른 색상을 보이기 때문에, 현미경 광원(光源)에는 빛을 적절히 여과하는 필터(filter)의 장치가 있어야 한다.

일반적으로 색이라는 감각적인 특성을 설명할 때에는 세 가지의 성질(또는 속성)로 설명된다. 그것은 색상(hue), 명도(value), 채도(chroma)이다. A.H.Munsell은 색의 3속성에 따라서 배합된 많은 색들을 감각적으로 배열하여 먼셀표준색계를 만들었다. 색채를 취급하는 사람들은 먼셀북 색표집(Munsell Book Color)을 참고하고 있다.

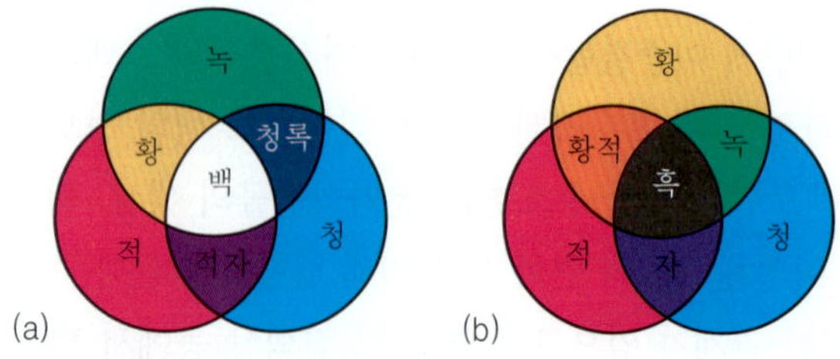

그림 5.4.5 (a) 광원색의 혼합(가법혼색) (b) 물체색의 혼합(감법혼색)

* **색상**(hue) : 빨강, 노랑, 초록, 파랑, 자주 등과 같은 색(色)의 계통을 밝은 색, 어두운 색, 선명한 색, 농색, 담색 등과 같은 색상을 말한다.
* **명도**(value) : 밝다, 어둡다고 하는 것과 같이 밝은 정도를 나타내는 것을 말한다. 예를 들면, 감색과 봉선화의 색에서는 봉선화 색의 명도가 높다.
* **채도**(chroma) : 색의 선명한 정도를 말한다. 선명할수록 채도가 높다.

(3) 염료와 광파장(光波長)의 측정

염료의 색을 결정하게 되는 가시광선 및 비가시광선의 흡수는 전자파의 여기(勵起)가 결정적 요소이다. 순수한 전자파 여기만이라면 스펙트럼은 원자스펙트럼과 같이 예리한 선(線)이 되게 되는데, 회전과 진동에 의해서 밴드구조로 형태가 변한다. 그리고 염료의 용액에 있어서는 용매분자와의 상호작용에 의한 흩어짐(변화)에 따라서 실제의 흡수곡선에서 볼 수 있는 몇 개의 봉우리를 가지는 연속의 띠상으로 나타나게 된다.

이미 설명한 바와 같이, 염료의 발색원인은 방향족의 이중결합에 의해서 비가시광선 스펙트럼의 흡수까지 진행한 곳에 발색단의 이중결합이 가해져서 가시부위 스펙트럼을 흡수하기 때문이다. 그리고 조색단 및 다른 치환기의 참가로 인해 흡수곡선의 골이 깊어지고 색의 강도가 증가하여 염색성을 나타내게 되는 것이다. 그러므로 염료 색소가 가지는 고유한 빛의 성질은 스펙트럼의 측정에 의해 정량적으로 측정할 수 있다. 염료 색의 흡수 스펙트럼은 수소결합, pH의 변동, 분자화합물의 생성, 색소이온의 화합현상, 메타크로마지, 입체장애, 시스트랜스이성체 등에 의해 영향을 받는다.

5) 염색반응의 물리적 특성

우리가 현재 알고 있는 염색반응 가운데 물리적 이론으로 설명할 수 있는 것은 염료의 단순한 용해성과 흡착성 이론이다.

(1)용해성(solubility)

용해성 결합은 염색되는 염료가 각기 성질이 다른 물질에 여러 형태로 용해된다. 즉, 염료의 입자, 농도, 조직의 구조가 염색성에 관계하며, 거친 구조를 가진 조직에 큰 색소입자가 침투되고, 조밀한 구조를 가진 조직에 작은 색소입자가 조직 사이에 침투하여 크고 작은 두 색소 입자가 반발하거나, 견인하여서 염색된다.

이와 같은 반응을 물리적 인자로 일어나는 반응이라 할 수 있다. 예를 들어 지방염색에서 염료(oil red O)가 용매에 녹을 수 있는 한계보다 지방질과 접촉되면, 더 많이 확산되어 용해되는 성질을 이용한 염색법이다. 즉 염색액 내의 색소는 용매보다 조직 내의 지방에 녹기 쉬우므로 색소용액이 조직 내의 지방으로 이행(移行)하고 확산되어 색을 나타낸다. 염색의 강도는 색소의 강도에 따라 염색된다.

(2) 흡착성(adsorption)

흡착성(adsorption) 결합은 큰 물질이 조그만 일부분을 유인하여 끌어 붙이는 것으로, 염료의 일부분이 세포에 침전된 어떠한 물질(조직)에 침투되거나, 세포의 성분으로 화합되는 상태이다. 즉, 염료와 조직은 물리화학적인 성질을 한 조직염색의 기(基)를 이루고 있다. 염색액 중에 조직이 음(-)으로 대전할 때에는 양(+)ion의 결합한 염기성 색소를, 양(+)으로 대전하는 조직은 음(-)ion의 결합한 산성색소를 흡착하여, 색소입자가 조직 내에 침착한다. 매염제를 사용한 염색은 강하게 염색액을 대전하여 색소와 조직의 흡착을 현저하게 하려고 한 것이다.

예를 들면 hematoxylin 용액은 alum이나 aluminium sulfate를 가하여 양(+)으로 대전한 염기성 색소로서 강하게 음(-)으로 대전한 핵이나 연골기질을 염색한다. 실제로는 색소와 조직은 서로 상반하는 조건에서 농염되고, 대전이 작은 조건에서는 염색성이 약하게 된다. 또 용매의 수소ion 농도(pH)에 따라 조직의 대전성이 변화하며, 염색성도 달라진다. 즉 이와 같은 반응은 세포의 성분과 염료의 pH에 의하여 영향을 미치게 되므로 잘 선택하여야 한다(그림5.4.6).

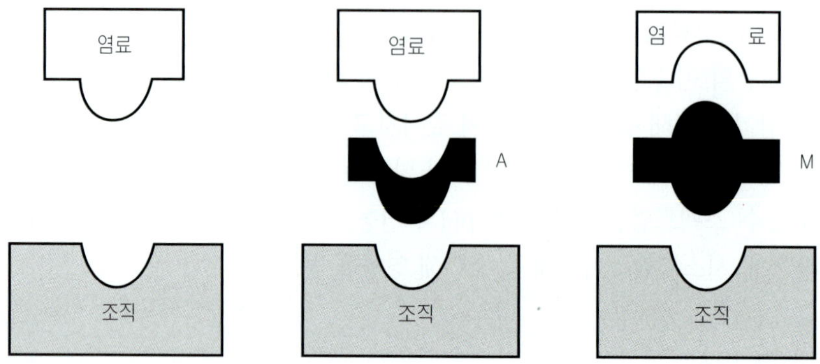

그림 5.4.6 조직에 염료가 결합하는 형식 (a) 단순 염색법 (b) 염색강화제(A)를 사용하는 염색법 (c) 매염제(M)를 사용하는 염색법

- **염색강화제와 매염**

① **염색강화제:** 염색강화제(accentuator)란 염료가 요철형(凹凸型)으로 되었거나 염색반응에서 어떠한 부분(조직)을 취하는 작용은 아니다. 어떠한 물질에 대한 선택력이 증가하든가 염료의 염색되는 힘이 강하게 되는 것이다.

② **매 염:** 염색에서 매염(mordant)이란 화학적 결합에서 접촉반응제와 같다. 조직과 염색액 사이에 요철형(凹凸型)에 의하여 염색이 이루어지는 것이다. 먼저 설명한 바와 같이 일반염색(routine stain)에 사용되는 hematoxylin용액은 alum(NH_4, K)이 매염제로 사용되고, 미생물 염색법 중 Gram 염색은 iodine을 매염제로 사용하고 있다.

5) 화학적 특성

조직화학의 초기 연구자들은 염료와 조직성분 사이에 실질적인 화학결합이 일어난다고 생각했다. 일반적으로 산성염료는 염기성 성분(세포질)에, 염기성염료는 산성성분(핵)에 염색되는 것은 사실이지만 그렇다고 해서 순수한 화학반응이라고 만은 할 수 없다. 예를 들어 hematoxylin 염료는 산성을 띠지만 실제로는 세포질에 염색되지 않고 오히려 매염제가 존재하면 핵에 염색된다는 사실에서도 염색반응이 전적으로 화학적인 반응이라 할 수는 없다.

그러나 Mann(1902)은 염료와 조직분자는 서로 그들의 측쇄(side chain)에 의해 화학적으로 결합할 수 있다고 주장한다. 또 모든 염료는 염료가 조직의 염기성요소에 결합되는지 혹은 산성요소에 결합되는지의 여부에 따라 실제로 산성과 염기성 염료로 분류하고 있다.

일반적으로 핵은 산성으로 세포질은 염기성을 띤다고 생각하지만 세포 내의 많은 요소들은 실제로 양성특성(amphoteric characteristics)을 갖는다. 양성특성이란 pH의 변화에 따라 산성 혹은 염기성을 나타낼 수 있는 특성을 말한다. 예를 들어 pH1.0과 pH2.5 alcian blue 수용액으로 조직 내의 산성 점액다당류의 COOH group과 sulfate group을 분별하는 염색법에서 보면, pH2.5 이하에서는 COOH group의 이온화가 억제되어 pH1.0 alcian blue 염색액으로는 단지 sulfate group만 염색된다. 이런 사실로부터 염색액의 pH에 따라 조직성분에 결합이 달라질 수 있음을 알 수 있다. 그러므로 염색반응은 전적으로 화학적 반응이라고는 말할 수 없지만, 많은 염색반응에 화학적 반응이 관련된다고 생각해야 할 것이다.

6) 금속염의 주입법(metallic impregnation)

주입성(impregnation) 결합반응은 조직의 구성 성분과 세포 주위에 다량의 금속염(metal salt)이 침투되었을 경우, 염료가 가진 조염기성(造鹽基性)과 결합하여 불용성의 염을 만들고, 색조를 얻는 것으로 조직화학적 반응에 속한다. 예를 들어 도은법(鍍銀法)에 의한 세망섬유(reticulum) 염색은 은암모니아 착염의 염색용액을 만들어 금속염에 도은(silvering)하여 조색하는 방법으로, 많은 신경계조직을 염색하는 방법에 이용되고 있다.

금속염의 주입이란 어떤 세포나 조직 구조에 중금속염(salts of heavy metals)을 선택적으로 부착시키는 것을 말한다. 이런 과정은 다음과 같은 이유로 염색이라고 할 수는 없다.

1) 증명하려는 구조가 보통 흑색 또는 검정색으로 전환된다.
2) 색을 띠는 물질이 입자상태다.
3) 금속염이 증명하려는 요소 안에 침착되는 것이 아니고, 위쪽 또는 주위 표면에 침착된다.

금속염의 주입법은 이런 차이점에도 불구하고 독자적으로 또는 염색액과 혼합되어 조직의 여러 가지 구성요소 증명에 사용되고 있으므로, 일반적으로 염색의 범주에 포함시키고 있다.

7) 염색형식

이 책에 수록된 여러 가지 조직화학적 염색법들은 다음에 나열된 기본적인 염색형식 가운데 한두 가지를 적용하고 있다. 객관적으로 공인된 명칭과 순서는 아니지만 편의상 각각의 염색형식에 번호를 부여하였다.

*** 염색의 기본형식**

- 형식 1) 단순염색
- 형식 2) 매염제를 이용한 염색
- 형식 3) 혼합염색
- 형식 4) 염료의 용해성의 차이를 이용한 염색
- 형식 5) 변색성 염색
- 형식 6) 금속염을 이용하는 염색
- 형식 7) 알려진 화학반응을 이용하는 염색
- 형식 8) 중성염색
- 형식 9) 단계적 염색
- 형식10) 경험에 의한 염색

(1) 단순염색(simple stain)

염료를 단순히 물이나 alcohol에 용해시킨 염색액으로 조직절편을 염색하면 조직은 점진적으로 염색될 것이다. 만약 조직의 모든 성분이 동질성이면 모두 동일하게 염색되겠지만, 구성 성분간에 차이가 있으면, 다시말해 염료에 대한 친화력에 차이가 있으면 염색강도에 차이가 나타날 것이다. 이때 염색된 조직을 물이나 alcohol로 수세하면 친화력이 강한 부분만 선택적으로 염색되고, 친화력이 약한 부분은 탈색되거나 약하게 나타날 것이다.

이런 조직성분의 염료에 대한 친화력의 차이를 이용한 단순염색 형식이 가장 기본적인 염색법이라 할 수 있으며, 실제로 생물학 연구에 염료를 사용하기 시작한 초기에는 이런 방법을 사용했다. 이런 염색형식은 현재까지도 많이 이용되고 있는 방법이다.

신속한 진단을 위해 동결박절법을 이용하여 표본을 제작할 때, 염기성 염료인 methylene blue를 단지 증류수에 용해하여 만든 0.2% 수용액으로 절편한 조직을 염색하여 핵은 청색으로, 염기성 염료에 친화력이 약한 세포질과 세포간의 물질 등은 옅은 색으로 나타나는 염색법이 단순염색의 좋은 예라 할 수 있다.

(2) 매염제를 이용한 염색

어떤 특정한 조직성분에 대한 염료의 친화력을 높여주기 위해 조직과 염료 사이를 강하게 연결해 주는 물질을 첨가하는 방법이다. 이렇게 조직과 염료 사이를 연결해 주는 물질을 매염제라 하며 aluminum, tungsten과 같은 금속염이 주로 사용된다. 매염제는 염료분자와 결합하여 lake라는 화합물을 형성하며 이 화합물이 특정한 조직성분과 강하게 결합될 수 있다.

현재 조직검사에 가장 많이 사용되는 hematoxylin은 매염제를 첨가해야 염색이 가능하다. 또한 매염제의 종류에 따라 염색되는 색이 달라지고, 염색할 수 있는 조직성분도 핵, 탄력섬유, 근섬유 등으로 달라진다.

(3) 혼합염색

혼합염색이란 하나의 용액에 여러 종류의 염료를 혼합한 염색용액으로 조직으로 염색하면, 조직성분의 염료에 대한 친화력의 정도에 따라 각각 다른 색으로 구분되어 염색되는 형식이다.

van Gieson 염색용액이 혼합염색의 대표적인 것으로, 하나의 염색용액에 산성염료인 picric acid와 acid fuchsin을 혼합하여 각각 근섬유(muscle fibers)와 교원섬유(collagen fibers)를 노란색과 적색으로 구분하여 염색할 수 있다. 이와 유사한 염색용액으로 Gomori의 one step trichrome 염색용액, 진단세포학의 기본염색법인 Papanicolaou 염색법의 EA 36 염색용액 등이 혼합염색이라 할 수 있다.

(4) 염료의 용해성의 차이를 이용한 염색

조직 내의 지방조직(adipose tissue)을 증명하기 위해 사용되는 염색형식으로, 지용성염료를 용해도가 낮은 alcohol과 같은 용매에 용해하여 지방조직과 반응시키면 염색용액의 염료가 용해도가 높은 지방조직으로 이동되는 물리적인 원리를 이용하는 방법이다.

(5) 변색성 염색

대부분의 염료는 농염의 차이는 있지만 염색용액이 나타내는 자체의 색으로 조직에 염색된다. 예를 들면, acid fuchsin은 적색으로, light green은 조직성분을 녹색으로 염색한다. 그러나 어떤 염료는 염료가 가진 자신의 색과 다른 색으로 특정한 조직성분이 염색되는 경우가 있다.

예를 들면 조직의 점액(mucin) 성분은 toluidine blue 염료에 적색으로 염색되고, 나머지 구성 성분은 염료 자신의 색인 청색으로 염색된다. 이런 염색반응을 이염색성(異染色性) 또는 변색성(變色性)이라고도 하며, 이런 조직을 이염색성(metachromasia)을 나타낸다고 한다. 그리고 이런 특성을 나타내는 염료를 이염색성 염료(metachromatic dyes)라 한다.

기본적으로 이염색성을 나타내는 조직에는 점액, 연골, 비만세포의 과립 등이 있으며, 이염색성 염료로 중요한 것들은 thiazin group에 속해 있는 thionin, methylene blue, toluidine blue, crystal violet 등이 있다.

methyl violet은 아밀로이드(amyloid) 침착을 적색으로 나타내게 하므로 이염색성을 나타낸다고 할 수 있다. 그러나 아밀로이드 침착의 이염색성은 산성다당류에 대한 toluidine blue의 이염색성과는 다른 형태의 결합에 의해 형성(Pearse, 1968)되므로 다른 이염색성과 구분하여 취급된다.

Everson Pearse(1968)는 이염색성을 조직학적으로 조직성분을 염색했을 때 조직-염료 복합체의 흡수 스펙트럼(spectrum)이 일반적인 조직 복합체와 원래 그 염료가 갖고 있는 것과 매우 달라져서 색의 심한 차이를 나타내는 것이라고 정의하였다.

이염색성의 기전을 설명한 가장 설득력있는 이론은 Michaelis의 이론으로, 색의 변화는 중합체가 형성되기 때문이라는 설명이다. 다시말해 염료분자가 하나씩 떨어진 상태로 존재할 때 나타내는 색과 염료분자 여러 개가 중합된 상태에서 나타내는 색이 달라진다는 것이다. 예를 들어 염색하려는 조직에 자유음이온(free anion)이 밀착되어 다량으로 존재하면, 밀착된 음이온에 결합된 염료입자들이 중합되어 이염색성을 나타낸다.

Kramer와 Windrum(1954)은 다당류를 황산용액으로 30~60초간 처리하는 설페이션(sulfation)에 의해 이염색성을 야기할 수 있음을 증명했다. 이 실험은 산성기 사이가 5$\AA$ 이내면 약한 이염색을 보이고, 강하고 안정된 이염색성을 나타내기 위해서는 황산기가 존재하면서 산성기 사이가 4$\AA$ 이내라야 강한 이염색성을 나타냄을 명백하게 보여준다. 비만세포 과립에는 sulfate화가 높은 heparin이 포함되어 있으므로 이염색성이 강하게 나타난다. 세 가지 형태의 이염색성을 다음과 같이 구분할 수 있다(표5.4.6).

표 5.4.6 이염색성 구분

형 태	색 상	염료의 배열
알파(α)	청색(blue)	단분자(monomeric)
베타(β)	보라색(violet)	2~3개의 분자결합(di or trimeric)
감마(γ)	적색(red)	분자의 집단(polymeric)

실벤(Sylven)은 이염색성을 나타내는데 물의 존재가 필요함을 상조했나. 이것은 물분자가 중합된 각 염료분자 사이를 결합한다는 가정에 의한 것이다. 이러한 가설은 alcohol로 처리하면 이염색성이 사라지

는 이유를 설명해 준다.

(6) 금속염(salts of heavy metals)을 이용하는 염색

질산은(silver nitrate)과 같은 금속이온을 조직성분에 주입하는 방법은 엄밀한 의미에서 염색이라 할 수 없다. 그러나 조직 내의 세망섬유(reticulin fiber), 멜라닌 색소, 기저막 등의 증명이나 균류, 나선균의 증명 등 실제로 많은 조직화학분야에 이용되고 색상을 얻기 때문에 일반적으로 염색에 포함하여 취급하고 있다.

주로 질산은($AgNO_3$)을 많이 이용하는데, 질산은을 증류수에 용해하면 은이온(silver ion, Ag^+)이 유리된다. 은이온은 우리 눈에 보이지 않으며, 이온화 상태를 염색과정에 이용한다.

은이온을 이용하는 방법은 크게 세 가지로 대별할 수 있다.

첫째, 은이온에 대한 친화성이 높은 조직에 먼저 은이온을 주입시킨 후 환원제를 사용하여 주입된 은이온을 환원시켜 줌으로써 눈에 보이도록 색상이 나타나게 하는 방법이다. 이와 같은 방법으로 염색될 수 있는 은이온에 친화성이 높은 세포나 조직을 호은성(好銀性, argyrophillia)이라 한다.

둘째, 조직 내에 어떤 성분은 은이온과 결합하면서 동시에 은이온을 환원시킬 수 있는 능력이 있다. 이런 특성을 가진 조직성을 은환원성(銀還元性, argentaffinity)이라 한다. 이 경우는 환원제를 첨가할 필요가 없다.

셋째, 조직성분을 인위적으로 은이온을 환원시킬 수 있는 상태로 전환시킨 다음에 은이온을 반응시키는 방법이다. 예를 들면 균류(菌類)의 세포벽을 구성하는 다당류 성분을 크롬산(chromic acid)으로 처리하여 알데히드(aldehyde)기를 형성시킨 후 은이온을 반응시키면, 알데히드기가 은이온을 환원하여 검정색으로 나타나게 하는 방법이 은이온을 이용하는 또다른 방법에 속한다.

(7) 중성염색

중성염색(neutral stain)이란 중성염료의 형성을 이용하는 염색형식이다. 중성염료는 산성염료와 염기성염료를 혼합하여 물에 용해시킬 때 각각의 염료로부터 유리된 색이 있는 산과 염기의 기가 서로 결합하여 형성되는 염료를 말한다. 이런 염료는 산과 염기의 기가 모두 색이 있으므로 중성염료라 한다. 조직의 어떤 성분은 이런 중성염료에 친화력을 가지며, 이런 구조를 호중성(neutrophil)이라 한다.

중성염색법을 최초로 개발한 사람은 러시아의 Romanowsky이며, 혈액학에서 사용되는 Wright 염색이나 Giemsa 염색 등이 대표적인 중성염색법이다. 중성염색은 혼합염색과는 염색원리가 근본적으로 다른 염색형식이다.

(8) 알려진 화학반응을 이용하는 염색

이런 염색형식은 이미 기초과학 분야에서 이미 기전이 알려진 화학반응을 조직절편에 적용하는 염색형식이다. 예를 들면 3가 철이온(Fe^{3+})과 potassium ferrocyanide[$K_4Fe(CN)_6$]가 반응하면 불용성의 청색 화합물인 ferric ferrocyanide가 형성되는 Prussian blue reaction을 이용하여 조직 내의 3가철이온을 증명하는 방법이 좋은 예라 할 수 있다.

이와 같이 이미 알려진 화학반응을 조직염색에 적용하는 염색형식으로는 조직 내의 DNA를 증명하는 Feulgen 반응, 탄수화물을 증명하는 P.A.S.염색법 등 많은 염색법들이 있다.

(9) 단계적 염색법

단계적 염색법이란 조직구성 성분을 한 가지씩 단계적으로 각각 다른색으로 구분하여 염색해 나가는 염색형식을 말한다. 교원섬유와 근섬유를 구별하여 염색하는 Masson의 trichrome 염색법이 대표적인 단계적 염색법의 한 예이다.

(10) 경험에 의한 염색법

염색법이 개발되기 시작한 초기부터 여러 가지 염색을 시행하는 가운데 우연히 발견하게 된 특정한 성분을 증명할 수 있는 염색방법이 많이 있다. 경험에 의한 염색법은 염색이 되는 기전을 모르는 상태지만 특정한 성분을 증명할 수 있는 염색법이다. 최근에는 많은 사람들의 연구로 이런 경험에 의한 염색법의 염색기전이 점차 밝혀지고 있으나 아직 염색기전이 확실치 않은 염색법들이 있다.

8) 염색 관련 용어

(1) 생체염색(vital stain)

살아 있는 동물이나 살아 있는 세포에 시행하는 염색형식을 생체염색이라 하며, 크게 두 가지 방법으로 구분한다.

① 생체내 염색(intravital stain)

살아 있는 동물에 직접 염료를 주사하는 방법이다. 어떤 세포는 체내에 들어온 염료를 흡수하게 된다. 예를 들면 탐식세포는 탐식능력이 있어서 염료를 탐식한다. 이때 사용되는 염료는 trypan blue와 같은 생체에 무해한 염료가 사용된다.

② 초생체 염색(supravital stain)

절취된 세포를 배지에 배양할 때 배지 내에 염료를 첨가하여 배양하는 방법이다. 이런 염색방법으로 Janus green으로 살아 있는 세포의 세포질에 사립체(mitochondria)를 염색하고, neutral red로는 용해소체를 염색하고, 또한 methylene blue로는 세포와 신경섬유를 염색할 수 있다.

(2) 진행성 염색과 퇴행성 염색

① 진행성 염색(progressive staining)

진행성 염색은 염색과정에서 염색이 진행되는 동안 과염색된 부분을 수세로 제거하여 미세구조를 잘 관찰할 수 있도록 감별해 주는 염색이다. 현미경을 통해 염색 정도를 판정하여 적당한 수준에서 퇴색을 중지하고 염색의 다음 과정으로 넘어가는 형식의 염색형식이다.

② 퇴행성 염색(regressive staining)

퇴행성 염색은 섬세한 염색 결과를 필요로 할 때 사용되는 염색형식으로 먼저 염색을 원하는 부분뿐만 아니라 원하지 않는 부분까지도 과염색을 시킨 후 필요치 않은 부분을 탈색시키는 형식의 염색법이다. 원하지 않는 부분의 염료를 제거하기 위해 특별한 분별용액이 요구되며, 일단 염색된 조직을 탈색시킨다는 의미에서 퇴행성 염색이라 한다.

예로서 중성의 hematoxylin 용액에 과염색하고 alcoholic-acid 용액으로 필요 없는 부분의 색소를 탈색하여 미세구조를 잘 관찰할 수 있도록 감별해주고 약 ammonia 수용액이나 lithium carbonate 용액으로 중화하는 방법이다.

농도가 엷은 염색용액은 진행성 염색을 하기가 용이하고, 진한 염색용액은 퇴행성 염색이 되는 경우가 많다. 퇴행성 염색에서 특정한 용액으로 여분의 색소를 탈색하는 조작을 분별(differentiation)이라고 하나 어느 정도까지 색소를 탈색하는 기교는 경험에 의해서 시간이 결정된다.

(3) 분 별(differentiation)

퇴행성 염색과정에서 원하는 부분의 염색강도를 조절하거나 원하지 않는 부분에 염색된 염료를 제거하는 과정을 거쳐야 한다. 이런 과정을 조직화학에서는 분별이라 하며 분별에 사용되는 용액을 분별용액이라 한다.

분별이란 상대적인 것으로 어떤 성분에 염색된 염료는 다른 성분에 염색된 염료보다 분별용액으로 쉽게 제거되는 것을 이용하는 것이다. 따라서 분별과정이 잘못되면 모든 성분이 탈색될 수 있으므로 적절한 분별이 조절되어야 한다.

과염색된 조직을 분별하기 위해 사용되는 분별용액에는

① 산성 또는 염기성용액

② 과량의 매염제가 포함된 용액

③ 완충액

④ 산화제 등이 있다.

일반적으로 염기성염료는 약한 산성용액으로, 산성염료는 약한 염기성용액으로 분별할 수 있다. 예를 들면 alum hematoxylin으로 염색했을 때 산성 alcohol 용액으로 분별하며, 산성염료인 eosin에 과염색된 경우에는 0.1~0.5% ammonia가 포함된 alcohol 용액으로 분별할 수 있다. 많은 경우에 분별용액으로 사용하는 산성이나 염기성용액은 수용액보다 alcohol 용액을 사용한다. 용매로 물보다 alcohol을 사용하는 것이 분별과정을 더욱 잘 조절할 수 있다. 보통 사용되는 염료가 alcohol보다 물에 용해성이 높기 때문에 염색은 용해성이 좋은 수용액상태로 하지만 분별자 용해성이 낮은 alcohol 용액을 사용해야 좀 더 좋은 결과를 얻을 수 있다.

염색된 조직을 과량의 매염제를 사용하여 분별할 수 있다. 조직 주위에 과량의 매염제가 존재하면, 조직 내에 있던 '염료-매염제 복합체'가 파괴되면서 염료가 과량의 매염제 쪽으로 나오게 된다. 다른 성분보다 과량의 염료-매염제 복합체를 결합하고 있는 조직성분을 적절히 분별하면 더욱 선명한 염색성을 유지할 수 있다.

때때로 완충액이 분별용액으로 사용되는 경우도 있다. Wright 염색에서는 pH 6.0~6.5 인산완충액이 분별용액으로 사용된다. 윈충액 내의 수소이온농도가 염료 사이의 최대 염색정도를 조절하는 역할을 한다. 완충액은 eosin에 대해서는 염기성 분별용액으로, methylene blue에 대해서는 산성 분별용액으로 작용한다.

산화제를 분별목적으로 사용하는 경우는 산화제 염료를 산화시켜 무색으로 만드는 것을 이용하는 방법이다. 산화제는 작용이 서서히 일어난다. 염료가 많이 결합된 부위보다 염료가 소량 결합된 부위를 먼저 표백시키게 된다. hematoxylin 염색에서는 두 가지 분별방법을 이용할 수 있다. 한 가지 방법은 산성 alcohol 용액의 pH 효과를 이용하는 것이고, 다른 한 가지는 ferricyanide, bisulfite, permanganate와 같은 산화제를 이용하는 것이다. 전자의 방법을 사용하면 세포의 다른 성분보다 핵에 염료가 남아 있게 됨으로 핵염색에 이용되고, 후자의 방법을 사용하면 적혈구와 myelin sheaths(수초)를 증명할 수 있다.

어떤 방법을 사용하더라도 분별작용이 서서히 일어나 언제라도 분별작용을 중지시킬 수 있어야 한다. 만약 다음 단계에서도 분별이 중지되지 않고 계속되면 염색 결과가 흐려져 탈색되고 만다. 보통 alcohol 이나 물에서 충분히 수세하면 분별용액의 제거로 중화되어 분별을 중지시킬 수 있다.

9) 염료의 분류(classification of dye)

현재 실험실에서 사용되고 있는 염료들은 거의가 유기화합물이며 많은 부분에서 석탄에서 추출한 콜타르 또는 원유에서 추출한 원료를 이용하여 만들고 있다. 염료는 자연염료와 인공염료(또는 합성염료)로 나누어지며, 인공염료의 분류는 염색의 용도에 따른 분류법과 각 염료의 특성, 즉 발색단 또는 조색단에 의거한 화학구조적인 분류법이 있다(그림5.4.7). 본 장에서는 염료의 용도에 따른 염색적 분류에 대하여 설명하고자 한다.

- 염료 (Dyestuff)
  - 화학염료 (Chemical dye)
    - 직접염료 (Direct dye)
    - 산성염료 (Acid dye)
    - 염기성염료 (Basic dye)
    - 유화염료 (Sulphur dye)
    - 건염염료 (Vital dye)
    - 나프톨 염료 (Naphthol dye)
    - 매염염료 (Mordant dye)
    - 산성기염염료 (Acid mordant dye)
    - 형광염료 – 각종직유
  - 천연염료 (Natural dye)
    - 직물성염료 (Vegitable dye)
    - 동물성염료 (Animal dye)
    - 광물성염료 (Mineral dye)

그림 5.4.7 염료의 분류

(1) 천연염료(natural dyes)

오늘날 사용되고 있는 대부분의 염료는 인공적으로 합성된 염료(synthetic dyes)지만, 아직까지도 몇 개의 염료는 천연물에서 추출한 염료가 사용되고 있다. 현재까지 검사실에서 사용되고 있는 천연염료는 다음과 같다.

Carmine(cochineal)
Orcein
L itmus
Hematoxylin

① carmine

carmine 염료는 중남미 열대지방의 선인장에 기생하는 연지벌레(*Coccus cacti*) 암컷으로부터 추출되는 cochineal을 alum으로 처리하여 만든 양홍염료(洋紅染料)이다. 이 염료는 중성 pH의 물에는 약간 용해되며, 강한 산성이나 알카리용액 상태로 사용된다. 염료 단독으로는 거의 사용되지 않으며 매염 역할을 하는 금속(metal)과 lake를 형성한 상태로 사용된다. 특히 당원, 점액질 등의 염색에 이용된다(표 5.4.7).

표 5.4.7 염색조직화학에서 많이 사용되는 염료의 종류

염료명	C. I. No.	염료명	C. I. No.
1. Acid fuchsin	42685	11. Light green SF	42095
2. Alcian blue 8GX	74240	12. Metanil yellow	13065
3. Aniline blue WS	42755	13. Methylene blue	52015
4. Basic fuchsin	42500	14. Nuclear fast red	60760
5. Biebrich scarlet	26905	15. Oil red O	26125
6. Bismarck brown	21010	16. Orange G	16230
7. Carmine	75470	17. Orcein	
8. Congo red	22120	18. Picric acid	10305
9. Eosin Y	45380	19. Safranin O	50240
10. Hematoxylin	75290	20. Toluidine blue	50240

주) 1. C.I. No=Color index number : 염료에 부여되는 이 숫자는 동일한 염료임에도 불구하고 염료회사마다 명명한 명칭이 다르기 때문에 발생하는 혼란을 피하기 위해 1924년 영국에서 발족된 "Society of Dyers and Colorists" 에서 부여하기 시작한 각 염료의 고유번호다.
2. 저자들의 조사에 의하면 현재 우리나라 병원조직검사실에서 사용되고 있는 염료의 수는 약 60여 종이다. 여기에 수록된 염료는 가장 사용빈도가 높은 20개의 염료를 alphabet 순서로 기록한 것이다.

② orcein and litmus

Lichens로부터 추출한 orcein과 litmus는 아직도 많이 사용되고 있는 천연염료다. litmus는 지시약으로, orcein은 탄련섬유 염색과 HBsAg 염색에 사용되고 있다(표5.4.7).

③ hematoxylin

이 염료는 Mexico의 Campeche 지방에서 자라는 logwood tree(hematoxylin campechianum)에

서 추출되는 천연염료다. 1800년대부터 직물산업에 중요한 염료로 사용되어 왔으며 1863년에 최초로 Waldyer가 생물학 분야에 이용한 이래, 지금까지도 조직학 연구의 검사실에서 가장 많이 사용되고 있는 염료 가운데 하나다.

이 염료는 염료 자체가 염색능력이 없고 산화되어 hematein으로 전환되어야 염색능력을 갖게 된다. 일반적으로 hematoxylin 상태로 판매되기 때문에 염색액을 제조할 때 hematein으로 전환시켜 주어야 한다. 이와 같이 염색용액 제조시 염색능력을 갖게 하는 과정을 숙성(ripening) 또는 산화시킨다고 한다. hematoxylin의 숙성 또는 산화는 hematoxylin 용액을 공기 중에 6~8주 정도 노출시켜 공기 중의 산소에 의해 자연산화시키는 방법과, sodium iodate, potassium permanganate, mercuric oxide(HgO)와 같은 산화제를 첨가하여 인공적으로 산화시키는 방법이 있다(표5.4.7).

이러한 숙성과정을 통해 hematoxylin($C_{16}H_{14}O_6$)이 2개의 수소원자를 잃고 하나의 quinoid 배열을 갖는 hematein($C_{16}H_{12}O_6$)이 ($C_{16}H_{14}O_6 + HgO \rightarrow C_{16}H_{12}O_6 + H_2O + Hg$)된다(그림5.4.8).

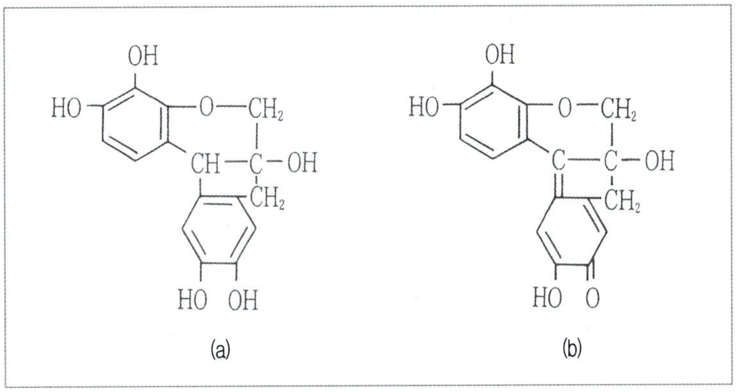

그림 5.4.8 (a) Hematoxylin (b) Hematein

(2) 합성염료(synthetic dyes)

합성염료는 일반적으로 산(acid)과 염기(base)가 결합된 염(salt)상태로 판매된다. 염료가 물이나 alcohol과 같은 용매에 용해되면 해리되어 이온상태가 된다. 이때 색이 존재하는 쪽이 음이온(anion)이면 산성(acidic)을 나타내고 양이온(cation)이면 염기성(basic)을 나타낸다. 합성염료는 염색액에서 나타내는 염료의 이런 특성에 따라, 산성염료, 염기성염료 그리고 중성염료로 구분한다.

① 산성염료(anionic dye, acidic dye)

수용액에서 음(–) 이온으로 대전하고 산성 색소의 특성을 가지며 OH, COOH, NO_2 및 SO_2OH 등의 원자가를 가지고, carboxylic acid나 혹은 sulfurous acid의 sodium염의 형을 가지고 있다. R-SO_3Na의 형으로 R은 색소의 색을 나타내는 복잡한 구조를 가지고 있고, 물 속에서는 R-SO_3와 Na^+로 전해하고, 음(–) 이온으로 대전한 염산이라 한다. 산성염료는 색조를 나타내는 요소가 산성의 물질로 함유되어 있고 화합물의 sodium염이다. 이 염료는 일반적으로 알코올 보다 물에서 녹기 쉽고 세포질의 염색에 적합하다. 이용되는 염료로는 eosin Y, light green, erythrosine, picric acid, acid fuchsin 및 orange 등이 있다. acid fuchsin염료를 예로 든다면, 무색인 sodium ion(Na+)과 색이 있는 rosanilin trisulfonic acid(-)가 결합되어 반응을 나타내는 경우이다. 일반적으로 산성염료는 세포질과 염기성을 띠는 세포성분에 염색된다(표5.4.7).

- **화학구조상의 특징 :** 산성기를 가지고 있으며 색소이온이 수용액 중에서 양이온으로 되는 염료이다. 방향족에 치환된 아미노기(-NH_2)가 염산 등과 같은 산성분과 염을 만들고 있다.
- **염색성 및 견뢰도 :** 색상은 선명하고 소량의 염료로 높은 착색효과를 나타낸다.

② 염기성염료(cationic dye, basic dye)

수용액에서 양(+) 이온으로 대전하여 염기성 색소의 특성을 가지며, NH_2, $NHCH_3$, $N(CH_3)_2$, NH 등의 원자기를 가지고, 염기성 염료는 색소를 나타내는 요소가 염기성의 물질을 함유하고 있는 물질과 결합한다. 이 염료는 acetic acid, hydrochloric acid에서 유도해 낸 화합물의 염산염으로서 알코올에 쉽게 녹으며 수분에서는 잘 녹지 않는다. 대표적인 염료로는 basic fuchsin, methyl blue, methyl green, gentian violet, thionine 및 toluidine blue 등이 있고, 핵 염색에 많이 이용된다(표5.4.7).

③ 중성염료(neutral dye)

중성염료는 산성염료와 염기성염료를 혼합하여 물에 용해시킬 때 각각의 염료로부터 유리된 색이 있는 산과 염기의 기(基)가 서로 결합하여 형성되는 염료를 말한다. 이런 염료는 산, 염기의 기가 모두 색이 있으므로 중성염료라고 한다. 그리고 이런 중성염료의 형성을 이용하는 염색방법을 중성염색이라 한다. 세포조직의 어떤 성분은 이런 중성염료에 친화력을 가지며 이러한 구조를 호중성(neutrophil)이라 한다. 중성염료는 혈액 도말표본을 염색하기 위한 염기성염료인 methylene blue와 산성염료인 eosin을 혼합하여 염색한 것으로부터 비롯되었다(표5.4.7).

④ 매염염료(mordant dye)

매염염료는 조직세포에 직접적인 염착성이 없기 때문에 매염제로 전처리한 조직세포를 염료 수용액에 염색시킨 다음 염색 발색시킨다. 매염제로 사용되는 것은 크롬, 알루미늄, 철 등을 사용하며 견뢰도가 우수한 제품이 많다. 현재는 매염염료를 산성매염염료 염기성매염염료 등으로 구분하여 사용하고 있다.

(3) 산성매염염료(acid mordant dye)

일명 크롬염료라고도 하며, 이것은 매염제로서 대부분이 크롬염 또는 크롬산염 등이 사용되기 때문이다. 화학구조상의 특징은 산성염료로서 아조기의 -O자리에 -OH를 가지는 구조들이며, 이들은 금속착염을 형성하기 쉬운 염료들이다. 그래서 크롬화합물로 후처리하면 견뢰도가 현저하게 증진되는 효과를 가져오기도 한다.

(4) Leuco체염료

1901년 R. Bohin이 발명한 안트라퀴논계 및 indigoid계 염료류에 속하는 염료로서 색조가 뛰어난 염료이다. 화학구조상의 특징은 indigoid계와 안트라퀴논계로 구별된다. 언제나 환원에 의해서 알카리가용성의 구조로 전환되고 염착된다. 시중에서 leuco체염료로 판매되고 있다. 염색성 및 견뢰성은 맑은 색조와 다양한 색조를 가지지만 적색계통에는 선명한 것이 없는 단점이 있다. 염색하기 전에 환원하는 것이 필수적이다.

(5) 황화염료(sulphur dye)

1873년 프랑스 Croissant 등이 유기물을 다황화나트륨, Na_2S_2(황 가성소다)와 융해하여 견뢰도가 높은 갈색의 염료를 발견하였다. 현재는 방향족 유기물을 원료로 하여 대량생산되고 있다. 화학구조상의 특징은 방향족 화합물의 다황화나트륨(Na_2S_2-Na_2S_8)과 용해로 만들어진다. 분자량이 커서 수용성은 없다. 환원성 알카리에 녹으며 일반적으로 Na_2S로 용해하여 염색에 사용한다. 염색성 및 견뢰도는 일반적으로 불순물이 많고 색조는 밝으며, 선명도가 떨어진다.

(6) 나프톨염료(naphthol dye)

불용성 아조염료를 생성하여 염색의 목적을 이루는 염료를 나프톨염료라고 한다. 최근에는 azoic dye로 불리고 있다. 염색성 및 견뢰도는 현색제와 결합될 경우 다양한 색상을 만들고 있으나 황색계와 녹색계의 색상의 발현에는 어려움이 있다.

(7) 형광염료(fluorescent dye)

무색 또는 황담색의 염료로서 자외선에 흡수되며 흡수된 자외선의 에너지를 자-청색의 형광으로 발광(發光)하는 성질을 가지고 있다. 본 염료는 자-청색의 형광을 발색하기 때문에 발광형단을 반드시 가져야 되며, 동시에 조직세포에 염착하는 성질을 가져야 한다. 형광염료는 ① 발광 형광단을 반드시 가져야 하고, ② 염료로서 조직세포에 염착하는 성질을 가져야 하며, ③ 흡수는 자외선부에 있고, ④ 복사는 가시광선부위에서 일어나야 하는 조건을 가져야 한다.

(8) 염색강화제(accentuators)

염색 강화제나 촉진제는 매염제와 같이 어떤 분명한 화학적결합을 하는 것이 아니고, 선택성을 증가시키거나 염료의 염색능력을 증가하여 현색시키는 물질을 말한다. 예를 들면 Loeffler의 methylene blue 용액에 포함되는 potassium hydroxide나 또는 carbol thionin과 carbol fuchsin에 들어가는 phenol 등이 염색 강화제에 속한다. 이런 것들이 염색에 미치는 효과는 염색액의 pH기 변하기 때문이라 생각된다.

염색 강화제를 신경계 조직에 금속염으로 침투시키는 방법에 사용할 때는 강화제라 하지 않고 촉진제(accelerator)라 부른다. 예를 들면 신경돌기를 염색하는 Cajal 염색에서 veronal이나 chloral hydrate 등이 촉진제에 속한다.

이론과 상식

세포의 극성분자와 pH

장세포 내 일부 극성분자는 산과 염기를 형성하며 염색반응을 주도한다.

세포에서 극히 중요한 화학반응 중 하나는 수소가 두 번째 원자 사이에 매우 극성인 공유결합을 가지는 분자가 물에 녹았을 때 일어난다. 그와 같이 분자 내에 있는 수소원자는 동료 원자에 전자를 주고 따라서 거의 전자가 벗겨진 양전하의 수소 핵[즉, 양성자(H^+)]을 갖는다. 극성 분자가 물 분자에 둘러싸일 때 양성자는 가까이 있는 물 분자의 O원자 주위에 있는 부분적인 음전하에 의해 끌어당겨져서, 원래의 짝으로부터 해리되어 물 분자의 산소 분자와 함께 하이드로늄 이온(H_3O^+)을 형성한다. 이의 역반응 또한 바로 일어나며, 따라서 우리는 수십억 개의 양성자가 용액 속에서 끊임없이 이리저리 한 분자에서 다른 분자로 오가는 것을 상상해야 한다.

물에 녹아서 양성자를 방출하고 H_3O^+를 형성하는 물질을 산(acid)이라 한다. H_3O^+의 농도가 높아지고 용액은 더욱 산성이 된다. 양성자가 1개의 물분자에서 다른 물 분자로 이동하는 결과 순수한 물에도 H_3O^+ 10^{-7}M의 농도로 존재한다. H^+가 수용액 내에서 H_3O^+로 존재함에도 불구하고, 관습에 의해 H_3O^+의 농도를 보통 H^+이 농도로 표시한다. H^+의 농도는 pH 척도(pH scale)라고 하는 로그(log)척도를 사용하여 표시한다. 순수한 물은 7.0의 pH를 갖고 있다.

하이드로늄 이온의 양성자는 세포 내에서 분자들의 특성을 바꾸면서 여러 형태의 분자로 즉시 변화하기 때문에 세포 내에서 H_3O^+의 농도(산도)는 주도 면밀하게 조절되어야 한다. 양성자를 내어 준 분자는 용액 내 H_3O^+의 농도가 낮으면 즉시 양성자를 더욱 내어 주는데 H_3O^+의 농도가 높아지면 양성자를 즉시 돌려 받으려는 경향이 있다.

산에 상대되는 개념은 염기(base)이다. 양성자를 내어 주어 물 분자에 양성자를 더해줌으로써 형성되는 H_3O^+의 농도를 증가시키는 것을 산의 특성으로 정의하는 것과 마찬가지로, 염의 특성은 물 분자로부터 양성자를 제거함으로써 형성되는 수산 이온(OH^-)의 농도를 증가시킨다. 즉, 수산화나트륨(NaOH)은 수용액에서 해리되어 Na+이온과 OH^-이온을 형성하므로 염기(또는 알칼리) 분자들이다. 생체세포에서 특별히 중요한 또 다른 종류의 염으로는 NH^2기를 포함하는 분자들이다. 이러한 분자들은 물로부터 양성자를 탈취하여 OH^-이온을 만들어 낸다($-NH_2 + H_2O \rightarrow -NH_3^+ + OH^-$).

OH^-이온은 H_3O^+이온과 결합하여 2개의 물 분자를 형성하기 때문에 OH^-이온 농도의 증가는 H_3O^+이온의 감소를 초래한다. 순수한 수용액은 똑같이 낮은 농도(10^{-7}M)의 두 이온을 포함하고 있다. 따라서 산도 염기도 아닌 중성이라 하며 7.0의 pH를 가진다. 세포의 내부는 중성에 가깝도록 유지되고 있다.

각론

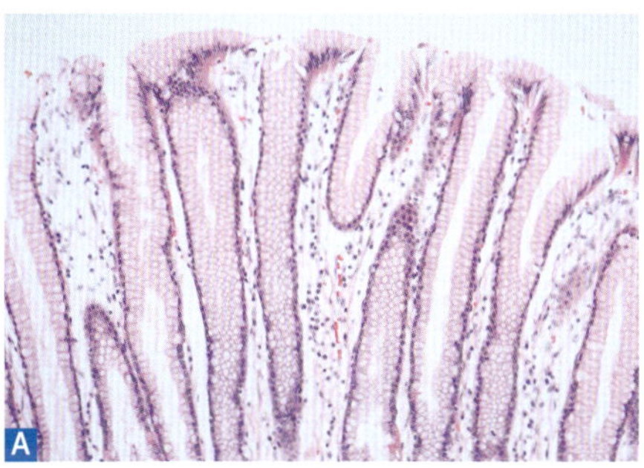

A 위 점막의 일반적인 hematoxylin-eosin 염색

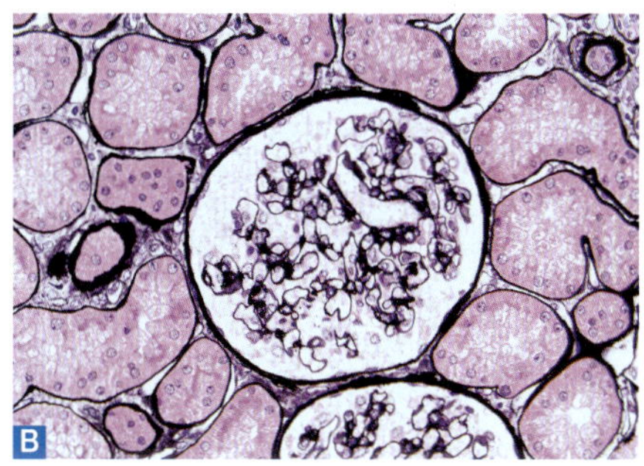

B 조직화학적 방법을 이용한 신장의 periodic acid-methenamine silver 염색

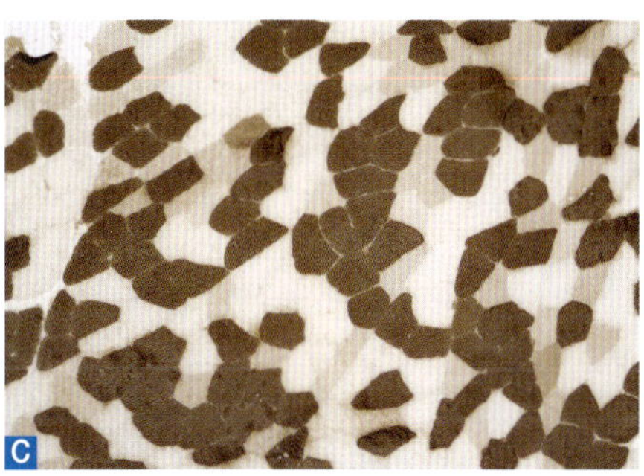

C 효소조직화학을 이용한 근육의 ATPase 염색

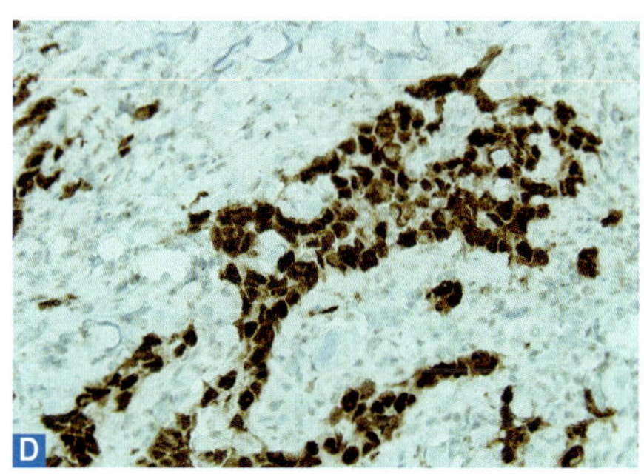

D 항원-항체 반응의 원리를 이용한 면역조직화학 염색에서의 breast의 p53 염색

각론에는 진단조직화학적 염색방법과 효소면역조직화학적 염색방법을 중심으로 저술하였다. 진단조직화학적 염색방법은 우선 Hematoxylin-Eoisin을 주요하게 기술하였고, 사람의 세포조직을 구성하고 있는 탄수화물, 결합조직섬유와 근섬유, 지질, 신경조직으로 구분하여 기술하였다. 그리고 색소와 무기질, 미생물 그리고 핵산과 기타 특수 염색방법을 구체적으로 기술하여, 학생들이 염색방법의 이론과 실험을 수월하게 수행할 수 있도록 하였다. 물론 염색결과 사진은 저자들이 최대한 제작하여 소개하였는바 학생들이 비교 참고하기 바란다. 마지막으로 7장에서는 최근 의약학분야와 생명과학분야에서 많은 발전과 응용이 되고 있는, 면역조직화학적 염색방법에 대하여 염색원리와 실험방법을 최대한 소개하고자 노력하였다. 각론에서 염색방법들을 실험하고 그 진단적 결과를 관찰하고 이해하기 위해서는, 그 세포와 조직의 형태와 기능 등을 연관해서 분석하고 이해하여야 할 필요가 있다. 이때에는 학생 스스로가 총론의 해당 분야를 참고해서 비교 이해하기 바란다.

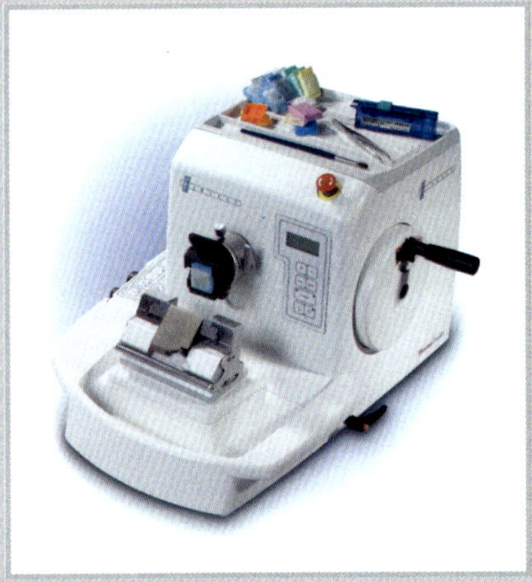

회전형 박절기

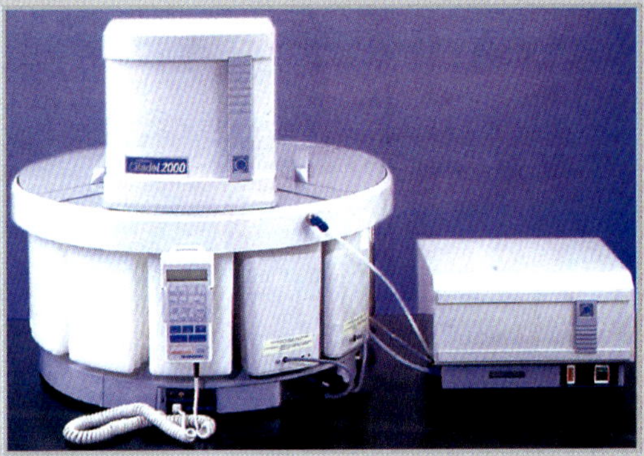

회전식 자동침투기

1편 파라핀절편 제작 과정

1장 검체의 절취와 육안관찰

2장 조직의 고정

3장 광학현미경 표본 제작 원리

4장 파라핀침투와 포매

5장 파라핀블록의 박절

Understanding Diagnostic Histochemistry

검체의 절취와 육안관찰

1장

학습목표

1. 검체의 종류를 구분한다.
2. 검체 절취방법과 용어를 공부한다.
3. 채취방법에 적합한 부위를 이해한다.
4. 진단전과 수술후 조직병리검사 목적의 차이를 공부한다.
5. 육안관찰의 내용을 설명한다.
6. 광학현미경과 전자현미경 검사를 위한 검체의 크기를 비교한다.
7. 육안관찰시 필요한 장비와 기구의 구성을 숙지한다.
8. 위(stomach)와 같은 소화관의 특별한 처리방법을 공부한다.

1. 검체의 구분

조직학(histology) 또는 조직병리학(histopathology)적 연구나 진단을 위한 시료 또는 검체(specimen)는 실험동물이나 환자로부터 절취한 조직(tissue)이 연구나 검사의 대상이 된다. 검사의 대상이 되는 조직을 살아 있는 생체로부터 절취하는 행위를 생검(biopsy)이라 하고, 이미 사망한 사체로부터 연구 또는 사인규명을 위해 조직을 절취하는 행위를 부검(autopsy)이라 구분한다.

절취된 조직은 일반적으로 질병진단을 목적으로 시행하는 경우에는 가급적 환자에게 조직절취로 인한 피해를 줄이기 위해 진단에 필요한 최소의 크기만을 절취한다. 조직의 크기가 2×20mm 이내로 비교적 작지만, 질병 치료를 목적으로 수술로 제거된 조직은 크기가 크고 다양하다. 수술로 제거된 조직은 확진과 수술의 정확성, 예후(prognosis) 등을 확인하기 위해 조직병리학적 검사를 시행한다.

2. 검체의 절취

검체의 절취는 환자를 진료하는 임상 각과의 전문의가 시술하여 병리과로 의뢰서와 함께 조직병리학적 검사를 의뢰하게 된다. 검체를 처리하여 현미경표본을 제작하고 연구를 위한 검체절취 방법 등을 확인하고, 의뢰된 검체가 환자의 번호와 일치하는지 확인해야 한다. 그리고 의뢰서에는 절취조직과 절취기구의 명칭을 사용하여 어떤 방법으로 어떤 부위의 조직을 절취했는지 기록해야 한다. 일반적으로 시행되는 절취기구와 생검부위는 다음과 같다.

1) 펀치생검(punch biopsy)

그림 1.1.1과 같은 손으로 잡을 수 있는 펀치기구를 사용하여 병소를 4~5 mm 크기로 절취하는 방법이다. 주로 피부(skin), 자궁경부(uterine cervix)의 병소조직을 절취하는 데 사용되며, skin punch biopsy, uterine cervix punch biopsy 등으로 기록한다.

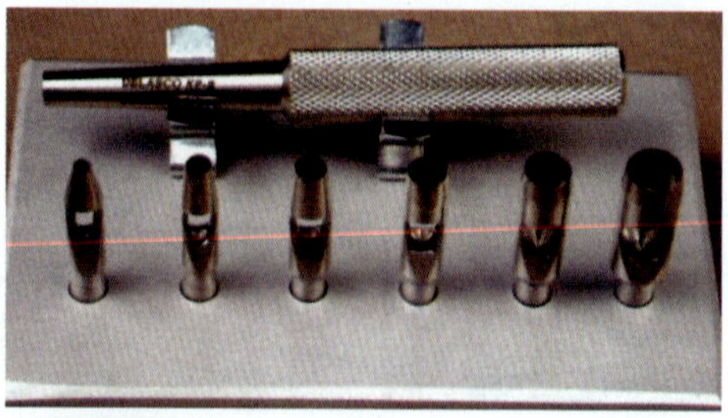

그림 1.1.1 피부생검에 이용되는 기구
생검의 크기에 따라 기구의 크기를 조절할 수 있다.

2) 내시경생검(fiber-optic biopsy)

그림 1.1.2와 같은 말단부의 움직임을 임의로 조절할 수 있는 긴 섬유형태의 의료기구로 소화계, 호흡계, 비뇨계와 같이 외부와 연결된 입구가 있는 장기의 내강(lumen) 점막을 관찰하는 데 이용되는 내시경으로 조직을 절취한다. 절취되는 조직의 크기는 2 mm 이하로 매우 작다.

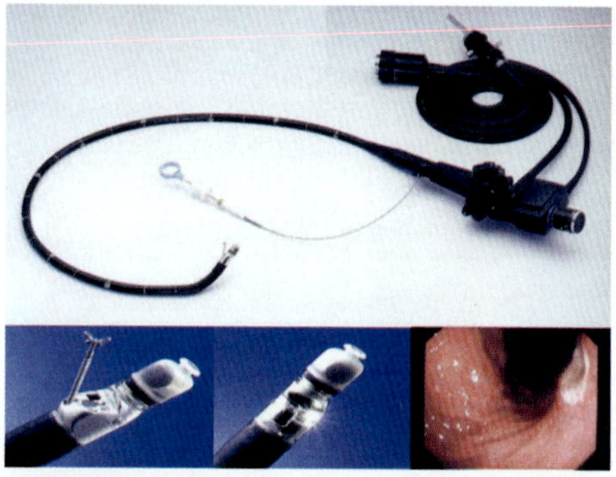

그림 1.1.2 내시경, 위, 대장 등 검사시 내시경 끝의 불빛을 이용하여 조직검사부위를 확인한 다음 끝부분의 집게를 이용하여 생검한다.

3) 침생검(needle biopsy)

이중으로 제작된 바늘형태의 기구를 사용하여 간, 신장, 전립선 등과 같이 주로 인체 내부 깊숙한 부위에 위치하는 장기의 병소에서 조직을 소량 절취하는 방법이다(그림1.1.3).

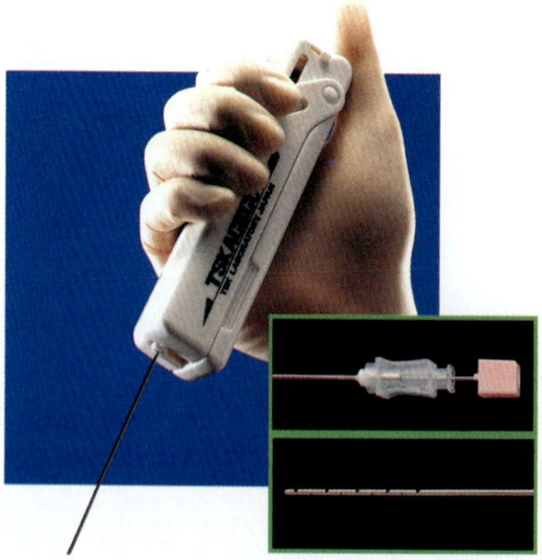

그림 1.1.3 침생검기구
간, 신장, 갑상선, 전립선 등의 조직생검에 사용한다.

4) 절제생검(excision biopsy)

외부에서 만져지는 종괴(tumor mass)의 경우 피부를 절개하여 조직을 절취하는 방법으로 병소의 일부만 절취하는 경우는 절개생검(incision biopsy), 병소 전체를 절취하는 경우는 절제생검(excision biopsy)이라 한다.

5) 소파수술생검(curettage biopsy)

주로 부인과에서 자궁내막 조직을 검사하기 위해 사용하는 조직절취법이다.

6) 외과적 절제시술

외과수술로 장기의 전체 또는 일부를 절제하는 경우에는 "장기이름 + ectomy"라는 용어를 다음과 같이 사용한다.

(1) 충수절제수술(appendectomy): appendix + ectomy
(2) 자궁적출수술(hysterectomy): hyster-, 자궁
(3) 위절개술(gastrectomy): gastro-, 위

7) 세침흡인생검(fine needle aspiration biopsy, FNAB)

갑상선, 목경부(neck) 림파절(lymp node), 폐등 과 같이 인체의 조직 혹은 기관에 병소가 있을 경우 세침(fine needle, 보통)를 이용하여 검체물을 강제로 흡인하는 방법이다. 이때 세포는 슬라이드에 도말하고 세포학적 검사에 이용하고 특히 혈액이나 매우 작은 조직덩어리, 액체성 분비물이 많을 경우 원심분리기에 원침 시켜 세포군집표본(cell block preparation)을 이용한다. 이 방법은 수술하기전에 시행하는 방법으로 세포학적, 조직학적 수술절차에 있어 매우 중요하다(그림1.1.4).

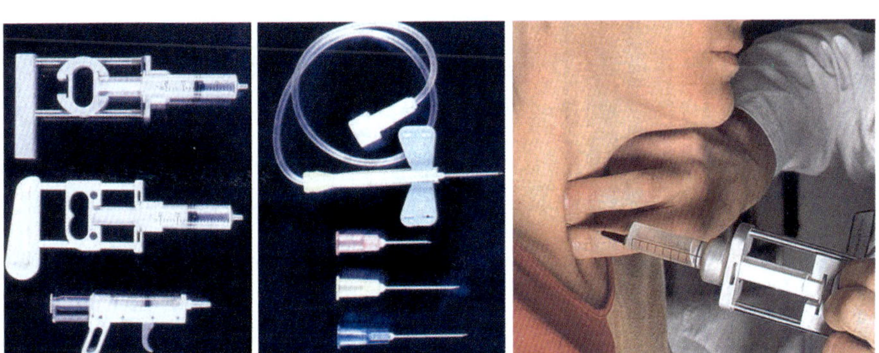

(a) 세침흡인 주사총 (b) 주사 바늘 (c) 갑상선 천자 모습

그림 1.1.4 세침흡인 생검

3. 육안관찰기록과 조직의 선택

의뢰된 검체는 먼저 육안(gross)으로 관찰하여 육안적 변화와 특징 등을 기록하고, 필요한 경우 사진 촬영을 시행하여 보관한다. 검체의 크기가 작은 경우에는 표본제작 과정에서 유실되지 않도록 처리하여 검체 전체를 현미경표본으로 제작한다. 그러나 수술로 적출된 큰 검체는 육안적으로 병소로 의심되는 부위나 질병이 많이 발생되는 부위를 선정하여 현미경표본을 제작하고 나머지 조직은 검사결과가 나올 때까지 일정기간 보관한다(그림1.1.5~6).

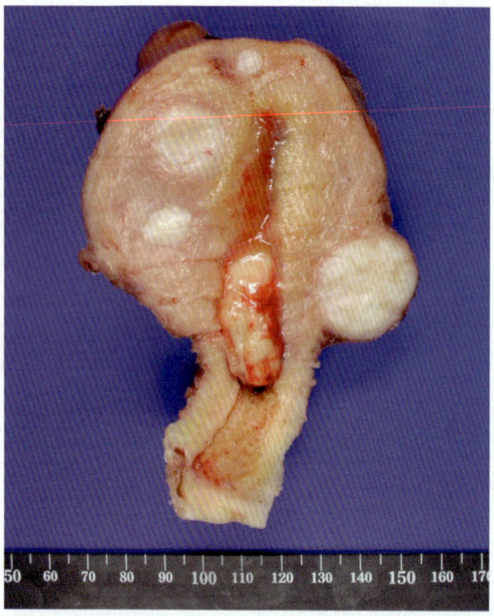

그림 1.1.5 자궁적출 수술 후 고정액에 고정되기 전 자궁

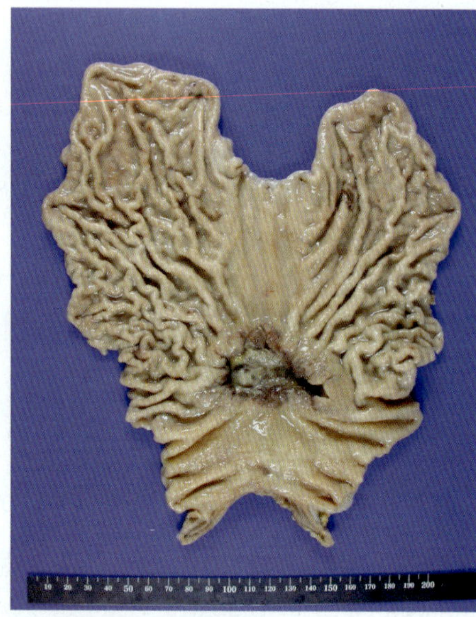

그림 1.1.6 위 절개술 이후 고정된 위

1) 육안관찰기록(gross description)

검체를 육안으로 관찰하여 특징을 기록하는 목적은 첫째, 육안관찰기록을 읽음으로써 질병 진행 과정의 위치, 범위, 모양 등을 추정하고 병소를 재구성해 보기 위한 것이다. 둘째, 병리전문의가 진단시 각 현미경표본의 정확한 위치와 서로의 관계를 확인하는 지표 역할을 하게 된다. 셋째, 여러 가지 진단과 연구에 좋은 자료로 이용하기 위한 것 등이다.

육안관찰시 기록할 내용은 검체의 크기, 무게, 색, 냄새, 그리고 절취된 조직에서 병소의 위치와 크기, 특별한 변화, 표본으로 제작하기 위해 선정된 조직의 위치와 방향(orientation), 수(number)와 표시 등을 상세히 기록한다. 육안관찰에 필요한 시설과 기구에는 육안관찰대(gross station), 장기촬영대, 저울, 자, 가위, 칼, 녹음장치 등이다(그림1.1.7~9).

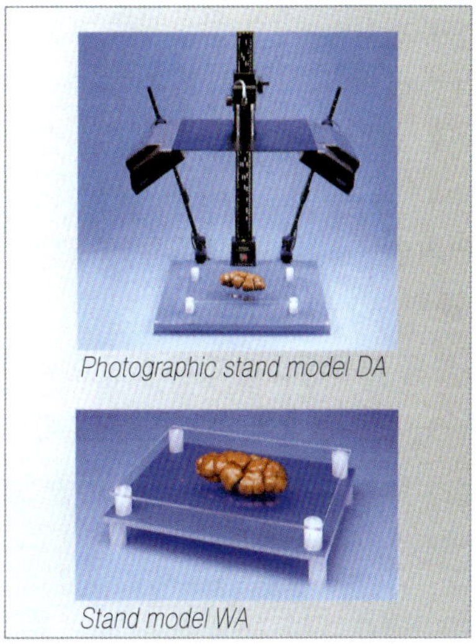

그림 1.1.7 장기 촬영대

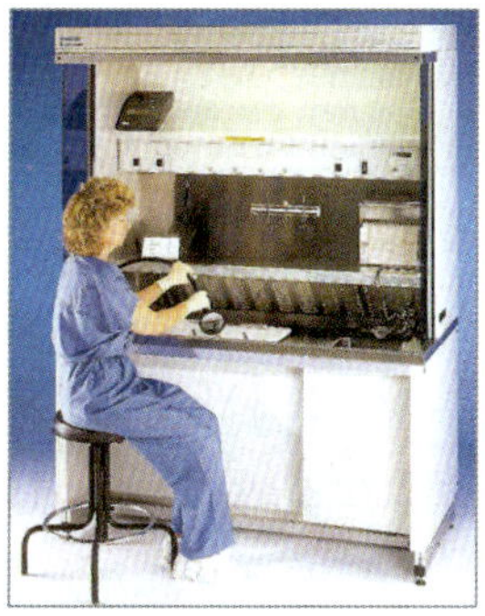

그림 1.1.8 육안관찰대
녹음장치, 배기장치, 마이크, 확대경 등이 설치되어 있 어 절취시 매우 편리하게 사용할 수 있다.

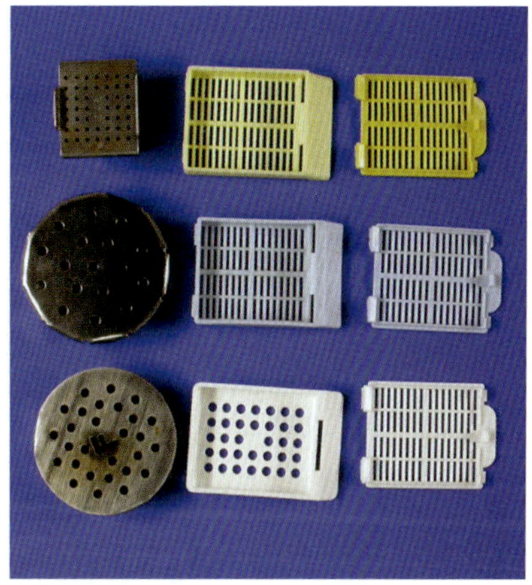

그림 1.1.9 여러 가지 Tissue capsule

2) 외과적 절제수술 검체의 조직 선정 단계

(1) 검체의 방향을 확인한다. 검체의 방향은 이정표와 같은 것으로 만약 방향을 알 수 없는 경우에는 주저없이 담당의사에게 전화로 확인해야 한다.

(2) 검체에서 병소(lesion)의 위치를 확인한다.

(3) 방향을 먹물 등으로 표시한다

(4) 현미경표본을 제작할 조직을 적당한 크기(5×20×20 mm: 50원짜리 주화크기)로 잘라내어 표식을 한 tissue capsule에 넣는다(그림 1.1.9).

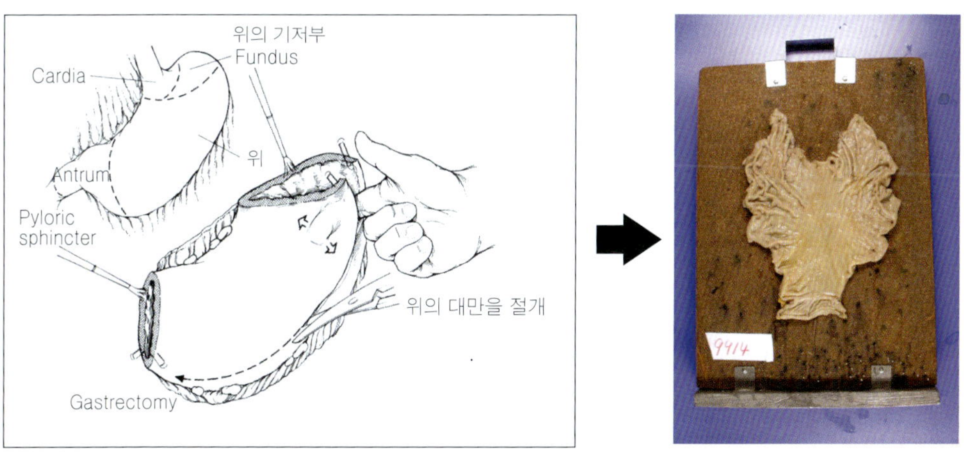

(a) (b)

그림 1.1.10 (a) 위의 모양. 절제시 대만부를 가위로 자른다.
(b) 위 고정시 코르크판에 핀으로 고정한 다음 고정용기에 넣어 고정된 위. 코르크판 밑이 무거워야 한다.

일반적으로 위, 소장, 대장과 같이 내강(lumen)이 있는 유강장기(hollow organ)인 경우에는 장기의 한쪽 벽면을 잘라 넓게 펼친다. 조직을 선정할 때는 장기의 벽을 내강면에 수직으로 잘라 점막(mucosa)에서 외막(serosa)까지의 조직학적 구성을 검경할 수 있도록 해야 한다. 그림 1.1.10a는 위절제수술로 절취된 검체를 대만부(greater curvature)를 잘라 내강면이 보이도록 펼친 후 병소부위와 육안적으로 정상적인 부위 그리고 수술경계부(margin)의 근위부(proximal)와 원위부(distal)의 조직을 선정한다(그림 1.1.10b). 나머지 조직은 진단이 완료되기 전까지 고정액에 넣어 보관한다.

간, 신장, 폐 등과 같이 내강이 없는 실질장기(parenchymal organs)의 현미경검경 방향은 중요하지 않다. 단지 일정한 간격으로 칼로 절단하여 절단면(cut surface)에 나타난 병소를 기록하고 표본을 제작할 조직을 선정해야 한다. 칼로 절단할 때 완전히 절단하면 조직이 분리되어 방향성을 잃으므로 한쪽 일부를 남겨두는 것이 필요하다.

조직의 고정

2장

학습목표

1. 고정의 목적을 이해한다.
2. 자가융해의 발생기전을 설명한다.
3. 고정액이 갖추어야 할 조건을 숙지한다.
4. 고정방법을 분류하고 차이점을 이해한다.
5. 중요한 고정성분과 고정원리를 공부한다.
6. 중요한 고정액과 특성을 공부한다.
7. 포르말린 고정액의 장단점을 조사한다.
8. 조직의 고정에 영향을 미치는 요소를 이해한다.
9. 조직을 전시하기 위해 특별히 필요한 내용을 공부한다.
10. 고정이 완료된 조직의 처리법을 이해한다.

1. 검체의 변화

생체로부터 절취된 조직은 혈액공급의 중단으로 인해 절취된 순간부터 여러 가지 변화가 시작된다. 만약 절취된 조직을 실온에 방치할 경우 세포 내 용해소체(lysosome)에 존재하는 가수분해효소들의 작용으로 조직을 구성하는 자신의 단백질을 분해하는 자가융해(autolysis) 현상이 일어난다(그림1.2.1.~2). 또한 절취된 조직은 미생물에 대한 방어기능이 없으므로 상재균, 감염된 병원균, 절취 후 오염된 미생물 등에 의해 부패(putrescence)될 수 있으며, 주위환경과 조직 사이의 삼투현상에 의해 세포형태가 이완, 위축, 뒤틀림과 같은 변화가 나타나게 된다.

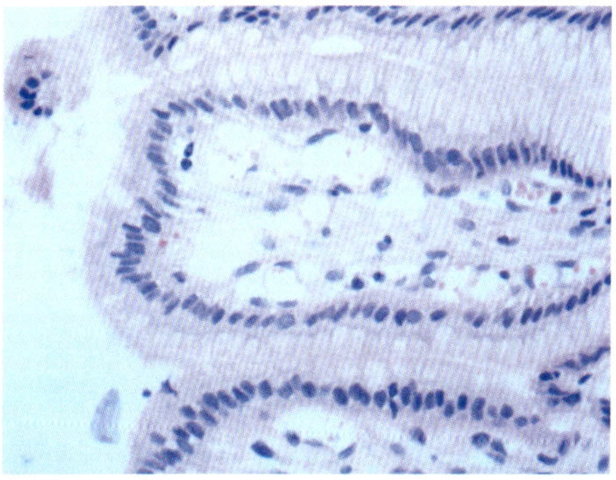

그림 1.2.1 고정이 잘 된 위점막

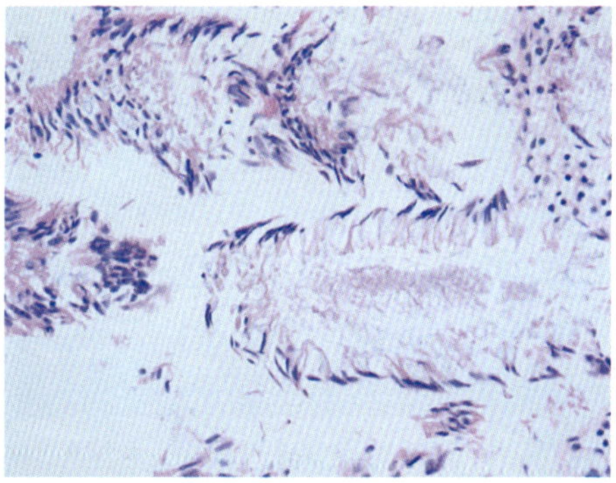

그림 1.2.2 자가융해가 일어난 위점막

인체로부터 절취된 조직은 이러한 변화를 방지하는 것은 물론 현미경으로 형태학적 연구에 적합하도록 조직을 구성하는 단백질 성분의 인위적인 변형이 필요하다. 단백질 성분의 인위적인 변형이란 달걀(egg)의 형태를 예로 들면 이해하기 쉽다. 즉, 신선한 상태로 달걀의 단면을 연구하는 것은 불가능하지만 달걀에 열을 가하여 인위적으로 단백질 성분을 응고시켜 달걀 단면의 구성상태를 이해할 수 있다(그림 1.2.3). 이 외에도 조직 구성성분이 현미경표본을 제작하는 과정에서 유실되거나 원래의 위치에서 옮겨지는 것도 방지되어야 한다.

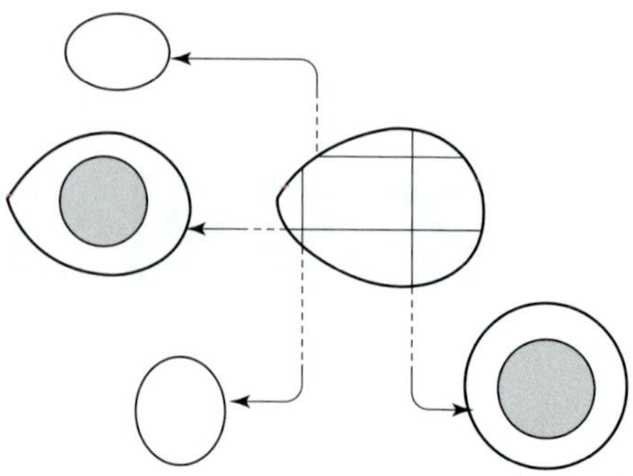

그림 1.2.3 절단하는 방향과 위치에 따라 달라지는 단면의 모습(삶은 계란의 절단면)

따라서 절취된 조직검체의 변화를 방지하고 형태연구에 적합한 상태로 처리하는 과정이 현미경표본제작 과정에서 가장 먼저 시행되는데 이 과정을 고정(fixation)이라 한다. 고정 과정은 현미경표본제작의 가장 기초적이고 필수적인 단계로, 표본제작의 다음 단계에 큰 영향을 미치는 매우 중요한 과정이다.

2. 고정의 목적

절취된 조직을 고정하는 목적 또는 목표(aims)는 ① 자가융해와 세균에 의한 부패를 방지하는 것, ② 표본을 제작하는 동안 형태(shape)의 변화나 크기(volume)의 변화가 일어나지 않도록 하는 것, ③ 구성성분의 위치가 변화되거나 미세한 분자(small molecules)의 유실을 방지하는 것, ④ 조직형태의 현미경검경이 가능하도록 변형시키는 것, ⑤ 표본제작의 마지막 단계인 염색을 방해하지 않고 오히려 착색이 잘 되도록 촉진하는 것 등이다.

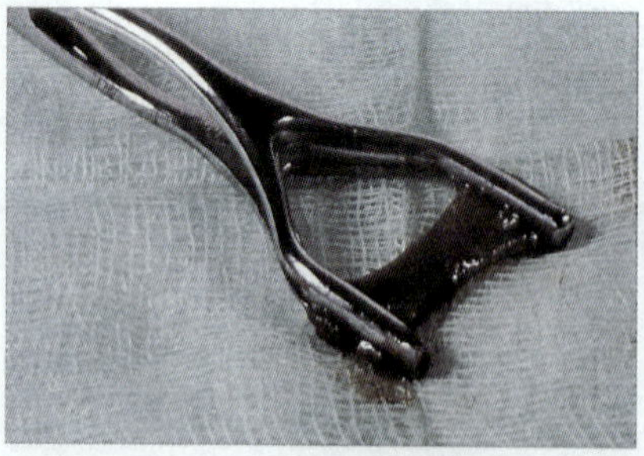

(a)

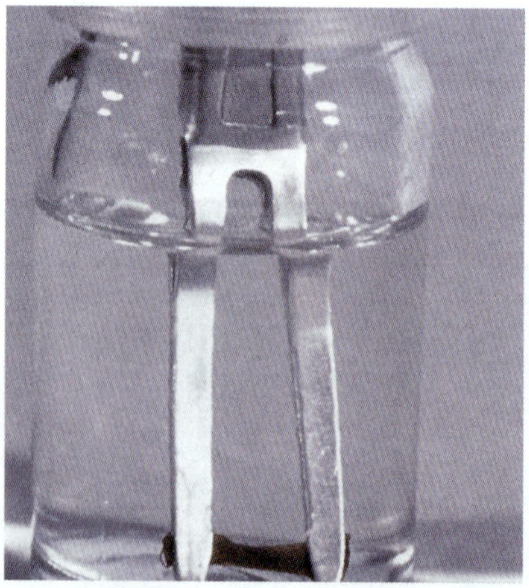

(b)

그림 1.2.4 (a) 근육고정시 cramp의 이용. 근수축을 방지한다. (b) 고정용액에 고정시키는 근조직

그러나 이러한 목적을 모두 충족할 수 있는 고정방법은 없으며, 연구목적에 따라 가장 중요한 목적을 수행할 수 있는 고정방법을 선정하여 사용하고 있다(그림1.2.4.~5).

3. 고정방법의 분류

조직을 고정하는 방법은 크게 화학적 고정법과 물리적 고정법, 이 두 방법을 혼용하는 방법으로 구분할 수 있다(표 1.2.1).

물리적 고정방법에서 가열방법은 조직에 열을 가하여 단백질을 변성(denaturation) 시키는 방법으로 조직화학에서는 거의 사용되지 않고 세균도말표본의 고정에 주로 이용되는 방법이다. 조직을 영하의 온도로 동결시키는 고정법은 저온에서 자가융해가 방지되고 세균의 증식이 억제되는 효과와 따라서 조직 내 액체성분이 동결되어 고체화됨으로써 조직을 단단히 경화시키는 효과도 있다. 조직 내 효소(enzyme), 지질(lipid) 증명과 수술중 신속진단 등에 이용되는 고정방법이다. 최근에 면역조직화학 분야에 이용되고 있는 초단파 고정법은 전자레인지(microwave oven)를 이용하는데, 이것은 조직에 가열되는 온도를 쉽게 조절할 수 있는 장점을 갖고 있다. 초단파 에너지는 2,450 MHz(megahertz)의 빈도를 갖는 진동(oscillation)이 이극성 분자(dipolar molecular)에 작용한다. 물분자와 조직 내 단백질 극성 곁가지(polar side chains)의 열에너지가 증가되면서 단백질의 변성을 일으키는 것이 초단파 고정법의 고정원리다. 초단파 고정법을 인체조직에 적용한 연구결과는 1985년대에 Hopwood 등에 의해 최초로 발표되었으며, 고정에 적정온도(optimum temperature)는 약 60℃로 조사되었다. 초단파 고정의 가장 큰 장점은 고정시간이 매우 짧다는 점이다. 또한 고정원리가 열에 의한 단백질의 변성이지만 단백질 분자의 심한 가교형성(cross-linking)이 일어나지 않아 항원결정소(antigen epitopes)가 중요한 면역조직화학에서 관심을 보이는 고정방법이다.

화학적 고정법은 고정액(fixative)이라 부르는 여러 가지 화학물질을 용해시킨 용액을 사용하여 조직을 고정하는 방법으로 고정액에 조직검체를 담가두는 침수법이 가장 일반적으로 이용되는 고정방법이다. 그러나 신장이나 폐와 같은 큰 장기 전체가 절취된 경우에는 침수법으로 고정시키면 고정액이 조직의 내

표 1.2.1 조직고정방법의 분류

구분	세분	비고
화학적 고정	침수(immersion) 관류(perfusion) 증기(vapor)	가장 많이 사용 큰 장기 휘발성 고정제
(물리 · 화학적 고정)	동결치환(freeze-substitution) 동결건조(freeze-drying)	 인스턴트 식품
물리적 고정	가열(heating) 동결(freezing) 초단파(microwave)	세균도말 표본 전자레인지 이용

부까지 침투되는 동안, 큰 장기의 내부조직이 변형되는 것을 막기 위해 고정액을 큰 혈관이나 기관지 등을 통해 내부로 주입한 후 고정액에 담궈 고정하는 방법을 관류고정법이라 한다(그림1.2.5). 또한 조직 내의 가용성 물질의 위치가 이동되는 것을 방지할 목적으로 휘발성 고정제(formaldehyde, glutaraldehyde, osmic acid 등)를 증기 형태로 조직에 작용시키는 방법을 증기고정법이라 한다.

이와 같이 여러 가지 고정방법이 있으나 화학적 고정법인 침수법이 가장 많이 사용되는 고정방법이며 고정성분의 조합에 따라 수많은 종류의 고정액이 만들어지고 사용되고 있다.

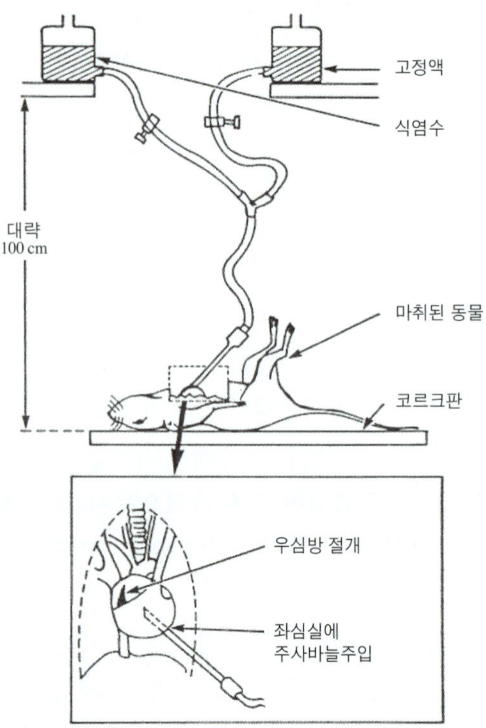

그림 1.2.5 관류고정방법
이때 고정액은 paraformaldehyde나 glutaralde-hyde를 주로 이용한다.

4. 중요 고정성분과 고정원리

화학적 고정방법에 사용되는 고정액에는 여러 종류의 화학물질이 고정성분으로 사용되어 왔다. 예를 들어 아세톤, 알코올과 같은 유기용매(organic solvent), mercuric chloride와 같은 전해질(electrolyte), osmium tetroxide와 같은 무기화합물(inorganic compound), formalin, glutaraldehyde 등과 같은 다양한 반응성 유기화합물(reactive organic compounds) 등이 고정성분으로 사용되고 있다. 이렇게 다양한 고정성분이 고정액 제조에 사용되는 이유는 조직을 구성하는 성분에는 단백질 이외에도 핵산, 탄수화물, 지질 그리고 미량성분 등이 용해되지 않게 보존해야 하기 때문이다. 현재까지 어떤 한 가지 고정성분만으로 고정의 목적을 모두 충족시킬 수 있는 고정액은 없다. 따라서 연구 또는 검사 목적에 따라 적절한 고정성분을 혼합한 다양한 고정액 제조법이 발표되어 왔다(그림1.2.6).

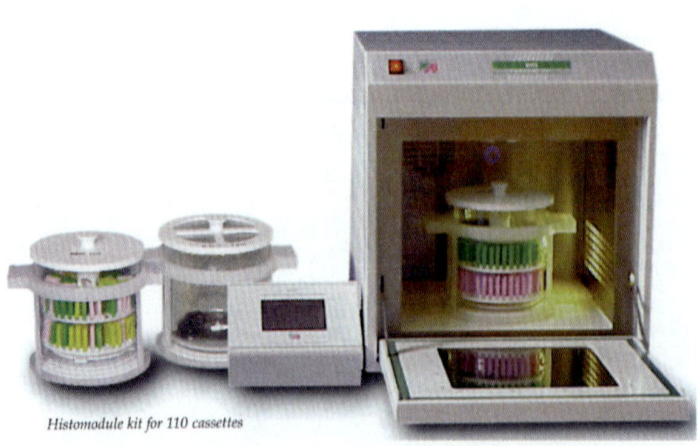

그림 1.2.6 Microwave를 이용하여 고정하는 초단파 기계

조직 구성성분 가운데 가장 많은 비중을 차지하며 중요한 것은 단백질 성분이다. 여기서는 일반적으로 고정액 제조에 많이 사용되는 고정성분과 이들의 단백질에 대한 고정원리만을 살펴보고자 한다.

조직고정의 기본 원리는 조직과 세포를 구

성하는 최대성분인 단백질을 불용화(insolubilisation)시키는 것이다. 화학적 고정법에서 단백질을 불용화시키는 원리는 크게 두 가지로 구분할 수 있다. 하나는 분리되어 있는 단백질 분자사이에 가교(cross-linkage)를 형성하여 하나의 큰 단백질 분자를 형성하는 것이고, 다른 하나는 단백질의 2차와 3차 구조(secondary and tertiary structures of the proteins)를 붕괴시켜(disrupting) 불용성유도체를 형성하게 하는 것이다. 즉, 단백질의 구조를 변형(denaturation)시켜 물에 용해되어 유실(loss)되지 않도록 방지하는 것이다.

따라서 고정성분을 크게 가교형과 변성형으로 구분하여 formaldehyde와 glutaraldehyde를 가교형 고정제로, 나머지 성분을 변성형 고정제로 나눈다. 그러나 고정성분은 보통 한 가지 이상의 화학반응을 나타내며, 조직성분에 따라 작용하는 반응도 달라진다. 예를 들어, 오스미움산(osmium tetroxide, osmic acid)은 단백질성분의 이온화 아미노기(ionisable amino groups)와 반응하여 carbonyls를 형성하지만, 불포화 지질의 탄소-탄소 이중결합에 작용하여 가교를 형성한다. 일반적으로 가교를 형성하는 방식의 고정성분은 고정 후 조직크기의 감소가 작지만, 변성형 고정제는 조직크기의 감소가 크고 좀 더 단단해지기 때문에 변성형 고정성분을 응고형(coagulant)이라고도 하고, 고정성분이 저분자(micro molecules)물질과 불용성의 염(salt)을 형성하여 가라앉는 현상을 나타내기 위해 침전형(precipitant) 고정제라는 표현을 사용하는 경우도 있다.

5. 중요 고정액과 특성

고정액(fixative)은 조직을 화학적인 방법으로 처리하기 위해 여러 가지 고정성분을 혼합하여 제조한 액상물질이다. 연구목적에 따라 특정한 성분을 잘 보존할 수 있는 다양한 고정액이 제조되어 1950년대 초 약 650여 종류의 고정액이 발표되었다(Gray, 1954). 대부분의 고정액은 발표자의 이름을 앞에 사용하여 Bouin's, Zenker's 고정액 등으로 통용되므로 수많은 고정액을 모두 기억할 수 없으며, 필요에 따라 서적과 논문 등을 보고 제조하여 사용하면 된다. 다음은 병원이나 실험실 등에서 가장 많이 사용되는 몇 가지 중요한 고정액의 용도와 특징이다. 나머지 고정액의 조성은 부록(Ⅰ)에 수록하였다.

1) formalin 계열 고정액

formalin은 formaldehyde(HCHO)가 기체상태이므로 실험실에서 사용하기 불편하여 formaldehyde 기체를 물에 용해시킨 것을 formalin이라 한다. formaldehyde기체가 물에 최대로 용해되는 농도는 37~40%이며, 이렇게 최대로 용해된 것을 농포르말린(conc. formalin)이라 한다(표 1.2.2). 포르말린을 고정액으로 사용할 때는 보통 농포르말린의 10%를 사용하므로 이런 고정액의 순수한 formaldehyde의 농도는 3.7~4.0%가 된다.

포르말린 계열 고정액으로는 "10% 포르말린, 중성완충 포르말린(neutral buffered formalin, NBF), formol-saline, formol-calcium" 등이 대표적인 고정액에 속한다. 10% 포르말린 고정액은 농

표 1.2.2 중요 고정성분의 단백질에 대한 작용기전

10% formalin	NBF	Formol-saline	Formol-calcium
conc. formalin 증류수	conc. formalin 증류수 인산완충성분	conc. formalin 증류수 NaCl	conc. formalin 증류수 Calcium chloride
가장 많이 사용	pH 7.0 유지	등장액 효과	지질고정 효과

포르말린 10ml를 증류수 90ml에 용해시키는 방법으로 제조가 간단하고 여러 가지 염색에 특별한 장애요소가 적어 현재 병원 검사실에서 가장 일반적으로 사용되는 고정액이다. 이 고정액은 용액의 pH가 중성(pH7.0)에서 가장 고정효과가 크다. 그러나 공기 중의 산소와 반응하여 포름산(formic acid, HCOOH)을 생성하므로 고정액을 제조하여 오래 방치할 경우 고정액의 pH가 점점 산성으로 변한다. 만약 고정액의 pH가 5.6이하로 낮아지면, 조직내에 존재하는 적혈구를 파괴하여 혈색소와 결합하여 갈색의 색소(acid hematin)를 형성하게 되는데 이 색소를 포르말린색소(formalin pigment)라 하며, (그림 1.2.7~8) 많이 형성되는 경우 담즙색소나 멜라닌색소와 구분이 어렵고 현미경검경을 방해하므로 염색전에 제거해야 한다. 중성완충포르말린 고정액(NBF)은 pH가 낮아지는 문제점을 방지하고 고정효과를 높게 유지할 수 있는 고정액으로 사용이 점점 증가되고 있다.

포르말린은 aldehyde계열 고정성분으로 주로 단백질의 이온화할 수 있는 아미노기(ionisable amino groups, NH_2, -NH)와 반응하여 가교를 형성하는 원리의 고정액으로(표1.2.3) 일반염색시 핵염색은 잘 되지만 세포질의 염색성은 약하다. 무색의 고정액으로 고정이 완료된 조직은 회백색으로 나타난다. 자극적인 냄새가 강하여 호흡기점막을 자극하므로 환기시설이 잘 된 시설에서 취급하고 고정액이 직접 피부에 닿지 않도록 주의해야 한다.

표 1.2.3 중요 고정성분의 단백질에 대한 작용기전

고정 성분		작용기전	성 상	특 징
aldehyde계	formaldehyde	가교형성(cross-linkage)	기체/무색	가장 많이 사용
	glutaraldehyde		액체/무색	전자현미경
유기용매	ethyl alcohol	이온화기를 용해시켜 물에 용해되지 않도록 변형	액체/무색	진단세포 도말표본
	acetone		액체/무색	효소조직화학
크롬화합물	pot. dichromate	낮은 pH에서 이황화결합을 잘라주어 변형시킨다	결정체/오렌지색	고정 후 수세
	chromic acid		결정체/갈색	고정 후 수세
수은염	mercuric chloride	이온화 염기, thiol기와 반응	결정체/무색	
Os	osmium tetroxide	이온화 아미노기와 반응하여 carbonyls생성	결정체/무색	전자현미경
산(acids)	picric acid	이온화기의 전하를 변형시킨다	결정체/황색	염료로 이용
	acetic acid		액체/무색	

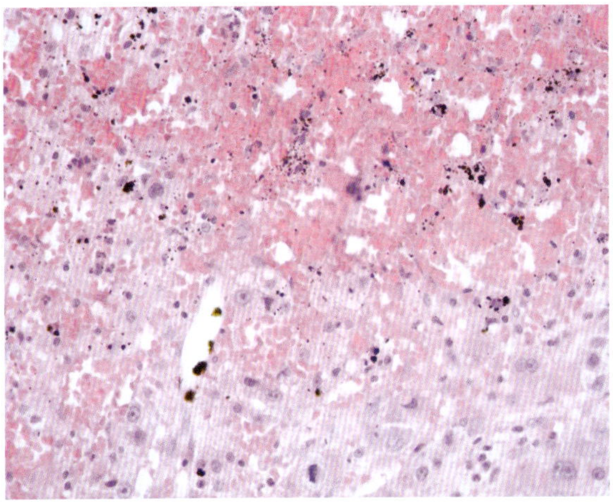

그림 1.2.7 포르말린 색소
혈액을 많이 함유한 조직을 오랫동안 고정시 생성

그림 1.2.8 포르말린 색소를 편광현미경으로 관찰시 밤하늘의 은하수처럼 모임.

표 1.2.4 중요 고정성분의 단백질에 대한 작용기전

Bouin	Rossman	Gendre	Duboscq-Brazil
picric acid 포화수용액 conc. formalin acetic acid	picric acid 포화알코올액 conc. formalin	picric acid 포화알코올액 conc. formalin acetic acid	picric acid 80% ethanol conc. formalin acetic acid
Masson's trichrome 염색시 매염제			신장조직 고정

2) picric acid 계열 고정액

picric acid[$C_6H_2(NO_2)_3OH$]의 노란색 때문에 이 고정성분이 포함된 고정액의 색은 밝은 노랑색(bright yellow)을 나타낸다. picric acid가 포함된 중요 고정액에는 "Bouin's 고정액, Duboscq-Brasil 고정액, Rossman's 고정액, Gendre's 고정액" 등이 대표적이다(표1.2.4).

picric acid는 착색능력이 있어서 염료로도 사용되며, 조직고정시 조직을 노란색으로 착색시킨다. 고정시 착색된 노란색은 알코올에서 잘 용해되며, 흐르는 물에 수세해도 탈색된다. 단백질의 아미노기($-NH_2$)나 카르복실기($-COO^-$)와 같은 이온화기(ionisable groups)의 전하를 변화시킴으로써 정전기적(electrostatic) 결합이나 수소결합(hydrogen bonding)이 붕괴되어 불용화되는 고정원리를 나타낸다. Bouin 고정액은 매염효과가 있어서 포르말린 고정액으로 고정한 절편을 Masson's trichrome 염색할 때 매염과정에 사용되며, Duboscq-Brasil 고정액은 사구체 기저막 염색에 고정효과가 우수하여 특히 신장생검조직(renal biopsy) 고정에 사용되고 있다.

표 1.2.5

Zenker	Helly	Maximow	Susa	B-5	Schaudinn
$HgCl_2$	$HgCl_2$	$HgCl_2$	$HgCl_2$	$HgCl_2$	$HgCl_2$
Pot. dichromate	Pot. dichromate	Pot. dichromate			
Sod. sulfate	Sod. sulfate	Sod. sulfate	Sod. sulfate		
증류수	증류수	증류수	증류수	증류수	증류수
	농formalin	농formalin	농formalin		
acetic acid			acetic acid		acetic acid
		OsO_4	TAA	Sod. acetate	
오렌지	오렌지	오렌지	무색	무색	무색

3) mercuric chloride 계열 고정액

염화제2수은 또는 승홍(昇汞)이라 부르는 mercuric chloride($HgCl_2$)는 널판지 형태의 무색 결정체로 단백질의 thiol기 등에 반응하여 가교를 형성하는 방법으로 친유성부위(lipophilic regions)를 파괴하여 친수성부위(hydrophilic regions)의 용해도를 감소시키는 고정원리를 나타낸다(표1.2.5).

염화제2 수은이 포함된 고정액으로 고정하면 조직의 크기(volume)가 크게 위축되고, 조직내에 반짝거리는 입자 형태의 수은색소(mercuric pigment)가 침착되어 염색 전에 탈승홍과정을 거쳐 제거해야 되는 번거러움이 있고, 수질을 오염시키는 중금속으로 현재는 거의 사용하지 않는 고정성분이다(그림 1.2.9~10).

Zenker's 고정액은 조직의 미세성분 고정에 효과적이며, 특히 세포질과 결합조직섬유 성분의 염색에 우수한 효과가 있어서 PTAH 염색시 매염작용에 사용된다. B-5 고정액은 주로 악성림프종(malignant lymphoma) 진단을 위해 활성화된 림프절 조직의 고정에 효과적이다. 승홍이 함유된 고정액을 사용할 때 금속제 기구를 사용하면 착염을 형성하여 침전물이 발생되므로 유리나 목제로 된 기구를 사용해야 한다.

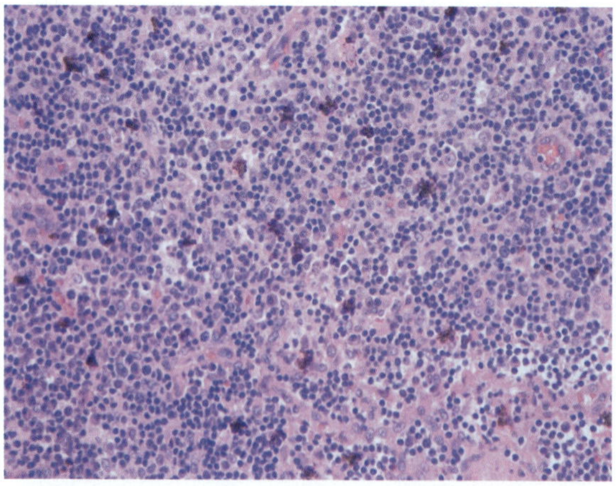

그림 1.2.9 $HgCl_2$가 포함된 조직 고정시 승홍의 침착

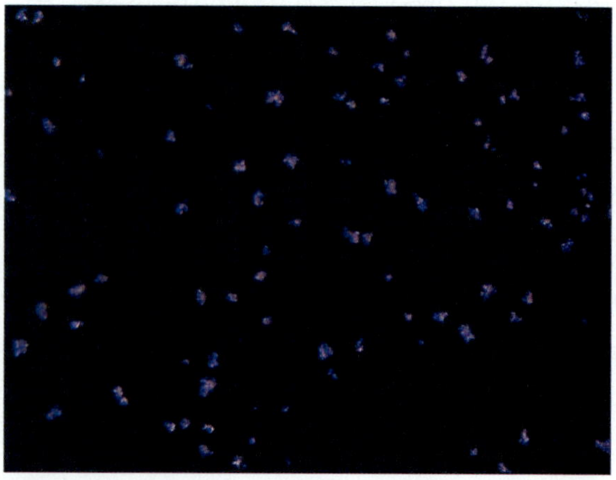

그림 1.2.10 승홍을 제거하지 않은 편광 현미경상

4) potassium dichromate 계열 고정액

Potassium dichromate(중크롬산 칼륨, $K_2Cr_2O_7$)는 오렌지색을 띤 결정체로 낮은 pH에서 이황화결합(disulphide bridges)을 붕괴시키며, tyrosine과 methionine 같은 친유성잔기를 파괴하는 고정원리를 갖는다(표1.2.6). 크롬(Cr) 원소는 다른 분자와 쉽게 결합하여 색(color)을 나타내는 특징을 갖기 때문에 이 성분이 포함된 고정액으로 고정한 조직은 조직성분과 결합하여 착색시킬 수 있다. 따라서 승홍이 포함된 고정액으로 고정한 조직은 반드시 흐르는 물에서 12시간 이상 수세를 해야 한다. Orth's 고정액은 특히 부신수질 세포의 크로마핀 과립(chromaffin granules)을 증명하는 목적으로 사용된다.

표 1.2.6

Orth	Muller	Regaud(Moller)
Pot. dichromate 증류수 Sod. sulfate 농 formalin	Pot. dichromate 증류수 Sod. sulfate	Pot. dichromate 증류수 농 formalin

5) osmium tetroxide 계열 고정액

오스뮴산(osmium tetroxide, osmic acid, OsO_4)은 특별히 불포화지질의 탄소-탄소 이중결합에 반응하여 가교를 형성하여 오스뮴산 디에스테르의 흑색산물이 형성되므로, 전자현미경 검경이 가능하여 glutaraldehyde로 고정시킨 다음 오스뮴산으로 처리한다(그림1.2.11).

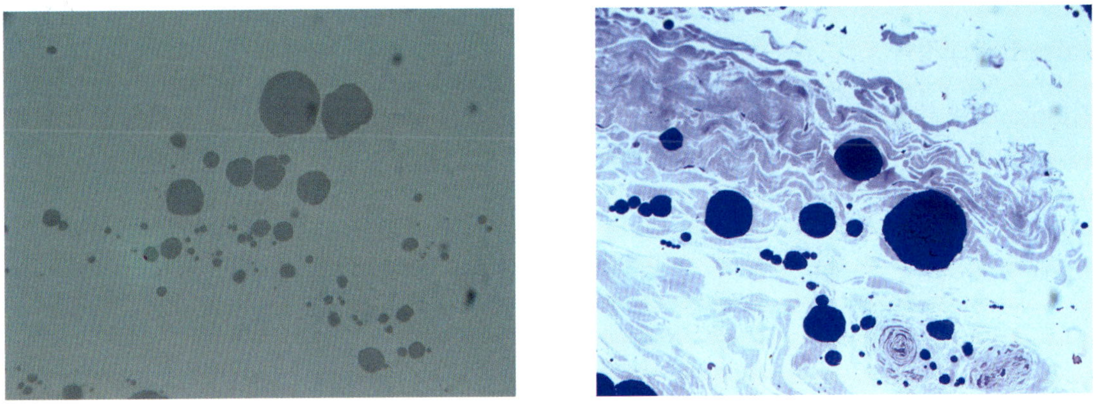

(a) (b)

그림 1.2.11 지방고정의 예
(a) 오스뮴 산(osmium tetroxide)으로 고정시 지방성분은 흑색산물을 형성.
전자현미경표본 제작시 semithin 절편에서 지방의 광학현미경 사진.
(b) 전자현미경 semithin 박절 후 절편을 toluidin blue염색시 지방조직은 청색으로 염색된다.

오스뮴산 결정체나 수용액은 모두 유독성 증기를 발생하며 인체에 유해하므로 보관과 취급에 주의해야 한다. 오스뮴산을 함유한 고정액은 표1.2.6과 같다.

표 1.2.7

Flemming	Champy
OsO4 Chromium trioxide acetic acid	OsO4 Chromium trioxide Pot. dichromate

6) 기타 중요한 고정액

(1) Carnoy 고정액

Absolut ethanol	60ml
Chloroform	30ml
Acetic acid	10ml

Carnoy 고정액(Carnoy' s solution)은 침투력이 빠르고 수분을 포함하지 않은 무색의 고정액으로 신속한 표본제작을 위해 사용된다. 고정과 동시에 탈수도 진행되므로 파라핀절편을 제작할 때 고정 후 수세과정이 필요없다. 염색체를 잘 보존하기 때문에 염색체 연구에 이용되며, 수분을 포함하지 않은 고정액으로 원래 당원(glycogen)을 증명할 목적으로 고안된 고정액이다. 조직 내의 적혈구와 세포질 과립을 용해시키는 단점이 있다. 이 고정액으로 처리할 조직의 두께는 3mm 이내여야 하며 30~90분간 고정 후 95% 알코올로 옮긴다.

(2) Kaiserling 고정액

장기(organs)나 태아(fetus) 등을 전시용 표본(medical museum)으로 제작하기 위해서는 장기 원래의 색을 나타내는 것이 중요하다. 이 고정액은 전시용 표본을 제작하기 위해 고안된 고정액으로 다른 고정액과 달리 3단계의 각각 다른 용액을 거치는 것이 특징이다.

1단계

Conc. formalin	400ml
Distilled water	2,000ml
Pot. nitrate	25gm
Pot. acetate	50gm

약 2주 정도 처리한다. 장기의 크기에 따라 고정시간을 연장하여 내부까지 충분히 고정되도록 해야 한다.

고정액에 포함된 포르말린에 의해 조직은 회백색으로 변한다. 고정액의 pH는 중성이어야 한다.

2단계

95% ethanol	조직 크기의 2배

1단계 고정액에서 꺼낸 조직은 잠시 흐르는 물에 수세한 다음 2단계 용액으로 옮긴다. 이 단계에서 조직의 원래의 색이 나타나게 된다. 처리시간은 조직의 크기에 따라 다르나 보통 30분에서 4시간 사이에 원래의 색이 나타난다. 너무 오래 방치하면 다시 퇴색하게 되는데 이런 경우에는 색을 복원할 수 없으므로 주의해야 한다.

3단계

Sod. acetate	400gm
Glycerine	4ℓ
이것에 증류수를 10 l까지 채운다.	
보존제로 thymol을 소량 첨가한다.	

표본 보관을 위한 용액으로 글리세린이 약 25%를 차지하여 전시용 유리판(perspex)의 굴절률과 일치하게 만드는 것이다. 이 고정액은 1897년 Kaiserling이 고안한 방법으로 이후 많은 사람들이 3단계 용액의 새로운 제법을 발표해 왔다. 마지막으로 이 용액에 옮겨 전시하면 원래의 색이 그대로 잘 유지되면서 오랫동안 보관할 수 있다.

6. 화학적 고정의 실제 및 고정 후 처리

1) 고정 용기(fixative container)

표본을 제작할 조직이 선정되면 고정용기에 조직크기의 10~15배 정도의 고정액을 준비하여 조직을 고정한다. 이때 고정용기는 내부가 보이는 투명한 유리, 플라스틱 용기를 사용해야 하며, 용기의 입구가 충분히 넓어서 조직의 출입이 자유로워야 한다. 금속용기를 고정용기로 사용하면 고정액과 반응하여 부식되면 진단에 영향을 줄 수 있으므로 사용해서는 안된다.

2) 고정온도, 고정시간, 조직의 두께

일반적인 검사를 위해 파라핀절편을 제작하는 경우에는 조직고정을 실온(25℃)에서 시행한다. 그러나 전자현미경 검사를 위한 조직을 고정하는 경우에는 냉장고에서 고정과정을 진행해야 한다. 그러나 고정온도가 0℃ 이하가 되면 조직 내 수분이 결정을 형성하면서 어떤 성분은 원래의 위치가 변화될 수 있으므로 주의해야 한다. 신속한 고정을 위해 고정온도를 올리는 것은 화학반응 속도가 증가하여 고정시간을 단축할 수 있으나 동시에 자가융해의 속도가 촉진되고 조직내 물질의 유실도 일어날 수 있으므로 가급적 이런 방법의 사용을 지양해야 한다.

고정액의 침투 속도는 시간이 경과함에 따라 느려지고 침투 속도는 조직의 종류와 고정액에 따라 다르다. 고정액 중 formalin, acetic acid, mercuric chloride 등은 침투율이 빠르고, picric acid, ethanol, pot. dichromate 등은 중간정도, glutaradehyde, osmic acid, chromic acid 등은 침투가 느린 고정성분에 속한다. 고정할 조직의 두께는 파라핀절편을 제작할 경우에는 3~5mm, 전자현미경 검체는 1~2mm 정도의 크기가 적당하다. 고정시간도 고정액의 종류와 조직의 종류에 따라 달라지지만 일반적으로 30분에서 4시간 범위 내에서 충분히 고정될 수 있다. 10% 포르말린에 고정하는 경우 일반적으로 크기가 작은 조직은 12시간, 큰 조직은 24시간 정도 처리하면 충분히 고정된다. 그러나 응고형 고정액에 장시간 고정하면 조직이 단단해져서 박절이 어려워질 수 있으며, 고정액에 따라 인공색소를 형성할 수 있으므로 적절한 고정시간을 지키는 것이 좋은 표본을 만드는 방법이다.

3) 고정액의 pH, 삼투압

고정액에 따라 적절한 pH가 각각 다르다. 그러나 대부분 고정액의 pH는 6~8 사이에 존재한다. 이 pH 범위를 넘는 경우에는 조직의 미세구조를 나쁘게 변화시킨다. 10% 포르말린 고정액의 적정 pH는 중성(7.0)이다. 특별한 목적으로 고정액의 pH를 조절하는 경우도 있다. 예를 들어 위점막을 보존하기 위해서는 고정액의 pH를 5.5로 조절해야 하며, chromaffin reaction을 증명하는 경우 pH 6.5에서 adrenalin과 noradrenalin을 저장하는 과립의 안정성이 가장 좋다.

대부분의 고정액은 단순한 수용액인 경우가 많다. 그러나 좀 더 정밀한 연구를 위해서는 완충액을 첨가하여 고정액의 삼투압(osmotic pressure)을 조절하고 있다. 많은 연구에서 고장액(hypertonic solution)인 경우 세포를 위축시킨다. 등장액(isotonic solution, 300~350 mOsm)인 경우에는 저장액(hypotonic solution)과 동일하게 세포를 부풀리게 만들고 고정이 만족스럽지 않게 나타난다. 따라서 고정액의 삼투압은 약간의 고장액상태(400~450 mOsm)를 유지해야 한다.

4) 고정액 후 처리

고정이 완료된 조직은 일반적으로 수도수로 잠시 행궈(rinsing) 고정액 성분을 씻어낸 후 다음 단계를 진행한다. 그러나 고정액에 pot. dichromate나 chromic acid가 포함된 경우에는 반드시 흐르는 물에서 12시간 이상 수세(washing)하여 불용성의 침전물이 형성되는 것을 방지해야 한다.

광학현미경 표본 제작 원리

학습목표

1. 광학현미경 검경원리를 이해한다.
2. 조직현미경표본 제작 과정을 공부한다.
3. 박절을 위한 조직의 동결과 물질주입의 차이와 특성을 공부한다.
4. 파라핀절편 제작 과정의 중요 단계를 숙지한다.
5. 동결절편 제작 과정의 중요 단계를 숙지한다.

3장

1. 현미경이란 무엇인가?

현미경(microscope)이란 사람의 육안만으로 볼 수 없는 매우 작은 크기의 물질을 확대시켜 볼 수 있도록 고안된 기구이다. 작은 크기의 물질을 확대시켜 눈으로 볼 수 있도록 하기 위해서는 빛의 직진과 파동 그리고 굴절하는 특성과 투과된 빛을 한 점에 모이게 하는 lens의 특성을 이용하게 된다. 현미경을 최초로 만든 사람에 대한 명확한 기록은 없으나 1665년 영국의 로버트 훅(Robert Hooke, 1635-1703)이 발표한 micrographia란 책에 현미경을 사용하여 여러 가지 물체를 관찰하고 그림으로 기록한 사실로부터 적어도 1600년대 중엽에 이미 생물학적 연구에 현미경이 사용되었음을 짐작할 수 있다.

현미경이 만들어진 초기에는 지금의 확대경 정도의 기구였으나, 점진적인 과학의 발전과 더불어 현재에는 높은 해상력을 가진 광학현미경과 여러 가지 기능을 갖춘 다양한 종류의 현미경이 개발되었다. 특히, 1931년 투스카에 의해 전자현미경(electrion microscopy)이 제작됨으로 0.3nm 정도의 미세구조까지도 검경이 가능하게 되었다.

현미경(특히 광학현미경)은 병리검사나 각종 생물학적 연구에 필수적인 중요한 검사기구의 하나이며, 조직화학을 공부하기 위해서는 현미경의 확대원리와 현미경 각 부분의 기능을 잘 이해해야 한다.

이 장에서는 현미경의 종류를 알아보고 가장 많이 이용하는 광학현미경의 확대원리와 각 부분의 명칭과 기능을 수록하였다.

2. 현미경의 종류

생물학적 연구에는 여러 종류의 현미경을 이용할 수 있다. 표1.3.1은 현미경에 사용하는 광원(light source)의 종류에 따라 현미경을 분류한 것이다.

표 1.3.1 광원의 종류에 따른 현미경의 분류

광 원	종 류
가시광선 (visible light)	광학(optocal, light) 편광(polarization) 위상차(phase-contrast) 간섭(interference) 암시야(dark-field)
불가시 광선 (invisible light)	자외선(ultra-violet light) 형광(fluorescence)
전자 (electron)	투과전자(TEM) 주사전자(SEM)

현미경의 해상력(resolving power)이란 밀착된 두 점을 분명하게 분리해 볼 수 있는 능력을 말한다. 만약 현미경의 해상력보다 두 점이 밀착되어 존재한다면 두 점은 하나로 보일 것이다. 해상력은 광원의 파장(wavelenght), 대물렌즈(objective lens)의 렌즈구경(numerical aperture)과 빛을 모으는 능력(light-gathering capacity)에 따라 해상력이 달라지게 된다. 따라서 가시광선(파장 400-800nm 사이)을 사용하는 광학현미경 보다, 짧은 파장을 광원으로 사용하는 자외선현미경이 더욱 높은 해상력을 갖게 된다. 잘 만들어진 광학현미경의 해상력은 약 0.2micron이다.

표1.3.1에 열거한 여러 종류의 현미경은 각각 독특한 특징을 갖고 있으므로 연구목적에 따라 알맞은 현미경을 사용해야 된다. 일반적으로 조직화학 분야에는 광학현미경이 주로 사용되며, 최근에 형광현미경과 전자현미경의 이용이 점점 증가되고 있다. 여기서는 일반적으로 많이 사용되고 있는 광학현미경의 확대원리와 현미경의 각 부위의 명칭과 기능을 상세히 기술하고, 그 밖의 현미경은 특징과 용도만을 간단히 기술하고자 한다.

3. 광학현미경(light microscope)

일반적으로 특정한 명칭 없이 현미경이라 부르는 것은 광학현미경을 말한다. 광학현미경은 가시광선 (파장 400-800nm 사이)을 광원으로 사용하며(표1.3.1), 광원으로부터 나온 빛이 검체를 투과한 후 렌즈를 통과하면서 굴절되어 일정한 한 점에 형성된 상을 볼 수 있도록 고안된 기구이다(그림 1.3.2).

따라서 광학현미경으로 검체를 검경하기 위해서는 검체가 몇 가지 조건을 갖춰야 한

표 1.3.2 일반적으로 이용하는 길이의 단위

meter(m)	1m = 39.37 inches
centimeter (cm)	1cm = 10^{-2}m
millimeter (mm)	1mm = 10^{-3}m
micrometer (μm)	1μm = 10^{-6}m
nanometer (nm)	1nm = 10^{-9}m
picometer (pm)	1pm = 10^{-12}m
Angström(Å)	1Å = 0.1nm

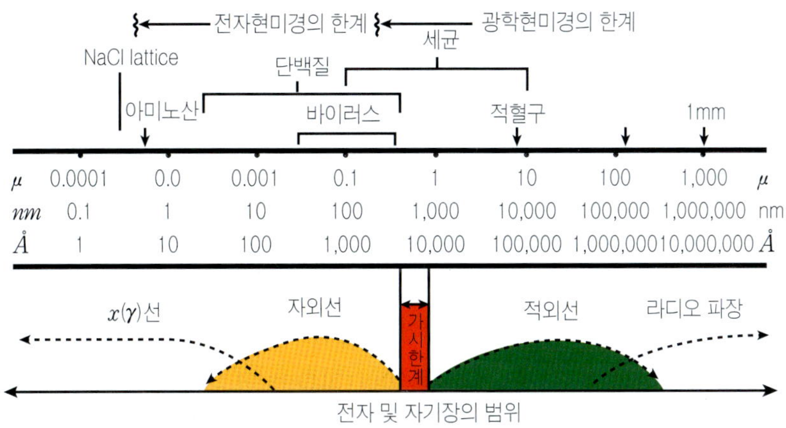

그림 1.3.1 현미경의 가시한계. 미세구조물의 상대적인 크기 및 빛의 파장과의 관계

다. 검체가 갖춰야 될 조건은

첫째, 검경할 물체가 광원으로부터 나온 빛을 투과 할 수 있어야 한다. 만약 검체가 빛을 투과할 수 없을 정도로 두꺼우면 검경할 수 없다. 예를 들면 혈액 도말표본에서 두껍게 도말된 부분은 혈구세포들이 여러 층으로 쌓여 있어서 빛이 통과하지 못하므로 검경이 불가능하다. 인체조직도 빛이 통과할 수 없을 정도로 두껍기 때문에 적절한 처리를 하지 않은 상태로는 검경할 수 없다.

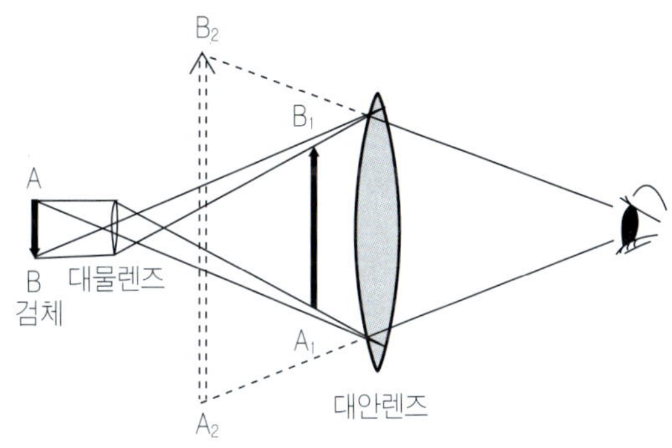

그림 1.3.2 간단한 현미경에서의 상의 형성과정

둘째, 검체를 투과한 빛이 굴절률에 차이가 나거나 없으면 검경이 불가능 하다. 예를 들면 요 침사물을 slide glass 위에 도말하여 검경할 때, 탈락된 상피세포와 혈구세포는 구분할 수 있지만 백혈구가 호중구인지 림프구인지 구분하는 것은 불가능하다. 더구나 핵 내의 염색체 분포 등은 전혀 알 수 없다. 이처럼 굴절률의 차이가 적어 검경이 불가능한 경우에 인위적으로 색의 차이를 나타내게 하면 검경이 가능해 진다.

따라서 인체의 조직이나 세포를 광학현미경으로 검경하기 위해서는 검체를 빛이 통과할 수 있도록 얇게 처리한 후, 보고자 하는 부위를 염료나 여러 가지 시약을 사용하여 착색시키는 과정이 필요하다. 이처럼 생물학 분야에 이용되는 광학현미경은 주로 색의 차이를 이용하여 검경하도록 개발되 왔기 때문에 수색성(收色性)현미경이라고도 한다.

1) 상(imagc)의 형성 원리

현미경은 빛의 직진과 굴절(refraction)현상을 이용한 기구이다. 빛이 lens를 통과할 때, 렌즈의 형태에 따라 빛이 분산될 수도 있고 반대로 한 점에 모아질 수도 있다. 투과된 빛이 한 점에 모아진 최초의 점을 기본초점(principal focus 또는 focal point)이라 한다.

간단한 현미경은 대물렌즈(objective lens)와 대안렌즈(eyepiece lens) 즉, 두 개의 볼록렌즈(convex lens)로 구성되어 있다. 그림1.3.2에서 보는 것처럼 물체(A B)를 통과한 빛은 대물렌즈를 통과하면서 굴절되어 확대된 역상(inverted image)A1, B1을 형성한다. 확대된 역상을 형성하기 위해서는 검체가 대물렌즈의 초점거리보다 더 떨어져 있어야 한다. 이확대된 역상 A2, B2가 보이게 된다.

이러한 상이 형성되는 기본원리는 모든 광학현미경에 적용된다. 그러나 실제에 있어서는 단순히 하나의 렌즈를 사용할 때는 렌즈를 통과한 빛이 정확하게 초점위치에 모이지 않는 구면수차나 색깔별로 광축에 따라 각각 다른 위치에 초점이 형성되는 색수차(aberrations of color)가 나타나기 때문에 이런 결함을 최소화하기 위해 여러 개의 렌즈를 조합한 복합구조의 대물렌즈와 대안렌즈 그리고 집광기를 사용하고 있다.

2) 광학현미경 각 부분의 명칭

(1) 광원 (illuminator)

보통 현미경 내부에 고광도의 6V 20W 텅스텐 할로겐램프가 내장되어 있다. 할로겐램프에는 전압이 일정하게 유지되면 밝기와 색도가 거의 변화되지 않는 장점을 갖고 있다. 전원스위치를 켜면 최초로 광원에 불리 들어오게 된다(그림 1.3.3).

(2) 광원 조리개 (iris diapham)

집광장치의 아래 부분에 위치하며 광원으로부터 나온 빛이 검체의 중앙으로 노출되도록 조절하는 장치다.

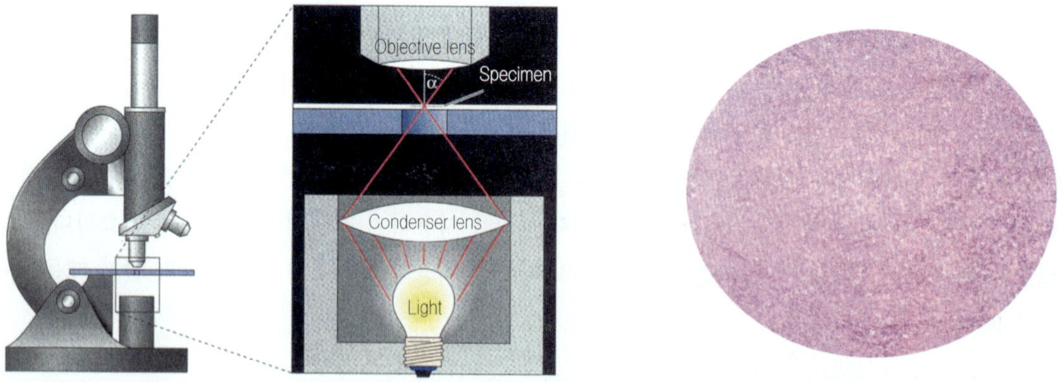

그림 1.3.3 개구수(numerical aperture, NA)란 빛은 집광렌즈에 의하여 검체에 집중되고 현미경의 대물렌즈에 의해 모아지는데, 현미경의 분해능, 초점심도, 밝기 등 현미경 대물렌즈의 성능을 가늠할 수 있는 중요한 수치이다. 개구수는 대물렌즈에 들어가는 빛이 원추각과 검체와 렌즈사이의 매질의 굴절지수에 의해 결정되며, 개구수가 클수록 현미경의 분해능이 좋아진다.
(매질은 보통 공기와 immersion oil 이다)

(3) 집광장치(condenser)

빛이 표본에 집중되도록 조절하는 장치로 표본대의 바로 아래에 위치한다. 대물렌즈, 대안렌즈 다음으로 중요한 장치이며, 사용법에 따라 해상력이 크게 영향을 미친다. 일반적으로 검체에 빛이 많이 집중되면 그만큼 해상력이 증가된다. 사진촬영과 같은 특별한 경우를 제외하고는 정확한 위치가 설정되면 매번 조절할 필요는 없다.(그림1.3.4)

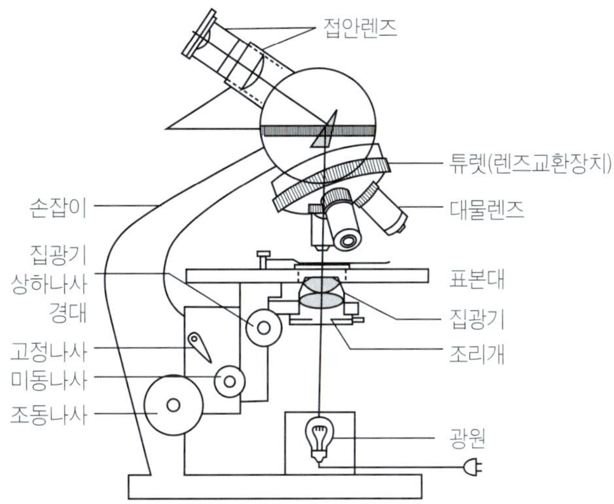

그림 1.3.4 현미경의 각 부위 명칭

(4) 표본대(objective stage)

검경할 표본을 올려 놓은 수평의 관으로 빛의 진로에 수직이 되어야 하며 slide 고착장치(slide holder)와 slide의 위치를 전후좌우를 움직일 수 있는 이동장치가 부착되어 있다.

(5) 대물렌즈(objective lens)

표본을 통과한 빛을 모아 확대된 역상을 형성하게 하는 렌즈를 말한다. 일반적으로 구면수차와 적색과 청색에 대한 색수차를 제거한 "schromatic lens"나 구면수차가 더욱 교정되고 적, 청, 녹색에 대한 색수차를 제거한 "apochromatic lens" 가 사용되고 있다.

대물렌즈는 보통 저배율로부터 고배율까지 4-5개의 렌즈가 부착되어 있어서 대물렌즈를 회전시키며 원하는 배율로 검경할 수 있도록 고안되고 있다. 자체배율이 4X, 10X, 25X, 40X, 100X 인 대물렌즈가 일반적으로 사용 되며 100배율은 working distance가 짧고 개구수(numerial aperture, 빛의 각도)가 크기 때문에 immersion oil을 사용해야 하므로 oil lens라 한다(그림 1.3.4).

대물렌즈 외면에는 그림과 같은 표시가 있으며, 이것은 대물렌즈 의 종류, 배율, 개구수, 튜부의 길이, cover glass 의 두께 등을 나타내는 표시이다. 배율을 쉽게 알아볼 수 있도록 배율을 나타내는 색깔띠(color bend)가 있다.

(6) 대안렌즈(eyepiece lens)

대물렌즈에 의해 형성된 상을 더욱 확대하여 실제로 검경할 수 있는 최종배율의 허상을 나타나게 하는 렌즈다. 대물렌즈와 마찬가지로 구면수차와 색수차를 제거하기 위한 복합구조의 렌즈가 사용되며 목적에 따라 여러 종류의 대안렌즈가 있다. 보통 wide field eyepiece가 사용되며 이것은 보이는 상의 범위가 넓고 렌즈에 눈을 가까이 대지 않고 떨어져서 볼 수 있는 렌즈이다. 좌우 눈의 초점을 조절하는 장치와 두 눈 사이의 거리를 조절하는 장치가 있다.

보통 현미경의 배율은 대물렌즈의 배율과 대안렌즈 배율의 곱으로 표현된다. 광학현미경의 최대배율은 1200X 정도이며, 분해능은 0.2㎛다.

(7) 초점 조절나사(focusing adjustment knobs)

상의 초점을 조절하는 장치로 커다란 조동나사와 작은 미동나사가 보통 함께 붙어있다. 저배율에서 조동나사로 선명한 상을 조절한 후 고배율로 변환시켜 미동나사로 선명도를 조절한다.

3) 광학현미경의 사용 및 초점 조절방법

(1) 전원 스위치를 켜고 집광기까지 불이 들어오는지 확인한다.
(2) 조동나사를 움직여 대물렌즈와 stage 사이의 거리를 최대로 벌여 놓고, stage 위에 표본을 올려놓는다.
(3) 최저배율의 대물렌즈(4X 혹은 2.5X)를 선정하고 초점을 조절하면서 표본을 이동하여 표본이 시계(filed)의 중앙에 위치하도록 한다. 4. 집광장치(condenser)의 조리개를 닫아 집광된 빛이 시계의 중심에 오는가를 확인하고, 중심에 위치하지 않으면 중심 조절나사를 조절하여 중심에 오도록 한다.
(5) 먼저 오른쪽 눈으로 오른쪽 대안렌즈를 보면서 미동나사를 조절하여 초점을 정밀하고 선명하게 조절한다.
(6) 오른쪽 눈을 살며시 감고 왼쪽 눈으로 왼쪽의 대안렌즈를 보면서 왼쪽 대안렌즈 튜브에 있는 조절장치로 초점을 맞춘다.
(7) 두 눈 사이의 거리를 조절손잡이를 사용하여 맞춘다.
(8) 저배율에서부터 고배율로 대물렌즈를 전환하여 표본을 검경한다.

4) 형광현미경(fluorescence microscope)

형광물질이란 어떤 물질에 눈에 보이지 않는 자외선과 같은 짧은 파장의 빛이 투과되면, 이 단파장의 빛을 흡수하여 눈에 보이는 가시광선으로 전환된 빛을 발산하는 물질을 형광물질이라 한다(그림 1.3.5).

이런 형광성은 검체 내에 원래부터 존재하는 경우도 있으나, 인위적으로 검체의 어떤 특성 성분에 형광물질을 결합시킨 후 형광성을 검경하는 방법이 주로 이용된다.

형광성은 빛이 많이 노출될수록 그리고 온도가 올라갈수록 약해져서 결국 형광성을 잃게 된다. 따라서 형광현미경의 검경은 암실에서 해야 하며, 결과는 사진으로 촬영하여 보관하게 된다. 또한 형광현미경으로 검경하기 위해 준비한 표본은 검경하기 전까지 빛을 차단하도록 고안된 상자에 넣어 냉장고에 보관해야 한다.

형광현미경은 실제로 형광물질을 부착시킨 특정 항체를 검체와 반응시켜서 검체 내에 특정항체와 반응하는 특정 물질의 존재 여부를 확인하는 면역형광검사 방법에 주로 이용되고 있다.

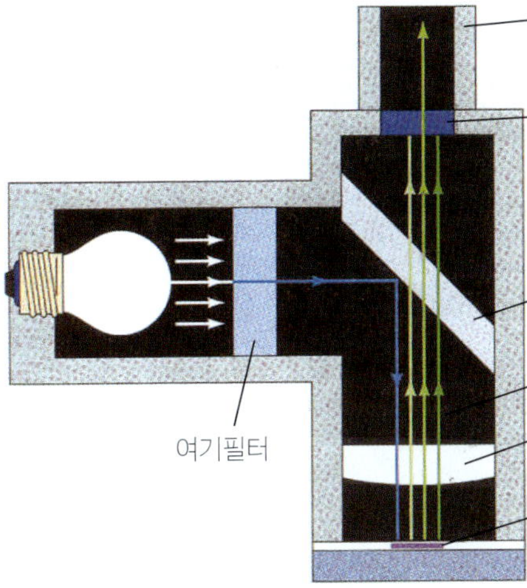

(a) 형광현미경의 원리

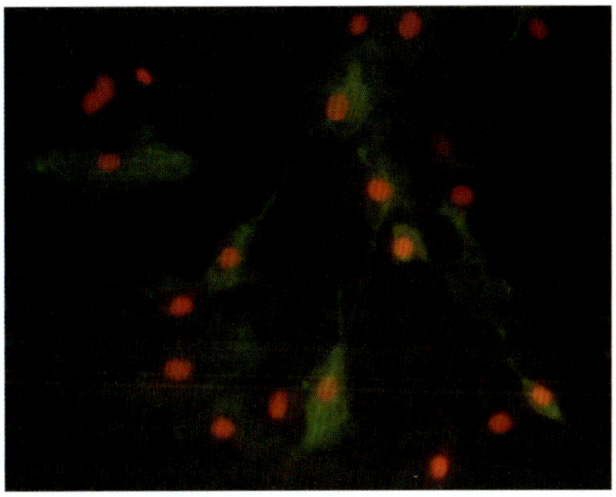

(b) 형광현미경을 이용한 filbroblast 세포 염색상
filbroblast 세포주에서 vimentin염색 , vimentin은 녹색으로 염색되고 핵은 propidium iodide에 의해 붉은 색으로 염색됨.

그림 1.3.5 **형광현미경**
빛은 형광 색깔을 여기 하는 파장의 빛을 선택하기 위해 (ex:blue) 여기필터(excitation filter)를 지나간 다음 색선별거울(dichromic mirror)은 검체로 내려오는 여기 빛을 빛나게 한다. 검체로부터 내려오는 여기된 형광빛(ex:green)은 색선별 거울을 지나 차단필터(barrir filter)는 염료에 의해 여기된 파장의 빛을 선택한다.

공초점 현미경

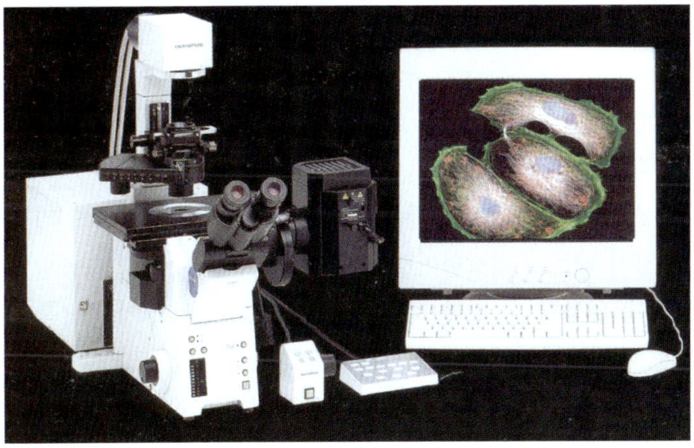

그림 1.3.6 빛의 명확한 한 부분이 검체의 특별한 깊이에 초점을 맞추고 여기된 형광 빛은 검출기에 의해 모아진다. 검출기에 도착하기전 검체에 의해 여기된 형광 빛은 검체의 선택된 깊이로부터 여기된 빛은 공초점 개구를 통과해야만 초점이 조절된다. 그 결과 검체의 깊이에 의해 선택된 초점안의 여기된 빛만이 탐지된다.

5) 공초점 레이저 주사 현미경(laser scanning confocal microscope)

지금까지 형태학적 연구는 3차구조의 세포를 평면에 올려놓고 광학현미경을 비롯한 각종의 현미경, 1980년대부터 flow cytometry 그리고 최근의 각종 computerized imaging analyser 등으로 분석하였다. 이러한 연구는 fluorescence dye 이용, monoclonal antibody의 발날, 선사현미경의 발달 등으로 세포내의 변화를 직접 또는 간접적으로 관찰 할 수 있는 여러 방법을 제시하였으나, 그 연구는 2차원적 연구로 3차원 세포 구조를 연구하는데 매우 제한될 수밖에 없었다.

1990년대 들어서면서 레이저를 이용하여 광학현미경에서 볼 수 없는 입체구조를 얻게 되었는데 이러한 연구는 fluorescence dye, monoclonal antibody, computer의 발달로 어느 한정된 부분 안에서 초점을 맞추어 제한적 깊이까지 입체화 시킬 수 있는 공초점 레이저 주사 현미경(laser scanning confocal microscope)이 만들어 지게 되었다.(그림 1.3.6)

공초점 레이저 주사현미경은 시료의 불연속적으로 계수화된 절편의 영상을 연속적으로 생성한 후 컴퓨터 프로그램을 이용하여 구조물의 완전한 영상을 제구성하도록 설계되었다(그림 1.3.7).

시료는 연속적 좌표로 전환되었기 때문에 컴퓨터에 의해서 어떤 각도에서도 영상을 구성할 수 있으므로 어떤 위치에서도 구조를 파악 할 수 있다.

따라서 세포형태학, 생리학, 병리학, 분자생물학 분야에서 많이 응용이 되고 있으며 의학, 식품공학, 재료공학 등의 응용분야에서도 각광을 받고 있다. 이러한 공초점 레이저 주사 현미경은 전자 현미경과 마찬가지로 세포학을 연구하는 데 있어서 강력한 도구로 사용할 수 있으며 광학현미경의 원리를 사용하기 때문에 형광현미경을 비롯한 기존의 현미경 사용방법에 쉽게 응용될 수 있다. 그리고 공초점(confocal)이라는 특성상, 기존의 광학 현미경에서 2차구조만을 볼 수 있던 것을 3차 구조까지 탐구할 수 있다는 것은 커다란 발전이라고 할 수 있다. 그럼으로써 공초점 주사 현미경이라는 새로운 기술은 어떤 스캐닝 방식을 사용하기 전 세포의 3차원 구조를 연구하는데 큰 도움을 주게 되었다. 공초점 레이저 주사 현미경에 의한 세포의 3차적 구조의 영상화는 "세포 CT scan" 과 같은 것으로써 생명과학 연구에 중요한 기법이 되었고 이 기술은 매우 빠른 속도로 성장하고 있으며, 몇 가지 한계성이 존재하지만, 이 새로운 현미경은 세포내의 변화에 대한 커다란 이해를 도와주고 있다(그림 1.3.8).

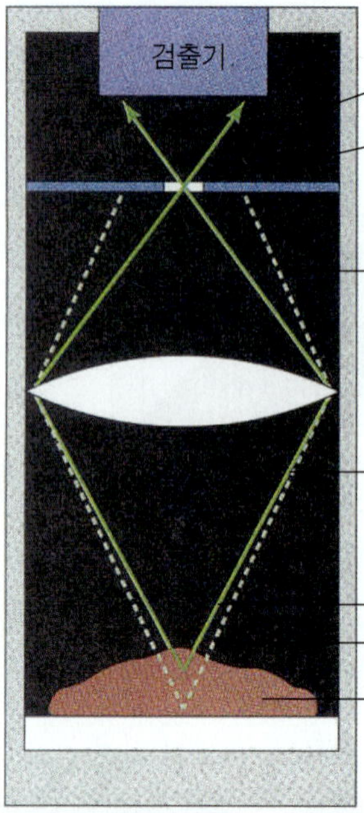

공초점 레이저 현미경의 원리

그림 1.3.7 표본의 단면은 기계적이 아닌 광학적 절편(optical section)이므로 표본을 얇게 제작하지 않아도 선명한 상을 얻을 수 있다. 표본을 여러 단면으로 주사하여 컴퓨터 프로그램으로 재구성하여 입체적으로 볼 수 있다.
주사속도가 빨라 살아있는 세포에서 급속히 이동하는 세포내 칼슘이온 농도, pH등의 변화를 상으로 구상할 수 있다. 형광장치가 있어 조직또는 세포내 형광물질이나 인위적으로 표시한 몇종의 형광을 다른 색깔로 동시에 볼 수 있다.

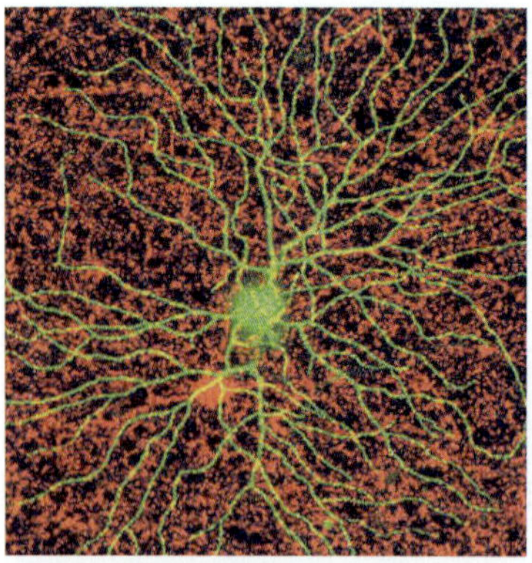

공초점 주사현미경을 이용한 신경세포 염색

그림 1.3.8 Lucifer Yellow에 의해 Retina ganglion cell을 염색. texas red로 도파민에 작용하는 amacrine cell을 염색.

6) 그 밖의 현미경의 특징

(1) 편광현미경(polarizing microscope)

빛은 파동의 형태를 전달된다. 폴라로이드 판이나 결정축에 나란하게 자른 얇은 전기석과 같은 편광판을 두 장 겹쳐서 광원 앞에 놓고 그 중하나를 서서히 돌려보면 밝게 보일 때와 어둡게 보일 때가 있는데, 이러한 현상은 편광판을 90° 회전 시킬 때마다 반복하여 나타난다. 즉 편광판의 결정축이 평행일 때는 밝게 보이고 수직일 때는 어둡게 보인다. 이와 같은 현상을 편광현상이라 한다. 이것은 빛이 진행방향과 수직하게 모든 방향으로 진동하는 횡파이므로 앞에 있는 편광판을 통과 할 때 결정축과 평행한 진동성분만 빠져나와서 뒤에 있는 편광판에 도달할 때 빛의 진동방향이 결정축과 평행하면 통과시키고 수직이면 통과시키지 못하기 때문이다. 이와 같은 편광판을 통과한 빛과 같이 한쪽방향으로만 진동하는 빛을 편광이라 한다.

광물에서 방해석을 비롯하여 각종 결정체에서 이와 같은 성질을 볼 수 있다. 생체내에서도 섬유나 봉입체 등이 분자배열의 방향성을 나타내어 편광현미경에 의해서 그 구조와 분포가 분석되고 있다(그림 1.3.9).

편광현미경의 원리는 광선이 편광기에 의해서 일정한 방향으로 진동하는 직선편광이 되도록 한 다음, 이 편광이 다시 또 다른 편광기(이것을 검광기라 함)를 통과하도록 한다음 관찰자의 눈에 도달하게 한다. 편광기와 집광기로는 니콜의 프리즘 또는 요오드의 미세 결정에 의한 편광필터도 좋다.

검광기를 회전시켜 편광기와 검광기를 직교 되도록 하면 시야는 검어진다. 이때 표본 속에 복 굴절성 물질이 있으면 이물질을 통과하는 빛이 검광기에 의해서 차단되지 않기 때문에 그 부분만 밝게 빛나 보인다.

편광현미경은 교원섬유(collagen fiber)의 배열방향을 연구하거나, 통풍환자의 요산결정체, 아미로이드(amyloid)등 조직에서 병변을 일으키는 물질을 검출하는 데 이용된다.

근유원섬유는 액틴(actin)과 마이오신(myosin)이 같은 방향으로 배열구성 되어 있어 복굴절성을 나타나기 때문에, 편광현미경이 중요한 연구수단으로 이용되고 있다.

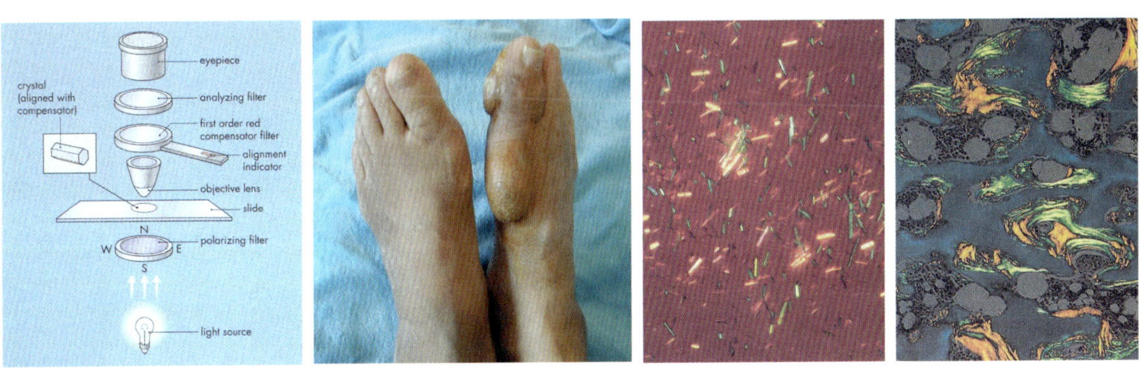

(a) (b) (c) (d)

그림 1.3.9
(a) 편광현미경의 원리
(b)통풍환자의 발(심한 염증으로 관절이 매우 부어있음)
(c) 편광현미경으로 관찰한 통풍환자의 uric acid(필터종류에 따라 색깔이 다르게 나타난다.)
(d) 편광현미경으로 관찰한 뼈(필터종류에 따라 색깔이 다르게 나타난다.)

횡문근섬유의 I대는 isotropie (정 굴절성) A대는 anisotropie (복 굴절성)란 단어의 약자이다.

편광현미경 구조는 일반 현미경과 달리 슬라이드 제물대 상하에 일정한 방향으로 진동하는 빛만을 통과시키는 편광판 2개가 부착되어 있다.

위 편광판은 끼웠다 뺐다 할 수 있으며, 편광판은 방해석이나 합성수지로 만든다.

위 편광판을 뺀 상태를 개방니콜이라 하고 이때는 다색성을 나타내고 끼운상태를 직교니콜이라 하여 이때는 간섭색, 소광현상이 나타난다.

(2) 위상차 현미경(phase-contrast microscope)

위상차현미경이 개발된 동기는 일반적인 경우 물체나 검체를 염색한 후 광학현미경으로 관찰한 경우 염색과정에서 물체나 검체에 변형이 오는 단점이 있고, 암시야 현미경 관찰시 검체나 물체의 배경색 조화가 과장되어 보여 지기 때문에 물체 자체의 명암차이가 제대로 나타나지 않는 결함이 있으며 편광현미경 관찰시 이 방법은 균질성 물질만 보이기 때문에 비 균질성 물질이 혼합된 것은 보이지 않기 때문이다. 이것들을 개선하기 위해 만들어진 현미경이다. 위상차 현미경의 원리는 유리는 물보다 굴절률이 커서 물과 유리를 같은 두께로 해서 빛을 통과시키면, 굴절률의 차이가 생겨 유리를 통과한 빛은 바로가지 않고 어긋나게 간다. 이것을 위상차라 한다.

condenser(집광렌즈)의 환형에 초점이 맞추어진 빛이 투명한 물체에 부딪친 빛은 직접 대물렌즈를 통과한 빛과 산란된 후 대물렌즈를 통과하는 두 가지로 분류된다. 직접 대물렌즈를 투과한 빛은 제 1차상이 맺히는 곳에서 환형으로 된 위 상막에 의해 1/4 파장만큼 차이가 나는 빛으로 변경되고, 산란된 빛은 위상차 없이 통과되어 이 두 빛이 합쳐질 때 생기는 간섭 현미경에 의해 염색되지 않는 물체 혹은 투명물체가 선명하게 보이게 된다(그림 1.3.10).

위상차렌즈는 검게 보이는 dark contrast와 bright contrast의 두 종류가 있다. 세균류를 관찰시 bright contrast가 매우 효과적이다.

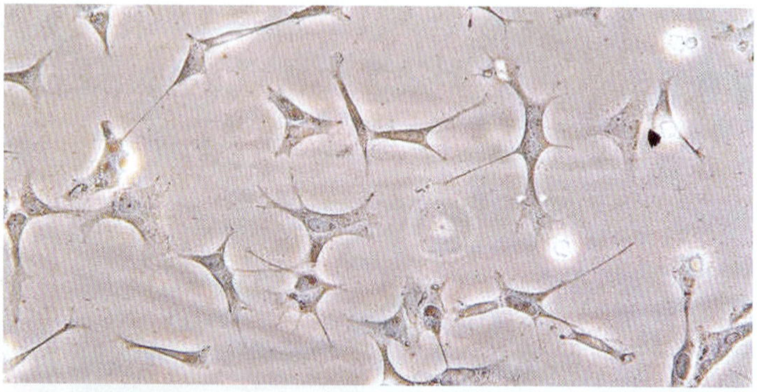

그림 1.3.10 위상차현미경을 이용한 쥐(Rat)의 뇌 신경세포

(3) 간섭현미경(interference microscope)

간섭현미경은 검체가 빛의 진행을 방해하는 능력을 이용한 것이다. 검체에 두 개의 분리된 광선을 통과시키면, 이들 광선은 이미지면(image plane)에서 결합된다. 광선이 재조합된 후 빛이 지체된 차이는 검사물의 굴절률이나 두께를 측정할 수 있는 간섭(interfrence)을 형성한다.

(4) 암시야 현미경(dark-field microscope)

이 현미경은 강한 사선의 빛(oblique-light-이것은 대물렌즈에 들어가지 않음)을 이용한다. 특수한 dark field condenser(렌즈의 중앙으로 빛이 통과할 수 없다)를 이용하면 빛은 검경물의 모서리는 통과하지만, 경사가 너무 심해 어떠한 빛도 대물렌즈에 들어갈 수 없다. 그러므로 field가 어둡다. 그러나 작은 조각은 일부의 빛을 대물렌즈로 들어가게 할 수 있어서 반짝거리는 점으로 나타난다. 따라서 밝은 빛에서는 볼 수 없는 작은 입자를 볼 수 있다. 이것은 어두운 방에서 한줄기 빛에 먼지입자를 볼 수 있는 현상과 유사하다. 암시야 검사는 밝은 광선의 현란함 때문에 볼 수 없는 chylomicrons과 같은 투명한 작은 검체를 검경하는데 유용하다(그림1.3.11).

(5) 자외선 현미경(ultraviolet microscope)

물체의 상(image)은 가시광선이 아닌 다른 광선(rays)으로도 형성 할 수 있다. 형성된 상을 직접 볼 수 없는 문제점을 적절히 감작될 수 있는 필름을 이용한다. 일반적으로, 이런 특수한 현미경에 사용되는 광선은 가시광선보다 빛의 파장(wavelenght)이 짧은 광선이며 따라서 해상력이 높아진다. 일반적인 광학렌즈는 자외선에 거의 불투명(opaque)하므로 특수 수정렌즈(quartz lens)가 사용된다. 이론적으로 이 장치는 일반 현미경보다 두배 정도 (0.1μm) 높아진다.

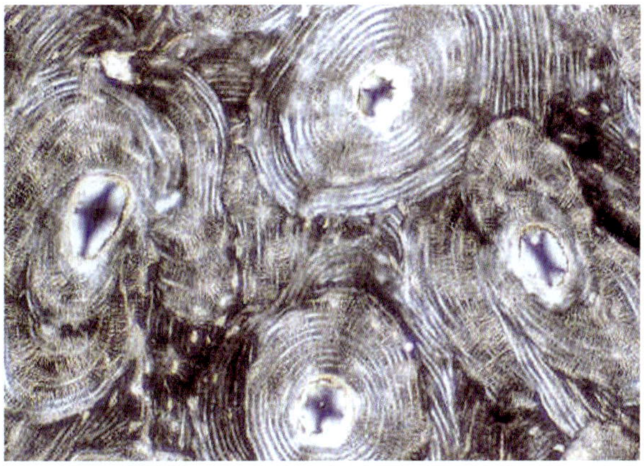

그림 1.3.11 암시야 현미경으로 관찰한 사람 뼈

4. 현미경의 발달

1840년대 사진술의 등장하기 이전에는 관찰대상에 대한 정교하고 정밀한 묘사가 존재에 대한 실체를 나타내는 수단이었다. 조직학이 근간을 이루는 것은 무엇보다도 현미경의 발달이다. 실제로 광학기계의 발명에 힘입어 인간의 지각능력은 상상을 초월할 정도로 확대되었다. 망원경의 발달과 함께 인간의 시야는 우주로 확대 되었고 또한, 현미경의 발명으로 인간의 사고 폭은 극미세계로 확장되었다.

조직학을 연구하는데 있어 작은 조직과 세포학을 다룬다고 해서 반드시 현미경이 필요한 것은 아니다. 때로는 육안이라든가 확대경을 가지고 조직학과 세포학을 연구할 수 있다. 사실 생체나 표본을 관찰하는 경우 현미경보다 오히려 육안으로 먼저 관찰한 다음 확대경으로 보는 것이 유익할 때가 많고 광학 현미경이나 전자 현미경보다도 더 본질적인 성상을 더 많이 경험할 때도 있다.

17세기 초에 네덜란드에서 적혈구, 정자, 근육의 횡문 등을 발견하여 조직학과 세포학의 시조를 한 사람인 레벤후크(Leeuwenhoek)가 사용한 도구는 그 자신이 갈아서 만든 유리알이었는데, 이것은 도수가 강한 확대경인 셈이다. 레벤후크의 확대경의 해상력은 6-14㎛ 정도였다.

조직이나 세포 혹은 이들보다 훨씬 더 작은 초미세구조를 배우는 사람은 항상 자기가 어느 정도의 크기의 세계를 상대하여 연구하는지 유의하여 적절한 단위를 사용해야 한다.

렌즈(lens)를 조합하여 만든 복합현미경을 누가 제일 먼저 만들었는지에 관해서는 알려지지 않았으나, 대체로 1590년 네덜란드의 안경사 얀센(Janssen)부자인 것으로 알려져 있다.

1665년 영국의 로버트 훅(Robert Hooke, 1635-1703)는 현미경을 사용하여 코르크의 단면에서 관찰된 벌집모양의 구조를 발견하여 이것을 세포(cell)라고 부름으로써 세포발견자로 알려져 있다(그림 1.3.13). 1665년 이것을 마이크로그라피아(micrographia : or Some physiological Descriptions of minute Bodis Made by Magnifying Glasses)에 기술하였다.

1931년 스코틀랜드의 브라운(Robert Brown)은 식물세포에서 핵을 발견하였다. 그 후 동물세포에서도 핵과 원형질이 발견되면서 세포막과 핵과 같은 세포소기관들을 함유하는 세포가 식물을 구성하는 기본단위가 된다는 "식물세포설"을 독일의 식물학자인 슈라이덴(Mattias J. Schleiden)이 발표하였고, 독

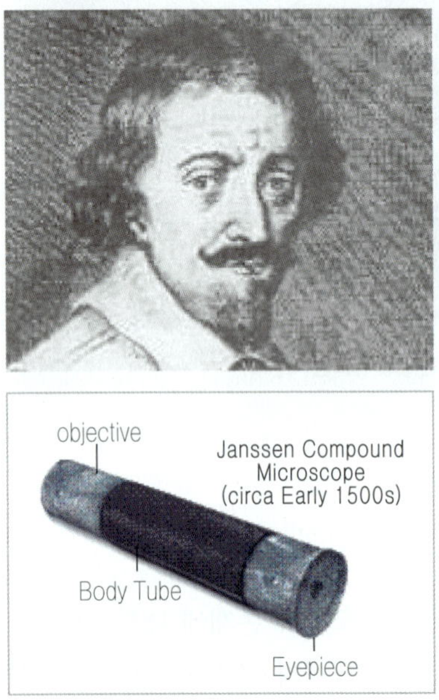

(a) 얀센(Zacharias Jansen)과 그가 발명한 현미경

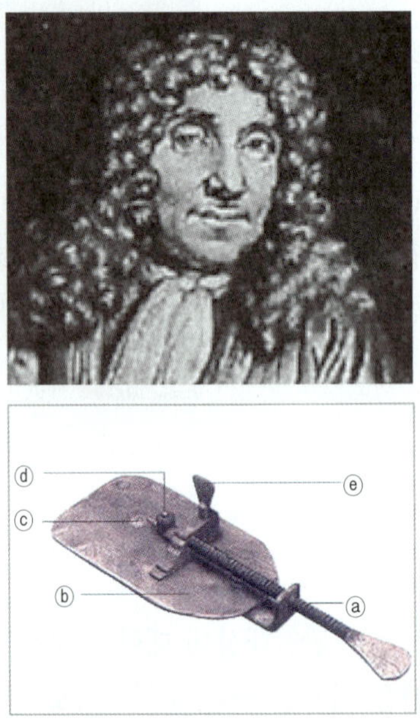

(b) 레벤후크(Anthony van Leeuwenhoek)와 그가 발명한 현미경 (ⓐ시료높이를 조절하는 조절나사 ⓑ몸체 역할을 하는 금속판 ⓒ구형의 렌즈 ⓓ시료를 고정시키고 회전시킬 수 있는 꼬쟁이 ⓔ초점조절나사)

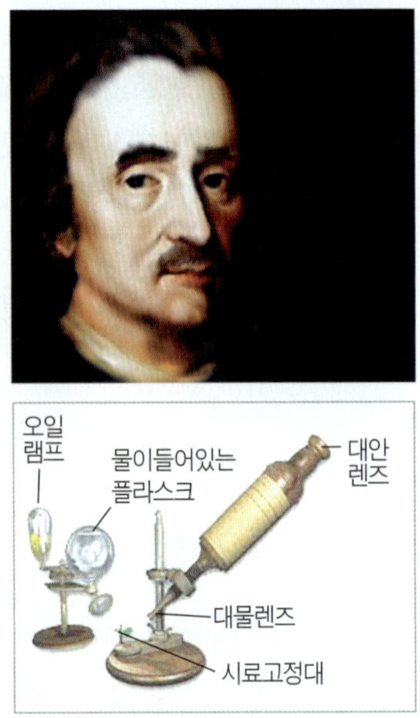

(c) 로버트 후크(Robert Hooke)와 그가 발명한 현미경

그림 1.3.12 **현미경을 발견한 사람과 현미경들**
1591년 얀센(Zacharias Jansen)형제가 처음으로 현미경을 발명하였고, 이후 레벤후크(Anthony van Leeuwenhoek)와 로버트 후크(Robert Hooke)에 의해 현재의 원리를 갖는 현미경이 개발되었다.
1758년 존 달란트(John Dollard)는 색수차를 제거시킨 acromatic lens를 개발하였으며, 1882년 독일의 칼 짜이츠(Karl Zeiss)의 렌즈가공 기술에 의해 현미경 기술이 비약적으로 발전하게 되었다.

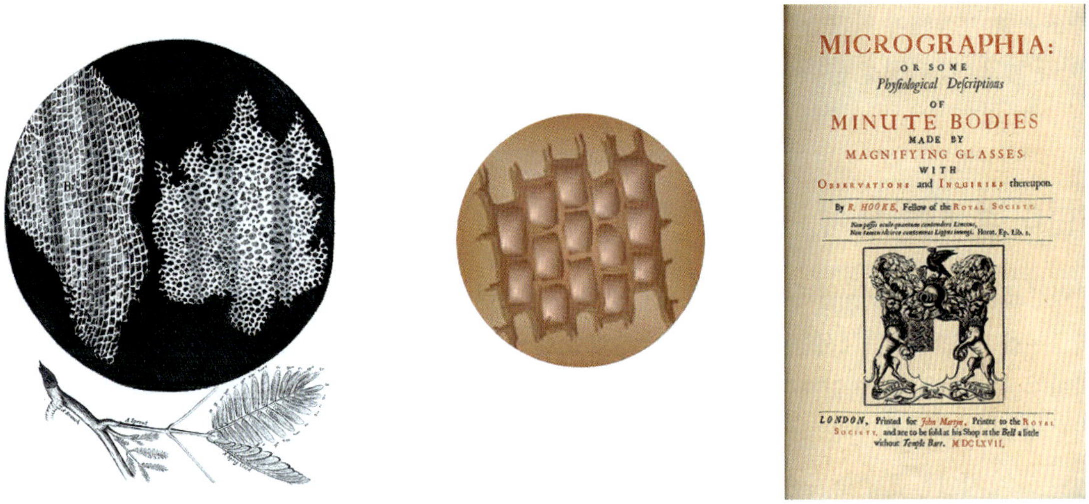

그림 1.3.13 로버트 후크가 관찰한 코르크 세포, 이를 micrographia(Hook, R.: micrographia, London, p.115, 1665)에 기술 하였다. 그러나 로버트 후크가 관찰한 것은 속이 비어있는 셀룰로스막을 관찰한 것이며, 그 내용물은 그 보다 훨씬 뒤인 19세기에 들어와서야 관심의 대상이 되었다.

일이 생물학자 슈반(Theoder schwann : 1810-1882)은 동물을 구성하는 단위도 세포라는 동물세포설을 발표하였다.

현미경(microscope)의 발달과정 중 전자현미경이 나오게 되자 이를 구분하기 위하여 광학 현미경(light microscope)라 하였으며, 그 후 조금씩 개량되어 점점 해상력이 높아지게 되었다. 그런데 독일의 압베(Abbe, 1840-1905)의 연구에 의하여 현미경의 해상력에는 한계가 있고 그것은 빛의 파장에 의해 규제된다는 사실이 이론적으로 밝혀지게 되었다.

이와 같이 광학현미경의 해상력의 한계를 초월하기 위하여 광선대신 그 보다 훨씬 짧은 파장(0.005nm)인 전자선을 사용하는 전자현미경이 개발된 것이다.

본 단원에서는 현미경표본 제작의 전체적인 과정을 이해할 수 있도록 임상에서 가장 많이 이용하는 파라핀절편 현미경표본 제작 과정을 각 단계별로 구분하여 간략히 설명하고, 특별한 목적으로 중요하게 이용되는 동결절편 현미경표본제작 과정에 대해 설명하고자 한다.

5. 광학현미경 검경 원리

광학현미경은 광원으로 가시광선(visible light)을 사용하며, 광원으로부터 나온 빛이 검체를 투과(transmission)한 후 렌즈(lens)를 통과하면서 일정한 한 점에서 확대된 상을 볼 수 있도록 고안된 기구다. 그리고 세밀한 조직성분을 형태학적으로 구분하기 위해서는 빛이 검체를 투과할 때 구성성분간의 굴절률(reflective index)에 차이가 있거나 색이 다르면 서로를 구분할 수 있다. 생물학분야에 이용되는 광학현미경은 주로 색의 차이를 이용하여 검경하도록 개발되어 왔기 때문에 광학현미경을 **수색성(收色性)**

현미경이라고 한다. 따라서 생체조직을 현미경으로 검경하기 위해서는 조직을 현미경으로 검경할 수 있도록 표본을 제작해야 한다. 생체조직을 현미경검경이 가능하도록 처리하는 과정을 '현미경표본 제작 과정' 이라 하고, 이 과정을 통해 제작된 것을 '현미경표본' 이라 한다.

6. 현미경표본 제작 원리

현미경표본을 제작하는 원리는 조직을 각각의 현미경검경 원리에 맞도록 제작하는 것이다. 광학현미경 조직표본을 제작하기 위해서는, 조직을 빛이 투과할 수 있고 세포들이 서로 겹치지 않는 한층의 세포층을 관찰할 수 있도록 조직을 얇게 박절(microtomy)하여 유리슬라이드(slide glass)에 부착한 다음, 유리슬라이드에 부착된 얇은 조직절편(tissue section)에 여러 가지 조직화학적인 처리를 시행하여 굴절률의 차이나 색의 차이를 만들어 주어야 한다.

따라서 현미경표본 제작 과정은, 검사를 위해 생체로부터 절취된 조직을 원하는 두께로 얇게 박절하여 유리슬라이드에 조직절편을 부착하는 과정과, 이렇게 준비된 조직절편에 여러 가지 다양한 조직화학적 처리를 시행하는 과정으로 크게 구분할 수 있다.

여기서 학생들이 이해해야 할 것은 현미경표본을 제작하는 과정에서 조직을 얇게 박절하여 유리슬라이드 위에 부착하기까지의 과정은 조직화학적 처리를 위한 준비하는 과정이며 현미경표본을 제작하기 위해 모든 조직에 공통적으로 시행하는 과정이라는 점이다. 이렇게 준비된 조직절편은 필요에 따라 다양한 조직화학적 기법이 시행되어 여러 가지 조직성분이나 구조를 현미경으로 검경함으로써 조직의 형태와 기능을 동시에 연구할 수 있게 된다. 다시 요약하면 조직을 빛이 투과할 수 있도록 얇게 박절하여 유리슬라이드에 부착하는 과정까지는 조직화학적 처리를 위한 기초과정이며 모든 조직에 공통적으로 시행되는 과정이고, 준비된 절편에 조직화학적 처리를 시행하는 것은 필요에 따라 다양한 조직화학적 방법이 적용되는 것이다.

1) 박절을 위한 조직의 경화과정

조직을 세포들이 서로 겹치지 않는 한 층의 세포층으로 만들기 위해서는 조직을 6±2㎛정도의 매우 얇은 두께로 박절해야 한다. 생체조직은 매우 부드러운 상태이기 때문에 이렇게 얇은 박절이 불가능하다. 조직을 얇게 박절하기 위해서는 조직 자체가 어느 정도 단단해야 된다. 따라서 인체로부터 절취된 부드러운 조직(soft tissues)은 먼저 인위적으로 박절이 가능한 경도(hardness)로 전환시켜야 한다.

부드러운 상태의 생체조직을 단단하게 전환시키는 원리는 조직의 빈 공간을 채우고 있는 액체를 고체상태로 전환시키는 것이다. 이러한 원리에 따라 조직을 경화시키는 방법은 다음과 같이 크게 두 가지로 구분된다.

(1) 동결법

특별한 처리를 하지 않고 단순히 조직 내의 수분을 급속냉각 처리하여 얼림으로써 조직을 단단하게 하는 방법이다. 이처럼 조직을 동결시켜서 단단하게 만든 다음 박절하여 만든 조직절편(tissue section)을 동결절편(frozen section)이라 한다. 동결절편은 특별한 전처리가 필요치 않고 신속히 동결되기 때문에 절편을 만드는 데 소요되는 시간이 매우 짧고, 저온으로 처리하기 때문에 조직 내 효소(enzymes)의 활성이 유지되는 장점이 있다. 그러나 수분이 동결될 때 부피가 팽창되기 때문에 세포의 형태가 많이 변형되고, 박절 두께가 10μm 이상으로 두꺼운 단점 때문에 특별한 경우에만 제한적으로 사용되는 방법이다.

(2) 물질 주입법

조직 내의 수분을 먼저 다른 액체성물질로 치환시킨 다음 치환된 물질을 액체상태에서 고체상태로 전환시키는 방법이다. 이 때 물 대신에 조직 내로 치환되어 들어가는 물질을 통상 '침투제' 라 부르며, 이런 목적으로 사용되는 물질에는 paraffin, epoxy resin, celloidin, carbo-wax 등이 있다. 물 대신 치환된 침투제를 액체상태에서 고체상태로 전환시키는 방법은 침투제의 종류에 따라 다르다. 파라핀과 카보왁스는 60℃ 이상에서 액체상태이고 실온에서 고체로 전환되므로 60℃ 정도의 온도에서 조직 내로 주입한 후 실온으로 온도를 내리면 고체로 전환된다. 셀로이딘은 용매(ethanol과 ether 혼합액)로 희석하여 묽은 액체상태로 주입된 후 용매를 휘발시키면 고체로 전환된다. 에폭시는 액체상태인 단량체(monomer)로 주입한 다음 중합개시제를 첨가시켜 온도를 올려주면 분자들이 서로 중합(polymerization)되어 고체 상태로 전환되는 방법을 사용한다.

이런 물질을 침투시켜 단단하게 처리한 조직을 박절기로 박절하여 얻은 조직절편을 각각 파라핀절편(paraffin section) 또는 파라핀포매, 합성수지절편 또는 에폭시절편(epoxy section), 셀로이딘절편(celloidin section), 그리고 카보왁스절편(Carbo-wax section) 등으로 구분하여 부른다. 각각의 절편은 장점과 단점을 갖고 있으므로 어떤 절편을 이용할 것인가는 목적하는 조직화학적 방법에 따라 선택한다. 그러나 대부분의 조직화학적 처리가 파라핀절편에서 가능하고 다른 절편에 비해 여러 가지 장점이 많아서 거의 대부분의 경우 파라핀절편을 사용한다. 다만 지질증명이나 조직 내 효소의 증명과 같은 파라핀절편으로는 불가능한 경우에 동결절편을 이용하고, 0.005~0.1μm의 매우 얇은 절편을 필요로 하는 전자현미경검사에 이폭시와 같은 합성수지절편을 사용한다. 셀로이딘절편이나 카보왁스절편은 현재는 거의 사용하지 않는 방법이다.

2) 파라핀절편 현미경표본 제작 과정

임상에서 광학현미경 검경을 위한 조직표본 제작에 가장 많이 사용되는 파라핀절편 현미경표본 제작과정을 중요한 단계로 구분하여 각 단계별 처리내용을 간단히 살펴보면 다음과 같다.

(1) 고 정(fixation)

인체로부터 절취된 조직을 표본제작시까지 변성되거나, 부패, 자가융해 등을 방지하기 위해 -70℃정도의 저온으로 동결시키거나, 고정액(fixative)이라 부르는 화학약품으로 처리한다. 육인관찰과 현미경표본을 제작할 부위를 선정한다.

(2) 수 세(washing)

Potassium dichromate와 같은 특정 고정성분이 포함된 고정액으로 고정한 경우에는 흐르는 물에서 12시간 이상 수세하여 고정성분으로 인한 인공 색소가 형성되지 않도록 고정성분을 제거한다.

(3) 탈 수(dehydration)

파라핀을 조직 내부로 침투시키기 위해 파라핀과 섞이지 않는 조직 내 수분을 ethyl alcohol과 같은 유기용매를 사용하여 물과 대치(change)시킨다.

(4) 투 명(clearing)

파라핀을 조직 내부로 침투시키기 위해 파라핀과 섞이지 않는 조직 내 ethyl alcohol을 알코올과 잘 섞이는 xylene 등으로 처리하여 알코올 대신 대치시킨다.

(5) 파라핀침투(paraffin infiltration)

파라핀을 60℃정도로 가온한 액체상태에서 조직 내로 침투시킨다. 조직 내의 xylene이 파라핀과 잘 혼합되므로 액체상태의 파라핀이 조직 내부로 주입될 수 있다.

(6) 포 매(embedding)

박절에 적합하도록 일정한 크기의 틀에 파라핀을 붓고 파라핀침투가 완료된 조직을 넣어 저온에서 신속히 굳힌다.

(7) 박 절(microtomy)

박절기(microtome)를 사용한다. 준비된 파라핀블록을 원하는 두께로 얇게 박절하여 얻은 조직절편(tissue section)은 깨끗한 유리슬라이드에 부착하여 조직화학적 처리를 할 수 있도록 준비한다.

(8) 조직화학적 처리(histochemical treatment)

파라핀절편에서 가능한 모든 조직화학적 방법을 준비된 절편에서 시행하는 단계다. 박절 단계까지는 모든 조직의 처리방법이 동일하지만 이 단계에서 조직화학적 방법에 따라 처리과정이 달라지게 된다.

(9) 봉 입(mounting)

조직화학적 처리가 끝난 절편을 보호하고 결과를 오래 보존하기 위해 커버글라스를 조직절편 위에 덮어 외부와 차단시킨다.

3) 동결절편 현미경표본 제작 과정

동결절편은 파라핀절편에서는 할 수 없는 지질증명, 조직 내 효소증명, 일부 면역조직화학적 방법에 사용하며, 특히 표본제작에 소요되는 시간이 짧기 때문에 수술중 신속한 표본제작에 동결절편이 중요하게 이용된다.

(1) 동 결(freezing)

선정된 조직편을 금속으로 만들어진 디스크(disk) 위에 OCT compound와 같은 수용성 포매제를 이용하여 −20℃ 정도의 저온으로 신속히 동결시킨다.

(2) 박 절(microtomy)

동결절편기 내의 박절기를 이용하여 얇게 박절한다. 박절된 절편은 유리슬라이드에 붙여 95% ethyl alcohol과 같은 화학적 고정액에 고정한다.

(3) 조직화학적 처리(histochemical treatment)

유리슬라이드에 부착된 절편에 필요한 조직화학적 방법을 시행한다.

(4) 봉 입(mounting)

조직화학적 처리가 끝난 조직절편을 보호하고 결과를 오래 보존하기 위해 커버글라스를 조직절편 위에 덮어 외부와 차단시킨다.

Understanding Diagnostic Histochemistry

파라핀침투와 포매

학습목표

1. 파라핀의 성상과 특징을 이해한다.
2. 탈수 과정을 시행하는 이유를 이해한다.
3. 탈수제의 종류와 각각의 특징을 공부한다.
4. 불완전한 탈수시 나타나는 현상을 조사한다.
5. 투명 과정을 거쳐야 하는 이유를 이해한다.
6. 투명제의 종류와 특징을 공부한다.
7. Xylene의 용도와 조직에 미치는 영향을 조사한다.
8. 자동침투기의 종류와 구조에 대해 공부한다.
9. 포매의 목적을 이해한다.
10. 포매에 필요한 장비와 포매 방향을 조사한다.
11. 포매 방향을 표시하는 방법을 생각한다.
12. 파라핀 냉각속도와 결정크기의 관련성을 조사한다.

4장

고정이 완료된 조직은 박절기로 얇게 박절해야 한다. $6\pm2\mu m$의 얇은 박절을 위해서는 인위적으로 조직을 경화시켜야 한다. 이 단원에서는 조직을 경화시키는 방법으로 가장 많이 이용되는 파라핀침투 과정을 공부한다.

파라핀은 지방족 탄화수소로 기름과 같은 특성을 나타내므로 물과 혼합되지 않는다. 조직에 파라핀을 침투시키기 위해서는 조직 내의 물을 제거하지 않으면 안된다. 조직 내 물을 제거하고 파라핀을 침투시키는 방법은 서로 잘 혼합되는 물질을 사용하여 점진적으로 대치(change)시키는 방법을 사용한다. 먼저 물과 잘 혼합되는 알코올 계통을 이용하여 조직공간에 있던 수분이 점점 알코올로 대치되고, 다시 조직공간의 알코올이 파라핀과 알코올 모두에 잘 섞이는 물질로 대치시킨 후 마지막으로 파라핀으로 대치시키는 3단계를 거쳐 완료된다. 이 단계를 각각 탈수, 투명, 침투단계라 부른다. 탈수, 투명단계에 사용할 수 있는 시약의 종류와 특징, 처리방법, 주의사항을 설명한다. 파라핀침투 과정을 자동으로 처리해 주는 자동침투기의 구성과 모델의 공통점을 공부한다.

파라핀침투가 완료된 조직은 일정한 크기의 틀 안에 파라핀을 붓고 그 안에 조직을 넣어 굳이는 과정을 포매라 한다. 포매를 하는 이유와 조직에 따른 포매 방법 주의사항을 설명한다.

1. 파라핀의 성상

파라핀(paraffin)은 화학식이 C_nH_{2n+2}으로 표시되는 지방족 탄화수소로 분자 내 탄소(C) 수에 따라 융점(melting point)이 달라진다. 보통 탄소수가 5~15개 일 때는 실온에서 액체상태고, 탄소수가 16개 이상인 경우는 실온에서 고체며 탄소 수가 많아질수록 융점이 40℃에서 70℃까지 점점 높아지고 단단해진다. 라틴어 "parum affinis(친화력이 약하다)"에서 유래한 파라핀이란 명칭이 의미하는 바와 같이 물과 친화력이 없어 섞이지 않으며 인화성이 강해 실생활에서는 주로 양초나 성냥 제조에 이용되어 왔다.

조직표본제작에 이용되는 파라핀은 융점이 56~58℃ 정도 되는 경파라핀(hard paraffin)으로 백색의 결정체다. 보통 순수한 파라핀에 beewax, ceresin, rubber, bayberry wax와 같은 몇 가지 성분을 첨가하여 박절시 절편이 잘 연결되고 블록이 터지지 않아 조직표본제작에 적합하도록 제조된 제품을 구입하여 사용한다.

파라핀을 조직에 침투시켜 박절하는 파라핀절편은 최대 2μm정도의 얇은 박절이 가능하고, 조직을 구성하는 세포의 형태를 비교적 잘 보존해 준다. 또한 절편이 계속 연결되어 크기가 작은 조직이나 조직전체에 대한 표본(serial section)을 제작하는데 매우 효과적이다. 표본을 제작하는 데 소요되는 시간도 24시간 이내로 몇 주씩 소요되는 다른 침투제에 비해 훨씬 짧고, 대부분의 조직화학적 처리도 가능하다. 다른 침투제를 사용하는 조직절편에 비해 장점이 많기 때문에 특별한 경우를 제외하고 거의 모든 조직화학적 방법에 파라핀절편이 이용되고 있다.

그러나 파라핀은 물과 섞이지 않기 때문에 고정이 완료된 조직에 직접 파라핀을 침투시킬 수 없다. 조직 내부로 파라핀이 들어갈 수 있는 여건을 먼저 만들어 한다. 일반적으로 서로 혼합이 잘되는 친화력이 있는 물질을 사용하여 조직 내의 공간을 채우고 있는 액체성분을 단계적으로 파라핀과 잘 섞이는 물질로 대치(change)하는 방법을 이용한다. 실제로 고정이 완료된 조직에 파라핀을 침투시키는 과정은 '탈수(dehydration)', '투명(clearing)', '파라핀침투(paraffin infiltration)'라 명명된 3단계를 거쳐 완료된다.

2. 탈 수(dehydration)

탈수 과정은 조직 내의 수분을 알코올과 같이 물과 잘 섞이는 물질을 사용하여 점진적으로 대치(change)시키는 과정이다. 이 과정을 통해 조직 내의 공간을 채우고 있던 수분이 결국 다른 물질로 완전히 대치됨으로 탈수 과정이라 부른다. **탈수 과정**에 사용되는 탈수제(dehydrating agents)는 물과 잘 혼합될 수 있는 알코올류를 사용하며 종류와 특성은 표 1.4.1과 같다.

ethyl alcohol은 독성이 없고, 물과 잘 혼합되며, 저농도부터 단계적으로 농도를 높여가면서 사용하면 조직의 위축(shrinkage)이 거의 생기지 않고, 작용이 신속하기 때문에 가장 표준화된 탈수제로 사용되고 있다. ethyl alcohol을 사용하여 탈수 과정을 시행할 때는 탈수제를 7~8단계로 세분하여 첫 단계 알코올농도를 저농도(70~80%)로 하고 점점 농도를 높여 마지막 탈수제 농도가 100%(무수)가 되도록 탈수제를 배열해야 한다. 탈수 과정을 저농도 알코올에서 고농도 알코올로 점진적으로 시행하는 이유는 조직을 처음부터 무수알코올에 넣으면 농도경사가 높아 용액의 급격한 확산으로 인해 조직성분의 위치가 변경되거나 미량성분이 유실될 수 있고, 조직이 위축되고 단단해지기 때문이다.

처리시간은 보통 각 단계에서 1시간씩 처리하여 8시간 정도면 충분히 조직 내 수분이 알코올로 대치된다. 공업적으로 생산할 수 있는 최대의 알코올농도는 99.24%지만 사용중 대기중의 수분이 첨가될 수 있으므로 일반적으로 96~97%를 무수알코올(absolute alcohol)로 인정한다. 따라서 마지막 탈수제에서 조직 내의 수분이 무수알코올로 대치된 상태라면 엄밀한 의미에서 96~97%의 알코올로 대치된 상태라 할 수 있고, 이런 상태를 탈수가 완료된 상태로 인정한다.

탈수제 가운데 tetrahydrofuran, dioxane, tertiary butanol은 물과 파라핀 모두에 혼합될 수 있다. 그러므로 이런 물질을 탈수제로 사용하면 탈수가 완료된 후 직접 파라핀을 침투시킬 수 있다. 그러나 이런 시약을 탈수제로 사용하지 못하는 이유는 냄새가 강하고, 인체에 유해하며, ethyl alcohol에 비해 탈수에 많은 량이 필요하고, 가격이 비싼 이유 등으로 일반적인 탈수제로 이용되지 못하고 있다.

표 1.4.1 탈수제의 종류와 특성

종류		장점	단점
1	Ethyl alcohol (C_2H_5OH)	독성이 없다 물과 유기용매에 쉽게 혼합 탈수제로 가장 많이 사용	무수알코올에 오래 두면 조직이 뒤틀리고 단단해진다
2	Methyl alcohol (CH_3OH)	물과 유기용매에 쉽게 혼합	인체에 유해
3	Isopropyl alcohol ($CH_3CHOHCH_3$)	ethanol을 대체할 수 있는 가장 좋은 탈수제	염료가 용해되지 않는다
4	Acetone (CH_3COCH_3)	신속한 탈수 알코올에 비해 가격이 저렴	휘발성이 강하다 탈수시 과량이 필요(20\)
5	Tetrahydrofuran (C_4H_8O)	물과 파라핀 모두에 혼합	냄새가 심하다 휘발성이 강하다
6	Dioxane ($C_4H_8O_2$)	물과 파라핀 모두에 혼합	가격이 알코올의 4배 냄새와 독성이 있다
7	Tertiary butanol ($(CH_3)_3COH$)	물과 파라핀 모두에 혼합	탈수력이 낮다 시간이 오래 걸린다

3. 투 명(clearing)

탈수제로 사용한 ethyl alcohol은 침투제인 파라핀과 섞이지 않는다. 그러므로 파라핀을 침투시키기 위해서는 부득이 알코올과 파라핀 모두에 혼합될 수 있는 시약으로 다시 한번 조직 내 탈수제(알코올)를 대치하는 과정을 거쳐야 한다. 조직 내 탈수제를 탈수제와 파라핀 모두와 잘 섞이는 물질로 대치하는 과정을 **투명**(clearing)이라 한다. 이 과정을 투명이라 부르는 이유는 투명제의 굴절률(refractive index)이 높아서 조직의 굴절률을 높여주므로 조직이 어느 정도 투명(transparent)하게 보이기 때문이다.

투명 과정에 사용하는 시약을 일반적으로 **투명제**(clearing agents)라 부르나, 의미를 디욱 명확히 하기 위해 **탈알코올제**(dealcoholising agent)라고도 한다. 투명제로 사용할 수 있는 시약은 주로 방향족

표 1.4.2 투명제의 종류와 특성

종 류		끓는 점(b.p)	굴절률	장 점	단 점
1	Xylene $C_6H_4(CH_3)_2$	140℃	1.50	가장 많이 사용 투명이 신속하다	조직을 단단하게 만든다 물이 섞이면 혼탁된다
2	Toluene $C_6H_5CH_3$	110℃	1.50	xylene에 비해 조직을 덜 단단하게 한다	증기가 독성이 있다 인화성이 높다
3	Benzene C_6H_6	80℃	1.50	투명 과정이 신속	인체에 유해
4	Chloroform CHC_3	61℃	1.45	잘 침투된다. 조직을 덜 단단하게 한다	독성이 있다. 굴절률을 변화시킬 수 없다
5	Cedarwood oil $C_{15}H_{24}$	168~237℃	1.48	휘발성이 낮다. 조직을 위축시키지 않음	가격이 비싸다

화합물이며 종류와 특징은 (표 1.4.2)와 같다.

투명제를 선정할 때는, ① 알코올을 대치하는 속도가 빠르고, ② 파라핀침투시 조직으로부터 쉽게 제거되며, ③ 조직에 변형을 주지 않아야 하고, ④ 인화성, 독성, 가격 등이 고려되어야 한다. 투명제의 비등점(boiling point)은 중요하다. 조직을 뜨거운 파라핀에 넣으면 비등점이 낮은 투명제는 신속히 제거될 수 있기 때문이다. xylene은 투명작용이 신속하고, 파라핀오븐에서 쉽게 치환된다. 알코올과 완전히 치환되면 조직을 투명하게 전환시키므로 투명 과정이 완료됐음을 알 수 있다. Lillie 등이 가장 좋은 투명제로 추천됐으며, 실제로 가장 일반적으로 사용되고 있다.

처리시간은 보통 2단계의 시약을 각각 1시간 30분씩, 총 3시간 정도 처리하면 충분히 투명과정을 완료할 수 있다. 투명제에서 너무 장시간 방치하면 조직이 단단해져서 박절이 어려워진다. 작은 조직이 투명하게 보이면 투명 과정이 완료된 것을 의미한다. 만약 탈수 과정이 불충분하여 조직 내 수분의 함량이 높은 상태에서 투명제에 넣어지면 물과 xylene이 혼합되지 않아 우유빛으로 혼탁하게 나타난다. 모든 투명제는 인화성이 강하고, 인체에 유해하므로 투명제가 들어 있는 용기는 뚜껑을 단단히 막아야 하며 환기시설이 잘 된 곳에서 취급해야 한다.

4. 파라핀침투(paraffin infiltration)

투명이 완료된 조직 내에는 파라핀과 잘 섞이는 물질로 채워져 있으므로 파라핀 용해기(paraffin bath)로 조직을 옮기면, 액체상태의 파라핀이 투명제와 대치된다. 일반적으로 사용되는 파라핀의 융점은 보통 56~58℃로 파라핀 용해기의 온도는 이보다 2~3℃ 정도 높은 온도를 유지한다. 파라핀 용해기의 온도가 너무 높으면 조직이 심하게 손상되고, 박절도 어려워진다. 보통 파라핀 2단계를 거치며, 각 단계에서 2시간씩 4시간 정도 처리하면 충분히 침투된다.

1) 자동침투기(automatic tissue processor)

조직 내로 파라핀을 침투시키기 위해 거치는 탈수–투명–침투 과정은 보통 이 과정을 자동으로 처리해 주는 자동침투기(automatic tissue processor)를 사용한다. 자동침투기의 명칭 및 구조는 제조회사에 따라 다양하지만 공통점은 대부분 12단계의 용기가 배열되어 있는 용액부와 각 단계의 시간을 조절할 수 있는 기계 제어부로 구성돼 있다. 조직이 움직이는 여부에 따라 크게 두가지 형식(type)으로 구분할 수 있다.

(1) 회전식(carousel type)

탈수–투명–침투 과정에 사용되는 용액이 차례로 원형으로 배열되 있고, 조직이 담겨진 바스켓이 시간에 따라 용액을 옮겨가는 형식이다(그림 1.4.1).

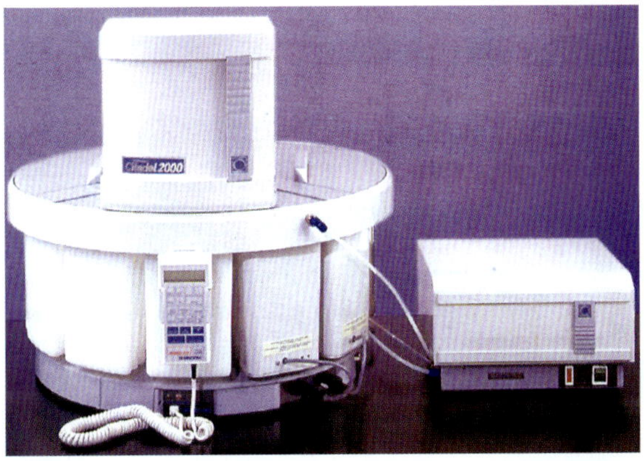

그림 1.4.1 회전식 자동침투기

(2) 폐쇄식(enclosed pumped fluid type)

조직이 chamber에 고정되 있는 상태에서, 탈수–투명–침투 과정에 사용되는 용액이 차례대로 호스를 통해 chamber 내로 유입되었다 배출되는 형식이다.

기계의 점검은 정기적으로 시행해야 하며, 표본을 제작하는 조직의 양에 따라 적절한 시기에 시약을 교환해 주어야 한다. 용기 내의 시약 양(volume)은 매일 점검하여 조직이 용액에 충분히 잠길 수 있도록 한다. 보통 고정이 완료된 조직을 조직캡슐(tissue capsule)에 넣은 상태로 자동침투기에 장착시킨다. 각 단계별 시약의 농도와 처리시간은 실험실의 사정과 조직의 종류에 따라 달라질 수 있다. 일반적으로 오후 5시경 퇴근하기 전에 자동침투기를 작동시켜서 다음날 오전 9시경 파라핀침투가 완료될 수 있도록 타이머를 조절한다. 소요시간은 보통 14~15시간이며, 각 단계별 처리시간은 표 1.4.3과 같다.

표 1.4.3 일반적인 자동침투기 단계별 시간(15시간용): 공휴일이 있는 경우에는 1번 용액에서 처리시간을 연장해야 한다.

용기	용액	시간	용기	용액	시간
1	70% ethyl alcohol	1	7	100% ethyl alcohol	1
2	80% ethyl alcohol	1	8	100% ethyl alcohol	1
3	90% ethyl alcohol	1	9	xylene I	1.5
4	90% ethyl alcohol	1	10	xylene II	1.5
5	95% ethyl alcohol	1	11	paraffin I	2
6	95% ethyl alcohol	1	12	paraffin II	2

5. 포 매(embedding)

침투가 완료된 조직을 일정한 틀(base molds)에 파라핀을 붓고 그 안에 조직을 넣어 굳히는 과정을 포매(embedding)라 한다. 조직을 박절기로 박절할 때 칼이나 조직이 흔들려서는 안 된다. 따라서 박절기에 조직을 흔들리지 않도록 단단히 고정(holding)시키기 위해 조직을 일정한 크기로 포매하는 것이 필요하다. 포매에 필요한 기계와 기구는 다음과 같다 (그림 1.4.2~4).

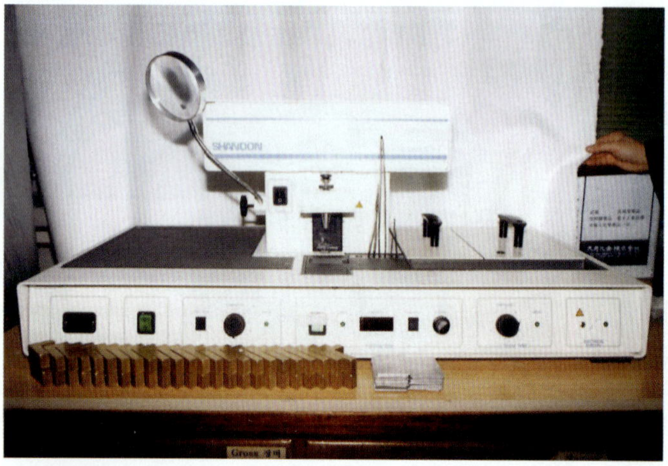

그림 1.4.2 자동포매기

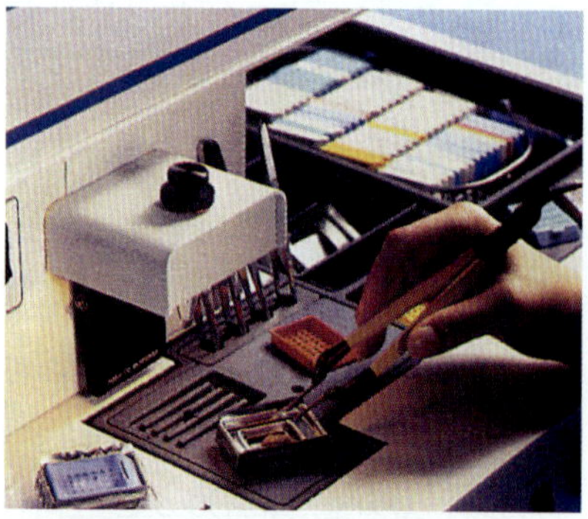

그림 1.4.3 포매모습

1) 조직포매센터(tissue embedding center) (그림 1.4.2)
2) base molds 또는 'ㄱ' 자형 철재(그림 1.4.4)
3) plastic rings: 최근에는 조직을 넣어 처리한 조직캡슐(tissue capsume)의 플라스틱부분(그림 1.4.4b)을 plastic ring 대신 사용한다. 이 방법은 블록의 크기가 일정하고, 조직에 부여한 검사 번호가 캡슐에 기록돼 있어서 조직이 뒤바뀌는 위험이 적고, 박절기에 단단히 고정시킬 수 있는 장점이 있다.
4) 파라핀포매 방법

포매시 주의할 사항은 조직의 방향이다. 현미경으로 검경해야 될 부위(병소)가 박절면을 향해 있어야 하므로 포매시에는 병소가 하향하도록 처리해야 한다. 병소를 표시할 때는 병소의 반대면을 먹물이나 칼집을 내어 표시한다. 조직에 따라 포매하는 방향과 방법은 다음과 같다.

(1) 내시경, 펀치생검, 침생검에서 크기가 작은 조직이 여러 조각인 경우는 가급적 나란히 배열한다.
(2) 소화관(위, 소장, 대장), 담낭, 방광과 같은 유강장기(hollow organs)는 장기벽이 점막부터 외막까지의 조직학적 구성을 볼 수 있도록 포매해야 한다.
(3) 낭포(cyst)는 절단면을 상향하여 포매하므로 파라핀이 차지 않는 빈 공간이 생기지 않아야 한다.

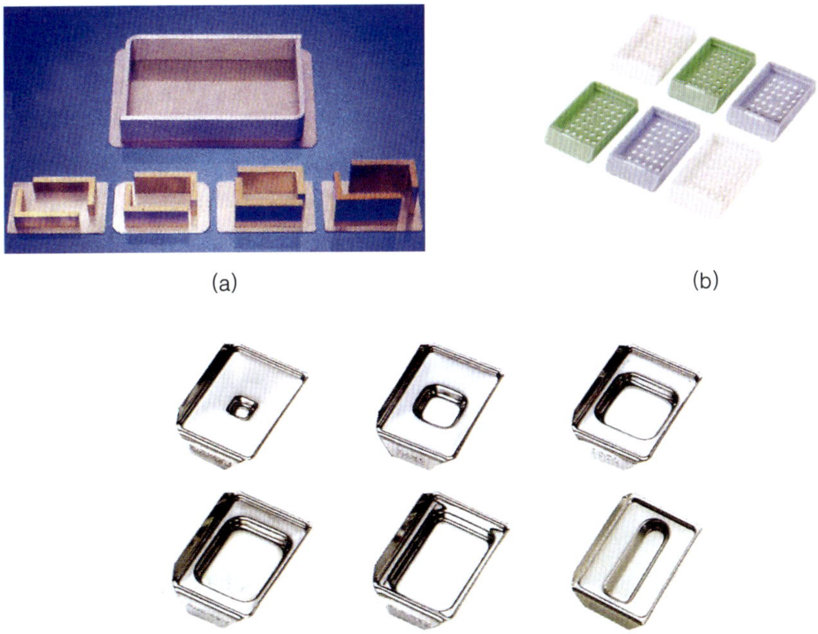

(a) (b)

(c)

그림 1.4.4 (a) 포매시 필요한 ㄱ자 철재 (b) 포매링 (c) Base mold

(4) 직경이 좁은 도관(duct) 조직은 도관의 횡단면이 나오도록 포매한다.

(5) 피부의 펀치생검 조직은 표피가 박절면에 수직이 되도록 포매하여 표피, 진피, 피하지방을 함께 볼 수 있도록 한다.

(6) 특정한 방향이 없는 조직괴(mass)는 넓은 면이 하향하도록 포매한다.

(7) 골격근 생검조직은 양쪽 말단부를 칼로 잘라 3부분으로 나눠서, 가운데 부분은 종단면을 양쪽 말단부는 횡단면을 볼 수 있도록 차례대로 포매한다(그림 1.4.5).

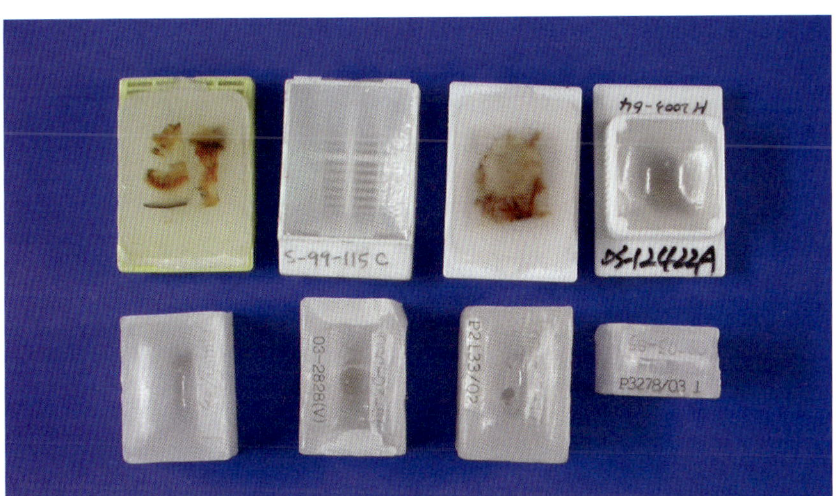

그림 1.4.5 포매가 완료된 여러 가지 모양의 파라핀블록

Understanding Diagnostic Histochemistry

파라핀블록의 박절

학습목표

1. 박절기의 종류와 용도를 조사한다.
2. 회전형과 활주형 박절기의 특징과 차이점을 이해한다.
3. 박절용 칼의 종류와 특징을 공부한다.
4. 마도기의 구성과 사용방법, 마도각에 대해 공부한다.
5. 일회용 칼의 장단점을 조사한다.
6. 부유온수조의 기능에 대해 생각한다.
7. 신전기에 절편을 처리해야 되는 이유를 조사한다.
8. 박절 과정을 공부한다.
9. 틈의 각과 당김 각이 중요한 이유를 조사한다.

5장

동결(freezing)하거나 침투제로 경화시켜 만들어진 블록(tissue block)은 얇게 박절(cutting)하여 유리슬라이드(slide glass)에 부착시켜야 한다. 박절을 통해 얻어진 얇은 조직편을 조직절편(tissue section)이라 하며, 경화방법에 따라 각각 '동결절편(frozen section)', '파라핀절편(paraffin section)' 등으로 부른다. 준비된 블록은 박절기(microtome)와 예리한 박절기용 칼(microtome knife)을 사용하여 박절하므로 작업 과정에서 다치지 않도록 특별한 주의가 필요하다. 좋은 조직절편을 얻기 위해서는 반복된 훈련(traning)을 통한 기술의 축적을 필요로 하는 과정이다. 이 과정은 이론보다 실습에 의해 박절기법을 이해할 수 있으며 어느 정도 손재주가 필요하다. 박절을 처음 하는 사람은 먼저 간(liver)이나 신장(kidney)과 같은 부드러운 조직으로 연습한 후 점차 까다로운 조직을 박절해 보는 것이 좋다. 박절하는 속도가 빠르다고 해서 기술이 좋다고 할 수 없다. 적절한 두께의 좋은 절편을 얻는 것이 중요한 일이므로 느려도 좋은 절편을 얻기 위해 노력해야 한다. 박절 과정에는 박절기, 박절기용 칼, 부유온수조, 신전기와 같은 기계와 붓, 핀셋, 알코올, 얼음이나 냉각제, marking pencil 등 여러 가지 기구가 필요하다. 사용하는 기구에 대한 특징과 사용법을 충분히 이해하는 것도 매우 중요하다.

1. 박절기(microtomes)

여러 회사로부터 다양한 모델의 박절기가 생산되어 보급되고 있으나 크게 ① 회전형 박절기(rotary microtome), ② 활주형 박절기(sliding microtome), ③ 동결절편기(freezing microtome), ④ 초미세 박절기(ultramicrotome)의 4종류로 구분할 수 있다. 박절기의 중요한 구조는 칼을 장착하는 칼장착대(knife holder), 블록을 장착하는 블록장착대(block holder), 절편의 두께를 조절하는 두께 조절기(thickness control)가 공통적으로 존재하며, 모델에 따라 약간의 다른 구조를 하고 있다. 한 종류의 박절기로 모든 블록을 박절할 수 없기 때문에 박절하려는 조직이나 포매방법에 따라 적절한 박절기를 선택해야 한다.

1) 회전형 박절기(rotary microtome)

회전형 박절기란 박절기의 한쪽에 커다란 회전손잡이가 부착돼 있어서 붙여진 명칭이며, 하바드 대학의 Minot가 1886년 최초로 개발하여 미노 박절기(Minot microtome)라고도 한다 (그림 1.5.1). 커다란 회전손잡이를 미동핸들(micro handle)이라 부르며 이것을 한번 회전시키면 블록이 상하로 움직이며 고정된 칼을 향해 전진하며 절편이 만들어진다. 주로 파라핀블록을 박절하는데 사용되며, 케비닛식 동결절편기 내부에 장착된 박절기도 회전형이다. 회전형 박절기의 특징은 칼이 고정돼 있고 블록이 상하전진 운동을 하므로 절편과 절편이 분리되지 않고 계속 연결되어 만들어지는 것이다(리본 형성). 칼이 고정돼 있으므로 칼의 크기가 활주형에 비해 훨씬 작은 것을 사용한다. 이런 특징 때문에 크기가 작고 부드러운 조직을 박절하는 것이 용이하고 여러 개의 절편을 연속해서 제작하고 연구하는 데 매우 편리하다. 그러나 조직이 크고 단단한 것은 박절하기 어렵고 좋은 절편을 얻을 수 없다.

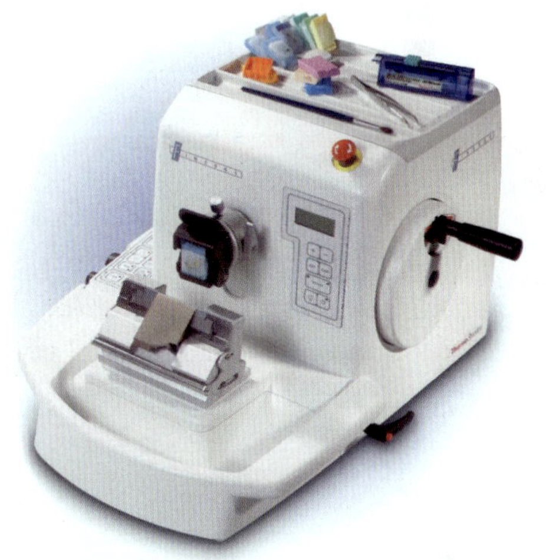

그림 1.5.1 회전형 박절기(Rotary type)

2) 활주형 박절기(sliding microtome)

활주형 박절기는 칼 또는 블록이 제한된 활주를 따라 전후로 움직이기 때문에 붙여진 명칭이다. 블록이 고정돼 있고 칼이 활주를 움직이는 형태는 실험실에서 많이 사용되며 보통 활주형 박절기라 부르며, 칼이 고정돼 있고 블록이 활주를 움직이는 형태가 있는데 이런 박절기를 썰매형(base sledge)이라 구분하여 부른다. 활주형 박절기에서 블록이 한 위치에 고정돼 있으면서 절편의 두께만큼씩 상승하는 형태를 Schanze type(그림 1.5.2), 고정된 블록이 경사면을 따라 박절

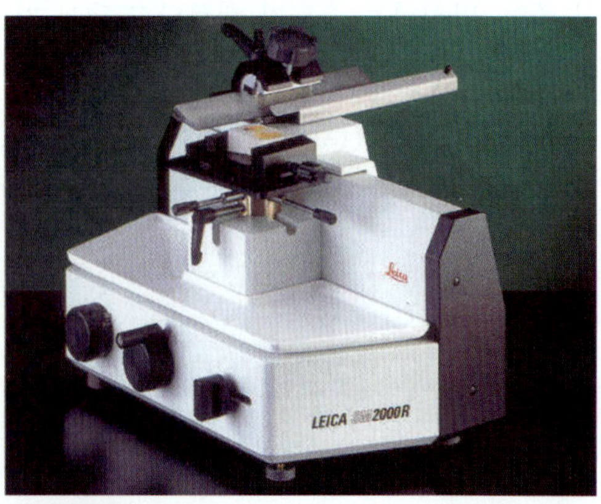

그림 1.5.2 슬라이딩 박절기(Schanze type)

하려는 두께만큼씩 이동하는 형태를 jung type이라 한다.

활주형 박절기는 회전형에 비해 훨씬 큰 칼을 사용하므로 크고 단단한 조직의 박절에 적합하다. 파라핀 블록은 물론 celloidin으로 경화시킨 블록은 이 박절기를 사용해야 된다. 썰매형 박절기는 크기가 매우 큰 블록을 박절하거나 탈회 과정을 거치지 않은 석회화된 조직(calcified tissue) 등을 박절하는 용도로 개발되어 특별한 실험실에서 연구목적으로 사용된다.

3) 동결절편기(freezing microtome)

동결절편기는 동결절편을 목적으로 개발된 박절기로 초기에는 조직을 올려놓은 금속원반 밑의 작은 구멍을 통해 CO_2 gas가 분출되면서 기화열(evaporation heat)로 조직을 동결하여 박절하는 형태의 동결절편기가 사용되었다. 그러나 동결된 조직을 박절하기 위해서는 조직만 동결돼 있어서는 안 되고 칼도 동일한 온도를 유지해야 된다. 동결절편의 문제점을 개선하기 위해 'cryo-state'라는 상품명으로 개발된 동결절편기는 내부를 들여다 볼 수 있는 냉동실 내부에 회전형 박절기를 장착하여 조직의 신속한 동결과 박절이 매우 용이하여 현재는 모든 실험실에 이 모델이 사용되고 있다.(각론3편 1장 참조)

4) 초미세 박절기(ultra microtome)

전자현미경용 표본제작에 사용되는 박절기로 0.005~0.1μm 범위의 매우 얇은 박절이 가능하도록 고안된 박절기다(그림 1.5.3). 구조는 회전형 박절기와 매우 유사하지만 얇은 절편을 위해(그림1.5.4) 기계적 또는 전기적 조절에 의한 열팽창을 이용하여 전진이동이 매우 정밀하게 움직이도록 고안돼 있으며 블록의 위치를 바로 잡는데 도움이 되도록 블록 장착대 위에 저배율 현미경이 부착되 있는 것이 다른점이다. 박절용 칼은 유리칼(glass knife)을 제작하여 사용한다. 이 박절기는 진동이 없고 먼지나 바람이 차단된 항온, 항습장치가 갖추어진 장소에 설치한다.

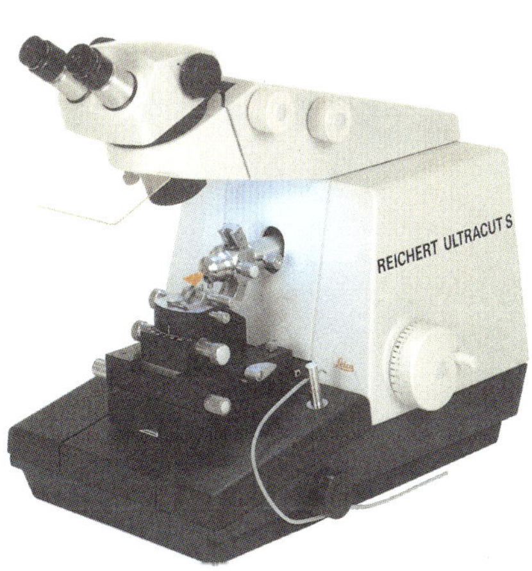

그림 1.5.3 전자현미경 표본 제작에 사용하는 초미세 박절기

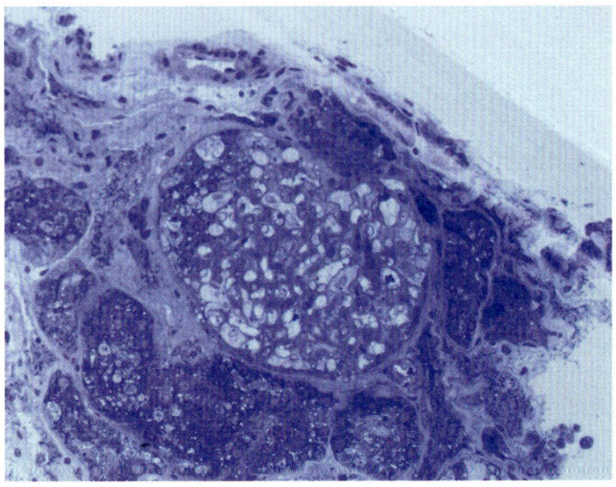

그림 1.5.4 초미세 박절기에 의한 kideney toluidine 염색

2. 박절기용 칼(microtome knives)

박절기용 칼은 좋은 절편을 얻기 위한 가장 기본적인 요소 가운데 하나다. 좋은 절편을 얻을 수 없는 여러 가지 원인이 칼날이 무디거나 손상된 칼날을 사용하는데서 비롯되는 경우가 가장 많다. 박절기용 칼은 칼의 단면 형태, 재질, 크기에 따라 여러 종류가 있으며 박절기나 포매제의 종류에 따라 적절한 칼을 선택해야 한다.

1) 칼 단면(knife profile)의 형태에 따른 분류

박절기용 칼의 횡단면은 그림 1.5.5와 같이 네 가지 형태로 구분할 수 있다.

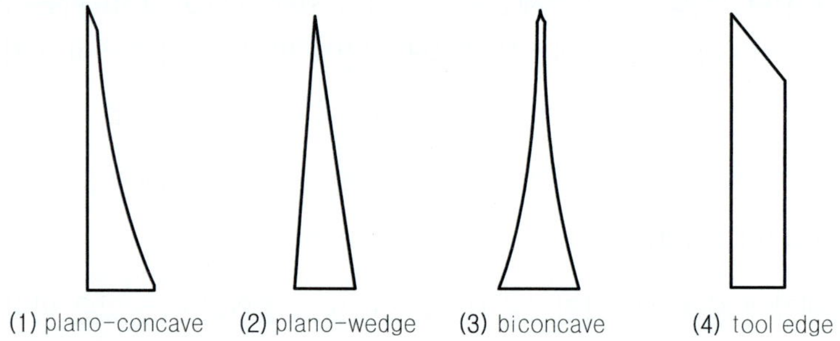

그림 1.5.5 칼의 횡단면 형태

(1) plano-concave

칼의 한쪽 면은 수직평편이고 다른 한면은 오목한 형태의 칼. 셀로이딘 블록 박절에 이용해 왔으나, 지금은 plane wedge 형태를 사용한다. 박절할 때는 칼의 편평한 면이 블록면에 위치해야 한다.

(2) plane-wedge

칼의 양면이 모두 편평한 형태의 칼. 가장 일반적이고 다방면으로 사용되는 형태로 크기는 10~35cm까지 다양하다. 초미세박절기를 제외한 모든 박절기에 사용할 수 있으며 다른 형태의 칼보다 칼날을 연마하기가 용이하다.

(3) biconcave

칼의 양쪽 면이 모두 오목하게 들어간 형태의 칼. 장점은 칼날을 매우 예리하게 연마할 수 있어서 단단한 조직의 박절이 용이하다.

(4) tool edge

나무를 깎는 끌(woodworking chisel)과 유사한 형태의 칼. 비탈회 석회화 조직과 같은 매우 단단한 조직의 박절에 이용하기 위해 개발되었다.

2) 칼의 재질(knife materials)과 강도(hardness)

박절용 칼은 대부분 좋은 재질의 강철(steel)로 만든다. 동일한 회사에서 만들어진 칼이라도 담금질의 정도에 따라 강도가 달라진다. 칼날면의 실질적인 강도는 Vickers hardness scale 400에서 900사이지만 보통 700 정도의 강도를 나타낸다. 칼날면의 강도가 900에 가까운 것이 좋지만, 부서지기 쉽고 칼날의 연마가 어려운 단점도 있다. 칼날의 강도를 높이기 위해 강철의 표면에 tungsten carbide, cobalt 등을 피복하여 제작하는 경우도 있다. 이렇게 제작된 칼날의 강도는 950~1800사이가 된다.

Epoxy resin과 같이 단단한 포매블록을 박절하기 위해 다이아몬드칼(diamond knife)이 사용될 수도 있으나 실제로는 거의 사용되지 않으며, 전자현미경 표본제작이나 파라핀블록의 박절에 유리칼이 사용되고 있다. 유리칼의 제작 방법에 관한 것은 전자현미경 장을 참고하라.

3) 일회용 칼날(disposable blades)

박절용 칼처럼 생긴 부착대(blade holder)(그림 1.5.6)에 일회용 칼날(disposable blade)을 삽입하여 사용하는 박절용칼 대체기구가 현재는 많이 사용되고 있다. 이 기구의 장점은 칼날이 무디어지거나 손상되면 버리고 새 칼날로 교체하여 사용할 수 있으므로 항상 날카로운 칼날면을 이용할 수 있고 칼날의 연마 과정이 필요없다는 점이다. 그러나 일회용 칼날은 박절시 어느 정도 떨리는(vibration) 경향이 있어서 단단한 조직인 경우에는 하나의 절편 내에서 두꺼운 부분과 얇은 부분이 연속되는 현상(chatters)이 나타나게되는 단점이 있다. 이러한 떨림작용은 박절하는 속도를 느리게 하면 어느 정도 줄일 수 있어서 현재는 많은 실험실에서 일회용 칼날을 더 많이 사용하고 있다.

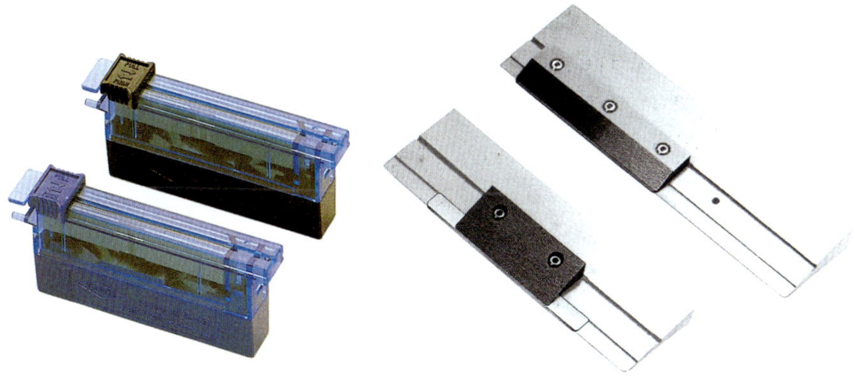

그림 1.5.6 박절시 필요한 일회용 칼과 칼등대

4) 박절기용 칼의 연마(knife sharpening)

칼날은 반복하여 사용하면 점점 무디어지고, 조직 내의 단단한 이물질이 존재하는 경우 칼날이 심하게 손상된다. 무디어지거나 손상된 칼은 숫돌에 연마하여 날카롭게 만들어 사용해야 한다. 이상적인 칼날은 칼날의 양면이 교차하는 교차점이 일직선을 이뤄야 한다. 그러나 실제로는 강철이 불규칙한 구조를 하고 있어서 완만한 곡선을 이루게 된다. 칼날은 100배율의 현미경으로 반사광을 사용하여 검사하게 되는데 날카로운 칼이라 할지라도 매우 섬세한 파동형 곡선으로 보인다. 일반적으로 곡선의 반경이 0.1~1.0 이내면 날카로운 상태라 할 수 있다(Schmeritz, 1932).

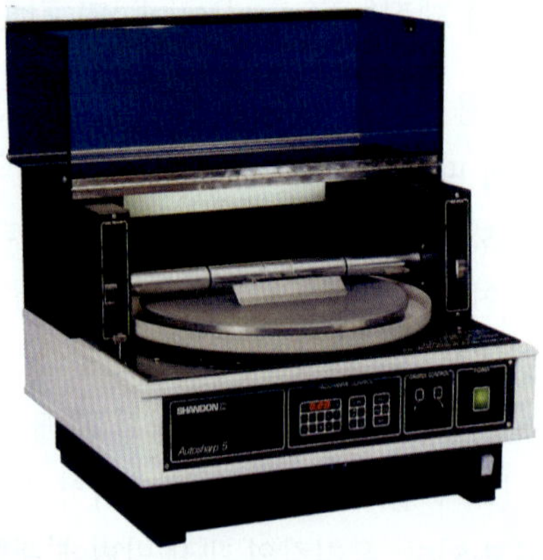

그림 1.5.7 자동마도기. 거친 마도유 사용 후 고운 마도유를 사용한다.

칼의 연마는 자동마도기가 보급되기 전에는 일일이 손으로 숫돌에 갈아서 사용했지만, 현재 대부분의 검사실에서는 자동마도기(automatic knife sharpener, 사진 1.5.7)를 이용하고 있다. 자동마도기는 숫돌 대신 칼날 전체가 접할 수 있는 유리판(plate glass)에 aluminium oxide와 같은 연마제(abrasive)를 발라서 칼날을 가는 방법을 사용한다. 유리판에 연마제를 적당량 바르고 칼부착대에 칼을 부착시킨 다음 연마형식과 연마시간을 설정하고 투명한 플라스틱 덮개를 덮어 주면 연마가 자동으로 작동된다. 연마제는 거친(coarse) 연마제와 고운(fine) 연마제 2종류를 사용하지만 중간단계의 연마제(medium abrasive)도 있다. 연마하는 시간은 칼날의 상태에 따라 다르지만 무디어진 상태인 경우에는 거친연마제와 고운연마제 과정을 각각 30분 정도 연마하는 것으로 충분하다.

- **마도각(bevel angle):** plane wedge형 칼은 칼의 양면이 경사를 이루므로 한 점에서 만난다. 칼의 양면이 만나서 이루는 각도를 쐐기각(wedge angle)이라 하며 약 30°를 이룬다. 그러나 칼을 숫돌에 연마하면 숫돌과 마찰하여 형성되는 칼날면은 쐐기각보다 더 급한 경사면을 이루게 된다. 마도각이란 칼이 숫돌과 마찰하여 형성되는 칼날의 각도를 의미한다 (그림 1.5.8). 마도각은 박절에 영향을 미치는데, 박절이 잘 될 수 있는 마도각은 27~32°이다. 자동마도기의 칼장착대는 이 각도로 조절돼 있다.

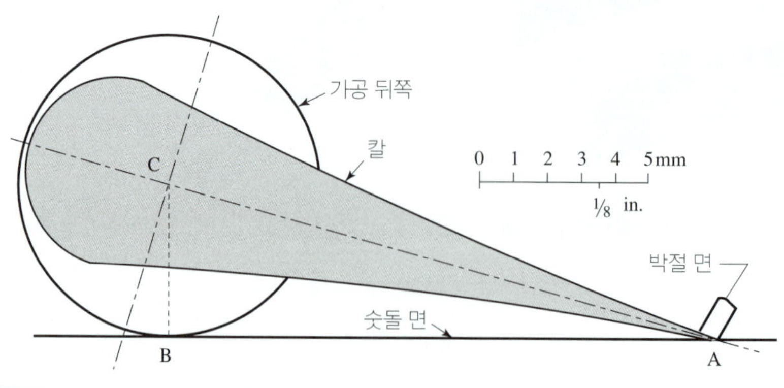

그림 1.5.8 마도각(bevel angle) : 숫돌과 마찰하여 형성되는 칼날의 각도

3. 파라핀블록의 박절

1) 박절 준비

(1) 삭정(trimming)

삭정은 파라핀블록에서 조직이 없는 부분을 칼로 제거하는 것을 말한다. 일반적으로 작은 조직을 하나의 슬라이드 위에 여러 개 연속적으로 부착시키고자 할 때 시행한다. 삭정을 할 때는 예리한 칼로 조직 주위의 파라핀을 2~3mm 정도 남기고 잘라낸다. 이때 주의할 것은 네 면이 직각이 되도록 잘라내야 박절시 절편이 똑바로 연결된다. 박절준비가 완료된 블록은 얼음이나 냉각판 위에 올려놓아 블록이 단단한 상태를 유지하도록 준비한다.

(2) 부유온수조(flotation bath)

박절 과정에서 칼날의 압박으로 약간 위축된 파라핀절편을 열에 의해 원래의 크기로 피거나 겹쳐진 부분이 없도록 하기 위해 필요한 기구이다(그림 1.5.9). 절편이 확장할 수 있도록 물의 온도가 45~50℃를 유지하는 온도조절장치가 설치돼 있다. 원형 또는 사각형의 수조로 내부는 흰색의 파라핀절편이 잘 보이도록 검정색으로 칠해져 있다. 박절하기 전 깨끗한 물을 채우고 접착제로 1% gelatin 수용액을 15~30ml 정도 첨가하여 사용한다. 만약 절편을 유리슬라이드에 더욱 단단히 접착시키는 것이 필요한 경우에는 미리 egg albumin, poly-L-lysine, silane 등을 코팅하여 건조시킨 유리슬라이드를 사용한다.

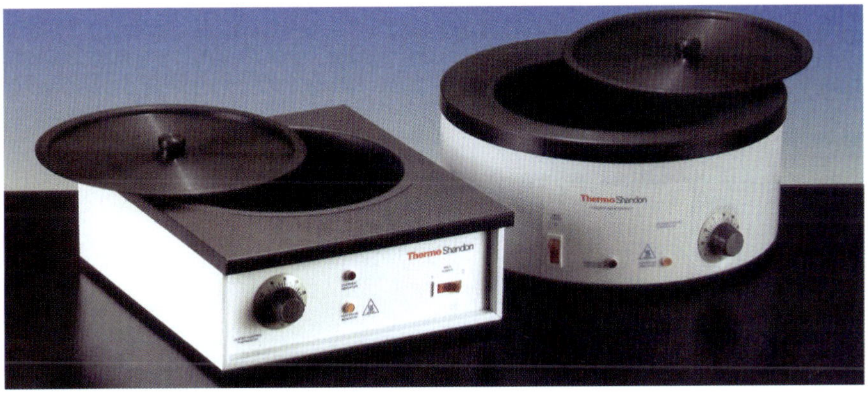

그림 1.5.9 파라핀절편의 주름을 펴주는 부유온수조

(3) 신전기(slide warmer)

박절된 절편을 접착시킨 유리슬라이드를 염색중 절편이 유리슬라이드에서 탈락되지 않도록 단단히 접착시키기 위한 장비를 신전기라 한다(그림 1.5.9). 신전기는 표면의 온도가 60℃를 유지하는 수평판으로 파라핀절편이 부착된 슬라이드를 올려놓으면 파라핀이 녹아 조직절편과 유리슬라이드가 단단히 접착되게 된다. 처리시간은 보통 30분 정도로 충분하다. 이렇게 완성된 파라핀절편은 절편 위에 파라핀이 코팅되어 염색을 하지 않은 상태로 오래 보관할 수 있다.

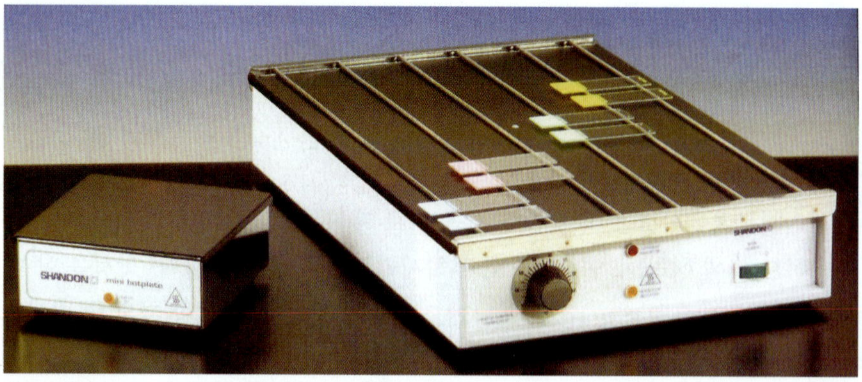

그림 1.5.10 박절된 파라핀절편을 슬라이드에 부착시키는 신전기

2) 박절 과정

박절기에 박절용 칼을 장착한다. 칼이 흔들리지 않도록 단단히 부착시켜야 한다. 칼과 블록의 박절면이 이루는 틈의 각(clearance angle)이 5~10°를 유지하는지 확인한다. 틈의 각(그림 1.5.11)은 7°를 유지하는 것이 가장 이상적이다. 활주형 박절기는 그림 1.5.1과 같이 블록의 중심축에 대한 칼의 활주방향 각도를 조절할 수 있다. 이것을 당김각(slope angle)이라 한다. 파라핀블록인 경우 당김각을 45°로 셀로이딘 블록인 경우에는 30°로 조절하는 것이 좋은 절편을 얻을 수 있다. 회전형 박절기의 당김각은 90°가 된다.

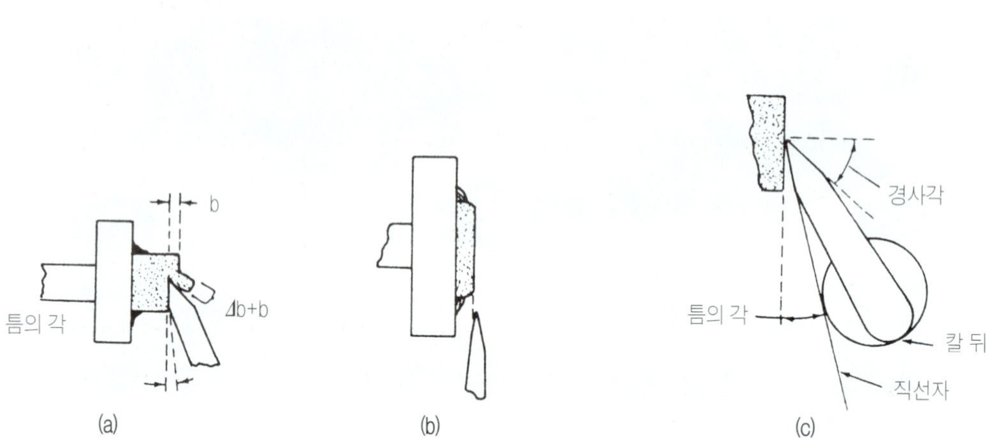

그림 1.5.11 틈의 각(clearance angle) 모식도

파라핀블록을 단단히 장착하고 조동손잡이(macro handle)를 조절하여 칼에 블록을 가까이 접근시킨 후 조직표면 전체가 노출될 때까지 깍아낸다.거즈 등으로 칼과 블록의 표면에 붙어있는 파라핀조각들을 털어낸다. 얼음 등으로 박절면을 냉각시킨 후 미동핸들이나 활주 위의 칼을 당겨 블록을 박절한다. 원하는 절편이 박절되면 부드러운 붓이나 핀셋으로 들어올려 알코올(70%)을 묻힌 유리슬라이드 위에서 절편

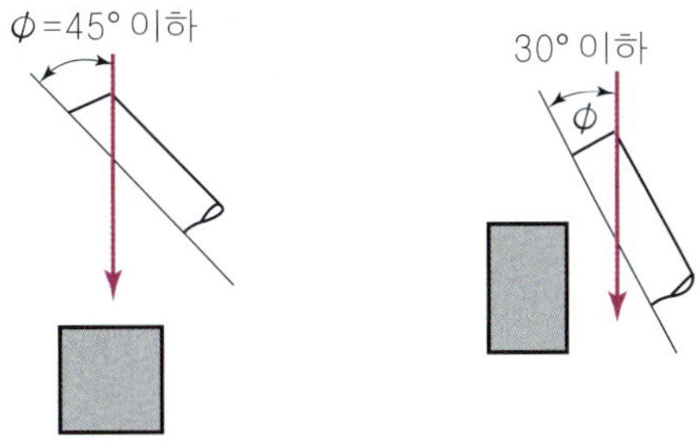

그림 1.5.12 당김각(slope angle) 모식도

이 접히지 않도록 펼친다.

부유온수조에 조심스럽게 절편의 한 쪽부터 서서히 띄워준다. 깨끗한 유리슬라이드를 사용하여 온수조에 떠있는 절편을 접착시켜 번호를 표시하고 물기를 제거한 다음 신전기 위에 올려 접착시킨다.

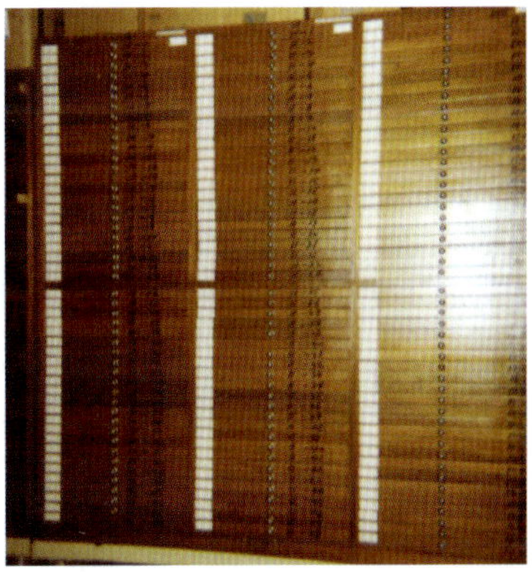

그림 1.5.13 조직 블록 보관함

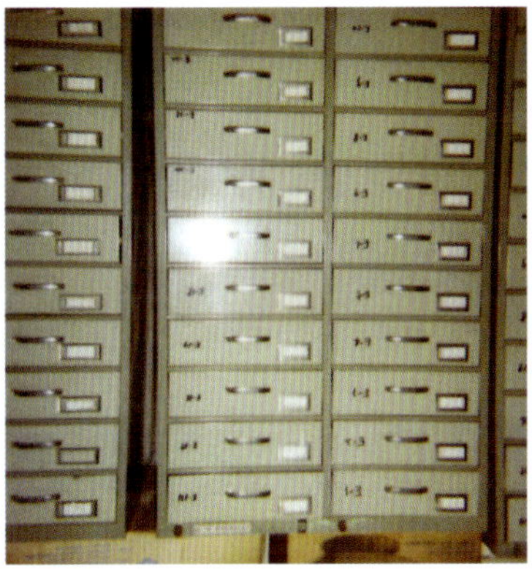

그림 1.5.14 슬라이드 보관함

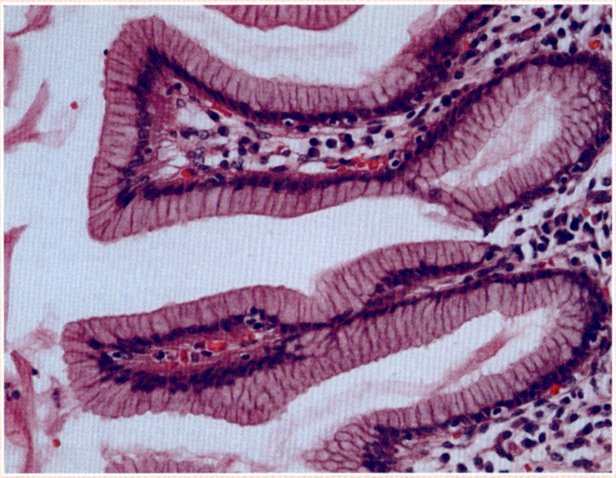

Hematoxylin & Eosin 염색에 의한 위점막

2편 Hematoxylin & Eosin 염색

파라핀절편의 기본적인 염색 단계

학습목표

1. 염색을 위해 탈파라핀, 함수, 수세 과정을 시행해야 되는 이유를 이해한다.
2. 염색이 완료된 후 탈수, 투명, 봉입 과정을 시행하는 목적을 공부한다.
3. 염색 후 수용성 봉입제로 처리해야 되는 이유를 공부한다.
4. 일반염색과 특수염색의 차이와 목적을 조사한다.

1장

박절하여 유리슬라이드에 부착시킨 파라핀절편은 현미경검경을 위해 조직화학적 처리과정을 거쳐 색의 차이나 굴절률(reflective index)의 차이를 만들어야 한다.

질병이 발생되면 조직을 구성하는 세포의 형태나 배열의 이상이 먼저 나타나는 경우도 있고, 반대로 형태나 배열의 이상보다 기능의 이상이 먼저 나타나는 경우도 있다. 따라서 조직의 형태와 배열만을 검경해서는 질병진단에 한계가 있다. 조직화학(histochemistry)이란 조직의 형태와 기능을 동시에 검경하기 위한 처리방법을 연구하는 학문이다. 조직화학은 처리방법과 원리에 따라 크게 염색조직화학(stain histochemistry), 효소조직화학(enzyme histochemistry), 면역조직화학(immunohistochemistry)의 세 분야로 구분되며, 염색조직화학과 면역조직화학은 대부분 파라핀절편에서 처리가 가능하다.

조직화학적 처리결과 검경하려는 조직구성 요소나 성분이 특정한 색이나 굴절률의 차이가 형성되므로 일반적으로 조직화학적 처리과정을 **염색**(stain)이라 부른다.

1. 파라핀절편의 기본적인 염색 단계

박절하여 유리슬라이드에 접착시킨 파라핀절편은 파라핀이 조직을 피복(coating)한 상태여서 염색액이 조직성분에 반응하는 것이 차단되어 염색이 되지 않는다. 따라서 파라핀절편을 염색하기 위해서는 먼저 조직을 피복하고 있는 파라핀을 제거해야 된다.

파라핀을 세서하는 빙법도 조직에 파라핀을 침투시키는 원리와 동일하게, 서로 잘 용해되는 물질을 사용하여 점진적으로 대치(change)시키는 방법을 이용한다. 파라핀을 제거하는 단계를 탈파라핀

(deparaffin)이라 하며, 파라핀과 잘 섞이는 xylene을 3단계 정도 거치면 조직을 덮고 있던 파라핀이 제거된다. 그러나 이때 사용된 xylene이 조직절편에 들어가 염색을 방해하므로 알코올을 사용하여 xylene을 제거한다. 이 단계를 dexylene 또는 xylene을 제거하기 위해 고농도의 알코올부터 저농도 알코올로 5~6단계를 거치므로, 조직절편 내의 수분농도가 점점 높아진다는 의미에서 '함수(hydration)'라고 한다. 이 과정이 끝나면 조직절편이 부착된 유리슬라이드를 흐르는 물에 몇 분간 담가두는 방법으로 함수 과정에 사용된 알코올성분을 완전히 제거시킨다. 이 단계를 수세(washing)라 부르며 수세단계가 완료되어야 비로소 각종 염색이 가능하다.

그러므로 파라핀절편에 조직화학적 처리(염색)를 시행하기 위해서는 염색법과 상관없이 먼저 탈파라핀-함수-수세과정을 거쳐야 한다. 다시 말해 파라핀절편에 시행하는 모든 조직화학적 처리는 조직화학적 처리과정만 다를 뿐 탈파라핀-함수-수세까지의 처리과정은 모두 동일하다.

또한 조직화학적 처리가 완료된 절편은 조직 내에 수분이 일정하게 분포된 상태에서는 굴절률을 균일하게 유지시켜 그 상태로도 현미경검경이 가능하지만 시간이 지나면서 부분적으로 건조되면 검경이 어렵고, 계속 공기와 접촉되면 점점 퇴색되어 사라지게 된다. 따라서 조직화학적 처리가 완료된 조직절편은 이를 방지하고 오래 보존하기 위해 커버글라스라 부르는 얇은 유리로 조직절편을 덮어 공기와 차단시킨다. 이 과정을 봉입(mounting)이라 한다.

만약 조직화학적 처리결과가 알코올에 용해되지 않으면(alcohol stable) 보통 저농도에서 무수알코올까지 5~6단계로 농도를 높인 알코올 과정을 거쳐 절편 내의 수분을 완전히 제거(탈수과정이라 함)하고, xylene 3단계를 거쳐(투명과정이라 함) 비수용성 봉입제인 canada balsam으로 봉입한다. 이렇게 처리하는 이유는 모든 조직절편의 굴절률을 일정하게 만들어주기 위함이다. 대부분의 염색결과가 알코올처리에 안정하지만 극히 일부 염색법은 알코올에 용해(alcohol soluble)되므로 조직화학적 처리 후 수용성 봉입제로 봉입해야 한다.

파라핀절편의 기본적인 염색 단계를 요약하면 표 2.1.1과 같다.

표 2.1.1 파라핀절편의 기본적인 염색 단계

단 계	명 칭	처리방법	처리내용
1	탈파라핀	xylene(3단계)	파라핀 제거
2	함 수	고농도→저농도 알코올	xylene 제거(5~6단계)
3	수 세	흐르는 물(5~10분)	알코올 제거
4	조직화학적 처리 과정(염색과정)	다양한 방법	다양한 변화
5	탈 수	저농도→고농도 알코올	수분 제거(5~6단계)
6	투 명	xylene(3단계)	알코올 제거
7	봉 입	봉입제, 커버글라스	절편 보호

주) 조직화학적 처리결과가 알코올에 용해되는 경우에는 5~6 단계를 거치지 않고 직접 수용성봉입제로 봉입한다.

이 책에서 파라핀절편에 시행하는 모든 염색방법을 기술할 때 염색전 처리과정은 탈파라핀, 함수, 수세로 표기하고, 염색 후 처리과정은 탈수, 투명, canada balsam봉입으로 표기할 것이다.

2. 일반염색과 특수염색

조직학(histology)이나 조직병리학(histopathology)은 모두 인체를 구성하는 조직(tissues)의 형태를 현미경으로 검경하는 학문이다. 조직학은 정상적인 인체조직의 구성을 연구하는 학문이며, 조직병리학은 조직학을 기초로 질병을 장기 전체가 아니라, 장기를 구성하는 조직단위에서 연구하는 학문이다. 따라서 조직을 검경할 때는 먼저 전반적인 조직학적 구성을 살펴보고, 조직을 구성하는 세포의 형태를 검경하는 것이 기본이다.

hematoxylin & eosin 염색은 인체조직의 형태학적 구성을 광학현미경으로 검경하는데 가장 적합한 염색법으로 오래 전부터 시행되어온 염색법이다(그림2.1.1). 이 염색은 먼저 hematoxylin염색액으로 핵을 청색으로 염색하고, 세포질을 포함한 나머지 부분을 eosin염색액을 사용하여 적색으로 착색시킨다. H&E 염색은 조직학이나 조직병리학에서 모든 조직절편의 형태학적 구성을 검경하기 위해 기본적으로 시행하는 염색이므로 일반염색(routine stain)이라고 부른다.

hematoxylin & eosin 염색(일반염색)을 제외한 나머지 모든 염색법은 '특수염색(special stains)'으로 분류한다. 특수염색은 아교섬유, 탄력섬유, 세망섬유 등과 같은 조직 내의 특정한 구조나, 당원, 멜라닌색소, 산성점액다당류 등과 같은 구성성분을 증명하기 위한 염색법이다(그림2.1.2). 이런 특수염색은 조직의 기능과 구성을 더욱 세밀하게 관찰할 수 있어서 질병 진단에 많은 도움을 줄 수 있다. 염색조직화학은 ① 염료(dyes)를 사용하여 특정성분을 착색시키는 방법, ② 발색반응을 나타내는 화학반응을 이용하는 방법, ③ 금속염을 사용하여 굴절률의 차이를 만들어주는 방법 등이 모두 염색조직화학에 포함된다.

일반염색의 예

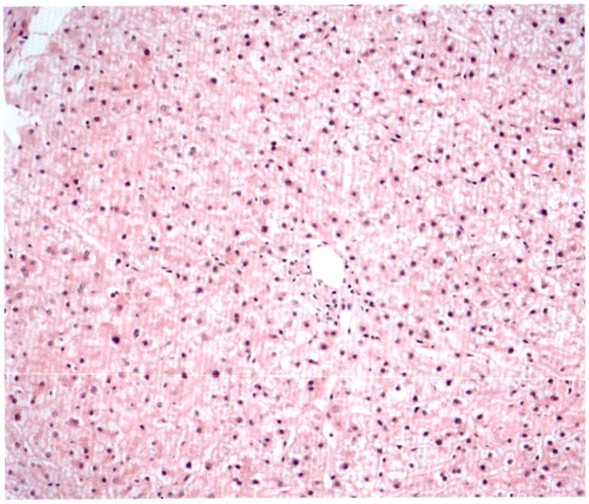

그림 2.1.1 간의 Hematoxylin & Eosin 염색
중심정맥을 중심으로 간세포가 펴져 있다.

특수염색의 예

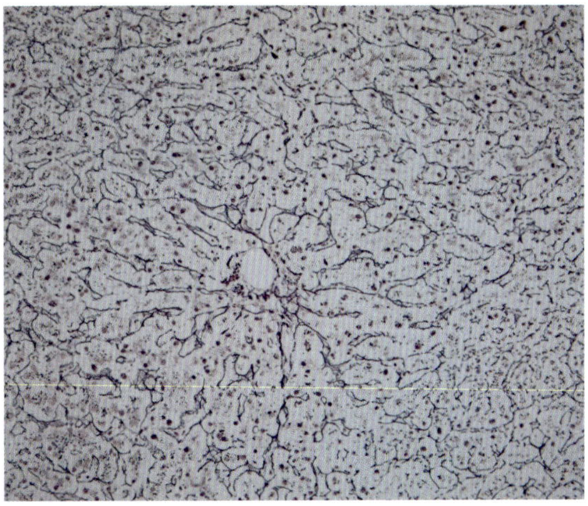

그림 2.1.2 간의 세망섬유 염색
중심정맥을 중심으로 세망섬유가 분포되어 있다.

Understanding *Diagnostic Histochemistry*

Hematoxylin염료와 Hematoxylin & Eosin 염색

2장

학습목표

1. Hematoxylin 염료의 화학적 특성을 이해한다.
2. Hematoxylin과 hematein의 차이를 조사한다.
3. Hematoxylin 염료를 산화시키는 방법을 공부한다.
4. Hematoxylin 염색액의 종류와 특징을 숙지한다.
5. Harris' hematoxylin 염색액의 조성을 숙지한다.
6. 매염제의 종류와 첨가하는 이유를 공부한다.
7. Eosin 염료의 특징과 염색특성을 공부한다.
8. Hematoxylin & Eosin 염색시 필요한 염색액과 시약을 조사한다.
9. Harris' hematoxylin 염색 후 산성용액으로 분별하는 이유를 조사한다.
10. 중화제로 처리해야 되는 이유를 이해한다.
11. 자동염색기의 구조와 작동방법을 숙지한다.

Hematoxylin & eosin 염색은 조직의 배열과 세포의 형태를 보기 위해 모든 조직에 기본적으로 시행하는 염색으로 매우 중요하다. Hematoxylin & eosin 염색을 위해서는 hematoxylin 염색용액과 eosin 염색액을 준비해야 한다.

1. Hematoxylin 염료

Hematoxylin은 중남미지역에 많이 자생하는 hematoxylon campechianum이라는 작은 관목의 적색심층부(heartwood)를 뜨거운 물로 처리하여 추출한 다음, 요소(urea)를 이용하여 침전시키는 방법으로 생산하는 천연염료(natural dye)다. 오래 전부터 중남미 지역에서 염료로 이용되어 왔으나, 1520년도 이후에 유럽에서 옷감을 염색하는 염료로 이용되기 시작했다. 조직 염색에 hematoxylin이 이용되기 시작한 것은 1860년대로 추정된다.

Hematoxylin을 염료라고 부르지만 천연에서 추출한 hematoxylin은 염색능력이 없다. hematoxylin의 산화물인 hematein이 염료로 작용한다. 그러나 hematoxylin이 산화되어 hematein으로 전환되어도 조직에 대한 친화력이 약하여 매염제(mordant)가 없는 상태에서는 거의 염색이 되지 않는다. 따라서 hematoxylin을 염색액으로 사용하기 위해서는 매염제를 첨가하고, 산화제를 사용하여 인위적으로 산화시키거나, 공기나 빛에 의한 자연적인 산화방법을 선택하여 hematoxylin을 hematein으로 전환시켜야 한다.

매염제란 조직과 염료사이를 연결해 주는 역할을 하는 것이다. 그러나 hematein의 경우에는 그림 2.2.1과 같이 염료와 매염제가 복합체를 구성한 상태로 조직에 결합한다. 이렇게 염료와 매염제가 결합된 복합체를 lake라 부른다. Hematein-mordant가 결합된 이 lake는 (+)로 하전되어 양이온(염기성염료)처럼 작용한다. 이런 lake에 염색되는 조직성분을 호염성(basophilic)이라 부르는 학자들도 있으나, (-)로 하전되는 산성기를 갖고 있지 않은 조직성분이나 염기성염료에 염색되지 않는 조직성분이 lake에 의해 염색될 수 있으므로 이런 용어의 사용은 잘못된 것이다. Hematoxylin용액에 사용되는 매염제는 aluminum, iron, tungsten, molybdenum, lead, copper, chromium 등과 같은 금속염(salts of the metals)이며, 이 가운데 aluminum과 iron이 매염제로 가장 많이 사용된다. 매염제의 선택이 중요한 이유는 사용하는 매염제의 종류에 따라 염색되는 조직성분과 종말색(final color)이 달라지기 때문이다.

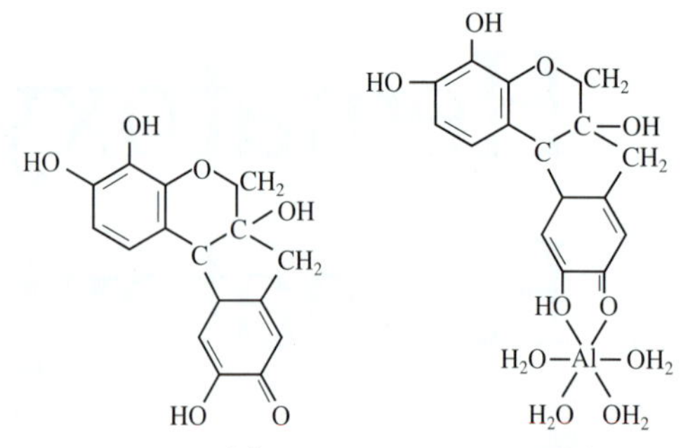

(a) (b)

그림 2.2.1 Hematein
$C_{16}H_{12}O_6$(C분자량 300.272)의 분자구조

Hematoxylin을 hematein으로 산화시키는 방법은 크게 두 가지가 있다.

1) 자연산화

빛과 공기에 노출시켜 산화시키는 방법으로 **숙성**(ripening)이라 부른다. 숙성되는 데 시간이 1~2개월 정도 장기간 소요되는 단점이 있으나 염색력은 1년 이상 오래 지속되는 장점을 갖는다. 자연산화를 이용하는 hematoxylin염색액은 Ehrlich, Delafield 등 핵염색을 목적으로 하는 염색액이 있고, 횡문근을 염색하기 위한 Mallory의 PTAH염색액도 자연산화 방법을 사용한다.

2) 화학적 산화

Sodium iodate, mercuric oxide, potassium permanganate, ferric chloride 등이 산화제로 사용된다. 이런 화학적 산화제는 hematoxylin을 즉시 hematein으로 산화시킨다. 따라서 화학적 산화제를 사용하는 hematoxylin염색액은 제조 즉시 사용이 가능하지만, 염색력은 오래 지속되지 못한다. 특히 ferric chloride는 매염제와 산화제 역할을 동시에 수행할 수 있어서 매염제를 첨가하지 않아도 된다. 그러나 산화력이 매우 강하여 사용직전에 제조하여 사용해야 한다. 제조 후 3~4시간이 경과되면 형성된 hematein이 과산화되어(oxy-hematein) 염색력을 잃고 침전되므로 사용할 수 없다. Harris, Mayer, Weigert, Verhoeff 염색액 등이 화학적 산화 방법을 이용하는 hematoxylin 염색액이다.

2. Hematoxylin 염색액의 종류와 특징

Hematoxylin염색액의 명칭은 염색액 제조법을 발표한 사람의 이름을 앞에 붙여 부른다(예 Harris' hematoxylin, Mayer's hematoxylin 등). 보통 염색액에 첨가된 매염제의 종류에 따라 크게 분류한다.

1) Alum hematoxylin 염색액

매염제로 aluminum potassium sulfate나 aluminum ammonium sulfate를 사용한다. aluminum을 매염제로 사용하는 대표적인 hematoxylin염색액으로는 Harris, Mayer, Delafield, Ehrlich 등이다. 모두 핵을 청색으로 염색하기 위해 사용된다. 핵의 형태는 세포 내에서 일어나는 많은 역동적인 대사과정을 반영하므로 핵의 형태를 잘 증명하는 것은 질병진단을 위해 매우 중요하다.

탈회를 하지 않은 조직에서는 DNA가 핵의 주된 화학적 성분이다. DNA는 purine이나 pyrimidine염기가 농축된 deoxyribose 당으로 구성돼 있고, 여기에 결합된 인산(phosphoric acid) 잔기가 (-)전하를 띠어, (+)전하를 띠는 염기성염료나 매염제-염료 복합체와 정전기적으로 결합하는 것으로 생각된다. 정전기적 결합은 용액의 pH에 영향을 받는다. 대부분의 alum hematoxylin 용액의 pH는 2.2~2.9 사이에 있다. 이런 pH는 핵산의 등전점(isoelectric point)인 pH 1.5~2.0 보다 높으므로 핵산이 해리되어 더 많은 음(-)전하를 형성하여 양(+)전하를 띠는 염료에 염색된다.

조직절편에 핵을 염색하는데 청색의 염기성염료를 사용하지 않고 주로 hematoxylin염색액을 사용하는 이유는 첫째, DNA에 정전기적으로 결합된 단순한 염기성염료는 알코올로 처리하면 조직에서 쉽게 제거되는 데 반해, 매염제-염료 복합체는 정전기적 결합이 공유결합(covalant bonds)으로 대치되기 때문에 알코올에 영향을 받지 않으며, 둘째, DNA가 추출되어 없는 경우에도 핵단백질인 histone 단백질 조각의 arginine 잔기에 hematein lake가 결합할 수 있으므로 염색이 가능하기 때문이다.

그러나 alum hematoxylin염색액의 가장 큰 단점은 핵염색 후 산성용액에 처리하면 쉽게 탈색된다는 점이다. 따라서 van Gieson염색이나 Masson's trichrome염색과 같은 아교섬유를 염색하는 특수염색에서는 염색액의 pH가 산성을 유지하므로 이런 염색에서는 alum hematoxylin을 사용할 수 없다. alum hematoxylin은 모두 핵염색에 사용되지만 특성에 따라 용도에 약간의 차이가 있다. 각 염색액의 조성은 부록(III)에 있으며, 빈번히 사용되는 alum hematoxylin용액의 특성과 용도는 다음과 같다.

(1) Harris' hematoxylin

현재 한국의 거의 모든 조직실험실에서 조직절편의 일반염색(hematoxylin & eosin 염색)시 핵을 염색하는 데 사용한다. 산화제로 산화력이 강한 mercuric oxide를 사용하기 때문에 제조 후 즉시 사용이 가능하지만 사용기간은 한 달 정도로 비교적 짧다. 염색시간이 alum을 매염제로 사용하는 다른 염색액에 비해 짧다. 보통 핵을 과염색(over stain)시킨 후 1% 염산-알코올액으로 분별해 주는 퇴행성염색법을 사용한다.

(2) Mayer's hematoxylin

산화제로 sodium iodate를 사용하며 염색력은 6개월 이상 지속되므로 비교적 장기간 사용이 가능하다. 염색 후 흐르는 물에서 수세하고 다음 염색단계로 진행하는 진행성 염색법을 사용한다. 염산-알코올액으로 분별하지 않기 때문에 alkaline congo red 염색과 같은 알카리성 pH에서 시행하는 특수염색시 핵 염색을 위해 사용한다.

(3) Ehrlich and Delafield's hematoxylin

두 가지 모두 자연산화법을 이용하고 있다. 염색액을 제조하여 뚜껑을 연 상태로 빛이 들어오는 따뜻한 장소에서 숙성시킨다. 보통 2개월 정도 지나야 염색이 가능하며 염색력은 1년 이상 오래 지속된다. 현재 한국에서는 거의 사용되지 않지만, 뼈와 연골조직 염색에 좋은 결과를 얻을 수 있는 염색액으로 추천되고 있다. hematoxylin 염색액은 핵 이외에도 칼슘이 침착된 부위와 연골조직도 청색으로 염색된다.

2) Iron hematoxylin 염색액

Hematoxylin 염색액에 매염제로 사용되는 철(iron)이온은 매염작용과 동시에 강력한 산화제로 작용하므로 따로 산화제를 첨가하지 않는다. ferric chloride나 ferric ammonium sulfate와 같은 3가 철을 주로 사용한다. Weigert's hematoxylin, Verhoeff's hematoxylin, Heidenhain' s hematoxylin 등이 철을 매염제와 동시에 산화제로 이용하는 염색액이다. 산화력이 강하여 제조 즉시 모든 hematoxylin을 hematein으로 산화시킨 후 계속해서 hematein을 과산화시키므로 3~4시간 후에는 염색력이 소실되어 사용할 수 없다. 염색할 때마다 소량씩 만들어 사용해야 하는 불편함이 있다. 철을 매염제로 사용하는 경우에는 염색결과가 흑청색(blue black color)을 나타낸다. 중요한 iron hematoxylin의 특성과 용도는 다음과 같다.

(1) Weigert's iron hematoxylin

주로 염색액의 pH가 산성인 van Gieson 염색이나 Masson' s trichrome 염색과 같은 아교섬유를 염색하는 특수염색시 핵을 염색할 때 사용된다. 핵이 흑청색으로 착색된다.

(2) Verhoeff's hematoxylin

매염제로 Lugol's iodine을 더 첨가한 염색액으로 주로 탄력섬유을 검정색으로 증명하기 위해 사용된다. 매염제로 사용된 ferric chloride를 분별액으로 사용하는 것이 특징이다.

3) Tungsten hematoxylin

Phosphotungstic acid를 매염제로 사용하는 염색액으로 Mallory(1897, 1900)의 PTAH 염색액이 대표적이다. 자연산화를 시키는 것이 가장 좋으나 숙성되는데 시간이 많이 소요되므로, 숙성된 염색액이 없을 때는 potassium permanganate를 산화제로 사용하면 즉시 사용할 수 있다. 주로 골격근의 횡문을 증명하기 위해 사용되지만, 이 외에도 섬유소, 섬모, 중추신경의 아교세포 돌기(neuroglia fibers) 등을 관찰하기 위해서도 사용된다.

이 외에도 molybdenum이나 lead를 매염제로 사용하는 hematoxylin 염색액이 있으나, 특별한 장점이 없기 때문에 임상에서 거의 이용되지 않는다.

3. Eosin 염료

Eosin 염료는 alum hematoxylin으로 일반적인 조직의 구조를 증명하고자 할 때 가장 적절한 대조염색액으로 인정되고 있다. 그 이유는 alum hematoxylin에 청색으로 염색된 조직의 나머지 부분을 단순히 적색으로 염색시키는 것이 아니라, 여러 가지 세포질과 결합조직 섬유를 종류에 따라 적색에서 분홍색까지 색의 강도를 달리하여 염색되므로 이들을 서로 구분할 수 있게 만들기 때문이다.

Eosin 염료는 인공적으로 합성된 염료로 염색액에서 해리되면 (-)로 하전되므로 산성염료(acidic dyes)로 분류된다. 발색단이 3개의 벤젠(benzene)이 옆으로 나란히 연결된 형태를 나타내는 xanthene 구조를 하고 있어서 xanthene 염료로 분류된다. 염료의 분자구조식에 따라 공식명칭은 'bromofluoresceins' 나 과거부터 상품명으로 사용해 온 'eosin' 이라는 명칭이 더욱 일반적으로 사용되고 있다. 염료의 분자구조에서 알 수 있는 것처럼 염료분자에 bromine원자가 포함돼 있고 bromine 원자가 많을수록 더욱 빨갛게 착색된다. eosin염료는 가시광선에서 볼 수 있는 형광성이 있어서 특히 알코올에 용해한 염색액은 녹황색의 형광성을 나타낸다.

상품으로 판매되는 eosin 염료는 순수한 상태가 아니고 염료합성 과정에서 어느 정도 유사한 염료분자들이 혼합된 상태로 'eosin Y, eosin G, eosin water soluble' 등 다양한 상품명이 있다. 일반염색인 hematoxylin & eosin 염색에 대조염색으로 가장 많이 사용되는 것은 eosin Y로 'Y' 는 yellowish의 약자다. 실온에서 물에 44.2%가 용해되는 데 비해 알코올에서는 2.18% 정도로 알코올에 비해 물에 용해성이 매우 높다(그림2.2.2).

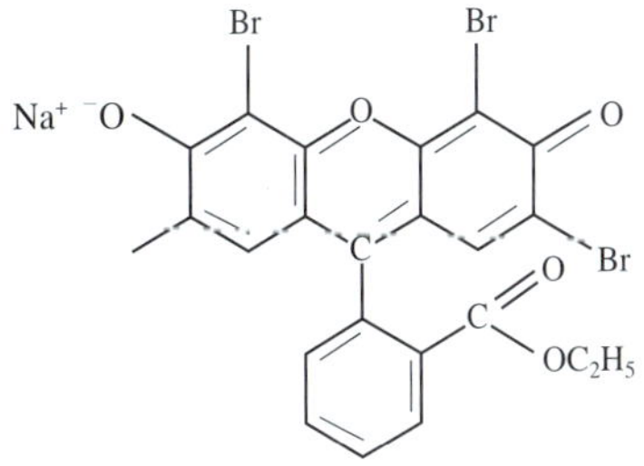

그림 2.2.2 Ethyleosin(분자량 698)
ethylalcohol 용해성

일반염색에 사용할 때는 염료의 농도가 보통 0.5~1% 정도 되게 제조하여 사용하며 용매는 증류수나 ethanol 모두를 사용할 수 있다. 증류수를 용매로 사용하는 경우에는 곰팡이의 증식을 방지하기 위해 쌀알 크기의 thymol을 첨가한다. 염색의 선택성을 높이기 위해 사용하기 전에 염색액 100ml에 acetic acid 0.5ml 비율로 첨가하여 사용한다.

Hematoxylin & Eosin 염색

실험

① 준비시약:

(1) Harris' hematoxylin 염색액
(2) Alcoholic Eosin 염색액
(3) 1% 염산-알코올 분별액
(4) 중화제(alkaline solution)

● Harris' hematoxylin염색액의 조성

Hematoxylin 염료(C.I. 75290)	6gm
무수 에타놀	60ml
Potassium aluminum sulfate	120gm
[$K_2Al_2(SO_4)_2 4H_2O$ = 948.81]	
증류수	1,200ml
Mercuric oxide(red)	3gm

● Alcoholic Eosin염색액의 조성

Eosin Y 염료(C.I. 45380)	10gm
증류수	200ml
95% ethyl alcohol	800ml

② 염색과정:

탈파라핀, 함수, 수세

핵염색	Harris' hematoxylin 염색액	10분
분 별	1% 염산-알코올액	20 dips
중 화	pH 8.0 알카리 용액	30초
수 세	흐르는 물 10분	청색화 과정
대조염색	Eosin Y 염색액	적색

탈수, 투명, canada balsam 봉입

③ 염색결과: (그림 2.2.3)

A	핵	청색(blue)
B	세포질과 나머지 조직성분	분홍색에서 적색(pink to red)
C	적혈구	밝은 적색(bright red)
D	연골, 칼슘 침착부위	청색(blue)

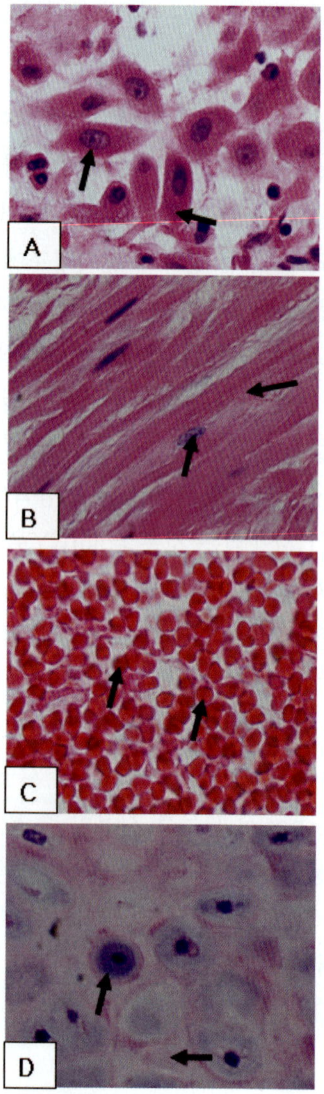

그림 2.2.3 A B C D

우리나라에서 현재 일반염색의 핵염색에는 Harris' hematoxylin이 사용된다. Harris' hematoxylin은 일단 핵을 과염색(over stain) 시킨 후 다시 원하는 정도로 염색농도를 분별(differentiation)하는 퇴행성 염색법(regressive staining)을 사용한다. 이처럼 염색농도를 조절하는 시약을 분별액(differentiator)이라 부른다. alum hematoxylin은 산성용액에서 결합이 분리되므로 분별액으로 1% 염산-알코올액을 이용한다. 이론적으로 이 분별액은 두 곳의 결합을 분리시킬 수 있다. 즉, 조직과 매염제, 매염제와 염료사이의 결합을 분리시킬 것으로 예상하지만 아직 확실한 기전은 밝혀져 있지 않다.

조직을 산성분별액으로 분별하면 절편이 붉게 보인다. 절편이 왜 적색을 띠는지에 대한 이론은 두 가지가 있다. 하나는 조직에서 유리된 염료-매염제 복합체가 산성 pH에서 현저히 적색을 나타내기 때문이라는 것과 다른 가능성은 산이 매염제와 염료사이를 분리하면 hematein이 해리되는데 hematein의 등전점(iso electric point)이 pH 6.5이기 때문에 자신의 등전점보다 낮은 산성분별액에서 적색이 된다는 이론이다.

분별액으로 처리한 후 붉게 보이는 세포핵을 청색으로 바꿔주어야 한다. 이런 처리과정을 청색화(blueing)라 한다. 핵을 적색에서 청색으로 바꿔주려면 조직절편을 약한 알카리용액(pH 8.0)으로 처리해야 한다. 보통 수돗물(tap water)에 수세하는 것으로도 충분히 청색화 과정을 달성할 수 있지만 경우에 따라 pH 8.0 정도의 알카리용액으로 처리한 후 수세하는 방법을 선택하기도 한다. 알카리용액으로 처리하는 시간은 실험실에 따라 적절한 시간을 선택해야 하며, 만약 이 처리가 잘못되면 eosin 염색이 불균질하게 될 수 있다. 알카리용액을 처리하지 않고 수도수에서 10분 이상 충분히 수세해 주는 것이 오히려 좋은 결과를 얻을 수 있다. 청색화 과정이 끝난 조직을 현미경으로 검경했을 때 청색의 핵에 염색질 양상(chromatin pattern)과 핵막이 잘 구분되어야 하고, 세포질은 거의 무색으로 보여야 핵염색이 잘된 것이라 할 수 있다.

eosin 염색은 청색으로 착색된 핵을 잘 보이게 하기 위한 대조염색(counter stain)이라 할 수 있으므로, eosin 염색이 너무 진하게 되면 오히려 핵의 형태를 관찰하기 어려워진다. 검사실에 따라 검경에 적절한 염색

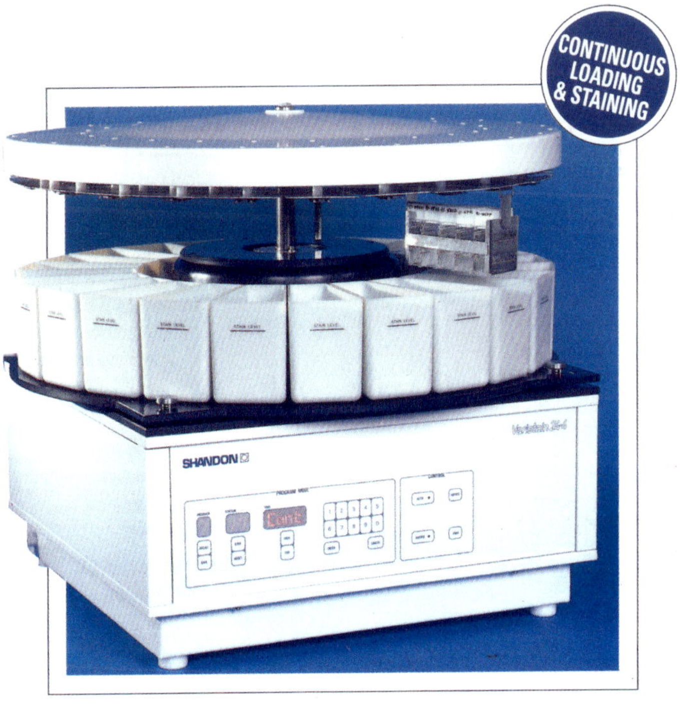

그림 2.2.4 자동염색기

강도를 정해야 한다. eosin염색액에서 꺼낸 조직절편은 직접 저농도 알코올에서 고농도 알콜로 배열된 탈수과정을 진행하는 것이 좋다. 탈수과정의 알코올에서 세포질의 염색강도를 어느 정도 조절할 수 있다. 탈수과정에서 절편 내 수분이 충분히 제거되지 않으면 투명과정에 사용하는 xylene과 반응하여 혼탁하게 나타나 검경을 방해할 수 있으므로 탈수과정을 철저히 하여 수분을 완전히 제거해 주어야 한다(그림 2.2.4).

봉 입

학습목표		
	1. 봉입을 시행하는 목적을 공부한다. 2. 봉입제를 수용성과 비수용성으로 구분하는 이유를 이해한다. 3. 봉입제의 종류를 나열하고 가장 많이 사용되는 봉입제를 조사한다.	4. 수용성 봉입제의 용도를 숙지한다. 5. 커버글라스의 종류와 용도를 공부한다. 6. 봉입방법과 주의사항을 공부한다. 7. 재봉입 방법을 조사한다. 8. 자동봉입기의 구조와 작동원리를 조사한다.

3장

염색이 완료된 조직절편을 커버글라스와 봉입제를 사용하여 외부와 차단시키는 과정을 **봉입**(mounting)이라 한다. 봉입을 하는 이유는 봉입을 하지 않은 상태로 염색된 조직절편을 그냥 방치하는 경우 발생할 수 있는 문제점을 방지하기 위한 것이다. 만약 염색된 조직절편을 그냥 방치하는 경우 첫째, 조직절편이 건조(dry)된다. 조직절편은 부분적으로 빈 공간이나 느슨한 구조를 갖고 있기 때문에 이런 공간은 빛의 투과를 일정하게 유지해 줄 수 있는 매질이 채워져야 정밀한 검경이 가능하다. 절편이 건조되면 세밀한 검경이 불가능해진다. 둘째, 공기와 접촉되면 염색결과가 점점 퇴색되어 사라진다. 셋째, 곰팡이나 세균의 오염으로 부패될 수 있다. 마지막으로 조직절편을 보관하고 검경하는 과정에서 물리적인 손상을 입을 수 있다. 이런 문제점을 해결하기 위해 커버글라스와 봉입제를 사용하여 절편을 외부와 차단시키므로 정밀한 검경을 가능하게 만들고, 아울러 조직절편의 퇴색, 부패, 손상을 방지하는 것이 봉입의 목적이다.

1) 봉입제(mounting media)

봉입과정에서 가장 중요한 것은 봉입제다. 봉입제는 다음과 같은 조건을 갖추고 있어야 한다.

① 접착력이 있고, 신속히 굳어져야 한다.
② 무색 투명해야 한다.
③ 굴절률이 조직의 평균 굴절률(1.530~1.540)과 유사해야 한다.
④ 염색결과를 변형시키지 않는 중성 pH를 유지해야 한다.
⑤ 건조시 균열이나 과립이 형성되지 않아야 한다.

표 2.3.1 비수용성 봉입제의 종류와 특성 : 합성수지의 pH는 중성

명 칭	굴절률		장 점	단 점
	용액상태	건조시		
Canada balsam	–	1.540	가격이 저렴	산성pH, 염기성염료 보존성이 낮다
Eukitt	1.510	–	신속하게 굳어짐(20분 이내) 뼈의 형광염색	점도가 높다
Harleco synthetic resin(HSR)	1.520	1.539	H&E 염색과 여러 가지 특수염색 보존성 양호	기포가 잘 생김
Fisher's Permount	1.514	1.528	H&E 염색과 여러 가지 특수염색 보존성 양호	기포가 잘 생김 철염색성 퇴색
Histoclad	1.548	–	H&E 염색에 좋다	기포가 잘 생김

위와 같은 조건을 갖추고 있어서 오래 전부터 가장 일반적으로 사용되어온 봉입제는 canada balsam이나 gum dammar와 같은 천연수지(natural resin)다. 이런 천연수지는 물이나 알코올에는 용해되지 않고, xylene, toluene, benzene 등과 같은 유기용매에 잘 용해되므로 비수용성 봉입제라 한다. 파라핀 절편에 시행한 대부분의 염색은 조직화학적 처리가 끝난 후 절편을 알코올단계를 거쳐 수분을 제거하고, xylene이나 toluene 등으로 투명과정을 거쳐 비수용성 천연수지나 합성수지로 봉입한다(표2.3.1).

그러나 천연수지는 산성을 나타내기 때문에 염색결과가 점점 퇴색되거나 오래 보존하지 못하는 단점이 있어서, 천연수지의 pH를 중성으로 조절하고 봉입에 적당한 농도를 갖춘 여러 가지 합성수지 제품이 판매되고 있다. 비수용성 봉입제의 종류와 특성은 표 2.3.1 과 같다.

변색성염색(metachromatic stain)이나 지질염색과 같이 조직화학적 처리결과가 알코올에 용해되는 경우(alcohol soluble)에는, 알코올을 사용하는 탈수과정을 거칠 수 없기 때문에 부득이 조직화학적 처리과정이 끝난 후 바로 수용성봉입제를 사용하여 봉입해야 한다. 수용성봉입제는 많이 사용하지 않으므로 crystal mount, gel mount 등과 같은 상품을 구입하여 사용하는 경우도 많으나, 간단히 실험실에서 제조하여 사용할 수 있다. 수용성봉입제를 제조할 때는 일반적으로 glycerol, gelatine, gum arabic crystals 등을 증류수에 녹여 농도를 조절하고, sugar를 첨가하여 굴절률이 1.40~1.45사이를 유지하게 한다. 봉입제의 pH를 중성으로 맞추기 위해 potassium acetate 등을 첨가하고, 곰팡이의 증식을 억제하기 위해 소량의 thymol 등을 방부제로 첨가한다.

실험실에서 제조하여 사용할 수 있는 수용성봉입제의 종류는 다음과 같다.

(1) Kaiser's glycerin gelly(1880) 굴절률 1.47

Gelatine	10gm
증류수	60ml
Glycerol	70ml
Phenol	0.25gm

보통 실온에서 굳은(solid) 상태므로 사용하기 전에 부란기에서 녹여서 사용한다. 가장 일반적으로 사용하는 수용성봉입제다.

(2) Apathy's mountant(Highman's modification, 1946) 굴절률 1.436

Gum arabic crystals	50gm
Cane sugar	50gm
Potassium acetate	50gm
증류수	100ml

약한 불에 가온하면서 용해시킨 후 방부제로 thymol 0.05gm을 첨가한다.

(3) phosphate-buffered glycerin jelly 굴절률 1.47

0.2M phosphate buffer pH7.0	100ml
Glycerol	100ml
Gelatine	15gm

효소조직화학이나 형광염색시 봉입제로 사용한다.

2) cover glass

커버글라스는 조직절편의 크기에 알맞는 것을 선택하여 사용한다. 판매되고 있는 커버글라스의 크기는 18\18mm, 22\22mm, 22\40mm, 25\40mm 등이 일반적으로 사용된다. 커버글라스의 두께는 150㎛(No. 1), 180㎛(No. $1\frac{1}{2}$), 210㎛(No. 2) 등 3종류가 있으나 number $1\frac{1}{2}$ 두께가 현미경검경에 이상적이다.

3) 봉입빙법 및 주의사항

다량의 조직절편을 처리하는 대형병원의 병리과에서는 봉입과정을 기계화한 자동봉입기 (automatic coverslipping machine)(그림 2.3.2)를 사용하기도 하지만 일반적으로 조직절편을 육안으로 확인하며 하나씩 손으로 봉입을 하는 경우가 많다. 사람이 직접 봉입을 하는 경우에는 반드시 환기장치(그림 2.3.1) 시설에서 치리해야 한다.

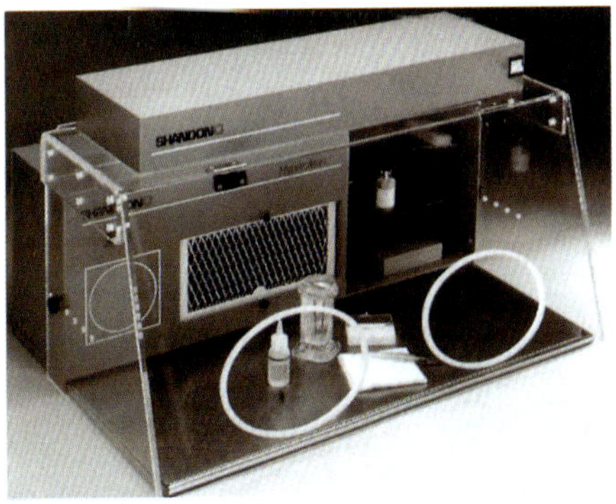

그림 2.3.1 봉입시 유해가스 배출기

(1) 봉입을 하는 순서

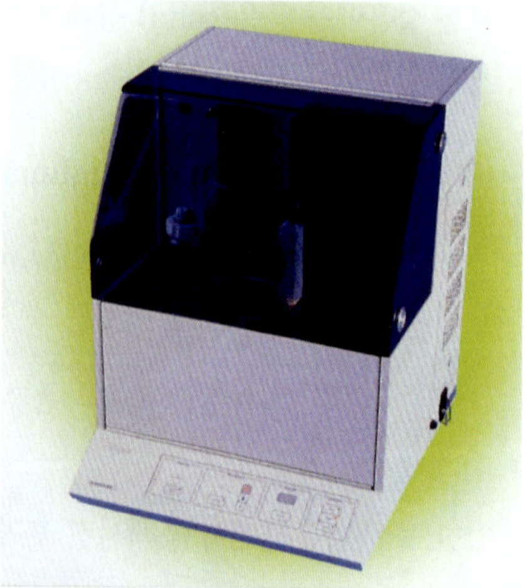
그림 2.3.2 자동봉입기

① 봉입할 슬라이드를 xylene에서 꺼내어 거즈로 조직절편이 부착된 반대면과 조직 주변의 과량의 xylene을 닦아낸다. 신속히 처리하여 절편이 건조되지 않도록 주의한다.
② 깨끗한 여과지 위에 커버글라스 하나를 수평으로 놓고 그 위에 봉입제를 조직크기에 알맞게 한 두 방울 떨어뜨린다.
③ 봉입제를 떨어뜨린 커버글라스 옆에 xylene을 닦아낸 슬라이드를 수직으로 세운 상태에서 서서히 기울여 봉입제가 한쪽 면에서부터 퍼져나가 완전히 덮이도록 한다.
④ 봉입이 완료된 슬라이드는 봉입제가 어느 정도 굳어질 때까지 수평을 유지하도록 한다.

(2) 봉입시 주의사항

① 조직이 건조된 상태에서 봉입을 해서는 안 된다.
② 기포가 생기지 않도록 해야 한다. 봉입시 형성된 기포는 검경을 방해할 뿐만 아니라, 발색결과를 퇴색시키거나 변색시킬 수 있다.
③ 기포를 제거하기 위해 핀셋 등으로 커버글라스를 무리하게 압박해서는 안된다.
④ 봉입제를 너무 과량 사용하여 옆으로 넘쳐 나오지 않도록 주의해야 한다.
⑤ 봉입제의 농도가 너무 묽으면 봉입제가 굳어지는 동안에 용매가 휘발되어 커버글라스 내측으로 봉입제가 함몰되어 공기층이 형성될 수 있으므로 주의해야 한다.

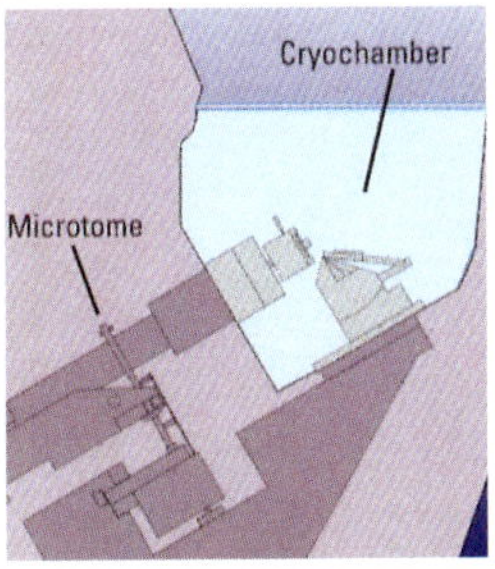

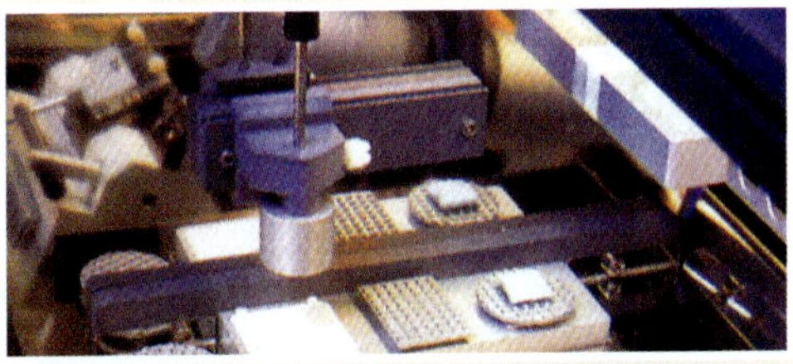

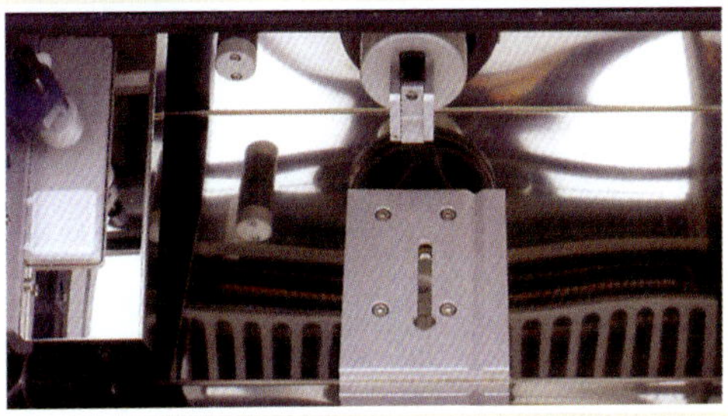

동결절편기의 내부구조 및 원리

3편 동결절편

1장 동결절편

Understanding Diagnostic Histochemistry

1장 동결절편

— 학습목표 —

1. 동결절편을 시행해야 되는 검사를 조사한다.
2. 동결절편과 파라핀절편의 차이와 장단점을 이해한다.
3. 전기동결절편기의 구조와 작동원리를 설명한다.
4. 조직의 종류에 따라 박절온도가 다른 이유를 이해한다.
5. 수술중 신속진단을 위한 검체의 처리과정을 조사한다.
6. 조직의 신속한 동결을 위해 사용되는 동결제의 종류를 조사한다.
7. 동결건조와 동결치환의 차이를 공부한다.
8. 기화열을 이용하는 생활제품을 조사한다.

조직 내에 포함된 수분을 영하의 낮은 온도로 동결시켜 단단하게 된 조직을 박절하여 얻어지는 조직절편을 **동결절편**(frozen section)이라 한다. 동결절편은 파라핀절편에 비해 절편 제작 시간이 매우 짧고, 탈수제나 투명제로 인한 여러 가지 세포성분의 유실이나 손상을 피할 수 있으며, 조직을 60℃ 이상의 고온에 노출시키지 않으므로 효소의 활성을 유지시킬 수 있는 장점을 갖는다. 원래 일반적인 조직표본을 제작하려는 목적으로 개발되었으나 동결로 인한 형태의 변형이 심하여 일부 제한된 목적으로만 사용되고 있다.

1. 조직동결의 원리와 방법

1) 조직동결의 원리

조직동결의 원리는 단순하다. 조직 내에 포함된 수분이 영하의 온도에 얼면 얼음결정이 마치 침투제와 같은 지지역할을 하여 조직을 단단하게 만들어 준다. 단단한 정도는 얼리는 온도에 따라 달라진다. 일반적으로 동결온도가 낮을수록 더욱 단단해진다.

2) 동결방법

(1) 열의 전도에 의한 동결법

조직을 액화질소(liquid nitrogen)와 같은 냉매에 접촉시키면 액화질소의 낮은 온도가 조직으로 전도되어 조직이 동결된다. 액화질소는 가장 신속히 동결되는 냉매로 골격근 생검조직의 효소증명과 같은 특별한 연구목적에 사용된다. 액화질소의 단점은 조직 내에서 얼음결정이 급속히 팽창되어 조직이 파괴될 수 있고, 조직을 과도하게 동결시키는 점이다. 조직이 과도하게 동결되면 칼과 조직 모두 손상을 입게 된다. 급속 동결에 의한 조직의 손상을 최소화하기 위해 조직을 액화질소로 처리한 isopentane에 담그거나, dry ice(solid carbon dioxide)를 사용하기도 한다. 동결시킬 조직을 금속동결판에 접착시키고 그 주위에 dry ice 조각을 접촉시켜 조직이 동결되는 정도를 눈으로 확인하며 동결정도를 조절한다.

(2) 기화열을 이용하는 동결법

실린더의 액화가스가 분출되는 순간 분자가 확산되면서 주위의 열을 빼앗아가는 기화열을 이용하여 조직을 동결시키는 방법이다. 최근에는 소형 분사식 스프레이(aerosol spray)의 사용이 일반화되어 있다. 이것은 크기가 작은 조직을 간단히 동결시킬 수 있고, 보관과 이용이 간편한 장점이 있다.

조직동결에 이용되는 물질과 동결온도는 다음과 같다.

Liquid nitrogen	-190℃
Isopentane cooled by liquid nitrogen	-150℃
Dry ice(solid carbon dioxide)	-70℃
Aerosol sprays	-50℃

2. 동결절편의 장단점과 이용범위

1) 장단점

동결절편은 파라핀절편에 비해 조직절편 제작에 소요되는 시간이 2~3분 정도로 매우 짧다. 또한 파라핀포매시 거쳐야 되는 여러 단계의 alcohol, xylene과 같은 유기용매에 노출을 피할 수 있어서 유기용매에 용해되거나 확산되어 파라핀절편에서는 불가능한 물질의 증명이 가능하고, 파라핀침투시 조직을 60℃ 이상의 고온으로 처리함으로써 유발되는 조직의 위축과 뒤틀림, 그리고 효소의 불활성을 피할 수 있는 장점이 있다(표3.1.1).

그러나 조직을 저온으로 동결시키는 자체가 조직구조를 손상시켜 형태의 변형이 심하고, 동결된 조직을 박절하는 과정에서도 조직이 손상되고, 연속절편과 얇은 박절이 불가능한 단점을 보인다(표3.1.1).

표 3.1.1 동결절편의 장 · 단점

장 점	단 점
· 절편제작의 신속성	· 얇은 박절이 불가능
· 용해성, 확산성 물질의 보존	· 연속절편 제작 불가
· 조직 위축의 최소화	· 박절에 의한 조직구조의 손상
· 저렴한 비용	· 동결에 의한 조직구조의 변형

2) 이용범위

동결절편은 파라핀절편으로 시행할 수 없거나 증명할 수 없는 물질의 염색에 제한적으로 이용되며, 절편제작의 신속성 때문에 수술중 신속한 진단을 위해 병원 병리과에서 필수적으로 이용되고 있다. 현재 병원 병리과에서 이용되고 있는 분야는

(1) 수술중 신속한 진단을 위한 조직표본의 제작
(2) 조직 내 효소 증명
(3) 지질성분의 증명
(4) 일부 면역조직화학적 검사
(5) 일부 중추신경계 구조의 증명 등에 이용되고 있다.(그림3.1.2)

3. 동결절편기의 구조와 사용법

1) 동결절편기(freezing microtome)

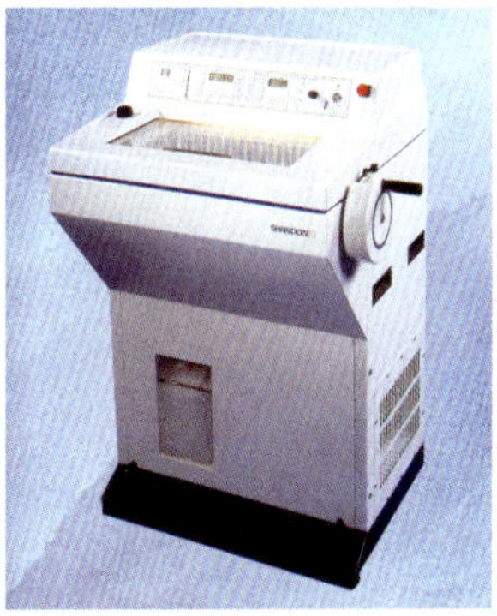
그림 3.1.1 동결절편기

-5℃에서 -30℃사이의 저온 상태를 유지할 수 있는 냉동공간 내에 회전형 박절기를 장착한 캐비닛 형태의 동결절편기는 1954년 영국의 조직화학자 Pearse가 최초로 고안하여 제작한 동결절편기로 흔히 cryostat 또는 cryocut라는 상품명으로 불린다(그림 3.1.1). 크기가 작고 사용이 간편하여 현재 우리나라 대부분의 병원이나 연구실에서 사용되고 있다.

동결절편기의 내부는 설정된 영하의 온도가 일정하게 유지되며, 조직을 동결시키는 동결장치와 박절기가 중요한 구조다. 박절은 개폐식 유리문을 통해 내부를 보면서 외부에 장착된 박절기 손잡이를 조작하여 박절한다. 최근에는 조직을 동결시키는 장치와 박절기가 위치하는 부분이 분리되어 동결온도와 박절온도를 조절할 수 있도록 고안된 모델이 시판되고 있으며, 기계내부를 자동으로 소독하는 장치가 부착된 모델도 있다.

2) 사용방법

① 표본을 제작할 조직을 금속동결판(metallic object disc)(그림 3.1.3) 위에 병소가 상향하도록 올려놓는다. 이때 수용성포매제를 사용한다. 포매제를 사용하는 이유는 조직을 금속판에 접착시키는 목적 외에 크기가 작은 조직은 파라핀포매와 같이 포매제가 조직 주위를 감싸 박절을 용이하게 해주기 때문이다. 포매제로는 상품화된 수용성포매제인 OCT compound(그림 3.1.4b)가 일반적으로 사용된다.

② 준비된 금속동결판을 동결장치에 올려놓고 그 위에 열추출기(그림 3.1.3)를 가볍게 올려 열의 전도

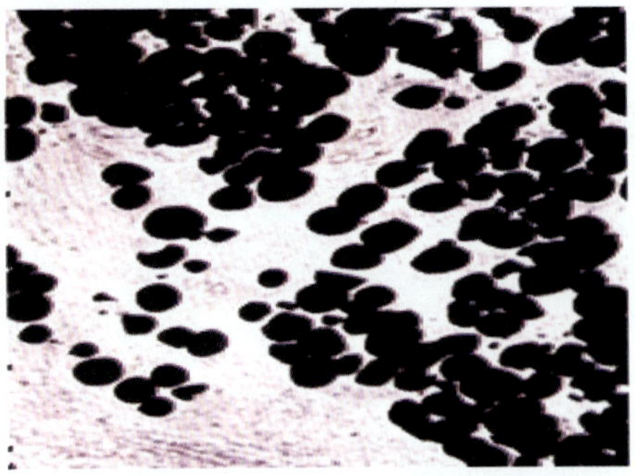

(a) fat(Sudan black B)

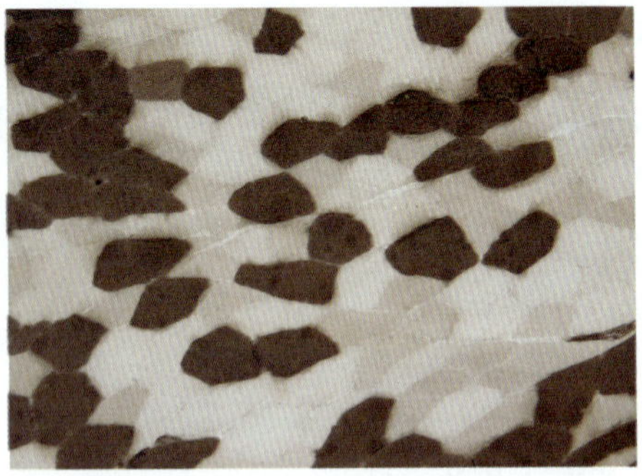

(b) muscle(ATPase)

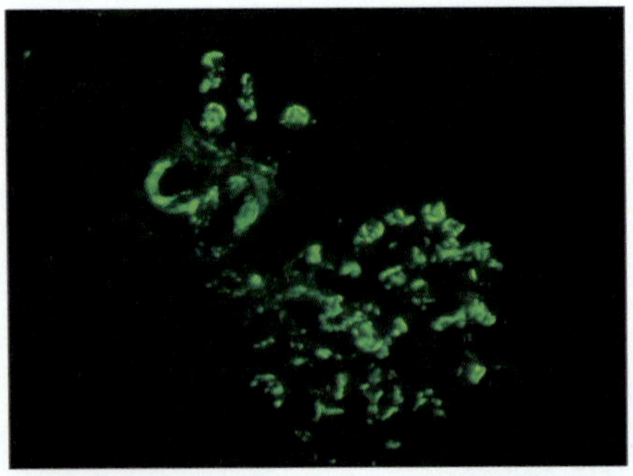

(c) kidney glomerulus(C3 immunifluoresence)

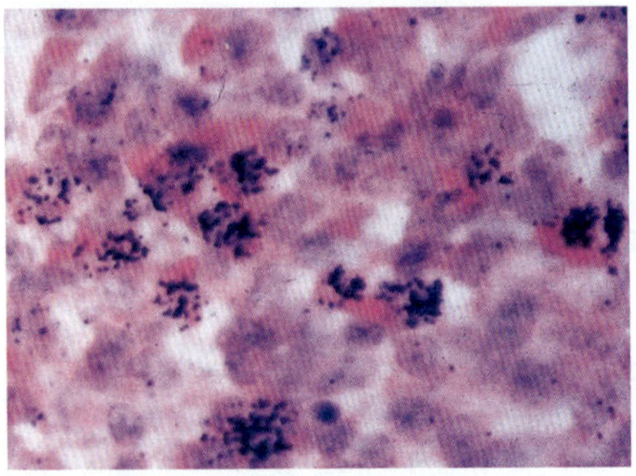

(d) mouse spleen 의 autoradiography

그림 3.1.2 동결절편을 이용한 검사방법들
(a) 지질증명 (b) 조직내 효소 검출 (c) 보체 검출(보체는 파라핀 절편에서 검출하기가 어려움) (d) 자기방사법을 이용한 사진. 특정세포의 대사과정을 연구하는데 주로 이용. 방사선 동위원소를 사용한다.

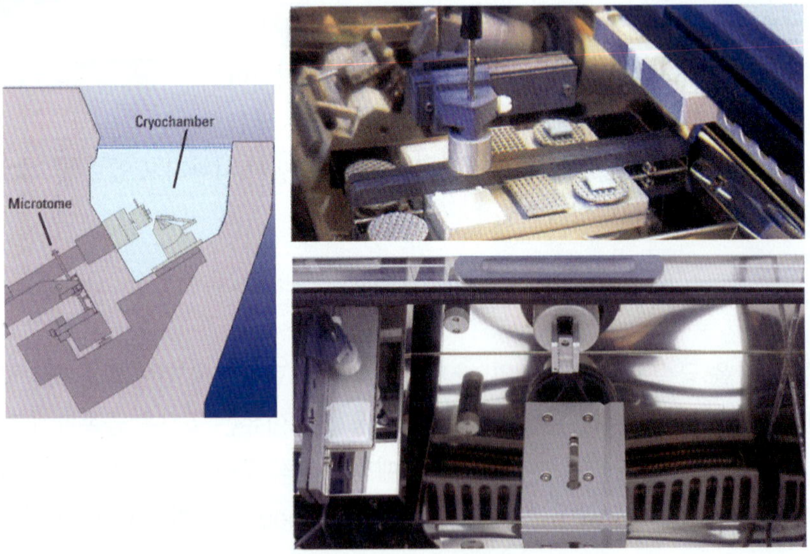

그림 3.1.3 동결절편기의 내부구조 및 원리

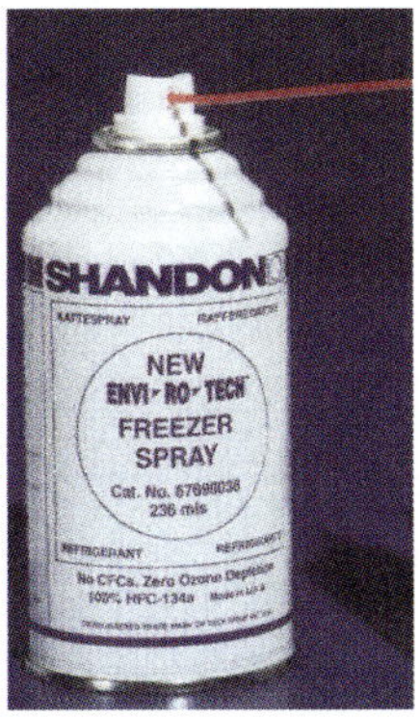

(a)

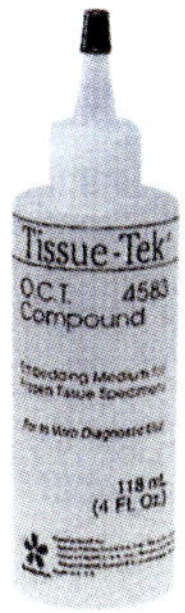

(b)

그림 3.1.4 (a) CO_2가 농축된 spray (b) 조직절편 지지물(조직을 지지하는 OCT compound)

에 의해 조직을 상하에서 급속히 동결시킨다.

③ 동결된 조직이 부착된 금속동결판을 박절기에 단단히 고정시킨 후 박절기를 조작하여 조직의 박절면이 나올 때까지 박절한다. 붓으로 박절면과 칼날을 깨끗이 털어내고 anti-roll plate(그림 3.1.3)의 각도를 조절하여 칼날과 평행이 되도록 맞춘다.

④ 박절기의 미동핸들(micro handle)을 돌려 박절한다. anti-roll plate와 칼날 사이에 박절된 조직절편을 유리슬라이드를 사용하여 접착시킨다. 유리슬라이드와 조직절편의 온도차이로 인해 동결절편이 유리슬라이드에 쉽게 부착된다.

⑤ 절편이 부착된 유리슬라이드를 준비된 고정액에 잠시 넣어 고정한다. 고정액에서 꺼낸 슬라이드를 증류수에 헹구면 수용성포매제가 제거되어 즉시 염색과정을 시행할 수 있다.

4. 동결온도와 박절온도

고정된 조직(fixed tissue)이나 고정되지 않은 신선한 조직(fresh tissue) 모두 동결절편이 가능하다. 신선한 조직은 대부분 −25℃ 진후의 온도에서 박질에 직당한 경도로 동결된다. 그러나 고정된 조직은 수분이 많아 약 −10℃ 정도면 충분히 동결된다. 지방조직은 −30℃ 이하의 낮은 온도로 처리해야 한다.

고정되지 않은 신선한 조직은 가능하면 절취 후 신속히 동결하는 것이 좋다. 또한 동결속도도 중요하다. 동결속도가 느리면 얼음결정이 커져 조직이 뒤틀리고 세포손상이 심해진다. 또한 고정하지 않은 상태에서는 종종 증명하려는 성분이 원래의 위치에서 주변으로 확산될 수 있으며 박절과정에서 더욱 심하게 나타난다. 가수분해효소나 항원의 정확한 위치를 증명하기 위해서는 동결 전에 고정하는 것이 좋다. 고정은 4℃ formol calcium 고정액으로 18시간 정도 시행한다. 고정이 완료된 조직은 서서히 동결시켜 얼음결정이 급속히 팽창되지 않도록 한다.

조직을 동결하는 온도와 박절온도는 동일하지 않다. 매우 낮은 저온으로 동결시킨 조직을 그대로 박절하면 조직이 부스러지고 조직과 칼날 모두 손상을 입을 수 있다. 적절한 박절온도는 조직에 따라 조금씩 다르다(표 3.1.2). 일반적으로 수분이 많이 포함된 조직보다 수분이 적은 조직의 박절온도가 낮다. 그러나 대부분의 조직은 -15℃에서 -23℃ 사이에서 잘 박절된다.

표 3.1.2 조직에 따른 적정 박절온도

-12℃에서 -16℃사이	-18℃에서 -30℃사이
Brain	Breast (little fat)
Lymph node	Skin (little fat)
Liver	Thyroid
Kidney	Adrenal
Spleen	Muscle
Testis	Prostate

5. 수술시 신속한 조직표본제작

동결절편은 절편제작에 소요되는 시간이 불과 2~3분 정도로 매우 짧은 것이 큰 장점이다. 이런 동결절편의 신속성 때문에 수술 도중 육안으로는 판정할 수 없는 악성종양 병소의 수술범위 판정에 매우 유용하게 이용되고 있다. 신속한 조직표본제작을 위한 동결절편법의 진행 과정은 다음과 같다.

검체의 접수 → 조직 선정 → 동결 → 박절 → 슬라이드에 부착 → 고정 → 염색

검체는 수술실로부터 건조되지 않도록 생리식염수를 묻힌 거즈에 싸서 병리과로 온다. 검체를 육안으로 관찰하여 표본을 제작할 병소조직을 선정하여 동결시켜 박절한다. 제작된 동결절편은 즉시 95% ethanol에 약 1분간 고정한 후 증류수에 헹궈 수용성 포매제를 제거한다. 신속한 검경을 위해 먼저 0.2% methylene blue염색액으로 10초 정도 핵만 염색하여 수용성봉입제로 봉입하고 검경한다. 이 염색표본을 검경하는 동안 다른 동결절편에 H&E 염색을 시행한다(그림3.1.5). 보통 동결절편기 가까이 염

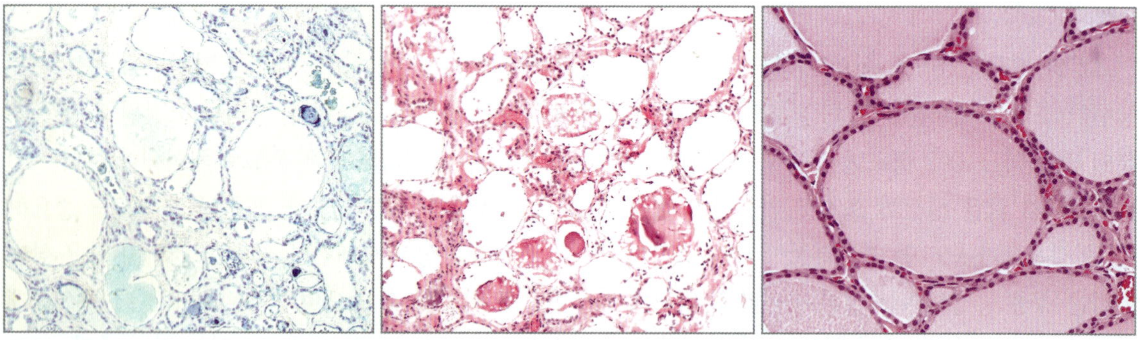

(a) (b) (c)

그림 3.1.5 동결절편과 일반적인 paraffin 절편을 이용한 갑상선의 염색성 비교
(a) 동결 절편시 methylene blue 염색
(b) 동결 절편시 H&E 염색
(c) 일반적인 paraffin 절편을 이용한 H&E 염색

색액을 준비하여 신속한 표본제작에만 사용한다. 숙련된 병리검사 팀인 경우 검체의 접수에서 진단이 수술실로 통보되기까지 10분 이내에 완료된다.

6. 동결건조와 동결치환

1) 동결건조(freeze drying)

고정하지 않은 상태의 조직을 −160℃의 저온에서 급속히 동결(quenching)시킨 후 −40℃ 정도로 올려 진공상태로 처리하면 조직 내의 얼음결정이 승화(sublimation)되어 수분이 제거되는 것을 동결건조라 한다. 동결건조된 조직은 실온에서도 대기 중의 수분이 흡수되지 않는다. 동결건조된 조직은 수분이 제거된 상태이므로 직접 파라핀을 침투시켜 절편을 제작할 수 있다.

동결건조의 효과는 조직을 신속히 동결시켜야 얻을 수 있다. 동결건조의 효과는 첫째, 조직 내의 반응을 신속히 중지시키는 것이며 이 효과가 가장 중요하다. 둘째, 조직 내의 수분이 얼음결정으로 변하므로 조직을 단단하게 전환시켜 구성성분의 확산이 거의 일어나지 않는다. 셋째, 조직 내에 함유된 모든 액체성분이 동결되어 얼음결정을 형성하는 효과가 있다.

동결건조의 효과는 일반적으로 시행되는 파라핀절편법의 다음과 같은 단점을 피할 수 있다.

① 용해성물질의 유실 ② 구성성분의 위치변화 ③ 반응기의 화학적 변화

④ 단백질의 변성 ⑤ 효소의 파괴나 불활성

그러나 동결건조법은 비용과 시간이 많이 소요되기 때문에 일반적인 질병을 진단하는 병원검사실에서는 이용하기 어렵고 특별한 연구를 목적으로 하는 연구실에서 사용되는 방법이다. 동결건조법은 1890년 Altmann에 의해 최초로 소개된 후 점점 개선되어 지금은 thermo-electric dryer가 개발되어 실용화되었다(Pearse, 1963).

2) 동결치환(freeze substitution)

동결치환법은 1941년 Simpson이 고안한 방법으로 급속 동결시킨 조직을 영하의 온도에서 얼음결정을 탈수제로 대치시키는 방법이다. 이 방법은 동결건조에 비해 비용이 적게들고, −70℃에서 탈수제와 치환이 가능하여 특히 점액물질, 당원, 단백질 등이 잘 보존되는 장점이 있다. 조직세포의 구조가 비교적 잘 보존되며 화학조성의 변화도 거의 나타나지 않는다. 그러나 조직의 위축이 심한 것이 단점이다. 얼음결정을 탈수제로 치환시킬 때 사용하는 치환제는 acetone, ethanol, tetrahydrofuran 등을 단독으로 사용하거나 이런 탈수제에 osmic acid, paraformaldehyde, glutaraldehyde 등의 화학적 고정성분을 혼합하여 사용하기도 한다.

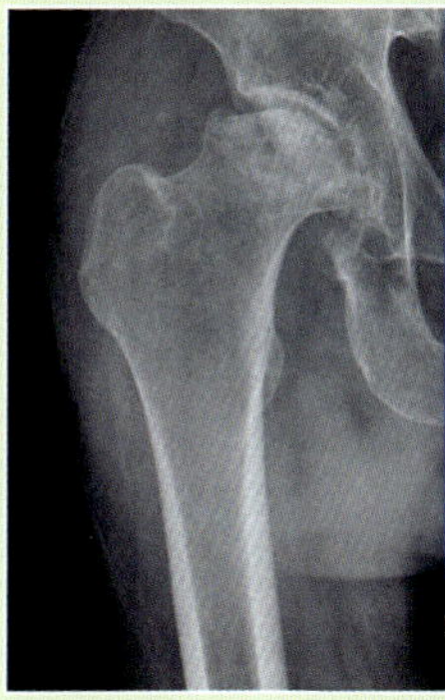

대퇴골의 X-Ray 사진

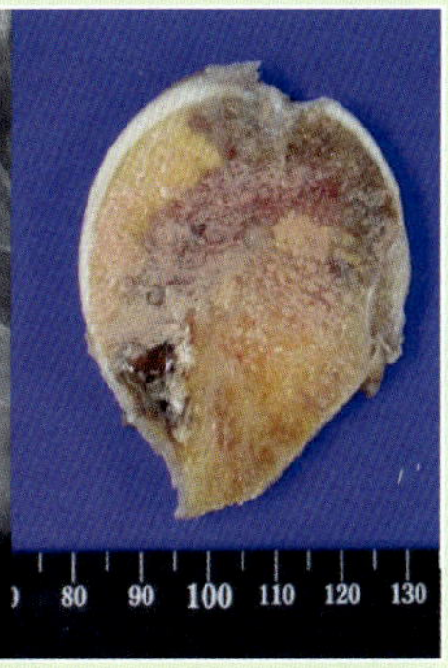

수술 후 뼈 절단 사진

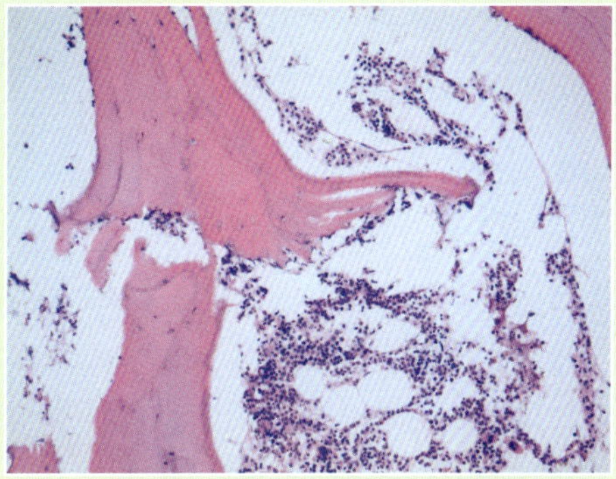

정상뼈 탈회 후 Hematoxylin & Eosin 염색

4편 뼈조직

Understanding **Diagnostic Histochemistry**

석회화조직의 표본 제작

1장

학습목표

1. 단단한 조직의 표본제작시 문제점을 조사한다.
2. 뼈조직의 표본제작 방법의 종류를 공부한다.
3. 탈회의 원리를 공부한다.
4. 탈회제의 종류와 특징을 이해한다.
5. 탈회를 촉진시키는 방법을 조사한다.
6. 산성탈회에 많이 사용되는 탈회액과 농도를 공부한다.
7. 탈회완료 여부를 확인하는 방법을 조사한다.
8. 산성탈회 과정을 공부한다.
9. 산성탈회시 중화제를 사용하는 이유와 방법을 공부한다.

1. 석회화(calcification)

뼈(bone)나 이(tooth)와 같은 조직은 매우 단단하다. 그러나 뼈나 이를 제외한 인체의 나머지 조직은 약간의 차이는 있으나 뼈나 이에 비해 부드럽기 때문에 부드러운 조직(soft tissue)이라 부른다. 뼈와 이가 단단한 이유는 조직 내에 인산칼슘[$Ca_3(PO_4)_2$]이나 탄산칼슘[$CaCO_3$]과 같은 무기질성분이 과량(60~70%) 침착되어 존재하고 이는 주로 수산화 인회석($C_{a10}(PO_4)_6OH_6$)형태로 존재한다. 수산화 인회석 표면이온(surface ions)은 수산화 되어 있고 결정체 주변에는 물과 이온으로 구성된 층이 형성되어있다. 이층은 수화층(hydration shell)이라고 하며, 체액의 pH조절 및 효소계의 완충액으로 사용한다. 부드러운 조직도 결핵과 같은 특정한 질병이 발생되면 병소에 칼슘염이 침착되어 뼈처럼 단단해진다. 부드러운 조직에 칼슘염이 침착된 조직을 석회화 조직(calcified tissue)이라 한다. 반대로 뼈나 이에서 무기질 성분이 과량 빠져 나가면 뼈의 강도가 약해져 부드러운 조직처럼 된다. 조직에서 인위적으로 칼슘염(calcium salt)을 제거하는 과정을 탈회(decalcification)라 한다.

뼈나 이, 석회화 조직의 현미경 표본을 제작할 때 부드러운 조직과 동일하게 처리해서는 조직 내에 침착된 칼슘염 때문에 박절이 불가능하다. 따라서 이런 석회화된 단단한 조직의 표본제작은 목적에 따라 ① 탈회과정을 거친 후 부드러운 조직과 동일하게 파라핀절편을 제작하거나, ② 탈회를 하지 않은 상태로 조직을 기계로 갈아(ground) 얇게 만드는 방법을 사용한다. 부드러운 조직에 국소적으로 소량의 무기질이 침착된 경우에는 탈회과정을 거치지 않고 동결절편을 제작하면 주위조직의 뒤틀림(distortion)이나 칼날의 손상없이 얇은 조직절편을 얻을 수 있다.

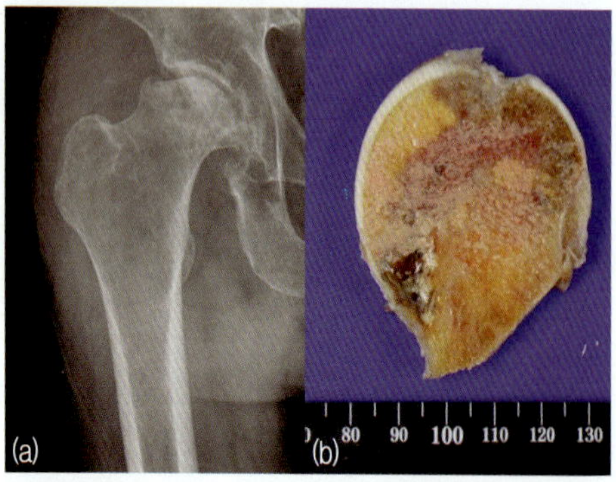

그림 4.1.1 (a) 대퇴골의 X-Ray 사진 (b) 수술 후 뼈 절단

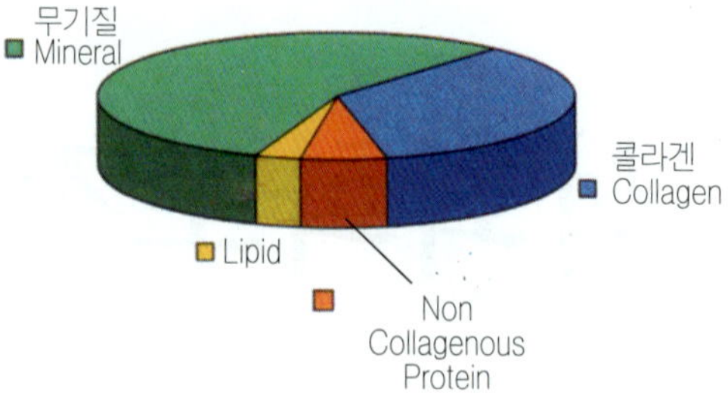

그림 4.1.2 뼈의 구성성분

2. 뼈조직의 탈회(decalcification of the bone tissue)

1) 뼈조직 처리 단계

탈회과정을 거쳐 파라핀절편을 제작할 뼈조직의 처리 단계는 다음과 같다.

① **조직의 선정:** 뼈조직을 육안으로 관찰하여 표본을 제작할 부위를 선정하여 전기톱(electron sow, 그림 4.1.3)을 사용하여 4~5mm 두께로 절취한다.

② **고 정:** 부드러운 조직과 동일하게 고정액으로 고정한다. 만약 고정하지 않은 상태로 직접 탈회액에 반응시키면 고정을 한 경우에 비해 4배 정도의 손상이 크게 나타난다(Cook et. al. 1962). 일반적으로 10% 포르말린 고정액이 사용되지만 목적에 따라 다른 고정액을 선정하여 사용할 수 있다. 특히 골수조직은 Bouin's 고정액이 추천된다.

③ **탈 회:** 고정이 완료된 조직은 탈회액으로 처리하여 조직 내의 칼슘염을 제거한다.

④ **중 화:** 무기산(inorganic acids)을 사용하여 탈회시킨 조직은 알카리 용액으로 중화시켜야 염색성이 좋아진다.

⑤ **수 세:** 충분히 흐르는 물에 수세하여 조직 내의 산과 알카리 성분을 제거한다. 수세가 완료된 조직은 부드러운 조직과 동일하게 파라핀포매 과정을 시작한다.

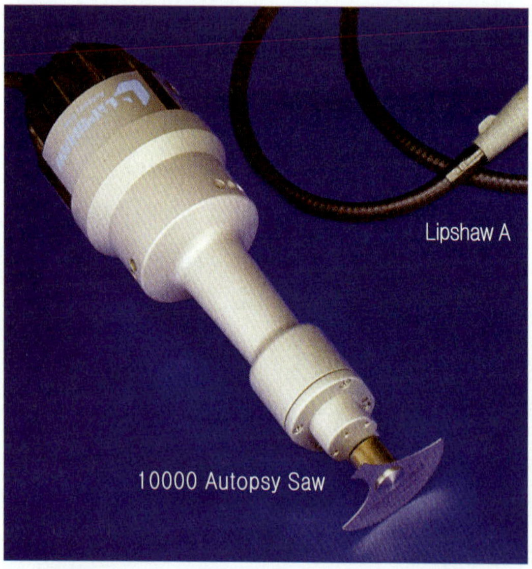

그림 4.1.3 뼈 절단시 사용되는 전기톱

2) 탈회법의 종류와 원리

뼈조직을 탈회하는 방법은 칼슘과 반응하는 시약에 탈회할 조직을 담궈두는 것이다. 탈회방법은 크게 '산성(acid) 탈회법'과 '킬레이트 제

제(chelating agents) 탈회법' 두 가지로 분류할 수 있다. 산성(acid) 탈회법은 여러 가지 무기산(inorganic acids)이 조직 내의 칼슘과 반응하여 용해성 칼슘염을 형성하는 원리를 이용하는 방법이고, 킬레이트제제 탈회법은 EDTA와 같은 킬레이트제제가 칼슘이온을 포획하는 원리를 이용하여 조직 내의 칼슘을 제거하는 방법이다.

아래는 가장 일반적으로 이용되는 산성 탈회제에 의한 전반적인 반응이다.

- $Ca_{10}(PO_4)_6(OH)_2+20H^++20Cl^- \rightarrow$
  $10Ca^{2+}+20Cl^-+6H_3PO_4+2H_2O$
- $Ca_{10}(PO_4)_6(OH)_2+20H^++20NO_3^- \rightarrow$
  $10Ca^{2+}+20NO_3^-+6H_3PO_4+2H_2O$
- $Ca_{10}(PO_4)_6(OH)_2+20HCOOH \rightarrow$
  $10Ca^{2+}+20HCOO^-+6H_3PO_4+2H_2O$

3) 산성탈회액의 종류

산성탈회액은 크게 강산(strong acids)과 약산(weak acids)으로 구분한다.

(1) 강 산(strong acids)

질산(nitric acid), 염산(hydrochloric acid)이 대표적인 강산이며, 탈회액으로는 약 5~10% 수용액을 사용한다. 강산 탈회액은 신속하게 탈회되지만 만약 48시간 이상 길게 반응시키면 염색성에 심각한 문제가 생길 수 있다. 오래되어 황색으로 변한 질산을 사용했을 때 특히 심하다. 그러므로 탈회액은 즉시 제조하여 사용하거나 1% urea를 보존제로 첨가하여 사용해야 한다. 강산 탈회액은 응급한 경우나 조직 내의 칼슘침착이 적어서 짧은 시간 내에 탈회가 완료될 수 있는 경우에 사용하며, 칼슘침착이 심하거나 치밀골조직에는 사용해서는 안 된다.

(2) 약 산(weak acids)

포름산(formic acid), 초산(acetic acid), 피크릭산(picric acid) 등이 약산에 포함된다. 이 가운데 포름산이 탈회용액으로 가장 많이 사용된다. 초산과 피그릭산은 Carnoy's, Bouin's 고정액에 포함된 성분으로 석회화가 의심이 되는 조직은 이런 고정액으로 처리하여 고정과 함께 탈회과정을 진행시킬 때 사용할 수 있다.

포름산은 단순히 5~10% 수용액을 사용하거나 포르말린이나 완충액을 첨가하여 사용하기도 한다. 포르말린을 첨가하면 고정과 탈회를 동시에 처리하는 효과가 있지만 이런 방법은 완전히 고정된 조직을 탈회하는 것에 비해 좋지 않다. 완충액은 산성성분의 조직에 대한 손상을 방지하기 위해 첨가되지만 탈회시간이 길어지는 단점이 있다. 포름산은 응급하지 않은 검체의 탈회에 가장 적합한 탈회액이다. 탈회가 완료되기까지 소요되는 시간은 검체의 크기와 석회화의 정도 그리고 탈회액의 농도에 따라 1~10일 정도 소요된다.

탈회액에 산(acid) 이외에 여러 가지 성분을 첨가한 산성 탈회액 제제(decalcifying agents)가 많이 발표되고 사용되었다. 이런 산성탈회액 제제에 첨가되는 성분은 고정성분, 탈수제 성분 등이며, 산성액이 조직의 형태나 염색에 유해하게 작용하는 것을 어느 정도 보상할 목적으로 완충제, 위축제(shrinking agents), 최면제(hypnotics) 등이 첨가된다. 그러나 이런 산성탈회액 제제가 단순한 산성 수용액을 사용할 때와 비교하여 큰 장점이 없기 때문에 최근에는 단순한 산성 수용액을 주로 이용하고 있다.

어떤 종류의 산성탈회액이라 할지라도 염색에 어느 정도 나쁜 영향을 미친다. 산도가 높을수록 그리고 탈회시간이 길수록 영향이 크게 나타난다. 염색에 대한 영향은 핵에 가장 현저하여 탈회를 한 조직에서는 hematoxylin이나 염기성 염료에 염색색질이 쉽게 염색되지 않는다. DNA와 RNA를 증명하기 위한 methyl green-pyronin 염색은 탈회한 조직에는 거의 되지 않는다. 그러나 산성염료에 대한 영향은 크지 않아서 조직 전체가 eosin염료에 강하게 착색되는 경향을 보인다. 이런 영향은 2차 고정제를 사용하고 염색과정을 조절하는 방법으로 어느 정도 조절할 수 있다.

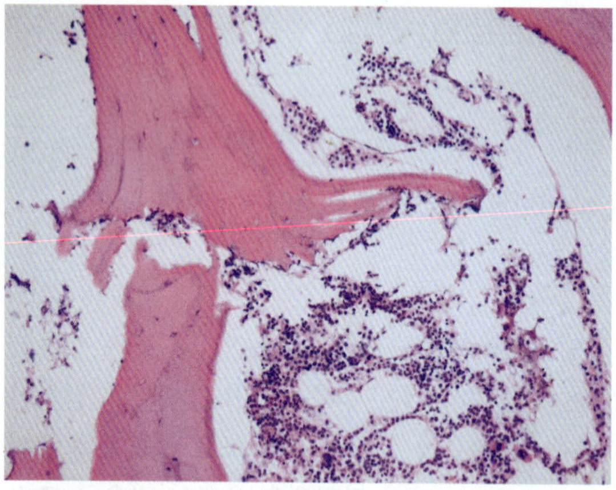

그림 4.1.4 정상뼈 탈회 후 Hematoxylin & Eosin 염색

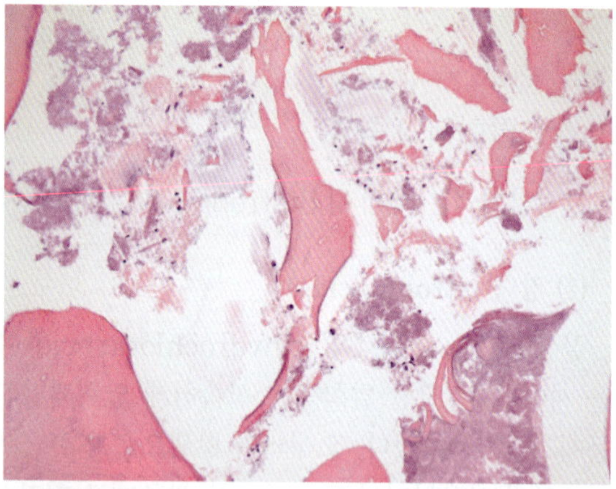

그림 4.1.5 괴사된 뼈 조직 탈회 후 Hematoxylin & Eosin염색

4) 탈회방법과 탈회완료 시점의 결정

(1) 탈회방법

탈회할 조직을 거즈로 싸서 탈회액에 단순히 담구거나 용기의 바닥에 닿지 않도록 끈으로 묶어 탈회액의 중앙에 위치하도록 처리한다 (그림 4.1.6). 탈회액의 양은 가급적 많은 것이 좋지만, 최소한 조직 크기의 20배 이상은 되어야 한다. Brain(1966) 등은 조직의 무게 1gm 당 100ml의 탈회액이 적당한 양이라고 주장한다.

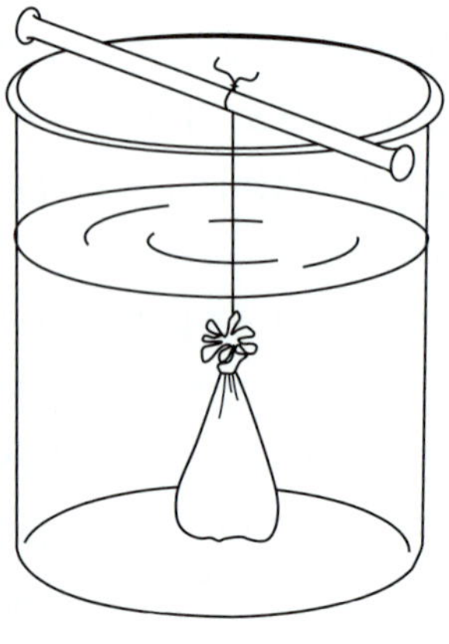

그림 4.1.6 산성탈회 모식도

탈회액은 약산인 경우에는 매일 아침마다 새로운 탈회액으로 교환해 주어야 하며, 강산인 경우에는 하루에

2~3번 교환해 주어야 한다. EDTA를 탈회액으로 사용하는 경우에는 일주일에 한번 교환한다. 탈회용기의 뚜껑은 발생하는 가스 때문에 완전히 밀폐하지 않는 것이 좋으며, 탈회는 실온에서 시행한다.

(2) 탈회완료 시점의 확인

조직으로부터 칼슘제거가 완료되면 가급적 신속히 탈회액에서 조직을 꺼내야 한다. 과탈회(over-decalcification)가 되지 않도록 수시로 탈회정도를 확인해야 한다. 확인하는 방법으로는 예리한 칼로 조직의 주변부를 잘라보는 방법이 가장 많이 사용된다. 바늘로 찔러보는 방법은 조직에 손상을 주어 바람직하지 않다. 탈회조직을 방사선으로 촬영해 보는 방법이 가장 좋은 방법이지만 비용이 많이 들고 번거로워 이용하기 어렵고, 탈회액을 화학적으로 검사하는 방법을 사용할 수 있다.

이론과 상식

◎ Clayden's calcium oxalate test(1952)

이 방법은 탈회액에 조직으로부터 용출된 칼슘이 포함되어 있는지를 확인하는 방법으로 탈회종료 시점을 확정하는 방법이다. 탈회용액 5ml를 채취하여 여기에 작은 조각의 리트머스 시험지(litmus paper)를 넣는다. conc. ammonia수를 한 방울씩 첨가하며 시험관을 흔들어 주면서 리트머스 시험지가 중성으로 변할 때까지 첨가한다. 5ml의 수산화암모늄 수용액(saturated ammonium oxalate)을 첨가하여 잘 혼합하고 30분간 방치한다.

결과 판정

① 암모니아를 첨가할 때 침전물(calcium hydroxide)이 형성되는 것은 과량의 칼슘이 존재하는 것을 의미한다. 새로운 탈회액으로 교환하여 탈회를 계속한다.
② 수산화 암모늄을 첨가한 후 침전물(calcium oxalate)이 형성되는 경우에는 소량의 칼슘이 존재한다는 의미다.
③ 반응액이 30분간 맑은 상태를 유지하면 탈회가 완료 된 상태다.

3. 산성탈회 촉진법

산성탈회법을 시행할 때 탈회속도에 영향을 미치는 인자는 탈회액의 농도, 반응액의 온도, 진공처리 여부, 교반(agitation) 등이 있다. 근래에는 탈회액의 온도를 조절하고 교반장치를 갖춘 기구가 상품화되어 이용되고 있다(사진 4.1.7). 이 외에도 탈회용기의 밑에 이온교환수지(ion exchange resin)를 첨가하는 방법, 전기분해식 탈회법(electrolytic decalcification), 초음파 탈회법(ultrasonic decalcification)

등이 탈회시간을 단축하기 위해 사용되고 있다.

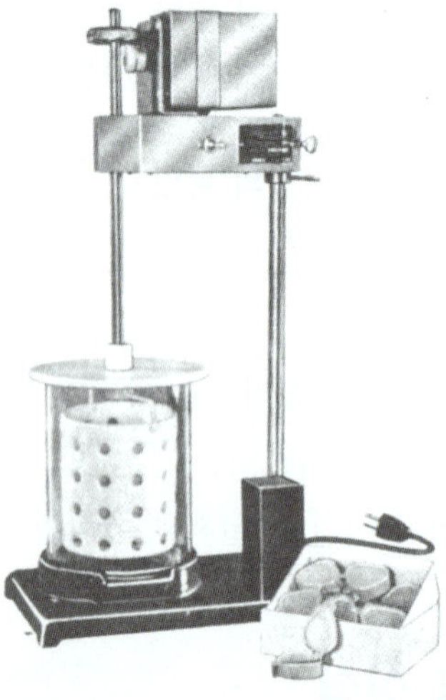

그림 4.1.7 자동교반장치

1) 이온교환수지(ion exchange resin) 탈회법

항아리 형태의 제올라이트(zeolite)라는 광물은 규산 알루미늄이 주성분으로 원료의 조합에 따라 항아리의 크기가 달라지고 인공합성이 가능하다(1935). 이 제올라이트에 경수를 통과시키면 물 속에 녹아있는 Ca^{2+}, Mg^{2+}과 같은 양이온이 항아리 속에 들어있는 Na^{+}이온과 서로 위치가 교환되는 현상이 일어난다. 이러한 현상을 **이온교환**이라 하며, 인공으로 합성되는 제올라이트 등을 **이온교환수지**라 한다.

양이온 교환수지를 탈회용기의 바닥에 넣고 산성탈회를 진행하면 조직에서 탈회액 내로 유리된 칼슘이온이 이온교환수지로 제거되어 탈회가 촉진된다(그림 4.1.8). 양이온 교환수지는 증류수로 수세하여 1% 암모니아수(ammonia water)에 하룻밤 방치한 후 수산화암모늄 포화수용액(saturated ammonium oxalate aqueous solution)에 12시간 처리하면 재사용이 가능하다.

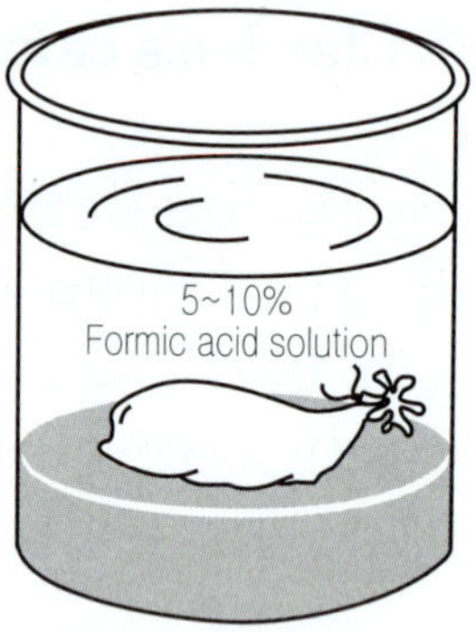

그림 4.1.8 이온교환수지 탈회법

2) 전기분해식 탈회법(electrolytic decalcification)

전기분해식 탈회는 칼슘이 첨가된 전해질액(electrolyte)을 전기분해하면 칼슘이온이 양전극(positive electrode)에서 음전극(negative electrode)으로 끌린다는 이론을 뼈조직의 탈회에 이용하는 것이다 (Richman, Gelfand, Hill, 1947). 이 방법은 단순한 산성탈회액으로 처리하는 것보다 탈회시간을 크게 단축시킬 수 있다. 전기분해 과정에서 전해질액의 온도가 40~45℃ 정도로 상승하기 때문에 탈회속도가 더욱 가속된다. 그러나 전해질액의 온도를 낮게 해주면 탈회시간은 길어지지만 염색결과는 좋아진다.

양극(anode)으로 사용하는 백금선(platinum wire)에 조직을 부착하고, 음극(cathode)에는 탄소 전극봉(carbon electrode)을 사용한다. 전해질 용액으로는 8% HCl과 10% formic acid 동량혼합액이 가장 효과적이며, 탈회를 촉진시키기 위해 6 volt의 직류전원을 사용한다(그림 4.1.9). 탈회온도는 30~45℃ 사이로 조절한다. 45℃가 넘으면 조직이 까맣게 탈 수 있으므로 주의해야 한다. 전해질 용액은 8시간 사용 후 교환해 준다. 탈회에 걸리는 시간은 대부분 2~6시간 정도이며, 주로 치과병리분야에서 이용한다.

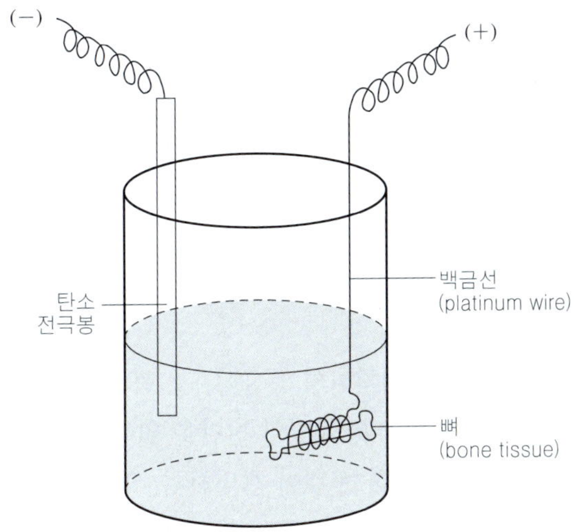

그림 4.1.9 전기분회식 탈회법(electrolytic decalcification)

3) 초음파 탈회법(ultrasonic decalcification)

초음파 발생기(ultrasonic generator)를 사용하여 탈회액(7.5% acetic acid)에 초당 약 10,250 사이클의 음파를 발생시켜 탈회를 촉진하는 방법으로 Thorpe 등이 1963년에 최초로 발표했다. 그러나 초음파에 의해 탈회액의 온도가 56℃ 정도까지 상승될 수 있고, 초음파 자체가 조직구조를 파괴할 수 있기 때문에 널리 이용되지는 못하고 있다.

EDTA(ethylenediamine tetraacetate)

EDTA에 의한 탈회원리는 EDTA가 칼슘등의 금속이온과 반응하여 수용성 킬레이트(chelate, 착물) 화합물을 형성하여 킬레이트 라는 것은 새우나 게의 집게를 의미하는 그리스어 의 chela라는 단어에서 유래한 것이다. 마치 게가 집게발로 금속이온을 잡고 있는 것 같은 환형태를 하고 있으므로 금속 킬레이트 화합물이라 한다(그림4.1.10).

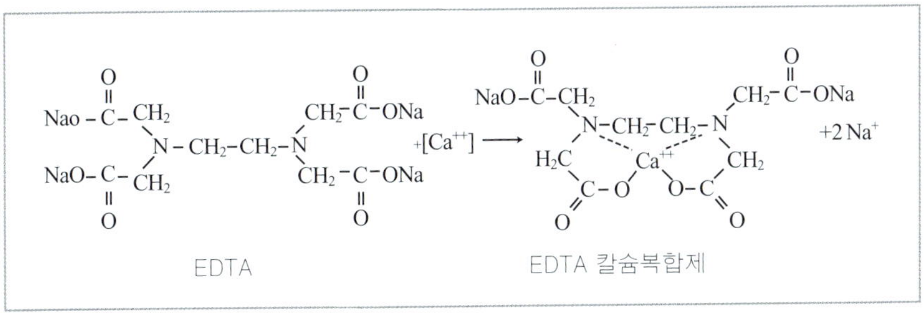

그림 4.1.10 EDTA(ethylenediamine tetraacetate)

킬레이트에서 금속원자는 5-6개의 환을 형성함으로써 공유결합을 하고 금속이온의 방출에 쉽게 분해되지 않는 안정된 화합물이다.

4) EDTA

탈회액은 약 14% 수용액을 만들어 pH7.4-7.5로 NaOH를 이용하여 조절하여 사용한다. 이 탈회제는 뼈 조직의 이온화된 칼슘에만 작용할 뿐 결정 내부에는 작용하지 못한다. 따라서 결정의 표층이 제거되면, 다시 내부로부터 칼슘이온이 형성되고 이온화된 칼슘이 EDTA와 결합하여 제거되는 과정이 반복된다.

EDTA 탈회법은 산에 의한 탈회법에 비해 탈회시간이 매우 길지만 핵산이나 효소의 증명, 면역조직화학에 매우 유용하다.

탈회방법과 탈회액을 선택할 때는 ① 검체처리의 응급성, ② 석회화 정도, ③ 연구목적과 시행할 염색법 등 세 가지 요소를 고려하여 선택해야 한다. 질병의 진단을 위해서는 산성탈회법을, 연구와 응급하지 않은 작업을 할 때는 킬레이트 제제를 선택하는 것이 현명하다. 임상에서 질병진단을 위해 탈회할 때는 주로 산성탈회법이 이용된다.

4. 비탈회 뼈조직의 연마표본 제작법

뼈조직 내의 무기질 검출이 필요한 경우에는 탈회과정을 거쳐서는 안된다. 탈회를 하지 않은 상태로 뼈조직을 methacrylate, epoxy, polyester 등의 수지(resin)로 포매하여 Milling- cutters와 같은 톱을 사용하여 150μm 정도로 얇게 자른다. 이렇게 준비한 조직편을 기계식 연마장치(grinding machine)에 넣고 연마하여 10~20μm 두께까지 가는 방법이다(그림4.1.11). 이렇게 제작된 절편은 조직 내 유기물질의 검출이 가능하며 특히 각종 효소검출이 가능하지만 연구목적 이외에 많이 사용되는 방법이 아니다.

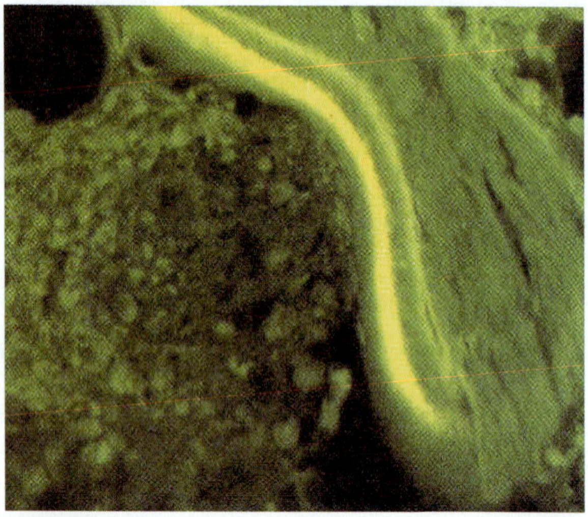

그림 4.1.11 골형성과정이나, 칼슘대사, 골소실의 정도를 정확하게 판정하기 위하여 독성이 없는 테트라사이클린을 환자에게 투여한 후 비탈회 방법으로 골소편을 만들어 자외선 현미경으로 관찰하며 두개의 골층판이 황색의 형광을 발산하는것을 볼수있다.

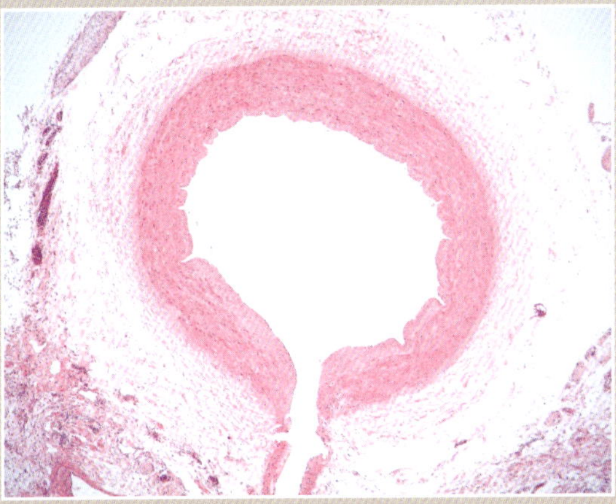

동맥의 Hematoxylin & Eosin 염색

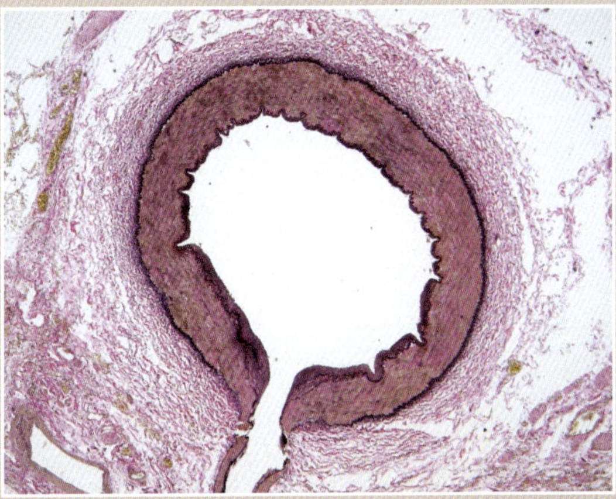

동맥의 탄력섬유 염색

5편 조직화학적 염색

Understanding **Diagnostic Histochemistry**

탄수화물 염색

1장

학습목표

1. 탄수화물의 특징과 분류법을 공부한다.
2. 특수염색으로 증명할 수 있는 종류와 분포를 조사한다.
3. PAS 염색의 원리와 염색과정을 공부한다.
4. Schiff 시약의 조성과 특징을 조사한다.
5. Aldehyde기의 구조와 특징을 공부한다.
6. Schiff시약의 사용여부 검사법을 조사한다.
7. PAS반응 양성물질을 조사한다.
8. 당원을 증명하는 염색법을 공부한다.
9. 점액물질의 인체 내 분포와 기능을 공부한다.
10. Alcian blue 염색의 목적과 특성을 공부한다.
11. Alcian blue-PAS 염색의 시행목적을 조사한다.
12. 변색성 염색의 원리를 이해한다.
13. 점액성분을 구분해서 증명할 수 있는 염색법을 조사한다.

1. 탄수화물(carbohydrate)

탄수화물은 탄소(C), 수소(H), 산소((O)의 세 가지 원소가 1 : 2 : 1로 구성된 물질로서 일반적 분자식은 $Cn(H_2O)n$으로 표시한다. 탄수화물은 탄소나 산소에 비해 2배나 더 많은 수소 원자를 가지고 있으며 탄소원자에 물분자가 포함되어 있어 **탄수화물**이라고 불리게 되었다. 탄수화물은 동물의 3대 영양소 중 하나로서 에너지를 저장하고 있으며 그 화학결합이 끊어질 때 방출된다. 어떤 탄수화물은 물리적으로 세포와 조직을 지지하고 다른 탄수화물은 세포를 인식하는데 쓰인다. 탄수화물은 여러 종류가 있으나 그 중에서 가장 간단하고 일반적인 것은 포도당(glucose)이다. 식물이 광합성할 때 맨 처음 생기는 당이 포도당이며, 인체의 에너지원으로 이용되는 형태 또한 포도당이다. 포도당의 화학식은 $C_6H_{12}O_6$으로 표시되며 구조식은 그림 5.1.1과 같다.

탄수화물을 분류하는 방법에는 여러 가지가 있으나 가수분해 여부에 따라 포도당이나 과당과 같이 더 이상 가수분해되지 않는 단당류(monosaccharide), 단당류 분자들이 탈수 축합하여 형성하는 이당류(disaccharide), 다당류(polysaccharide)로 분류할 수 있다. 조직 내의 탄수화물은 크게 순수한 탄수화물로 구성된 당원(glycogen)과 단백질이나 아미노산과의 복합체인 점액물질(mucin, 또는 mucosubstance) 두 가지 형태로 존재한다.

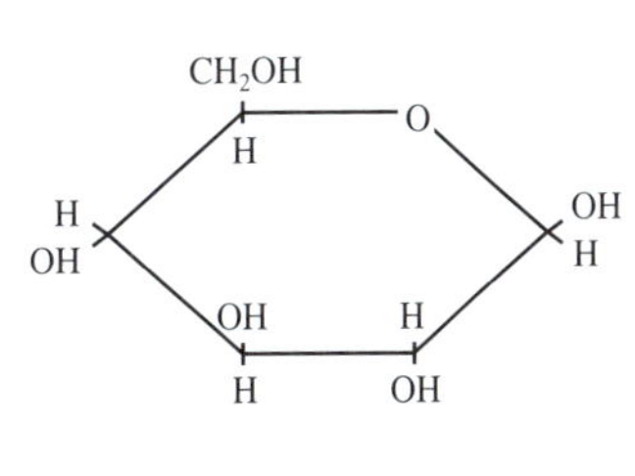

그림 5.1.1 D-glucose의 구조식

■ 탄수화물 염색법

탄수화물이 함유된 화합물을 증명하는 방법은 대단히 많다. 그러나 염색원리에 따라 분류하면 ① 탄수화물과 인접한 glycol의 탄소-탄소 결합을 절단함으로써 형성되는 aldehyde 기를 이용하는 방법과 ② 산성기를 가진 복합 탄수화물을 염기성염료(basic dyes)로 염색하는 방법으로 구분할 수 있다(표 5.1.1).

표 5.1.1 탄수화물의 염색 방법과 원리

방 법	원 리
PAS 염색법*	1 : 2 glycol의 산화
Methenamine-silver 염색법	aldehyde기 형성
Alcian blue 염색법	염기성염료로 산성기의 증명
Colloidal iron 염색법	
Best' s carmine 염색법	전통적인 방법
Mucicarmine 염색법	
Diastase-PAS 염색법	효소 이용법

* PAS, periodic acid -Schiff reaction

periodic acid-Schiff(PAS) reaction for carbohydrates(McManus, 1946) 실험

① **염색원리:** periodic acid(HIO_4 또는 H_5IO_6)를 조직절편과 반응시키면 탄수화물 분자 구조에서 인접한 glycol groups(CHOH-CHOH)의 탄소-탄소 결합이 분리되면서 aldehyde(CHO)기가 형성된다(그림 5.1.2). 유리된 aldehyde기에 무색의 Schiff 시약을 반응시키면 적색 정색 반응이 나타난다(Stoward, 1967).

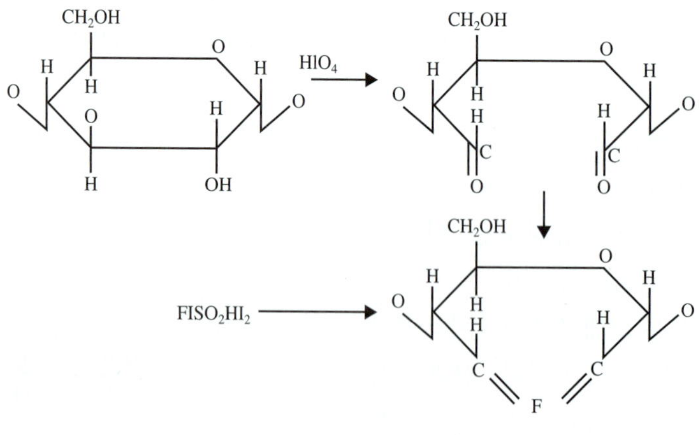

그림 5.1.2 PAS 반응의 화학적 특성

② **염색과정:** 탈파라핀, 함수, 수세

산 화	0.5% periodic acid	aldehyde기 형성
반 응	Schiff reagent	15분
수 세	흐르는 물	10분
핵염색	Harris' hematoxylin	청색화 과정을 거친다.

탈수, 투명, canada balsam으로 봉입

③ **염색결과:**

탄수화물 성분	적색(magenta color)
핵	청색(blue)
세포질 및 배경	옅은 분홍색(pale pink)

④ **참 고:** periodic acid-Schiff(PAS) reaction은 조직화학분야에서 탄수화물을 증명하는 조직화학적 염색방법 중 가장 널리 쓰이는 방법이다. periodic acid(HIO_4 또는 H_5IO_6)는 계속적인 과산화 반응을 일으키지 않기 때문에 PAS 반응을 위한 선택적 산화제이다. 만일 과산화 반응이 일어날 경우 형성된 aldehydes가 carboxylic acid로 변하게 되어 Schiff reaction이 약하게 나타난다(그림 5.1.3).

Schiff 시약의 제조 방법은 첨가제(sod. metabisulfite)를 이용하여 basic fuchsin 염료를 황화(sulfuration)시킴으로써 염료의 발색단(chromophoric groups)이 변형되어 무색의 반응액이 된다. 종종 basic fuchsin 염료에 남아 있는 어떤 비특이적 황색 염료 오염물(nonspecific yellow dye contaminant)과 반응액 속에 함유된 과잉의 sulfur 성분은 활성탄(activated charcoal)으로 처리하여 제거한다. Schiff 시약을 'leucofuchsin' 이라고도 부른다.

일반적으로 periodic acid는 0.5% 혹은 1% 수용액이 많이 쓰이며 조직절편과의 반응은 실온에서 5~10분 정도 시행한다.

PAS 양성반응(적색 혹은 적자색)을 나타내는 조직성분에는 glycogen, neutral mucopolysaccharides, mucoproteins, glycoproteins, glycolipid, phospholipid, ceroid, amyloid, basement membranes, cartilage, epithelial mucins(sulfomucin, sialomcin), hyaline substance, fungus, colloid material, pancreas islet의 beta cell granule, reticular fiber, collagen fiber, pituitary의 pars intermedia 등 여러 물질이 있다. acid mucopolysaccharides는 약한 양성 또는 음성으로 나타난다.(그림5.1.3)

일부 학자들은 Schiff 시약 반응 후 metabisulfite로 행구기를 권유하기도 하지만 이런 처리에 염색이 어느 정도 퇴색되고 Schiff 시약을 지속적으로 씻어내므로 불필요한 과정이다 (Demalsy & Callcbaut, 1967).

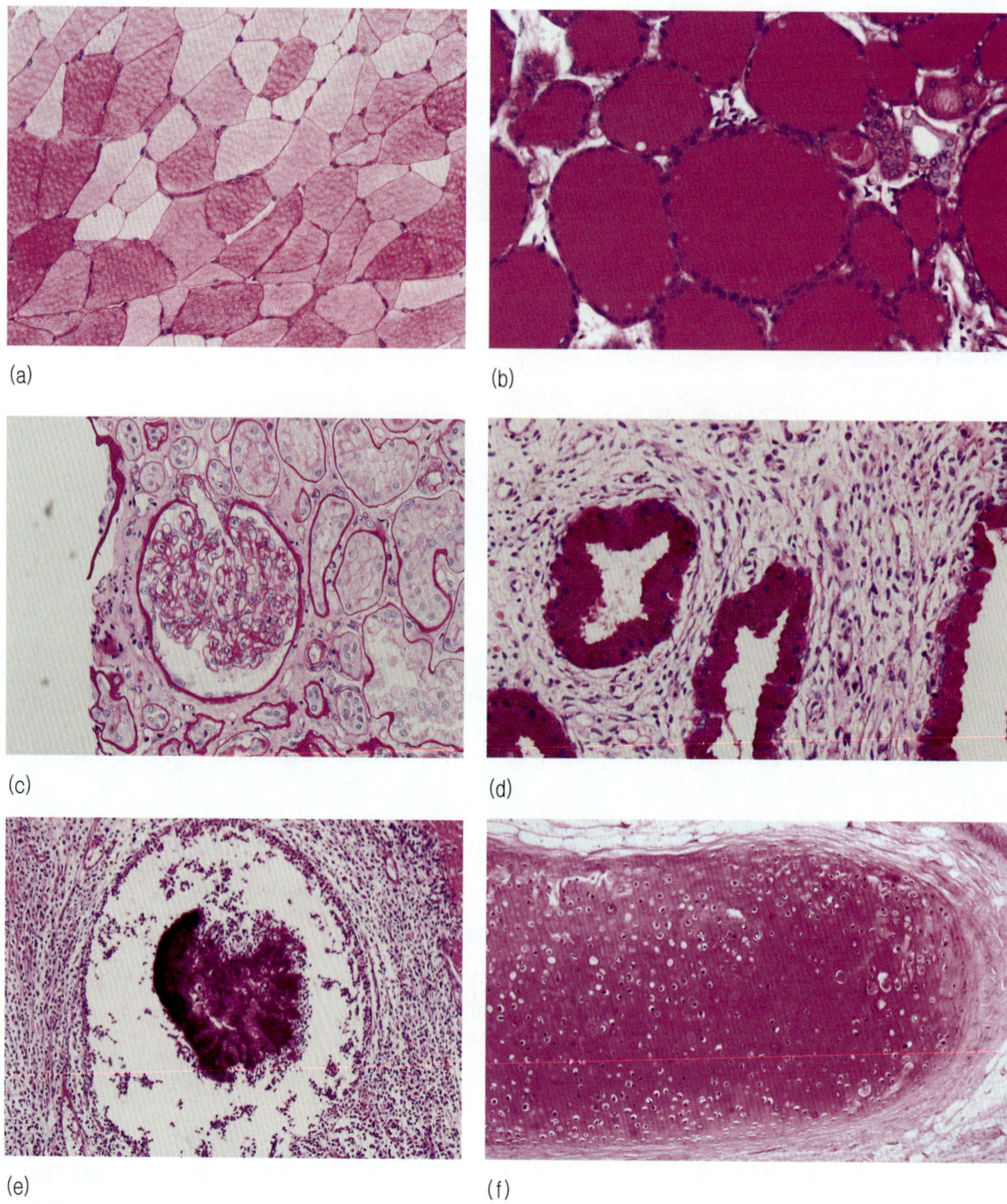

그림 5.1.3 P.A.S. 염색의 양성물질들
(a) 동결절편근육의 P.A.S. 염색(근섬유의 glycogen 함량에 따라 염색성이 다르다) (b) 갑상선 colloid의 P.A.S. 염색 (c) 신장의 사구제 기저막의 P.A.S 염색 (d) 자궁내막 선의 P.A.S 염색(musin을 함유한 세포는 P.A.S 염색 양성) (e) Actinomycosis의 P.A.S 염색(곰팡이는 P.A.S, G.M.S. 염색 양성) (f) 기관지 연골의 P.A.S 염색

2. 당 원(glycogen)

당원은 포도당(glucose)이 축합되어 구성된 다당류(polysaccharide)로서 동물조직에서 존재를 증명할 수 있는 유일한 다당류이다. 식물에서 볼 수 있는 전분(starch)이나 셀룰로스(cellulose)와 같이 당원은 동물조직의 에너지 저장형태로 간이나 근육조직에 많이 존재한다. 이들은 불안정하여 조직이 죽은 후

곧 단당류로 전환되어 고정되기 전에 물에 쉽게 용해되어 증명이 불가능하다. 당원은 전자현미경(electron microscope)으로도 증명가능한데 'alpha'와 'beta'의 두 가지 주요 형태로 존재한다. alpha 당원은 직경 60~250nm이며 장미꽃 모양(rosette) 또는 beta 당원이 뭉쳐진 송이 형태(cluster)로 존재하는데 비해(그림 5.1.4), beta 당원은 직경 20~40nm이며 유리 입자 형태로 존재한다(그림 5.1.5).

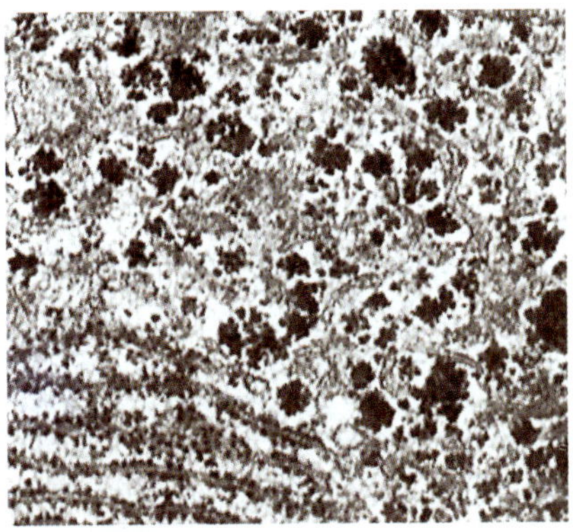

그림 5.1.4 신생쥐의 간 조직에 있어 α glycogen: α glycogen이 rosettes 형태(또는 β particles 이 뭉쳐져 있는 듯한 형태)로 존재하며, 미토콘드리아와 조면내형질세망도 일부 관찰된다.

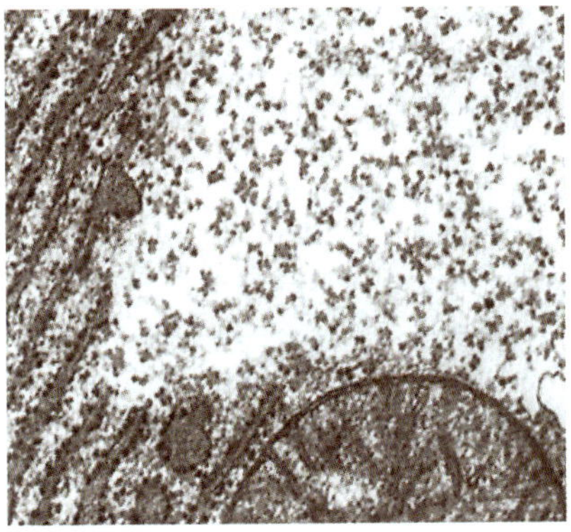

그림 5.1.5 신생쥐의 간조직에 있어 β glycogen: 유리 입자(free particles) 모양의 β glycogen 이 관찰되며 미토콘드리아와 조면내형질세망도 보인다.

정상인에서 당원은 세포질 내에 존재하며 간, 심근 및 골격근 세포에 가장 많이 존재한다. 또한 모낭(hair follicle), 자궁내막샘(endometrial glands), 질 및 자궁외경부(ectocervical) 상피(epithelium) 층에도 상당량의 당원이 존재한다(호르몬의 영향에 따라 양이 다양함). 제대(umbilical cord), 중피세포(mesothelial cells), 호중구, megakaryocytes도 당원을 함유하고 있다. 조직 내에 존재하는 당원은 단백질에 화학적으로 결합된 것이 아니라 단백질의 내부에 존재한다(Meyer & Jeanloz, 1943).

그러나 당원저장증(glycogenosis)과 같은 질환에서는 당원이 과잉으로 축적되며 특히 특정 종양을 진단하는 데 있어 당원의 존재 여부가 중요할 때가 있다.

■ 당원 염색법(glycogen demonstration techniques)

diastase-PAS technique for glycogen(Pearse, 1953) | 실험

① **염색원리:** diastasc는 당원을 가수분해하여 흐르는 수돗물에 씻겨 내려갈 정도의 작은 입자로 만든다. 2개의 동일한 조직절편에 하나는 diastase로 처리하여 당원을 가수분해시키고, 다른 하나의 절

편은 효소처리를 하지 않는다. 다음 단계로 2개의 조직절편을 모두 PAS 반응을 시행하여 염색결과를 비교한다. 조직 내에 축적된 성분이 당원이면 가수분해처리한 절편은 PAS 염색에 음성결과를, 효소처리를 하지 않은 절편은 PAS에 양성결과를 나타내는 것을 이용하는 염색법이다.

② **염색과정:** *. 같은 2개의 파라핀절편에 각각 PAS와 D-PAS 염색을 시행한다.

탈파라핀, 함수, 수세

구 분	PAS	D-PAS	
소 화	only buffer	diastase in buffer	37℃ 부란기
수 세	흐르는 물(20~30분)		소화물 제거 과정
산 화	0.5% periodic acid		aldehyde기 형성
반 응	Schiff reagent		적색
수 세	흐르는 물 10분		
핵염색	Harris' hematoxylin		핵염색

탈수, 투명, canada balsam으로 봉입

③ **염색결과:**

PAS	D-PAS	판정
+	−	Glycogen
+	+	None

④ **참 고:** 당원은 amylase에 의해 쉽게 소화된다. 1933년 Baver는 당원 소화를 위해 조직에 타액을 최초로 사용하였고 이후 1947년 Lillie와 Greco는 동일한 목적을 위해 맥아소화효소(malt diastase)를 사용하였다. diastase는 사용하기 용이하고 안정적이며 비교적 싸기 때문에 당원 소화를 위해 흔히 사용되는 효소이다. 맥아(malt)로부터 추출되며 α 및 β amylases 둘 다를 함유하고 있다.

완충액의 pH는 효소에 따라 다르다. alpha amylase는 pH 5.5~6.0에서 beta amylase는 pH

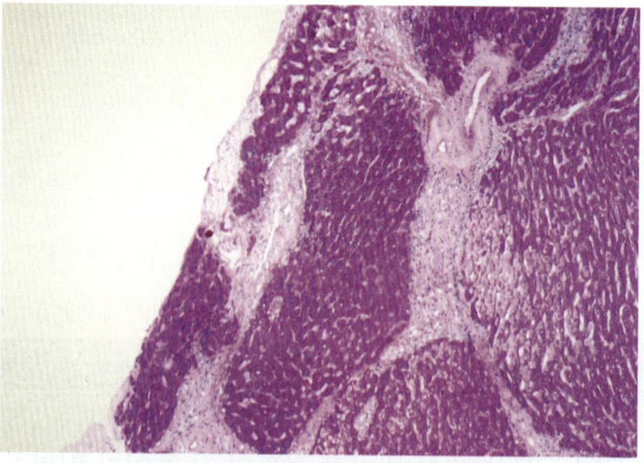

그림 5.1.6 글리코겐의 PAS 염색
Schiff 시약에 반응하여 글리코겐이 적색으로 염색된다.

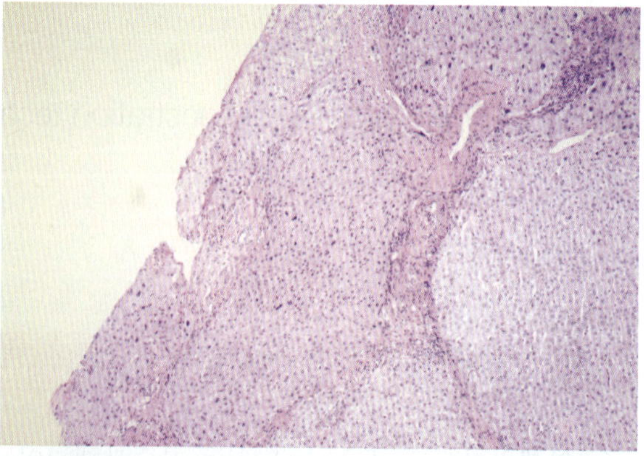

그림 5.1.7 Diastase-PAS 염색
Diastase에 글리코겐이 가수분해되어 적색으로 염색되지 않는다.

4.0~5.7의 완충액 사용이 권장된다(Lillie, 1965). 그러나 실제로는 완충액의 pH는 크게 영향을 미치지 않으므로 효소를 단순히 증류수에 녹여 사용해도 결과에 영향을 미치지 않는다(Bancroft). 다만 효소의 농도는 충분히 짙은 상태로 쓰는 것이 중요하며 보통 1%수용액을 사용한다. 시판되고 있는 malt diastase는 분말형태로 오랫동안 보관이 가능하지만, 수용액은 반드시 사용 당일 제조하여 사용해야 한다.

상품화된 효소 외에 사람의 타액 역시 사용 가능한데 타액 내에는 ptyalin이라는 amylase 성분이 들어 있어 당원 소화가 가능하다. 그러나 타액 사용시 구강 내 상피세포의 오염이 우려되므로 주의할 필요가 있다.

● Best' s carmine stain for glycogen stain

이 염색법은 경험에 의해 개발된 염색법이지만 최근 여러 학자들(Goldstein, 1962; Murgatroyd, 1969; Marshall & Horobin, 1974)에 의해 보다 자세한 염색기전이 밝혀진 바에 의하면 당원의 -OH기와 carminic acid의 H 원자 사이에 수소결합이 형성됨으로써 당원이 염색되는 것을 염색원리로 한다. 그러나 이 염색법은 염색결과의 변이가 심하고 약하지만 fibrin과 neutral mucin 역시 염색되므로 오직 당원만을 증명해야 하는 연구에 부적합하여 거의 사용되지 않는 염색법이다.

3. 점액물질(mucins or mucosubstances)

점액물질(mucin)은 'mucopolysaccharides', 'glycosaminoglycans' (Jeanloz 1960), 그리고 'mucosubstances' (Spicer 등, 1965)로 부르기도 한다. 그러나 최근에는 이러한 기존의 명칭 대신 일반적 이름으로 'glycoconjugates' 라 한다(Reid & Clamp, 1978).

점액의 구성은 복합다당류와 단백질이 결합된 것으로 점액의 기능은 상피표면의 윤활 작용과 이온이나 분자의 확산에 좋은 환경을 제공하며 인체의 감염에 대한 방어작용을 하는 것이다. 점액의 합성은 조면내형질세망(rough endoplasmic reticulum)에서 시작되어 골지체(Golgi apparatus)에서 완성된다.

이러한 점액성 탄수화물은 다음의 세 가지 형태로 분류한다(Stacey & Barker, 1962).

- mucopolysaccharide: 다당류-단백질 복합체(탄수화물 양이 많은 경우)
- mucoprotein: 다당류-단백질 복합체(단백질 양이 많은 경우)
- mucolipid: 다당류-지질 화합물

점액단백질(mucoprotein)과 당단백질(glycoprotein)의 구분은 다당류의 함량에 따라 구분하나(전자는 4% 이상, 후자는 4% 이하) 사실 조직화학적 방법만으로는 구분이 어려워 같은 의미로 쓰기도 한다. 위의 세 가지 형태의 점액성 탄수화물에는 여러 종류의 점액물질이 포함되며, 결합조직과 상피층에 광범위하게 분포한다. 결합조직에 존재하는 점액물질(mucins)의 화학적 특성은 상피층 점액물질(epithelial mucins)의 그것보다 훨씬 더 잘 알려져 있으며, 조직학적으로는 산성점액 물질(acidic mucins)과 중성점액물질(neutral mucins)로 구분할 수 있다.

1) 산성점액물질(acidic mucins)

산성점액물질은 4종류로 크게 나눌 수 있다.

(1) strongly sulfated connective tissue mucins(proteoglycans)

이 점액물질은 낮은 pH에서 양이온 염료(cationic dyes)와 반응하며, 대개 PAS 염색에 음성이다. fibroblasts, endothelial cells, osteocytes, chondrocytes, mast cells를 포함한 다양한 세포들이 이 점액물질을 생산하며 chondroitin sulfate A, B, C, heparin/heparan sulfate, keratan sulfate, hyaluronosulfate 등으로 세분된다.

(2) strongly sulfated epithelial mucins

이 점액물질은 상피층에서 기원한 것으로 전술한 점액물질과는 구분이 된다. 1970년 Lamb와 Reid가 bronchial serous glands 검체에서 최초로 분리했다. 조직화학적으로 이 점액성분은 sulfated connective tissue mucins와 유사한 방식으로 낮은 pH에서 cationic dyes와 반응하지만, PAS 염색에서 양성반응을 보이는 차이가 있다.

(3) weakly sulfated epithelial mucins(sulfomucins)

이 점액성분은 epithelial type이며 sulfate radical이 glucosamine과 같은 여러 개의 hexosamines에 연결된 polysaccharide sulfate esters로 구성되어 있다. 조직에 광범위하게 분포되어 있으며 결장의 술잔세포에서 흔히 증명된다. 이 점액성분은 약간 더 높은 pH에서 cationic dyes와 반응하므로 strongly sulfated type과 구분된다.

(4) sulfated mucins, histochemically atypical

이 점액성분은 alcian blue에는 염색이 되지만 sulfated mucins을 위한 일반적 염색법으로는 염색되지 않는다. 이 성분은 tracheobronchial mucose glands에서 확인된다.

(5) carboxylated mucins

enzyme-labile sialomuncin과 enzyme-resistant sialomucin이 있으며, 어떤 지질(lipids)에서 정상적으로 존재하는 물질인 neuraminic acid의 유도체를 함유하고 있다.

(6) sulfated sialomucins

이 점액성분은 전립선암(prostatic carcinoma)(Franks등 1964; Hukill & Vidone, 1967), sheep colon(Kent & Marsden, 1963), malignant synovioma (Cook, 1972)에서 보고되었다. 조직학적으로 이 성분은 weakly sulfated mucins과 동일한 방법으로 증명이 가능하다.

(7) hyaluronic acid

이 성분은 결합조직 mucin에 광범위하게 분포되어 있으며 섬유모세포가 생성된다. 이 점액성분은 N-

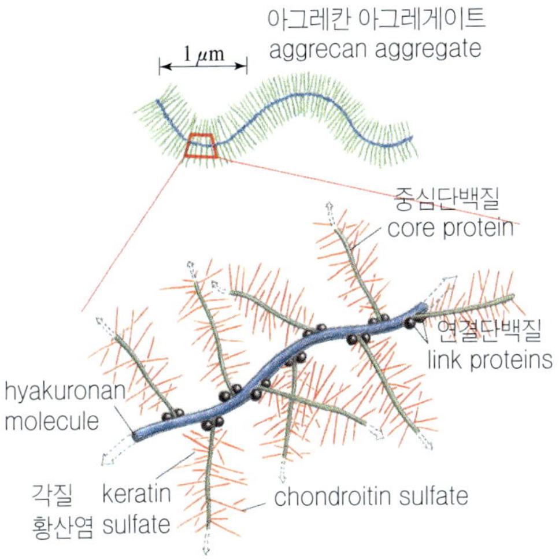

그림 5.1.8 cartilage matrix 조직에 있어 collagen, hyaluronic acid, proteoglycans의 구조적 관련성(structural relations)

acetyl-D-glucosamine과 D-glucuronic acid를 함유하고 있으며 다른 glycosaminoglycans와 달리 protein에 공유결합되어 있지 않는 것으로 생각된다(Mason등, 1982). sulfate radicals는 없으며 조직학적으로 glucuronic acid 상의 mucins과 sialic acid 함유 mucins은 유사한 pH levels에서 cationic dyes에 염색된다. 이 두 가지 성분간의 구별은 hyaluronidase와 sialidase 효소에 대한 각각의 반응에 주로 달려 있다. hyaluronic acid는 cartilage matrix 조직에서 collagen 및 proteoglycans와 구조적인 상호관련성을 이루고 있다(그림 5.1.8). hyaluronic acid는 제대, 초기태반, 심장의 결합조직과 피부의 표피에 분포되어 있으며, 대동맥, 뼈, 연골의 경우 minor fraction으로 존재한다. 게다가 placental syncytiotrophoblasts의 표면에 단순히 glycosaminoglycan 형태로 존재한다.

2) neutral mucins

이 종류의 점액은 free hexose groups과 관련된 다양한 hexosamines로 구성되어 있다. 이 점액 성분은 epithelial type이며 Brunner's glands와 위장관 내면세포(gastric lining cells)에 가장 풍부하다. 대부분의 소화기관 및 호흡기도의 술잔세포(goblet cells)와 전립선에도 역시 이 점액성분이 일정한 양으로 분포되어 있다.

3) 점액증명의 병리학적 의의

점액다당류 침착증(mucopolysaccharidosis)의 경우 여러 조직에 현저한 점액의 침착이 관찰된다. 점액증명을 위한 일반적 진단 방식은 그것이 어떤 암종에서, 예를 들면 미분화 선암에서 존재여부를 확인

표 5.1.2 Glycogen과 mucin 침착의 병리학적 의의

탄수화물(Carbohydrate)	병리학(Pathology)적 의의
Glycogen	Carcinomas of bladder, kidney, liver, ovary(adeno), pancreas, lung(adeno). Also Ewing's sarcoma, seminoma, mesothelioma(some), juvenile rhabdomyosarcoma
Hyaluronic acid	Follicular mucinosis, pre-tibial myxoedema, myxoid liposarcoma, mesothelioma(some)
Neutral mucin	Carcinoma of stomach(diffuse type)
Sialomucin(N-acetyl form)	Transitional epithelium of colon/rectum, carcinoma of breast
Sialomucin(O-acetyl form)	Carcinoma of colon/rectum(some)
Sulfomucin	Intestinal metaplasia of stomach(type Ⅱ B, redesignated Ⅲ)

하는 것이다. 이러한 목적을 위해 alcian blue-PAS 염색법이 매우 유용하다. 그러나 표 5.1.2에서 나타난 바와 같이 보다 정확한 mucin 종류의 구분이 진단적으로 가치가 있다. 비록 hematoxylin & eosin 염색상에서 속발성 종양은 원발성 종양(primary neoplasm)과 형태적으로 현저한 차이를 보이지만 탄수화물 성분의 양과 종류는 항상 일정하다.

표 5.1.3 Starch, chitin, cellulose의 염색반응

Type	Sites found in man	H&E	PAS	Iodine*	Congo red	Polarization	Hexamine silver, Grocott mod.
Starch	Starch granulomas, e.g. skin and peritonium	Pale pink	+++ Weakly Diastase-labile	Pale blue	Variably positive	Birefringent (maltose cross effect)	+++
Chitin	Walls of hydatid cysts, e.g. in liver, lung and brain	Pink	+++ Diastase-resistance	Unstained	Variably positive (green birefringent)	Birefringent (weak)	+++
Cellulose	Vegitable fibers in gut, e.g. appendix, foreign bodies in skin, etc	Variable	+++ Diastase-resistance	Brown	+++Variable (green birefringent)	Birefringent	+++

* Langhans의 방법

따라서 원발성 종양과 속발성 종양 간의 상호 관계를 규명하기 위해 두 종양 모두에 대해 일련의 조직화학적 염색방법을 실행하는 것이 유용하다. 두 종양 모두 동일한 패턴의 점액성분이 확인될 경우 이 두 종양의 기원은 동일하다는 의미이고, 만일 불일치할 경우 두 종양의 기원이 다르다고 해석할 수 있다. 림프절, 장막(omentum) 또는 간조직 검체에서 속발성 선암세포가 보이고 종양의 원발 병소가 확인되지 않을 때는 면역조직화학적 방법을 적용하는 것이 유용하다. 당원 이외의 여러 점액성분들이 다양한 질환에서 비정상적으로 많이 분포되어 있는 것으로 확인되기도 하고 일부 점액성분의 경우 특정 종양의 원발 병소를 찾는데 유용하게 사용된다.

4) 기타 탄수화물 성분들

chitin, starch, cellulose 등은 당원과 점액과는 달리 인체조직에 흔히 존재하지 않으며 정상적인 구성성분도 아니다. 표 5.1.3은 이러한 기타 탄수화물 성분의 염색반응을 요약한 것이다.

■ 점액물질 염색법(staining methods for demonstration of mucins)

● hematoxylin and eosin stain

mucins은 Ehrlich's hematoxylin 이외의 다른 H&E 염색에서 eosin을 흡수하여 쉽게 증명된다. Ehrlich's hematoxylin의 경우 이유는 명확하지 않지만 어떤 acid mucins 특히 결합조직에서 기원한 산성점액 성분이 푸른색으로 염색된다.

표 5.1.4 염색방법에 따른 각 탄수화물의 반응

Type	PAS	pH2.5 AB	pH0.2 AB	HID	AF	Hyal	Sial	Dias	BC	CR	old	Bir	Meta	Gro
Cellulose	+	-	-	-	-	-	-	-	-	+	+	+	-	+
Chitin	+	-	-	-	-	-	-	-	-	V	-	±	-	+
Glycogen	+	-	-	-	-	-	-	DIG	+	-	+	-	-	+
Hyaluronic acid	-	+	-	-	-	DIG	-	-	-	-	-	-	+	-
Neutral mucin	+	-	-	-	-	-	-	-	±	-	-	-	-	+
Sialomucin:														
enzyme-labile	+	+	-	-	-	-	DIG	-	-	-	-	-	+	+
Sialomucin:														
enzyme-resistant	-	+	-	-	-	-	-	-	-	-	-	-	+	-
Starch	+	-	-	-	-	-	-	DIG	-	V	+	+	-	+
Sulfated mucin:														
strongly	-	V	+	+	+	Some	-	-	-	-	-	-	+	-
acidic conn. tiss.						DIG								
Sulfated mucin:														
weakly acidic	V	+	-	+	+	-	-	-	-	-	-	-	+	+
Sulfated sialomucin		+	+	-	-	+	+	-	DIG	-	-	-	-	+ +

Key		Sconing	
PAS	periodic acid-Schiff(conventional technique)	+	a full positive reaction
AB	alcian blue	±	a weak reaction
HID	high iron diamine	-	a negative reaction
AF	aldegyde fuchsin	DIG	digestion
Hyal	hyaluronidase digestion(testicular)	v	a variable reaction
Sial	sialidase digestion		
Dias	diastase digestion		
BC	Best's carmine		
CR	Congo red		
lod	iodine		
Bir	bircfringence		
Meta	metachromasia		
Gro	Grocott-hexamine silver variant		

● PAS 염색반응

반응성 hexose component를 함유하고 있는 점액은 PAS 양성이며, 중성점액과 N-acetyl sialomucin이 여기에 속한다. 다른 상피점액, 예를 들어 sulfated group은 가변성 양성반응을 보이는데 비해 O-acetyl sialomucins는 O-acetyl groups에 인접한 hydroxyls기의 차단으로 PAS 음성반응을 나타낸다. 결합조직 점액은 대개 PAS 음성이지만 1:4 linked uronic acid-containing substances일 경우 2% 수용성 sodium periodate로 30℃에서 24시간 동안 충분히 긴 oxidation step을 제공해 주면 Schiff 반응을 나타낼 수 있다(Scott & Dorling, 1969). 이것은 실제로 hyaluronic acid, chondroitin sulfates, heparin/heparan sulfate는 잠재적으로 PAS 양성이지만 uronic acid가 없는 keratan sulfate는 음성임을 의미한다.

전통적인 periodate oxidation을 이용한 염색에서 negative Schiff reactivity는 정전기적 반발 요소들로 인해 발생한다는 사실이 시사되었다(Scott & Harbinson, 1968). 즉, 이러한 acidic mucins의 격렬한 negative electrostatic field가 음전하의 periodate ions를 반발함으로써 산화율이 감소된다.

일반적으로 PAS positivity는 glycogen에 의해서도 역시 나타나므로 조직절편 내 물질이 외관상 분명히 mucoid이지 않는 한 diastase digestion 역시 반드시 시행해야 한다.

sphingomyelin 역시 PAS-positive이며 조직에 매우 광범위하게 분포되어 있다. 따라서 frozen sections로 처리할 경우에는 이것을 고려하는 것이 바람직하다.

마지막으로, 고려되어야 할 두 가지의 다른 PAS-positive carbohydrates가 있다. 그러한 것들로는 기저막, 갑상선 아교질(thyroid colloid), 뇌하수체 호염성 세포 등에 분포되어 있는 mucoproteins와 신경조직에 존재하는 뇌지질(cerebroside)과 갱글리오사이드(ganglioside)를 구성하고 있는 glycolipids가 있다. mucopolysaccharides와 이 두 가지 substances를 구분하기 위해 둘 다 alcian blue-positive가 아니다는 점과, PAS 양성반응은 mucoproteins와 glycolipids 각각의 protein과 lipid로 인해 얻을 수 있다는 사실을 명심하는 것이 유용하다.

pH2.5 alcian blue stain for acid mucins (Steedman, 1950) 실험

① **염색원리:** alcian blue염료는 다가(polyvalent)의 청색 염기성염료로 (+)로 하전되기 때문에 낮은 pH에서 산성점액물질의 산성기(-)와 정전기적 결합으로 결합한다.

A. alcian blue pH 2.5 염색법

② **염색과정:** 탈파라핀, 함수, 수세

감 작	3% acetic acid 수용액	
본염색	pH2.5 alcian blue 염색액	청색
핵염색	nuclear fast red 염색액	적색

탈수, 투명, canada balsam봉입

③ **염색결과:** (그림5.1.9~5.1.11)

산성점액다당류	청색(blue)
핵	적색(red)

④ **참 고:** 3% acetic acid를 alcian blue 용매로 사용한다. pH 2.5 alcian blue 염색법에서는 strongly sulfated acid mucin를 제외한 carboxylated acid mucin, weakly sulfated acid mucin, hyaluronic acid, sialomucin 등이 염색된다. 대조염색은 alcian blue 염색이 가려지는 것을 방지하기 위해 저농도의 neutral fast red 수용액을 사용해야 한다.

전체 acid mucins을 증명하기 위해서는 pH 2.5 alcian blue 염색용액을 사용하지만 pH 1.0의 염색액을 사용하면 carboxyl기가 이온화되지 않고 sulfated기를 가진 산성점액성분만이 염색되어 점액성분간의 구분이 가능하다.

임계전해질 농도(critical electrolyte concentration; CEC)란 alcian blue 염료가 조직절편 내 acid mucins과 반응하지 못하는 염료에 함유된 전해질(magnesium chloride, $MgCl_2$)의 mole 농도를 말한다. CEC에 따른 염색 반응 유무는 조직 내 다가음이온(polyanions)의 결합 부위에 대한 alcian dye cations와 electrolyte cations($MgCl_2$) 간의 지속적인 경쟁에 기인한다. 이러한 가설에 대해 일부 반론이 제기되긴 했지만(Goldstein & Horobin, 1944) CEC에 관련된 정확한 기전이 무엇이든 간에 여러 가지 acid mucins은 서로 다른 CEC points를 가지고 있어 CEC procedure는 조직절편 내 다양한 acid mucins을 감별하는데 매우 유용하다. 조직절편 내 각각의 acid mucins 성분은 buffered alcian blue solutions의 $MgCl_2$ mole 농도가 각 성분의 임계점에 도달할 때 염색이 된다.

magnesium chloride 대신 sodium chloride를 사용할 수 있으나 단가(monovalent) 이온인 sodium이 이가(divalent) 이온인 magnesium 보다 carboxylated mucin에 대한 결합력이 약하기 때문에 CEC values가 더 높아질 수 있다. CEC point는 관여하는 polyanions의 분자량에 의해 영향 받으며 따라 CEC value를 융통성 있는 값(flexible value)으로 고려해야 한다.

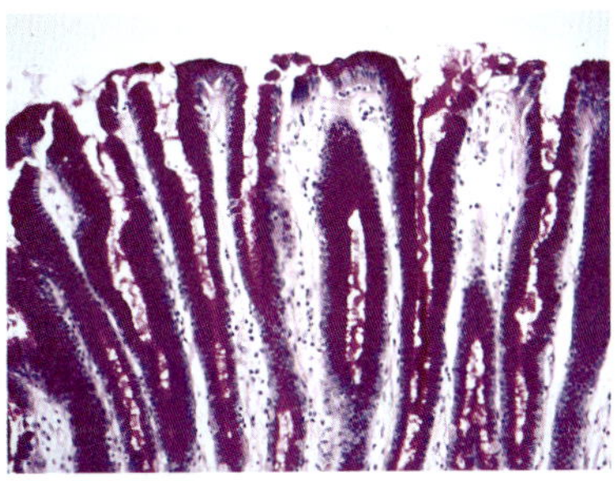

그림 5.1.9 musin은 P.A.S. 염색으로 적색으로 염색

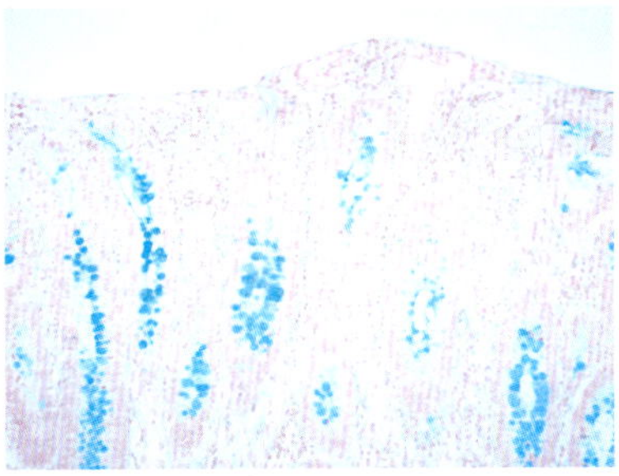

그림 5.1.10 Alcian blue 염색 이 염색에서 mucin은 연한 청색으로 염색된다.

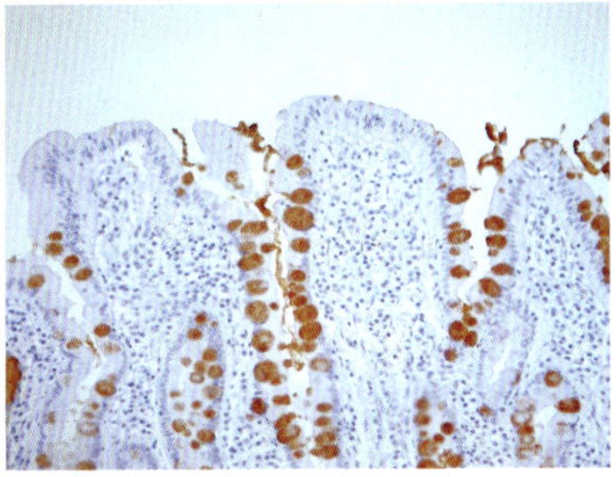

그림 5.1.11 면역조직화학 방법을 이용한 mucin 염색 DAB 발색에 의해 mucin은 갈색으로 염색된다.

alcian blue-PAS technique for acid and neutral mucins(Mowry, 1956) 실험

① **염색원리:** 이 염색법은 먼저 alcian blue로 모든 acid mucins을 염색하면 PAS에서도 양성반응을 보이는 acid mucins이 이미 alcian blue에 염색이 되었기 때문에 그 다음 단계에 시행하는 PAS 염색에 반응하지 않고 단지 neutral mucins만 염색되는 원리를 이용한다.

② **염색과정:** 탈파라핀, 함수, 수세

산성점액염색	pH2.5 alcian blue 염색액	5분
산 화	0.5% periodic acid	aldehyde기 생성
반 응	Schiff reagent	15분
수 세	흐르는 물	10분
핵염색	Harris' hematoxylin	염색 후 염산-알코올액으로 분별

탈수, 투명, canada balsam 봉입

③ **염색결과:** (그림5.1.12)

acid mucins	청색(blue)
neutral mucins	적색(magenta color)
두 성분이 혼합된 경우	두 성분 중 많은 성분에 따라 색상이 청적, 보라, 연한 자주빛 등으로 다양하게 나타난다.
핵	짙은 청색

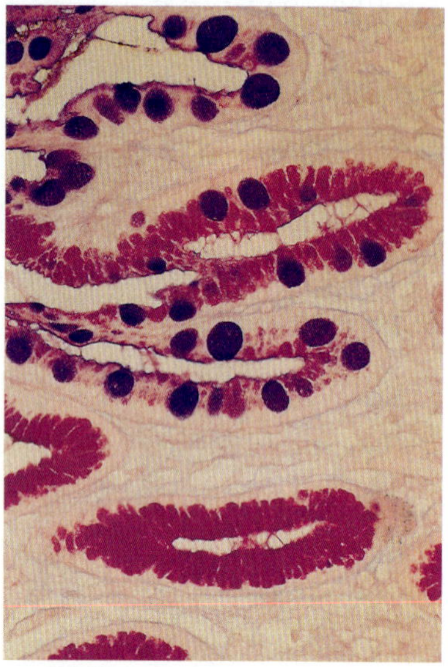

그림 5.1.12 alcian blue-PAS 염색

④ **참 고:** 이 염색법은 acid mucins와 neutral mucins를 명확히 구분해주며 mucins의 존재를 증명하기 위한 보편적 방법이다. 핵염색은 약하게 해야한다. 핵염색이 너무 진하면 alcian blue 염색결과와 구분하기 곤란할 수도 있다. Harris' hematoxylin으로 2-3분 염색 후 산성-알콜액으로 분별하면 좋은 결과를 얻을 수 있다(그림 5.1.12).

metachromatic stain for acid mucins (Hughesdon, 1949) 실험

① **염색원리:** 산성점액은 인접한 음전하 groups 사이에서 0.5nm 이하의 최소표면 밀도(minimum surface density)를 가진 acid groups를 가지고 있다. 이 chromotropes가 양전하(+)로 하전하는 염기성 변색성염료와 정전기적으로 결합하여 염료 본래의 색과는 다른 발색반응을 나타내게 된다.

② **염색과정:** 탈파라핀, 함수, 수세

산 화	1% potassium permanganate	
산화제 제거	5% oxalic acid	과량의 산화제 제거
수 세	흐르는 물	
본염색	Toluidine blue	5분
분 별	0.2% uranyl nitrate	10~30초

수용성봉입제(glycerin jelly)로 봉입

③ **염색결과:**

acid mucins	적색(red)
핵	청색(blue)

④ **참 고:** 변색성 염색결과는 알코올에서 정염색으로 전환되므로 염색 후 탈수과정을 거치면 안된다. 염색이 완료된 후 수용성 봉입제를 사용하여 봉입해야 한다. Uranyl nitrate에 의한 분별기전은 mordant-type 분별성분이 과량 존재할 때 조직에 결합된 염료를 밀어내고 대신 조직에 결합되는 방식이다.

이 염색성 혹은 변색성 염색(metachromasia)은 1875년 Carnil, Jurgens, Ranvier와 같은 여러 연구자들이 cyanine과 dahlia를 포함한 여러 가지 상이한 염료들을 이용하여 최초로 확인하였다. '이염성(metachromatic)이라는 용어는 Ackroyd(1876년)에 의해 명명되었다. 어떤 청색 염기성염료를 사용하여 alpha, beta, gamma 이염성 효과를 구분할 수 있으며 이들 효과는 각각 청색(α이염색성), 보라색(β이염색성), 적색(γ이염색성)으로 나타난다.

'chromotropes' 라 알려진 어떤 조직구조나 성분은 chromotrope 상의 음전하가 양전하를 띠는 염료를 끌어 당겨서 중합될 때 potential polymeric(metachromatic)이 형성된다. dye polymers는 보통 천색단 효과(hypsochromic effect)를 나타낸다. 이 효과는 빛의 흡수(absorption)가 보다 짧은 파장 쪽으로 이동함을 의미하는데, 예를 들어 toluidine blue는 정상적으로 blue monomeric form으로 존재하므로 nonchromotropes인 푸른색으로 염색된다. 그러나 염료의 polymerization을 일으키는 특성을 가진 chromotropes가 있을 경우 purple 혹은 적색으로 발색시킨다. 이러한 천색단 효과를 가진 이염색성 염료에는 thionin, azure A, methylene blue, crystal violet 등이 있다.

염색의 강도는 potassium permanganate-oxidation 처리과정이 관여한다. 산화과정은 조직 전체에 염기성염료(cationic dyes)가 잘 흡착되게 도와주는 역할을 한다. uranyl nitrate와 같은 매염제형 감별액(mordant-type differentiator)을 사용할 경우 metachromasia의 알코올 저항성(alcohol-fastness) 및 향상된 명도(brightness)를 얻을 수 있다(Hughesdon, 1949).

● southgate's mucicarmine stain for acid mucins

mucin에 대한 mucicarmine의 염색기전은 완전히 밝혀지지 않았다. 그러나 현재는 염색 용액 속의 aluminum-carmine 복합체가 (+)로 하전되고, 이것이 (-)로 하전되는 산성점액물질에 결합되는 것으로 추정되고 있다. 현재는 점액을 증명하기 위해서는 거의 사용되지 않고, 단지 cryptococcus neoformans와 같은 캡슐성 fungi 염색만 간혹 이용되는 염색법이다. mucicarmine 염색액은 냉장(4℃) 보관시 약 6개월 정도 사용이 가능하다.

● aldehyde fuchsin-alcian blue stain for sulfated mucins (Spicer & Meyer, 1960)

이 염색법은 sulfated mucins과 carboxylated mucins을 구분하기 위한 염색법이다. 이 염색법의 원리는 sulfated mucins이 aldehyde fuchsin에 보다 더 큰 친화력을 가지고 있음을 이용하고 있다. 염색용액에 sulfated mucins이 먼저 염색되어 적색으로 착색되고 그 다음에 시행하는 alcian blue 염색액에 carboxylated mucins이 청색으로 염색된다.

● mild methylation-alcian blue stain for acid mucins(Spicer, 1960)

조직절편을 37℃ methanol에서 4시간 동안 반응시키면 일부 carboxylated mucins이 에스테르화되어 호염기성 특성이 차단된다. 따라서 alcian blue 염색시 sialomucins나 hyaluronic acid와 같은 성분들이 착색되지 않는다. HCl을 methanol과 혼합하여 사용하면 이 염색의 반응을 촉매한다. 실제 이 염색법은 신뢰할 만한 방법이지만 결합조직의 sulfated mucin 역시 차단될 수도 있으므로 주의해야 한다. 이러한 결점 때문에 이 염색법은 epithelial sulfated mucins와 carboxylated mucins 간의 감별을 위해서만 사용하는 것이 바람직하다(그림5.1.13).

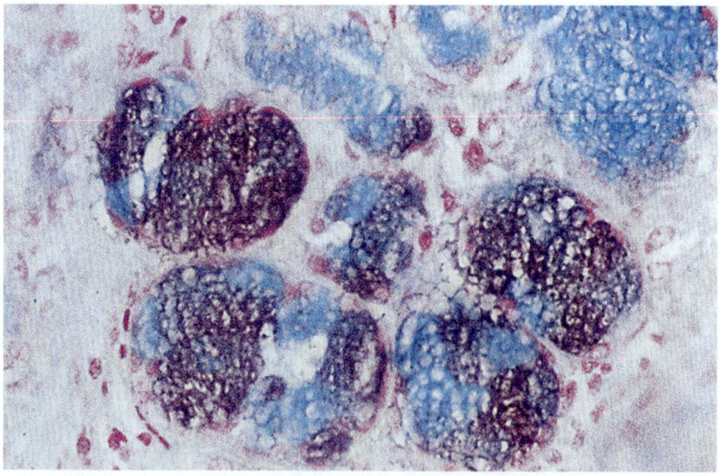

그림 5.1.13 악하선 점액세포(submandibular salivary gland mucose cells)의 염색결과: Sulfomucins는 brown-black으로, sialomucins는 black으로 염색되었다(by combined high iron diamine-alcian blue technique).

● high iron diamine technique(Spicer, 1965)

이 방법은 sulfated mucins 증명방법이다. 염색원리는 diamine salts의 혼합물이 ferric chloride에 의해 산화되어 ester groups과 결합하는 것을 이용하는 방법이다. carboxylated mucins만을 염색시키는 alcian blue로 대조염색을 함으로써 acidic mucins의 두 가지 주요 groups간에 뚜렷한 색상차이가 나타난다(그림 5.1.13). 즉, diamine이 조직 내 sulfated mucin과 반응하여 흑갈색으로 나타나 산성점액 물질에서 sulfated와 nonsulfated mucins를 구분할 수 있다. 그러나 기관지 점막하샘에 존재하는 sulfated mucins는 alcian blue에 염색되나 ferric chloride-diamine mixture에 염색 반응을 보이지 않는다(Jones & Reid, 1973). Ferric chloride은 산화제로서 기능할 뿐만 아니라 반응액의 pH를 1.4까지 낮춰주는 역할을 한다. 이 염색법은 정확한 테크닉과 함께 양성대조가 필수적이다.

Understanding **Diagnostic Histochemistry**

결합조직섬유와 근섬유

2장

학습목표

1. 아교섬유의 형태와 특성을 이해한다.
2. 아교섬유를 증명하기 위한 염색법의 종류를 조사한다.
3. van Gieson염색액의 조성과 염색결과를 공부한다.
4. Masson's trichrome 염색과정을 공부한다.
5. 횡문근의 조직학적 구성과 특징을 조사한다.
6. PTAH 염색액의 조성과 염색원리를 공부한다..
7. 세망섬유의 특징과 기능을 조사한다.
8. 호은성을 이용하는 염색법의 원리와 염색과정을 공부한다.
9. Ammonical silver용액의 제조방법과 착이온을 사용하는 이유를 이해한다.
10. 탄력섬유의 특징과 인체내 분포를 조사한다.
11. 탄력섬유 염색법의 종류와 각 염색법의 특징을 공부한다.
12. Verhoeff 염색액의 조성과 분별액의 특징을 이해한다.
13. 기저막의 구성과 염색을 시행하는 이유를 조사한다.
14. Jones' stain의 원리와 염색결과를 공부한다.
15. Renal biopsy의 조직처리 방법과 기본적으로 시행하는 특수 염색법을 조사한다.
16. 세망섬유염색법과 Jones' stain의 염색원리의 차이를 비교한다.
17. Methenamine silver 용액의 조성과 각 성분의 역할을 조사한다.

1. 결합조직섬유(fibers of connective tissue)

결합조직은 주로 세포들로 구성되는 다른 조직과는 달리 결합조직의 주성분은 세포외기질(extracellular matrix)과 조직액(tissue fluid)이다. 세포외기질은 단백질섬유(protein fibers)와 무정형한 무형질(ground substance)로 되어 있으며, 조직액은 주로 용매역할을 해 주는 수분으로 구성된다.

결합조직에는 3종류의 섬유, 즉 아교섬유(collagen fibers), 세망섬유(reticular fibers) 그리고 탄력섬유(elastic fibers)가 있다. 아교섬유와 세망섬유는 아교질(collagen)이란 단백질로 구성되어 있으며 탄력섬유는 주로 탄력소(elastin)라는 단백질로 되어 있다. 이런 섬유들은 각 결합조직에 균등하게 분포하지 않으며 조직의 대부분을 차지하는 섬유의 종류에 따라 그 조직의 특성이 나타나게 된다. 따라서 조직 내의 결합조직섬유의 분포와 구성을 확인하는 것은 질병의 진단에 매우 중요하다.

1) 아교섬유(collagen fibers)

아교섬유는 결합조직에서 가장 흔한 섬유이다. 신선한 아교섬유는 색이 없으나 수가 많으면 희게 보인다. 아교섬유는 섬유 내에 길게 배열한 트로포코라젠 분자들의 방향 때문에 이중굴절성(birefringence)을 나타낸다. Sirius red라는 산성염료로 아교섬유를 염색하면 아교질의 이중굴절성이 매우 증가한다. 이러한 이중굴절성의 증가는 정상적으로 배열된 아교질 구조에서만 나타난다.

아교섬유는 매우 가는 아교원섬유(collagen fibril)로 구성되며 아교원섬유를 구성하는 단백질 단위는 트로포콜라겐(tropocollagen)이라 부르는 길이 280nm, 폭 1.5nm의 긴 분자이다. 트로포콜라겐은 3개의 폴리펩티드 사슬이 꼬여서 이루어진 삼중나선구조(triple helix)를 하고 있다. 이 사슬의 화학적 구조의 차이에 따라 아교질의 유형(type)이 정해진다. 아교섬유의 직경은 섬유를 구성하는 원섬유의 수에 따라 달라진다. 인체의 여러 부위에서 아교섬유는 아교섬유다발(collagen bundles)을 구성하고 있다. 현미경상에서 길고 구불구불한 형태로 나타나며 호산성(eosinophic)이므로 eosin 염료에 적색, Masson's trichrome 염색에서는 청색으로 나타난다.

아교섬유는 매우 질기며(tough) 탄력성이 없고 항장력이 크다. 이 섬유의 존재는 조직의 단단함을 유지해 준다. 많을수록 단단해지기 때문에 정상보다 많아지면 조직의 경화를 나타내게 된다. 인체의 거의 모든 조직에 광범위하게 분포하지만 특히 피하, 점막하, 힘줄, 인대 등에 정상적으로 많이 분포한다. 아교섬유가 정상보다 증가되었다는 것은 조직의 노화와 경화를 의미한다. 불충분하거나 비정상적인 아교질 합성으로 여러 가지 질병이 일어날 수 있다. 아교질의 과도한 축적에 의해 조직이 기능을 하지 못하는 경우도 있다. 진행성전신성경화증에서는 거의 모든 장기에 아교질이 과도하게 침착되어 침착된 장기의 유연성이 저하된다. 켈로이드(keloid)는 피부의 흉터(scar)에 과도한 양의 아교질이 모여 부분적으로 부풀어오른 것이다. 여러 장기에서 아교섬유의 증가와 같은 섬유성 변화를 증명하기 위해 다른 섬유나 근섬유와 아교섬유를 구분하여 염색할 필요가 생긴다.

■ 아교섬유와 근섬유를 구분하는 염색법

아교섬유와 근섬유는 모두 발생학적으로 중배엽으로부터 형성되며, 섬유형태를 하고 H&E염색에서 모두 eosin에 염색되어 적색으로 나타나기 때문에 근섬유와 아교섬유의 분별이 어려운 경우가 있다. 특히 질병으로 인해 조직의 변화가 심한 경우에 횡문근과 아교섬유의 분별을 위한 특수염색이 필요한 경우가 있다. 또한 종양세포의 발생학적 기원을 분별하기 위해 근세포와 섬유모세포를 구분할 필요도 생긴다.

아교섬유와 근섬유를 색으로 구분하여 염색하는 대표적인 염색법은 다음과 같다.

(1) van Gieson's picro-acid fuchsin stain

(2) Masson's trichrome stain

(3) Gomori's one step trichrome stain

(4) Mallory's PTAH stain

van Geison' s picro-acid fuchsin stain for collagen and muscle fibers(1899) | 실험

① **염색원리:** 2종류의 산성염료, 즉 황색 picric acid 염료와 적색의 acid fuchsin 염료가 혼합된 van Gieson염색액을 사용하여 아교섬유와 근섬유를 각각 적색과 황색으로 구분하여 염색하는 가장 간단한 염색법이다. (−)으로 하전된 두 가지 산성염료가 (+)으로 하전된 단백질성분과 정전기적

으로 결합한다. 염색시간을 짧게 하면, 염료입자가 큰 acid fuchsin은 염료입자가 내부로 들어갈 수 있는 아교섬유에만 착색되고 근섬유에는 결합되지 못한다. 염료입자의 크기가 작은 picric acid는 두 가지 성분에 모두 결합된다. 그러나 picric acid는 acid fuchsin에 비해 아교섬유에 많이 축적되지 못하고 결합력이 약해 탈수과정에서 쉽게 아교섬유에서 분리된다. 특히 두 염료의 또 다른 큰 차이는 acid fuchsin은 친수성(hydrophilic)이고, picric acid 염료는 소수성(hydrophobic)이기 때문에 탈수과정에서 picric acid가 더 쉽게 아교섬유에서 분리되는 것을 이용한 염색법이다.

② **염색과정:** 탈파라핀, 함수, 수세

핵염색	Weigert' s iron hematoxylin	흑청색
수 세	흐르는 물	10분
본염색	van Gieson 염색액	10분

탈수, 투명, canada balsam 봉입

③ **염색결과:**

아교섬유	적색(red)
근섬유, 세포질	황색(yellow)
핵	흑청색(blue-black)

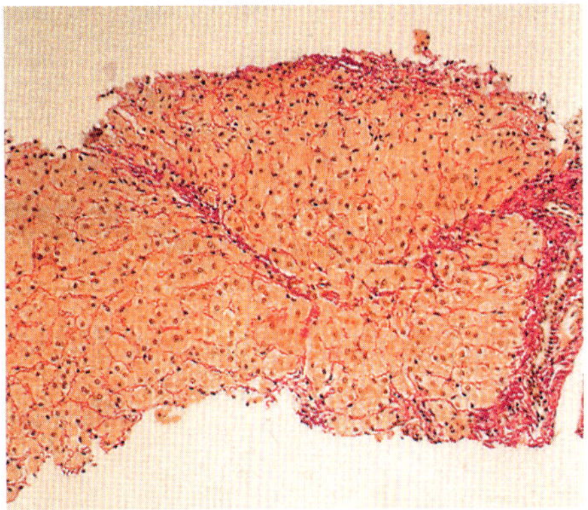

그림 5.2.1 간에서 van Gison 염색

④ **참 고:** 아교섬유는 산성 pH에서 염색이 잘된다. van Gieson염색액의 조성은 picric acid, acid fuchsin 그리고 소량의 염산이 첨가된다. 염색액의 picric acid는 황색의 염료이면서 또한 염색용액의 pH를 낮추는 역할을 한다. picric acid용액은 반드시 포화수용액을 사용해야 한다. 핵염색을 먼저 하는데 핵염색은 van Gieson염색액의 pH가 산성이므로 Harris hematoxylin 염색용액을 사용하면 염색과정에서 핵이 과탈색 될 수 있으므로 Weigert' s hematoxylin 염색액을 사용해야 한다(그림5.2.1).

van Gieson 염색으로 처리한 후 물로 수세하면 친수성인 acid fuchsin염료가 아교섬유에서 쉽게 분리되므로 두 가지 색의 균형이 손상될 수 있기 때문에 수세하지 않고 직접 탈수과정에서 아교섬유에 흡착된 picric acid를 분리하는 것이 중요하다.

Masson's trichrome stain for collagen and muscle fibers(1929) 실험

① **염색원리:** van Gieson 염색과 동일한 염색원리를 이용하는 염색법이다. 단지 이 염색법은 산성염료를 하나의 염색액에 혼합하여 사용하지 않고 염료의 입자가 작은 산성염료부터 큰 산성염료를 단계적으로 처리하는 방법에 차이가 있다.

먼저 핵을 염색한 후 염료의 입자가 작은 biebrich scarlet과 acid fuchsin 산성염료를 혼합한 염색용액으로 처리하여 아교섬유와 근섬유를 모두 적색으로 염색한다. 다음 단계로 phosphotungstic acid와 phosphomolybdic acid를 혼합한 다가음이온(polyacid)으로 처리하여 큰입자를 받아들일 수 있는 아교섬유에 결합시킨다. 이들은 아교섬유에 결합되어(−)전하를 제공한다. 다음에 산성 pH에서(+)로 하전되는 aniline blue 염색액으로 처리하면 아교섬유에 결합된 phosphotungstic acid나 phosphomolybdic acid와 aniline blue 염료가 결합하여 아교섬유가 청색으로 염색된다.

② **염색과정:** 탈파라핀, 함수, 수세

매염과정	Bouin 고정액	56℃ 1시간
수　세	흐르는 물에서 10분	황색 제거
핵 염 색	Weigert' s iron hematoxylin	
수　세	흐르는 물에서 10분	청색화
본 염 색	Beibrich scarlet-Acid fuchsin	모두 적색
분　별	PTA + PMA	(-)전하 제공
선택염색	Aniline blue 염색액	청색

탈수, 투명, canada balsam 봉입

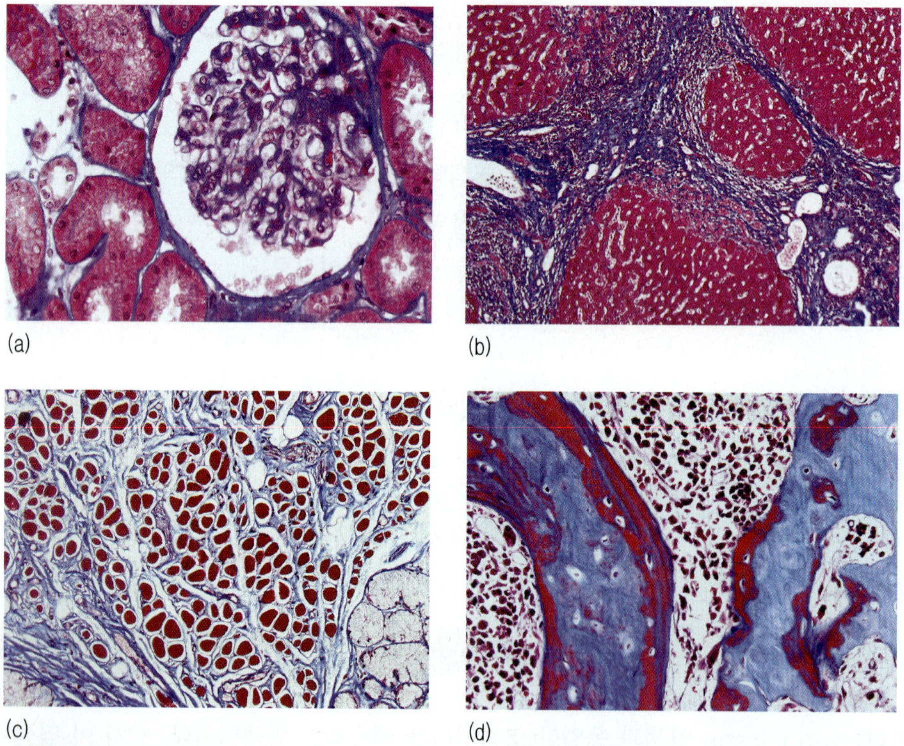

그림 5.2.2 Trichrome 염색의 예
(a) kidney 사구체의 trichrome 염색 사구체 기저막의 교원섬유가 청색으로 염색됨
(b) 간 경화증 환자의 trichrome 염색 정상 간조직에 비하여 교원섬유가 증가하며 청색으로 염색됨
(c) 근조직에서의 trichrome 염색 근 섬유는 적색으로 염색되고, 근 섬유를 둘러싼 교원섬유는 청색으로 염색됨
(d) 뼈조직에서의 trichrome 염색 뼈의 구성 성분이 대부분 교원섬유로써 trichrome염색시 청색으로 염색됨

③ **염색결과:** (그림5.2.2)

아교섬유	청색(blue)
근섬유, 세포질	적색(red)
핵	흑청색(blue-black)

④ **참 고:** 아교섬유를 증명하기 위해 가장 많이 사용되는 염색법이다. 염색 전에 먼저 조직절편을 Bouin 고정액으로 처리하는 것을 매염과정이라 한다. 매염과정을 거치면 아교섬유와 근섬유의 염색결과가 밝고 선명하게 나타난다. 아교섬유의 선택성을 증가시켜 주기 위해 모든 시약은 산성 pH를 유지해야 한다. 포르말린 고정액으로 고정된 절편을 phosphomolybdic acid와 phosphotungstic acid로 처리하면 아교섬유에 비해 다른 조직성분의 염색성이 감소된다(Everett & Miller, 1974).

염색에 관련된 염료분자의 크기는 다음과 같다.

염료명	동의어	분자량
picric acid	Trinitrophenol	229
Biebrich scarlet	Acid red 66	556
acid fuchsin	Acid magenta	586
aniline blue WS	Methyl blue	800

aniline blue WS에서 WS란 수용성(water soluble)의 약자이며, alcohol 용해성인 aniline blue는 spirit soluble이라 한다. aniline blue WS 대신에 light green을 사용할 수 있다.

Gomori's one step trichrome 염색법(1950)은 한 가지 염색용액에 여러 가지 염료를 혼합하여 복잡한 염색단계를 간소화시킨 염색법이나 현재는 거의 사용되지 않는 염색법이다.

2) 횡문근(striated muscle)

횡문근은 강한 호산성을 나타내며 일반염색(H&E 염색)이나 Masson's trichrome 염색으로도 잘 염색되어 정상적인 횡문근의 횡문(striation)을 잘 관찰할 수 있다. 그러나 횡문이 소멸되는 어떤 근육질환이나 횡문근육종(rhabdomyosarcoma)과 같은 질환에서는 횡문이 잘 나타나지 않으므로, 횡문을 잘 증명할 수 있는 특별한 염색법이 요구된다.

근육조직은 표본제작 과정에서 쉽게 손상될 수 있다. 특히 골격근인 경우 근섬유가 매우 심하게 뒤틀려 나타날 수 있으므로 근조직을 생검한 경우에는 즉시 조직의 양끝을 수술용 봉합사를 사용하여 나무로 된 설압자를 받침대로 하여 설압자의 양끝에 팽팽하게 당겨서 묶어 주어야 손상을 최소화할 수 있다. 또한 고정하기 전에 생리적 식염수를 묻힌 거즈를 덮어 조직이 마르지 않게 약 30분 정도 실온에서 방치한 후 고정한다. 이렇게 고정을 지연시켜 인위적으로 조직을 변화시킨 것이 신속히 고정시킨 경우보다 세포질의 염색성을 좋게 한다.

골격근의 횡문을 잘 증명할 수 있는 염색법에는 Heidenhain's iron hematoxylin 염색법과 Mallory' s PTAH 염색법이 가장 대표적인 횡문근 염색법이다.

Mallory' s PTAH stain for muscle striations(1897,1900) 실험

① **염색원리:** 이 염색법은 염료로 hematoxylin 한 가지만 사용되지만 결과는 두 가지 색으로 나타나는 특징을 갖는 독특한 염색법이다. 염색액의 조성은 염료인 hematoxylin과 매염제인 phosphotungstic acid 가 1:20의 비율로 첨가되어 있기 때문에, 공기 중에 산화되어 형성된 hematein과 매염제가 결합하여 lake를 형성하고 남은 과량의 tungsten ion이 염색액 내에 다량 존재한다. 근육세포와 핵은 lake에 친화력을 갖기 때문에 청색으로 착색되고, 나머지 성분은 tungsten 이온과 결합되어 오렌지색으로 나타나는 원리를 이용한 염색법이다.

② **염색과정:** 탈파라핀, 함수, 수세

매염	Zenker 용액	56℃ 3시간
수은색소 제거	Iodine-Sod. thiosulfate	수은색소 제거과정
산화	0.25% potassium permangante	염색성 증강
산화제 제거	5% Oxalic acid	과량의 산화제 제거
본염색	PTAH 염색액	56℃ 2시간

탈수, 투명, canada balsam 봉입

③ **염색결과:** (그림5.2.3)

근섬유, 세포질	청색(blue)
아교섬유	오렌지색(orange color)
핵	청색(blue)
별아교세포 원섬유	청색(blue)
미엘린(myelin)	청색(blue)

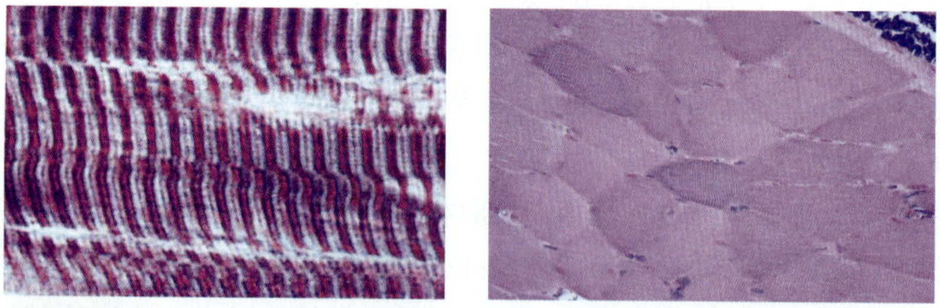

그림 5.2.3 PTAH 횡문염색에서 횡문과 저배율 사진

④ **참 고:** 이 염색은 원래 신경교질(neuroglia) 세포를 증명하기 위해 개발된 염색법이었다. 고정용액이 염색결과에 영향을 미친다. 포르말린 고정용액에 고정한 조직절편은 염색전에 Zenker 고정용액

으로 매염시키는 것을 Mallory가 추천하였으나(1938), mercuric chloride나 chrome이 포함된 고정용액이면 동일한 효과가 있다. 일부 병원에서는 Zenker 고정액 대신 10% HCl in 70% alcohol 10ml 와 3% potassium dichromate 수용액 30ml를 사용하기 직전에 혼합한 용액으로 실온에서 30분간 매염시키고 흐르는 물에서 10분간 수세하는 방법을 사용하기도 한다.

염색과정에서 potassium permanganate와 oxalic acid로 처리하는 것은 원래 신경아교세포 증명을 위해 수초(myelin)의 염색을 억제하기 위한 목적으로 사용되었다. 따라서 핵이나 섬유소, 횡문, 아교섬유만을 염색하기 위해서는 이 과정이 필요 없다. 염색용액의 hematoxylin과 PTAH의 비율은 1:20이어야 한다. PTAH 염색액은 상당기간 안정하여 1년 이상 오래 사용할 수 있다. 갈색병에 넣어 실온에 보관하고, 한 번 사용한 염색액도 여과하여 재사용할 수 있다. 원래 PTAH 염색액은 자연 산화시키는 것이 원법이나 염색액이 충분히 산화되어 있지 않은 경우 potassium permanganate를 소량 산화제로 첨가하여 사용하기도 한다.

대조조직(control tissue)은 횡문근과 뇌조직을 사용하는데, 횡문근은 짙은 청색으로 염색되며 횡문이 잘 나타난다. phosphotungstic acid에 의해 발색된 조직성분은 물에서 수세하면 탈색되며 또한 알코올에서 오래 탈수해도 색을 잃게 된다. 염색용액에서 꺼낸 후 직접 알코올이 과정으로 들어가고 가급적 탈수과정은 신속히 거쳐야 한다.

3) 세망섬유(reticulin fibers)

세망섬유는 매우 가늘고 긴 형태의 섬유로 제 III형 아교질(collagen type III)로 분류된다. 주로 그물 형태의 구조로 배열되어 그물 모양이란 의미로 세망섬유라 한다. 작은 혈관, 근섬유, 신경섬유, 지방세포, 폐의 작은 구획, 그리고 특히 결합조직과 다른 조직의 경계부 주위에 분포한다. 또한 림프절, 편도, 비장, 골수, 간조직 등에서 세포를 지지하는(support) 골격을 형성하는 기능을 한다. 만약 어떤 간질환으로 세망섬유 구조가 파괴되면 간세포가 재생될 수 없지만 세망섬유 구조가 파괴되지 않으면 간세포의 재생이 가능하다. 또한 암종(carcinoma)과 육종(sarcoma)을 구분하는데 세망섬유의 구성과 분포가 대단히 중요하다.

■ 세망섬유 염색법

세망섬유는 hematoxylin & eosin 염색에서는 보이지 않으나 이 섬유가 갖고 있는 호은성(argyrophilia) 특성을 이용한 은이온침투법(silver imprognation methods)으로 증명할 수 있다. 은이온침투법으로 세망섬유를 염색하면 세망섬유는 그물구조의 가는 섬유가 진한 흑색으로, 아교섬유는 갈색으로 나타난다.

세망섬유를 증명하는 여러 가지 염색법이 많은 연구자들에 의해 발표되어 왔지만 이들 염색의 기본 원리는 모두 세망섬유의 호은성을 이용한 온이온침투법을 기본원리로 하고 있다. 일반적으로 1937년에 발표된 Gomori의 방법이 우리나라에서 주로 이용되고 있다. PAS 염색에서 세망섬유가 아교섬유보다 더 짙게 염색되는데 그 이유는 세망섬유의 hexose 성분이 6% 이상인데 비해 아교섬유의 hexose 성분은 1% 정도로 낮기 때문으로 생각된다.

세망섬유 증명에 은이온침투법을 이용하게 된 것은 Bielschowsky가 1904년에 신경원섬유(neurofibrils)를 증명하기 위해 은이온침투법을 사용한 것을 기초로 하여 개발된 것이다. 은이온침투법을 원리로 하는 세망섬유 염색법에는 다음과 같은 것들이 있다.

(1) Gordon and Sweets' method(1936)

(2) Gomori's method(1937)

(3) Nassar and Shanklin's method(1961)

Gomori' s ammonical silver stain for reticulin fibers(1937) 실험

① **염색원리:** 이 염색은 세망섬유의 호은성을 이용하여 먼저 **ammonical silver 착이온** 미세금속 결정체(microcrystals of a metal)를 세망섬유에 흡착시킨다. 금속은 이온상태에서는 눈에 보이지 않으므로 환원제를 첨가하여 은이온을 금속은(metallic silver)으로 환원시킴으로 세망섬유의 위치를 검경할 수 있는 방법이다.

은이온침투법을 이용하는 세망섬유 염색법의 기본적인 염색과정은 다음과 같다.

ⓐ 산화(oxidation) ⓑ 감작(sensitization)

ⓒ 노출(exposure silver ions) ⓓ 환원(reduction)

ⓔ 조색(toning) ⓕ 반응하지 않은 금속이온 제거

② **염색과정:** 탈파라핀, 함수, 수세

산 화	0.5 % potassium permanganate	
산화제 제거	1% oxalic acid	과량의 산화제 제거
감 작	2.5% ferric ammonium sulfite	15분
노 출	ammonical silver용액	2분
환 원	20% formalin	2분
조 색	0.2% gold chloride	3분
금속이온 제거	5% sodium thiosulfate	5분

탈수, 투명, canada balsam 봉입

③ **염색결과:** (그림5.2.4, 5.2.5)

세망섬유	흑색(black)
아교섬유	갈색(brown)
핵	흑색(black)

④ **참 고:** 세망섬유 염색에서 사용하는 은이온은 ammonical silver 착이온을 사용한다. 착이온을 사용하는 이유는 은이온용액의 pH를 알카리로 처리하므로 세망섬유의 구조가 느슨해져서 은이온의

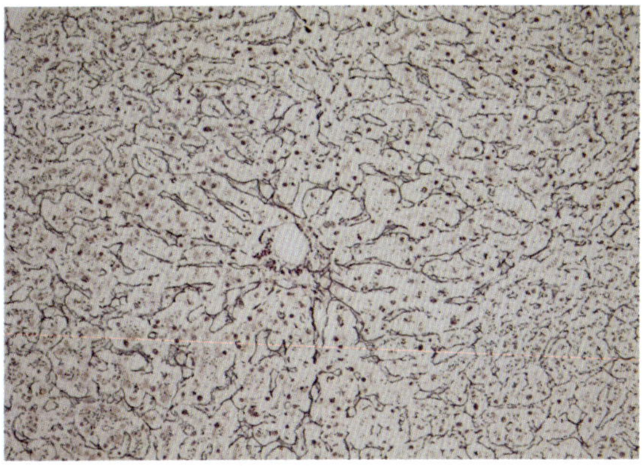

그림 5.2.4 간의 세망섬유 염색
중심정맥을 중심으로 세망섬유가 분포되어 있다.

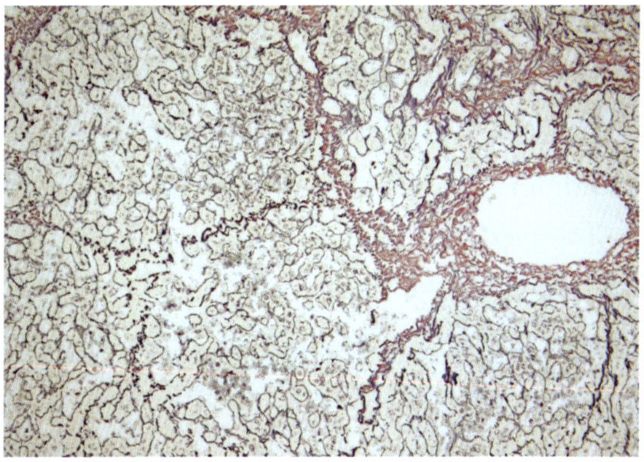

그림 5.2.5 간경화가 일어난 환자의 세망섬유 염색 세망섬유가 간세포를 감싸고 있다.

침투를 용이하게 해주기 위한 것이다. ammonical silver용액의 제조법은 다음과 같다.

10% silver nitrate 수용액	5ml
10% potassium hydroxide수용액	125ml

50ml flask에 먼저 silver nitrate 용액 5ml를 넣고, potassium hydroxide를 첨가하면 흑갈색의 침전물이 형성된다.

$$AgNO_3 + OH^- \rightarrow Ag_2O\downarrow + 2NO_3^- + H_2O$$

Flask를 흔들어 주면서 암모니아수를 방울방울 떨어뜨리면 흑갈색의 침전물이 ammonical silver 복합체 착이온을 형성하면서 서서히 다시 용해된다.

$$Ag_2O+4NH_3+H_2O \longrightarrow \underset{\text{silver diamine complex}}{2[Ag(NH_3)_2]^+}+2OH^-$$

침전물이 모두 사라지는 순간 한두 방울의 암모니아수를 첨가하면 용액의 pH가 11~12 사이로 상승된다. 이 pH에서 ammonical silver 복합체 착이온의 농도가 최고가 된다. 증류수 8ml 첨가하여 잘 혼합시킨 후 여과하여 사용한다. 이 용액은 사용하기 직전에 제조하여 사용하고 사용 후에는 폐기한다.

은(銀, silver)은 원자번호 47번이며, Ag를 원자기호로 사용한다. 원자기호를 Ag로 표시하는 이유는 은이라는 용어가 그리스어 'argyrous(반짝이다)'에서 유래한 것이기 때문이다. Ag원자의 전자배열은 2, 8, 18, 18, ①.로 최외각전자를 잃어 Ag^+이온으로 쉽게 전환된다. 실험실에서는 보통 상품으로 판매되는 질산은($AgNO_3$)을 사용한다. 질산은은 널판지 모양의 무색 결정체로 물에 잘 녹는다.

금속은 이온상태에서는 눈에 보이지 않지만 환원되어 금속염을 형성하면 눈에 보이게 된다. 따라서 세망섬유에 침착된 ammonical silver 이온을 포르말린(HCHO)으로 반응시키면 은이온은 환원되어 흑색의 금속염이 되고, 포르말린은 산화되어 formic acid(HCOOH)가 된다.

$$2Ag(NH_3)_2OH + HCHO \rightarrow 2Ag\downarrow + HCOOH + H_2O + 4NH_3$$

염색과정에서 potassium permanganate로 산화시키는 이유는 세망섬유 단백질에 thiols기와 disulfites기를 sulfonate 음이온으로 전환시키고, saccharide잔기로부터 aldehyde기를 형성하기 위한 것이다. 음이온이 많아지면 ammonical silver 양이온이 결합할 부위가 많아지게 된다.

ammonical silver에 노출시키기 전에 ferric ammonium sulfite로 감작시키는 이유는 음으로 하전된 산성점액다당류(glycosaminoglycans)와 DNA에 Fe 양전하를 결합시켜 비특이적 염색을 차단하기 위해 시행되는 과정이다.

조색과정이 끝난 후 반응하지 않은 은이온과 금이온을 제거하는 것은 빛에 의해 이런 금속이온이 환원될 수 있기 때문에 비특이적인 결과를 예방하기 위해 시행된다. sodium thiosulfate는 금속이온과 반응하여 물에 잘 용해되는 복합체이온 $[Ag(S_2O_3)]^{3-}$이 형성되어 수용액 속으로 쉽게 용해된다.

대조염색(counter stain)은 일반적으로 하지 않지만 필요한 경우에는 nuclear fast red, light green, alum hematoxylin 등을 사용할 수 있다.

어떤 종양에서는 세망섬유가 종양세포와 관련된 특징적인 위치에 존재한다. 그러므로 세망섬유 염색은 종양의 타입을 결정하는 중요한 방법이 될 수 있다. 예를 들면, 대부분의 상피암은 세망섬유가 종양세포들이 모여있는 주위에 존재하지만, 육종(sarcoma)에서는 각각의 종양세포를 세망섬유가 감싸고 있다. lymphosarcoma는 림프절에서 발생되는 종양으로 이 경우에는 각각의 세포를 세망섬유가 감싸고 있다.

4) 탄력섬유(elastic fibers)

탄력섬유는 길고 가느다란 결합조직 내의 섬유로 굴절률이 높고 분지하거나 합쳐져 불규칙한 그물을 형성한다. 신선한 상태의 조직에서는 황색을 띠어 황색섬유(yellow fibers)라고도 한다. elastin이라는 단백질이 주성분이며 탄력성(elasticity)이 있어서 당기면 약 1.5배까지 쉽게 늘어났다가 다시 원래의 형태로 되돌아가는 특성을 갖고 있다. 따라서 탄력성이 요구되는 탄력형동맥, 폐포, 각종 인대 등에 풍부하게 존재하며, 피부의 진피층(dermis)에도 많이 존재한다.

탄력섬유는 자가융해와 같은 변화에 매우 강하고 초산 등으로 처리해도 이완되지 않는다. 물에 끓여도 gelatin으로 되지 않고 각종 시약에 대해서도 저항력이 매우 강하나 췌장액 내에서는 빨리 소화된다. 탄력섬유는 질병과 나이를 먹어감에 따라 변화되고 석회화(calcification)될 수 있다. 동맥경화증에서는 탄력섬유가 갈라지거나 없어지며, 여러 가지 혈관질환에서 탄력섬유의 갈라짐, 끊어짐, 재복제 등의 변화를 관찰할 수 있다. 폐위축(emphysema)과 같은 질환에서는 탄력조직의 위축을 볼 수 있다. 탄력섬유는 산성염료에 염색되므로 H&E 염색에서는 적색으로 염색되며 orcein, resorcin-fuchsin, aldehyde fuchsin 그리고 Verhoeff 염색액과 같은 특정한 염료에 강하게 염색된다.

■ 탄력섬유 염색법

(1) Verhoeff-van Gieson' stain

(2) Weigert's resorcin-fuchsin stain

(3) Gomori's aldehyde fuchsin stain

(4) Orcein stain

Verhoeff' s hematoxylin-ferric chloride--iodine stain for elastic fiber(1908) | 실험

① **염색원리:** 탄력섬유는 'hematoxylin + iodine + ferric chloride' 복합체에 강한 친화력을 갖는다. 이 염색액으로 조직절편 전체를 염색한 후 ferric chloride 수용액으로 분별하여 강한 친화력을 갖는 탄력섬유만 남기고 나지지 부분에 착색된 염료를 제거하는 방법이다. 탄력섬유는 흑색으로 나타난다. van Gieson 염색액으로 나머지 조직을 염색한다.

② **염색과정:** 탈파라핀, 함수, 수세

본염색	Verhoeff염색액	20분
분 별	2% ferric chloride	40초
정 착	5% sodium thiosulfate	1분
대조염색	van Gieson염색액	5분

탈수, 투명, canada balsam 봉입

③ **염색결과:** (그림5.2.6, 5.2.7)

탄력섬유	흑색(black)
아교섬유	적색(red)
세포질, 근섬유	황색(yellow)
핵	흑색(black)

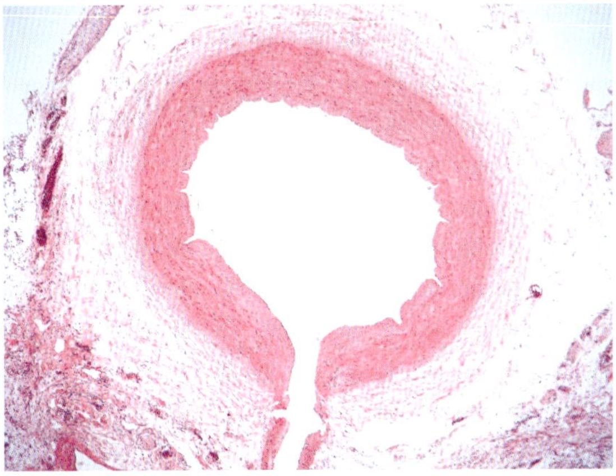

그림 5.2.6 동백의 Hematoxylin & Eosin 염색
혈관 주위의 탄력섬유는 염색성을 나타내지 않는다.

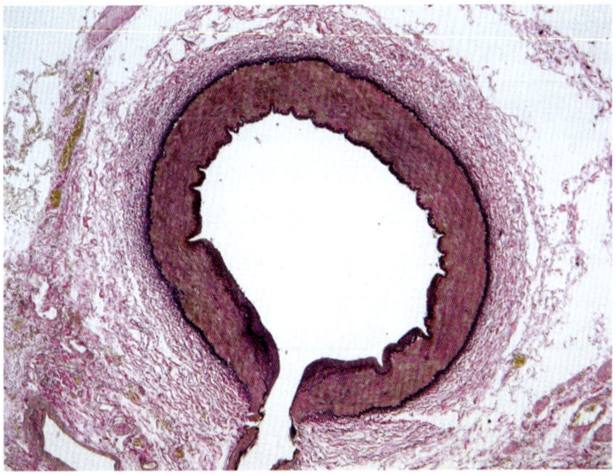

그림 5.2.7 동맥의 탄력섬유 염색
탄력섬유가 검정으로 염색된다.

④ **참 고:** 이 염색법은 탄력섬유증명에 가장 많이 사용되는 염색법이다. 이 염색법에서 분별과정이 가장 중요한 단계다. 분별액에서 너무 오래 분별하면 탄력섬유까지 탈색되고 만다. 약 40초를 기준으로 하여 현미경으로 검경하면서 분별의 정도를 결정해야 한다. van Gieson 염색액을 후염색으로 사용하기 때문에 Verhoeff-van Gieson 염색이라고 부른다. 이 염색법은 특히 큰 동맥혈관의 탄력섬유를 증명하는데 매우 가치가 있다.

Verhoeff 염색액은 무수 alcohol 20ml에 hematoxylin lgm을 넣고 가온하며 완전히 용해시킨다. 용액이 식으면 여과한 후 10% ferric chloride 용액 8ml, iodine 용액(iodine 2gm, potassium iodide 4gm을 증류수100ml에 용해함) 8ml를 첨가한다. 이 염색액은 매염제로 사용하는 ferric chloride가 강한 산화력올 갖고 있기 때문에 사용하기 직전에 제조해야 하며 사용하고 남은 염색액은 버린다. 염색액의 제조는 위에 기록한 순서대로 혼합해야 한다.

탄력섬유 염색법을 비교하면 다음과 같다.

표 5.2.1 탄력섬유 염색법의 비교

	verhoeff -van Gieson	Weigerts' resoicin-fuchsin	Gomori' s aldehyde-fuchsin	Unna' s Orcein
주염색액 성분	Hematoxylin Ferric chloride Iodine	Basic fuchsin Resorcin Ferric chloride HCl	Basic fuchsin HCl Paraldehyde	Orcein HCl
핵염색	본염색시 핵도 동시에 염색됨	Weigert' s iron hematoxylin		
본염색	Verhoeff 염색액	Resorcin-fuchsin	Aldehyde-fuchsin	Orcein 염색액
분 별	Ferric chloride	95% alcohol	70% alcohol	70% alcohol
정 착	Sod. thiosulfate			
대조염색	van Gieson	van Gieson	Light green	(Methylene blue)
염색결과	Black	Blue-black	Red	Dark brown

표 5.2.2 Iodine 용액 제조법

Iodine용액의 명칭	Potassium iodide(gm)	Iodine(gm)	Distilled water(ml)
Verhoff' s iodine	2	1	50
Weigert' s iodine	2	1	100
Gram' s iodine	2	1	300
Langeron' s iodine	2	1	200
Lugol' s iodine	2	1	12

증류수 4ml에 potassium iodide를 먼저 용해한다. 어느 정도 용해된 다음에 iodine 첨가하여 완전히 용해시킨다. 이런 방식으로 하지 않으면 절대로 용해되지 않는다. 완전히 용해되면 남아 있는 증류수를 넣고 혼합하여 사용한다.

5) 기저막(basement membrane)

모든 상피의 기저면에는 '기저판(basal lamina)'이라고 하는 세포외구조물(extracellular structure)이 존재한다. 기저판은 상피층이 결합조직과 맞닿아 있는 곳에 존재하여, 결합조직과 상피조직간에 거대분자의 교환을 조절하거나 제한하는 장벽(barrier) 역할을 한다. 기저막은 상피층과 기질층을 구분해 주며, 상피세포가 부착되는 지지판 역할을 한다. 이들은 이온교환을 위한 울타리 역할을 해서 선택적으로 분자와 이온의 확산비율을 조절한다. 또한 상피조직과 그 밑의 결합조직 사이 그리고 근육과 결합조직 사이에 강한 접속을 할 수 있도록 섬유성 요소들이 섞여 있다.

기저판의 구성은 조직에 따라 차이가 있으나 가느다란 원섬유들이 섬세한 그물을 이룬 치밀층(lamina densa)과 전자밀도가 낮은 투명층(lamina lucidae)으로 구성되며, collagen과 당단백질 그리고 황산화 heparan과 같은 물질로 구성되어 있다. 대부분의 상피층에서는 세망판(reticular lamina)이라고 부르는 결합조직세포에 의해 생성된 세망섬유판이 존재하기도 한다. 기저판을 구성하는 물질은 상피세포, 근육세포, 지방세포, 슈반세포(Schwann cell) 등이 생성하여 세포외부로 분비하여 만들어진다.

기저막(basement membrane)이란 용어는 상피의 기저층이나 신장사구체 그리고 폐포에서 광학현미경으로 관찰할 수 있는 PAS 양성층을 특별히 지칭하는 용어다. 기저막은 두 개의 기저판이 융합되거나 또는 기저판과 세망판이 융합되어 형성되므로 두께는 다양하며 보통 30~70nm 정도지만 어떤 부위에서는 300nm 이상 되는 곳도 있다. 기저판의 결합조직 쪽은 가는 세망섬유와 아교성 미세섬유 그리고 때때로 탄력성물질 등이 함께 혼합돼 있다.

암세포의 침윤여부를 증명하거나 어떤 신장질환의 진단을 위해 사구체의 기저막을 증명하는 것은 매우 중요하다.

■ 기저막 염색법

(1) periodic acid Schiff(PAS) stain

(2) Jone's periodic acid-methenamine silver stain

Jone's periodic acid-methenamine silver for basement membrane(1957) 실험

① **염색원리:** periodic acid로 기저막의 탄수화물 성분을 산화시켜 aldehyde기를 형성시킨 후 methenamine silver complex 착이온을 반응시키면 생성된 aldehyde기가 은이온을 환원시켜 흑색의 금속은(metallic silver)을 형성하는 원리를 이용하는 염색법이다.

② **염색과정:** 탈파라핀, 함수, 수세

산 화	0.5% periodic acid	aldehyde기 형성
노 출	methenamine silver용액	56℃ 1시간
조 색	0.2% gold chloride	1분
정 착	5% sodium thiosulfate	5분
대조염색	H&E 염색을 시행한다	

탈수, 투명, canada balsam 봉입

③ **염색결과:** (그림5.2.8)

기저막	흑색(black)
핵	청색(blue)
나머지 조직	적색(red)

④ **참 고:** 이 염색은 silver ion을 환원시킬 aldehyde기를 먼저 형성시킨 후 silver 착이온을 반응시키는 방법으로 유도성 은환원성(induced argentaffin reaction)이라 한다. 대부분 신장조직에서 사구체의 기저막을 검경하기 위해 시행된다.

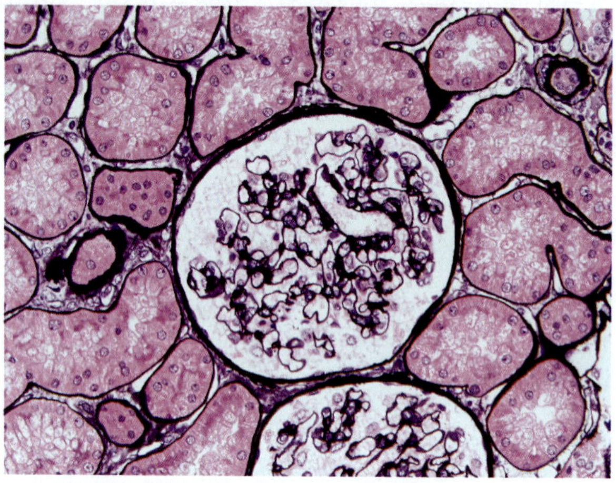

그림 5.2.8 신장서 PAMS 염색 신장의 사구체가 흑색으로 염색된다.

Methenamine silver 용액을 제조하는 방법은 flask에 먼저 methenamine 수용액을 20ml정도 넣고 silver 수용액을 혼합하면 흰색의 침전물이 형성된다. flask를 서서히 흔들어 주면서 나머지 methenamine 수용액을 조금씩 혼합하면 침전물이 사라진다. 갈색병에 넣어 냉장고에 보관하면 수개월간 안정하다. 용액 제조시 methenamine 전량에 silver를 첨가해서는 안 된다. 제조법의 순서대로 제조해야 된다. Methenamine silver 용액 제조시 사용되는 methenamine (hexamethylenetetramine)은 알카리성분으로 첨가된다. 사용하기 전에 15% sodium borate 용액을 완충액으로 첨가하여 사용한다. 이렇게 제조된 silver 용액은 진균염색에도 사용된다.

Silver nitrate를 사용하는 염색에는 초자기구에 표식을 해두고 가급적 이런 용도에만 사용하는 것이 좋다.

신장생검(renal biopsy) 조직은 질병의 분류, 진단 및 관리를 위해 hematoxylin & eosin 염색과 더불어, Masson's trichrome stain, PAS, Jone's stain을 통상적으로 시행하며, 전자현미경 검사와 면역형광염색을 시행하게 된다. 신장조직의 현미경검경을 위해서는 파라핀절편의 박절 두께가 2㎛정도로 매우 얇아야 한다.

Understanding Diagnostic Histochemistry

지 질

3장

학습목표
1. 지질을 분류하고 각각의 특성과 분포를 조사한다.
2. 지질성분을 증명하는 방법을 공부한다.
3. 지용성염료를 이용한 물리적염색법을 설명한다.
4. 지질증명을 위한 절편제작 기법을 공부한다.
5. 지용성염료의 종류와 용매에 대해 공부한다.
6. 불포화지질 증명방법을 이해한다.

1. 지질의 정의와 분류

지질(lipids)이란 ether나 alcohol과 같은 비극성 유기용매(non-polar organic solvents)에 용해되는 특성을 갖고 있는 물질을 총칭하는 용어다. 지질에 대한 분류 방법이나 용어에 대해서는 생화학자와 조직학자 사이에 아직도 여러 가지 이견이 존재하기 때문에 지질의 분류와 용어가 복잡하다. 여기서는 인체와 음식에서 지질로 분류되는 것 가운데 중요한 것을 지질의 조성에 따라 분류하고 이들의 기능에 관해 살펴보고자 한다.

단순지질(simple lipids)	중성지방(triglycerides) ester waxes
복합지질(compound lipids)	인지질(phospholipids) sphingolipids
유도지질(derived lipids)	cholesterol

여러 종류의 지질을 구성하며, 지질의 특성을 나타내는 기본적인 성분은 지방산(fatty acids)이다. 지방산의 원자배열은 단순히 탄화수소(hydrocarbon)가 길게 연결된 구조의 한쪽 끝에 carboxyl기(그림 5.3.1)를 갖고 있는 유기산(organic acids) 배열을 하고 있다.

지질분자에서 탄화수소의 긴 연결부는 화학적으로 안정되어 다른 원소와 쉽게 반응하지 않고 물과 섞이지 않는 불용성(water-insoluble)이기 때문에 소수성(hydrophobic) 부분이라 하고, 분자의 다른 한쪽 끝 부분인 carboxyl end는 물에 용해되는(water-soluble) 친수성(hydrophilic) 부분이라고 한다. 하나의 지질분자 내에 친수기와 소수기가 존재하기 때문에 지방산이 물과 반응하면 그림 5.3.2와 같은 독특한 분자배열을 나타낸다.

탄화수소의 모든 탄소원자가 단일결합으로 연결된 것을 포화(saturated) 탄화수소라하고, 이중결합이나 삼중결합이 있는 경우는 불포화(unsaturated) 탄화수소라 한다. 보통 탄소 수가 16개, 18개와 같이 짝수로 되어 있으며 탄소 수가 적고 불포화도가 클수록 융점(melting point)이 낮아져 실온에서 액체상태가 되는데 이런 지질을 oil이라 하고, 탄소수가 많고 불포화도가 낮을수록 융점이 높아져 실온에서 고체상태가 되는데 이런 지질을 fat라 한다.

지방산은 세포와 조직 내에는 소량 분포하지만 다른 지질의 합성에 관여하므로 중요하다. 지방산은 중성지방인 triglycerides와 인지질의 구성성분이며, 유도지질인 cholesterol도 지방산 분자의 퇴화산물로부터 합성된다.

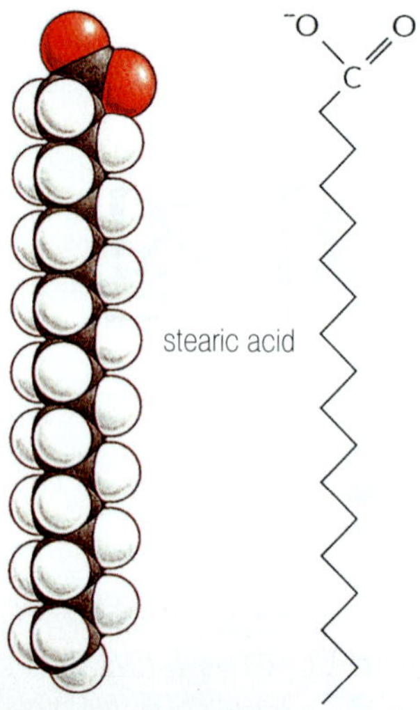

그림 5.3.1 지방산의 원자 배열

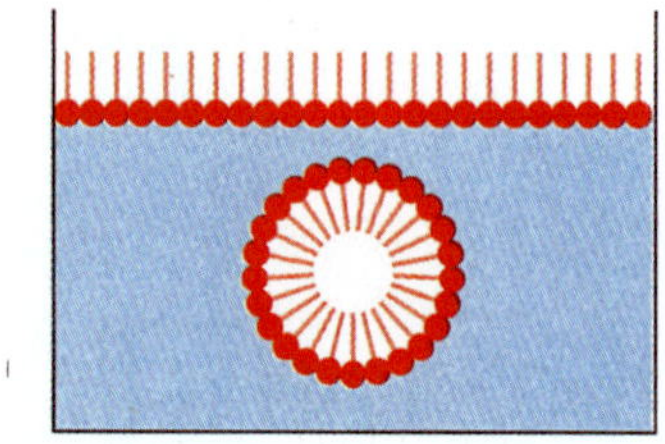

그림 5.3.2 지방산이 물과 반응하는 모식도

1) 중성지방(neutral fats)

중성지방은 식물과 동물에서 볼 수 있는 중요한 지질의 저장형태다. 인체에서 볼 수 있는 대부분의 중성지방은 3개의 지방산과 1개의 글리세롤(glycerol) 분자가 탈수반응으로 물이 분리되면서 형성된다(그림 5.3.3). 소화기관 내에서 분해된 대부분의 triglycerides는 monoglyceride와 지방산으로 분해되어 상피층을 통과한 다음 다시 triglycerides로 재합성되어 림프관으로 들어간다. 에너지로 사용되고 남은

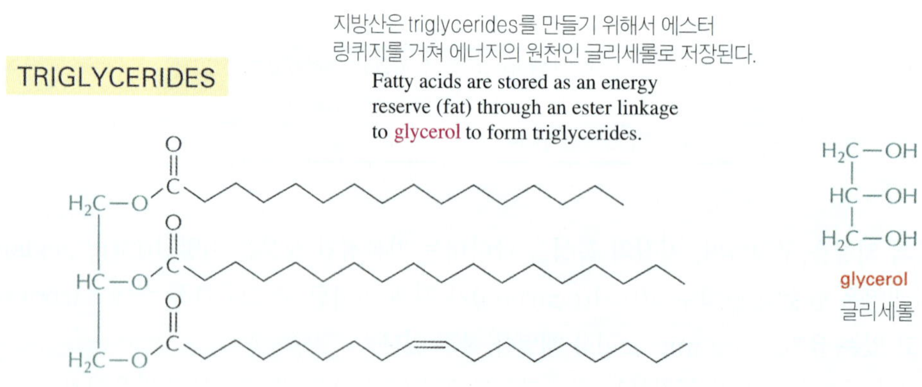

그림 5.3.3 중성지방의 원자 배열

것은 지방조직(adipose tissue)의 지방세포(adipose cells)에 저장된다. 구성 성분인 지방산의 carboxyl기가 더 이상 분자 상호작용에 접할 수 없으므로 물에 녹지 않는 비극성분자가 된다. 비만(obesity)이란 인체에 과량의 지방이 축적된 것을 말한다.

2) 인지질(phospholipids)

복합지질로 분류되는 인지질은 세포막의 중요한 구성성분이다. 인지질 분자는 2개의 지방산 연쇄 꼬리부(소수성 부분)와 음전기로 하전된 인산으로 구성된 머리부(친수성 부분)로 구성되어 있다. 인지질이 물과 반응하면 동시에 두 겹의 막으로 모아진다. 분자의 친수성 부분은 물쪽으로, 소수성인 꼬리부는 두 분자가 모아져 물로부터 격리되는 구조를 하게 된다. 이러한 지질분자 배열은 세포막의 배열과 매우 유사하다. 인지질의 이러한 특성은 물, 지질, 단백질 등과 상호작용을 하는 세포막의 기능수행에 매우 중요하다.

3) Sphingolipids

sphingolipids로 분류되는 지질에는 sphingomyelins, cerebrosides, gangliosides, sulphatides 등이 포함된다. 이들은 서로 유사한 복합지질로 차이가 거의 없지만 편의상 나누어 구분하고 있다. 이들도 친수성과 소수성 부위를 함께 갖고 있으며 2개의 꼬리가 있다. 주로 신경계에 존재하며 특히 뇌와 신경조직 세포의 막을 구성한다. 인지질과 다른 점은 glycerol이 없고 sphingolipids가 존재한다는 점이며, 산화나 유화작용에 대해 매우 안정하다. cerebrosides는 sphingomyelins와 많은 점에서 유사하며, 단지 alcohol 대신 hexose와 같은 당이 부착된 점이 다르다. 명칭에서 알 수 있듯이 신경계에 분포하며 특히 myelin sheath에서 볼 수 있다. gangliosides는 신경세포의 표면에 풍부하며 면역반응의 중요한 인자이다.

4) 유도지질(derived Lipids)

유도지질이란 단순지질이나 복합지질이 가수분해되어 형성되는 지질을 말한다. 분자 내에 지방산이 포함되어 있지 않으나 지방산의 퇴화산물로부터 합성되므로 지질이 갖고 있는 물리화학적 특성을 갖고 있다.

모든 종류의 스테로이드(steroid)는 4개의 융합된 고리로 구성된다. 탄소와 탄소 사이의 이중결합과 여러 원자단(히드록시기, 카르보닐기 및 알킬기)의 위치에 따라 서로 구별된다. 동물에서 중요한 분자인 콜레스테롤(cholesterol)은 대표적인 스테로이드이다(그림 5.3.4). 콜레스테롤은 동물 세포막의 필수 성분일 뿐만 아니라 생합성되는 모든 스테로이드 호르몬, 비타민 D 및 담즙산염의 전구체이다.

콜레스테롤은 음식물에 존재하고 소장으로부터 림프관을 통해 서서히 흡수된다. 음식물로부터 매일 흡수되지만 많은 양은 인체의 세포로부터 형성된다. 혈액을 순환하는 모든 콜레스테롤은 대부분 간에서 형성된다. 간세포 이외의 다른 세포에서 형성하는 소량의 콜레스테롤은 세포 자체의 막 형성에 사용된다. 인체 내의 콜레스테롤 가운데 80% 정도의 많은 양이 간에서 cholic acid를 형성하여 담즙산으로 이용되며 지방의 소화와 흡수에 관계한다. 콜레스테롤의 일부는 부신에서 부신피질 호르몬(adrenocortical

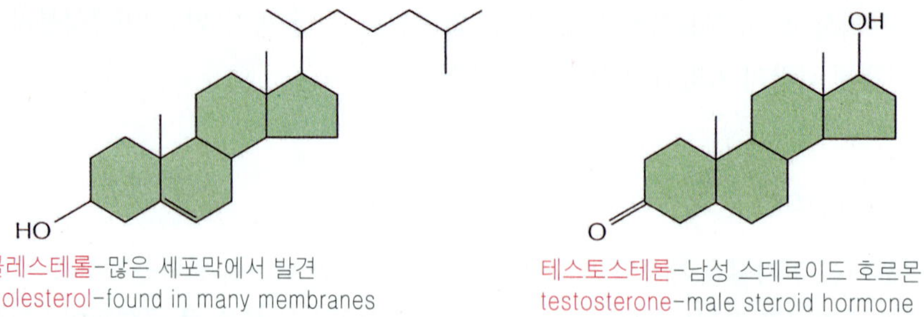

그림 5.3.4 스테로이드 분자 구조

hormones)으로, 난소에서 progesterone과 estrogen으로, 그리고 고환에서 testosterone 형성에 사용된다. 또한 콜레스테롤은 피부에 침착되어 수분의 증발을 억제하고 피부로부터 수용성물질의 흡수를 억제하는 기능을 한다.

2. 지질의 증명

조직절편에서 증명할 수 있는 지질의 량은 화학적으로 분석하는 방법에 비해 매우 적다. 지방 조직 내의 지방세포와 myelin에 존재하는 지질은 쉽게 염색할 수 있으나 간, 신장, 심장과 같은 조직 내에 비정상적으로 존재하는 지질의 증명은 쉽지 않다.

조직 내의 지질은 두 가지 형태로 나타난다. 하나는 지방세포 내의 지질방울처럼 지질이 독립되어 방울 형태를 띠는 경우로 중성지질과 변성된 인지질 등이 여기에 속하며 이런 형태를 **homophasic**하다고 표현한다. 다른 하나는 조직의 다른 성분과 결합된 형태로 나타나는 경우로 인지질과 일부 lipofuscin 그리고 백혈구의 과립 등이 이 범주에 속하며 **heterophasic**하다고 표현한다.

homophasic한 지질방울은 표면이 소수성을 나타내기 때문에 지용성염료를 사용해야 증명할 수 있다. 중성지질은 지용성염료를 이용하여 물리적인 방법으로 간단히 증명할 수 있지만 alcohol, acetone, chloroform, xylene, paraffin 등의 유기용매에 용해되므로 보통 동결절편에서 염색한다. 그러나 물이나 단백질과 결합된 heterophasic한 지질은 다른 조직성분과 어느 정도 강하게 결합하고 있기 때문에, 고정 후 파라핀 침투과정에서도 용해되지 않아 Sudan 염료나 화학적인 방법으로 증명할 수 있다. 지방의 고정은 중성 완충 포르말린(NBF) 용액이 좋으며, 인지질 보존에는 formol calcium고정용액이 좋다.

조직절편에서 지질을 증명하는 병리학적 의의는 다음과 같다.

1) 뇌나 신장 조직은 정상적으로는 지질이 존재하지 않으나 질병으로 인해 지질이 축적되는 경우가 있다.
2) 뼈의 골절이나 지방을 포함하고 있는 조직의 좌상으로 인해 지방이 순환혈액 내로 노출되어 지방색전증(fat embolism)을 일으킬 수 있다. 지방염색으로 조직의 기능 손상이나 사망의 원인이 지방색전임을 증명할 수 있다.
3) 세포들이 퇴행성 변화를 하게 되면 막지질이 변화되어 단순지질이 침착될 수 있다. 또 어떤 질병 상

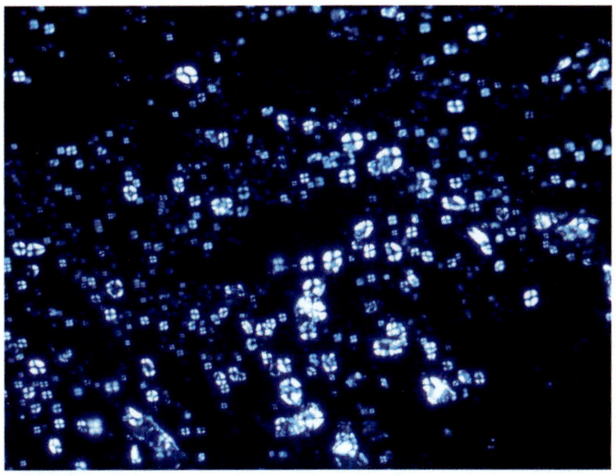

그림 5.3.5 편광현미경을 이용한 지질검출

태에서는 세포 내의 지방대사에 이상이 생기고 지방이 방울 상태로 합체된다. 이런 경우 이것이 당원(glycogen)인지 지방인지 구분하기 위해 지방염색이 필요하다.

4) 지방염색은 괴상한 모양을 하고 있는 종양세포를 구분하는 데 사용되기도 한다. 때때로 어떤 종양세포는 liposarcoma와 rhabdomyosarcoma 중 어디에서 유래한 것인지 구분하기 어려울 때가 있다. 이런 구분은 예후 판정과 치료에 매우 중요하다.

■ 지질을 증명하는 방법

1) 지질의 물리적 특성(physical properties)을 이용하는 방법
   (1) 편광현미경(polarizing microscope) 이용법
   (2) 형광현미경(fluorescence microscope) 이용법
2) 지용성 염료(lipid soluble dyes)를 사용하는 물리적 염색법
3) 화학적인 방법(복합지질의 증명)

1) 지질의 물리적 특성(physical properties)을 이용하는 방법

지질을 염색하여 현미경으로 검경하는 것으로 지질의 종류를 확인할 수는 없다. 그러나 oil red O 염료로 염색된 절편을 편광현미경으로 검경하면 적색으로 염색된 지방방울이 등방성(non-birefringent, isotropic)을 보이는 것과 염색되지 않은 이중굴절(birefringent)을 나타내는 결정형 지질(crystalline lipids)을 구분할 수 있다(Lison, 1936). 인체 조직에서 이중굴절을 나타내는 지질은 보통 free cholesterol이거나 이것의 결정형 에스터(crystallin esters)다(Adams and Bayliss, 1975).

(1) 편광현미경(polarizing microscope) 이용법

편광현미경은 또한 중성지방(neutral fats)과 cholesterol esters를 구분하는 데 이용할 수 있다. 두 가지 모두 Sudan 염료에 염색되지만 신선한 조직에서 cholesterol esters는 독특한 이중굴절(double refraction)을 나타낸다. 이것을 **maltese cross 이중굴절**이라 하는데 esters의 지질결정 구조가 인지질과 혼합되어 있기 때문에 나타난다(weller, 1967). 중성지질과 지방산은 단굴절성이다. 이중굴절을 나타내는 지질은 chloroform과 methanol을 2:1로 혼합한 용액으로 지질을 추출한 대조조직을 사용하여 확인할 수 있다.(그림5.3.5)

(2) 형광현미경(fluorescence microscope) 이용법

일부 어떤 지질과 그것의 산화 유도체는 분명한 형광을 나타내지만 일차형광(primary fluorescence)은 지질을 증명하는데 임상적으로 사용되지 않았다. lipofuscins, 일부 corticosteroids 그리고 estrogen 등은 형광을 나타내는 지질로 잘 알려져 있다.

2) 지용성염료(lipid soluble dyes)를 사용하는 물리적 염색법

Oil red O나 Sudan 염료와 같은 지용성염료를 사용하는 물리적인 염색방법은 지질증명 방법 가운데 가장 오래되고 많이 사용되는 염색법이다. 대부분의 다른 염색법이 화학적 기전에 의해 착색되는 것과는 달리 물리적인 착색 원리를 이용하는 것이 특징이다.

지용성염료란 약산성 디아조염료(weak acidic diazo dyes)들로 물에 불용성이며 알코올에도 조금 밖에 용해되지 않는 반면 지질(lipids)에 잘 용해된다. 이런 염료의 특징을 이용하여 알코올과 같은 유기용매로 염료를 용해하여 조직절편에 반응시키면 염료가 염색액으로부터 조직절편 내의 지질로 옮겨가게 되어 착색된다. 이런 방법으로 염색될 수 있는 물질을 sudanophilic하다고 부른다. 그러나 이 방법으로는 지질의 화학적 차이는 구분할 수 없다. 실온에서 고체 상태인 지질은 염색온도를 60℃로 하면 잘 염색될 수 있다.

Catalano-Lillie's oil red O stain for lipids(1975) 실험

① **염색원리:** 이 염색은 염료의 용해성의 차이를 이용한 물리적인 염색법을 이용하는 것이다. 지질성분에 잘 용해되는 지용성염료로 염색액을 제조하여 조직절편과 반응시키면, 염료가 염색액의 용매보다 조직 내의 지질에 용해성이 더 높기 때문에 염색액으로부터 조직 내의 지질성분으로 이동하여 지질성분에 염료의 색이 나타나게 된다.

② **염색과정:** 동결절편(frozen section), 공기 중에 10분간 방치

헹 굼	60% isopropanol	
지질염색	oil red O 염색액	15분
분 별	60% isopropanol	지질 이외에 착색된 염료 제거
수 세	증류수	알코올성분 제거 목적
핵 염 색	Mayer's hematoxylin 염색액	3분

증류수로 헹구고, 수용성 봉입제(glycerin jelly)로 봉입

③ **염색결과:** (그림5.3.5)

지질(중성지방)	적색(red)
일부 인지질	분홍(pink)
핵	청색(blue)

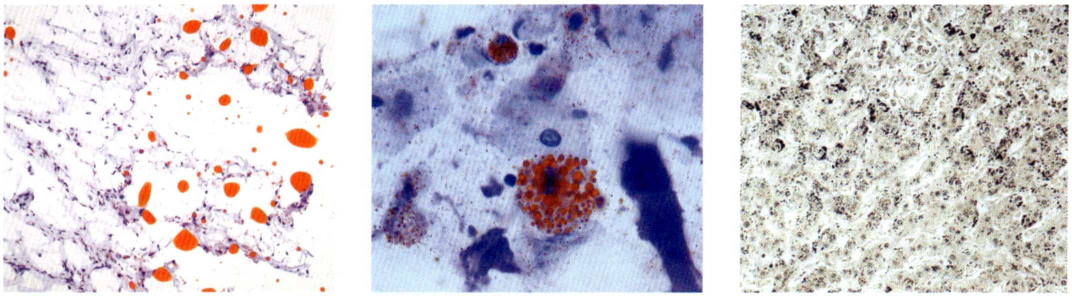

(a) (b) (c)

그림 5.3.6 동결절편을 이용한 지질 염색.
(a) oil red O를 이용한 지방염색 (b) 폐의 대식세포에 의한 지방탐식 (c) sudan black B 염색에서 간 조직안에 포함된 지질이 검정색으로 염색됨.

④ **참 고:** 염색에 사용될 절편은 동결절편을 사용해야 한다. 조직을 미리 고정하여 동결절편을 시행할 수도 있고, 신선한 조직을 동결절편한 후 calcium-formal 고정액으로 짧은 시간 고정과정을 거친다. 이렇게 처리한 조직절편을 실온에서 10분 정도 방치하여 건조(dry)시키는 것이 지질염색에 효과적이다.

염색액은 사용하기 1시간 전에 미리 제조하여 사용하기 전에 여과한다. 염료로 oil red O를 많이 사용하지만 Sudan dyes를 대신 사용해도 무방하다. 지질염색에 최초로 소개된 Sudan 염료는 Sudan III였다(Daddi, 1896). 그러나 Michaelis(1901)는 Sudan IV가 더욱 강하게 염색된다고 하였고, French(1926)에 의해 소개된 oil red O에 지질성분이 좀 더 색이 강하고 다른 지용성염료보다 좋다고 주장하였다. 그러나 이런 염료 가운데 가장 민감하고 여러 가지 지질에 염색이 잘되는 것은 Sudan black B이다.

이 염색법으로 지질을 증명할 수는 있으나 염색된 지질의 종류는 구분할 수 없다. 염색액 제조에 사용하는 용매는 처음에는 70% alcohol이나 70% alcohol과 acetone 동량 혼합액이 사용되었다(Herkheimer, 1903). 그러나 alcohol과 acetone은 지질을 약간 용해시키는 단점이 있다. isopropanol, propylene glycol과 유기용매는 지질을 거의 용해하지 않고, 염료만 용해시키는 좋은 용매다.

3) 화학적 지질 증명법

화학적인 방법으로 지질을 증명하는 방법은 지금까지 수많은 방법이 연구되어 발표되어 왔다. 여기서는 중요한 몇 가지 방법만 간추려 분류하고 방법을 수록하였다.

지질종류	증명방법
불포화 지질	Osmium tetroxide
	Schiff reactions
인지질	Baker' s acid hematein
Acidic lipids	Nile blue

osmium tetroxide method for unsaturated lipids | 실험

① **염색원리:** osmium tetroxide(osmic acid)는 불포화 지질 검출에 이용할 수 있는 민감하고 신뢰할 만한 시약이다. 불포화지방산의 이중결합을 ethylene 결합에 의해 결합되어 흑색의 화합물을 형성한다(그림 5.3.6). 형성된 복합체는 유기용매에 용해되지 않는다.

② **염색과정:** 동결절편, 증류수 수세

반 응	1% osmium tetroxide 수용액	실온, 1시간
수 세	증류수	충분히 수세한다

물에서 꺼내 수용성봉입제(glycerin jelly)로 봉입

③ **염색결과:**

불포화지질	갈색~검정(brown to black)
포화지질과 콜레스테롤	무색(반응하지 않는다)

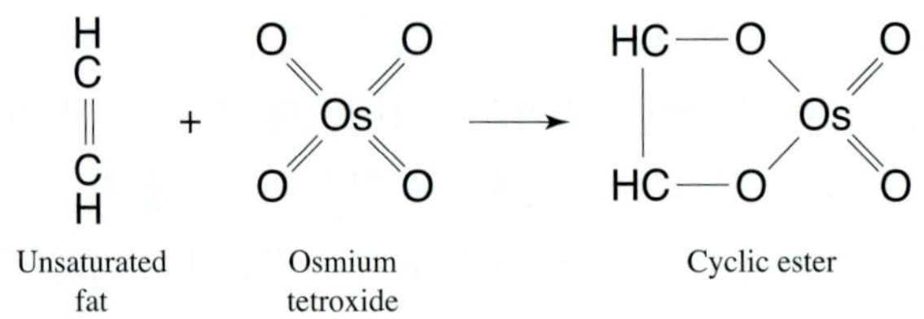

그림 5.3.7 불포화지방산과 반응하는 osmic acid

④ **참 고:** osmium tetroxide용액과 휘발액은 인체에 유해하며, 특히 눈에 심각한 손상을 주므로 항상 환기장치 내에서 취급해야 한다. 불포화 지질과 반응하여 형성된 화합물은 합성수지로 봉입하면 무색으로 환원될 수 있으므로 수용성봉입제를 사용해야 한다.

Schiff reaction for unsaturated lipids | 실험

① **염색원리:** 불포화 지방산의 이중결합(ethylene기)은 performic acid로 산화시키면 Schiff 시약과 반응할 수 있는 aldehyde기를 형성한다(Pearse, 1951; Lilli, 1952).

② **염색과정:** 동결절편, 증류수 수세

산화	Performic acid 수용액	5분, aldehyde기 생성
반응	Schiff reagent	30분, 적색 발색
수세	흐르는 물	10분

수용성봉입제(glycerin jelly)로 봉입

③ **염색결과:**

불포화 지질	적색(red)

④ **참 고:** 당지질(glycoliplds)은 cold acetone에는 안정되고, hot acetone에는 추출되므로 당지질을 추출한 조직절편과 추출하지 않은 조직절편을 동시에 염색하여 결과를 비교한다.

performic acid는 30% 과산화수소에 90% formic acid와 sulfuric acid를 첨가하여 제조한다. 산(acid) 성분이 불안정하여 몇 시간 내에 형성된 performic acid가 분해된다. 또한 performic acid는 조직절편을 파괴할 뿐만 아니라 일부 지질성분을 용해할 수 있다.

Baker's acid hematein method for phospholipids(1946) 실험

① **염색원리:** formol-calcium용액으로 고정한 조직은 인지질을 잘 보존한다. 고정된 조직을 chrome으로 처리하면 인지질과 킬레이트 복합체(chelate complex)를 형성한다. 형성된 복합체는 acid hematein과 결합하여 청색 내지 갈색을 나타낸다.

② **염색과정:**

고 정	Formol-calcium용액	6시간
복합체 형성	Dichromate-calcium용액	실온, 18시간
〃	Dichromate-calcium용액	60℃ 24시간
수 세	흐르는 물	6시간, 크롬색소 제거
동결절편(10μm), 증류수 수세		
복합체 형성	Dichromate-calcium용액	60℃ 1시간
발 색	Acid hematein	37℃ 5시간
분 별	Borax-ferricyanide분별액	37℃ 18시간

흐르는 물 수세, 수용성봉입제(glycerin jelly)로 봉입

③ **염색결과:**

인지질	짙은 청색~흑청색
핵단백질	짙은 청색~흑청색
세포질	옅은 황색

④ **참 고:** 인지질 성분에 크롬이 부착되는 기전은 dichromate가 중합 고정을 통하여 인지질을 불용성으로 만들어, 최종적으로 복합지질-크롬 킬레이트를 형성하는 것으로 생각된다. 분별과정에서 인지질이 아닌 물질과 결합된 염료는 대부분 제거되나, 조직성분 중 phosphoric acid가 포함된 성분은 제거되지 않는다.

이 염색반응에서 두 가지 중요한 조건은 크롬 처리 시간이 너무 길어지면 비특이적으로 염색될 수

있다는 점과 분별과정을 충분히 해 주어야 한다는 점이다. 적혈구가 염색되는 것은 적혈구의 인지질 성분 때문이라고 생각된다.

고정과 dichromate 중합고정 과정을 거친 후 동결절편을 시행하는 독특한 방법이다. acid hematein은 hematoxylin에 1% sodium iodate를 증류수에 넣고 가열하면서 용해시키고, 실온까지 식은 다음 acetic acid를 첨가하는 방법으로 제조한다. 분별액은 potassium ferricyanide와 sodium tetraborate(borax)를 증류수에 녹여 만든다. 갈색병에 넣어 보관하면 안정하다.

Dunnigan's nile blue sulphate for neutral and acidic lipids(1968) 실험

① **염색원리:** nile blue sulphate염료는 두 가지 성분으로 구성되어 있다. 즉, red oxazone은 중성지방에 용해되고, blue oxazine은 인지질과 free fatty acids에 반응한다. 이러한 구성의 염색용액이 각각 물리적인 흡착과 화학적인 반응에 의해 지질을 구분하여 염색할 수 있다.

② **염색과정:** 동결절편, fomol-calcium 고정액에 고정, 절편을 건조시킨다.
흐르는 물 수세, 수용성봉입제(glycerin jelly)로 봉입

③ **염색결과:**

중성지질(triglycerides, steroids cholesterol esters)	적색~분홍
산성지질(지방산, 인지질)	청색
핵	청색
세포질	옅은 초록

④ **참 고:** 중성지질은 적색으로, 산성지질은 청색으로 염색되려는 경향이 있으나, 지방산의 염색성은 이들 두 가지 색 사이에서 다양하게 나타난다. 만약 염색액의 oxazone의 농도가 높으면 blue oxazine보다 신속히 지방산을 염색해서 결과적으로 적색으로 나타난다(Smith, 1968). 그러나 염색액이 묽으면 oxazone이 상대적으로 불용성이기 때문에 지방산이 청색으로 진하게 착색된다.염색액의 적색 성분(nile red)이 염색반응의 필수적인 요소이다. 이 성분이 너무 적으면 염색에 실패할 수 있다.

미생물

4장

학습목표

1. 조직절편에서 미생물을 증명하는 의미를 생각한다.
2. Gram 염색법의 원리를 조사하고 조직과 세균학에서 시행하는 염색법의 차이를 알아본다.
3. AFB 염색의 원리와 염색단계를 공부한다.
4. Auramine-Rhodamine 염료를 이용한 항산성균염색의 장단점을 열거한다.
5. Warthin-Starry 염색법의 특징을 공부한다.
6. 진균의 생물학적 특징과 분류방법을 조사한다.
7. GMS 염색법의 원리와 염색과정을 공부한다.
8. GMS 염색법에서 산화제로 사용하는 chromic acid의 특징을 조사한다.
9. HBsAg 봉입체를 염색하는 방법을 조사하고 염색과정을 숙지한다.

미생물(micro-organism)이란 현미경을 통해서만 볼 수 있는 크기가 매우 작은 생물체를 총칭하는 용어다. 의학적으로 중요한 미생물에는 바이러스(virus), 세균(bacteria), 원충(protozoa), 진균(fungus) 등이 있다. 미생물을 이처럼 분류하는 이유는 각각의 생물학적 특성과 조직화학적 증명방법이 다르기 때문이다. 이 책에서도 위와 같은 분류에 따라 조직화학적 염색법을 구분하여 설명하고자 한다.

미생물 가운데 질병을 유발하는 미생물을 병원성 미생물이라고 한다. 질병을 유발한 원인균을 조직절편에서 찾아내고 정확히 동정하는 일은 질병진단에 매우 중요하다. 그러나 조직절편을 염색하여 원인균을 동정하는 일은 미생물을 배양하여 동정하는 방법보다는 부정확하고 만족스럽지 못하므로, 미생물의 감염이 의심되는 조직을 수술한 경우에는 반드시 절취된 조직을 오염되지 않도록 처리하여 먼저 미생물학적 검사를 시행한 후 조직표본을 제작해야 한다.

조직절편에서 병원성미생물을 정확히 동정하는 것은 다음과 같은 이유로 매우 어렵다.

1) virus와 같은 매우 작은 개체는 광학현미경으로는 볼 수 없다.
2) 광학현미경으로 볼 수 있는 크기의 미생물일지라도 hematoxylin & eosin 염색으로 정확한 균명을 확인할 수 없다.
3) 균체의 수가 매우 적은 경우에는 미생물을 검경하기 어렵다.
4) 부검 조직에서는 미생물이 사후에 많이 증식되므로 증식이 심한 경우에는 사인의 원인균을 찾는 일이 방해된다.

이런 문제점에도 불구하고 조직절편에서 여러 가지 미생물을 증명하기 위한 조직화학적 염색법이 연구되어 왔으며, 때때로 질병의 진단에 유용하게 이용되고 있다. 대부분의 미생물은 hematoxylin & eosin

염색은 되지만 주위의 조직성분과 구분이 어렵다. 따라서 미생물을 증명하기 위해서는 주위 조직과 미생물체가 확실히 구분될 수 있어야 한다. 그러나 미생물체가 주위 조직과 구분되어 염색된다 하더라도 유관 미생물은 동일하게 염색되기 때문에 정확한 동정은 불가능하다. 단지 세균, 진균, 원충 등으로 크게 구분할 수 있는 정도다. 간혹 pneumocystis carinii와 같이 균체가 특징적인 형태를 나타내는 경우는 Grocott-Gomori' s methenamine silver 염색법으로 낭벽(cyst wall)을 염색하여 확인할 수 있는 특별한 경우도 있다.

최근에는 면역조직화학적 방법을 이용하여 정확히 병원균을 동정할 수 있는 방법들이 개발되고 있다. 예를 들어 눈의 결막(conjunctiva)에 감염된 chlamydia trachomatis에 특이적으로 결합하는 항체를 이용하는 면역조직화학적 방법으로 과립성결막염(trachoma)을 정확히 진단할 수 있는 경우다. 이런 방법들은 특수염색에 비해 복잡하고 많은 시간이 소요되는 단점이 있지만 특이성이 높고 정확한 동정을 할 수 있는 장점이 있으며, 특히 면역형광법은 미생물의 개체수가 적은 경우에도 저배율에서 쉽게 균체를 찾을 수 있는 장점이 있다.

1. 세 균(bacteria)

세균은 단충류(monera)에 속하는 생물체로 단세포생물(unicellular organism)이며 핵이 없는 원핵생물(prokaryote)이다. 세균의 크기는 0.2~5㎛(평균 1.5㎛)정도로 매우 작다. 흙, 공기, 음식물 그리고 인체의 여러 부위에 공존하는 상재균도 있으며, 인체에 감염되면 질병을 유발하는 병원균(pathogens)도 많이 있다. 세균은 핵이 없기 때문에 주로 균체의 형태에 따라 구균(spheric), 간균(rod shaped), 나선균(spiral) 등으로 구분하게 된다.

세균은 식물세포처럼 세포벽(cell wall)이 있다. 그러나 엽록소(chlorophyll)가 없기 때문에 무색

표 5.4.1 중요한 세균의 Gram 염색성에 의한 분류

형 태	Gram(+)	Gram(-)
Cocci	Staphylococcus Pneumococcus Streptococcus	Neisseria
Cocco-bacilli		Brucella Hemophilus
Bacilli	Bacillus anthracis Clostridium Corynebacterium Mycobacterium Lactobacillus	Escherichia Klebsiella Pasteurella Pseudomonas Salmonella Shigella Vibrio

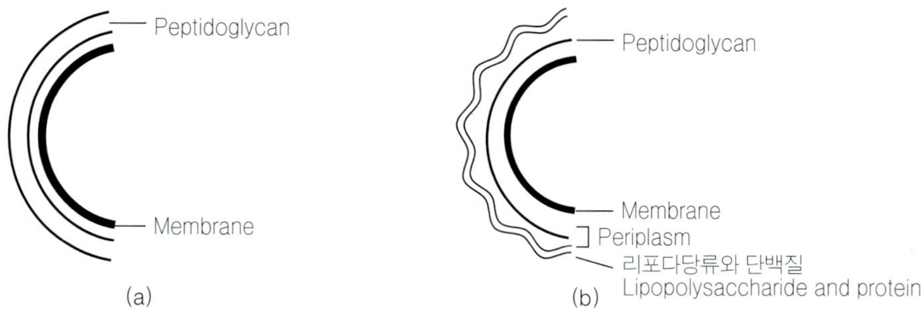

그림 5.4.1 **Gram(+)균과 Gram(-)균 세포벽의 모식도**
Gram(+)균 (a)는 Peptidoglycan벽의 두께가 두껍고, Gram(-)균 (b)의 세포벽은 Lipopolysaccharide막이 하나 더 존재한다.

(colorless)이므로 세균의 형태를 검경하기 위해서는 염색을 해야 한다. 세균학자인 Gram이 1884년 고안한 염색법은 모든 세균을 청색과 적색 두 가지 색으로 구분할 수 있는 염색법으로 100년이 넘은 현재까지도 이용되고 있는 전통적인 세균 염색방법이다.

의학적으로 중요한 몇 가지 세균을 균체의 형태와 Gram 염색성에 따라 구분하면 표 5.4.1과 같다.

조직절편에서 세균을 증명하기 위해 많이 사용되는 특수염색법에는 다음과 같다.

① Gram염색법의 원리를 변형시킨 염색법

② 항산성균 염색법(acid-fast bacillus stain)

③ 나선균 염색법 등의 세 가지 방법으로 크게 나누어 볼 수 있다.

1) Gram염색법의 원리를 변형시킨 염색법

대부분의 세균은 hematoxylin에 착색되므로 H&E 염색에서 청회색으로 나타난다. 그러나 농양(abscess)이나 심장판막의 균상과잉증식(vegetation)과 같이 세균이 다량으로 밀집되어 존재하는 경우에는 검경할 수 있으나 세균의 수가 적으면 구분이 안 된다. 따라서 조직절편에서도 Gram 염색의 원리를 이용한 세균 염색법이 개발되어 이용되고 있다. 다만 세균학 실험실에서 시행하는 Gram 염색법과는 달리 조직 내의 여러 가지 구성성분과 세균을 구분해야 하는 어려움이 있다. 조직절편에서 시행되는 Gram 염색의 원리를 변형시킨 염색법에는 다음과 같은 것이 있다.

(1) Brown & Brenn's (1931)

(2) Humberstone's (1963)

(3) Taylor's (1966)

(4) Brown & Hopps' (1973)

전통적인 Gram 염색과 염색원리 | 실험

① **염색원리:** Gram염색의 염색기전에 대한 연구는 그 동안 많은 사람에 의해 연구되어 왔다. 그 가운데 세균이 이 염색에서 Gram 양성(청색)과 Gram 음성(적색)으로 구분되는 이유는 세포벽(cell wall)의 구조적 차이 때문이라는 이론이 가장 신뢰할 만한 염색기전으로 받아들여지고 있다. Gram 양성균의 세포벽은 peptidoglycan 한 층으로 되어 있으나 약 15~25nm로 매우 두꺼워 균체 내부로 유입된 염료-매염제 복합체가 탈색과정에서 유출되지 못하게 막아주는 역할을 한다. 그러나 Gram 음성균의 세포벽은 얇은 peptidoglycan층에 당지질과 단백질로 구성된 층이 하나 더 존재하지만 알코올탈색 과정에서 용해되어 유입된 염료가 쉽게 유출된다(그림 5.4.1 세균벽의 구성).

② **염색과정:** 전통적인 Gram 염색법은 먼저 염기성염료인 crystal violet을 사용하여 모든 세균을 염색한다. crystal violet 염색액 위에 iodine용액을 중첩시켜 염료-매염제 복합체(lake)를 형성시킨다. acetone이나 alcohol로 분별과정을 거친 후 탈색된 세균은 safranin O와 같은 적색염료로 구분하여 염색하는 과정으로 진행된다.

④ **참 고:** 염색에 관여하는 또 다른 화학적 인자는 Gram 양성세균의 벽에 포함된 산성물질의 존재이다. 이 물질은 magnesium ribonucleate라는 것으로 crystal violet과 결합하여 불용성물질을 형성하여 탈색제에 쉽게 탈색되지 않는다. 반면에 Gram 음성균에는 이런 물질이 존재하지 않는다.

Taylor's Brown - Brenn's modified Gram stain for bacteria(1980) | 실험

① **염색원리:** Gram 염색법의 원리를 이용한 염색법이다. 다만 조직절편에 시행하기 때문에 세포의 핵을 Harris' hematoxylin으로 염색하고, 나머지 조직성분을 황색으로 염색하여 조직성분과 세균을 분명히 구분할 수 있도록 처리한 염색법이다.

② **염색과정:** 탈파라핀, 함수, 수세

매염과정	Bouin 고정액	56℃ 1시간
핵 염 색	Harris' hematoxylin 염색액	분별과 청색화 과정을 거친다
세균염색	Hucker's ammonium oxalate-crystal violet	모든 세균염색
매 염	Weigert's Iodine용액	1분, lake 형성
분 별	ether-acetone 분별액	5초
G(-)균 염색	alcoholic basic fuchsin염색액	1분
배경염색	picric acetone	분별 및 배경염색(황색)

탈수, 투명, canada balsam 봉입

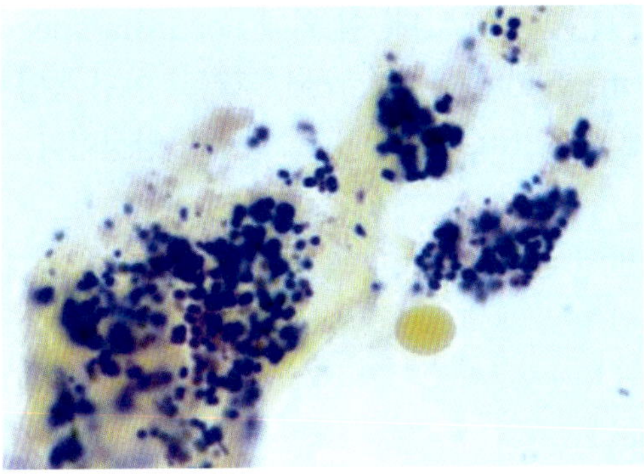

그림 5.4.2 세균을 보기위한 Gram 염색
Gram 음성 구균은 적색을 나타내고 양성구균은 청색으로 염색된다.

③ **염색결과:** (그림5.4.2)

Gram 양성균	흑청색(blue-black)
Gram 음성균	연적색(pink red)
세포질	황색(yellow)
핵	청색(blue)

④ **참 고:** 일단 염색이 시작되고 나서는 어느 단계에서도 조직절편이 말라서는(dry) 안 된다. 염색은 coplin jar에 염색용액을 준비하여 실시하고 염색이 끝나면 사용한 모든 시약을 폐기시킨다. 항상 결과를 알고 있는 양성대조 조직을 염색할 조직절편과 동시에 시행한다. 이 염색법은 괴사나 농양이 세균 때문인지를 결정하는 데 도움이 된다. Gram 양성인 nocardia의 균사와 actinomyces도 증명할 수 있다. 탈색과정을 너무 오래하면 Gram 양성균도 탈색되어 무색이 되므로 주의해야 한다.

Hucker 용액은 10% crystal violet alcohol용액 2ml에 증류수 18ml를 혼합하고 다시 1% aqueous ammonium oxalate 80ml를 첨가한다. 잘 혼합하여 실온에 보관하며 사용하기 전에 여과한다. 3~6개월 정도 사용할 수 있다.

대부분의 Gram염색 변법은 Gram 양성균 증명에는 적합하나 Gram 음성균은 세균과 조직이 모두 적색으로 착색되어 만족스럽지 못하다.

2) 항산성균 염색법(acid-fast bacillus technics)

mycobacterium 속의 세균은 균체를 둘러싸고 있는 지질막 때문에 Gram 염색이 잘 되지 않는다. 그러나 일단 균체 내로 염색액이 들어가면 산이나 알코올에 저항하여 쉽게 탈색되지 않는 특성을 갖고 있다. 이런 특성을 가진 균을 항산성균이라 하며 균체의 이런 특성을 이용하여 항산성균 염색을 시행한다.

항산성 특성을 나타내는 원인은 다음과 같다.

(1) 세포벽의 선택적인 투과성이다. 만약 세포가 물리적으로 붕괴되면 항산성 특성을 잃게 된다.

(2) mycobacterium 속 세균벽에 존재하는 mycolic acid라는 특수한 지질성분의 존재가 염색성에 관여한다. 이 지질성분은 세포성다당류와 결합되어 있으며 항산성 특성이 증명된다. 항산성균 가운데 mycobacterium tuberculosis는 결핵의 원인균이며, mycobacterium leprae는 나병의 원인균이고

그 밖에 여러 가지 비특이적인 mycobacteriosis를 일으키는 균속이 있다. 이 외에 nocardia species에 속하는 곰팡이류도 항산성을 나타내며, 사람의 정자(sperm), lipofuscin, ceroid, 그리고 어떤 봉입체 등도 항산성 특성을 나타낸다. 형질세포 종양시 세포질에 나타나는 Russell body도 항산성 양성이다.

조직절편 내의 항산성 세균의 존재를 증명하기 위해 개발된 염색법에는 다음과 같은 방법들이 있다.

(1) Kinyoun's

(2) Ziehl-Neelsen's(1882, 1883)

(3) Fite's new fuchsin formaldehyde stain(1938)

(4) Wade's modification(1957)

(5) Auramine-Rhodamine fluorescent stain(Kuper & May, 1960)

Ziehl-Neelsen's carbol-fuchsin stain for A.F.B(1882,1883) 실험

① **염색원리:** 항산성균 염색법은 pararosaniline, rosaniline, new fuchsin과 같은 phenylmethane계 염료를 phenol 용액에 녹여 제조한 carbol-fuchsin 염색용액으로 조직을 염색하면 모든 세포들이 적색으로 염색된다. 다음 단계로 산성 alcohol 용액으로 탈색시킨다. 이 단계에서 산성액에 저항하는 것 외에 모든 세포가 탈색되어 무색이 된다. 이것이 전통적인 항산성염색의 원리다. 마지막으로 methylene blue와 같은 염기성염료로 염색하면 핵이 청색으로 염색되어 밝은 적색으로 염색된 항산성균과 대조를 이뤄 항산성균의 검경을 용이하게 해 준다.

② **염색과정:** 탈파라핀, 함수, 수세

본 염 색	Carbol-fuchsin 염색액	모든 세포성분이 적색
분　별	1% 염산-알코올 분별액	3~4회 dips
배경염색	0.2 % methylene blue염색액	핵 및 배경염색(청색)

탈수, 투명, canada balsam 봉입

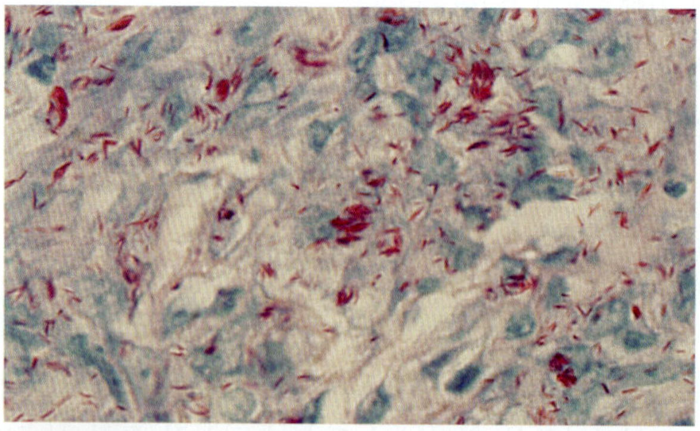

그림 5.4.3 항산성균 염색
피부에서의 결핵균 염색, 이 염색에서 결핵균은 적색으로 염색된다.

③ **염색결과:** (그림5.4.3)

항산성균	적색(red)
핵 및 배경	청색(blue)

④ **참 고:** carbol fuchsin 염색액 제조시 첨가되는 phenol은 염색성을 높여 주고 염료를 잘 용해시키기 위한 목적으로 첨가된다. 분별액은 수용액보다 70% 알코올용액이 좀 더 균일한 분별효과를 나타낸다. 항산성 특성은 분별액으로 사용한 산(acid)의 양에 따라 분별의 정도가 달라질 수 있다. 염색결과가 균질하지 않고 방울 형태로 염색되는 것은 염색시 형성된 인위적 산물 때문이다. 이런 현상은 chloride염으로 된 염료를 사용하면 방지할 수 있다.

염색과정에서 carbol-fuchsin 염색용액으로 처리한 후 절편이 공기 중에 마르면(dry) 분별액에 저항하는 화합물이 형성되어 분별되지 않는다. 이런 인공산물을 분별하기 위해 반복하여 분별시키면 항산성균도 동시에 탈색된다.

Ziehl-Neelsen's carbol-fuchsin염색액에 장시간 염색하면서 가열하면 만성납중독, 비스므스 중독 환자에서 나타날 수 있는 핵 내 봉입체와 어떤 lipofuscin을 증명할 수 있다. 진균류에 속하는 nocardia종을 증명할 때는 carbol-fuchsin 염색액에 10분간 염색한 후 1% sulfuric acid 수용액으로 5~10분간 분별한다(Fite stain).

● Fite's new fuchsin formaldehyde method(1938)

이 방법은 염색액 제조에 new fuchsin을 염료로 사용한다. new fuchsin 염색액으로 염색한 후 분별하기 전에 절편을 농 포르말린으로 처리한다. 이렇게 처리하면 aldehyde기가 항산성을 더욱 강하게 해주며, 염색결과를 적색에서 보라색으로 변화시킨다. 산성 alcohol 용액으로 분별하여 항산성 요소 이외의 모든 성분을 무색으로 탈색시킨다. 다시 절편을 포르말린용액에 담구어 항산성균의 염색성을 더욱 강하게 만든다. 배경염색은 hematoxylin으로 핵을 염색하고 van Gieson 용액으로는 아교섬유, 근섬유, 세포질을 염색한다.

● Wade-Fite's modification for leprae(1957)

오래된 항산성균은 쉽게 염색되지 않는다. 이 염색법은 기본적으로 조직 내의 항산성균이 오래되어 잘 염색되지 않는 경우에 사용된다. 또한 염색이 잘 되지 않는 나균(leprae)의 염색에도 이용된다. 이런 경우는 균 자체가 본질적으로 통상적인 염색법으로 염색이 잘 되지 않을 뿐만 아니라 표본제작 과정 또한 이런 균의 염색을 어렵게 하는 원인이 된다.

파라핀표본 제작 과정에서 사용되는 알코올과 xylene 그리고 탈파라핀 과정에 사용되는 유기용매에 의해 균체에 포함된 wax 성분이 추출되기 때문에 염색이 어려워진다. 이런 점을 극복하기 위해 탈파라핀 과정을 turpentine과 액체파라핀(liquid paraffin) 동량 혼합액을 사용하면 wax 성분을 잘 보존하고 질편의 위축도 최소화할 수 있다 염색시간을 오래하고 포르말린으로 처리하여 염색강도를 높이고 분별액으로 5% 황산수용액을 사용한다. 배경은 van Gieson용액으로 염색한다.

Kuper and May's auramine - rhodamine stain for AFB(1960) 실험

① **염색원리:** 두 가지 형광염료(auramine O와 rhodamine B)를 높은 온도에서 균체에 주입시킨다. 항산성균에 유입된 형광염료는 산성 alcohol 분별액에 쉽게 탈색되지 않으며 자외선을 받으면 황적색의 형광을 나타내는 것을 이용한 염색법이다.

② **염색과정:** 탈파라핀, 함수, 수세

염 색	Auramine Rhodamine 염색액	60℃에서 10분
분 별	1% 염산-알코올 분별액	가급적 짧게 처리
수 서	흐르는 물	5분
배경염색	0.5% potassium permanganate 용액	2분

탈수, 투명, canada balsam 봉입

③ **염색결과:** (그림5.4.4)

항산성 간균	황적색 형광 (reddish-gold fluorescence)
배경	검정(dark, unstained)

그림 5.4.4 Auramine-rhodamine 염색에서 결핵균

④ **참 고:** auramine O와 rhodamine B는 모두 염기성염료이면서 자외선영역에서 형광을 내는 특징을 갖고 있다. 두 염료를 함께 사용하는 것이 각각 분리해서 사용하는 것보다 좋은 결과를 얻을 수 있다. 염색액을 제조하기 전에 사용할 초자기구를 소독된 증류수로 충분히 세척하여 형광물질을 제거한다. auramine O 1.5gm, rhodamin B 0.75gm을 증류수 50ml에 용해한다. glycerol 75ml와 phenol 10ml를 첨가한다. 용액의 제조는 순서대로 첨가하여 충분히 혼합시킨 후 60℃ incubator에서 하룻밤 동안 방치한 후 다음 날 여과하여 갈색병에 넣어 실온에 보관한다.

AFB염색은 균체의 수가 매우 적을 때 균체를 찾는데 많은 시간을 소요하는 것이 큰 문제다. 그러나 Kuper & May가 고안한 형광염색법은 검은 배경 속에 염색된 균체가 적황색의 밝은 형광을 띠므로 쉽게 균체를 확인할 수 있는 것이 큰 장점이다. 그러나 형광염색법은) 형광현미경과 암실이 있어야 하고, 조직이나 봉입제에 형광물질이 존재하는 경우 위양성 결과를 가져올 수 있고, 염색 후 형광성이 쉽게 사라진다는 점 등의 단점이 있다.

■ 나선균(spirochetes)

나선균은 세균에 속하며 균체가 나선형이다. 질병과 관계된 나선균에는 다음과 같은 종류가 있다.

(1) treponema속: treponema pallidum은 매독(syphilis)의 원인균이며, treponema pertenue는 매독과 유사한 열대성질병인 yaws의 원인균이다. 또한 treponema carateum은 피부질환인 pinta를 유발한다. 이 균 속에 속하는 세균은 일반적인 염색법으로는 증명이 어렵고 보통 은이온침착방법(silver impregnation procedure)을 사용한다.

(2) borrelia속: 이 속의 균주들은 Wright 또는 Giemsa 염색법으로 증명할 수 있고 Gram 염색에서 연적색으로 염색된다. 중요한 병원균에는 borrelia recurrentis(relapsing fever), borrelia vincentii(trench mouth infection) 등이 있다.

(3) leptospira속: 은이온침투법으로 증명된다. 중요한 것으로는 leptospira interrogans (Weil's disease)가 있다.

3) 나선균 염색법

나선균의 증명은 주로 은이온침투법을 기본으로 하며 다음과 같은 여러 가지 염색법들이 개발되어 이용되어 왔다.

(1) Levaditi's method(1905)
(2) Warthin-Starry's method(1920)
(3) Dieterle's method(1927)

Levaditi's method는 나선균 염색법 가운데 가장 먼저 발표된 염색법이다. 나선균 감염이 의심되는 조직을 먼저 은이온침투방법으로 염색한 후 파라핀침투 과정을 거치는 독특한 방법이다. Warthin-starry 염색법과 Dieterle 염색법이 현재 가장 많이 이용되고 있다. Dieterle 염색법은 특히 레지오넬라 질환(Legionnaires' disease)의 원인균인 legionella pneumophilia를 증명하는 데 유용하다.

Warthin-Starry's acidic silver stain for spirochetes(1920) | 실험

① **염색원리:** 나선균의 호은성(argyrophilia)을 이용하는 염색법이다. 균체에 은이온을 흡착시킨 후 환원제로 hydroquinone을 사용하여 눈에 보이는 금속은(metallic silver)으로 전환시킨다. 이 염색법의 특징은 나선균 증명에 특이성을 높이기 위해 염색에 사용하는 모든 용액의 pH를 3.8~4.4 정도의 citric acid 용액을 사용하는 것이다.

② **염색과정:** 탈파라핀, 함수, 수세

감 작	pH4.0 citric acid수용액	헹구는 동작
노 출	1 % silver nitrate용액	45℃에서 40분
환 원	환원제 혼합액	60℃에서 5분
헹 굼	pH4.0 citric acid수용액	가온한 상태

탈수, 투명, canada balsam 봉입

③ **염색결과:** (그림5.4.5~5.4.6)

나선균	검정
배경	옅은 황색~황갈색

④ **참 고:** 나선균에 흡착된 은이온은 환원제에 의해 작은 응집체(tiny aggregates)를 형성할 수는 있으나, 현미경으로 검경할 수 있을 정도의 충분한 크기의 결정체가 형성되지 않는다. 이것은 사진현상에서 잠상(latent images)과 유사하다. 이런 잠상은 결정체의 표면에서 은이온의 환원을 더욱 촉진하므로 눈에 보이게 만들 수 있다. 은이온의 환원을 더욱 촉진시키기 위해 환원제와 함께 은이온과 억제제를 혼합한 환원액을 사용한다. 이 염색법에서는 환원제로 hydroquinone을 사용하며 여기에 2% silver nitrate와 억제제(inhibitor)로 gelatin을 혼합한 환원액을 사용하는 것이 특징이다. 억제제는 환원액 내에서 은이온이 환원되어 침전되는 것을 억제하는 기능을 한다.

은이온을 침투시키는 동안 미리 60℃ incubator에 환원제를 각각 분리하여 가온시켜 둔다. 은이온침투가 완료되기 5분 전에 환원제를 혼합하여 사용한다. 미리 산성 증류수, Coplin jar와 pipettes도 함께 가온하여 둔다. 침투가 완료되면 조직절편을 침투제에서 꺼내 준비한 환원제에 넣고 환원시킨다. 절편이 황색 내지 옅은 갈색이 되어야 하며 보통 3~10분 정도가 소요된다. 가온한 산성 증류수에 헹구고 현미경으로 검경하여 나선균이 검정색으로 충분히 환원되었으면 수돗물에서 2~3분간 수세한다.

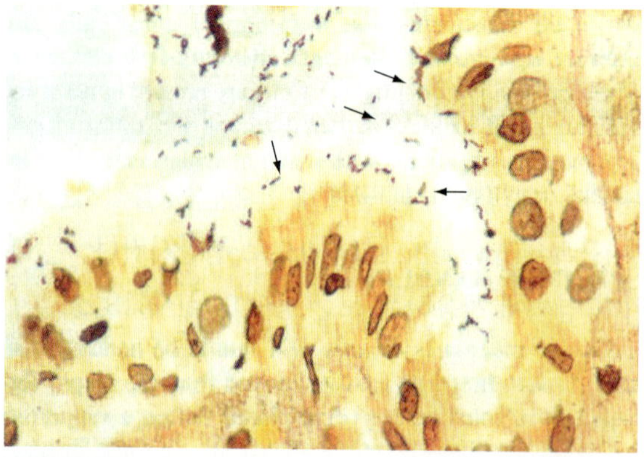

그림 5.4.5 나선균 염색에서 양성 대조조직으로 사용하는 helicobacter pylori가 감염된 위 점막

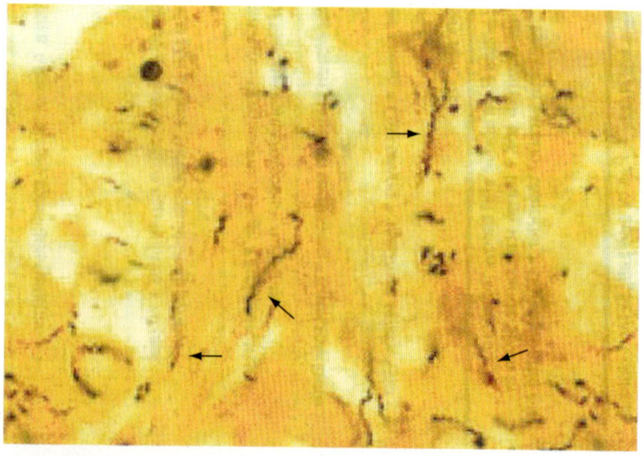

그림 5.4.6 매독 환자의 조직에서의 나선균 염색

환원되지 않은 상태의 나선균은 황색으로 보인다. 가능하면 양성대조 조직을 준비하여 현미경으로 검경하면서 모든 나선균이 흑색으로 배경은 연한 황색이 나타나도록 해야 한다. 만약 모든 나선균이 흑색으로 환원되지 않으면 나머지 슬라이드는 원하는 만큼 강하게 환원시키거나 다시 증류수에 넣어 함수시킨 다음 환원제를 다시 혼합하여 환원 과정을 반복한다.

멜라닌색소와 세포핵 그리고 어떤 색소는 나선균보다 더 silver 용액에 친화력이 강하다. 따라서 만약 나선균이 이런 것들에 가까이 밀착되어 있으면 확실하게 구분이 되지 않는다. 그러나 pH를 낮게 하고 환원시간을 늘이면 나선균의 존재를 증명하는 데 도움이 된다.

산성 증류수를 제조할 때는 3차 증류수 1l에 1 % citric acid를 소량 첨가하여 pH를 3.8~4.4 정도가 되도록 조절하여 사용할 모든 시약의 제조와 슬라이드를 헹구는 데 사용한다. 나선균을 증명하는 데는 pH 4.0이 가장 이상적이며, pH를 3.6으로 조절하면 granuloma inguinale에서 볼 수 있는 Donovan bodies를 증명할 수 있다. pH 4.0 인산완충액을 대신 사용해도 무방하다.

최근에는 나선균보다 위의 소화성 궤양과 연관이 있는 세균으로 알려진 위 점막에서 발견되는 helicobacter pylori 균 증명에 이 염색법이 많이 이용되고 있다.

2. 진 균(fungi)

진균은 핵이 있는 진핵생물(eukaryotes)로 세균보다 훨씬 진화된 생물체다. 식물과 유사한 점이 많지만 식물과는 달리 뿌리, 줄기, 잎의 구분이 없고 엽록소가 없어 광합성을 할 수 없으므로 타가영양체에 속한다. 동물과 다른 점은 음식물 섭취방법이 동물은 음식물을 소화(digestion)시키는 데 반해 진균은 영양물을 흡수(absorption)하는 음식물 섭취방법에 차이가 있다. 버섯(mushroom)도 진균의 일종으로 다세포생물체도 존재하지만 임상적으로 중요한 진균은 단세포성이다. 진균은 세균과 같이 두꺼운 세포벽이 있다.

진균을 연구하는 학문을 진균학(mycology)이라 하며, 진균이 유발하는 질환을 진균증(mycosis)이라 한다. 진균은 보통 molds, yeasts, mushrooms로 크게 구분한다.

1) 사상균(molds, filamentous fungi)

사상균은 균사(菌絲, hyphae)라고 부르는 필라멘트형 구조물을 갖고 있는 것이 특징이다. 증식은 점점 많은 균사가 만들어져 균사체(菌絲體, mycelium)를 형성한다. 균사는 영양체(vegetative)와 생식체(reproductive)로 구분되며 생식체가 변형되어 포자(spore)를 형성한다. 이 포자형성의 특징이 곰팡이의 종류를 결정하는 데 중요하다.

2) 효 모(酵母,yeast)

효모는 단세포생물이며 대부분 자낭균류(ascomycetes)에 속한다. 보통 원형, 난형 또는 실린더 형태를 하며 출아(budding)형식으로 분열한다. 초기에 작은 싹(buds)이 형성되어 점점 커져서 새로운 효모 세포로 분리된다. 효모는 균사를 형성하지 않으며 각각의 세포가 모여 있는 형식을 나타낸다. 효모세포는 세균보다 훨씬 크기 때문에 크기와 세포의 내부구조를 통해 구분할 수 있다.

3) yeast-like fungi

여기에 속하는 균류 역시 출아 형식으로 증식하지만 세포가 길게 늘어나 필라멘트(filament)처럼 보이므로 거짓균사(pseudohyphae)라 한다. 거짓균사들이 서로 길게 연결되어 사상균의 균사처럼 보인다. 사상균과 다른 점은 포자를 형성하지 않으며 균사가 옆가지를 치지 않는 점이다.

4) dimorphic fungi

이 균은 온도에 따라 두 가지 형태를 나타내는 것이 특징이다. 인체나 37℃ 배양기에서 배양할 때는 효모와 같은 모양을 보이고, 실온이나 25℃ 온도에서 배양하면 사상균 형태를 나타낸다.

질병을 유발하는 병원성 진균은 크게 3종류로 나눌 수 있다.

(1) 피부의 표피 각화층에 질병을 일으키는 종류: 피부 표재균(superficial fungi) 또는 피부 사상균(dermatophytes)이라 한다. 도장부스럼(백선, ring worm), 무좀(athlete' s foot) 등은 이런 종류의 곰팡이가 원인균이다.(그림5.4.6)

(2) 인체의 깊은 부위나 장기에 질병을 일으키는 종류: 보통 dimorphic하다. blastomyces dermatitidis, coccidioides immitis, histoplasma capsulatum, sporotrichum schenchii 등이 여기에 속한다. 사람에게 매우 병원성이 강한 cryptococcus neoformans는 효모양 형태로만 나타난다.(그림 5.4.9 ~ 5.4.11)

(3) 인체의 내부 또는 계통질환을 일으키는 종류: candida albicans가 대표적이다.

진균을 증명하기 위해 사용되는 염색법은 매우 다양하다. 일반염색(H&E 염색)으로도 진균의 존재를 어느 정도 알 수 있지만, 균체의 수가 매우 적거나 효모 계통의 곰팡이인 경우에는 특수염색이 필요하다. 곰팡이를 증명하는 특수염색은 대부분의 균체의 세포벽에 다량으로 존재하는 탄수화물 성분을 이용하고 있다.

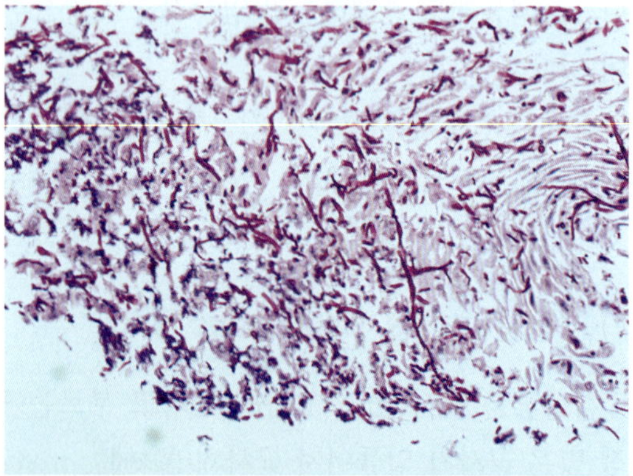

그림 5.4.6 PAS 염색시 진균은 적색으로 염색된다.

■ 진균을 증명하기 위한 염색법

(1) McManus's PAS stain(1946)

(2) Grocott-Gomori's methenamine silver stain (GMS)(1955)

(3) Gridley's chromic acid-schiff stain

Grocott-Gomori's methenamine silver stain for fungi(Grocott,1955 : Gomori, 1946) 실험

① **염색원리:** 이 염색법은 진균의 세포벽에 포함된 과량의 탄수화물성분을 chromic acid로 산화시켜 형성된 aldehyde기를 methenamine silver 착이온과 반응시켜 형성된 aldehyde기가 은이온을 환원시켜 흑색의 금속염을 형성하는 유도성 은환원성(induced argentaffin rection) 원리를 이용하는 염색법이다.

② **염색과정:** 탈파라핀, 함수, 수세

산 화	5% chromic acid 수용액	1시간, aldehyde기 생성
산화제 제거	1% sodium bisulfite 수용액	과량의 chromic acid 제거
수 세	흐르는 물에 수세	5분
반 응	methenamine silver 사용액	56℃ 1시간
조 색	0.2% gold chloride 수용액	1분
정 착	5% sodium thiosulfate 수용액	1분, 반응하지 않은 이온제거
배경염색	Light green 염색액	20초

탈수, 투명, canada balsam 봉입

③ **염색결과:** (그림5.4.7~5.4.8)

진균의 균사와 효모체	검정
배경	옅은 초록

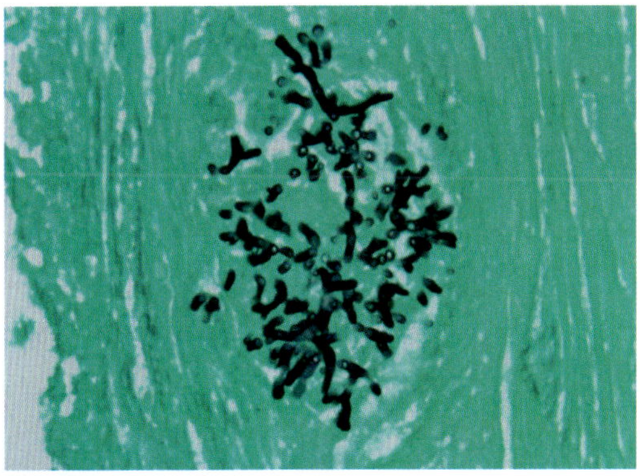

그림 5.4.7 GMS 염색에서 진균
진균은 검정으로 염색되고 배경색은 초록이다.

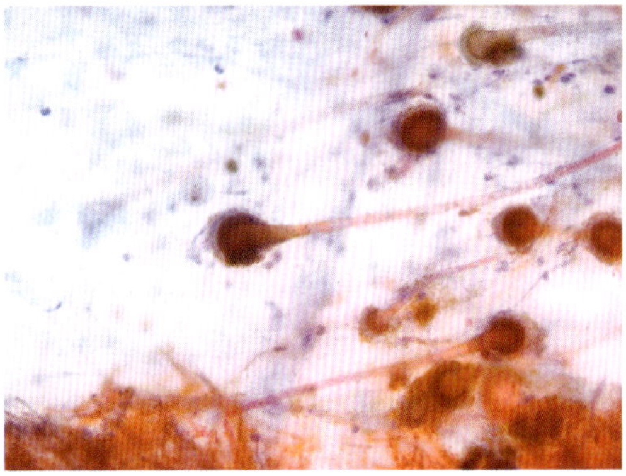

그림 5.4.8 pap 염색에서 aspergilus

④ **참 고:** 산화제로 사용하는 chromic acid는 탄수화물성분을 산화시켜 형싱된 aldehyde기를 계속 산화시키는 특성을 갖는다. 이런 과산화 특성을 이용하여 아교섬유나 기저막 등에 포함된 소량의 탄

수화물성분을 과산화시키고 과량의 탄수화물로 구성된 진균의 세포벽만 양성으로 증명하는 것이 이 염색법의 가장 큰 특징이다.

이 방법에 사용되는 알카리성 은이온용액 내의 methenamine은 착이온형성을 위해 사용되는 알카리성분이며, sodium borate는 완충액 역할을 한다. gold chloride는 silver 반응 후 2차적인 금속이온의 증폭반응으로 염색결과를 더욱 선명하게 만든다. sodium thiosulfate는 모든 반응을 정지시키고 환원되지 않은 금속이온을 제거하여 위양성 결과가 일어나지 않도록 방지해 준다.

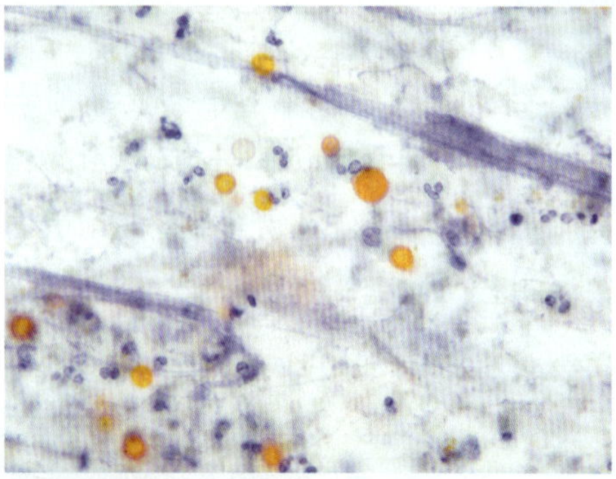

그림 5.4.9 pap 염색에서 cryptococcus 점막캡슐이 황색으로 염색된다.

이 방법은 조직절편 내의 진균을 증명하기 위해 가장 흔히 사용되는 방법이며 특히 균의 수가 적을 때 유용한 방법이다. methenamine silver 사용액에 반응하는 시간은 조직고정에 사용한 고정액의 종류와 고정시간에 따라 다르지만 과반응시키면 진하게 염색되나 균사의 격막(hyphal septa)과 같은 내부 구조를 구분하기 어려워진다.

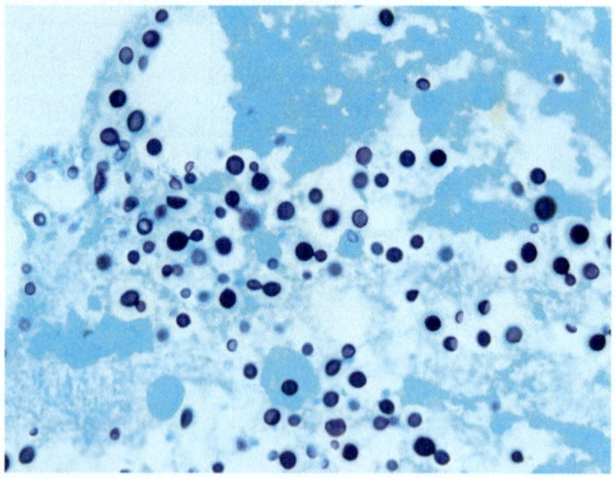

그림 5.4.10 GMS에서 cryptococcus 점막캡슐이 검정으로 염색된다.

반응용액은 미리 가온하여 60℃ 가까이 된 상태에서 슬라이드를 반응시키는 것이 결과가 좋으며, 가온은 incubator 보다 항온수조를 이용하는 것이 좋다.

매우 드물지만 검사실에서 사용하는 여러 가지 수용성 용액에 진균이 오염되어 증식될 수 있다. 이런 시약을 사용하면 염색과정에서 조직 내에 오염될 수 있다. 이런 경우는 염증반응을 수반하지 않으므로 오염된 것임을 추정할 수 있지만, 만약 확실히 진균이 증식된 시약은 폐기하고 용기를 충분히 세척해야 한다. 제조한 시약에 thymol을 소량 첨가하면 사상균의 증식을 억제할 수 있다.

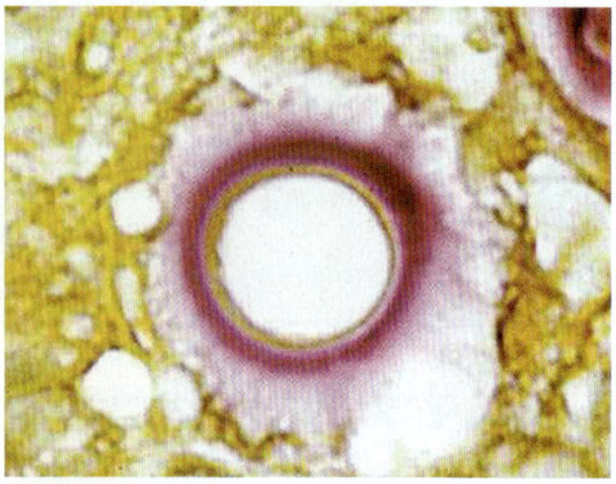

그림 5.4.11 mucicarmin 염색에서 cryptococcus 점막캡슐이 적색으로 염색된다.

임상적으로 중요한 진균의 특성은 다음과 같다.

- ***Actinomyces israelii:*** 엄밀한 의미에서 진균보다 세균에 가깝다. 보통 구강 내에 상재하며 종종 편도의 crypts에서 볼 수 있다. 간농양, 충수돌기농양 등을 유발할 수 있다. 균의 집락은 중앙부는 균사덩어리가 얽혀 있고 주변은 곤봉 형태를 한다. 균사성분은 hematoxylin에 진하게 염색되지만 곤봉 형태

는 염색이 잘 안 된다.(그림5.4.12d)

• ***Dermatophytic fungi*** **:** 무좀, 백선과 같은 여러 가지 피부감염증을 일으킨다. 이런 경우는 피부병

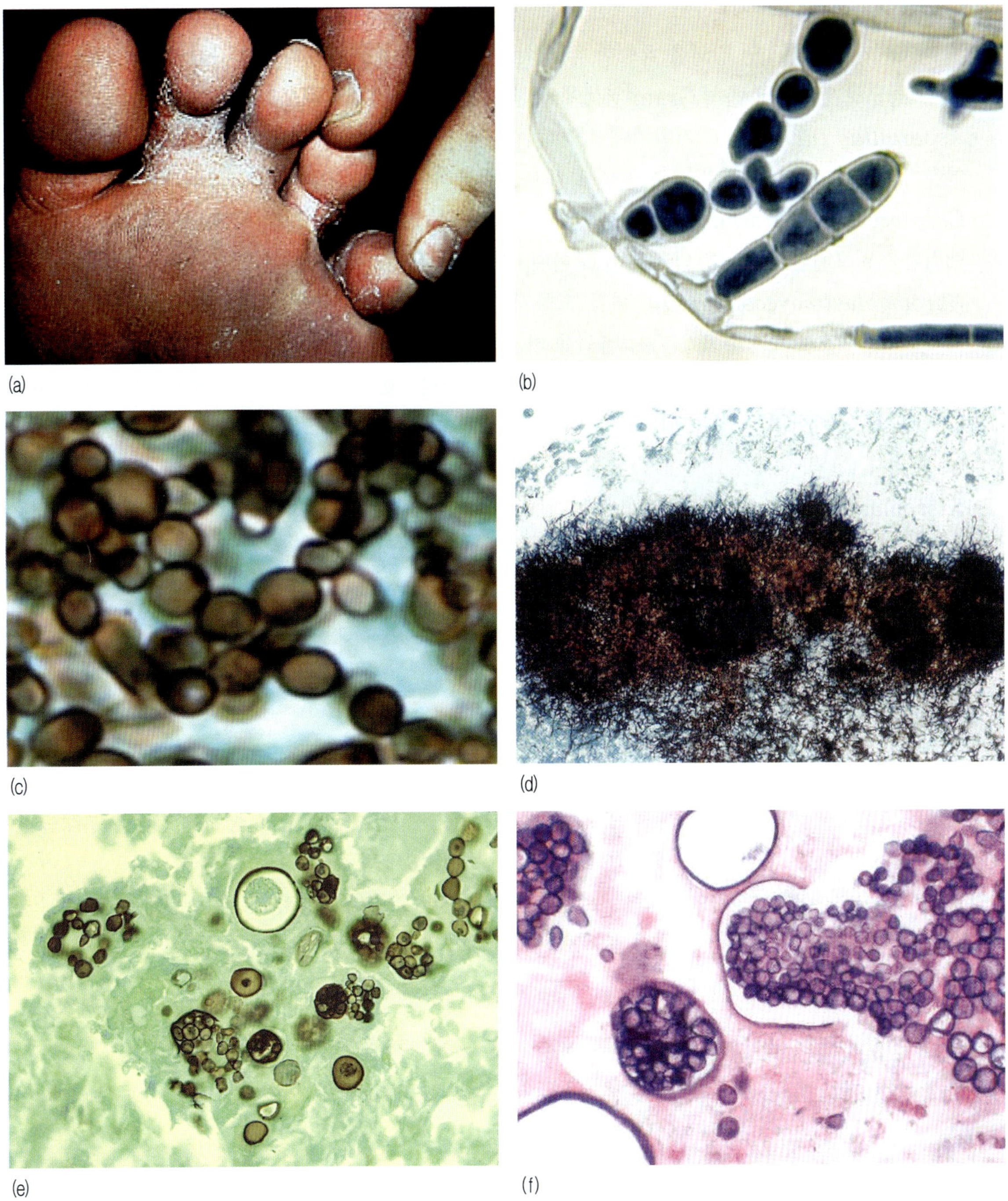

그림 5.4.12 임상적으로 중요한 진균의 염색상
(a) 발가락 무좀(athlete's foot)
(b) KOH 염색에 의한 진균(trichophyton rubrum) 염색
(c) GMS 염색에 의한 진균(histoplasma) 염색
(d) GMS 염색에 의한 진균(Actinomyces) 염색
(e) GMS 염색에 의한 진균(coccidoides immitis) 염색
(f) GMS염색 후 H&E 염색으로 배경 염색을 한 진균(coccidoides immitis) 염색

소를 긁어 도말한 다음 KOH로 처리하면 균체를 쉽게 볼 수 있다. PAS, GMS 염색으로도 잘 보인다.(그림5.4.12a, b)

- ***Candida albicans:*** 구강 내 아구창(thrush; 혀, 구강점막에 백색반점을 특징으로 하는 질환)을 일으키는 원인균이며, 식도, 질, 피부와 손톱, 심장판막 증식증 등에서 볼 수 있다. 면역기능이 약화된 환자에게는 전신적인 감염을 유발할 수 있다. 이 균은 효모양 균체와 거짓균사로 구성되며, PAS, GMS 등으로 염색되고 특히 Gram 염색에 강한 양성반응을 나타낸다.(그림5.4.6)
- ***Aspergillus fumigatus:*** 기관지에 상재하는 균주지만 면역기능이 저하된 환자에게 전신적인 감염을 일으킬 수 있다. 이것은 균사가 넓고 가지를 분지하며 종결이 있다.
- ***Cryptococcus neoformans:*** 효모형태이며 두꺼운 점액성 캡슐로 둘러 쌓여 있다. 간혹 수막염과 폐질환을 일으킨다. GMS 염색에서 잘 보이며, 점막캡슐은 mucicarmine 염색으로도 잘 나타난다.
- ***Chromoblastomycosis group:*** 매우 드물지만 때때로 피부에 만성 염증성 결절을 형성할 수 있다. 갈색의 색소를 포함하고 있어서 염색을 하지 않은 상태에서도 구분할 수 있다.
- ***Coccidioides immitis:*** Coccidiomycosis를 유발하는 효모양 진균으로 미국의 일부 지방 풍토병이다. 오직 폐에만 질병을 일으킨다. 효모형 또는 커다란 내아포(endospore)를 염증부위에서 볼 수 있다.(그림5.4.12e, 5.4.12f)
- ***Histoplasma capsulatum:*** 인체에 존재할 때는 싹이 나는 씨앗 형태로 존재하며 주로 탐식세포 내에서 볼 수 있다. 폐결핵 증세와 비슷한 폐질환을 나타낸다. GMS 염색으로 잘 볼 수 있다.(그림 5.4.12c)

3. 간 염(hepatitis)

우리나라 중장년층에는 간 질환을 가지고 있는 사람이 많은데 그 중요한 요인으로는 간염바이러스에 의한 간염(viral hepatitis)이다. 만성적인 간 질환은 간 경변이나 간암과 같은 중대한 병변을 초래할 수도 있다. 우리나라에서 간암의 빈도가 높은 것은 이와 관련이 있다는 것으로 판단된다.

간을 선택적으로 침범하는 바이러스는 간염A, 간염B, 간염C, 간염D(델타) 그리고 간염E 바이러스들이다. 간염은 전체적인 바이러스 감염의 한 부분의 증상으로 발생할 수도 있다.

1) Hepatitis A

감염성 간염이라고도 하며 RNA 엔테로 바이러스(enterro virus)의 감염으로 발생한다. 분변-구강(fecal-oral)경로로 감염되며 잠복기는 2-6 주이다.

오염된물, 우유, 조개류 등으로 유행할 수도 있으며, 사회수준이 낮은 사람에게서 호발 되었으나 지금은 공중위생의 향상으로 대유행은 감소하였고, 대개는 경과가 좋고 잘 회복된다. Ig M 항체가 초기에 나타나고 뒤이어 Ig G항체가 나타나 평생간다.

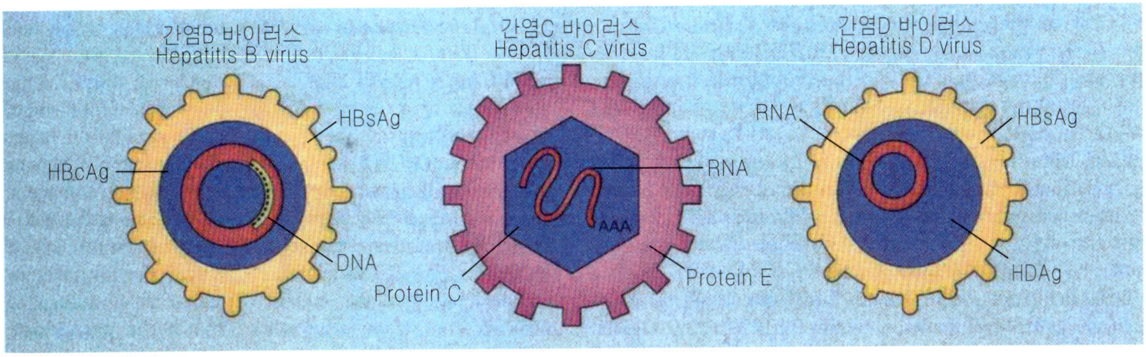

그림 5.4.13 간염 virus의 구조

2) Hepatitis B

일명 혈청 감염이라고 하며 DNA 바이러스의 감염으로 발생한다. 이 바이러스는 두 부분으로 구성되어 있다.

(1) 바이러스 내부의 core(심지)는 간세포의 핵 안에서 합성된다. 간염B 심지항원(hepatitis B core antigen, HBc Ag), 간염Be 항원(hepatitis Be antigen, HBe Ag), DNA 그리고 DNA 중합효소(DNA polymerase)로 구성된다.

(2) 바이러스 envelope(피막)은 간세포의 세포질에서 만들며 자유롭게 혈중으로 나오는데 그 크기는 22nm이며 피막항원(surface Ag)이라 한다. (hepatitis B surface antigen, HBs Ag) 피막항원 자체는 감염력이 없고 core가 있어야 한다. 전파방법은 수혈, 혈액제재를 통해서 약물남용자, 성 관계자, 검사실에서 오염된 검사물 접촉, 신장 투석실 요원등에 의해 일어난다. 잠복기는 6주에서 6개월이다.

Hepatitis B 바이러스에 감염되면 간세포는 H&E 염색에서 간세포는 세포질이 ground-glass (젖병유리=간유리)모양으로 변하고, 세포질의 봉입체가 orcein, victoria blue 조직화학염색과 HBs Ag에 대한 면역조직화학염색에서 양성으로 나타난다.

간염의 수직감염(vertical transmission)

태아기 또는 주산기에 모체로부터 직접이행되는 감염으로 감염경로는 경란감염, 경태반감염, 산도감염, 모유감염등이 있으나 사람에게서는 주로 산도감염이다.

산도감염은 분만시 신생아가 산도에서 세균이나 virus에 감염되는 것이며, 산도감염을 일으키는 virus에는 단순 헤르페스 바이러스, 사이토메갈로 바이러스, B형간염 바이러스등 이다. 모체 혈을 받게 되는 신생아의 점막이나 피부의 손상부위 점막을 통해 비경구적으로 감염되어 B형 간염 보균자가 된다. 산모가 표면항원 양성일 경우 (HBs Ag) 이를 예방하기 태아가 태어나자마자 12시간 이내에 B형 간염백신 1차접종과 면역 글로블린을 동시에 시행하는 경우 95%까지 예방이 가능하다.

3) Hepatitis C

외줄 RNA 바이러스로 혈액제재를 수혈받고 발생하는 간염의 90%이상이 C형으로 hepatitis C virus(HCV) 일명 non-A, non-B hepatitis 라고도 흰다.

잠복기는 2주-6개월이며 임상소견은 B형과 같다.

4) Hepatitis D(delta, 델타 감염)

병원체는 RNA 바이러스며 hepatitis B virus의 피막을 공유하지만 항원성이 전혀 다른 delta 항원의

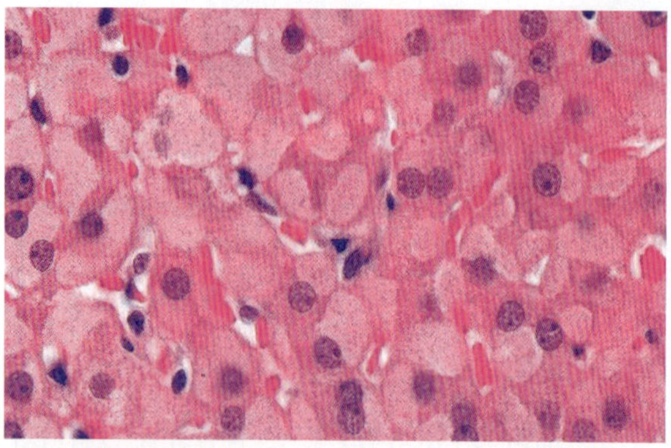

(a) H&E stain

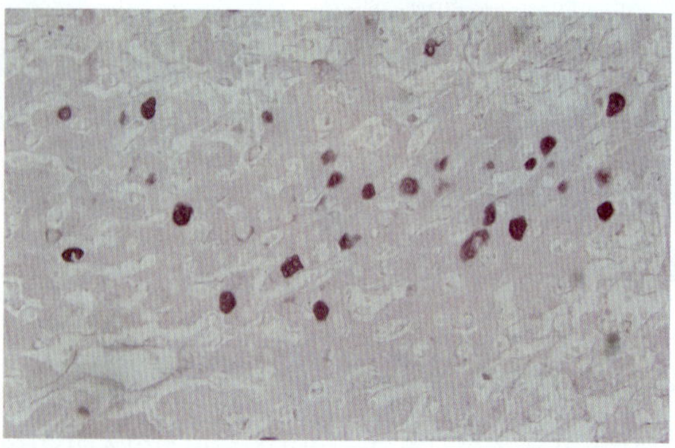

(b) orcein stain

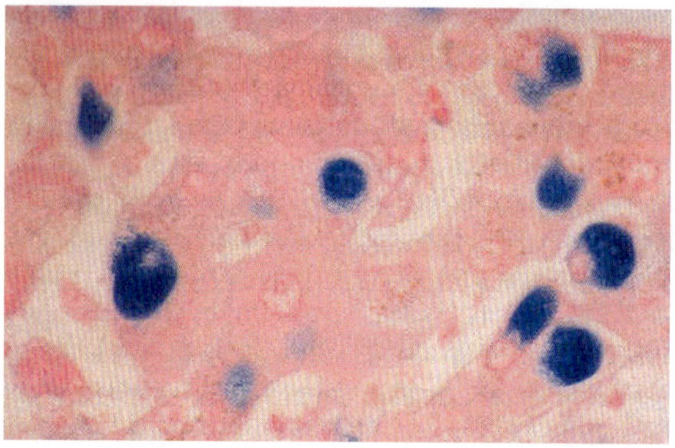

(c) victiria blue stain

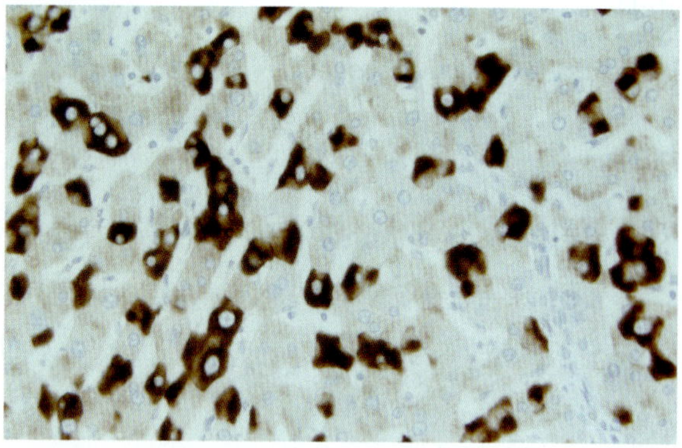

(d) HBS antigen stain

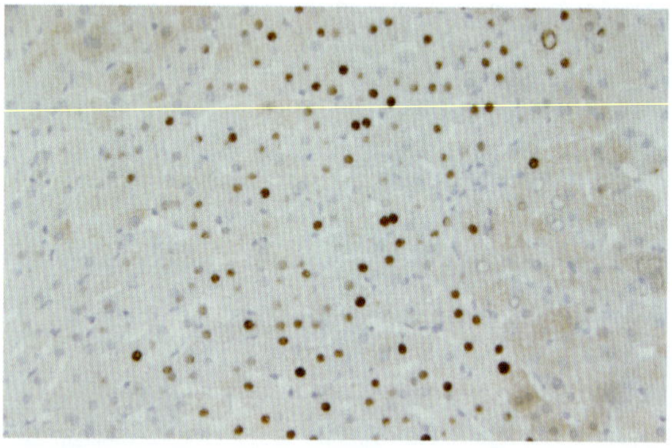

(e) HBs core antigen stain

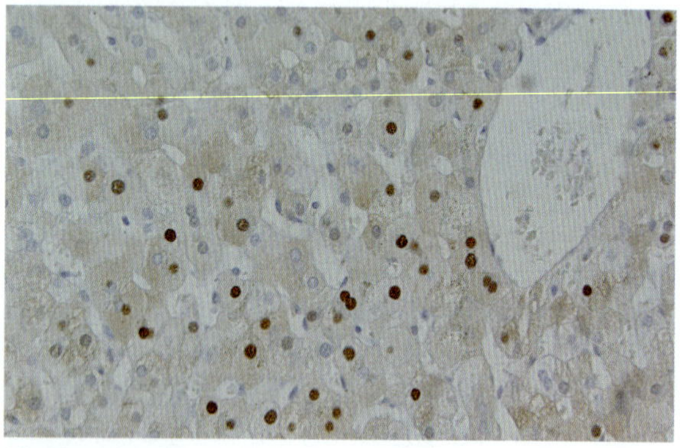

(f) HBe antigen stain

그림 5.4.14 **다양한 종류의 간염염색**

(a) 만성 B형 간염에서의 H&E 염색 간세포들은 세포질이 젖 빛 유리(ground glass)처럼 보인다.
(b) B형 간염봉입체 염색 orcein 염료에 의해 봉입체가 보라색에 가까운 갈색을 나타낸다. 탄력섬유염색을 위해 orcein 방법을 이용한다.
(c) B형 간염에서 victoria blue를 이용한 봉입체 염색. 간염봉입체는 victoria blue에 의해 청색으로 염색되고 핵은 nuclear fast red로 적색으로 염색된다.
(d) 면역조직화학 염색법을 이용한 B형 간염 봉입체 염색. 항원 항체 방법을 이용하기 때문에 매우 특이성이 높다.
(e) B형 간염 심지항원(hepatitis B core antigen, HBc)를 이용한 면역조직화학염색. 만성 활동성 B형 간염(chlonic active hepatitis B) 수많은 간세포들이 항체에 반응하여 염색성이 핵에 나타난다.
(f) HBe 항체를 이용한 항원의 검출. 면역조직화학 염색법을 이용하여 항체에 HBe 항원이 핵에 결합되어 염색됨.

core(심지)를 가진다. hepatitis B virus의 도움이 있어야 감염을 일으킬 수 있다. 수혈이나 약물남용자에게서 많이 관찰된다.

5) Hepatitis E

간염E는 주로 중남미와 인도에서 발생하는 드문 간염이며 대변-구강경로로 전파하는 간염A와 대체로 유사하다.

바이러스 간염에 의해서 초래되는 간의 병변은 간세포의 손상과 괴사(necrosis)이다. 이 손상은 virus 자신이 직접 일으키거나 바이러스에 감염된 간세포가 숙주의 면역감시망에 걸려 세포성면역을 주로 하는 숙주반응에 의해서 파괴되기 때문에 일어난다. 간세포가 괴사됨으로써 간세포에 포함되고 있었던 여러 가지 효소가 혈중으로 이행된다.

특히, 아미노산전이효소(transaminase)인 (GOT, GPT)가 간세포에 존재하는 비교적 특이한 효소이기 때문에 간세포 괴사후 혈중으로 유입된 이 효소의 혈청내 활성을 검사하는 것에 의해서 간세포 괴사의 단서를 얻을 수 있다.

4. 바이러스(viruses)

바이러스는 개체가 작아서 광학현미경으로는 볼 수 없으며 오직 전자현미경으로만 볼 수 있다. Virus 가운데 가장 간단한 형태를 예로 들면 바깥쪽에 단백질막이 있고 안쪽에는 DNA 또는 RNA 중 하나로 된 핵산이 내층의 중심을 구성하고 있다. 바이러스에 따라 DNA나 RNA 중 한 가지만 포함하고 있기 때문에 오직 살아 있는 세포 내에서만 증식이 가능하고 인공배지에서는 배양되지 않는다. 살아 있는 세포로부터 여러 가지 효소와 증식에 필요한 물질을 제공받게 된다.

바이러스 입자 하나하나는 너무 작기 때문에 광학현미경으로 볼 수 없지만 때때로 많은 바이러스 입자들이 응집되어 있으면 광학현미경으로도 볼 수 있다. 세포 내에 바이러스 입자들이 응집되어 있는 것을 바이러스성 봉입체(viral inclusion bodies)라 한다. 이런 봉입체에는 각각의 명칭이 있는데 주로 봉입체를 처음 발견한 사람의 이름이 붙어 있다.

중요한 바이러스성 봉입체에는 다음과 같은 것이 있다.(그림5.2.15)

1) 세포질에서 발견되는 봉입체

(1) Guarnieri bodies of small pox
(2) Negri bodies of rabis
(3) Molluscum bodies of molluscum contagiosum
(4) HBsAg of hepatitis B virus

2) 핵 내에서 발견되는 봉입체

(1) Herpes simplex

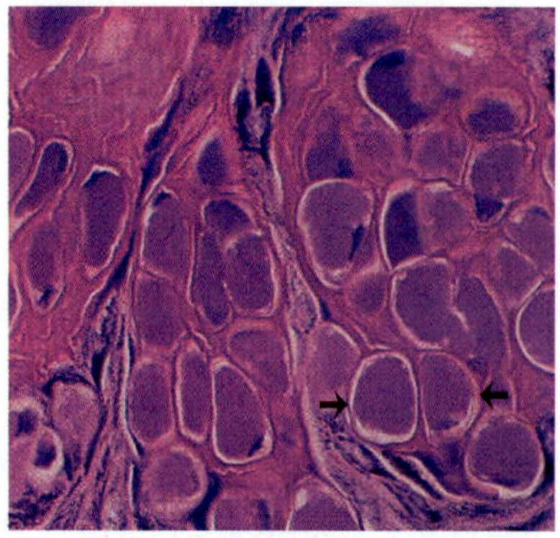

(a) Molluscum contagiosum

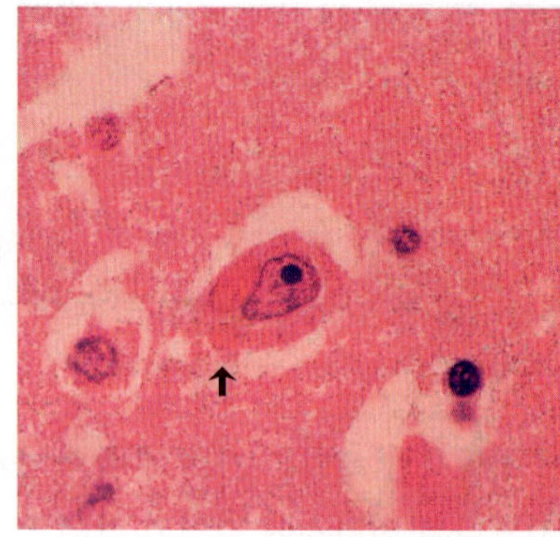

(b) Negri

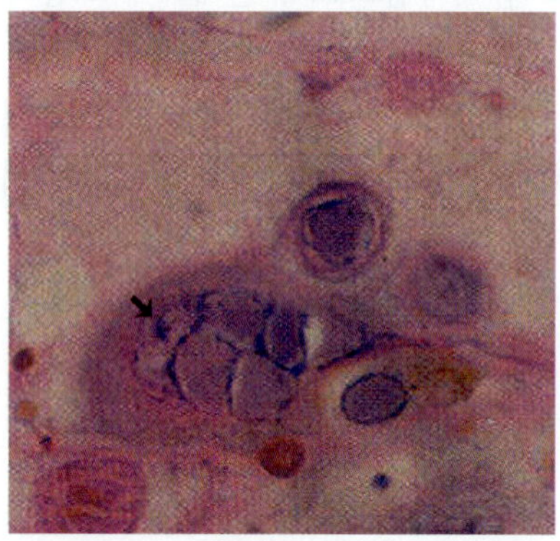

(c) Herpes simplex virus

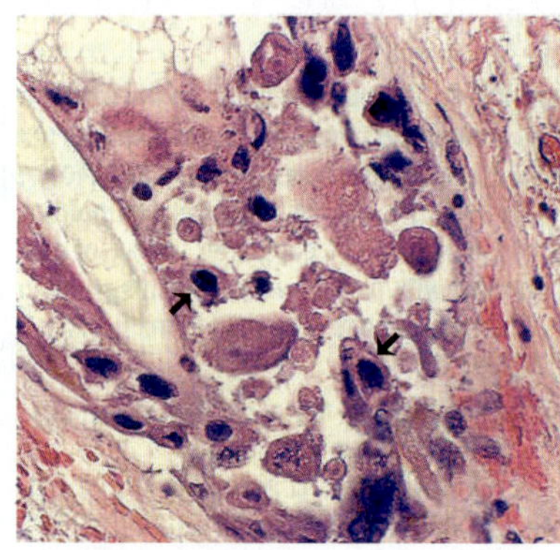

(d) Varicella-Zostar virus

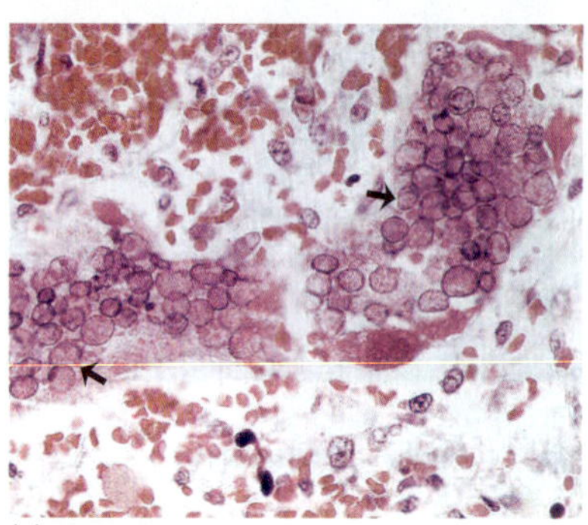

(e) Meseals virus

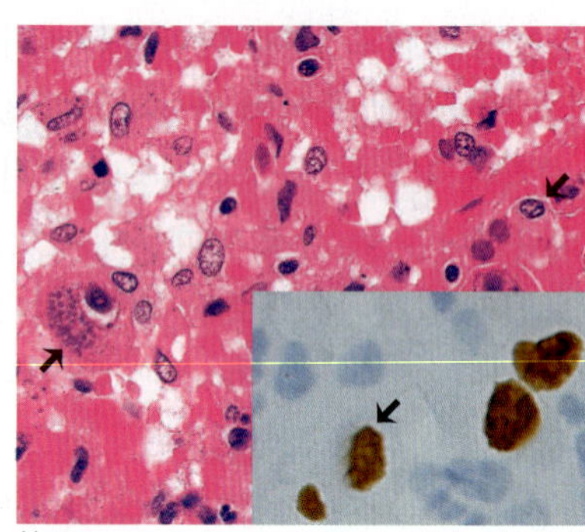

(f) CMV

그림 5.2.15

바이러스 봉입체(Inclusion body)

(a) Molluscum contagiosum (전염성 연속증) 폭스바이러스군중 (molluscum virus) 연속성 바이러스에 의해 일어나는 매우 흔한 질환이다. 성인보다는 주로 소아에게서 일어나며 세포질의 봉입체를 형성한다.
(b) 뇌의 해마 피라미드 뉴런의 현미경사진. 세포질에 강한 호산성 봉입체가 형성되며 이 소체는 바이러스가 아니고 세포의 반응산물이라 추측되며 광견병을 진단하는데 중요한 소견이다.
(c) Herpes simplex virus(HSV) 핵 내 봉입체를 형성하는 virus로 핵 내에서 바이러스가 증식함에 따라 염색질이 엷은 자주색을 띄면서 그 형체를 잃게 된다. 호산성의 봉입체를 형성하여 봉입체 주위에 틈을 만들면서 염색질과는 분리된다.
(d) Hepes zostar virus, Varicella-Zostar virus (대상포진 바이러스) 피부, 점막, 신경 등을 주로 침범하는 virus로 공기에 의해 감염되며 혈액으로 퍼져 전신에 수포성 병변을 일으킨다. 면역기능저하 환자나 노약자에게 주로 발생하며 핵 내 봉입체를 형성한다.
(e) Meseals virus (홍역 virus) 폐렴에서 폐포벽을 따라 불규칙한 다핵 거대세포가 나타나며 세포질에 호산성의 뚜렷한 봉입체를 관찰할 수 있다.
(f) Ctomegalovirus (세포거대 바이러스, CMV) 신생아, AIDS환자 또는 장기이식환자에 의해 면역기능이 억제된 사람에게 주로 감염되며 특징적인 변화는 호염기성의 핵 내 봉입체를 가진 큰 세포들과 호염기성의 작은 세포질내 봉입체로 나타난다. (작은그림: 면역조직화학적 방법을 이용한 CMV검출)

(2) Chickenpox
(3) Herpes zoster

3) 핵과 세포질 모두에서 발견되는 봉입체

(1) Cytomegalic inclusion disease
(2) Measles
(3) Yellow fever

봉입체의 화학적 구성과 염색반응은 다양하다. 대부분의 봉입체는 hemotoxylin & eosin 염색에서 쉽게 볼 수 있다. 그러나 좀 더 확실하게 이런 봉입체를 구분할 수 있는 여러 가지 특수염색법이 개발되어 왔다. 이런 염색법들은 대부분 분별과정이 중요하므로 현미경으로 검경하면서 신중이 처리해야 좋은 결과를 얻을 수 있다.

10여 년 전부터 우리나라에서 많이 발병되어 관심의 대상이 되고 있는 바이러스성 간염(viral hepatitis)은 3종류의 바이러스에 의해 유발된다.

- **Hepatitis A:** infectious hepatitis[IH or MS-1]라고도 하며, 보통 구강을 통해 전파된다. 잠복기가 짧다.
- **Hepatitis B:** serum hepatitis[SH or MS-2]라고도 한다. 잠복기간이 길며, 비경구적 주사에 의해 전파된다.
- **Hepatitis C:** 수혈 후 발생하는 간염은 대부분 이 바이러스가 원인이다.

이런 바이러스들에 의해 간에 형성되는 병리학적 변화는 대개 비슷하다. 간염관련 항원(hepatitis-associated antigen, HAA or Australia antigen)이란 용어는 특히 hepatitis B 바이러스를 일컫는다. 항원이 바이러스의 표면에 존재하기 때문에 보통 hepatitis B surface antigen(HBsAg)이라 하고 간세포의 세포질에 나타난다. 때때로 Kupffer cell의 세포질에 보이는 것은 이 세포들이 바이러스를 탐식해서 나타나는 것 같다. HBsAg는 orcein이나 victoria blue 염료를 이용한 염색법이나 aldehyde fuchsin 염색액으로 증명할 수 있으며, 임상에서는 간생검조직 검사시 항상 간염 바이러스 봉입체 증명을 위한 염색을 routine으로 시행하고 있다.

Shikata's orcein method for HBsAg(1974) 실험

① **염색원리:** 이 염색법은 현재 간세포 내의 HBsAg 봉입체를 증명하기 위해 가장 많이 이용되고 있는 염색법이다. 경험에 의해 개발된 염색법으로 정확한 염색기전은 아직 정확히 밝혀져 있지 않으나, S-S기나 S-H기를 다량 함유한 아미노산으로 구성된 성분과 orcein 염료가 특이적으로 결합하는 것으로 추정하고 있다.

② **염색과정:** 탈파라핀, 함수, 수세

산 화	Acid permanganate 수용액	1분
산화제 제거	1.5% oxalic acid 수용액	절편이 무색이 될 때까지
감 작	2% ferric ammonium sulfite	3분
본염색	Orcein 염색액	2시간
분 별	1% 염산-알코올액	3~4 dips

탈수, 투명, canada balsam 봉입

③ **염색결과:**

HBsAg 봉입체	보라에 가까운 갈색
배 경	무색~옅은 갈색

④ **참 고:** 염색과정의 초기 단계에 조직절편을 acid permanganate 수용액으로 처리하는 이유는 강한 산화조직에 의해 S-S기나 S-H기를 슬폰산화시켜 염색성을 높이기 위한 처리법이다. Acid permanganate 수용액은 0.5% potassium permanganate 수용액에 3% 황산(sulfuric acid)을 첨가하여 제조한다. orcein 염색액은 염산을 첨가하여 pH 1~2 사이를 유지해야 한다.

이 염색법은 분별과정이 가장 까다로운 과정으로 경험에 의하면 orcein 염색 후 물에 오래 수세하면 염색 결과가 좋지 않다. 오히려 70% ethanol에서 충분히 반응하면 분별이 잘된다. 바이러스 입자가 많은 경우에만 검경이 가능할 정도로 착색되므로 염색결과가 혈청학적 검사결과와 항상 일치하지는 않는다. 또한 면역조직화학적 염색법은 염료를 사용하는 방법보다 특이성이 매우 높다.

바이러스에 따라 DNA나 RNA 중 하나만을 갖고 있기 때문에 증명하고자 하는 바이러스가 갖고 있는 핵산을 염색하는 방법으로 바이러스 봉입체를 증명할 수도 있다. 만약 DNA를 갖고 있는 바이러스가 세포질에 봉입체를 형성하는 경우는 Feulgen reaction을 사용하고, RNA를 갖고 있는 바이러스가 핵 내에 봉입체를 형성할 때는 Unna-Pappenheim 염색법으로 증명이 가능하다.

victoria blue stain 실험

① **염색원리:** 간 조직내 HBs Ag의 봉입체를 증명하기 위해 이용되는 염색법 및 탄력섬유 염색에 이용된다. HBs-Ag이나 탄력섬유 염색에 이용된다. HBs-Ag이나 탄력섬유의 S-S 기나 S-H 기를 함유한 아미노산과 victoria blue의 특이적인 결합에 의해 염색된다. 염색기전은 아직 정확하게 밝혀져 있지 않다.

② **염색과정:** 탈 파라핀, 함수, 수세

산화	0.5% potassium permanganate	15분
산화적 제거	2% oxalic acid 수용액	1분
본 염색	victoria blue 수용액	12-24시간
분별	70% ethanol에 분별	배경색이 완전히 제거 될때까지
배경염색	nuclear fast red 용액	3-5분

탈수, 투명, canada balsam 봉입

③ **염색결과**(그림5.4.14c)

HBs Ag 봉입체	청색
배경, 핵, 세포질	적색

④ **참 고:** 바이러스 자체는 크기가 너무 작아서 광학현미경으로 검출할 수 없으나 감염된 세포내에 봉입체(inclusion body)를 형성하기 때문에 특징적인 세포변화와 함께 봉입체를 확인함으로써 감염질환을 의심할 수 있을 뿐이며 혈청에서 바이러스 항원-항체 검사가 매우 특이적이다. viral marker가 양성인 경우 생검조직에서는 조직검사 부위가 항원의 위치라면 양성결과를 얻을 수 있지만, 조직 검사시 항원의 위치가 는 부위에서는 음성결과를 초래한다. 최근에는 orcein 염색법이나 victoria blue 염색법은 점차 감소하고 있다.

HBs-Ag검출을 위한 가장 특이적인 방법은 면역조직화학적 방법을 이용하는 것이다.

Understanding Diagnostic Histochemistry

색소와 무기질

5장

학습목표

1. 색소의 분류방법과 종류를 열거한다.
2. 인공색소의 종류와 제거방법을 조사한다.
3. 철염색의 의미와 염색원리를 공부한다.
4. Prussian blue reaction과 Turnbull blue reaction의 차이와 결과를 설명한다.
5. 멜라닌 색소가 많이 분포하는 조직을 조사한다.
6. Fontana-Masson's silver 염색법의 원리와 세망섬유염색법의 차이를 비교한다.
7. 지방갈색소의 생성과정을 설명한다.
8. Calcium을 증명하는 염색법을 조사한다.
9. von Kossa 염색법에서 은이온을 환원시키는 방법에 대해 설명한다.

1. 색소(pigments)의 분류

조직절편의 색소는 크게 2종류로 구분할 수 있다. 하나는 표본제작 과정에서 생성되는 인공산물(artifacts)이며, 다른 하나는 원래 조직 내에 존재하는 색소다. 표본제작 과정에서 고정액으로 인해 생성된 색소는 주로 조직과 조직의 사이나 세포의 위에 존재하며, 원래 조직 내에 존재하는 색소는 세포질 내 또는 세포 사이에 위치한다.

표 5.5.1 색소의 분류(classification of the pigments)

구 분	세 분	종 류
인공산물		· Formalin pigment · Mercury pigment · Chrome pigment
내인성 색소	혈액 유래	· Hemoglobin · Bile pigment · Hemosiderin
	비혈액 유래	· Melanin · Lipofuscin · Ceroid
외인성 색소		· Carbon · 금속화합물

원래 조직이나 세포 내에 존재하는 색소는 인체의 내부로부터 만들어지는 내인성색소(endogenous pigments)와 인체의 외부로부터 인체 내로 유입된 외인성색소(exogenous pigments)로 구분한다.

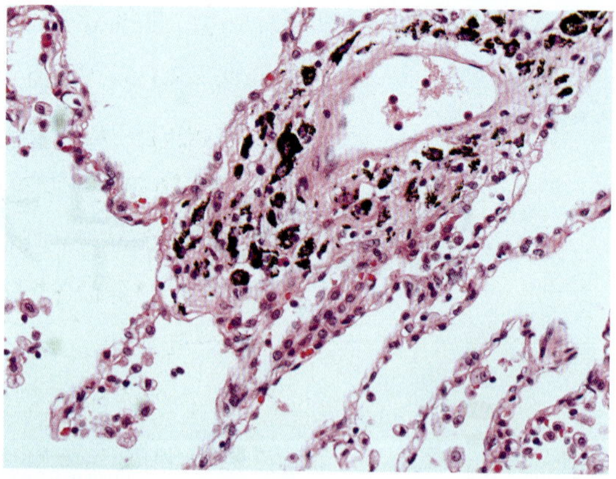

그림 5.5.1 탄소입자가 축적된 폐

내인성색소에는 hemoglobin, hemosiderin, porphyrins, bile pigment와 같이 적혈구로부터 유래한 혈액유래(hematogenous) 내인성색소와 melanin, chromaffin, lipofuscin, ceroid 등과 같은 비혈액유래(nonhematogenous) 내인성색소로 세분할 수 있다. 외인성색소는 호흡기를 통해 유입된 탄소입자나 치료제, 금속화합물과 같은 무기물질 등이 조직이나 세포 내에 침착된 것이다(그림5.5.1). 조직절편의 색소를 분류하면 표 5.5.1과 같다.

2. 인공색소(artifact pigments)

인공색소란 조직표본제작 과정에서 주로 고정성분이 조직에 침착되거나 조직과 반응하여 형성된 색소를 말한다. 가장 흔히 나타날 수 있는 인공색소에는 포르말린색소, 수은색소, 크롬색소 그리고 피크린산(picric acid)색소 등이다. 인공색소는 검경에 방해가 되고 내인성색소와 혼동될 수 있으므로 조직절편 제작 후 염색 전에 제거해야 한다.

1) 크롬색소(chrome pigment)

크롬색소는 Zenker, Helly, Muller, Regaud, Orth 등과 같은 potassium dichromate나 chromic acid가 포함된 고정용액으로 조직을 고정한 경우에 생성된다. 크롬(Cr) 원소는 조직성분과 결합하여 여러 가지 색을 형성할 수 있으므로 이런 성분이 포함된 고정액에 고정한 경우에는 반드시 흐르는 물에서 12시간 이상 수세하여 색소의 형성을 억제하고 제거시켜야 한다. 크롬색소는 검은 과립형태로 나타나지만 흐르는 물에서 수세하는 방법으로 제거할 수 있다.

피크린산(picric acid)이 포함된 Bouin, DB와 같은 고정액에 의해 침착된 황색도 염색하기 전에 흐르는 물에서 수세하면 쉽게 제거된다.

2) 포르말린색소(formalin pigment)

포르말린색소는 짙은 갈색의 결정체로 이중굴절(birefringence)을 나타낸다. 이 색소는 포르말린 고정액의 pH가 중성에서 산화되어 산성으로 낮아진 상태에서 혈액이 풍부한 조직을 고정할 때 많이 형성된다. 포르말린 고정액의 pH가 5.6에서부터 형성되기 시작하여 3.0~5.0 사이에서 가장 많이 형성된다(Lillie, 1947). 포르말린색소는 특히 울혈된 조직이나 혈관 주위에 많이 생성된다.

포르말린색소의 생성은 pH 6.5이상의 완충액으로 제조한 포르말린을 사용하여 색소의 생성을 방지한다. 그러나 이런 고정액이라 할지라도 오래 고정하면 색소가 형성될 수 있다.

포르말린색소는 염색하기 전에 적절한 처리과정을 거쳐 제거해야 한다. 이 색소는 황산, 인산, 초산, 염산 등과 같은 각종 산이나 물, alcohol, acetone 등으로는 제거되지 않는다. 가장 일반적으로 사용되는 포르말린색소 제거 방법은 무수 알코올에 picric acid를 포화시킨 용액(6~8 %)으로 실온에서 2시간 정도 처리하거나(Barrett,1944), 70% 알코올에 ammonium hydroxide를 2~3 % 되도록 제조한 용액으로 색소침착 정도에 따라 10분에서 몇 시간 동안 처리하면 제거된다.

3) 수은색소(mercuric pigment)

수은색소는 mercuric chloride(승홍)가 포함된 고정액을 사용했을 때 조직 내에 짙은 갈색의 과립형태로 침착된다. Zenker, Helly, B-5, Heidenhain's susa, Schaudinn과 같은 고정액은 mercuric chloride가 주성분인 고정액이다. 침착된 수은색소는 알코올에서 어느 정도 용해되기 때문에 탈수과정에서 일부 제거되어 조직의 주변보다 중앙부에 많이 나타난다.

수은색소는 iodine용액으로 처리한 후 sodium thiosulfate 용액을 거치는 방법으로 제거한다. 조직절편을 iodine 용액으로 처리하면 수은색소는 mercuric iodide로 전환되어 알코올이나 물에 쉽게 용해되어 제거된다. 그러나 iodine의 갈색이 조직에 남게 되는데 이 색소는 sodium thiosuifate(hypo) 수용액으로 처리하면 무색의 iodide ion으로 전환되어 수세과정에서 완전히 제거된다.

3. 혈액유래 내인성색소

내인성색소(endogenous pigments) 가운데 적혈구 대사산물 또는 적혈구가 파괴되어 형성되는 색소를 혈액 유래 내인성색소(endogenous pigments of hematogenous origin)라 한다. 혈액유래 내인성색소에는 hemoglobin, hemosiderin, aposiderin, 그리고 혈색소 heme의 전구물질인 porphyrin, 적혈구가 파괴되어 형성되는 bilirubin 등이 포함된다(표5.5.2).

표 5.5.2 혈액유래 내인성색소와 염색법

색소의 종류	염 색 법
Hemoglobin	1. Dunn-Thompson's method 2. Benzidin method 3. Okajima's method
Hemosiderin	1. Prussian blue reaction 2. Turnbull blue reaction 3. Quincke reaction
Aposiderin	
Porphyrins	
Bile pigments	1. Gmelin 2. Stein 3. Fouchet 4. van den Bergh reaction

1) Hemoglobin

Hemoglobin은 적혈구에 존재하는 색소단백질로 산소와 이산화탄소의 운반을 담당한다. 이것은 무색의 단백질인 globin 한 분자에 적색을 나타내는 4분자의 heme으로 구성된다. 또한 heme 분자는 ferrous iron과 protoporphyrin으로 구성되어 있다. Iron은 heme 분자에 밀착되어 있어서 과산화수소로 처리하기 전에는 조직화학적 반응을 보이지 않는다.

조직절편에서 hemoglobin을 염색해야 될 경우는 매우 드물다. 간혹 신장질환으로 혈색소뇨(hemoglobinuria) 증세를 보이는 환자에서 cast의 색소가 hemoglobin인지 손상된 적혈구인지를 구분하기 위해 시행하는 경우가 있다.

Dunn and Thompson's leuco-patent blue v stain for hemoglobin(1946) 실험

① **염색원리:** hemoglobin에 존재하는 peroxidase 효소가 반응액 내의 과산화수소를 분해할 때 생성되는 산소가 무색의 patent blue를 청색으로 전환시키는 원리를 이용하는 염색법이다.

② **염색과정:** 탈파라핀, 함수, 수세

본염색	Hydrogen peroxide + patent blue 염색액	5분
수 세	흐르는 물	
핵염색	1% neutral red 염색액	1분

탈수, 투명, canada balsam 봉입

③ **염색결과:**

hemoglobin	짙은 청색
oxidase	짙은 청색
핵	적색

④ **참 고:** hemoglobin 외에 peroxidase가 존재하는 세포 특히 다핵형 백혈구의 용해소체에도 같은 결과가 나타난다. Benzidine reaction도 동일한 원리를 이용하는 것으로 발생기 산소가 benzidine을 청색으로 나타나게 한다. 그러나 benzidine이 발암물질로 알려져 최근에는 사용되지 않는다. 고정액에서 36시간 이상 고정된 조직은 염색 결과를 신뢰할 수 없다.

2) 혈철소(hemosiderin)

철(iron)은 산소를 운반하는 hemoglobin의 구성 성분이며, 또한 myoglobin, cytochrome oxidase, peroxidases와 같은 효소에도 존재한다. 철은 소장 점막에서 흡수되어 철운반단백질(apotransferrin)에 결합되어 저장되거나 운반된다. 적혈구를 생성하는 조혈기관 특히 골수에 운반되어

hemoglobin 분자 합성시 사용된다. 인체의 세망내피계가 철을 저장하는 장소가 된다.

적혈구의 수명이 다 되어 비장에서 파괴되면 파괴된 적혈구로부터 유리된 철은 다시 hemoglobin 형성에 이용된다. 이용되기 전까지 철은 hemosiderin 형태로 저장된다. 만약 이러한 철의 재순환이 정상적이면 철의 소실은 피부의 탈락이나 머리카락의 소실 과정에서 작은 양이 소실되므로 철의 결핍으로 인한 질병은 일어나지 않는다.

철이 많이 소실되는 주된 이유는 심한 출혈 때문이다. 음식에 철이 과량 포함되어 있어도 정상적으로는 필요한 양만 흡수된다. 그러나 다량의 출혈이 있고 음식물에서 흡수할 충분한 철이 없다면 임상적으로 철결핍 상태가 나타나게 된다. 철결핍 상태(iron deficiency)에서, 저장철인 hemosiderin이 모두 사용되어 고갈되면 빈혈상태가 된다. 철의 결핍은 골수조직의 철염색으로 확인할 수 있다.

혈철소는 갈색으로 나타나며, 단백질 분자와 3가 철(ferric iron)이 느슨하게 결합된 복합체다. 철의 과다현상은 매우 드물다. 그러나 치료 목적으로 과량의 철을 주사한 경우나 수혈부작용으로 다량의 적혈구가 파괴되는 경우에는 저장철이 과량으로 존재한다. 저장철은 주로 비장, 골수, 간과 같은 조혈장기에 침착되며 혈철소침착증(hemosiderosis)이라 한다. 드물게 소장점막으로부터 계속적으로 과량의 철이 흡수되어 저장철이 침착되는 경우는 혈색소증(hemochromatosis)이라 한다. 철이 과량으로 축적되면 축적된 장기의 기능을 방해하게 된다.

Perls' Prussian blue reaction for ferric iron(Perls, 1867) 실험

① **염색원리:** 단백질에 결합된 3가 철(ferric iron)을 희석된 염산으로 처리하여 분리시킨 후, 유리된 3가 철과 potassium ferrocyanide가 반응하여 불용성의 청색화합물인 ferric ferrocyanide를 형성(Prussian blue reaction)하게 되는 원리를 이용하는 염색법이다.

② **염색과정:** 탈파라핀, 함수, 수세

발색반응	HCl-potassium ferrocyanide 반응액	56℃ 20분
수 세	철분이 제거된 증류수	
핵 염 색	nuclear fast red 염색액	5분

탈수, 투명, canada balsam 봉입

③ **염색결과:**

3가 철(ferric iron)	청색
핵	적색

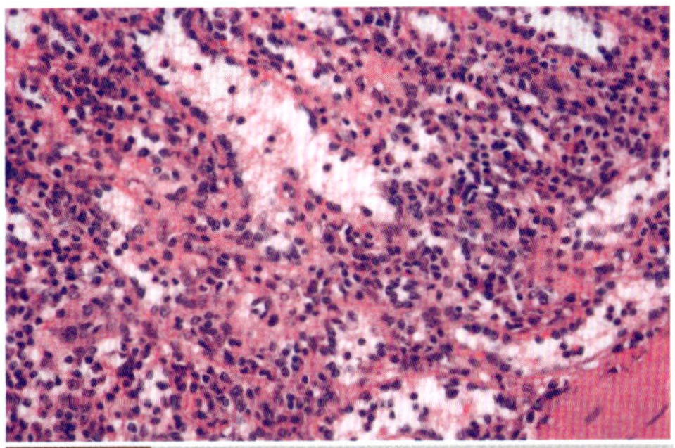
그림 5.5.2 비장의 Hematoxylin & Eosin 염색

④ **참 고:** 가장 오래된 조직화학적 염색법의 하나다. Prussian blue reaction이란 이 빈응을 발견한 과학자들이 프러시아(Prussian) 과학자들이었기

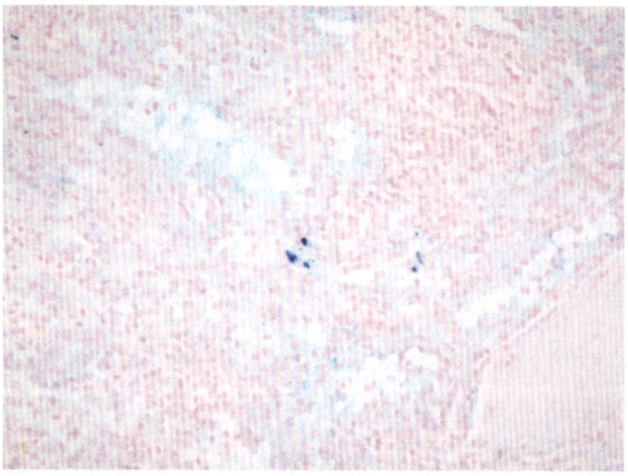

그림 5.5.3 특수염색시 대조표본으로 이용되는 비장의 철염색

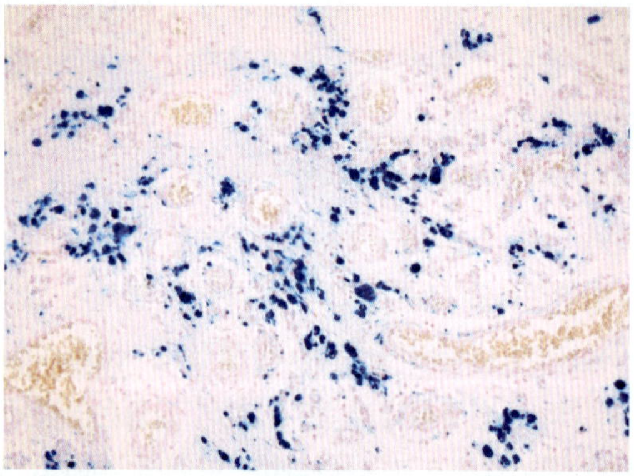

그림 5.5.4 철이 많이 침착된 질병

때문에 이들의 공적에 경의를 표하기 위해 붙인 명칭이다. Gomori(1952)는 potassium ferrocyanide가 HCl보다 훨씬 서서히 확산되기 때문에 먼저 10% potassium ferrocyanide로 10분간 처리한 후 10% HCl을 1/2 부피를 첨가하여 20~30분간 반응시키는 방법이 더욱 선명한 염색결과와 유리된 ferric iron의 정확한 위치를 알 수 있다고 주장 한다.

이 염색을 시행할 때는 항상 양성대조조직을 동시에 시행해야 한다. 양성대조조직으로는 비장조직을 사용한다. 모든 시약의 제조와 수세과정에 사용하는 증류수는 철이 제거된 증류수를 사용해야 하며, 염색과정에서 금속제품의 사용을 피해야 한다.

Schmeltzer's turnbull blue reaction for ferrous iron(1933) 실험

① **염색원리:** Prussian blue reaction의 원리를 이용한 변법으로, potassium ferricyanide와 희석된 염산으로 2가 철(ferrous iron)과 반응시키면 불용성의 청색화합물인 ferrous ferricyanide를 형성하는 원리를 이용하는 염색법이다(Turnbull blue reaction).

② **염색과정:** 탈파라핀, 함수, 수세

발색반응	HCl-potassium ferrocyanide 반응액	56℃ 20분
후 처 리	1% HCl 수용액	5~15분
핵 염 색	nuclear fast red 염색액	5분

탈수, 투명, canada balsam 봉입

③ **염색결과:**

2가 철(ferric iron)	청색
핵	적색

④ **참 고:** 조직절편의 거의 모든 철은 3가 철 상태이므로 실질적인 의미는 적다. 조직절편 내 유리철의 총량(free iron content)을 측정하기 위해 먼저 10% ammonium sulfide로 처리하여 3가 철을 2가 철로 전환시킨다(Quincke reaction, 1880). 전환된 2가 철(ferrous iron)과 원래 존재하던 2가 철을 Turnbull blue reaction으로 증명하는 염색법이 더 가치가 있다.

3) aposiderin과 porphyrins

aposiderin은 산성 고정성분의 작용으로 혈철소로부터 형성되는 것으로 알려져 있다. 이것은 갈색의 과립으로 Prussian blue reaction이나 Turnbull blue reaction에 음성이며, Schmorl's reaction에서도 음성반응을 나타낸다. 이것은 산성 고정성분과 작용하여 철을 제거하거나 이런 반응에 활성을 나타낼 수 없도록 전환시키기 때문이라고 생각된다. 이 색소의 형성은 중성완충포르말린(NBF)을 사용하면 억제할 수 있다. 임상적으로 이것과 매우 흡사한 모양을 나타내는 lipofuscin색소를 구분하는 것이 중요하다.

porphyrins은 heme분자의 전구물질이다. 이것은 산이나 알카리에 불용성이며 정상적으로는 조직 내에 현미경으로 보일 정도로 나타나지 않는다. Gmelin test에서 양성반응을 보인다.

4) 담즙색소(bile pigments)

적혈구는 보통 120일 정도의 수명을 다하면 주로 비장(spleen)의 비동에서 파괴된다. 적혈구 막이 파괴되면 hemoglobin이 유리되고, globin으로부터 heme이 분리된다. heme분자의 tetrapyrrole ring이 쪼개져 4개의 pyrrole 연쇄로 나타난다. 이때 안에 있던 철성분이 분리되어 재사용을 위해 저장철로 운반되고, 남은 porphyrin ring은 biliverdin이라 하며, 간으로 운반되어 bilirubin으로 환원된다.

빌리루빈은 물에 불용성인 간접 빌리루빈(indirect bilirubin)과 glucuronic acid가 접합되어 물에 용해되는 직접 빌리루빈(direct bilirubin)으로 구분한다. glucuronic acid가 빌리루빈에 접합되는 과정은 glucuronyl transferase라는 효소의 작용으로 간세포에서 이루어진다. 접합된 빌리루빈은 간세포를 지나 작은 담세관(bile canaliculus)으로 들어가 hepatic duct를 거쳐 담즙의 저장소인 담낭(gall-bladder)으로 들어간나. 담즙색소는 biliverdin, 간접 빌리루빈, 직접 빌리루빈 그리

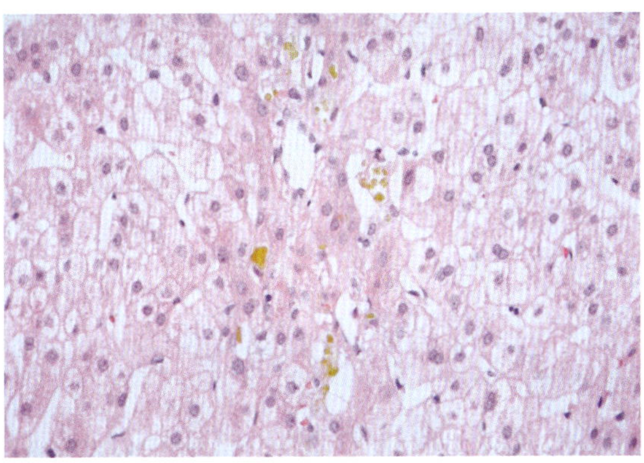

그림 5.5.5 간의 담즙색소 담즙 색소는 황색을 나타낸다.

고 hematoidin 등이 모두 포함되어 있다. 예를 들면, 어떤 간조직에 담즙색소가 있다면 biliverdin과 직·간접 빌리루빈이 모두 혼합된 상태다. 그러나 각각의 성분은 화학적·물리적 특성이 다르다. 간조직에서 과량의 담즙색소를 볼 수 있는 경우는 담관폐쇄로 인해 직접 빌리루빈의 배출이 막힌 경우나, 선천성효소 결핍에 의한 biliverdin-bilirubin 대사이상, 그리고 심한 간세포의 파괴 등에서 볼 수 있다(그림5.5.5).

H&E 염색된 간조직을 보면, 담즙색소는 대부분 간세포와 담세관 내에 존재한다. 간세포에서는 황갈색의 작은 소체로 그리고 담세관에서는 끝이 둥근 큰 막대형으로 보인다. 담석(gallstone)이나 췌장암과 같은 폐쇄성황달을 수반하는 경우는 담세관 내에서 많이 보인다. 담세관 내의 담즙은 위치와 형태학적 특징 때문에 쉽게 구분되지만 간세포 내의 빌리루빈은 lipofuscin과 구분이 어렵다. 또한 담즙과 lipofuscin 모두 Schmorl 반응에 양성을 나타낸다.

담즙과 관련된 hematoidin 색소는 1847년에 독일의 병리학자인 Virchow가 명명한 용어로 오래된 출혈병소에서 볼 수 있다. 세포 밖에 존재하며 황갈색의 결정체나 무정형한 덩어리로 나타난다. 과거에는 빌리루빈과 동일한 물질로 생각했으나 형태와 화학적 특성이 다름을 알게되었다(Dunn, 1951). 주로 오래된 경색(infarction)병소에 나타난다. hematoidin은 heme이 파괴되어 형성되며, 빌리루빈과 같이 순환되지 못하고 한곳에 모여 약간의 화학적 변화가 있는 것으로 생각된다.

담즙색소를 염색해야 되는 경우는 lipofuscin과 구분이 필요한 경우다. 모두 H&E 염색에서 황갈색으로 보인다. 담즙은 염색하지 않았을 때 초록색이기 때문에 eosin에 염색되어 황갈색으로 나타난다.

Fouchet's ferric chloride-trichloroacetic acid for bile pigment(1917) | 실험

① **염색원리:** 담즙의 빌리루빈은 trichloroacetic acid의 존재 하에 ferric chloride와 반응하여 초록색의 biliverdin과 청녹색의 cholecyanin으로 산화되는 것을 이용하는 염색법이다.

② **염색과정:** 탈파라핀, 함수, 수세

발색반응	Fouchet반응액	5분
수 세	증류수	5~15분
대조염색	van Gieson염색액	5분

탈수, 투명, canada balsam 봉입

③ **염색결과:**

담즙색소	청색~초록색
근섬유	황색
아교섬유	적색

④ **참 고:** Fouchet 반응액은 25% trichloroacetic acid 수용액과 10% ferric chloride 수용액을 사용하기 직전에 동량을 혼합하여 사용한다.

동일한 조직을 Fouchet 반응액으로 처리하지 않은 상태에서 염색결과를 비교해야 한다. 이 방법은 간의 담즙을 증명하는 유용한 방법이지만, hematoidin과 담낭 내 담즙의 증명은 특이성이 낮다. 담즙의 대부분이 biliverdin 상태로 존재하는 경우는 반응이 약하다.

Gmelin's reaction for bile pigment(1826) 실험

① **염색원리:** 이 반응은 황산이나 질산에 담즙이 노출되면 차례로 특징적인 색의 변화가 일어나는 것을 이용하는 방법이다.

② **염색과정:** 탈파라핀, 함수, 수세

전 처 리	증류수로 수세, 커버글라스를 덮는다
발색반응	질산을 1~2방울 넣고 현미경 검경

③ **염색결과:**

담즙색소는 다음과 같은 순서로 색이 변한다:

황색 → 초록색 → 청색 → 적자색

④ **참 고:** 이 방법은 변화가 많고 일시적인 것이다. 색의 변화는 매우 빠르기 때문에 곧 적자색으로 되고 만다. 질산을 50 %로 희석하면 변화 과정이 약간 느리게 진행된다. 간의 담즙, 담낭의 담즙 그리고 hematoidin이 동일한 결과를 나타낸다.

오래 전부터 전통적으로 사용해 온 이 두 가지 방법 이외에 담즙을 증명하는 방법들은 기본적으로 산화반응(oxidation reaction)과 diazo 방법을 이용하는 것으로 구분할 수 있다. 산화반응을 이용하는 것들은 Fouchet반응과 마찬가지로 빌리루빈을 산화시켜 초록색의 biliverdin을 형성하는 것이 기본원리다. 산화제의 종류에 따라 종말색이 달라진다.Stein(1935)은 iodine을 Glenner(1957)는 potassium dichromate를 산화제로 사용한다. Diazo 방법은 빌리루빈과 diazotised sulphanilic acid 사이에 밝은 색을 형성한다는 반응을 기본으로 한다. 혈액에서 빌리루빈 측정을 위한 van den Bergh test를 변형시킨 것이다.

4. 비혈액유래 내인성색소

내인성색소(endogenous pigments) 가운데 혈액으로부터 유래되지 않은 비혈액유래 내인성 색소에는 멜라닌, lipofuscin, ceroid 등이 있다.

1) 멜라닌색소(melanin pigment)

멜라닌은 흑갈색의 색소로 정확한 화학적 구성은 분명치 않다. 그러나 여러 가지 실험을 통하여 효소의 작용이나 또는 tyrosinase라고 부르는 복합효소에 의해 tyrosine으로부터 형성된다고 알려져 있다. 이 효소는 tyrosine에 작용하여 DOPA(dihydroxyphenylalanine)라는 물질을 서서히 생성한다. 생성된 DOPA는 계속적으로 DOPA oxidase의 작용에 의해 색소의 중간산물로 전환되고, 이들이 중합되어 멜라닌이 형성된다.

멜라닌은 단백질과 결합하여 멜라닌-단백질 복합체를 형성하여 조직 내에 과립형태로 존재한다. 멜라닌 색소가 많이 분포하는 부위는 다음과 같다.

(1) 피 부(skin)

피부에서는 melanocytes라고 부르는 세포가 melanin을 생성한다. 이 세포는 표피(epidermis)의 기저층에 흩어져 분포한다. 어떤 피부질환에서는 진피(dermis)에 존재하는 탐식세포에 탐식된 멜라닌색소를 볼 수 있다. 또한 모반(nevus)과 악성흑색종(malignant melanoma)에서 많이 볼 수 있다. 악성흑색종을 진단하는데 멜라닌의 증명이 매우 중요하고 가치가 있다. 멜라닌은 또한 hair-follicle에서도 볼 수 있다.

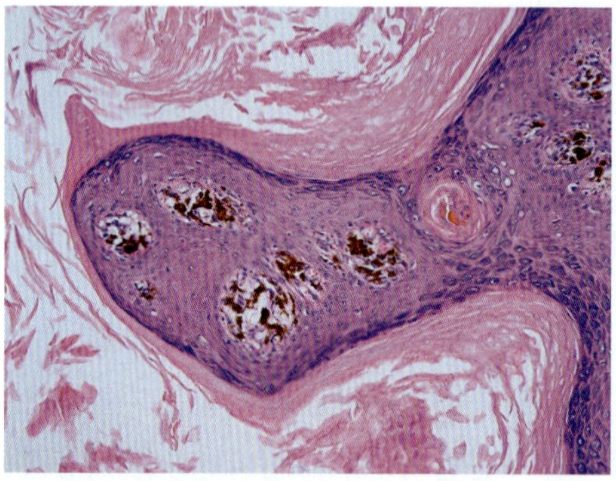

그림 5.5.6 피부에서의 멜라닌 색소(H-E 염색)

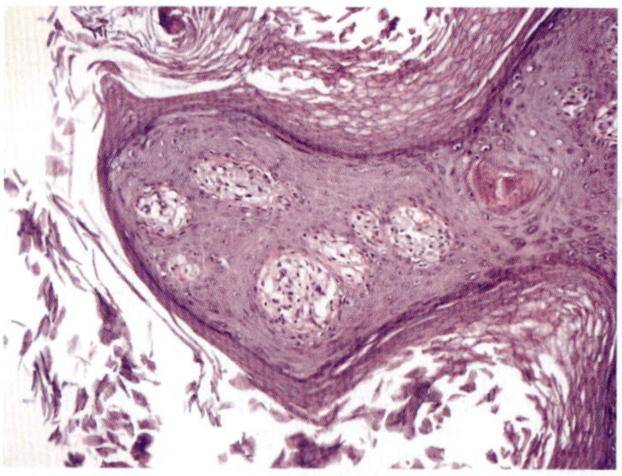

그림 5.5.7 표백방법에 의해 멜라닌이 제거(H-E 염색)

(2) 눈(eye)

눈에서는 choroid, ciliary body, iris에서 볼 수 있다. 또한 retinal epithelium에도 존재한다.

(3) 뇌(brain)

특히 흑질(substantia nigra)에서 볼 수 있다. 파킨슨병으로 오랫동안 고생한 환자는 뇌의 멜라닌 양이 현저히 감소된다.

멜라닌색소를 증명하는 염색법에는 여러 가지가 있다. 환원법은 멜라닌과 멜라닌 전구물질을 모두 증명할 수 있는 방법이다. 그러나 표백법은 단지 형성된 멜라닌만을 확인할 수 있는 방법에 속한다. 멜라닌 과립 내의 멜라닌은 단백질에 단단히 결합되어 있기 때문에 용매나 표백제에 비교적 저항력이 강하다. DOPA 반응은 tyrosinase 효소를 증명하는 방법으로 멜라닌을 합성할 수 있는 세포는 양성으로 나타난다. 형광법은 DOPA나 dopamine을 포함하고 있는 단백질을 formaldehyde로 처리하면 형광성을 나타내는 것을 이용한 방법이다. 일반적으로 사용되는 멜라닌색소 염색법은 Fontana-Masson's ammonical silver 염색법이며, 간혹 DOPA 반응과 표백법이 사용된다.

Fontana-Masson's ammonical silver stain for melanin pigment (Fontana, 1912;Masson, 1914)

실험

① **염색원리:** 멜라닌은 금속이온을 환원시킬 수 있는 능력을 갖고 있다. 조직절편에 ammonical silver용액을 반응시키면 환원제를 첨가하지 않아도 은이온을 눈에 보이는 금속은(metallic silver)으로 환원시킨다. 멜라닌의 이런 특성을 은환원성(argentaffin)이라 한다.

② **염색과정:** 탈파라핀, 함수, 수세

반 응	Ammonical silver용액	56℃ 1시간
수 세	증류수	잠시 처리
정 착	5% sodium thiosulfate(hypo)	5분
수 세	흐르는 물	5분
핵염색	Nuclear fast red염색액	적색

탈수, 투명, canada balsam 봉입

③ **염색결과:**

멜라닌색소	흑갈색
핵	적 색

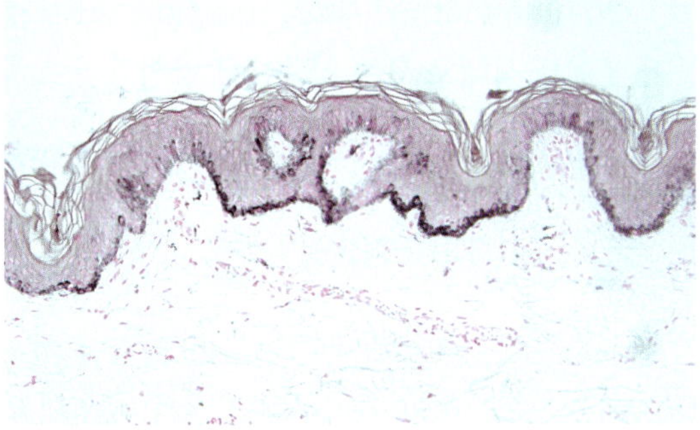

그림 5.5.8 Fontana-silver 방법에 의한 멜라닌염색

④ **참 고:** 이 염색법은 멜라닌색소 증명에 가장 많이 사용되는 염색법이다. 멜라닌색소 이외에 은환원 특성을 갖고 있는 APUD cell의 증명에도 이용된다.

ammonical silver 용액은 10% silver nitrate 용액 10ml를 100ml 삼각 플라스크에 넣고 스포이드로 농암모니아수를 한 방울씩 첨가한다. 처음에는 황갈색의 침전물이 형성되나 계속 암모니아수를 첨가하면 침전물이 점점 사라진다. 침전물이 거의 소멸될 때 암모니아수 첨가를 중지하고, 10%silver nitrate를 2~3방울 첨가한다. 증류수를 30ml 가량 첨가하여 여과한 후 사용한다. 사용하기 4~5시간 전에 제조하여 사용하는 것이 결과가 좋다.

2) lipofuscin과 ceroid

lipofuscin은 황갈색의 색소로 지질이나 지단백(lipoprotein)이 산화되면서 형성한 산물로 생각되고 있다. 이 색소는 인체의 여러 부위에서 발견될 수 있지만 특히 긴세포, 심장근세포에서 많이 볼 수 있다. lipofuscin은 여러 가지 색소물질이 혼합된 것이다. 여러 가지 색소물질 가운데 하나가 ceroid다. 즉,

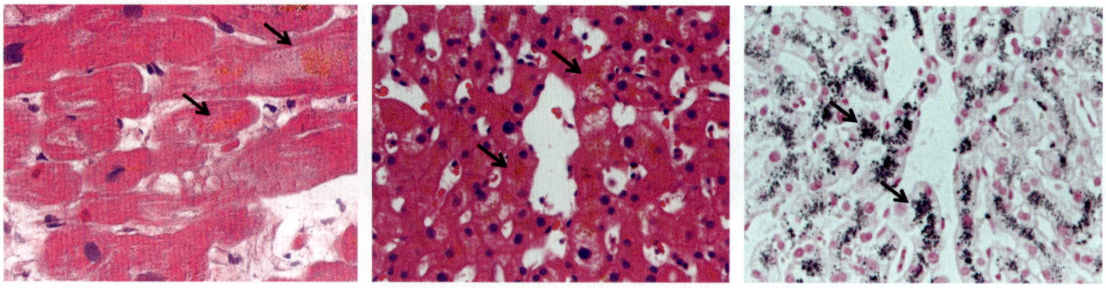

(a) (b) (c)

그림 5.5.9 Lipofuscin (a) 심장근을 H&E 염색시 lipofuscin은 황갈색으로 염색됨. (b) 간 조직에서의 lipofuscin 염색성. (c) lipofuscin은 fontana-silver 염색에서 검정색으로 염색됨.

ceroid는 lipofuscin에 포함되는 색소성분이다. ceroid는 Lillie(1941)가 최초로 명명한 이름으로 영양이 불량한 동물의 간세포에 나타나고 뒤이어 간경화증이 나타난다.

ceroid는 lipofuscin과는 달리 Schmorl 염색법에 음성으로 나타나기 때문에 lipofuscin과 다른 물질로 생각되었으나 최근에는 ceroid는 lipofuscin의 초기형태라는 증거가 많은 연구에서 입증되고 있다.

lipofuscins를 증명하기 위한 염색법으로는 Sudan black B method, Schmorl's ferric ferricyanide method, PAS reaction, AFB stain 등을 이용한다. 그러나 lipofuscins는 다양한 산화물이 혼합된 상태로 모든 염색에서 양성결과로 착색되지 않는다(그림5.5.9).

5. 무기질(minerals)

인체는 주로 유기물질로 구성되어 있지만 여러 가지 무기물질도 인체의 구성과 생리작용에 중요한 역할을 하고 있다. 여러 가지 무기질성분 가운데 칼슘(calcium)은 정상적으로 뼈와 이를 구성하는 중요한 무기질이지만 질병으로 인해 여러 가지 부드러운 조직에 침착되므로 조직화학적 증명이 가장 빈번한 무기질성분이다.

1) calcium

칼슘(calcium)은 순환하는 혈액 내의 이온(ions) 가운데 가장 많이 존재하는 무기이온이다. 그러나 혈액 내에 존재하는 칼슘이온은 조직화학적으로 증명할 수 없다. 조직화학적으로 증명할 수 있는 칼슘은 phosphate나 carbonate와 같은 음이온과 결합되어 조직 내에 침착된 칼슘염(calcium salts)으로 정상적으로 뼈와 이에 다량 침착돼 있다.

질병으로 인해 비정상적으로 부드러운 조직에 칼슘염이 침착될 수 있다. 동맥의 탄력막, 초자연골, 림프절, 그리고 결핵이나 histoplasma capsulatum으로 인한 병소 등에서 칼슘염의 침착을 빈번히 관찰할 수 있다.

일반염색에서 칼슘은 매염제로 작용하여 hematoxylin염료와 lake를 형성하므로 흑청색으로 나타난다. 그러나 탈회가 완료된 조직에 존재하는 미량의 칼슘염이나 질병으로 인해 부드러운 조직에 침착된 소량의 칼슘염의 존재를 증명하기 위해서는 특수한 염색법이 필요하다. 칼슘염을 증명하기 위한 특수염색에는 von Kossa's silver stain, Alizarin red S stain, chloranilic acid stain 등이 있으나 금속치환법을 이용하는 von Kossa 염색법이 가장 많이 이용되는 염색법이다.

von Kossa' s silver stain for calcium salts(1901) 실험

① **염색원리:** 이 염색법은 조직을 silver nitrate 용액으로 처리하여 조직에 침착된 칼슘염의 칼슘을 은이온으로 치환시킨 후, 강한 빛을 이용하여 환원시켜 주므로 흑색의 금속은을 형성하는 원리를 이용하는 염색법이다.

② **염색과정:** 탈파라핀, 함수, 수세

반응 및 환원	5% silver nitrate 수용액+ UV light	실온, 1시간
수 세	증류수	잠시 처리
정 착	5% sodium thiosulfate(hypo)	반응하지 않은 금속이온 제거
수 세	흐르는 물	5분
핵염색	Nuclear fast red 염색액	5분

탈수, 투명, canada balsam 봉입

③ **염색결과:** (그림 5.5.10)

칼슘염	흑갈색
핵	적색

④ **참고:** 이 염색법은 엄밀히 말하면 칼슘보다 phosphate나 carbonate를 증명하는 염색법이다. 그러나 이런 음이온은 대부분 칼슘과 결합되어 있기 때문에 칼슘을 염색하는 것으로 인정하는 것이다. 따라서 뼈조직에서 이 염색을 시행한 것이 가장 가치가 있다.

염색과정에서 은이온을 빛(light)으로 환원시키는 방법이 큰 특징이다. 대부분 자외선램프(UV lamp)를 사용하지만 태양빛이나 할로겐램프(halogen lamp)를 대신 사용할 수 있다. 은이온에 반응하는 시간은 일정하게 규정된 것이 아니며 육안으로 조직 절편이 흑갈색으로 나타나면 빈응을 중지시키는 것이 좋다.

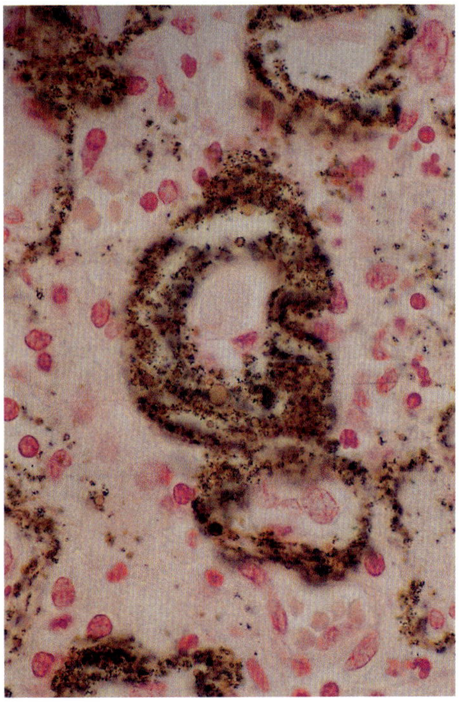

그림 5.5.10 von Kossa' s silver 염색에서 칼슘염
이 염색에서 칼슘염은 흑갈색으로 염색된다.

Alizarin red S stain for calcium(McGee-Russell, 1958) 실험

① **염색원리:** 이 염색법은 칼슘이 Alizarin red S염료와 반응하여 연적색의 lake를 형성하는 원리를 이용하는 염색법이다. 다른 금속 양이온도 이 염료와 여러 가지 색깔의 lake를 형성할 수 있으나 염색액의 pH를 4.2로 조절하면 칼슘이온만 반응하게 된다.

② **염색과정:** 탈파라핀, 함수, 수세

염 색	Alizarin red S 염색액	1~5분

여과지를 사용하여 염색액을 제거, 탈수(acetone, 30초)

투명(acetone과 xylene을 1:1로 혼합한 용액에 15초 → xylene)

canada balsam 봉입

③ **염색결과:** (그림 5.5.11)

칼슘염	연적색(orange-red)

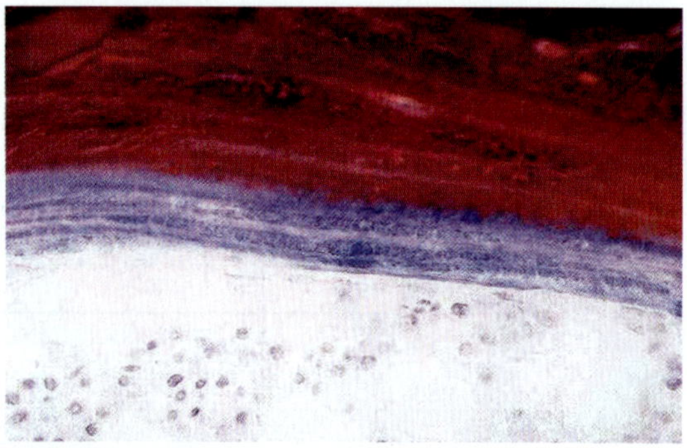

그림 5.5.11 비탈회조직을 이용한 칼슘염은 연적색을 나타낸다.

④ **참 고:** 염색시간은 조직절편의 칼슘량에 따라 달라지므로 현미경으로 검경하면서 염색시간을 조절해야 한다. 염색 후 탈수와 투명과정을 특별하게 처리해야 한다. Alizarin red S와 lake를 형성한 칼슘은 이중굴절(birefringent)을 나타낸다.

이 염색법은 신석회화증(nephrocalcinosis)과 같은 소량의 칼슘을 증명하거나 동정할 때 특히 가치있는 염색법이다.

신경조직

학습목표

1. 신경세포의 구성과 특징을 조사한다.
2. 니슬소체의 병리학적 변화에 대해 공부한다.
3. 축삭과 가지돌기를 도은법으로 증명하는 염색법을 설명한다.
4. Luxol fast blue 염색법의 염색원리와 염색과정을 이해한다.
5. 신경아교세포의 종류와 기능을 이해한다.
6. 별아교세포를 증명하기 위한 PTAH 염색법의 원리와 염색과정을 공부한다.

6장

신경세포(neuron)는 손상을 받으면 재생이 어렵기 때문에 신경조직(neuropathological techniques)의 생검은 다른 조직에 비해 드물고, 검체는 주로 부검조직이 대부분이다. 그러나 최근에 신경외과의 수술기법이 발달하면서 점점 생검조직의 검사의뢰도 증가되고 있는 추세다. 이 장에서는 임상에서 접하게 되는 신경세포와 신경조직의 구성을 간략히 살펴보고, 중요한 염색법의 원리와 방법을 기술하려고 한다.

신경계는 크게 뇌(brain), 척수(spinal cord)로 구성된 중추신경(central nervous system, CNS)과 신경섬유(nerve fibers)와 신경절(nerve ganglia)로 구성된 말초신경(peripheral nervous system; PNS)으로 나뉜다. 신경계의 주된 세포성분은 **신경세포**(nerve cells, neurones)와 **신경아교세포**(neuroglia, supporting cells)가 있다.

1. 신경세포와 축삭(neuronal cells and axons)

1) 신경원(neuron)

신경세포는 다른 세포에 비해 크기가 매우 크기 때문에 특별히 신경세포라는 의미를 갖는 라틴어에서 유래한 **신경원**이라는 표현을 사용한다. 신경원의 기능은 전기적 신호(electrical signals)를 받아들이고 전달하는 것이다. 대부분의 신경세포는 세포체(cell body), 축삭(axon), 가지돌기(dendrites)의 세 가지 요소를 공통적으로 갖고 있다. 그들의 기능에 따라 이들 요소의 비율이 조금씩 차이가 난다. 운동신경세포(motor neurones)는 신호를 중추신경에서 종말 장기로 보내고, 골격근에 종말판이 위치하여 근육의 수축을 명령한다. 감각신경세포(sensory neurones)는 특수한 감각기에서 중추신경으로 신호를 보낸다. interneurones는 몇 개의 신경세포를 연결하여 유입된 수많은 신호를 합성하는 중심으로 작용하고 적절한 명령신호를 생성한다. 신경세포의 세포체에는 뚜렷한 핵막을 갖는 큰 핵이 있고, 염색질과 큰 핵소체를 볼 수 있다.

세포체의 세포질 부분에는 과립내형질세망에 있는 리보솜 RNA에 의해 청색으로 나타나는 니슬소체(Nissle granules)가 존재한다(Palay and Palade, 1955). 니슬소체의 분포 양상이 변하는 것은 세포에 이상을 나타낸다. 신경세포의 손상 초기에는 니슬소체가 핵 주위에서 세포체 주변부로 이동하는데, 이것을 chromatolysis라 한다.

신경세포에 색소가 보일 수 있다. 예를 들어 substantia nigra와 locus ceruleus의 신경세포에는 세포질에 신경멜라닌(neuromelanin)이 들어 있다. 이것은 갈색의 과립형색소로 균질한 은친화성(argentaphil)을 보인다. 또한 노화색소(lipofuscin)가 종종 나타나는데 노화된 뇌(aged brain)에서 현저하다. 이런 과립은 신경멜라닌에 비해 황갈색으로 호은성을 나타내지는 않지만 과립의 주변부가 염색되기도 한다. Battens disease(lipofuscinosis)와 같은 유전성 저장 질환(inherited storage disease)에서는 노화색소와 같은 색소가 과량 축적된다.

2) 신경원섬유(neurofibril)

신경원섬유는 은침투염색(silver impregnation stain)을 하면 신경세포의 세포질과 돌기 전체에서 볼 수 있는 가는 섬유상의 구조물을 지칭하는 표현이다. 이 염색 양상은 microtubules, neurofilaments (intermediate filament specific to neurones), microfilament(actin) 세 가지 세포질골격(cytoskeletone)이 존재하기 때문이다(Matus, 1987). Alzheimer's disease와 같은 퇴행성 질환에서는 비정상적인 필라멘트형 단백질로 구성된 신경원섬유 덩어리(neurofibrillary tangles)가 세포체 내에 형성된다.

신경세포의 돌기는 축삭과 가지돌기로 구분한다. 축삭은 신경섬유라고도 하며, 보통 하나의 축삭이 세포체의 축삭구(axon hillock)에서 시작된다. 운동신경에서 축삭의 길이는 1m 이상되고 절연체로 미엘린(myelin)이 축삭을 감싸고 있다. 축삭에는 신경원섬유가 존재하나 니슬소체는 없다. 가지돌기는 짧은 여러 개의 돌기가 나뭇가지처럼 넓게 퍼져 다른 신경세포와 만나 synapses를 형성한다. 가지돌기에는 니슬소체가 존재한다. 축삭의 말단부는 다른 세포체나 가지돌기에 종말부를 연결하여 synapse를 형성하거나, 특별한 신경종말을 구성한다.

(1) 신경세포 염색법

신경세포의 일반적인 구성은 H&E 염색으로 검경할 수 있다. hematoxylin과 van Gieson으로 시행한 염색은 혈관의 변화를 잘 볼 수 있고, 미엘린도 잘 염색되기 때문에 널리 이용된다.

(2) 니슬소체 염색법

니슬소체 염색은 니슬소체의 증명뿐만 아니라 세포의 양상을 보여주기 때문에 신경조직에서 통상적으로 사용되는 염색법이다. 니슬과립은 neutral red, methylene blue, azur, pyronin, thionin, toluidine blue, cresyl fast violet과 같은 많은 염료로 염색할 수 있다. 염색액의 pH, 분별시간을 조절하면 니슬소체만 또는 핵과 신경아교세포를 함께 염색할 수 있다. 알코올에 고정한 조직은 특히 thionin 염료에 염색이 잘 되고, 포르말린에 고정한 조직인 경우에는 toluidine blue나 cresyl fast violet 염료에 염색이 잘 된다.

Cresyl fast violet stain for Nissle substances | 실험

① **염색원리:** 니슬소체를 구성하는 RNA성분이 염기성염료인 cresyl fast violet에 정전기 적으로 결합한다. 핵에 염색된 염료의 분별은 95% 알코올로 처리한다.

② **염색과정:** 탈파라핀, 함수, 수세

염색반응	1% cresyl fast violet	20~30분
분 별	95% ethanol	염료가 제거될 때까지

탈수, 투명, canada balsam으로 봉입

③ **염색결과:**

니슬소체	자주빛의 짙은 청색
신경세포	자주빛 청색
핵	자주빛 청색

④ **참 고:** 만약 니슬소체만 증명하려면 0.25% acetic acid로 처리한 후 염색을 시행한다. 파라핀절편의 두께는 일반적인 조직절편의 두께보다 좀 더 두껍게 박절하여 염색한다. 핵산을 증명할 때 사용하는 gallocyanin을 사용해도 니슬소체가 잘 염색된다.

(3) 축삭과 세포질돌기 염색법

중추신경 조직의 축삭과 세포질돌기를 증명하는 몇 가지 염색법이 있다. 이들은 모두 도은법(silver impregnation)을 이용한다. Bielschowsky(1902)의 방법이 오늘날 사용되고 있는 1차적으로 은용액으로 감작시키고 다시 2차적으로 ammonical silver용액으로 도은염색하는 원리의 선구자적 염색법이다. 이후 많은 변법(modification)들이 이 염색법으로부터 개발되었다.

Bielschowsky' s silver stain for axons 실험

① **염색원리:** 신경세포의 돌기가 호은성(argyrophilic)을 보이는 원리를 이용한 염색법이다. 신경세포 돌기에 특이성을 높이기 위해 먼저 silver 용액으로 감작시키고, 2차적으로 ammonical silver 용액과 환원제(formalin)가 혼합된 용액으로 처리하여 은이온의 침착을 더 강하게 하면서 동시에 환원시키는 방법이 특징이다.

② **염색과정:** 탈파라핀, 함수, 수세

1차감작	20% silver nitrate	37℃, 15분
2차감작	ammonical silver	37℃, 10분
헹굼(rinse)	0.1% ammonia 수용액	
환원	ammonical silver + formalin	은이온의 침착을 강하게 해 준다
헹굼(rinse)	0.1% ammonia 수용액	배경염색 감소
현색(toning)	gold chloride	1~2분
정착	5% Sod. thiosulfate	반응하지 않은 금속이온 제거 과정

탈수, 투명, canada balsam으로 봉입

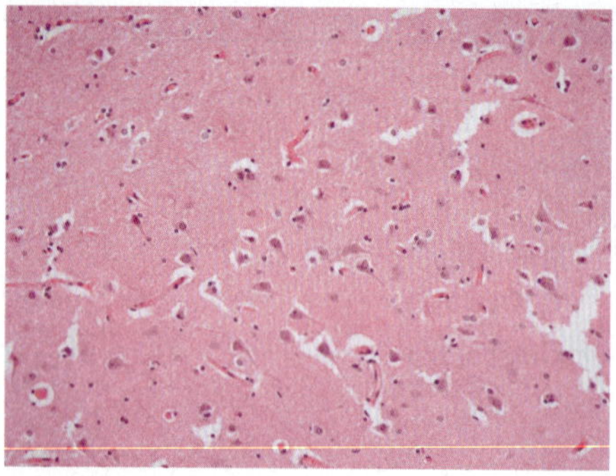

그림 5.6.1 대뇌의 Hematoxylin & Eosin 염색 신경원을 볼 수 있다

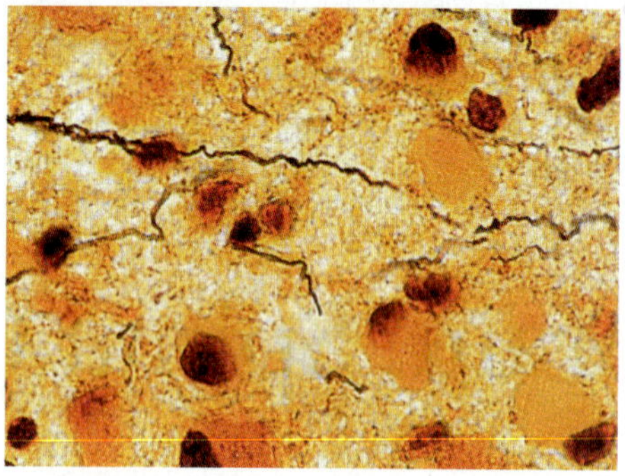

그림 5.6.2 뇌에서 도은법을 이용하는 Bielchowsky 염색 신경섬유와 신경원이 검정으로 염색된다.

③ **염색결과:**

축삭	흑색(black)

④ **참 고:** 염색과정에서 절편을 ammonia water로 처리하는 것은 배경(background)에 염색되는 것을 감소시키기 위한 것이다. ammonical silver 용액을 제조할 때 암모니아의 첨가를 어느 시점에서 멈추는가 하는 점이 매우 중요하다. 일정하게 흔들어 주면서 암모니아를 첨가하는 것이 좋으며, 침전된 과립이 어느 정도 남아 있는 상태에서 중지해야 한다. 마지막에 silver nitrate를 한두 방울 첨가하여 과량의 암모니아를 흡수하는 것이 좋다. 이렇게 만들어진 용액은 당일 사용하고 남은 용액은 가능한 한 빨리 폐기해야 한다.

(4) 말초신경계 조직에서 신경세포돌기 염색

말초신경계 조직에서 신경돌기를 염색할 때는 아교섬유와 세망섬유가 함께 염색될 수 있으므로 이들이 염색되는 것을 억제시키는 것이 중요하다. Palmgren's 염색법은 potassium nitrate를 사용하여 세망섬유에 염색되는 것을 억제한다. Bodian's 염색법은 metallic copper 용액에 silver proteinate(protargol)을 첨가하여 사용한다. Silver proteinate가 축삭에 침윤하는 동안 copper는 silver 이온이 결합조직에 부착되는 것을 감소시키는 역할을 한다. 환원제로 hydroquinone을 사용하여 결과가 매우 섬세하게 나타난다. 단점은 silver proteinate의 구성에 변화가 많기 때문에 신뢰도에 문제가 있다. Helmes 염색법(1943)에서 pyridine이 포함된 boric acid buffer의 사용은 염색에 적절한 pH를 유지하게 하기 위함이다. 면역조직화학적 방법으로 PGP 9.5와 neurofilament protein of 200 KD type과 같은 1차항체를 사용하여 축삭을 정확히 증명할 수 있다.

(5) 변성된 신경섬유(degenerative nerve fibers) 염색법

정상적인 축삭의 염색은 억제하고, 변성된 축삭의 염색성을 높여주는 염색법이 몇 가지 있다 (Glees, 1946; Nauta, 1950; Fink and Heimer, 1967). 대표적인 염색법은 Eager가 1970년에 발표한 염색법으로 포르말린에 고정한 조직을 동결절편하여 uranyl nitrate로 처리하고 ammonical silver 용액으로 침착시킨 다음 알코올을 환원제로 사용하는 방법이다. 그러나 이 염색법은 결과가 불규칙하여 신뢰도에 문제가 있다.

2. 수초(myelin sheath)

수초는 백색의 지질성분으로 중추신경과 말초신경에서 축삭의 주위를 감싸 자극전달의 속도를 조절하고 동시에 절연체로 작용한다. 중추신경에서는 희소돌기아교세포(oligodendrocyte)가 말초신경에서는 슈반세포(Schwann cells)가 수초를 만든다. 각 세포는 축삭을 100겹까지 두껍게 감쌀 수 있다. 화학적으로 수초는 특수한 단백질과 지질, cerebrosides 등으로 구성된다.

정상적인 수초 염색법과 질병으로 인한 병적 수초를 구분하는 특수한 염색법이 있다.

(1) 수초 염색법

지질성분인 수초는 파라핀절편제작 과정에서 대부분 소실되고 남아 있는 성분은 저항성이 있는 proteolipid와 neurokeratin 성분이다. 수초를 증명하는 염색법 중 염료로 Luxol fast blue를 사용하는 염색법을 제외한 나머지 염색법은 매염제를 사용하여 염색한 후 분별하는 원리를 이용하고 있다. 현재 임상에서는 Luxol fast blue를 사용하는 염색법을 가장 많이 이용하고 있으며, 최근에는 면역조직화학적 방법을 더 많이 이용한다.

Kuver and Barrera's Luxol fast blue stain for myelin sheath(1953) 실험

① **염색원리:** Luxol fast blue는 sulfonated copper phthalocyanine 계통에 속한 청색염료로 주로 알코올에 용해된다. 이 염료는 파라핀절편 과정에서 남은 lipoprotein 성분에 염색된다. 염색기전은 lipoprotein의 염기가 염료의 염기로 치환되어 청색을 나타내게 된다.

② **염색과정:** 탈파라핀, 함수, 수세

염색반응	Luxol fast blue 염색액	57~60℃, 16시간
헹굼(rinse)	95% ethanol	과량의 염료 제거
분 별	0.05% lithium carbonate	10초
	70% ethanol	현미경 검경
후 염 색	H&E 염색	염색시간을 짧게

탈수, 투명, canada balsam으로 봉입

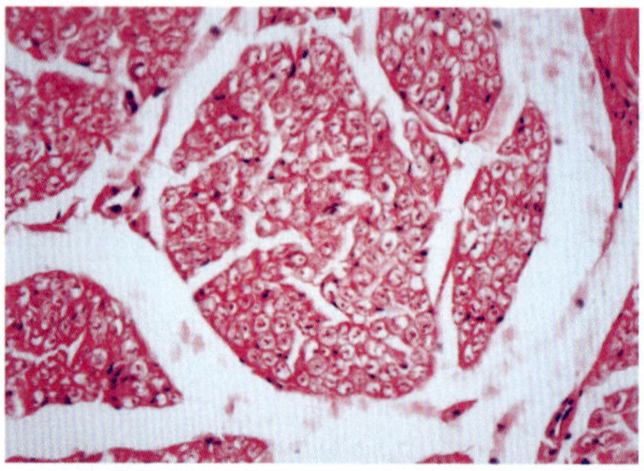

그림 5.6.3 수초의 Hematoxylin & Eosin 사진

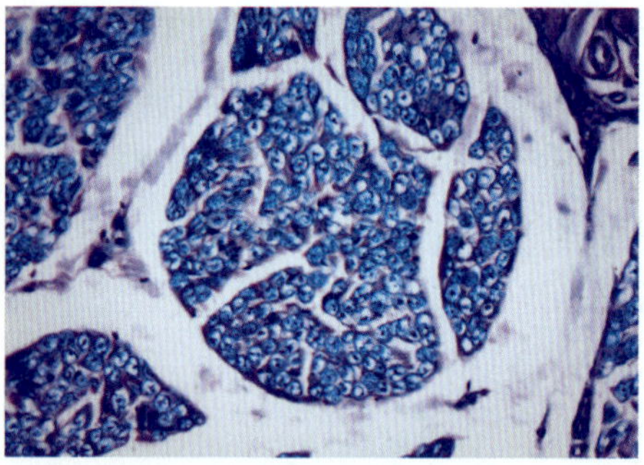

그림 5.6.4 수초를 보기 위한 Luxol fast blue 염색

③ **염색결과:** (그림 5.6.3, 5.6.4)

수초	밝은 청색
핵	적청색
세포질	옅은 적색

④ **참 고:** 원법에는 후염색을 cresyl fast violet을 사용하도록 되어 있으나 보통 H&E염색을 시행한다. 분별과정에서 현미경으로 검경하여 분별이 불충분하면 다시 lithium carbonate와 70% ethanol 과정을 반복하여 분별한다. 이때 과도한 탈색이 되지 않도록 주의해야 한다. S-100 protein을 사용하여 면역조직화학적 염색을 시행하면 수초가 양성으로 나타난다.

(2) 변성된 수초(degenerate myelin) 염색법

신경세포가 죽은 후 축삭과 이를 감싼 수초가 죽는다. 이것은 몇 가지 방법으로 증명할 수 있다.

① **Marchi' s 염색법**: 초기 변성산물(손상 후 10~15일)의 증명
② **Neutral lipid 염색법**: 늦은 변성산물(손상 후 5~6주)의 증명
③ **Weil, Kluver and Barrera 염색법**: 정상적인 수초의 소실을 증명

수초의 소실은 중추신경계의 몇 가지 퇴행성 질환과 경색, multiple sclerosis와 같은 질병에서 일어난다. 따라서 이것을 증명하는 것은 신경병리학적 실무에서 중요하다.

정상상태에서 수초는 극성 인지질(polar phospholipids)의 농도가 높아서 친수성(hydrophilic)이다. 그러나 변성이 일어나면 cholesterol esters를 형성하여 소수성으로 변한다. 정상 수초와 변성된 수초 모두 osmium tetroxide에 염색되어 흑색으로 나타난다. 그러나 pot. chlorate나 dichromate를 먼저 처리하면 정상수초의 osmiophilia가 차단된다. 이것이 Marchi's 염색법의 변성된 수초 증명 원리다. 수초가 유실된 후 변성된 물질은 대식세포에 의해 탐식되는데, 일주일에서 한 달 사이에 완전히 제거되면 정상적인 수초염색에서 염색이 되지 않는다. oil red O와 같은 중성지질 염색법으로 염색하면 이 기간 중 수초의 변성을 증명할 수 있다.

3. 신경아교세포(neuroglia)

신경아교세포는 중추신경계의 지지세포(supporting cells)를 지칭하는 용어다. 뇌실막세포(ependymal cells), 별아교세포(astrocytes), 희소돌기아교세포(oligodendrocytes), 미세아교세포(microglia)의 4종류로 구성된다.

1) 뇌실막세포(ependymal cells)

섬모가 있는 상피세포로 뇌실(ventricles of brain)과 척수의 중앙 통로(central canal) 상피를 구성하고 있다. 이 세포들은 H&E 염색으로도 잘 보인다. 다만 다른 상피세포와 차이점은 기저막을 갖고 있지 않은 점이다. 이 종류의 세포에서 중추신경계의 종양이 발생할 수 있는데, iron hematoxylin 염색이나 PTAH 염색으로 blepharoplasts라고 부르는 cilial basal bodies를 확인하는 것이 진단에 도움이 된다(Rubinstein, 1972). 면역조직화학적 염색에서 뇌실막세포는 glial intermediate filament인 GFAP가 발현되지만 epithelial intermediate filament(cytokeratins)는 존재하지 않는다.

2) 별아교세포(astrocytes)

별아교세포는 여러 개의 세포질돌기를 가진 세포로 이름과 같이 별모양을 하고 있다. H&E 염색으로는 세포의 핵만 염색되고 특수염색을 통해서만 세포 전체 모습을 볼 수 있다. 이 세포는 glial fibrillary acidic protein(GFAP)라고 부르는 섬유성단백질을 갖고 있다. 전통적으로 시행해온 금속침윤법(㉑ Cajal's gold sublimate 염색법)으로 염색하면 별아교세포는 섬유성(fibrous)과 원형질성(protoplasmic)으로 구분할 수 있다. 섬유성 별아교세포는 주로 백질(white matter)에 존재하며, 세포

체는 작고 돌기가 길고 금속침윤 염색에 염색되는 원섬유(fibrils)가 분포한다. 이에 비해 원형질성 별아교세포의 돌기 수는 더 많으나 짧고 굵으며 돌기 내에는 원섬유가 많지 않다. 이런 염색에서 나타나는 원섬유는 GFAP와 동일한 물질이라 생각되며, 일부 별아교세포 돌기의 끝이 작은 혈관벽 주변에 닿아 있는 경우를 흔히 볼 수 있다.

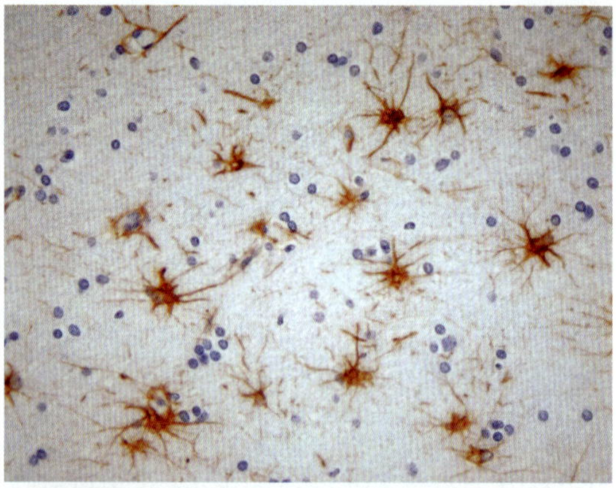

그림 5.6.5 Glial fibrillary acidic protein(GFAP)항체를 이용한 별아교세포 염색

신경병리학에서 별아교세포를 검경하는 것은 매우 중요하다. 별아교세포는 중추신경계에 손상을 받으면 증식하여 손상된 부위의 일부분을 대신하는 기능을 갖고 있다. 이런 현상을 **신경교증**(gliosis)이라 하며, 중추신경계 질병의 진행과정을 판정하는 데 매우 중요하다. 별아교세포는 국소적인 손상이 발생되면 즉각 반응하여 크기와 수가 증가된다. 뇌부종(cerebral edema)에서도 크기가 증가되며, 간질환과 같은 대사 이상에서도 증가한다. 이런 경우에는 특징적으로 세포질이 현저한 분홍색을 띠고 핵이 한쪽으로 치우쳐 위치하며 돌기는 분명히 나타난다. 이런 세포를 반응성 별아교세포(reactive astrocytes)라 부른다.

별아교세포의 염색은 다음과 같은 경우에 시행하게 된다.

(1) 정상적인 별아교세포의 조직학적 증명을 위해 시행

(2) 반응성 별아교세포나 신경교증의 진단을 위해 시행

(3) 종양의 원인이 별아교세포의 증식 때문인지를 확인하기 위해 시행

(1) 별아교세포 (astrocytes) 염색법

정상적인 별아교세포는 Cajal's gold sublimate 염색을 시행하면 별아교세포의 돌기를 섬세하게 볼 수 있다. 또한 반응성 별아교세포의 증명도 가능하다. 신경교증을 증명하기 위해서는 보통 Holzer' s 염색법이나 Hortega' s lithium carbonate 염색법이 사용된다. 그러나 반응성 별아교세포는 PTAH 염색에서 풍부한 신경원섬유가 염색되기 때문에 증명이 가능하다. 단지 PTAH 염색에서는 회색질(grey matter)내의 별아교세포와 수초가 소실된 부위에 있는 별아교세포에만 제한적으로 염색된다. 정상적인 별아교세포는 약하게 염색된다. 종양이 별아교세포에서 기원한 것인지 확인하기 위해서 최근에는 면역조직화학적으로 GFAP 염색이 매우 유용하게 이용된다. 그러나 GFAP는 별아교세포에만 특이적인 것이 아니며, ependymoma, 일부 oligodenroglial tumor, choroid plexus 병소도 염색되므로 세포의 형태를 참작하여 신중하게 진단되어야 한다.

Mallory and Parker's PTAH stain for astrocytes(1937) 실험

① **염색원리:** 반응성 별아교세포에는 신경원섬유(neurofibrils)가 풍부하게 존재하며, 이 물질이 PTAH 염색액에 잘 착색되는 것을 이용한 염색법이다.

② **염색과정:** 탈파라핀, 함수, 수세

매염과정	Zenker 고정액	56℃, 1시간
수은색소제거	Lugol's Iodine	
	95% ethanol	
산 화	1% Pot. permangante	5분
환 원	5% oxalic acid	과량의 산화제 제거
염 색	PTAH 염색액	실온, 12~24시간

탈수, 투명, canada balsam으로 봉입

③ **염색결과:**

원섬유	청색
핵	청색
수초	청색
신경세포	분홍색

④ **참 고:** Zenker 고정액과 같은 mercuric chloride가 포함된 고정액으로 매염시키면 신경아교세포의 신경원섬유의 염색성이 증가된다.

Cajal's gold sublimate stain for astrocytes(1913) 실험

① **염색원리:** 정확한 염색기전이 아직 밝혀지지 않은 경험에 의한 염색법이다. Gold bath 내의 mercuric chloride가 이 염색과정에서는 중요하다. 절편은 gold chloride에 의해 확산되는 형식으로 발색된다. 그러나 mercuric chloride를 첨가하면 별아교세포가 특별히 aurophilic하게 착색된다.

② **염색과정:** formalin ammonium bromide에 고정, 동결절편, 20㎛

수 세	증류수	수 차례 시행
반 응	1% gold chloride Mercuric chloride AR	실온, 4~6시간
정 착	5% Sod. thiosulfate	5분

딜수, 투명, canada balsam으로 봉입

③ **염색결과:**

별아교세포	갈색~흑갈색
적혈구	흑갈색

④ **참 고:** 실온에서 침투시키면 갈색을 나타내고, 반응온도를 높이면 흑갈색을 나타낸다. 온도를 약간 올리면 반응시간을 줄일 수 있으며, 반응온도가 12℃ 이하가 되면 반응이 일어나지 않는다. 반응정도를 현미경으로 검경하면서 적절한 시기에 반응을 중지시켜야 한다.

3) 희소돌기아교세포(oligodendrocytes)

이 세포는 중추신경의 백질에서 수초(myelin sheath)를 형성하는 세포다. 세포 하나가 보통 수많은 신경세포의 축삭에 수초를 형성한다. 회색질에서도 볼 수 있지만 주로 신경세포를 지지하는 기능을 수행하는 것으로 추정하고 있다.

hematoxylin & eosin 염색이나 니슬소체를 보기 위한 염색에서도 희소돌기아교세포는 핵이 작고(7μm) 둥근 형태를 하고 있어서 쉽게 구분된다. 세포질은 주위 조직으로 인해 분명하게 구분되지 않으나 포르말린에 고정하여 처리한 파라핀절편에서는 핵 주위에 인위적 산물인 halo가 나타난다.

이 세포의 증명은 보통 해부 · 조직학적 연구목적으로만 시행되며 주로 금속침윤법을 사용한다. Penfield's silver carbonate 염색법은 포르말린에 고정한 조직을 동결절편하여 시행하며 세포의 돌기를 잘 검경할 수 있다. 부검조직인 경우에는 세포가 자가융해를 일으켜 돌기가 잘 나타나지 않는다. Weil and Davenport's 염색법은 파라핀절편에서 시행할 수 있으나 결과는 좋지 않다. 면역조직화학적으로 galactocerebroside, myelin basic protein, carbonic-anhydrase-c 등의 1차항체를 사용하여 증명한다. 그러나 희소돌기아교세포에서 발생한 종양은 이런 항체에 반응하지 않는다.

4) 미세아교세포(microglia)

이 세포는 중추신경계에 존재하는 단핵성 탐식세포 계통의 세포로 건강한 상태에서는 형태가 분명하지 않으며, Hematoxylin & Eosin 염색에서 호중성인 막대 형태의 작은 핵을 볼 수 있다. 이 세포가 어디에서 유래하는가에 대해 많은 논쟁이 있었으나 최근 연구에 의하면 중추신경계 발생 초기에 단핵구로부터 유래된 세포가 중추신경에 유입된 것이라는 이론이 가장 유력하게 받아들여지고 있다 (Perry 등 1985).

미세아교세포는 위치가 고착돼 있는 세포와 유동적인 세포로 구분된다. 위치가 한곳에 고착된 세포는 돌기가 있으며 운동성이 없다. 유동적인 세포는 혈액의 단핵구로부터 유래된 세포로 추정되며 중추신경계 질환시 일종의 염증과정에서 유입되며 이런 특징을 나타내기 위해 이 세포를 아메바성, 탐식성, 반응성 미세아교세포라고도 한다. 2종류의 세포 모두 면역조직화학적 염색법으로 leucocyte common antigen(LCA)를 시행하면 양성으로 나타난다. 그러나 건강한 뇌조직에서는 염색성이 약하게 나타난다.

Penfield's silver carbonate stain for oligodendrocyte(1928) 실험

① **염색원리:** 정확한 염색기전은 알려져 있지 않다.

② **염색과정:** formalin ammonium bromide에 고정, 동결절편, 20μm

수 세	증류수	3~4회
전처리	5% Sod. carbonate	1시간
반 응	silver carbonate 용액	3~5분
환 원	1% formalin	
조 색	gold chloride	
정 착	Sod. thiosulfate	2분

탈수, 투명, canada balsam으로 봉입

③ **염색결과:**

희소돌기아교세포	짙은 회색
미세아교세포	짙은 회색

④ **참 고:** 고정이 충분히 잘 되어야 염색결과가 좋으며, 병적인 상태의 세포가 더욱 금속이온의 침투가 잘 된다. 금속이온의 침투시간을 길게하면 별아교세포도 약하게 염색된다. 희소돌기아교세포와 미세아교세포는 형태의 차이로 구분해야 한다.

Understanding Diagnostic Histochemistry

핵산과 기타 특수염색

7장

학습목표

1. 핵산염색의 병리조직학적 의의를 이해한다.
2. Feulgen reaction의 염색원리를 공부한다.
3. DNA와 RNA의 세포 내 분포를 조사한다.
4. Feulgen reaction을 위한 조직의 고정과 가수분해 방법에 대해 설명한다.
5. MGP 염색의 원리를 설명한다.
6. MGP 염색의 특성과 염색결과를 조사한다..
7. 유전분의 특성과 질병과의 관계를 조사한다.
8. 유전분 분류방법을 이해한다.
9. Alkaline congo red 염색법의 원리와 특징을 공부한다.
10. 유전분의 변색성이 다른 변색성과 다른점을 조사한다.
11. 비만세포의 형태학적 특징과 질병과의 관계를 조사한다.
12. 비만세포 증명법의 종류를 열거한다.
13. 은환원성과 호은성세포의 차이점과 특징을 조사한다.

1. 핵산(nucleic acids)

1) 핵산의 화학적 특성과 구조

세포의 핵 속에 있는 핵산(nucleic acid)은 '인산기(phosphate, PO_4^-)-당(sugar)-인산기-당' 과 같은 방식의 반복적 구조를 가지고 있는 거대분자 화합물로서 각각의 당에는 염기가 결합되어 있다(그림 5.7.1).

핵산이라는 명칭은 분자구조가 밝혀지기 전 초창기 연구자들이 세포의 핵 속에 있는 산성 물질이라는 의미에서 비롯되었으며 단백질의 아미노산 서열의 결정에 관여한다. 핵산에는 DNA(deoxyribonucleic acid)와 RNA(ribonucleic acid) 2종류가 있으며 뉴클레오티드(nucleotide)라고 하는 화학적 단위체

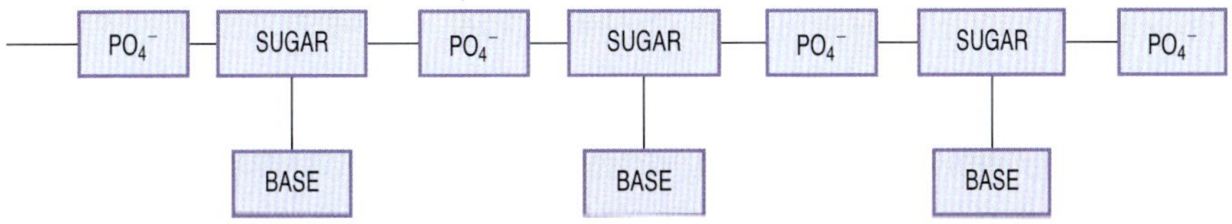

그림 5.7.1 핵산의 구조

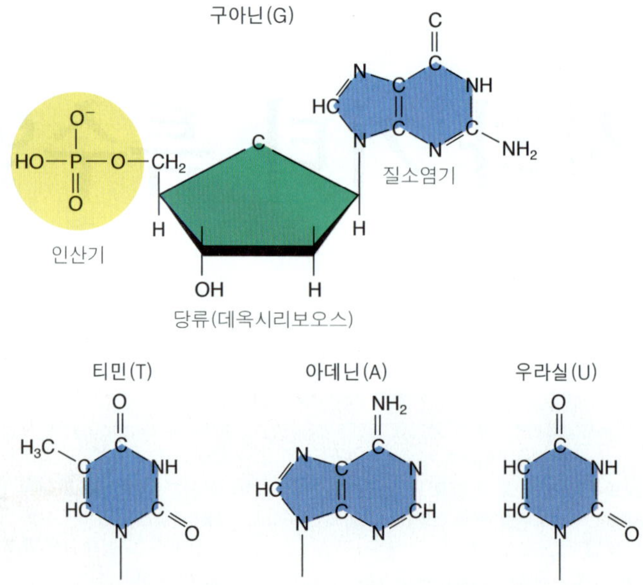

그림 5.7.2 뉴클레오티드의 구조. 뉴클레오티드는 당류(리보오스 또는 데옥시리보오스), 인염기, 질소 염기로 구성되어 있다.

(단량체, monomer)가 사슬처럼 길게 연결된 중합체이다. 뉴클레오티드는 오탄당(5-carbon sugar), 인산염기, 그리고 질소성염기로 구성되어 있다(그림 5.7.2). 핵산 중 DNA에 있는 오탄당은 디옥시리보오스(deoxyribose; 산소원자가 하나도 없는 당)이고 RNA의 오탄당은 리보오스(ribose)이다. 질소염기에는 아데닌(adenine; A), 구아닌(guanine; G), 시토신(cytosine; C), 티민(thymine; T)이 있다. DNA는 A, C, G, T 염기로 구성되고 RNA는 A, C, G, U 염기로 구성되어 있다. DNA 중합체는 이중나선이고 오탄당과 인산이 서로 교대로 연결되어 2개의 축을 형성하고 그 축을 연결하는 나선형 계단 모양을 하고 있다(그림 5.7.3).

한편 핵산의 구성 성분인 뉴클레오티드가 여러 개 연결된 것을 폴리뉴클레오티드(polynucleotide)라고 한다(그림 5.7.4). 폴리뉴클레오티드를 구성하고 있는 각 뉴클레오티드는 어떤 위치에서도 볼 수 있으며 길이는 매우 길어질 수 있다. 그러므로 가능한 폴리뉴클레오티드 배열의 수는 대단히 많다. 그림 5.7.4의 폴리뉴클레오티드를 확대해 보면 각 뉴클레오티드는 당, 질소성염기, 인산염 세 가지 성분으로 구성되어 있는 것을 알 수 있다. 한 뉴클레오티드의 당은 다음 뉴클레오티드의 인산염과 공유결합으로 연결되어 당-인산염 골격(sugar-phosphate backbone)을 만들고 계속적인 결합을 할 수 있다. 질산 염기는 이 골격을 따라 부속물처럼 배열되어 있다. 각 뉴클레오티드를 더욱 자세히 관찰해 보면 세 가지 구성성분의 화학적 구조를 알 수 있다(그림 5.7.4). 인산원자(P)를 중앙에 가지고 있는 인산염은 핵산에서 산성의 원인이 된다(인산염은 수소 이온 H^+를 잃고 산소 원자에 음전하를 띠게 한다). 당은 5개의 탄소 원자를 가지고 있는데 이 중 4개는 고리구조이며 이 중에서 하나는 고리 위쪽으로 돌출되어 있고 산소 원자를 포함하고 있다. 인산염은 산성인데 비해 질소성염기는 염기성이다. 긴 DNA 뉴클레오티드의 서열은 RNA 전사와 폴리펩티드 합성에 필요한 유전 정보를 간직하고 있다. 3개의 염기가 한 특정 아미노산을 만드는 암호로서 쓰이는데 이를 유전암호(genetic code)라고 한다. 하나의 폴리펩티드를 만드는 유전암호의 서열을 유전자(gene)라 한다. 따라서 DNA는 유전 물질이다.

DNA는 서로 상반되고 상보적인 두 가닥으로 존재한다. 두 가닥은 염기 사이에 특정 수소결합으로 연결되는데, 즉 A와 T, C와 G 간에 수소결합을 이루고 있다. 한 가닥의 특정 위치에 있는 A는 상보적인 다른 가닥의 T와 결합한다. 이와 같은 특성 때문에 DNA의 한 가닥은 다른 가닥의 유전 정보를 가지며, 결국 DNA 분자의 복제를 가능하게 만든다.

RNA도 매우 중요하다. 단일 가닥의 구조로 되어 있는 RNA는 여러 다른 모양을 형성할 수 있기 때문에 다양한 기능을 한다(그림 5.7.4). RNA는 DNA 보다 느슨하고 성긴 구조를 하고 있다.

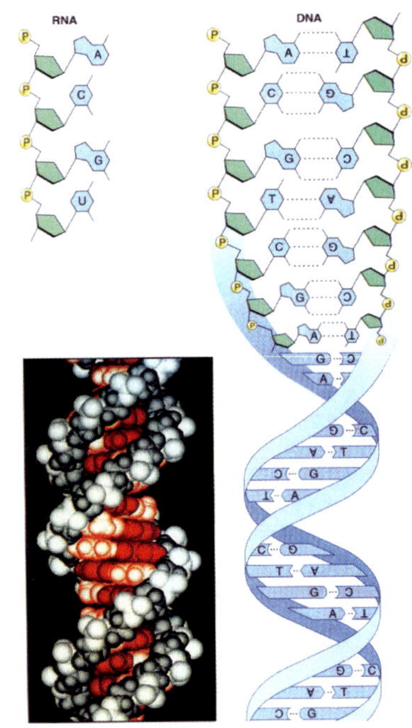

그림 5.7.3 DNA의 구조 : DNA의 단위체는 뉴클레오티드로서 염기(A,C,G,T), 당(데옥시리보오스), 인산염기로 구성되어 있다. 상보적 염기들이 끌어당길 때 뉴클레오티드 쌍이 형성되고, A와 T, C와 G가 서로 상보적으로 결합한다. DNA 분자는 이중나선의 가닥으로서 각 가닥은 서로 반대 방향으로 위치한다. RNA는 일반적으로 단일가닥이고, DNA의 경우와 다른 당(리보오스)과 다른 염기(티민 대신에 우라실)를 갖는다.

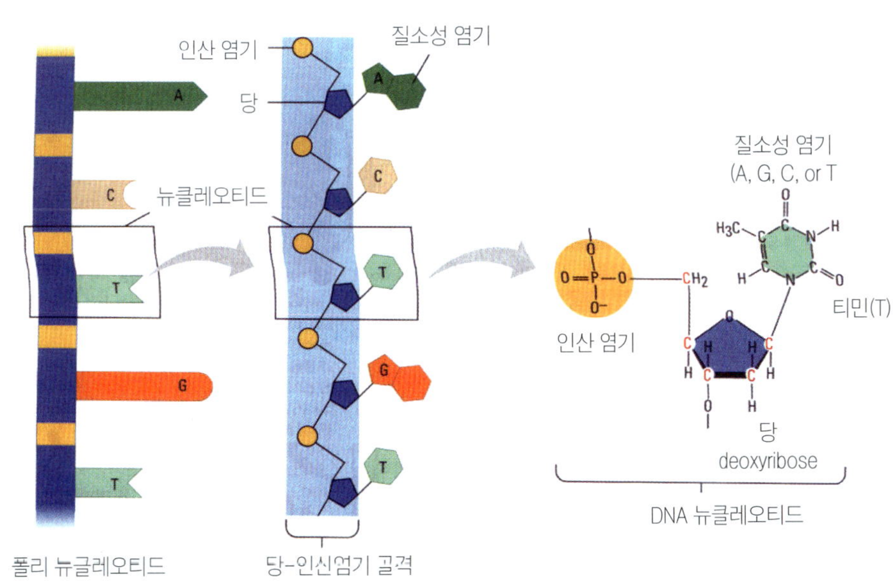

그림 5.7.4 DNA 폴리뉴클레오티드의 구조

핵산은 가수분해에 의해 인산기 그룹, 당, 질소성염기 성분으로 분류된다. 핵산의 증명은 인산기 그룹과 염료(dye) 간의 혹은 알데하이드(aldehyde) 생성물(sugar deoxyribose로부터 추출)과 염료 간의 반응에 의존적이다. 그러나 현재 질소성 염기는 조직화학적 방법으로 응용되지 않고 있다.

2) DNA 증명법

조직절편에서 DNA를 증명하기 위한 염색법으로는 포일겐 반응(Feulgen reaction), MGP stain, 형광염색법, gallocyanin chrom alum method, *in situ* hybridization 방법 등이 있다. 포일겐 반응은 DNA에 함유된 데옥시리보오스를 증명하는 방법이고, MGP 염색법은 산성 pH에서 염기성염료인 methyl green이 DNA의 인산기와 결합하는 원리를 이용하는 염색법이다. acridine orange를 이용한 형광법은 전술한 두 가지 방법보다 신뢰성이 떨어진다. Gallocyanin chrom alum 방법은 두 가지 핵산을 분리하지 않으며 적절한 추출기법을 사용해야 한다. *In situ* hybridization법은 가장 민감하고 결정적인 DNA 증명 방법이다.

Feulgen reaction for DNA(Feulgen & Rossenbeck, 1924) 실험

① **염색원리:** 1M HCl을 사용하여 60℃에서 가수분해시키면 purine-deoxyribose 결합이 분해되면서 aldehyde기가 생성된다. 생성된 aldehyde기를 무색의 Schiff 시약으로 반응시키면 적색 혹은 적자색으로 염색된다. 가수분해 과정에서 RNA 내의 ribose-purine 결합은 분해되지 않으므로 RNA는 염색되지 않는다.

② **염색과정:** 탈파라핀, 함수, 수세

산 화	1M HCl 용액	60℃, 8분
수 세	증류수	잠시 처리
발 색	Schiff 시약	45분
수 세	흐르는 물	10분
배경염색	1% light green염색액	2분

탈수, 투명, canada balsam 봉입

③ **염색결과:**

DNA	진한 적색
세포질	초록

④ **참 고:** 포일겐 반응에서 가장 중요한 과정은 산화(가수분해) 시간이며 사용된 고정액의 종류에 따라 처리시간이 다르다 (표 5.7.1). 산화 시간이 너무 짧거나 길 경우 반응이 제대로 일어나지 않으므로

주의해야 한다. 1M HCl 용액은 사용 전 반드시 미리 60℃로 가온해 두어야 한다. 산화 시간이 적절했는데도 염색이 약하면 Schiff 시약의 사용여부를 점검해야 한다.

포일겐 반응은 디옥시리보오스 증명을 위해 1924년 Feulgen과 Rossenbeck가 개발한 표준기법이다. 만일 조직절편에 알데하이드기가 이미 존재할 경우 위양성 반응을 일으킬 수 있다. 그러나 염색 전 sodium borohydride로 조직절편을 처리하면 알데히드기를 제거할 수 있다. 이런 처리는 glutaraldehyde로 고정한 조직일 경우 꼭 필요하다(Kasten and Lala, 1975).

또한 Bouin 고정액과 산성탈회액은 핵산을 지나치게 가수분해시켜 포일겐 반응에 의한 염색력을 상실시킨다. 따라서 핵산염색시 피크르산(picric acid)이 포함된 고정액은 피해야 하고 탈회가 필요할 경우 산성 탈회액보다는 킬레이트 탈회액이 더 바람직하다.

포일겐 반응의 염색의 강도는 DNA 농도에 비례적이다. 병리학분야에서 포일겐 반응의 유용성은 악성종양에 있어 비정상적으로 DNA 양을 함유하고 있는 세포의 정량적 측정이다(Motherby 등, 1998). 어떤 악성 림프종(malignant lymphoma)에서 암세포의 DNA 양과 종양의 예후 사이에 음의 상관 관계가 있다(Vuckovic 등, 1990). 최근 DNA의 형태학적 및 양적 이상과 악성종양 간의 밀접한 상호관련성이 입증되면서 여러 가지 악성 종양의 병리학적 진단에 핵산의 증명이 요구되고 있다. 또한 형질세포 종양의 진단과 림프구와 형질세포를 구분하기 위한 목적으로도 핵산의 증명이 필요하다.

표. 5.7.1 고정액에 따른 60℃의 1.0 M HCl에서의 최적가수분해 시간

고정액	시간(분)
Bouin	사용불가
Carnoy	8
Formaldehyde vapor	30~60
Formalin	8
Regaud	14
Susa	18
Zenker	5

3) DNA와 RNA 증명법

DNA뿐만 아니라 RNA도 증명할 수 있는 MGP염색법이 1899년 Pappenheim에 의해 최초로 기술되었고 수 년 뒤인 1902년 Unna에 의해 변형 발전되었다.

methyl green-pyronin(MG-P) stain for nucleic acids (Pappenheim, 1899; Unna, 1902; Bancroft & Cook, 1994) 실험

① **염색원리:** methyl green은 염기성염료로 약산성 pH에서 DNA의 인산기에 특이적으로 결합하지만 RNA에 대한 pyronine의 염색은 비특이적이다. 그러나 두 염료의 농도와 염색액의 pH를 잘 조

절하면 pyronine은 어떤 조건 하에서 RNA와 특이적으로 반응한다.

② **염색과정:** 탈파라핀, 함수, 수세

감 작	pH 4.8 acetate buffer	
염 색	MGP 염색액	25분
헹 굼	pH 4.8 acetate buffer	

탈수, 투명, canada balsam 봉입

③ **염색결과:** (그림 5.7.6)

DNA	초록색
RNA	적색

④ **참 고:** MGP 염색은 2개의 양이온 염료(cationic dye)를 조절된 농도와 pH에서 동시에 적용하는 방식이다. DNA는 methyl green에 청녹색(bluish green)으로, RNA는 pyronine에 분홍 또는 적색으로 각각 염색된다. 이러한 염색성의 차이는 methyl green의 DNA 이중나선 구조의 인산기에 대한 $-NH_2$ 그룹의 공간적 친화력 때문이다. 즉, 큰 프로펠러 형태의 양이온(propeller-shaped cation)인 methyl green(그림 5.7.5)이 DNA 나선의 바깥쪽에 위치한 인산기에 정전기적으로 끌리게 된다. DNA의 당과 핵단백질에 대한 비이온성 결합은 특정 부위에 염료를 고정시키는 데 도움을 준다.

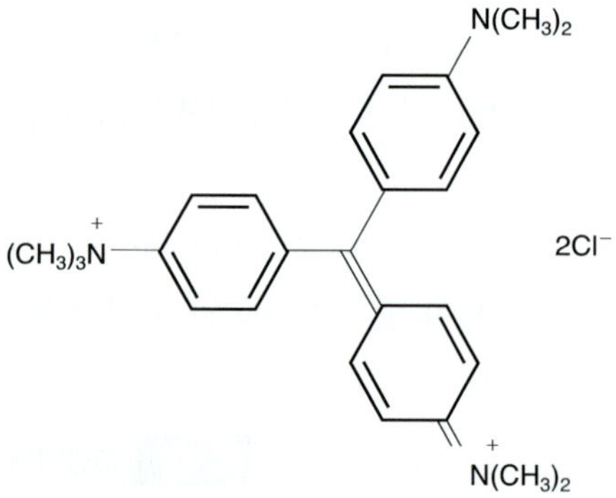

그림 5.7.5 Methyl green의 화학구조

pyronine 염료는 2차원적 평면구조(그림 5.7.6)를 하고 있어서 핵산의 염기쌍(base pairs) 사이에 삽입되는 것으로 추정된다. pyronine은 DNA의 이중나선 구조의 공간에 대한 친화력이 없어 DNA에 들어갈 수 없는데, 이는 이중나선의 바깥쪽에 결합된 methyl green에 의해 pyronine의 이온이 배제되기

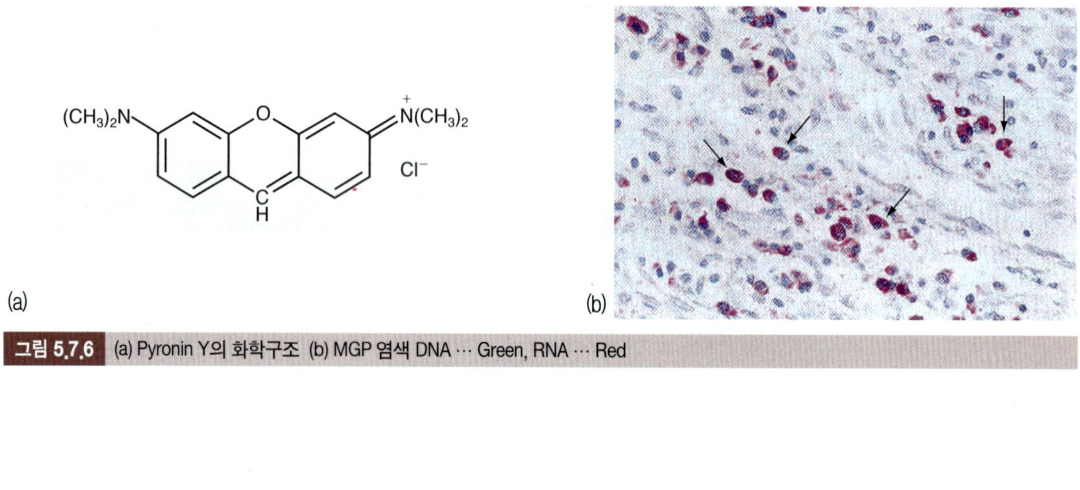

그림 5.7.6 (a) Pyronin Y의 화학구조 (b) MGP 염색 DNA … Green, RNA … Red

때문이다. 한편 RNA의 구조는 DNA에 비해 상대적으로 더 느슨하게 열려 있어서 pyronine 염료가 쉽게 들어 갈 수 있는데, 염료 이온이 RNA의 염기쌍 사이에 단단히 결합되며 인산염 음이온(phosphate anions)을 중화시키고 끼어 들 수 없는 methyl green을 배제시킨다.

pyronine은 음전하를 띠고 있는 조직성분을 적색으로 염색시키기 때문에 RNA뿐만 아니라 산성점액성분(acid mucins), 연골도 함께 염색될 수 있다. MGP 염색법은 염색액의 pH 도 매우 중요하다. 따라서 물로 수세하는 것은 피하고 93% 알코올에서 탈수함으로써 핵이 보다 짙은 초록으로 염색되는 효과가 있다. 그러나 Elias(1969년)는 얼음 냉수로 먼저 수세한 후 tertiary butanol로 감별해줌으로써 더 좋은 결과를 얻을 수 있다고 주장하였다.

MGP 염색은 특히 형질세포 증명에 매우 유용하다. 핵의 염색질은 응축되어 핵막에 인접하여 규칙적으로 배열되어 청록색의 마차바퀴(cartwheel) 모양으로 나타나며 RNA가 있는 핵소체와 리보솜(rRNA와 단백질로 구성된 입자)이 붙어 있는 조면내형질세망(rough endoplasmic reticulum; rER)은 적색으로 염색된다. 면역글로불린을 합성하는 형질세포는 조면내형질세망이 잘 발달되어 염색상이 매우 진하므로 다른 세포와의 감별이 용이하다.

methyl green 염료는 methyl violet이 소량 들어 있어 chloroform으로 추출하여 사용해야 한다. methyl green 수용액을 separating funnel에 넣은 후 chloroform을 동량 혼합하여 무색이 될 때까지 2~3회 추출과정을 실시하면 methyl violet을 제거할 수 있다.

Gallocyanin-chrome alum stain for nucleic acids(Einarson, 1932, 1951) 실험

① **염색원리:** 이 방법은 고정액의 제한이 적으며 염색과정이 간단하고 감별과정이 필요 없는 것이 장점이다. 산성 pH의 gallocyanin이 핵산의 phosphoric acid와 결합하는 것을 이용한 염색법이다. 이 염색법은 DNA와 RNA 둘 다 동일한 색깔로 염색되므로 각각의 구별이 필요한 경우 추출법을 사용해야 한다.

② **염색과정:** 탈파라핀, 함수, 수세

염 색	Gallocyanin-chrome alum 염색액	18~48시간
수 세	흐르는 물	

탈수, 투명, canada balsam 봉입

③ **염색결과:**

핵산	청색

④ **참 고:** 염색액의 제조는 chrome alum을 증류수에 녹인 후 gallocyanin을 첨가하고 끓을 때까지 용액을 서서히 가열한다(5분 정도면 가능). 용액이 다 끓으면 실온까지 식힌 후 증류수로 용액이 100ml가 되도록 조절한다. 사용 전에 여과한다.

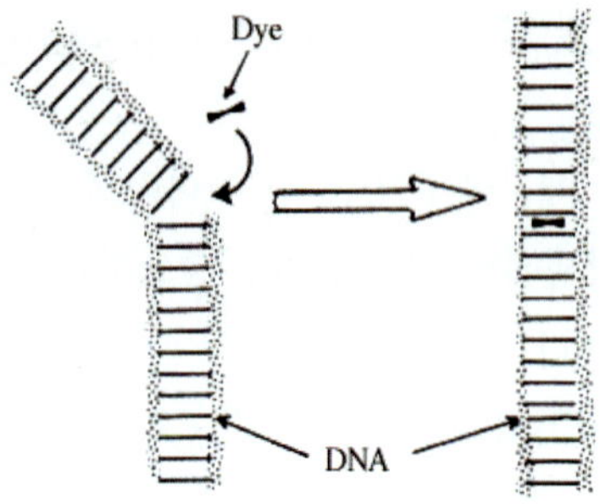

그림 5.7.7 DNA helix의 일시적 휨현상(bending): DNA의 나선구조가 일시적으로 휨으로써 planar dye나 fluorochrome ion의 유입을 허용하여 center의 염기쌍(base pairs) 사이에 삽입된다.

4) 형광 염색법

핵산 증명을 위한 형광 염색법에는 여러 종류가 있다. 형광염색에 사용되는 대표적인 염료에는 acridine orange, ethidium bromide, propidium iodide가 있다. 이런 염료들의 DNA 에 삽입되는 기전은 나선구조(helix)의 일시적 열림에 의해 가능하며 이러한 일시적 개방으로 인해 색채분자와 형광분자가 DNA 속으로 유입된다(그림 5.7.7). DNA의 이러한 일시적 개방은 나선구조의 풀림 현상이 아니고 DNA의 특정 부위의 접힘성 휨현상(hinge-like bending) 때문이다(Sobell 등, 1977).

형광의 효율은 염료가 핵산에 결합함으로써 증가하며 간혹 방출되는 빛의 색에 변화가 일어나기도 한다(Morthland 등, 1954; Burns, 1972; Hilwig and Gropp, 1972). DNA와 RNA의 구분은 서로 다른 색에 의해 가능하며(Bertalanffy and Bickis, 1956), 또는 선택적으로 원하는 염색 쪽으로 염색액의 pH를 조절해줌으로써(Hilwig and Gropp, 1957) 가능하다. 대개 염료들은 DNA의 경우 adenine-thymine 염기쌍에, RNA의 경우 adenine-uracil 염기쌍에 결합되며 이러한 염료들의 삽입(intercalation)은 형광반응을 크게 증가시킨다(Dapuscinski, 1990). 임상적으로 가장 많이 이용되는 방법은 acridine orange 염색법(Berta lanffy & Nagy, 1962)으로 DNA는 황녹색(yellow-green)형광으로 RNA는 적색 형광으로 각각 염색된다(그림 5.7.8). 그러나 이 방법에 의한 염색결과는 영구보관이 불가능하며 포르말린 용액으로 고정한 조직에는 시행할 수 없다. 따라서 이 방법은 세포학 검사(㉑ 자궁경부 도말표본을 이용한 암세포 동정)와 알코올 고정 조직에는 유용하게 적용할 수 있다.

5) 핵산 추출법

검체 내 핵산(DNA와 RNA)의 존재를 좀 더 정확히 증명하기 위한 방법으로 핵산 추출법을 이용할 수 있다. 핵산 추출법에는 크게 특정 효소를 이용한 효소소화법과 강산을 이용한 화학적 추출법 두 가지로 나눌 수 있다. 그러나 일반적으로 특이성 높은 효소 추출법이 많이 이용된다.

조직절편의 핵산을 선택적으로 제거하기 위해 췌장으로부터 분리한 deoxyribonuclease (DNase)와 ribonuclease(RNase)를 이용할 수 있다. 산(acid)을 이용한 화학적 추출법은 효소 추출법보다 비용이 저렴하나 특이성이 낮다. 산을 이용한 화학적 추출법은 핵산의 당과 염기 사이의 결합과 당과 인산 간의 결합에 대한 산성용액의 가수분해 촉매반응에 근거하고 있다. 삼염화초산(trichloroacetic acid)으로

80℃에서 15분간 처리하면 DNA와 RNA가 모두 추출된다. 그러나 과염소산(perchloric acid)은 10% 수용액으로 4℃에서 하룻밤 동안 처리하면 RNA만 추출되고, 5% 수용액으로 60℃에서 30분간 반응시키면 RNA와 DNA가 모두 추출된다. RNA의 인산염-에스터 결합(phosphate-ester bond)은 DNA의 그것보다 가수분해에 대해 더 불안정하다. 포일겐 반응의 경우 가온된 1M HCl 용액으로 조직을 처리할 때도 역시 RNA의 추출이 가능하다. 과염소산에 의한 RNA의 추출은 DNA의 purine과 pyrimidine 염기 역시 추출시켜 Schiff시약에 DNA가 염색되게 한다.

● acridine orange

신선한 조직절편이나 세포도말 표본에서 DNA를 증명하는 방법이다. 이는 이온결합이나 또 다른 결합력에 의해 세포내 핵산과 결합한다. acridine 분자의 두께가 한 염기쌍의 두께와 비슷하고 한 쌍의 두 염기는 일반적으로 접촉하고 있기 때문에 acridine 한 분자가 끼어들면 한 염기쌍의 두께와 같은 거리만큼 인접 염기쌍을 띠어 놓는 결과가 된다.

염색결과는 형광 현미경을 이용해 검경한다. 자외선(파장: 350~400nm)을 쪼이면 DNA는 녹색형광 RNA는 적색형광을 나타낸다. 자궁경부 도말표본에서 암세포를 동정하는데 사용한다.

acridine orange가 결합할 때 사용하는 완충액의 pH에 따라 핵 또는 세포질의 형광을 더 강하게 조절할 수 있다. 암 세포에서는 일반적으로 핵의 DNA양이 증가하고 단백질의 활성이 활발해짐에 따라 세포질과 핵소체으 RNA양이 증가된다. pH6 완충액을 사용하여 염색하면 acridine orange는 세포질내의 RNA와 강하게 결합하여 광택이 있는 적색의 세포질 형광이 명백하게 된다.(그림 5.7.8.)

pH3.8에서 염색하면 acridine orange는 핵내의 DNA와 강하게 결합하여 녹색 내지 황녹색의 형광이 강하게 된다.

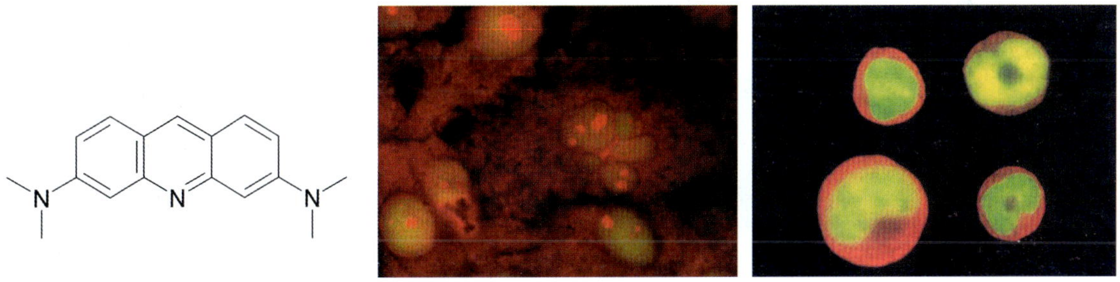

(a) (b) (c)

그림 5.7.8
(a) acridine orange 분자구조식
(a) 홍역virus를 감염기킨 vero cell(monkey kidney cell line으로 vaccine을 만들 때 사용)에서 acridine orange염색
DNA .... Green RNA .... Red Collagen figber .... Green
(b) Rat의 bone marrow cell에서 acridine orange 염색
DNA .... Green RNA .... Red

● EtBr

DNA 전기영동시 DNA를 눈으로 확인하기 위해 첨가. EtBr분자가 DNA의 당과 nucleotide 사이에

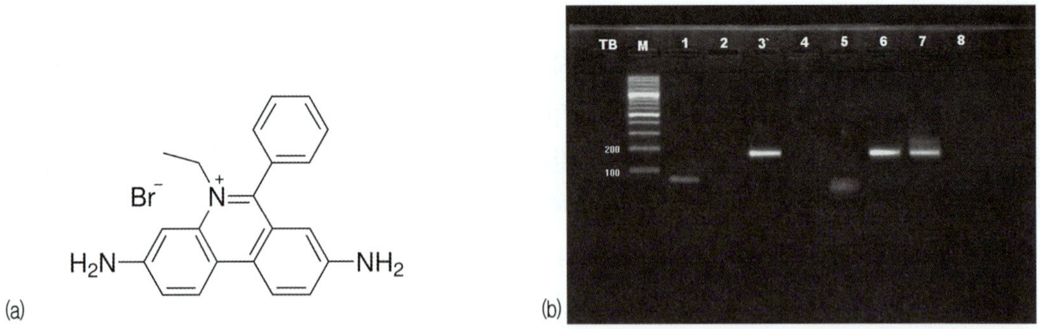

그림 5.7.9 (a) EtBr 분자구조식 (b) 전기영동시 EtBr염색

존재하는 수소결합에 끼어 들어간다. EtBr은 자외선(UV, 파장:590nm)를 받으면 오렌지색 형광을 냄으로 이것으로 DNA의 양과 존재유무를 알 수 있다. EtBr은 독성물질로써 사용시 주의해야 한다.

● Hoechst 33258

형광염색체인 Hoechst는 세포막을 통과할 수 있으며 minor groove DNA strain에 결합하여 푸른색의 형광을 나타낸다. wide-spectrum of-sequence dependent DNA친화력을 보이면서 나타나고 충분한 강도로 poly(A-T)와 결합하며 이것들은 여러 DNA intercalators와 친화될 수 있다. 세포 주기, 세포 자멸사 연구등을 포함하는 많은 세포에 적용된다.(그림 5.6.10)

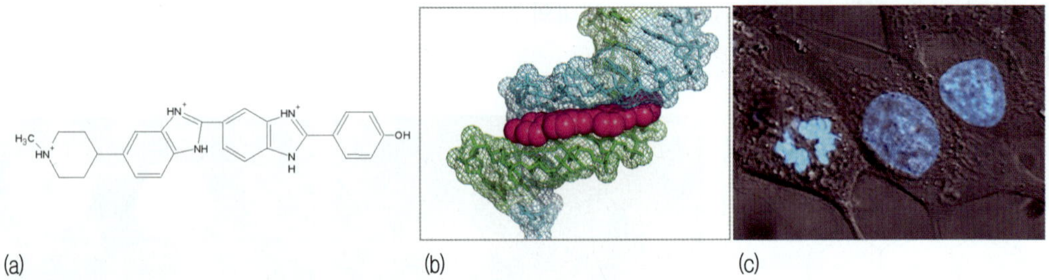

그림 5.7.10 (a) Hoechst 33258의 분자구조식 (b) Hoechst 33258가DNA의 minor groove에 삽입된 모습
(c) Hela cell에서의 Hoechst염색

2. 유전분(amyloid)

유전분이란 어떤 병적인 상태에서 조직 내에 침착되는 물질로 건강한 상태에서는 볼 수 없는 물질이며, 유전분이 조직 내에 침착되는 질병을 유전분증(amyloidosis)이라 한다. 유전분증은 서양에 비해 한국에서는 매우 드문 질병이지만 최근에는 노인성 치매와 관련하여 많은 관심을 갖고 연구되고 있다.

유전분이란 용어에서 알 수 있듯이 발견 초기에는 이 물질이 전분(starch)과 유사한 탄수화물 계통으로 생각하였으나 최근 연구에 의하면 단백질 계통으로 밝혀졌다. 유전분의 침착은 혈관주위로부터 시작되며 주로 세포 사이에 침착되고 점점 침착이 많이 진행되면 주위에 있는 세포 기능에 심각한 손상을 주게 된다. 유전분이 침착되는 원인은 아직 확실히 밝혀져 있지 않지만 어떤 면역반응으로 생성된 비정상적인 단백질 복합체가 순환계 주변에 침착되어 나타난다고 생각하고 있다.

광학현미경으로 보면 균질하고 무정형하며 호산성으로 염색되지만 전자현미경으로 관찰해 보면 어떤 일정한 생리적 특성이 있는 단백질섬유로 구성된 것을 알 수 있다. 여러 가지 연구에 의하면 유전분은 화학적, 구조적으로 모두 균질한 물질이 아니라는 것이 밝혀졌다. 따라서 유전분은 임상적으로 나타나는 형태와 위치에 따라 분류하고 있다.

- 원발성 유전분증(primary amyloidosis): 선행하는 특별한 질환이 없는 상태에서 나타나는 침착증
- 속발성 유전분증(secondary amyloidosis): 류마티스 관절염과 같이 어떤 만성 염증질환에 속발하여 나타나는 침착증
- 다발성 골수종(multiple myeloma)에 수반되는 침착증
- 당뇨병(diabetes mellitus)에 수반되는 침착증
- 유전적으로 나타나는 침착증

유전분을 증명하는 염색법에는 Congo red염료를 이용하는 염색법, Thioflavine T 형광염색법, 변색성염색법 등이 있으나 어떤 염색법도 일정한 결과를 나타내지 않으며 환자의 나이와 질병의 형태에 따라 염색반응에 미치는 영향이 달라진다.

Puchtler's alkaline Congo red stain for amyloid(Puchtler, Sweat, Levine, 1962) 실험

① **염색원리:** 이 염색법은 Congo red 염료는 긴 선상(line) 형태의 분자구조로 되어 있으며 염료분자의 azo기와 amine기가 유전분의 hydroxyl기와 유사한 배열을 하고 있어서 이들 사이의 결합으로 염색되는 것을 이용하는 염색법이다. 염색용액에 첨가되는 sodium chlorlde는 배경의 전기 · 화학적 염색을 감소시키고 Congo red 염료와 유전분의 수소결합을 증가시키기 위해 첨가된다.

"매염제(mordant)를 이용하지 않고 직접 조직의 특정 성분을 염색할 수 있는 염료"를 직접 염료라 정의한다. 이 염료분자구조는 선형으로 수소혈합(hydrogen bonding)을 형성하는 화학적 기능기를 갖는 것이 특징인다. 그 예로는 Congo red(direct red 28)(그림5.7.14), sirius red F3B(direct red 80) 등이 있다.

하나의 염료분자내에 음(-)의 산성기인 슬폰산기(SO_3Na)와 양(+)의 염기성기인 아미노기($-NH_2$)를 갖는 콩고래드(Congo red)는 수용액내에서 염료분자들이 서로 응집하여 콜로이드(colloid)를 형성하기 쉽다. 따라서 NaC1과 같은 전해질을 첨가하면 염료가 분산하게 되어 염색성이 강해진다. 콩고레드에 의한 유전분(amyloid)염색의 경우 NaC1을 첨가하는 것은 이 때문이다. 그러나 시판되는 콩고레드는 제조 당시 염(NaC1 등)이 함유되어 있는 것이 많아서 염을 너무 많이 첨가하면 염석(salting out)이 일어나 염료가 침전되기도 한다.

② **염색과정:** 탈파라핀, 함수, 수세

핵염색	Mayer's hematoxylin 염색액	10분
수 세	흐르는 물	10분, 청색화 과정
감 작	알카리용액	20분,
본염색	alkaline Congo red 염색액	50분

탈수, 투명, canada balsam봉입

③ **염색결과:** (그림5.7.11)

유전분	연한 적색
핵	청색
아교섬유, 탄력섬유	연한 적색

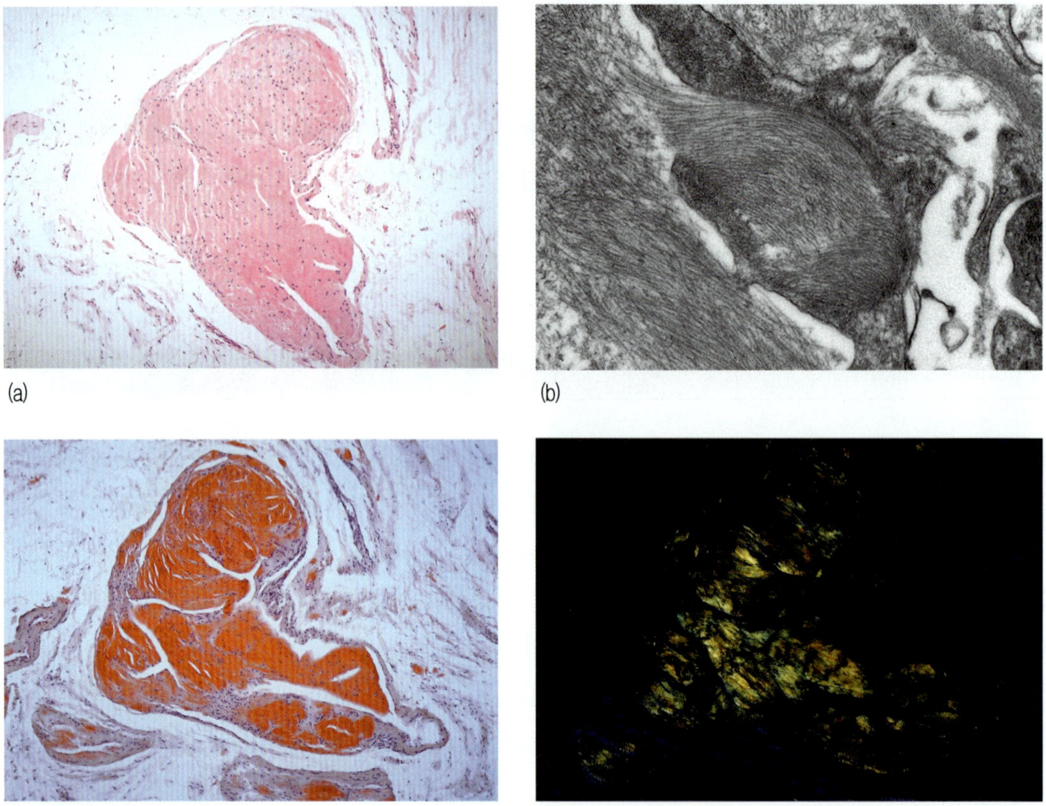

(a) (b) (c) (d)

그림 5.7.11 Amyloid를 증명하기위한 염색

(a) **H&E 염색** H&E 염색표본에서 아미로이드(amyloid)는 일정치 않은 모양(amorphous)의 호산성 유리물질로 관찰되며 세포외에 축적되어 주변세포를 압박하여 위축을 일으킨다.

(b) **전자현미경에 의한 amyloid 증명** 신장에서 아미로이드의 투과전자현미경사진. 방향성 없이 침윤된 아미로이드는 파이브린과 유사한 굵기의 세 섬유 집단이 관찰된다.(uranyl acetate, lead citrate 염색, X50,000)

(c) **Congo red 염색에 의한 amyloid 증명** Congo-red 염색에 의한 아미로이드 검출. 아미로이드는 Congo-red 염색에서 적색을 나타낸다.

(d) **Congo-red 염색 표본에서 편광현미경에 의한 amyloid 증명** Congo-red 염색 후 아미로이드의 편광현미경 사진. 침착된 아미로이드는 황록색 편광의 복굴절을 보이며 무구조물질로 보인다.

④ **참 고:** Congo red염료에 염색된 유전분은 이중굴절(birefringent)을 나타내므로 편광현미경으로 검경하면 아교섬유나 탄력섬유와 분명한 구별이 가능하다. 염색용액은 사용하기 전에 항상 새로 만들어 사용하는 것이 좋은 결과를 얻을 수 있다. Congo red 염색액은 Congo red염료를 NaCl을 80% ethanol에 포화시킨 용액에 용해하고 사용직전에 1% sodium hydroxide를 첨가하여 사용한다. 여과 속도가 매우 느리므로 충분한 시간을 두고 제조해야 한다.

이 염색법은 알카리 pH를 유지하는 것이 중요하므로 염색액으로 처리하기 전에 절편을 염색액의 pH와 동일한 알카리 용액으로 감작시키는 과정을 거치게 된다. 이렇게 처리함으로써 비특이적인 배경(background)의 전기 · 화학적 염색을 감소시키고 Congo red염료와 유전분의 수소결합을 증가시킬 수 있다.

Hucker and Conn's crystal violet stain for amyloid(1928) | 실험

① **염색원리:** 유전분의 이염색 특성을 이용한 염색법이다. 이염색성(metachromasia)의 일반적인 기전은 조직의 표면에 음전하가 밀집되어 있어서 음전하에 결합된 염료분자가 중합체(polymer)를 형성하므로 염료분자가 단량체(monomer)일 때와 다른 색을 나타내는 것이다. 그러나 유전분은 분자의 표면에 음전하를 띠는 부위가 많지 않으면서도 이염색성을 나타내므로 통상적으로 볼 수 있는 이염색성과는 다른 형태의 이염색성 결합으로 취급되고 있다.

② **염색과정:** 탈파라핀, 함수, 수세

본염색	2% Crystal violet 염색액	5분
분 별	0.2% acetic acid 수용액	현미경 검경

증류수로 수세하고, 수용성봉입제(glycerin jelly)로 봉입

③ **염색결과:**

유전분	보라색~적색
핵	청색

④ **참 고:** 염색과정에서 산성용액으로 헹구어 주는 것은 crystal violet 염색액에 세포질이 강하게 염색되는 것을 억제하려는 것이다. 염료로 crystal violet 대신 methyl violet(Cl. No. 42535)을 사용해도 동일한 결과를 얻을 수 있다.

이염색성(metachromasia)은 시간이 경과할수록 점점 퇴색되므로 가급적 2시간 이내에 검경해야 하며 염색결과는 사진으로 보관한다. 이염색성 염색결과는 알코올로 처리하면 염료 본래의 색으로 전환되므로 염색이 완료되면 증류수에서 직접 수용성 봉입제를 사용하여 봉입해야 한다.

3. 비만세포(mast cells)

비만세포는 정상적으로 인체의 결합조직 내에 존재하는 세포로 주로 혈관주위에 소수의 세포가 분포한다. 세포질에 많은 과립(granules)을 함유하고 있는 형태적 특징을 갖고 있으며, 과립 내에는 헤파린(heparin)과 유사한 항응고물질과 혈관을 확장시키고 모세혈관의 투과성을 증가시키는 히스타민(histamine) 등의 화학적 중개물질이 포함되어 있다.

이 세포는 인체에 이물질(foreign bodies)이 침입하는 경우, 일종의 방어기전을 활성화시키는 여러 가지 활동성 중개물질(active mediators)을 분비하여 여러 가지 알러지 반응을 촉발하며, 형질세포의 항체생성을 자극하는 기능을 한다. 따라서 비만세포는 일반적인 염증이나 두드러기(urticaria)와 같은 질환에서 세포수가 증가되며, 특히 색소성 두드러기(urticaria pigmentosa), 국소성 비만세포증, 전신성 비만세포증에서는 대단히 많이 증가된다.

조직절편에서 비만세포의 증가를 확인하는 자체로 색소성 두드러기와 같은 질병을 진단할 수 있으나 일반염색으로는 결합조직 내의 다른 세포와 비만세포가 형태학적으로 구분이 쉽지 않으므로 비만세포를 증명하는 특수염색이 요구된다. 보통 이 세포의 세포질과립에 sulfated glycosaminoglycan 성분이 존재하는 것을 이용하여 염색한다. 비만세포를 증명하기 위해 이용되는 염색법에는 변색성 염색, PAS 염색, Giemsa 염색 등이 있으나 전자의 두 염색법은 특이성이 낮고 몇 가지 단점을 갖고 있어서 Giemsa 염색법이 비만세포를 증명하는 좋은 방법이라 여겨진다.

Giemsa stain for mast cell(Giemsa, 1902 ;S.1.Kim, 1992) 실험

① **염색원리:** Giemsa 염색은 산성염료와 염기성염료가 하나의 염색용액에 포함된 대표적인 중성염색법이다. 염색용액에 포함된 산성염료(eosin)가 호산성을 나타내는 비만세포의 과립을 적색으로 염색하는 것을 이용한 염색법이다. 이 염색은 염색액의 pH가 매우 중요하며, 염색 후 분별과정도 염색결과에 영향을 미친다.

② **염색과정:** 탈파라핀, 함수, 수세

본염색	Giemsa염색액	실온, 30분
분 별	무수 ethanol	20초

탈수, 투명, canada balsam 봉입

③ **염색결과:** (그림5.7.12)

비만세포과립	적색
핵	청색

④ **참 고:** 염색액의 pH는 7~8 사이에서 가장 좋은 결과를 얻을 수 있으며, 염색 후 분별은 무수 알코

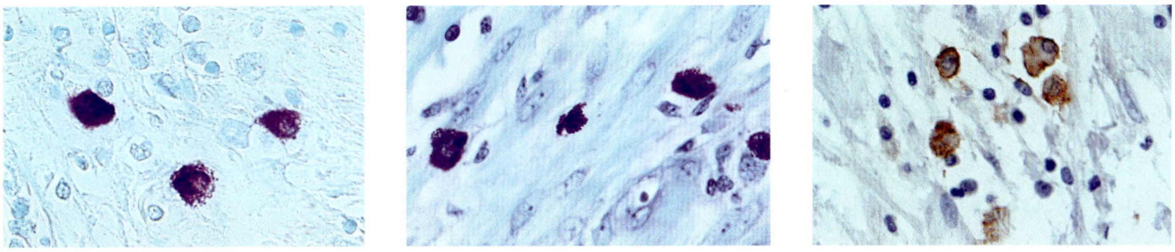

(a) (b) (c)

그림 5.7.12 비만세포 염색의 예
(a) Toluidin 방법을 이용한 비만세포염색의 예
(b) Giemsa 방법을 이용한 비만세포염색의 예
(c) 면역조직화학방법을 이용한 비만세포염색의 예(CD-117 항체에 비만세포가 특이적으로 염색된다.)

올에서 30초 이내로 분별해야 과립과 배경이 잘 대조가 된다. 분별과정을 너무 오래하면 탈색되므로 주의해야 된다.

Wright나 Giemsa와 같은 중성염료(neutral stains)는 물에 잘 용해되지 않고, methanol과 glycerol 동량혼합액에서 가장 잘 용해된다. 저장액은 알코올의 방부작용으로 실온에 보관이 가능하며 상당기간 염색력이 유지된다.

4. 은환원성세포와 호은성세포

은환원성세포(argentaffin cells)란 은이온과 잘 결합하면서 동시에 눈에 보이는 금속은으로 환원시킬 수 있는 능력을 가진 세포를 말한다. 이에 비해 호은성세포(argyrophil cells)는 은이온이 잘 침착되지만 눈에 보이는 금속은으로 환원시킬 수 있는 능력이 없으므로 따로 환원과정이 필요한 세포를 호은성세포라 한다.

은환원성세포는 정상적으로 호흡기와 소화기관 상피의 기저부에 존재하는 세포로 enterochromaffin cell 또는 Kulchitsky cell이라고도 한다. 보통 기저막에 접해 있으나 표면까지는 도달하지 못한다. 저분자량의 펩티드 호르몬(polypeptide hormones)을 분비하기 때문에 세포질에 분비물을 포함하고 있는 많은 과립을 포함하고 있다. 은환원 특성은 과립 내에 포함된 serotonin 때문으로 생각된다.

은환원성이나 호은성 특성을 가진 세포는 호흡기나 소화기관의 점막 이외에도 부신수질의 chromaffin cells 그리고 췌장의 α-세포 등이 있다. 은환원성이나 호은성세포에서 유래하는 종양을 유암종(carcinoid)이라 하며 이런 세포가 존재하는 위장관계, 기관지, 담관, 췌장 등에서 발병된다. 유암종이란 명칭을 사용하는 이유는 일반적인 악성종양과 달리 주위조직을 침범(invasion)은 하지만 전이(metastasis)를 하지 않는 특징 때문에 붙여진 명칭이다. 유암종을 구성하는 세포에 포함된 과립에 따라 은환원성이나 호은성 특성을 다양하게 갖고 있어서 은환원성 염색과 호은성 염색을 사용하여 유암종을 진단하고 타입을 분류하는 데 이용되고 있다.

은환원성세포를 증명하는 염색법에는 Schmorl's reducing method, Chromaffin 염색법,

Fontana-Masson's ammonical silver stain, Diazo stain, autofluorescence after formalin fixation stain 등이 있다. 은환원성 과립은 알코올에 용해되므로 알코올이 포함된 고정액의 사용을 피해야 되며, chromaffin reaction이란 potassium dichromate가 포함된 고정액으로 은환원성 과립을 증명하려는 방법을 말한다. 일반적으로 Fontana-Masson 염색법이 은환원성세포 증명에 주로 이용된다.

호은성세포를 증명하는 염색법으로는 Bodian stain, Sevier-Munger stain, Grimelius stain 등이 있다. Grimelius 염색법은 silver nitrate를 매우 소량 사용하며(30mg/dl) 은이온의 침투는 60℃ 부란기에서 3~4시간 소요된다. 침투된 은이온을 sodium sulfite와 hydroquinone을 혼합한 용액으로 환원시킨다. Sevier-Munger 방법은 다량의 silver nitrate를 사용하며(20gm/dl) 60℃ 부란기에서 15분간 침투시킨 후 포르말린이 첨가된 ammonical silver 용액으로 환원시킨다.

유암종을 진단하고 분류하기 위해 Fontana-Masson, Grimelius, Sevier-Munger 세 가지 염색법을 모두 사용한다. 어떤 유암종은 세 가지 모두 양성반응을 보이며 어떤 유암종은 Grimelius 양성, Fontana-Masson 음성결과를 보이는 경우도 있다. 여기서는 췌장의 α-세포를 증명하는 데도 이용할 수 있는 Grimelius 염색법을 소개한다.

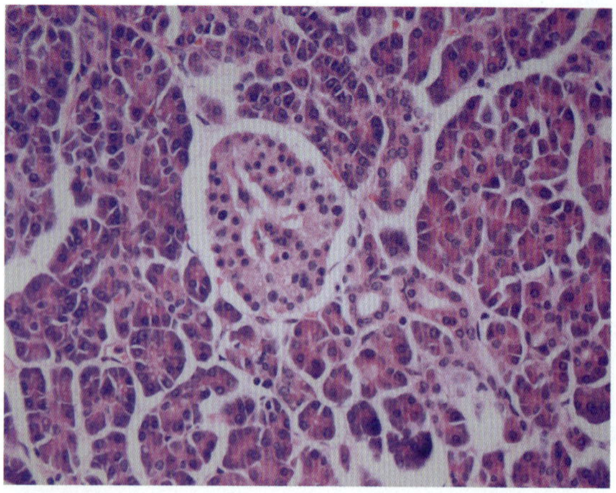

그림 5.7.13 췌장 랑겔한스 섬유 Hematoxylin & Eosin 염색

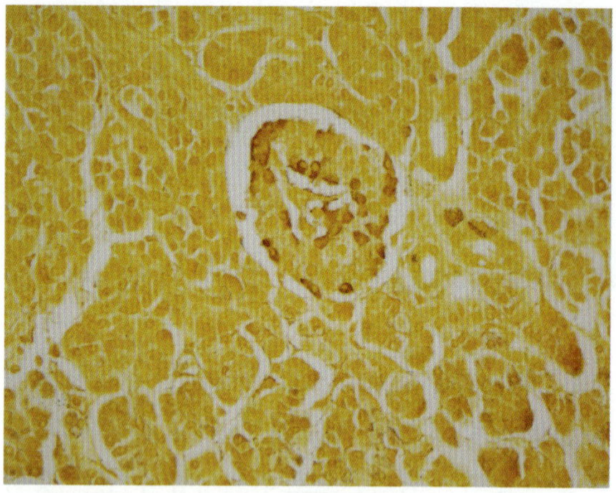

그림 5.7.14 인접 절편의 호은성세포를 보기 위한 Grimelius 염색

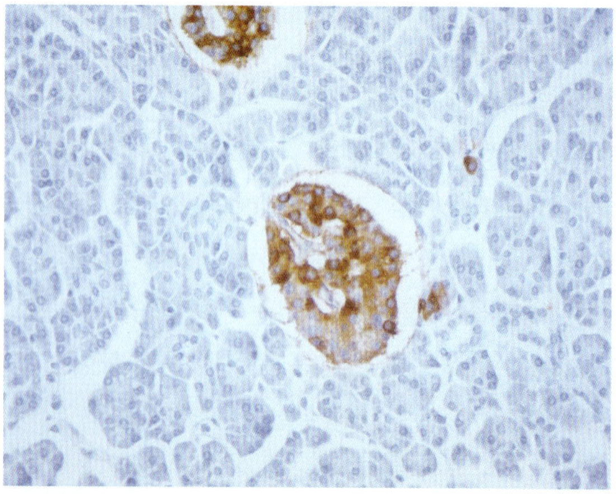

그림 5.7.15 호은성 세포를 보기 위한 chromogranin 염색

Grimelius' silver stain for argyrophil Cells(1968) 실험

① **염색원리:** 호은성세포나 과립은 특이적으로 은이온을 흡착한다. pH 5.6 silver

nitrate 수용액으로 은이온을 침착시킨 후 hydroquinone과 sodium sulfite 혼합액으로 환원시키면 호은성세포의 과립이 흑색으로 나타나는 것을 이용하는 염색법이다.

② **염색과정:** 탈파라핀, 함수, 수세

은이온 침투	pH5.6 silver nitrate 수용액	56℃ 3~4시간
환 원	hydroquinone 환원액	56℃ 2~3분
수 세	흐르는 물	5분

탈수, 투명, canada balsam 봉입

③ **염색결과:** (그림5.7.13~15)

호은성 과립	짙은 갈색~흑색
배경	옅은 황색

④ **참 고:** 정상 췌장조직이나 소장조직을 양성대조 조직으로 사용하여 증명할 조직과 동시에 염색한다. 은이온침투액과 환원제는 항상 새로 만들어 사용해야 하며, 만약 배경염색이 필요하면 0.5 % light green으로 10초 정도 염색한다. 은이온 침투제는 pH5.6 acetate buffer 10ml에 1% silver nitrate 수용액 3ml를 혼합하고 2차 증류수로 100ml까지 채워서 사용한다. 환원제는 hydroquinone과 sodium sulfite를 혼합하여 사용한다.

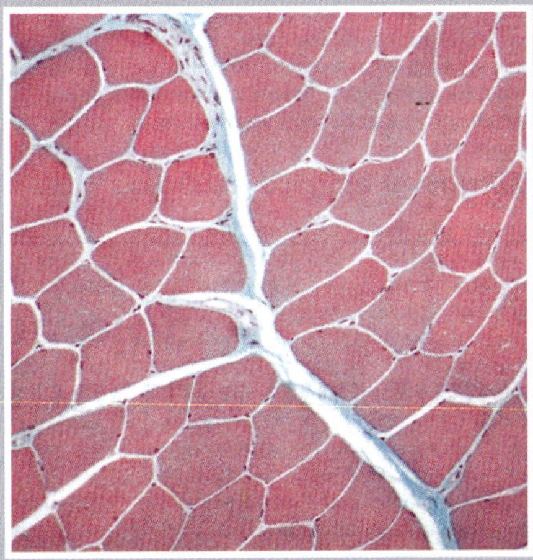

근생검조직의 Masson's trichrome 염색
근섬유 사이의 결합조직이 초록으로 염색된다.

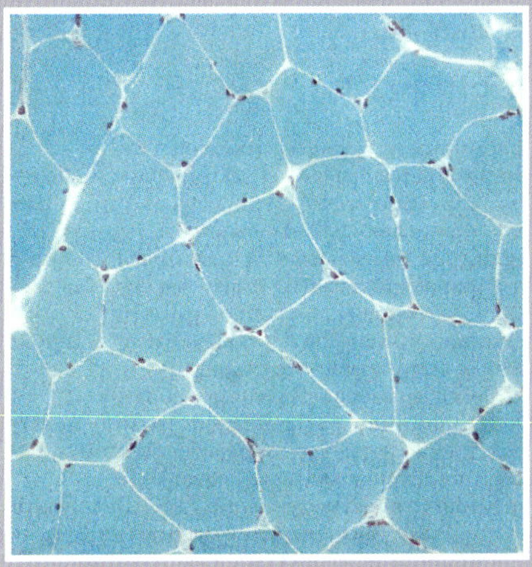

근생검조직의 Modified Gomori trichrome 염색
정상 세포질은 초록이고 때때로 미토콘드리아가 빨강으로 염색된다.

6편 효소조직화학

1장 효소조직화학

Understanding Diagnostic Histochemistry

효소조직화학

학습목표

1. 효소조직화학의 특징을 설명한다.
2. 조직절편에서 증명할 수 있는 효소의 종류와 분포를 열거한다.
3. 효소조직화학에 동결절편이 필요한 이유를 설명한다.
4. 효소의 활성에 영향을 미치는 요소를 나열한다.
5. 효소조직화학의 염색원리를 공부한다.
6. 고정액이 효소에 미치는 영향을 조사한다.
7. 정상 골격근의 일반적인 구조를 조사한다.
8. Muscle biopsy조직의 특별한 처리방법을 공부한다.
9. I형과 II형 근섬유의 형태학, 생리학적 차이를 조사한다.
10. 근생검조직 동결시 주의사항을 열거한다.

1장

1. 효소조직화학 검사의 개요

효소조직화학이 염색조직화학과 다른 점은 대부분의 염색조직화학은 고정되어 활성이 없는 상태의 조직절편을 염료나 시약을 사용하여 이들과 조직성분 사이에 직접적인 상호작용으로 나타나는 색의 차이를 이용하여 조직의 구조나 구성성분을 증명하는 데 반해, 효소조직화학은 활성을 갖고 있는 효소가 특정한 기질에 작용하여 생성한 반응산물로부터 색을 나타나게 하는 점이다.

따라서 효소조직화학은 조직 내의 효소가 활성을 유지하는 것이 대단히 중요하다. 효소는 매우 불안정하여 거의 모든 효소가 인체로부터 절취된 후 급속히 소실되거나 분산되므로 효소의 활성을 보존하기 위한 특별한 검체의 처리가 요구된다. 효소는 화학적으로 단순단백질 또는 복합단백질에 속하며 열에 의하여 비활성화된다. 60°C 이상에서 단백질 부분이 변성하여 급속히 그 기능을 잃으므로 특별한 몇몇 종류의 효소를 제외하고 대부분 파라핀 침투과정을 거치면서 효소의 활성이 파괴되기 때문에 인체로부터 절취된 후 가급적 빠른 시간 내에 동결시키고 동결절편기를 사용하여 박절한 동결절편으로 검사가 행해진다.

단백질은 양쪽성 전해질이므로 효소의 활성 및 안정도는 수소이온농도에 따라 많은 영향을 받으며, 여러 가지 무기염류나 유기물의 존재에 의하여 효소의 작용이 크게 저해되거나 촉진되므로 증명하려는 효소와 반응하는 적절한 기질을 선택하고 적정한 온도와 pH를 유지시켜 효소가 최대의 활성을 나타낼 수 있는 조건을 갖춰 주어야 한다.

효소가 기질에 반응하여 생성된 산물을 1차반응 산물이라 하며, 효소조직화학에서는 생성된 1차반응 산물을 눈에 보이는 불용성의 최종반응 산물을 형성하게 함으로써 효소의 종류와 존재 위치를 검경할 수 있도록 하는 검사방법의 특성을 갖고 있다.

2. 효소조직화학적 염색의 이용 범위

효소조직화학은 Takamatsu(1938,1939)와 Gomori(1939)에 의해 최초로 시작되었다. 효소 조직화학이 개발된 초기에는 조직 내 효소활성의 보존이 어렵고 검사방법이 까다롭기 때문에 질병의 진단에 이용하기 어려웠고 기초적인 학문연구에 주로 이용되었다. 그러나 신선한 조직을 동결하여 박절할 수 있는 cryostat가 개발되면서 급진적인 발전을 가져왔다. 1950년부터 1980년 사이에 많은 연구와 발전이 있어서 검출할 수 있는 효소의 종류가 1953년에 18종류에서 현재는 100여 종류 이상의 효소증명법이 개발되었다.

효소조직화학 검사를 통하여 광학현미경으로 세포 내에서 일어나는 대사의 종류를 알 수 있으며, 세포의 기능과 종류를 알 수 있다. 어떤 효소는 세포 내의 어떤 소기관에만 한정되어 존재하므로 세포 내에 존재하는 미세 구조를 추정할 수 있고, 세포 구성성분을 동정하는 일종의 표식으로 이용할 수 있다.

표 6.1.1은 세포 내 소기관과 관련된 일부 효소를 나타낸 것이다.

표 6.1.1 세포질 소기관과 관련 효소

세포질 소기관	효소
Lysosomes	Acid phosphatase, β-glucronidase
Membranes	Alkaline phosphatase, aminopeptidase, ATPase
Mitochondria	Dehydrogenase, diaphorase, monoamine oxidase, ATPase
Microsomes	Esterase, glucose-6-phosphatase

효소조직화학은 비정상적인 조직에서 더욱 가치가 있다. succinate dehydrogenase와 같은 효소의 결핍을 비정상 소장조직에서 증명할 수 있으며, 신경종말, 근섬유의 종류와 기능의 변화를 알 수 있기 때문에 골격근 질환의 진단에 중요한 역할을 한다. 예를 들어 히르시스프룽병(Hirschsprung' s disease)에서 대장의 신경절 결여 정도는 TPNH diaphorase 효소를 증명하므로 알 수 있다. 이 외에도 종양세포를 정상세포와 비교하여 효소검사를 통해 악성종양을 판정하는 데 이용할 수도 있고, 제한적이기는 하나 종양의 형성과정(histogenesis)을 연구하는데 도움이 된다.

최근에는 단일클론항체(monoclonal antibodies)를 이용한 면역조직화학이 여러 가지 효소의 측정을 대신하게 됨에 따라 질병의 진단에는 극히 제한적으로 이용되고 주로 기초학문 연구에 많이 이용되고 있다(각론 7편 참조). 질병의 진단에 효소조직화학이 이용되고 있는 분야는 다음과 같다.

1) 골격근 질환의 진단
2) 어린이의 Hirschsprung 질환 진단
3) 공장(ilium) 조직 내 특별한 lactase 또는 sucrase 결핍 증명
4) 기타 전립선암의 전이 여부

골격근 조직을 구성하는 근섬유의 종류를 구분하고 변화된 근섬유의 양과 크기, 근섬유의 비율 등을 조사하는 데는 아직까지도 효소조직화학이 매우 유용하며, 골격근질환의 진단에 중요한 방법으로 이용되고 있다.

이 책에서는 효소조직화학 검사를 실시하는 데 필요한 기본적인 원리와 처리법, 주의사항을 수록하고 가장 중요한 일부 효소증명법의 원리를 선별적으로 수록하였다. 효소조직화학에 대한 더욱 상세한 내용은 1972년에 발표된 Pearse의 The theoretical and practical aspects of enzyme histochemistry란 문헌을 참고하기 바란다.

3. 효소조직화학적 염색에 영향을 미치는 요인

조직 내 효소를 동정하고, 효소의 활성부위를 알아보기 위해서는 먼저 관련된 물질의 화학적 성질을 알아야 하고 검사과정 각 단계의 목적과 방법의 한계를 생각해야 한다. 조직 내 효소 증명에 영향을 미치는 인자는 다음과 같다.

(1) **반응온도:** 효소에 따라 최고의 활성을 나타내는 적정 반응온도가 있다. 대부분 37°C 사이가 적정온도가 되며 60°C 이상의 온도에 노출되면 효소의 활성이 파괴된다.

(2) **pH:** 효소의 활성이 최대가 되는 적정 pH는 대부분 중성에 가깝지만 acid 또는 alkaline phosphatase와 같이 예외인 경우도 있다.

(3) **농도:** 효소와 기질 사이의 반응속도는 효소, 기질, 반응생성물 등의 농도에 영향을 받는다.

(4) **억제인자(inhibitors):** 효소의 활성을 억제, 감소, 무력화시킬 수 있는 인자를 억제인자라 한다. 억제인자는 모든 효소에 영향을 줄 수 있으므로 비특이적이다. 열, 저어주는 동작, 산(acids) 또는 어떤 고정용액에 조직이 노출되는 것 등이 억제인자에 속한다. 이런 것은 특별한 효소에 영향을 미치거나 특별한 효소-기질복합체 형성을 방해한다.

(5) **활성제(activators):** 효소의 활성을 조장하는 물질을 활성제라 한다. 일반적으로 사용되는 활성제로는 마그네슘, 망간, 칼슘과 같은 2가의 양이온들이 사용된다.

이 외에도 효소의 양은 계절적 또는 하루 중에도 변화가 있으며 전체적인 활성에 영향을 미친다. 따라서 조직 내 효소를 증명하기 위해서는 적정한 온도, pH, 기질의 농도, 활성제의 첨가 그리고 활성에 영향을 미칠 수 있는 인자에 대한 노출에 세심한 주의가 요구된다.

4. 효소조직화학적 진단을 위한 조직의 처리와 주의사항

효소는 세포질이나 체액 내에 용해된 상태로 자유롭게 존재하는 것도 있고 특별힌 세포의 구성요소에 결합된 상태도 있다. 효소는 불안정하여 변화를 일으키기 쉽기 때문에 검체의 적절한 보존이 가장 중요하다. 세포 내 mitochondria에는 많은 산화효소들이 있는데 인체로부터 절취되어 혈액공급이 중단되면 급속히 손상된다. 그리고 용해소체 등에 포함된 여러 종류의 가수분해효소들은 조직을 동결하고 박절하는 과정에서 손상되고 원래의 위치에서 분산될 수 있다.

또한 많은 효소들이 열에 의해 그리고 조직표본 제작에 사용하는 고정액이나 시약에 의해 불활성화되기 때문에 대부분 신선한 조직을 동결절편하여 검사하게 된다. 그러나 어떤 용해성 효소의 증명을 위해서는 고정이 필요한 경우도 있다. 고정된 조직은 효소의 분산이 훨씬 적고 효소의 소실도 적다.

효소검사를 하려는 조직은 가능한 효소를 완전하게 보존할 수 있는 방법으로 처리해야 한다. 더욱이 효소의 활성이 없어지거나 원래의 위치로부터 확산되어서는 안 된다. 검사가 완료되었을 때 종말반응 산물의 위치가 명확해서 정확한 효소의 위치를 알 수 있어야 한다.

1) 검체의 동결

조직은 인체로부터 절취된 후 30분 이내에 동결되어야 한다. 보통 동결절편기 내의 동결판 위에서 얼리거나, 액화질소에 담그는 방법 또는 미리 차갑게 준비한 isopentane에 넣어 동결시키는 방법을 사용한다.

효소조직화학 검사를 위한 골격근 생검조직은 횡단면이 나타날 수 있도록 잘라(5\5mm) 코르크판 위에 부착하여, 미리 액화질소에 넣어 차갑게 준비한 isopentane에 넣어 동결시킨다. isopentane은 열의 전도성이 높기 때문에 조직에 인위적인 변화를 주지 않으면서 신속히 동결되는 장점을 갖고 있다. 액화질소(−190℃)에 넣어 차갑게 한 isopentane은 syrup과 같은 질감을 나타내며, 조직을 넣은 후 보통 25~30초 이내에 동결이 완료된다. 동결시키는 시간이 너무 짧거나 길어도 조직 내에 인공산물이 형성될 수 있다.

만약 동결하여 즉시 박절하지 않을 경우에는 동결된 조직을 aluminum foil로 싸서 플라스틱통에 넣고 습도유지를 위해 얼음조각을 함께 넣고 뚜껑을 닫은 후 −60°C 이하로 보관해야 한다.

그러나 일반적인 표본제작법으로는 효소를 원래의 위치에 약간의 유실도 없이 보존한다는 것은 현재의 기술로는 불가능하다. 초기에는 동결건조법이 널리 이용되었다. 그러나 cryostat가 개발되면서 신선한 상태의 조직을 신속히 동결하여 cryostat로 박절하는 방법이 주로 사용되고 있다. 인체로부터 절취된 후 2분 이내에 동결시켜 cryostat로 절편하여 기질액과 반응시킬 수 있다. cryostat 절편법은 신속하고, 취급이 간단하기 때문에 대부분의 효소증명에 가장 좋은 방법으로 이용되고 있다.

2) 고정과 조직의 처리과정

어떤 효소는 적절히 고정하면 효소의 활성을 잃지 않고 잘 보존된다. Chayen, Bitensky, Butcher(1973)들은 여러 가지 고정용액을 사용하여 고정시간과 온도를 달리하여 처리한 후 여러 가지 효소의 활성도를 조사하는 연구를 통해 대부분의 효소는 ice-cold acetone과 alcohol로 고정하면 보통 효소 농도의 50 % 정도를 보존할 수 있다는 결론을 발표하였다. 고정을 한 경우에도 파라핀으로 포매하면 남아 있는 효소의 대부분이 불활성화되므로 고정한 조직도 동결 박절하는 방법을 취하게 된다. formal-calcium 고정용액으로 4°C에서 고정하면 가수분해효소의 보존이 매우 좋다. 3mm 두께의 얇은 조직괴를 formal-calciumn 고정액으로 4°C에서 24시간 고정하고 gum-sucrose 용액에서 24시간 처리하면 일주일 이상 효소의 활성을 유지할 수 있다. 그러나 acetone으로 고정한 조직은 동결박절이 어렵다.

3) 동결건조(freeze-drying)

동결건조법은 각론 3편 동결절편에서 기술한 바와 같이 조직 내 효소를 증명하는 데 이용할 수 있다. 동결건조법이 개발된 초기에 비해 현재는 thermo-electric modules를 사용하므로 좀 더 간편해졌다. 이 기구를 사용하면 조직을 동결시켜 진공상태에서 건조시킨 다음 모듈의 내부가 파라핀을 녹일 수 있는 정도로 가열되어 내부에서 포매할 수 있다. 동결건조법은 효소보존에 효과적이기는 하지만 cryostat를 사용하는 동결절편에 비해 큰 차이가 없으므로 현재는 동결절편법을 많이 이용하고 있다.

5. 효소조직화학 염색의 특이성과 신뢰성

효소의 상당한 손실이나 확산이 없이 원래의 위치에 증명하는 것이 어려운 경우에는 결과의 판정을 신중하게 해야 한다. 효소를 증명할 때는 항상 결과를 알고 있는 양성과 음성대조 조직을 함께 검사하여 결과의 특이성과 확실성을 확인할 수 있도록 해야 한다.

양성대조 조직으로는 효소가 포함된 것을 알고 있는 조직을 사용한다. 특히 시약을 새로 제조한 경우나 검사 의뢰가 드문 염색인 경우에는 반드시 양성대조 조직을 사용해야 한다.

음성대조 조직도 결과의 특이성을 확실히 하기 위해 사용된다. 음성대조는 다음과 같은 방법으로 처리한다.

1) 염색과정 중 필수적인 한 과정을 누락시킨다. 예를 들어 기질 대신에 증류수를 사용한다.
2) 효소활성을 특이적으로 억제하는 물질을 첨가한다(0.1% potassium cyanide, M/100 sodium fluoride, eserine 등)
3) 효소를 파괴시킨다(끓는 물, 강산, 산화제 등).

음성대조 조직에서 양성반응을 나타내면 이 검사는 비특이적인 결과라 생각해야 한다. 보통 검사를 위해 8장의 절편을 준비한다. 첫 번째와 마지막 절편은 효소 증명검사를 실시하기 전에 조직이 검사에 적절한지 알아보기 위해 hematoxylin & eosin 염색을 실시한다. 2장의 절편은 효소염색을 실시하며 그 중 1장은 대조염색(counter stain)까지 실시한다. 나머지 4장의 절편은, 2장은 여분으로 남겨두고 2장을 음성대조 조직으로 사용한다. 음성대조 조직 2장 중 1장은 효소를 불활성화시킨 후 동시에 시행하고 1장은 기질이 포함 안 된 반응액을 거치는 방법으로 염색한다.

효소의 위치가 조직 내 원래의 위치에 정확히 나타나는 것이 중요하다. 통상적이 아닌 부위에 양성반응이 나타나면 검사가 잘못됐거나 비특이적인 결과로 생각해야 한다. 효소가 기질에 작용하여 형성된 1차반응산물은 보통 무색이며 조직의 다른 부위나 반응액 내로 확산될 수 있다. 그러므로 최대의 민감도와 정확한 위치를 나타내려면 1차반응 산물과 반응하여 발색시키는 과정이 신속히 일어나야 하고 불용성이라야 한다.

위양성반응은 기질이 가수분해 또는 산화된 후 절편에 흡착되어 나타날 수 있다. 반응액 내에 calcium이나 금속이온을 사용하는 경우에 조직 내에 존재하는 calcium이나 금속이온에 의해 위양성반응을 나타내는 경우도 있다. 또한 자연적으로 나타나는 색소나 종말산물과 유사한 다른 화합물을 양성으로 잘못 판정할 수도 있다. 특히 ammonium sulfide와 같은 시약을 사용하는 경우에는 종말색과 원래 존재하는 색이 변해 매우 유사하게 보이는 경우가 있으므로 주의해야 한다.

효소조직화학적인 방법이 항상 화학적인 특이성을 나타내며 정확한 위치에 나타나는 것만은 아니다. 때로는 한 종류의 효소가 화학적으로 유사한 여러 가지 화합물과 반응할 수도 있으며, 한 종류의 기질이 하나 이상의 여러 효소에 반응할 수도 있다. 따라서 각각의 효소가 특정한 기질에 최대의 활성을 나타내는 적정한 조건을 조사하고 이런 조건을 갖춘 상태에서 세심한 주의를 기울여 검사가 시행되어야 한다.

6. 효소조직화학 염색의 원리

대부분의 효소 증명방법은 효소가 기질과 반응하여 형성하는 1차반응산물(primary reaction product)의 형성을 기본으로 한다. 1차반응산물은 2차적으로 발색시약과 반응하여 유색의 종말반응산물(final reaction product)을 형성하게 된다. 종말산물의 형성은 화학적인 반응으로 1차 반응산물을 흑색으로 만들거나 diazonium salt와 결합시켜 diazo-dye를 형성하는 방법을 흔히 사용한다.

효소와 기질 사이의 반응과 1차반응산물의 발색과정을 하나의 반응액 내에서 동시에 일어나게 하는 방법과 분리시키는 두 가지 방법을 이용할 수 있다. 전자를 동시발색(simultaneous capture)이라 하며 하나의 반응액 내에 기질과 발색시약이 함께 들어 있으므로 효소가 기질에 반응하여 형성된 1차반응산물에 발색시약이 즉시 반응하여 색을 나타낸다. 후자는 분리발색(post incubation coupling)이라 하며 기질액과 발색액을 분리하여 기질액에서 형성된 1차반응산물을 발색액으로 옮겨 발색시키는 방법이다. 동시발색법은 1차 반응 산물이 조직 전체나 반응액 내로 확산되는 것을 방지하기 위해 선택할 수 있는 방법이며, 분리발색은 1차반응산물이 불용성이며 조직화학적 반응조건을 쉽게 조절할 수 있는 경우에 이용된다.

이 외에도 색이 있는 용해성기질에 효소가 반응하여 불용성으로 전환시키므로 효소활성부위에 직접 침착시키는 방법과 무색의 기질에 효소가 작용하여 기질의 분자배열을 변형시키므로 색을 나타내는 원리를 이용하는 방법이 있다.

표 6.1.2 효소 반응 양식의 분류

반응형식	구 분	효소의 종류
가수분해효소	Phosphatases	Alkaline phosphatase
		Acid phosphatase
	Specific phosphatases	Adenosine triphosphatase
		Glucose-6-phosphatase
		5-nucleotidase
	Esterases	Non-specific esterase
		Cholinesterase
		Lipase
		β-glucuronidase
산화-환원효소	Oxidases	Cytochrome oxidase
		Dopa-oxidase(tyrosinase)
		Monoamine oxidase
	Peroxidases	Hemoglobin peroxidase
탈수소효소	Dehydrogenase	succinate

7. 효소의 종류와 염색방법

효소의 명명은 초기에는 어떤 원칙이 없이 무질서하게 명명되었기 때문에 때때로 동일한 효소가 여러 사람에 의해 몇 개의 다른 명칭으로 불리기도 했다. 1898년 Duclaux는 효소가 작용하는 기질의 이름 뒤에 -ase라는 접미사를 붙이자는 명명법을 제안했다. 예를 들면, sucrose에 작용하는 효소는 sucrase라고 명명하였다. 그 후 반응하는 기질뿐만 아니라 반응형식을 표시할 필요가 생기게 되었고, 유사한 반응을 촉매하는 두 효소를 구분할 필요도 생기게 되었다(표6.1.2).

임상적으로 중요한 효소를 반응양식에 따라 분류하면 다음과 같다.

1) Phosphatase

Phosphatase는 효소가 작용하는 기질이 어느 특정한 한 종류로 제한된 것과 작용할 수 있는 기질의 범위가 넓은 것으로 구분된다. 기질의 범위가 넓은 것에는 알카리 pH에서 최대의 활성을 나타내는 alkaline phosphatase와 산성 pH에서 최대의 활성을 나타내는 acid phosphatase로 구분되며, 특정한 한 가지 기질에만 활성을 나타내는 효소에는 adenosine triphosphatase와 glucose-6-phosphatase, 5-nucleotidase 등이 있다.

(1) Alkaline phosphatase

이 효소는 pH 9.0인 알카리 반응액 내에서 여러 가지 mono-orthophosphate ester를 가수분해 한다. 가수분해 비율은 기질의 종류에 따라 다르며 magnesium이 존재하는 상태에서 증가된다.

Alkaline phosphatase를 증명하는 방법은 크게 두 가지로 구분된다. 하나는 분리발색방법으로 calcium이 존재하는 glycerophosphate를 기질로 사용한다. 먼저 효소가 기질에 작용하여 형성하는 calcium phosphate를 다음 단계에서 cobalt로 치환하는 방법으로 발색시킨다. 이 방법은 Takamatsu(1938, 1939)와 Gomori(1939)가 최초로 발표한 방법이다.

다른 방법은 하나의 반응액에 naphthyl phosphate 기질과 diazonium salt가 함께 들어 있는 반응액으로 처리하는 동시발색법이다. naphthyl이 유리되면 diazonium salt와 결합하여 불용성의 azo-dye를 형성하게 된다. 이론적으로는 두 번째 방법이 최종 반응산물이 더욱 불용성이므로 좋은 방법이라 할 수 있지만 실제로는 두 방법의 결과는 비슷하다.

이 효소는 신장이나 여러 가지 조직의 세포막에 광범위하게 존재하며 어떤 뼈의 종양, 급성 단구성백혈병, 활막성 육종 등의 질병에서 강한 양성반응을 나타내며, 간의 악성종양, 림프아구종, 신경아세포종 등에서는 음성반응을 보인다.

(2) Acid phosphatase

Acid phosphatase는 산성용액 내에서 mono-orthophosphate esters를 분해한다. 보통 적정 pH는 약 5.0 부근이다. 이 효소는 sodium fluoride에 의해 활성이 억제된다. 증명방법은 alkaline phosphatase와 같이 크게 두 가지 방법으로 구분된다.

lead nitrate를 사용하는 방법(Gomori, 1941)은 유리된 phosphate를 lead sulfide로 전환시키는 방법이며, azo-dye를 이용하는 방법(Seligman, Manheimer, 1949)은 alkaline phosphatase의 원리와 기본적으로 동일하다. 그러나 두 가지 방법 모두 alkaline phosphatase에 비하여 신뢰도가 떨어진다. 기질로 naphthol AS phosphate를 사용하면 효소의 활성부위가 좀 더 정확히 나타난다(Burstone, 1958).

Acid phosphatase 증명방법

Gomori' s lead nitrate method for acid phosphatase(1952) | 실험

① **반응원리:** 금속침전법은 포획제(capture agent)로 calcium nitrate 대신 lead nitrate를 사용하여 pH5.0의 반응액에서 조직절편에 작용시켜 유리되어 나온 인산을 lead phosphate형태로 침전시킨 후 ammonium sulfide를 첨가하여 흑색의 lead sulfide 침전물로 발색시켜 보는 방법이다.

② **검체의 처리:** 신선한 상태의 조직을 동결하여 cryocut로 박절한 후 4°C formal-calcium 고정용액이나 cold acetone에 10분간 고정하는 방법과 3㎛정도의 얇은 조직괴를 우선 4°C formal-calcium 고정용액에 24시간 고정한 후 gum-sucrose에 24시간 처리하는 2가지 방법이 있다.

③ **준비시약:**

- 0.05M acetate buffer (pH 5.0) 400ml

- lead nitrate 0.53g
- 3% sodium β-glycerophosphate 40ml

위 시약을 37°C 에서 incubation한 후 여과하여 사용한다.

④ **염색과정:**

- 준비된 절편을 기질 반응액에 넣고 37°C 에서 15~30분간 반응 시킨다.
- 증류수에 수세한다.
- 1% ammonium sulfide(yellow)에서 1~2분간 발색시킨다.
- 수세 후, glycerin jelly로 봉입 또는 탈수, 투명과정을 거친 후 canada balsam으로 봉입한다.

* 봉입하기 전에 hematocylin, 1% eosin으로 핵 염색이나 배경 염색을 할 수 있다.
0.01M sodium fluoride가 대조 절편에 기질로 사용될 수 있다(sodium fluoride가 효소 활성을 억제).

⑤ **결 과:** (그림 6.1.1)

Acid phosphatase 활성부위	갈색

(3) Specific phosphatase

이런 효소는 한 가지 특정한 기질에만 활성을 나타내는 효소로 adenosine triphosphatase, glucose-6-phosphatase, 5-nucleotidase 등이 여기에 포함된다. ATPase는 adenosine triphosphate만 가수분해하는 효소로 심장근, 골격근, 신장 그리고 전립선에 존재하며, 주로 근섬유의 종류를 분별하는 데 이용된다.

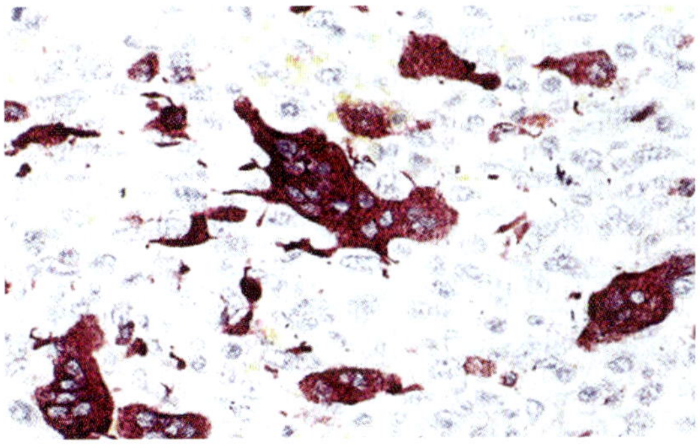

그림 6.1.1 거대육종의 acid phosphatase 염색

Glucose-6-phosphatase는 간, 신장 그리고 소화기 상피의 microsome에 존재한다. von gierke disease를 진단하는 데 가치가 있으며 이 질환은 간조직이 음성을 나타낸다. 5-nucleotidase는 정상적으로 간, 근육 그리고 뇌조직에 존재한다.

2) Esterase

여기에 속하는 효소들은 carboxylic acid esters를 가수분해한다. 많은 효소들이 -naphthyl acetate와 같은 동일한 기질에 작용할 수 있다. 이런 종류의 효소를 non-specific esterase라 하며, 가징 분해능력이 좋은 기질에 따라 carboxyl esterase, aryl esterase, acetyl esterase의 3종류로 구분한다. 이 효소는 소장, 간, 신장에 많이 존재한다.

특이성을 가진 가장 중요한 esterase는 cholinesterase로 true cholinesterase와 pseudo-cholinesterase의 2종류가 있다. 이들의 작용은 조직화학적으로 매우 유사하지만 분포가 다르다. truecholinesterase는 신경계, 근육, 적혈구에 존재하며 pseudo-cholinesterse는 여러 가지 샘(glands)에서 볼 수 있다. 이 두 효소의 활성은 esterine에 의해 억제되지만 non-specific esterase는 영향을 받지 않는다. cholinesterase만 acethylthiocholine에 작용하므로 신경말단의 증명에 이용할 수 있다.

다른 종류의 esterase로는 지방산의 긴 사슬을 가수분해하는 lipase가 있다. 기질로 포화 탄화수소 화합물을 사용하면 여러 조직의 lipase를 증명할 수 있고, 불포화화합물은 오직 pancreatic lipase가 활성을 나타낼 수 있다. β-glucuronidase는 산성 pH에서 glucosiduronic acids에 작용하며, 신장, 자궁내막 그리고 다른 장기의 상피세포 내 용해소체에 존재한다.

3) Oxidase and peroxidase

산화-환원효소는 기질을 두 가지 방법으로 산화시킨다. oxidase는 기질과 산소 사이의 산화를 촉매하지만 dehydrogenase는 기질로부터 수소를 제거하여 수소 수용체로 전환시키는 방법으로 산화시킨다. oxidase는 동물의 조직 내에 널리 분포하며 cytochrome oxidase, DOPA-oxidase, monoamine oxidase, peroxidase 등이 여기에 속한다.

dihydroxyphenylalanine(DOPA)은 멜라닌색소의 전구물질이라 여기고 있다. 이것을 DOPA-oxidase가 멜라닌으로 전환시켜 준다. 따라서 DOPA-oxidase가 활성을 나타내는 부위는 멜라닌이 형성될 수 있는 부위라 가정한다. DOPA reaction에 의해 증명되는 효소는 tyrosinase이며 tyrosinase는 tyrosine을 DOPA로 전환시킨 후 이것으로 멜라닌을 형성한다고 추정하고 있다.

hemoglobin peroxidase는 비교적 안정된 효소로 포르말린에 고정해도 48시간 정도 활성을 잃지 않는다. peroxidase가 과산화수소에 작용하여 수소를 diaminobenzidine(DAB)에 운반하면 갈색의 불용성 중합체를 형성하는 반응을 benzidine reaction이라 한다. Benzidine reaction은 peroxidase를 증명하는 표준화된 방법이지만 benzidine이 발암물질로 알려지면서 현재는 사용이 제한적이며 여러 가지 대체물질이 이용되고 있다.

dehydrogenase는 기질로부터 수소를 수소 수용체로 운반하는 효소다. 수소 수용체로는 NAD(nicotinamide adenine dinucleotide, co-enzyme I), NADP(nicotinamide adenine dinucleotide phosphate, co-enzyme 2) 또는 flavoprotein 등이 있다. dehyfrogenase는 혐기성 조건에서 작용할 있는 반면에 oxidase는 산소나 호기성 조건에서 작용한다. diaphorase는 환원상태의 NAD 또는 NADP(NADH → NAD+H)로부터 수소를 제거하는 탈수소효소다.

학생들의 실질적인 이해를 돕기 위해 3종류의 효소증명법을 수록하였다.

Alkaline phosphatase 증명방법

Gomori's calcium phosphate method for alkaline phosphatase(1952) 실험

① **반응원리:** 효소에 의해 기질(pH 9.0 glycerophosphate)로부터 phosphate ion들이 유리된다. Phosphate 이온은 즉시 calcium phosphate로 전환되어 침전된다. 다음 단계 용액에서 calcium은 cobalt로 치환되어 검정색의 cobalt sulfide가 눈에 보이게 된다.

② **검체의 처리:** 신선한 상태의 조직을 동결하여 cryostat로 박절한 후 4℃ formal-calcium 고정용액이나 cold acetone에 10분간 고정하는 방법과 3mm 정도의 얇은 조직괴를 먼저 4℃ formal-calcium 고정용액에 24시간 고정한 후 gum-sucrose에 24시간 처리하는 두 가지 방법이 있다.

Formol-calcium 고정용액

formalin, conc	10ml
Calcium chloride	2gm
증류수	90ml

③ **준비시약:**

- 기질이 포함된 반응용액
- 2% cobalt nitrate 수용액
- 1% ammonium sulfide 수용액

* 기질이 포함된 반응용액 제조법

제1용액

Sodium barbitone	6.1gm
Calcium chloride	1.2gm
Magnesium sulfate($MgSO_4$ $7H_2O$)	0.5gm
증류수	1000.0ml

냉장고에 보관한다.

제2용액

Sodium β-glycerophosphate	1gm
증류수	100ml

냉장고에 보관한다.

반응용액은 1번 용액 50ml와 2번 용액 30ml를 혼합하여 사용하며, 반응용액의 pH는 9.4로 맞춰야 된다. pH를 조절할 때는 0.1M HCl이나 0.1M sodium barbitone을 사용한다.

④ **염색과정:**

- 준비된 절편을 기질이 포함된 반응용액에 넣고 37℃에서 30~3시간 동안 반응시킨다. 반응 시간은 절편 내에 존재하는 효소의 활성에 따라 다르다.
- 증류수로 3~5분간 수세한다.
- 2% cobalt nitrate 수용액에 넣고 5분간 반응시킨다.
- 적어도 3단계 이상의 증류수를 거치면서 6~8분간 수세한다.
- 1% ammonium sulfide 수용액에서 약 1분간 발색시킨다.
- 흐르는 물에서 5분간 수세한다.
- 배경을 염색할 필요가 있을 때는 0.1 % acetic acid 용액에 safranin O를 0.1 % 농도로 용해한 염색용액으로 잠깐 염색한다.
- 흐르는 물에서 수세한 후 수용성 봉입제로 봉입한다.

⑤ **결 과:**

alkaline phosphatase 활성부위	갈색~흑색

Naphthol AS-BI phosphatase-stabilized diazonium salt method 실험

① **반응원리:** naphthol AS-BI phosphatase 기질은 조직 내에 존재하는 alkaline phosphatase에 의해 가수분해되어 orthophosphate와 naphthol 유도체로 유리된다. 유리된 naphthol은 반응액에 함유되어 있는 diazonium salt와 즉시 결합하여 azo dye를 형성하여 효소 활성부위에 나타난다. 이 반응에 사용되는 diazonium salt로는 fast red violet LB · fast blue RR 등이 있다.

② **검체의 처리:** 신선한 조직 또는 고정된 조직을 사용하여 cryostat으로 6-8㎛의 절편으로 제작한다.

③ **준비시약:**

- Tris(tris〔hydroxymethyl〕aminomethane)-hydrochloric acid buffer, pH8.74

0.2M Tris(242g/L)	10ml
0.1M hydrochloric acid(HCL)	4ml
증류수	26ml

- 반응액

Naphthol AS-BI phosphata	5mg
Dimethylformamide	0.1-0.25ml
Tris buffer	25ml
증류수	25ml
Stabilized diazonium salt	30mg

(위의 diazonium salt 중 하나를 선택한다)

④ **염색과정:**

- dimethylformamide에 naphthol AS-BI phosphatate를 용해한다.
- 용해된 기질용액에 남아 있는 시약을 가하고 혼합하여 coplin jar에 여과한다.
- 조직절편를 반응용액에 넣어 25℃ 에서 30~60분간 반응시킨다.
- 증류수에 헹군다.
- 대조염색을 한다. diazonium salt로 fast red violet LB나 fast red TR을 사용했다면, harris hematoxylin에 30초-1분간 염색한 후 수돗물에 10분간 수세하고, fast blue BB나 fast blue RR을 사용했을 경우는 5% safranin 수용액으로 10~30초간 염색한 후 증류수로 2~3회 수세해준다.
- glycerin jelly로 봉입한다.

⑤ **결 과:** fast red violet LB나 fast red TR을 사용했을 경우 효소 활성부위가 분홍-적색을 띠며, fast blue BB나 fast blue RR을 사용했을 경우는 청색-청자색을 나타낸다. (그림 6.1.2)

핵 hematoxylin	청색
alkaline phosphatase 활성부위	적색

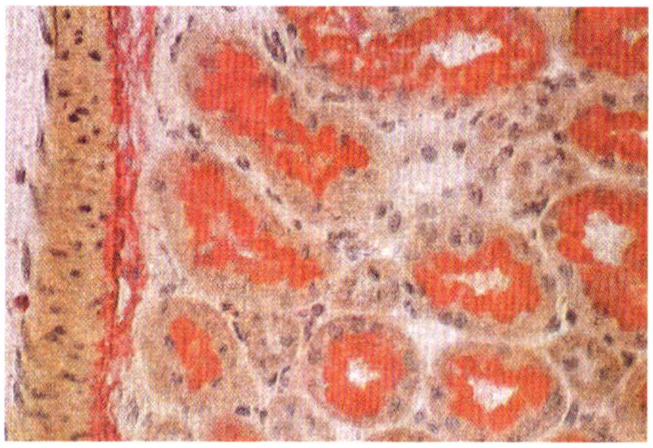

그림 6.1.2 흰쥐의 신장에서 naphthol AS-BI phosphatase-stabilized diazonium salt를 이용한 alkaline phosphotase 염색

Becker's dopa-oxidase(tyrosinase) reaction (Backer,Praver and Thatcher 1935) 실험

① **반응원리:** dihydroxyphenylalanine(DOPA)는 멜라닌의 전구물질로 DOPA-oxidase에 의해 멜라닌으로 전환된다. 따라서 이 효소가 활성을 나타내는 부위는 멜라닌색소를 형성할 수 있는 부위라고 추정할 수 있다. 이 반응으로 증명되는 효소는 실제로 tyrosinase다.

② **검체의 처리:** 신선한 상태의 조직을 동결하여 cryostat로 박절하여 slide glass에 붙인 후 10% 포르말린 고정용액으로 고정한다.

③ **준비시약:**

- 기질이 포함된 반응용액
- 배경 염색용액

* 기질이 포함된 반응용액제조법

DL 3 : 4-dihydroxyphenylalanine	100mg
pH7.4 phosphate buffer	100ml

* Carmalum 염색용액(배경염색용)

Carmine	2.5gm

Acetic acid	2.5ml
Potassium alum	2.5gm
증류수	100.0ml

가열하면서 완전히 용해시킨다. 염색용액이 식은 후 여과하고 thymol을 쌀알만큼 첨가하여 실온에 보관한다.

③ **염색과정:**

- 준비된 절편을 증류수로 충분히 수세한다.
- 절편을 기질이 첨가된 반응용액에 넣고 37°C에서 45분간 반응시킨다.
- 반응용액을 새 것으로 교환하여 37°C에서 적어도 2시간 이상 반응시킨다.
- 흐르는 물에서 충분히 수세한다.
- 배경 염색용액으로 잠깐 동안 염색하고 물로 수세한다.
- alcohol과 xylene을 사용하여 탈수와 투명과정을 거친 후 canada balsam으로 봉입한다.

④ **결 과:** (그림 6.1.3)

DOPA-oxidase(tyrosinase)활성부위	짙은 갈색과립
핵	적색

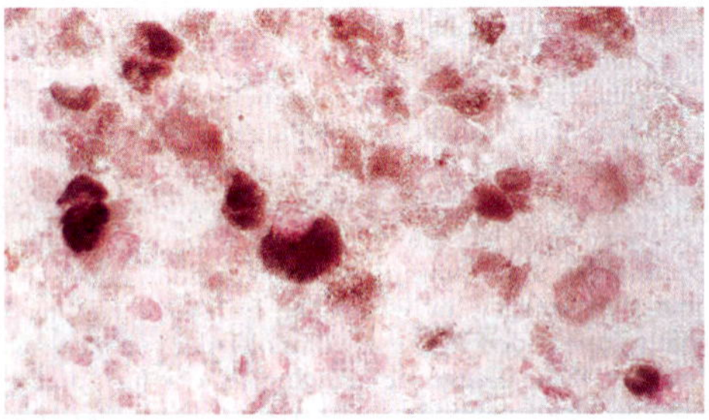

그림 6.1.3 악성흑생종 환자의 조직에서 동결절편을 이용한 Dopa 염색. 종양세포의 세포질에 갈색의 색소가 침착되다.

9. 근생검조직의 처리 및 효소조직화학염색

1) 시료의 취급

고정된 파라핀 조직에서 검사가 진행되는 동안 섬유의 30% 정도가 수축되며, 효소활성이 사라지거나 감소되며 글리코겐, 지질 등이 보존되지 않아 정확한 진단이 이루어지지 않는다.

근육질환의 정확한 병리학적 진단을 위하여 근질환의 견본이 될 만한 가장 가능성이 높은 부위의 검체를 체취해야 올바른 진단을 내릴 수 있다. 일반적인 근육생검부위는 그림 6.1.4와 같다. 생검시료는 대개 동일부위에서 별도로 2개의 시료를 채취하여 표본제작하며 보통 1.0\0.5~ 2.5\0.5cm 크기의 원주형 형태가 되어야 전체적인 질병의 진행상태를 파악하는 데 도움이 된다. 근육은 생검 후 즉시 생리적 식염수에 적셔진 거즈에 싸 놓고 조직검사실로 이송되어야 하는데 이때 근섬유의 방향을 알 수 있도록 표시해야 한다.

생리식염수에 넣어 이송하면 근육에 수분이 많아져서 동결시 얼음결정에 의한 인공산물이 생기기 때문에 이를 피해야 한다. 근생검 조직은 검사목적에 따라 다르게 취급하는데 동결을 요하는 효소조직화학검사, 전자현미경검사는 양쪽 끝을 잡아 당기는 크램프나 실 등의 기구를 사용하지 않아도 된다.

즉시 고정이 필요한 조직화학검사는 크램프, 실 등을 이용하여 근수축에 의한 변형을 예방해야 하며 즉시 고정액에 고정해야 한다.

2) 급속동결 및 절편

효소조직화학 염색을 하기 위해서는 동결절편이 필수적이며 신속동결에는 여러 가지 방법이 이용되나 isopentane(2-methyl-butane)을 액화질소(liquid nitrogen)에 담아 냉각시키는 것이 가장 널리 이용되며 대개 -160~-170℃ 사이에서 이루어진다(그림6.1.5). 근육검체는 얼리기전 10~15분 동안은 이완된 상태가 유지되기 때문에 이때 동결이 불완전하면 근섬유 내에 얼음결정체가 생성되며(그림 6.1.6), 동결절편시 근생검을 OCT compound로 냉각시키면 OCT속에 있는 수분으로 인해 급속동결을 방해하

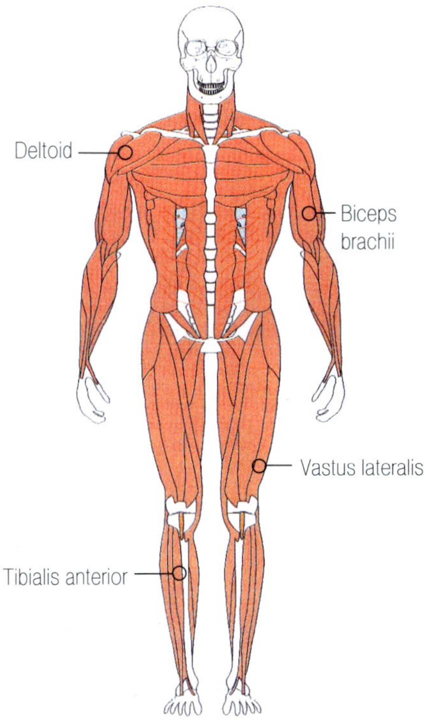

그림 6.1.4 일반적인 근육생검 부위

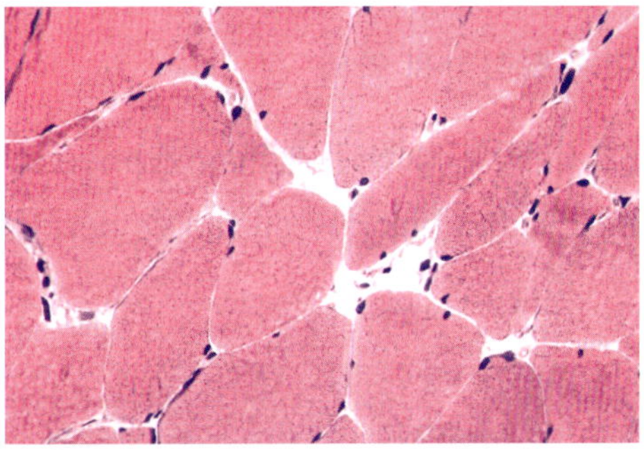

그림 6.1.5 적절한 근섬유의 동결 후 염색상 핵이 근섬유의 바깥쪽에 위치하고 있다.

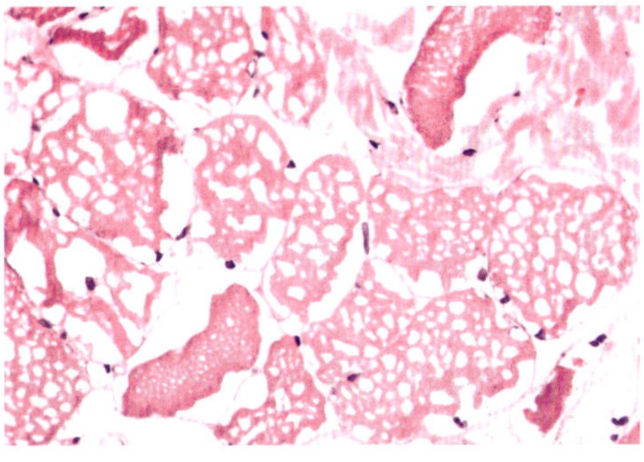

그림 6.1.6 근생검 시료의 부적절한 동결로 인한 인공 산물의 생성

여 근섬유 내에 공포가 형성되기도 한다. 근조직은 가급적 신속히 동결하고 동결절편을 제작해야 한다. 동결절편기의 온도는 약 -22℃ 정도이고 절편의 두께는 8~10℃이다. 절편을 H-E 염색을 시행하여 근육의 횡단면을 다시 확인해야 한다(그림 6.1.7). 나머지 근육은 추후 검사를 위하여 건조되지 않도록 생리식염수가 적셔진 거즈에 싸 놓아 -70℃의 초저온 냉장고에 보관한다.

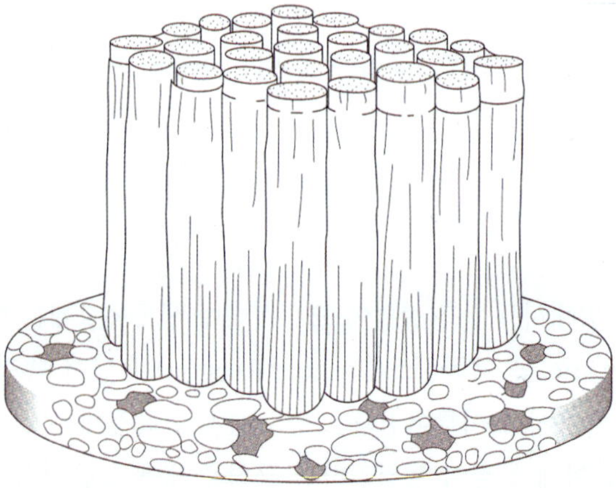

그림 6.1.7 근섬유의 절단방향. 근섬유가 보일수 있도록 section을 해야 한다.

3) 근육의 조직화학적 염색

근육의 조직화학적 염색에는 hematoxylin-eosin 염색, Verhoeff-van Gieson, modified Gomori trichrome, Sudan black B, oil red O, periodic acid-Schiff(PAS) 등이 주로 이용된다.

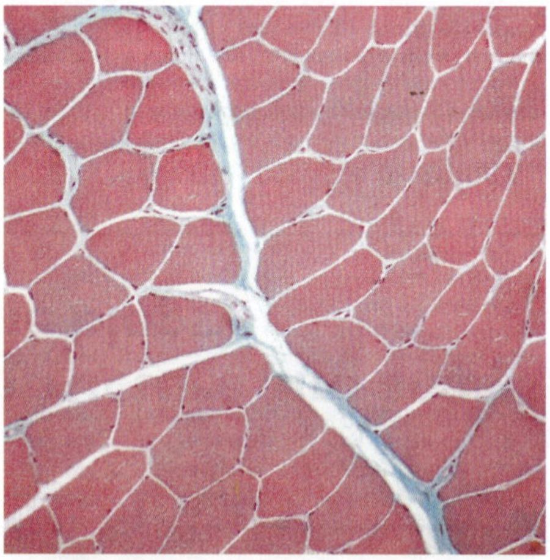

그림 6.1.8 근생검조직의 Masson' s trichrome염색 근섬유 사이의 결합조직이 초록으로 염색된다.

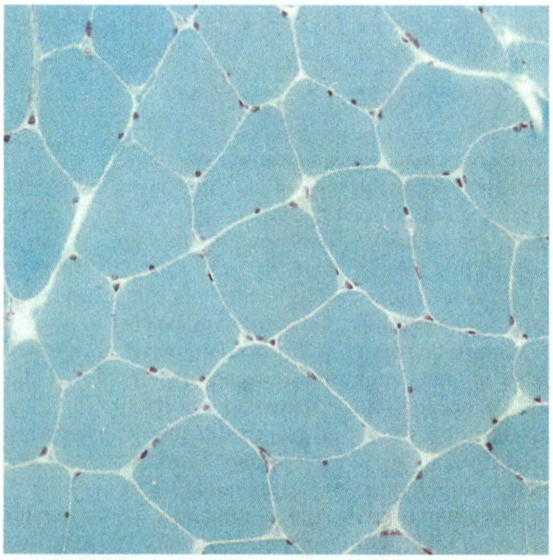

그림 6.1.9 근생검조직의 Modified Gomori trichrome 염색. 정상 세포질은 초록이고 때때로 미토콘드리아가 빨강으로 염색된다.

4) 근육의 효소조직화학 염색

근육의 효소조직화학 염색에 이용되는 염색으로는 NADH-tetrazolium reductase(NADH-TR), succinate dehydrogenase(SDH), lactic acid dehydrogenase(LDH), adenosine triphosphatase(ATPase) 등이 있다.

(1) adenosine triphosphatase(ATPase) 염색

미오신 ATPase라고 부르는 이유는 pH 9.4 염색에서 근원섬유 사이 구조는 용해되고 근원섬유와 미오신이 있는 A band에 반응하기 때문이다.

이 염색은 산성과 알칼리성 incubation에 따라 pH 4.3, pH 4.6 그리고 pH 9.4로 구분된다. 이때 근섬유는 pH에 따라 달리 염색되는데 pH 9.4에서 약하게 염색되는 1형과 진하게 염색되는 2형 근섬유를 구분할 수 있다. 2형 근섬유는 pH 4.3이나 pH 4.6염색에서 2A형, 2B형과 2C형을 구분할 수 있다.

ATPase(adenosine triphosphatase) stain 실험

① **조직의 준비:** coating slide에 근육 동결절편을 부착

② **용액의 제조:**

- adenosine 5′-triphosphate(ATP), disodium salt, crystalline, from equine muscle, 99~100%(sigma, St. Louis)
- 0.1M sodium barbital

sodium barbital(sodium diethyl barbiturate, powder)	20.62g
DW	1000ml

- stock barbital solution

0.1M sodium barbital(sodiu, diethyl barbiturate, powder)	4ml
2% calcium chloride($CaCl_2$)	2ml
DW	14ml

제1용액 ⓐ

stock barbital solution 10ml를 0.1N NaOH로 pH 10.4로 보정한다.

제2용액 ⓑ

stock barbital solution	10ml
adenosine 5β-triphosphate(ATP)	15.2mg

0.1N NaOH를 이용하여 pH 9.4로 보정한다.

단, 용액 ⓐ,ⓑ는 사용 직전에 만들어 사용한다.

- 1% calcium chloride($CaCl_2$)
- 2% calcium chloride($CaCl_2$)

- 2% cobalt chloride($CoCl_2$)
- 0.2% ammonium sulfide

ammonium sulfide$(NH_4)_2S$	1ml
DW	99ml

ammonium sulfide 사용액은 사용하기 직전에 조제한다.

③ **염색순서:**

- 조직절편을 용액 ⓐ에 넣고 실온에서 10분간 반응시킨다.
- 수세 없이 용액 ⓑ에 조직절편을 옮겨 37℃에서 30분간 반응시킨다.
- 수세 없이 실온에서 1% calcium chloride에 3분간 둔다.
- 수세 없이 실온에서 2% cobalt chloride에 3분간 둔다.
- 반응하지 않은 cobalt cholride를 제거하기 위해서 수세한다.
- fume hood 안에서 0.2% ammonium sulfide 에 1분간 반응시킨다(이때 조직이 검정색으로 변화되어야 한다).
- 수세, 탈수, 투명, canada balsam으로 봉입한다.

④ **결 과:** (그림 6.1.10)

Type Ⅰ	근섬유	회색
Type Ⅱ	근섬유	검정

RATPase(reversal of adenosine triphosphatase) stain 실험

① **조직의 준비:** coating slide에 동결절편을 부착

② **용액의 제조:**

- adenosine 5'-triphosphate(ATP), disodium salt, crystalline, from equine muscle, 99~100%(sigma, St. Louis)
- 0.1M sodium barbital

sodium barbital(sodium diethyl barbiturate, powder)	20.62g
DW	1000ml

- stock barbital solution

0.1M sodium barbital(sodiu, diethyl barbiturate, powder)	4ml
2% calcium chloride($CaCl_2$)	2ml
DW	14ml

제1용액 ⓐ

stock barbital solution 10ml를 0.1N NaOH로 pH 10.4로 보정한다.

제2용액 ⓑ

- stock barbital solution 10ml
- adenosine 5-triphosphate(ATP) 15.2mg

0.1N NaOH를 이용하여 pH 9.4로 보정한다.
단 용액 ⓐ,ⓑ는 사용 직전에 만들어 사용한다.

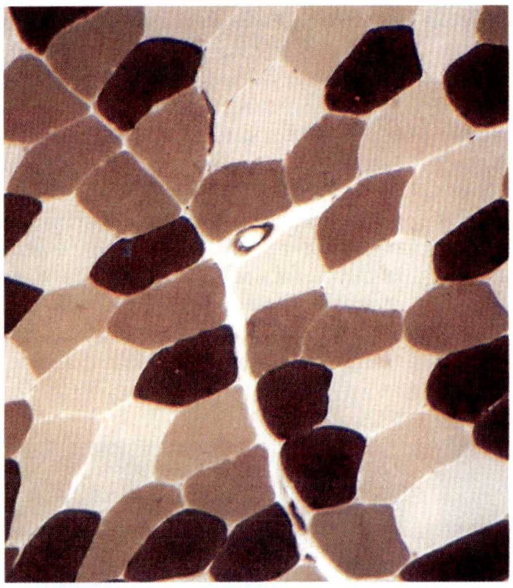

그림 6.1.10 효소조직화학 방법을 이용한 ATPase 염색
1형 근섬유가 가장 강하게 염색되고 2b형 근섬유가 2a형 근섬유가 가장 약하게 염색된다.

- acetate buffer
  0.2M sodium acetate($NaC_2H_3O_2.3H_2O$; 27.2g/1000ml)
  0.2M glacial acetic acid(CH_3COOH; 11.55ml/1000ml)

냉장보관한다.

- acetate buffer, pH 4.3
- acetate buffer, pH 4.6
- 1% calcium chloride($CaCl_2$)
- 2% calcium chloride($CaCl_2$)
- 2% cobalt chloride($CoCl_2$)
- 0.2% ammonium sulfide

  ammonium sulfide$(NH_4)_2S$ 1ml
  DW 99ml

  ammonium sulfide 사용액은 사용하기 직전에 조제한다.

③ 염색순서:

- 조직절편을 2장 준비하여 각각 pH 4.3, pH 4.6이라고 표시한다.
- pH 4.3 조직절편은 acetate buffer pH 4.3에 pH 4.6은 acetate buffer pH 4.6에 용액에 넣고 실온에서 5분간 반응시킨다.
- 수세 없이 각각의 조직절편을 용액 ⓐ에 넣고 실온에서 3분간 반응시킨다.
- 수세 없이 용액 ⓑ에 조직절편을 옮겨 넣고 37℃에서 30분간 반응시킨다.
- 수세 없이 실온에서 1% calcium chloride에 3분간 둔다.
- 수세 없이 실온에서 2% cobalt chloride에 3분간 둔다.
- 반응하지 않은 cobalt chloride를 제거하기 위해 수세한다.
- fume hood 안에서 0.2% ammonium sulfide에 1분간 반응시킨다. 이때 조직이 검정색으로 변화되어야 한다.
- 수세, 탈수, 투명, canada balsam으로 봉입한다.

④ **결 과:**

pH 4.3 ATPase 결과:

Type II	근섬유	검정
Type II	근섬유	회색

pH 4.6 ATPase 결과:

Type I	근섬유	검정
Type IIa	근섬유	회색
Type IIb	근섬유	진회색

NADH-tetrazolium reductase(NADH-TR) 염색 실험

가장 강하게 염색되는 1형 근섬유 감별에 매우 효과적인 NADH-TR염색에서 2A형 근섬유는 중간, 2B형 근섬유는 가장 약하게 염색된다. 이 염색의 특징은 근원섬유는 염색되지 않고 근원섬유 사이 구조가 염색된다. 근원섬유 사이 구조가 염색되는 유형이 서로 달라 1형 근섬유는 벌집모양, 2형 근섬유는 선상모양으로 염색된다.

① **조직의 준비:** coating slide에 부착된 근육 동결절편조직

② **용액의 제조:**

- phosphate buffer

solution A: 0.2M potassium phosphate, monobasic(KH_2PO_4)	27.2g/1000ml
solution B: 0.2M sodium phosphate, dibasic anhydrous(Na_2HPO_4)	28.4/1000ml

- working buffer, pH 7.4 to 7.6

solution A	15ml
solution B	85ml

- 0.2% nitro-BT solution (nitroblue tetrazolium, crystalline, grade III, sigma)

nitro-BT	200mg
dH_2O	100ml

냉장보관한다.

- acetone, 30%, 60%, 90%, 100%
- glycerol gelatin(sigma)
- NADH staining

NADH(β-nicotinamide adenine dinucleotide, reduced form, disodium salta, approx. 98%, sigma)	5.0mg
phosphate buffer, pH 7.4 to 7.6	1.4ml

0.2% nitro-BT

3.6ml

Ringer's solution

1.1ml

dH_2O

1.0ml

사용 직전에 만든다.

③ **염색순서:**

- 조직절편을 NADH staining 용액에 넣어 37℃에서 30분간 반응시킨다.
- 30% acetone에서부터 조직절편을 신속히 헹군다.
- 증류수로 수세한다.
- glycerol gelatin으로 봉입한다.

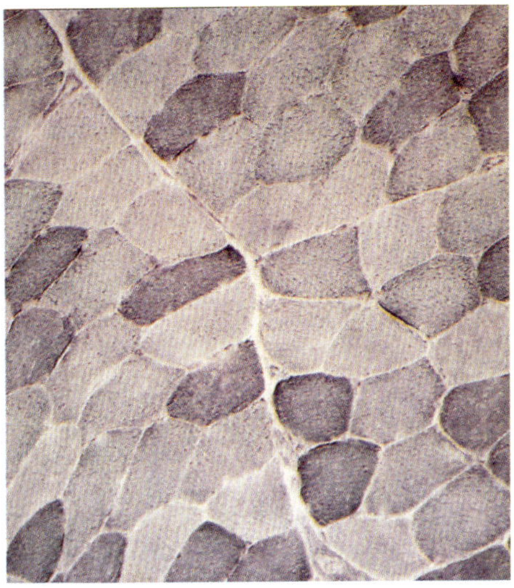

그림 6.1.11 **효소조직화학방법을 이용한 NADH 염색.** 1형 근섬유가 가장 진하게 염색되고 2형 근섬유는 흐리게 염색된다.

④ **결 과:** (그림 6.1.11)

Type I	근섬유	dark blue
NType II	근섬유	light blue

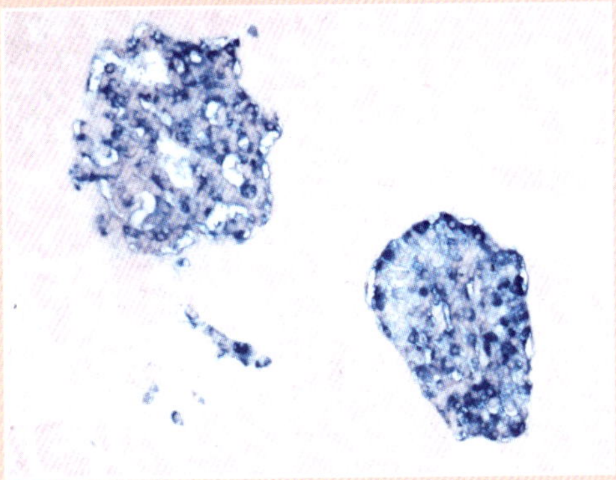

췌장에서 크로모그라닌 면역염색 후 fast blue BB에 의한 발색

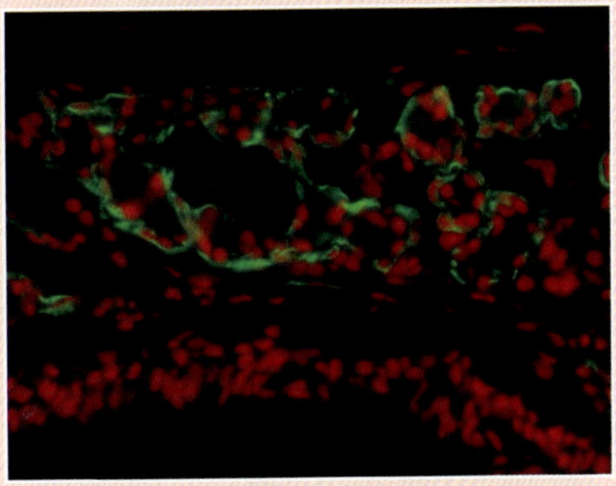

기관지에서 형광항체법을 이용한 SMA염색

7편 면역조직화학

Understanding Diagnostic Histochemistry

면역조직화학

1장

학습목표

1. 면역조직화학의 의의를 이해한다.
2. 다음 용어의 정확한 의미를 조사하여 설명한다.:
   1) 항원 2) 항체 3) 기질 4) 발색제(chromogen) 5) 형광염료 6) 항원결정소(epitopes) 7) 1차 항원 8) 2차 항원 9) 단일크론항체 10) polyclonal antibody 11) 잡종세포 12) 표식제

1. 발전사

면역조직화학(immunohistochemistry; IHC)은 면역세포화학(immunocytochemistry)이라고도 부르는 항원-항체의 특이적인 인식과 결합에 기초하여 조직 또는 세포 내 특정 항원의 존재유무 및 존재부위를 알아보기 위해 사용하는 방법이다. 면역조직화학의 역사는 Coons가 냉동조직절편에서 항원을 검출하기 위해 형광면역기법을 개발한 1940년부터 시작되었다(표7.1.1). 그러나 조직학 및 병리학적으로 적용 가능한 면역조직화학의 방법론은 1990년대 초에 확립되기 시작했다. 면역조직화학에 있어 일련의 기술적인 발달은 민감한 검출계(detection system)의 발달로 이어졌다. 그 중에는 Avrameas 등이 개발한 효소적인 표지[서양고추냉이 과산화효소(horseradish peroxidase)] 방법이 있는데, 이는 적절한 발색 기질의 존재 하에서 현미경을 사용하여 표지된 항체를 볼 수 있도록 고안되었다.

면역과산화효소(immunoperoxidase) 기법의 발달에 있어 한 가지 중요한 점은 가장 단순한 1단계 직접 융합방법(one-step direct conjugate method)에서 (tyramide와 같은) 증폭 방법이나 고도로 민감한 중합체-결합(polymer-based) 표지방법과 함께 PAP(peroxidase antiperoxidase), ABC(avidin-biotin conjugate) 그리고 B-SA(biotin-streptavidin) 방법과 같은 다단계 검출 기법(multiple-step detection technique)에 이르기까지 민감도를 더 크게 하는 방법으로 발전되었다.

한편, 잡종세포 기법(hybridoma technique)의 발달로 인해 고도로 특이적인 단일클론항체의 대량 생산이 가능하게 되었으며 이로 인해 변역조직화학은 더욱 발달하였다. 냉동절편을 이용한 첫 성공 이후 파라핀, 셀로이딘(celloidin), 또는 플라스틱 포매조직절편까지 가능하게 되었다. 면역조직화학 기법이

표 7.1.1 면역조직 화학의 역사

연 도	연구자	업 적	비 고
1942	쿤스(Coons), 크리치(Creech), 존스(Jones), 베리너(Berliner)	간접 면역형과 기법을 개발하여 조직 내 폐렴쌍구균 항원 예증	간접 면역형광 기법 (indirect immunofluorescence technique)
1959	싱거(Singer)	전자밀도가 높은 분자복합체 페리틴(ferritin)기법의 개발	
1965	스턴버거(Sternberger)	전자 불투과 중금속인 우라늄 (uranium)기법 개발	
1966	그라함(Graham)과 카르노프스키(Karnovsky)	효소표지법의 개발	서양고추냉이 과산화효소 (horseradish peroxidase)
1967	나카네(Nakane)와 피어스(Pierce)	효소표지 항체기법 개발	면역과산화효소(immunoperoxidase)
1970	스턴버거	미표지 항체기법 개발	과산화효소-항과산화효소(peroxidase antiperoxidase, PAP)기법
1971	폴크(Faulk)와 테일러(Taylor)	전자 불투명 중금속인 금입자 기법의 개발	콜로이드 금(colloidal gold)
1974	하이츠만(Heitzman)과 리차드(Richards)	미표지 항체 기법의 하나인 아비딘-바이오틴 복합체 기법의 개발	콜로이드 금
1986	하이츠만과 리차드	조직배열기법의 개발	아비딘-바이오틴 복합체 (avidin-biotin complex, ABC) 기법

통상적인 포르말린-고정, 파라핀-포매조직절편에 적용됨에 따라 소위 갈색혁명(brown revolution)의 길로 들어서게 되었다. 파라핀조직에 적절한 면역조직화학 기법이 적용되는 핵심적인 방법은 1974년에 개발되었다. 이러한 초창기의 연구 이후 조직병리학자들은 포르말린-파라핀의 조직표본상에서 면역조직화학 염색 수행의 가능성을 더욱 개선시키는 시도를 계속했다. 그러나 형태적인 특성을 보존 유지하는 상태에서 항원성을 계속 갖고 있도록 하기 위한, 이를테면 포르말린을 대체할 수 있는 고정액의 연구가 진행되고 있으나, "모든 항원에 적용 가능한 이상적인 면역세포화학적 고정액은 절대로 발견되지 않을 것이다."라고 Larsson이 지적한 바와 같이, 현재까지 이상적인 고정액은 개발되지 않고 있다.

포르말린 고정으로 인해 차폐(masking)된 일부 항원을 염색하기 위해 면역조직화학의 전처리 과정으로서 효소를 이용한 분해방법이 Huang 등에 의해 도입되었다. 그러나 Leong 등이 보고한 바와 같이, 효소분해 기법이 널리 이용됨에도 불구하고 대부분의 항원에 대한 면역조직화학 염색을 개선시키지는 못하였다. 효소분해의 또 다른 단점은 각기 다른 항체를 가지고 염색하는 경우 각 조직 절편에 대한 최적의 분해 조건을 조절하는 데 어려움이 있다는 것이다. 이러한 표준화에 대한 어려움은 효소분해보다 더 강력하고 좀 더 적용 가능한 새로운 기법의 발달에 강력한 동기를 부여하였을 뿐만 아니라 재현성있고 신뢰할 만한 방식으로 통상적인 포르말린-고정, 파라핀-포매조직절편의 면역조직화학적 염색을 증강시켜야만 했다.

Fraenkel-Conrat 등에 의한 일련의 생화학적 연구에 기반을 두고 있는 항원복구(antigen retrieval; AR) 기법은 1991년 Shi 등에 의해 개발되었다. 효소분해에 비해, AR 기법은 통상적으로 처리되는 파라핀조직 면역조직화학 염색이 진행되기 전에-예컨대, 마이크로파 오븐 내에서-높은 온도로 열을 가하는 단순한 방법이다. 또한 열을 가하지 않는 대체 방법론이 셀로이딘-고정 조직에 대해 개발되었다. 이후 AR 기법에 대한 다양한 방법들이 발표되었는데, 대부분은 잠재적으로 독성 효과를 갖는 금속염 용액의 사용이었다. 그 후 AR 용액을 다른 완충액으로 대체 사용하였다. 이것들이 기본적인 의문점과 실제적인 문제점 등을 노출시켰지만, AR-면역조직화학이 조직병리학 분야에서 광범위하게 사용되면서 AR-면역조직화학의 유용성이 입증되었으며 현재는 분자 조직병리학 분야에까지 확대되고 있다.

2. 면역조직화학의 기본 원리

조직병리학자들은 형태학적 판단을 확인할 수 있는 더 확실한 수단을 생각해 왔다. 세포의 인식과 진단을 용이하게 하는 다양한 특수염색들이 개발되었는데, 이들 초기 염색법의 대부분은 냉동절편 내 세포 및 조직 구성 성분의 화학적 반응(조직화학)에 기반을 두고 있다. 어떤 상황 하에서, 이들 조직화학 염색은 특정의 세포를 확인하는 데 핵심적인 가치를 제공하였다.

면역조직화학의 목적은 조직화학의 목적과 같다. 실제로 면역조직화학은 조직화학의 기초 위에서 세워진 것으로 조직화학을 대신하지는 못하지만, 조직절편 또는 다른 세포 시료 내 특이적으로 예시될 수 있는 다양한 조직 성분에까지 크게 확대될 수 있는 가치 있는 부속수단으로서 기여되었다. 기능형태학 분야의 선구자들은 "모든 염색의 목적은 거시적으로 알고 있었던 성분들의 존재 및 분포를 미시적으로 확인하는 데 있다."고 강조했다. 다른 특수 염색법과 마찬가지로 면역조직화학의 기본적인 핵심 원리는 만족할 만한 신호-잡음 비율(signal-to-noise ratio)에 기반하여 세포 및 조직 내 표적 성분의 미세한 분포 확인이라 할 수 있다. 비특이적인 바탕 염색(noise)을 감소시키면서 신호를 증폭하는 것은 만족할 만하고 실제적으로 유용한 결과를 얻기 위한 주된 방법이다. 면역조직화학의 진보는 통상적으로 처리되는 조직에 대한 면역염색을 시도하는 실현 가능한 접근을 제공하였으며 이 방법은 현재 외과 병리학실험의 통상적인 방법이 되었다.

3. 항 체

모든 면역조직화학 기법에서 일반적으로 중추적인 역할을 하는 것은 바로 항체이다. 계속해서 수적으로 증가하는 임상적으로 유용한 조직 항원에 대한 항혈청이나 면역글로불린 분획 및 단일클론항체의 이용성은 면역조직학적 레퍼토리를 양적, 질적으로 무한히 확장시키고 있다. 면역조직화학적 염색 방법의 가용성뿐 아니라 이의 잠재적인 문제점을 더욱 잘 이해하기 위해서는 항체 및 이들의 능력에 관해서 뿐 아니라 이들의 한계점에 관한 기초적인 지식을 갖고 있어야 할 필요가 있다.

1) 항체의 종류

항체는 면역글로불린(immunoglobulin; Ig)이라는 단백질 군에 속한다. 혈장 또는 혈청 내에서 발견되는 면역글로불린에는 다섯 가지 주된 종류가 있는데, 양적으로 감소 순서는 면역글로불린 IgG, IgA, IgM, IgD, 그리고 IgE이다. 각 면역글로불린은 2개의 동일한 중쇄(heavy chain, H)와 2개의 동일한 경쇄(light chain; L)로 구성된다. H사슬은 항원성 특성이나 구조적 특성이 다르며 항체 분자의 종(class) 및 아종(subclass)을 결정한다. 2개의 L사슬은 κ(kappa) 또는 λ(lambda) 사슬 중의 하나가 된다. K와 람다 사슬의 분포는 각 종에서 뿐만 아니라 Ig의 종 및 아종에 따라 각기 다르다. 공유결합으로 이루어지는 사슬간 이황화결합이 L과 H사슬, H와 H사슬 간을 연결해 준다. 3차 구조에 참여함으로써, 이들은 면역글로불린 분자의 안정성을 더욱 크게 해 주는 역할을 한다. 여기에서 우리는 IgG와 IgM에 대해 자세히 알아보는데 면역글로불린의 5종 중에서 IgG와 IgM이 면역조직화학에서 가장 많이 이용되기 때문이다.

(1) IgG

IgG는 $\gamma 2\ \kappa 2$ 또는 $\gamma 2\ \lambda 2$의 일반적 구조를 갖는데, 이는 IgG 한 분자(MW=150 kD) 는 2개의 감마 중쇄와, κ형이나 λ형 중의 1개로 이루어진 2개의 경쇄로 구성된다는 것을 의미한다(그림 7.1.1). IgG 분자의 구조는 부분적으로 단백질가수분해와 분자의 환원적인 분해에 의해 결정된다.

중쇄의 사슬간 이황화결합의 N-말단 부위 상에 있는 민감한 결합부위는 파파인에 의해서 분해된다. 이로써 2개의 단가성 항원-결합 분획(Fab)과 1개의 결정 분획(Fc)이 생겨난다. 펩신은 중쇄의 사슬간 이황화결합의 C-말단 부위 상에 있는 감마사슬을 분해하여, 1개의 이가성 항원-결합 분획인 $F(ab')_2$를 생성한다. 이 경우, Fc 분획은 분해되어 버린다. Ig 분자의 환원적 분해는 사슬간 이황화결합을 분리시키

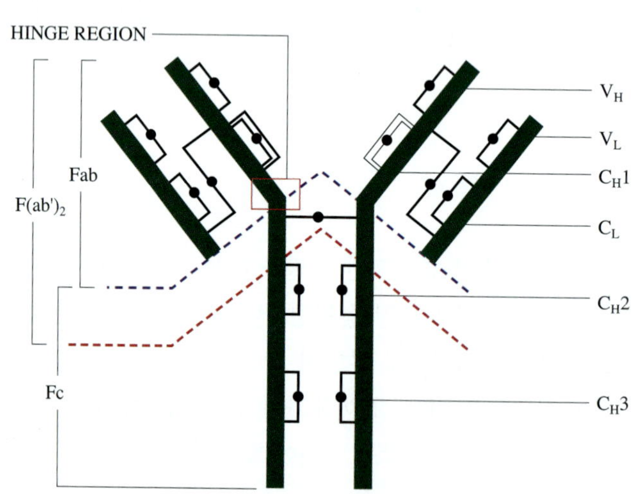

그림 7.1.1 토끼의 IgG 모식도
중쇄(H)와 경쇄(L)는 가변영역(V)과 불변영역(C)으로 구성되며, 사슬 간 및 사슬 내 이황화결합으로 연결된다. 파파인(papain, 파랑 점선)에 의한 단백질가수분해로 2개의 항원-결합 분획(Fab)과 1개의 결정 분획(Fc)으로 나뉘는데, 펩신(pepsin, 빨강 점선)에 1개의 $F(ab)_2$로 나뉜다.

며, 만일 자유 설프하이드릴기(free sulfhydryl group)가 차단된다면, 2개의 H 사슬(분자량 각 50kD)과 2개의 L사슬(분자량 각 25kD)이 형성된다.

IgG 분자는 주로 가변영역(V)과 불변영역(C)으로 나뉘어진다. 각 영역은 110개에서 120개의 아미노산과 1개의 사슬 내 이황화결합을 포함하고 있다. 경쇄의 불변영역(V_L), 그리고 중쇄의 가변영역 상에는 면역글로불린 분자의 아미노 말단이 위치하고 있다. V_L과 V_H는 서로 항원-결합 부위를 형성한다. 항체의 V_L과 V_H 영역 내에는 여러 개의 고활성(hyperactive; HV)의 부위가 위치한다. 항원과 상호작용하는 동안, HV 부위는 항원결정기(antigenic determinant, epitope)에 근접하게 된다. 항체의 HV 부위와 항원 간의 거리는 약 0.2에서 0.3nm이다. 이 부위에, 개별형 결정기(idiotypic determinant)라 불리는 독특한 구조적 특이성이 위치한다. 각 항체의 클론은 그 자체의 개별형(idiotype)을 갖는다. 각 L사슬은 또한 V_L 영역과 함께 1개의 불변영역(C_L)을 포함하고 있다. H사슬은 또한 3개의 불변영역(C_H1, C_H2, C_H3)을 갖고 있으며 면역글로불린의 카복시 말단 분절을 갖고 있다. C_H2 영역에는 IgG 분자의 탄수화물 분획 그리고 여러 개의 강력한 소수성 중성 방향족 아미노산들이 위치한다. 경첩부위(hinge region)는 H 사슬의 C_H1과 C_H2 영역 사이에 위치한다. 이 경첩부위 내의 작은 차이가 IgG의 아부류의 특이성에 관여한다. 아부류는 아래첨자의 숫자를 써서 IgG_1, IgG_2a, IgG_2b, IgG_3, IgG_4로 약칭된다. 인간의 IgG에서 κ와 λ의 전체적 비율이 2:1인 반면, IgG_2와 IgG_4 아부류에서는 그 비율이 각각 1:1과 8:1이다. 생쥐는 약 95%의 κ사슬을 갖고 있으며, 따라서 생쥐에서 얻은 대부분의 단일클론 IgG 항체는 κ사슬을 포함하고 있다. 중쇄를 연결하는 이황화결합의 수 역시 IgG 아부류 간에 차이를 보인다. IgG_1과 IgG_4는 2개를 갖는 반면, IgG_2와 IgG_3은 각각 4개와 5개를 갖고 있다. 경첩부위의 유동성으로 인해, Fab 단편이 이루는 각도는 동일한 항원결정기 간의 다양한 거리를 수용할 수 있을 정도로 변할 수 있다.

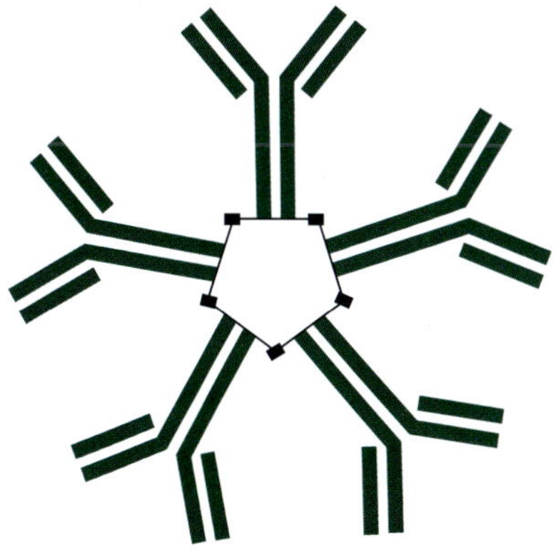

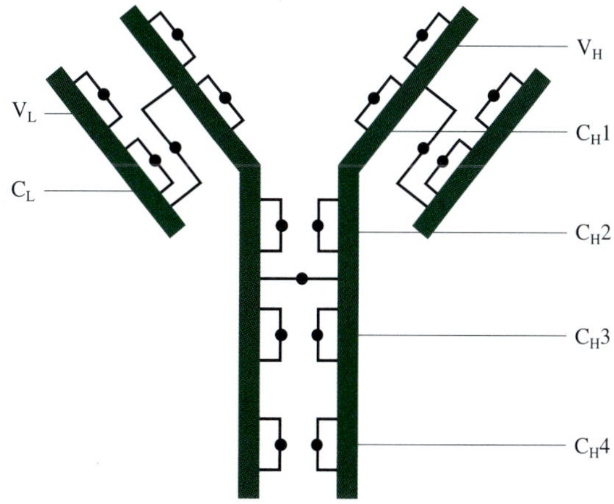

그림 7.1.2 이황화결합에 의해 연결된 생쥐 IgM의 5개 하부단위와 오량체 고리 구조를 형성하는 J사슬을 보여주는 모식도 (a)각 하부단위(b)는 각각 가변영역(V)과 불변영역(C)으로 구성된 2개의 μ 중쇄(H)와 2개의 경쇄(L)를 갖는다.

2) IgM

IgM은 각각 약 180kD의 분자량을 갖는 5개의 하부단위로 구성되는 오량체(pentamer, 분자량 약 900kD)이다(그림 7.1.2). 일반적인 분자식은 $\mu2\ \kappa2$ 또는 $\mu2\ \lambda2$로 표시할 수 있다. 각 하부단위는 설프하이드릴이 풍부한 펩티드인 J사슬(15kD)에 의해 연결되어 있으며 2개의 중쇄(μ)와 κ형 또는 λ형의 두 경쇄로 구성된다. J사슬은 오량체의 견고성과 안정성을 제공한다. IgG와 마찬가지로 IgM 하부단위는 효소 및 환원적 분해에 의해 각각 중쇄와 경쇄뿐 아니라 $F(ab')_2$, Fab 그리고 Fc 분획으로 분해된다. IgM의 Fc 분획은 고리형의 오량체이다(분자량은 약 340kD). IgM 오량체에 0.1%의 머캅토에타놀(mercaptoethanol)을 처리하면 하부단위 사이의 이황화결합이 끊어져 5개의 단량체가 나온다. IgM_1과 IgM_2의 아부류들이 보고되어졌다. 과다하게 면역접종된 숙주 내에서 가장 풍부하게 존재하는 항체가 IgG인 반면, 새로이 면역접종된 동물 내에는 IgM이 측정 가능한 첫 번째 체액성 항체이다. 1차항체는 여러 주된 단계를 거쳐 형성된다. 주입된 면역원은 우선 혈관 밖과 혈관 안의 공간 사이에서 평형에 도달하며, 그 후 작은 단편으로 분해되는 이화작용을 거치고 결과적으로 혈관 내 공간에서 새로이 형성된 항체에 의해 제거된다. 면역원의 주입 후 체액성 IgM 항체가 처음 나타날 때까지의 시간은 잠복기(latent period)라 하며 보통 1주 동안 지속된다. 2주 내 또는 두 번째 접종에 대한 반응으로, IgG 부류의 항체가 대개 우세해진다. 모든 단백질과 마찬가지로, 항체는 이화작용의 대상이 된다. IgM 부류의 항체가 4~6일로 반감기가 상대적으로 짧은 반면, IgG 항체는 거의 3주간의 평균 생존 기간을 갖는다. 면역원과 함께 반복적인 보조 주입(booster injection)이 없는 한 혈청 항체의 양은 이 기간 후에 감소하게 된다.

2) 항체의 제조

(1) 다클론항체

다클론항체(polyclonal antibody)는 각기 다른 세포들에 의해 생성되며, 그 결과 면역화학적으로 다른 다양한 에피토프에 반응한다(그림 7.1.3a). 다클론항체의 생산을 위해 현재까지 가장 많이 사용된 동물은 토끼, 양, 돼지, 염소, 말, 기니피2 등이다. 다클론항체의 생산을 위해 토끼가 많이 이용되는 것은 1차적으로 이들이 다루기 쉽다는 데 있다. 토끼의 항체는 넓은 범위에서 인간의 단백질을 침전시키며 많은 수의 토끼에서 만들어진 항체를 모두 모아 사용하는 경우, 커다란 동물에서 만들어진 것보다 배치-배치 변이(batch-to-batch variation)가 훨씬 더 작은 장점도 있다. 다클론항체의 생산을 위해 가장 많이 이용되는 동물은 뉴질랜드 화이트 토끼다. 이는 면역반응이 더 잘 일어나도록 여러 해에 걸쳐 선택 교배되었기 때문이다. 항원의 면역원성에 따라, 동물의 면역반응을 생성하기 위해 10pg에서 200pg 농도의 항원이 일반적으로 처리된다. 항원은 대부분 피하 또는 근육에 주사하지만, 발바닥 근육이나 복강에 주사하는 경우도 있다. 토끼에는 0.1에서 0.5ml의 용량이 여러 부위의 근육에 주사되는데, 항원은 동일한 양으로 완전 또는 불완전 프로인즈 증강제(complete or incomplete Freund's adjuvant)와 같은 면역증강제(adjuvant)와 함께 투여된다. 따라서 역가(titer)가 떨어질 때 보조주사(booster shot)를 하게 되면 항체의 양을 유지하거나 증가시킬 수 있다. 귀(토끼), 경정맥(대동물)에서 혈액을 채혈한다든지, 심장

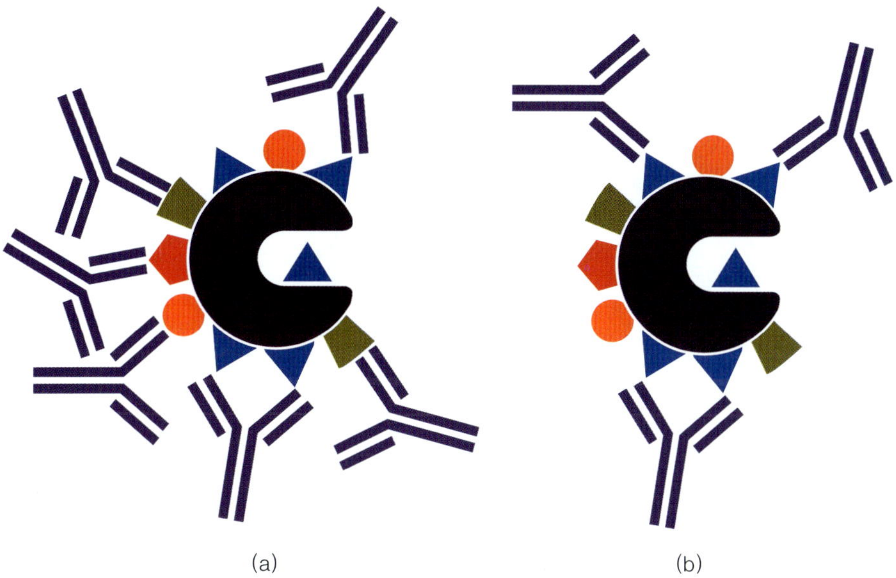

그림 7.1.3 (a) 항원 상의 다양한 에피토프에 결합하는 다클론항체를 나타내는 모식도
(b) 항원 상의 특정 에피토프에 반응하는 단일클론항체를 나타내는 모식도

에서 혈액을 뽑는다든지 해서 동물을 희생시키게 된다. 혈액에서 세포들을 제거한 후에, 안정화시킨 후 순수분리한 serum은 대부분 실험목적 그 자체로써 다클론항체로 쓰일 수 있다. 만약 serum 중에서 IgG 분획만을 얻고자 한다면, 염에 의한 침전 후에 이온교환 크로마토그래피에 의해 많은 양의 기타 혈청 단백질들을 제거해야 된다. 친화크로마토그래피(affinity chromatography)가 항원-특이적 항체를 분리하기 위해 사용될 수 있다.

(2) 단일클론항체

단일클론항체(monoclonal antibody)는 혈장세포 각 클론에서 생산되는 항체이다. 주어진 클론으로부터 생산되는 항체는 면역학적으로 동일하며 이들이 생성되도록 만들었던 항원 상의 특정한 하나의 에피토프와 반응한다(그림 7.1.3b). 경제적인 이유로, 단일클론항체를 생산하는 데 생쥐가 현재 가장 많이 이용된다. 면역반응이 생겨나게 된 후, 비장 또는 림프절로부터 B림프구를 수획하고 특정 조건 하에서 생쥐의 비분비성 골수종세포(non-secreting myeloma cell)와 융합시킨다. B림프구가 특정의 항체를 생산하는 동안, 골수종세포는 융합세포가 배양액 내에서 죽지 않는 능력을 부여받게 된다. 비반응적인 B세포와 골수종세포는 폐기되며 항체-생산 잡종세포가 배양되고 원하는 특이성을 검사받게 된다. 배양액 내에서 증식시키거나 동계 생쥐의 복강 내로 융합세포를 이식하여 복수 내에서 항체가 만들어지도록 한다. 따라서 특정의 특성을 갖는 최소한의 이론으로 무제한적으로 많은 양의 단일클론 항체가 생산될 수 있다(그림 7.1.4). 면역조직화학에서, 단일클론 항체를 사용하는 상점은 다클론항제의 사용보다 훨씬 더 크며, 여기에는 균일성이 높고, 비특이적 항체가 없으며, 특성 분석이 쉽고, 배치-배치 변이 또는 로트-

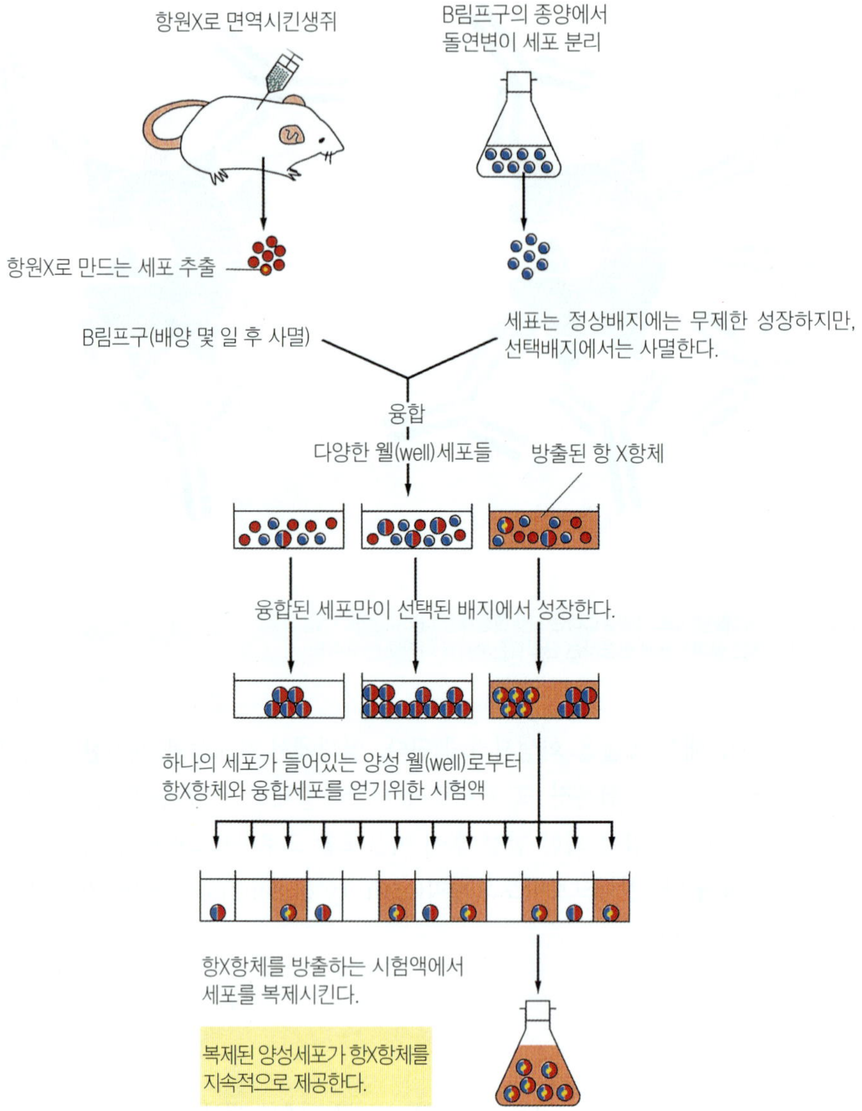

그림 7.1.4 단일클론항체 제조법

로트 변이(lot-to-lot variability) 등이 없다. 그러나 단일클론항체를 사용하는 데 몇 가지 문제 점도 있다. 유용한 클론을 선정하는 시험방법과 정도관리(quality control)가 필요하다. 포르말린-고정 조직에 사용되는 경우 단일클론항체는 냉동조직을 사용하여 특성이 분석되어야 한다. 이를 위해, 고정에 의해 표적 에피토프가 파괴되지 말아야 한다. 어떤 경우, 항원이 다클론항체의 사용에 의해 포르말린 고정 후 파괴되지 않은 것을 볼 수 있지만, 단일클론항체와 상호작용하는 특정의 에피토프는 그렇지 않은 경우가 있다. 비슷하게, 적정 고정 후에 에피토프의 반응성은 적정수준 이하의 고정 조건에서 에피토프가 유지되는 것을 보장하지 않는다. 새롭게 개선된 항원수획의 절차가 계속해서 발표되고 있는 한, 새로운 단일클론항체에 대한 부수적인 변화를 고려해야 한다. 표적 에피토프는 반드시 주어진 항원에 대해 특이성을 띠어야 한다. 만일 항체가 2개 이상의 다른 항원에 대해 생산되는 경우 단일클론항체의 가장 큰 장점인 특이성은 상실된다. 다클론항체의 교차반응은 대개 흡착에 의해 제거되지만, 단일클론항체의 경우는 그렇지 않다. 단일클론항체의 검사방법은 적정 반응을 위해 pH 및 용질과 같은 환경적 요인에 더 많이 의존하는 다클론항체의 검사방법과 비교되어야 한다.

Understanding Diagnostic Histochemistry

면역효소 항체법

2장

학습목표

1. 면역조직화학적 염색방법의 종류와 차이, 장단점을 조사한다.
   1) 직접법 2) 간접법 3) 비표식 항체법 4) PAP 방법 5) ABC 방법 6) SABC 방법
   7) Chin polymer conjugated technique
2. 형광항체법과 효소항체법의 차이와 장단점을 설명한다.
3. 항원부활의 의미와 방법을 나열한다.
4. 면역조직화학에서 고정액의 영향에 대해 조사한다.
5. 표식제로 사용하는 효소의 종류와 특성을 나열한다.
6. Avidin-Biotin을 이용하는 염색과정을 공부한다.
7. 발색제의 종류와 특징을 조사한다.
8. DAB 반응을 증강시키는 방법을 나열한다.
9. 내인성 과산화수소효소의 활성을 억제하는 방법을 연구한다.

면역효소적인 염색방법은 무색의 발색원(chromogen)을 유색의 최종산물로 전환시키는 효소-기질 반응을 이용한다. 면역조직화학에 적용되는 효소의 종류 중에 고추냉이 과산화효소(horseradish peroxidase)와 송아지 장내 알칼라인 인산분해효소(calf intestine alkaline phosphatase)가 가장 많이 이용된다. 낮은 특이성으로 인해, 글루코스 산화효소(glucose oxidase)는 현재 그렇게 많이 쓰이지 않는다. 일부 기질 용액을 준비하는 절차에 따라서 과산화효소 및 인산분해효소(phosphatase)와 함께 사용되는 발색원과 기질은 다음과 같다.

1. 효소의 특성

효소는 생명체에 작용하는 특이적인 단백질성 촉매제이다. 촉매능력은 아주 높아서 1몰의 순수 효소가 분당 10,000에서 1,000,000몰보다 더 많은 기질의 전환을 촉매할 수 있다. 효소는 매우 넓은 범위로 분류되는데 여기에는 가수분해효소(hydrolytic enzyme: 예 esterase, protease), 인산분해효소(phosphorylase), 산화환원효소(oxidoreductase enzyme: 예 탈수소효소, 산화효소, 과산화효소), 전환효소(transferring enzymes), 그리고 탈탈산효소(decarboxylases) 등이 포함된다.

효소의 활성은 효소 및 기질의 농도, pH, 완충액 내 염의 농도, 온도 그리고 빛과 같은 여러 요인에 영향을 받는다. 효소들은 또한 비-단백질성 화학성분을 포함하고 있는데 이를 보결족(prosthetic groups)이라 부른다. 전형적인 보결족은 과산화효소의 철-프로토포피린(iron-protoporphyrin), CO_2

전환효소의 바이오틴(biotin)을 들 수 있다. 또한 여러 효소들은 Mg^{++}, Mn^{++}, 그리고 Zn^{++}와 같은 금속이온의 존재를 필요로 하는데, 이들은 전자 친화적(electrophilic, electron-attracting) 요소로서의 기능을 한다.

효소와 그 기질의 반응을 나타내는 데 아래와 같은 일반적인 등식이 사용된다.

- **효소(E) + 기질(S) = ES 복합체**
- **ES → E + 반응산물(P)**

따라서 반응산물이 형성되기 전에 효소의 활성부위(보결족)에 일시적인 효소-기질 복합체가 형성된다. 보결족에 대한 기질의 특이적 결합을 방해하는 물질은, 특이적 저해제로서 효소 (또는 기타 단백질)의 비특이적 변성을 일으키는 성분과는 현저히 다르다. 두 가지의 기본적 억제 유형으로는 경쟁적 억제와 비-경쟁적 억제가 알려져 있다. 경쟁적 억제는 효소-저해제 복합체(EI)의 가역적 형성으로 인해 생긴다.

E + 저해제(I) + S = EI + S

E에 대한 I의 친화도가 E에 대한 S의 친화도보다 크지 않는 한 EI 복합체의 형성은 기질 또는 저해제 모두의 농도 변화에 의해서 가역적이 될 수 있다. 호흡효소의 중금속에 대한 일산화탄소 또는 아자이드(azide)의 작용은 경쟁적 저해의 전형적인 예가 된다.

비-경쟁적 저해의 경우, 저해는 단지 저해제의 농도에만 의존적이며, 일반적으로 비가역적이다. 비-경쟁적 억제는 효소의 보결족이 필요할 수도 있고 필요하지 않을 수도 있으며, 기질에 대한 효소의 반응 속도를 그 자체가 낮추거나 정지시킨다.

E + I + S → EIS

특정의 면역조직화학적 응용을 위한 효소를 선택하는 것은 다음과 같은 기준에 따른다.

- 효소는 고도로 순수 분리된 형태로 이용될 수 있어야 하며 상대적으로 저렴해야 한다.
- 결합(예 항체 또는 아비딘에 대한 공유결합) 또는 비공유적 결합이 비록 효소활성의 감소를 유발할지라도 효소 활성을 없애서는 안 된다.
- 결합한 효소는 용액 내에서 안정적이어야 한다.
- 특정의 항원에 연관된 염색에 있어서 내재적 효소활성의 영향이 최소화되어야 한다.
- 효소반응의 산물은 쉽게 측정가능하며 안정적이어야 한다.

서양고추냉이 과산화효소 및 송아지 장내 알칼라인 인산분해효소는 상기의 기준에 대부분 충족시키는 효소이다.

2. 효소의 종류

1) 서양고추냉이 과산화효소(horseradish peroxidase; HRP)

분자량이 40kD인 HRP는 서양고추냉이 식물의 뿌리에서 분리되었다. HRP는 활성 부위에 철을 포함하고 있는 헴기(heme group, hematin)을 갖고 있으며, 용액 내에서 갈색을 띤다. HRP의 헤마틴은 우선 과산화수소(hydrogen peroxide)와 복합체를 형성하며 그 후 분해되어 물과 산소 원자가 방출된다. HRP는 여러 물질들을 산화시키는데, 이들 중 두 가지는 폴리페놀(polyphenol)과 질산(nitrate)이다. 여러 다른 효소와 마찬가지로, HRP 및 일부 HRP-유사 활성이 과도한 기질에 의해 저해될 수 있다. HRP와 과도한 과산화수소 사이에 형성된 복합체는 촉매적으로 불활성이며 전자공여자(㈎ 발색원 성분)가 없는 한 가역적으로 억제된다. 과산화수소가 과다하고 전자공여자가 없는 경우 내재적 HRP 활성의 교란이 생긴다. 사이아니드(cyanide)와 아자이드(azide)는 강력한 (가역적인) HRP 저해제이다.

HRP는 다른 단백질과 공유적으로 또는 비공유적으로 부착할 수 있다. 다른 단백질에 대한 HRP의 공유결합은 글루타르알데히드(glutaraldehyde)가 관여하는 1단계 또는 2단계 절차에 따라 이루어진다. 모든 경우에서 라이신의 엡실론아미노기(epsilonamino group)와 두 단백질의 N-말단 아미노기가 이 반응에 참여한다. 2단계 결합 절차가 선호되는데, 그 이유는 항체 분자에 비해 HRP 분자의 반응기가 적기 때문이다. 항체와 HRP의 혼합물이 들어 있는 용액 내에 결과적으로 글루타르알데히드를 첨가하면 보다 많은 항체분자가 효소에 대해서 서로간에 더욱더 결합을 한다. 2단계 절차에서 HRP는 먼저 두 가지 기능을 갖는 시약과 반응한다. 두 번째 단계에서, 오직 활성화된 HRP가 항체와 혼합되어 더욱 효율적으로 표지되며 중합반응은 일어나지 않게 된다.

또한 HRP는 2단계 글루타르알데히드 절차를 사용하여 스트렙트아비딘에 결합된다. 이 형태는 예컨대 LAB 및 LSAB 절차에서 사용된다. 바이오틴과의 결합 또한 2단계에 포함되는데, 바이오틴은 효소의 엡실론아미노기와 반응할 수 있기 전에 바이오틴 하이드라자이드(biotin hydrazide) 또는 바이티닐-N-하이드로숙시니미드 에스테르(biotinyl-N-hydroxysuccinimide ester)로부터 먼저 파생되어야 한다.

HRP와 항체 간의 결합은 비공유 결합으로 알려져 있다(미표지 항체 결합으로도 알려져 있음). 두 가지 기능을 갖는 시약을 사용하는 대신, HRP에 대한 IgG 부류의 항체가 항체 2분자와 효소 3분자로 구성된 수용성의 반 순환적인 면역복합체를 형성하는 데 사용된다. 과산화효소-항과산화효소 복합체 또는 PAP 복합체의 분자량은 400~430kD이다.

2) 송아지 장내 알칼라인 인산분해효소(alkaline phosphatase; AP)

송아지 장내 알칼라인 인산분해효소(분자량 100kD)는 (가수분해에 의해) P-O 결합을 끊음으로써 인산기를 제거하고 유기에스테르로부터 인산기를 전이시키는데, 효소-기질의 중간 결합이 짧은 기간 형성된다. AP에 대한 주된 금속성 활성지에는 Mg^{++}, Mn^{++}, 그리고 Ca^{++} 등이 있다. AP는 미표지 알칼라인 인산분해효소-항알칼라인 인산분해효소 절차[unlabelled alkaline phosphatase antialkaline

표 7.2.1 효소-기질계

절 차	색 깔	알코올에서의 용해성
Diaminobenzidine(DAB)	갈색	불용성
DAB with enhancement	흑색	불용성
3-Amino-9-ethyl carbazole(AEC)	적색	가용성
4-Chloro-1-naphthol(4-CN)	암청색	가용성
Hanker-Yates reagent	청색	불용성
Alpha-naphthol pyronin	적색	가용성
3,3' ,5,5' -tetramenthylbenzidine(TMB)	청색	불용성
Alkaline Phosphatase		
Fast blue BB	청색	가용성
Fast red TR	적색	가용성
New fuchsin	적색	불용성
BCIP-NBT	청색	불용성
Glucose Oxidase		
Tetrazolium	청색	불용성
Tetranitoblue tetrazolium(TNBT)	흑색	불용성
Immunogold		
With silver enhancement	흑색	불용성

* Other proprietary "chromogens" are available, but those listed are those that are well documented. Various commercial products can be found in catalogs from several companies.

+ AEC has two reaction sites: In the presence of enzyme excess both react, the color passing from red to green-brown.
Adapted from Taylor CR, Cote RJ. Immunomicroscopy: A Diagnostic Tool for the Surgical Pathologist, 2nd ed. Philadelphia: WB Saunders, 1994:67.

phosphatase(APAAP) procedure]가 발표되기 전까지는 면역조직화학에서 그리 널리 사용되지 않았다. 이 과정에서 이용되는 수용성의 면역복합체는 약 560kD의 분자량을 갖는다. PAP에 비할 때 APAAP 절차가 갖는 주된 장점은 내재적 과산화효소 활성에 의해 나타나는 간섭이 적다는 점이다.

PAP 염색에서 내재적 과산화효소 활성으로 인한 잠재적인 교란 때문에, APAAP 기법이 혈액 및 골수 도말 시료에 사용되는 것이 추천된다. 뼈, 신장, 간 및 일부 백혈구가 갖고 있는 내재성 알칼라인 인산분해효소 활성은 1mM의 레바미졸(levamisole)을 기질용액에 첨가하여 억제시킬 수 있는데, 이때 5mM을 첨가하면 더욱 효과가 크다. 장내 알칼라인 인산분해효소는 레바미졸에 의해 적절하게 저해되지 않는다.

3. 발색원

1) 디아미노벤지딘(DIAMINOBENZIDINE; DAB)

DAB는 알코올 및 기타 유기용매에서 불용성인 갈색의 최종산물을 생성한다. DAB의 산화 역시 중합반응을 일으키며 오스뮴 테트록사이드(osmium tetroxide)와 반응할 수 있도록 하여, 염색 강도와 전자밀도를 증가시킨다. 중합된 DAB의 광학적 밀도를 증강시키는 데 사용되는 여러 방법 및 금속 중에서 황화은(silver sulfide)과 함께 염화금(gold chloride)을 복합적으로 사용하는 경우 가장 좋은 결과가 나온다.

2) 아미노 에틸카바졸(AMINO ETHYLCARBAZOLE; AEC)

ACE는 산화되는 경우, 알코올에 용해되는 장밋빛의 최종산물을 생성한다. 따라서 AEC로 처리되는 시료는 알코올이나(㉬ 해리스 헤마톡실린) 알코올성 용액에 담가서는 안 되며, 반면에 수용성의 대조염색 및 봉입액을 사용하여야 한다. ACE는 계속적인 산화에 민감하여 과다한 빛에 노출시 염색강도가 상실된다. 따라서 암 상자에 보관하는 것이 추천된다.

3) 염화 나프톨(4-CHLORO-1-NAPHTHOL; CN)

CN은 푸른색의 최종산물로 침전된다. CN이 알코올이나 기타 유기용매에 녹기 때문에, 시료는 탈수시키거나, 알코올성 대조염색, 또는 유기용매가 함입된 봉입액으로 봉입하지 말아야 한다. DAB와 달리, CN은 침전 부위로부터 확산되는 경향이 있다.

4) 페닐렌다이아민 이염화수소/피로카테콜(p-PHENYLENEDIAMINE DIHYDROCHLORIDE / pyrocatechol)

행커-에이츠 시약(Hanker-Yates reagent)으로 불리는 p-페닐렌다이아민 이염화수소/피로카테콜은 알코올이나 기타 유기 용매에 녹지 않는 검푸른 색의 반응 산물을 생성한다. 중합반응하는 DAB와 마찬가지로, 반응산물은 오스뮴과 반응한다. 면역과산화효소 기법에서 핸커-에이츠 시약으로 여러 다른 결과들을 얻을 수 있다.

5) 나프톨라스-MX 인산(NAPHTHOLAS-MX PHOSPHATE)

나프톨라스-MX 인산은 그 자체 산성 형태로 또는 나트륨염(sodium salt) 상태로 사용될 수 있다. 발색원인 파스트 레드(Fast Red) TR과 파스트 블루 BB는 밝은 적색 또는 청색 산물을 각각 생성한다. 이것은 모두 알코올이나 기타 유기용매에 용해되므로 수용성의 봉입제를 사용하여야 한다. 파스트 레드 TR은 도말된 세포를 염색하는데 우선적으로 사용된다.

6) 뉴푹신(NEW FUCHSIN)

뉴푹신 역시 적색의 최종 산물을 생성한다. 파스트 레드 TR이나 파스트 블루 BB와는 달리, 뉴푹신에 의해 생성되는 색은 알코올이나 기타 다른 유기용매에 불용성이므로 봉입되기 전에 시료가 탈수되어야 한다. 뉴푹신의 사용에 의해 얻어지는 염색 강도는 파스트 레드 TR이나 파스트 블루 BB에 의해 얻어지는 강도보다 더 크다.(표7.2.1, 그림7.2.1)

7) 기타 발색원

기타 기질에는 나프톨 AS-이인산(naphthol AS-BI phosphate), 나프톨 AR-TR 인산(naphthol AS-TR phosphate) 및 5-브로모-4-염화-3-인독실 인산(5-bromo-4-chloro-3-indoxyl

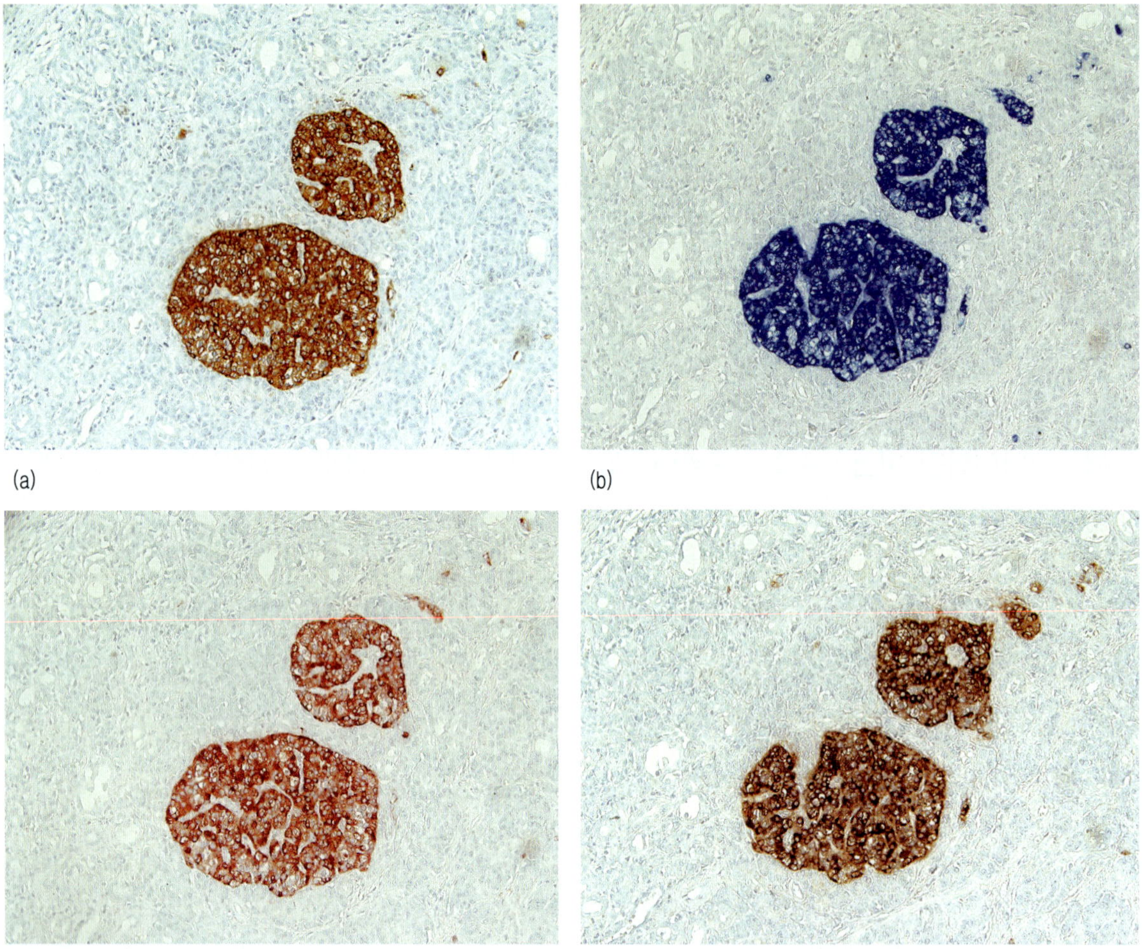

(a) (b) (c) (d)

그림 7.2.1 췌장(pancreas)의 크로모그래닌(chromogranin)의 면역조직화학염색에서 여러 가지 발색원에 의한 염색성의 변화

(a) **DAB에 의한 발색.** streptavidin에 peroxidase가 결합된 항체를 이용한다. 갈색의 불용성 물질로 발색되고 메이어 헤마톡실린(Mayer's hematoxylin)에 배경염색을 하면 청색의 배경염색이 이루어진다. 지용성봉입제를 이용하여 영구봉입 후 검경할 수 있다. 랑게르한스섬이 갈색으로 염색된다.

(b) **파스트 블루(fast blueBB)에 의한 발색. 청색으로 염색된 랑게르한스섬.** 알칼리 인산분해효소(alkaline phosphatase)가 결합된 항체 사용 시 발색원으로 fast blue(BB) 사용. fast blue BB 는 수용성이므로 유기용매에 용해되므로 수용성봉입제로 봉입해야 한다.

(c) **AEC에 의한 발색.** 염색된 랑게르한스섬이 적색으로 염색됨. 결합된 효소가 과산화효소 AEC사용은 적색산물을 형성하지만 AEC는 유기용매에 용해되므로 수용성봉입제로 봉입해야 한다. 배경염색은 메이어 헤마톡실린(Mayer's hematoxylin)을 이용했다.

(d) **결합효소가 인산분해효소(alkaline phosphatase)인 경우 BCIP/NBT에 의한 흑자색 발색.** 불용성의 색을 나타내는데 유기용매에 용해가 되므로 수용성봉입제로 봉입해야 한다.

phosphate; BCIP) 등이 여기에 포함된다. 기타 유용한 발색원에는 파스트 레드(fast red) LB, 파스트 가넷(Fast Garnet) GBC, 나이트로 블루 테트라졸리움(nitro blue tetrazolium; NBT) 그리고 요오드 니트로졸리움 바이올렛(iodonitrotetrazolium violet; INT) 등이 포함된다.

4. 효소항체법의 종류

반응시간과 온도뿐 아니라 항체의 역가와 희석 정도는 면역조직화학적 염색의 질에 대해 미치는 영향 면에서 서로 밀접한 관련성을 갖는다. 이러한 요인은 대부분이 그렇듯이 독립적으로 변화될 수 있으며, 상보적인 양식으로 염색의 정도에 현저한 차이를 갖게 한다. 일반적으로 어떤 변화를 만드는 경우, 최우선의 목적은 바탕염색으로부터의 방해를 최소화하면서 적정의 특이적 염색을 이룩하는 것이다. 여기서는 이러한 변수에 대해 알아보기로 한다.

면역조직(세포)화학적 방법론이 끊임없이 발전하기 때문에 염색하고자 하는 시료의 유형, 이용 가능한 1차항체, 민감도의 정도 그리고 시약의 비용뿐 아니라 진행하는 데 필요한 시간 등을 우선적으로 고려해야 한다. 단일클론의 1차항체에 관련하여, 사용하는 희석용 완충용액의 종류를 잘 선정하여야 한다. 균일한 다클론항체를 사용하는 경우에 많은 경험이 필요하여 다른 특성을 갖는 단일클론항체를 사용하기 위한 희석액은 보다 신중하게 선택해야 한다. 예를 들면, 0.02M 인산완충용액(phosphate buffered saline; PBS)이 추천된다. PBS는 단일클론을 포함하는 1차항체의 희석을 위해 널리 사용되고 있다.

알칼라인 인산분해효소를 효소 표지자로 사용하는 절차에 있어, 효소의 활성을 저해하는 인산분해효소의 사용은 피해야 한다. 상업적으로 시판되는 여러 완충용액에 포함되어 있는 항-박테리아 제제인 소디움 아자이드(sodium azide)는 과산화효소가 그의 기질에 결합하는 것을 억제할 수 있으며 발색을 저해한다. 세척시나 또는 희석 완충용액에 이 시약을 사용하지 말아야 한다.

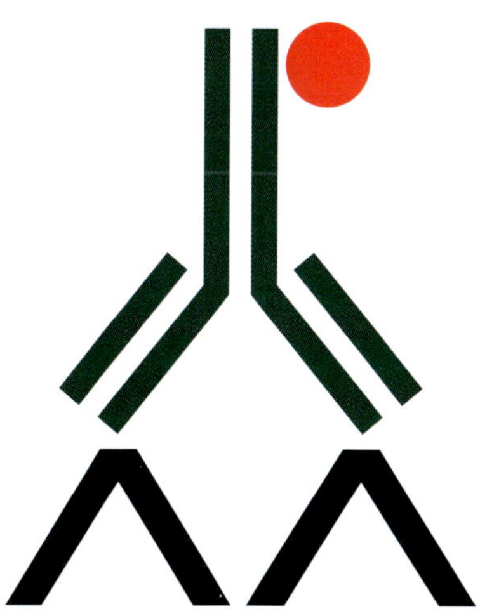

그림 7.2.2 직접 방법: 효소-표지 1차항체는 조직 항원과 반응한다.

1) 직접법

이 고전적인 직접방법(direct method)에서, 효소-표지 1차항체는 조직 내 항원과 반응하게 된다(그림 7.2.2). 이후 사용되는 기질-발색원은 반응의 결과를 나타내 준다. 이 기법이 단지 한 종류의 항체만을 이용하기 때문에 빨리 끝나며, 비특이적 반응이 적다. 그러나 염색이 오직 한 가지 표지 항체만을 포함하기 때문에, 신호의 증폭을 거의 시킬 수 없으며 오늘날의 요구에 이 기법이 충분이 충족시킬 수 있는 민감도를 제공하지 못하는 단점이 있다.

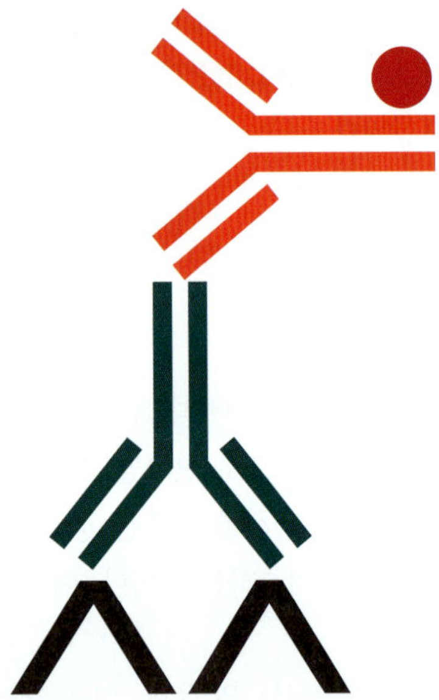

그림 7.2.3 2단계 간접방법: 효소-표지 2차항체는 조직 항원에 결합한 1차항체와 반응한다.

2) 간접법

(1) 2단계 간접방법

2단계 간접방법(two-step indirect method)의 경우, 미결합 1차항체가 먼저 항원과 결합한다. 1차항체에 대해 생성된 효소-표지 2차항체가 그 후 첨가되며(그림 7.2.3), 기질-발색원 용액이 이어서 첨가된다. 만일 1차항체가 토끼 또는 생쥐에서 만들어졌다면, 2차항체는 반드시 토끼 또는 생쥐 면역글로불린으로부터 각각 만들어져야 한다.

이 기법은 직접방법에 비해 보다 더 우수한데 그 이유는 동일한 융합 2차항체와 함께 동일 종으로부터 얻은 다양한 1차항체를 사용할 수 있기 때문이다. 이 방법은 또한 직접방법에 비해 더 민감하여 여러 2차항체가 1차항체 상에 있는 많은 수의 각기 다른 에피토프와 반응함으로써 각 표적 부위당 더 많은 효소분자가 결합하게 되어 신호를 증폭시킨다.

만일 2차항체가 조직 시료의 면역글로불린과 교차반응하는 경우에는 원하지 않는 반응이 일어날 수도 있다. 그러나 이 교차반응은 현재 미리 흡착시킨 2차항혈청, 즉 연구대상이 되는 종으로부터 얻은 면역글로불린으로 흡착되어진 항혈청을 사용함으로써 정기적으로 제거할 수 있다.

아마도 가장 오래된 이용 기법 중의 하나는 인간의 혈청 내 자가면역 항체를 검출하는 것이다. 이 경우, 환자의 혈청은 1차항체의 근원으로 제공되며 핵 내 항원을 포함하고 있는 조직시료 위에 처리되며 그 후 인간의 면역글로불린에 대한 효소-결합 2차항체가 여기에 처리된다. 만일, 환자의 혈청에 이 항원에 대한 항체가 포함되어 있다면, 효소-결합 2차항체는 환자의 항체와 결합할 것이며 따라서 양성 결과가 나오게 된다.

(2) 이차항체의 선택

면역조직화학(immunohistochemistry, IHC), 면역조직화학(immunocytochemistry, ICH)기법은 세포와 조직 내에 존재하는 항원의 위치를 확인하기 위한 방법이다.

항체와 특정 항원과의 결합만으로는 가시적인 결과를 알 수 없으므로 확인 가능이 쉬운 표지물질을 항체에 결합시키고 발색제를 이용하여 항원의 존재 유 · 무를 가시화하는 것이다.

면역조직화학 기법에서 직접법의 경우 1차항체에 직접표지제가 있고 표지제가 부착된 1차항체는 상업적으로 일부 제한되고 있다. 직접법의 경우 1차항체에 표지제가 부착되지 않아 2차항체의 선점이 잘못된 경우 1차항체와 2차항체의 결합이 이루어지지 않아 어떠한 조작을 하여도 염색은 절대 이루어지지 않는다.

PAP방법은 1차항체에 아무것도 결합되지 않는 2차항체를 사용하는 것이고, 대부분의 면역조직화학 염

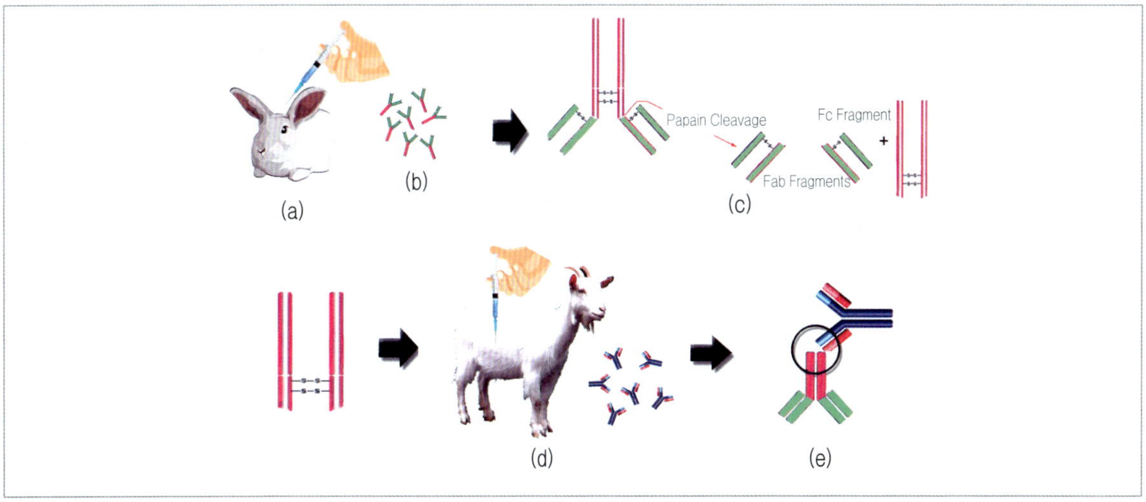

그림 7.2.4 **1차항체와 2차항체의 결합원리**
(a) 항원물질(ex. human cytokeratin)을 토끼에 주사한다.
(b) 토끼가 항원을 인식 항체를 유발한다(rabbit anti-human cytokeratin).
(c) 항체에서 papain을 이용하여 immunoglobin을 소화하면 2개의 Fab 와 Fc 부분이 분리된다.
(d) 분리된 Fc 부분을 염소에 주사하면 토끼 Fc 에 대한 항체를 유발시킨다(goat anti-rabbit Ig G) .
(e) 1차항체 rabbit ant-human Fc 부분에 2차항체인 goat anti-rabbit IgG 가 결합한다.

색에서 ABC방법을 선호하는데 이것은 2차항체에 biotin이 결합되어 있는 방법이다.(그림 7.2.24)

최근에는 효소가 2차항체에 직접 결합된 polymeric 방법 등을 사용하고 그 후 발색제를 이용하는 방법이 개발되었다.

(3) 2차항체 선택의 예(그림 7.2.4)

- 1차항체가 mouse anti-human p53일 때

  2차항체 goat anti-mouse IgG
- 1차항체가 rabbit anti-human cytokeratin

  2차항체 goat anti-rabbit IgG

※ 이때 2차항체에 표지물질이 결합된 것을 사용할 수도 있고(ex. biotin), 비 표지 될 수도 있다. 비 표지가 된 2차항체를 이용한다면 PAP법을 이용해야 한다(PAP 염색법 참조).

(4) 3단계 간접방법

3단계 간접방법(three-step indirect method)의 경우, 앞서 설명한 간접기법에 2차 효소-결합 항체가 첨가된다. 두 효소-결합 2차항체들이 순서대로 처리된다(그림 7.2.5). 예를 들면, 만일 2차항체가 양에서 만들어졌다면, 3차항체는 양의 면역글로불린에 특이적이어야만 한다. 2차항체 및 3차항체 모두 동일한 효소와 결합되어야 한다.

세 번째 항체를 첨가함으로써 신호가 더욱 증폭되는데, 그 이유는 더 많은 항체들이 이전에 결합된 2차항체에 결합할 수 있기 때문이다. 이 과정은 특히 제한된 수의 에피토프를 갖는 항원을 염색하는 경우에 효과적이다. 3단계 간접방법은 앞선 두 기법에 비해 염색의 강도를 더욱 증가시킬 수 있는 단순한 방법이다.

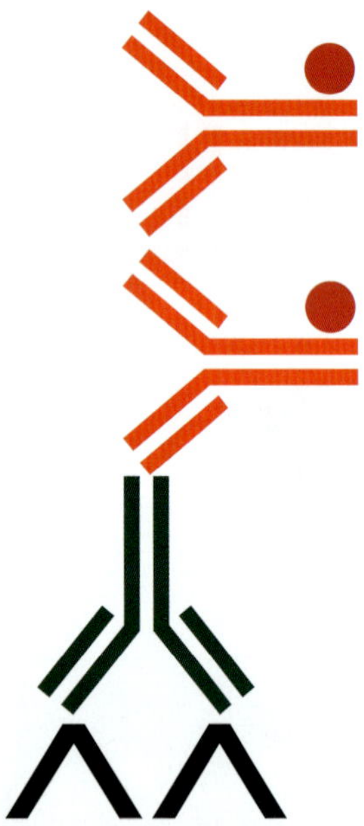

그림 7.2.5 3단계 간접방법: 효소-표지 3차항체가 효소-표지 2차항체와 반응한다.

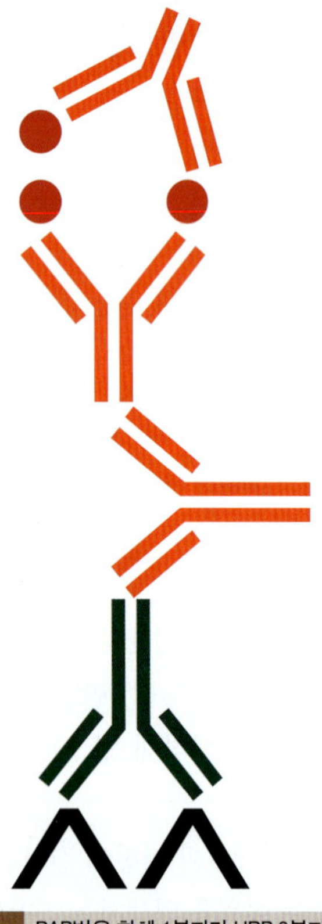

그림 7.2.6 PAP법은 항체 1분자당 HRP 3분자가 표시되기 때문에 간접법에 비해 감도가 좋아진다.

3) 비표식 항체법

(1) PAP법

때로 미표지 항체 방법이라 불리는 수용성 효소 면역복합체 기법(soluble enzyme immune complex technique)은 이미 형성된 수용성의 효소-항-효소 면역복합체를 이용한다. 이 수용성의 복합체를 얻기 위해서는 과도한 효소를 항체에 첨가하여야 하며 침전된 것은 제거해야 한다.

이 기법의 염색 순서는 결합되지 않은 1차항체, 2차항체, 수용성의 효소-항-효소 복합체, 그리고 기질용액 순서로 구성된다. 1차항체와 효소 면역복합체에 대한 항체는 동일 종에서 생성되어야만 한다. 2차항체는 1차항체 및 효소 면역복합체 모두를 만든 종으로부터 얻은 면역글로불린에 대해 만들어져야만 한다. 2차항체는 과다하게 첨가하여 두 Fab 부위 중의 하나가 1차항체에 결합하고 다른 부위는 효소 면역복합체의 항체에 의해 결합될 수 있도록 한다.

수용성 효소-항-효소 면역복합체 기법은 특정의 효소 면역복합체를 사용한 후에 명명되었다. 예를 들면, PAP 방법은 과산화효소-항과산화효소 복합체(peroxidase-antiperoxidase complex)를 이용하며, APAAP는 알칼라인 인산효소-항알칼라인 인산효소 복합체(alkaline phosphatase-antialkaline phosphatase complex)를 이용한다. PAP 복합체는 과산화효소 3분자와 두 항체로 구성되며(그림 7.2.6), APAAP 복합체는 두 분자의 알칼라인 인산효소와 1개의 항체로 구성된다(그림 7.2.7).

이 방법들은 앞서 설명한 방법에 비해 더욱 민감하다. 이 기법은 힘든 화학적 결합과정과는 상반되게 안정적인 면역복합체를 형성하도록 항원(효소)에 대한 항체의 친화도를 이용한다. 앞서 설명한 방법들과 비교할 때 민감도가 더 큰 것은 항원 결합부위당 위치하는 효소분자의 수가 더 크기 때문이다. 여러 해 동안, PAP와 APAAP 절차는 가장 민감하며 가장 신뢰할 만한 것으로 알려졌고, 여러 병리학 실험실에서 가장 일반적인 기법이 되었다. 그러나 오늘날 이 기법들은 드물게 이용되고 있다.

(2) ABC법

현재 사용되는 대부분의 면역화학적 방법론은 (스트렙트)아비딘 및 아비딘(avidin, chicken egg)이 바이오틴(biotin)에 대해 갖는 높은 친화도(K = 10-15M)에 기초하고 있다. 모두 바이오틴에 대한 4개의 결합부위를 갖고 있으나, 결합부위의 분자적 위치로 인해, 4분자보다 적은 수의 분자가 실제적으로 결합에 참여한다. 아비딘이 당단백질이며 등전점(isoelectric point; pI)이 10이므로, 이는 생리적 pH에서 렉틴-유사 성분 및 음으로 하전된 조직 성분에 비특이적으로 결합하는 경향을 보인다. 오늘날 주로 스트렙트아비딘(streptavidin)으로 대체되고 있다.

민감도를 증폭시키는 방법들이 발전하면서 앞서 설명한 PAP 및 APAAP 방법에 비해 아비딘- 및 스트렙트아비딘-바이오틴 방법들을 보다 선호하게 되었다. 시약들이 첨가되는 기본적인 순서는 1차항체, 바이오틴 결합 2차항체, 아비딘-바이오틴 복합체(avidin-biotin complex, ABC) 기법에서 기형성된 (스트렙트)아비딘-바이오틴-효소 복합체(그림 7.2.8) 또는 효소-결합 스트렙트아비딘(그림 7.2.9) 순서이다. 둘 모두 기질 용액을 마지막으로 첨가한다. 과산화효소 및 알칼라인 인산분해효소는 가장 일반적으로 이용되는 효소 표지제들이다. ABC 방법이 PAP 방법에 비해 민감도가 더 크다고 하지만, 표지된 아비딘-바이오틴(labelled avidin-biotin; LAB) 방법의 민감도는 ABC 방법에 비해 4배에서 8배가 더 큰 것으로 알려졌다. 두 방법 모두에서 아비딘은 현재 스트렙트아비딘으로 대체되어 표지된 스트렙트아비딘-바이오틴(labeled streptavidin-biotin; LSAB) 및 변경된 ABC 절차로 각각 발전하고 있다(그림 7.2.10).

이 기법을 변경시킨 여러 기법들이 민감도를 증가시

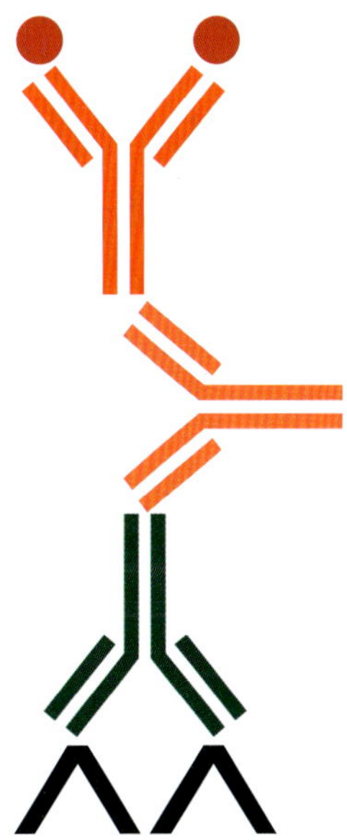

그림 7.2.7 **APAAP 면역복합체는 2차항체와 반응한다.** 1차항체와 면역복합체의 항체는 동일 종에서 생성되어야 한다.

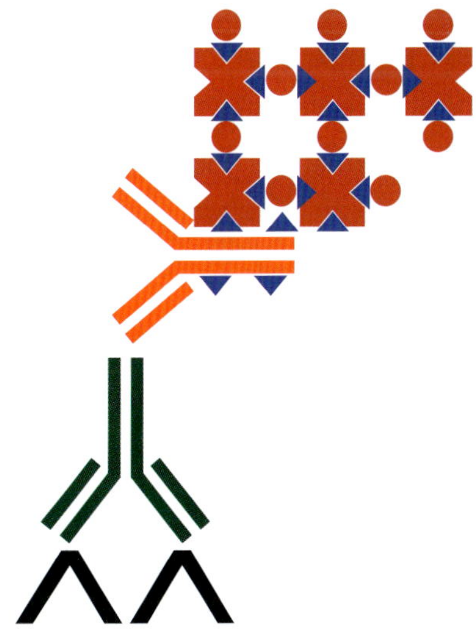

그림 7.2.8 ABC 기법의 경우, 아비딘- 또는 스트렙트아비딘-바이오틴-효소 복합체는 바이오틴 결합 2차항체와 반응한다.

키거나 염색과정을 쉽게 하도록 고안되었다.

(3) 촉매된 CSA법

촉매된 신호 증폭(catalyzed signal amplification; CSA)은 ABC 프로토콜의 스트렙트아비딘-바이오틴-과산화효소 복합체의 사용 후에 증폭 시약을 사용한다. 증폭시약에는 결합된 과산화효소에 의해 촉매되어 불용성의 바이오틴 결합 페놀이 형성되는 페놀성분의 기질(phenolic substrate)인 바이오틴-결합 티라마이드(biotinyl-tyramide)가 포함되어 있다. 침전된 바이오틴은 이후 스트렙트아비딘-표지 과산화효소와 반응하여, 부수적으로 효소분자가 침전되도록 한다(그림 7.2.11). Sanno 등은 뇌하수체 호르몬을 CSA 기법으로 염색한 결과 민감도가 표준적인 ABC 기법에 비해 100배 증가되었다고 보고한 바 있다. LSAB 방법과 비교해 볼 때, 40개가 넘는 1차항체가 20에서 200배가 넘는 희석배수의 CSA 기법에서 양성적으로 반응하는 것을 알 수 있었다.

더욱이 CSA계는 이전에 반응성이 없다고 간주되었던 포르말린에 고정되어 파라핀으로 포매된 조직의 여러 많은 항원을

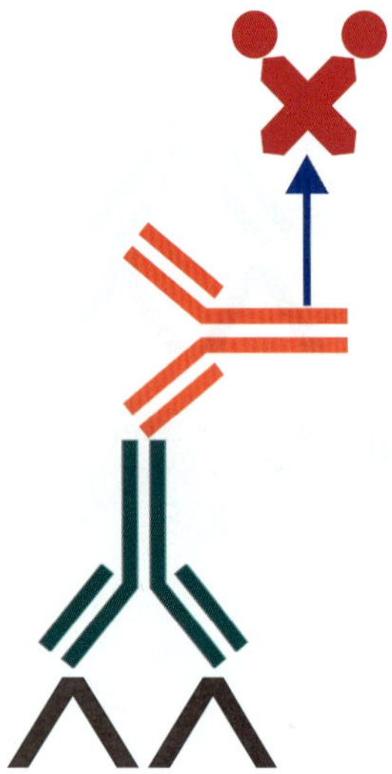

그림 7.2.9 LAB 또는 LSAB 기법의 경우, 효소-표지(스트렙트)아비딘은 바이오틴 결합 2차항체와 반응한다.

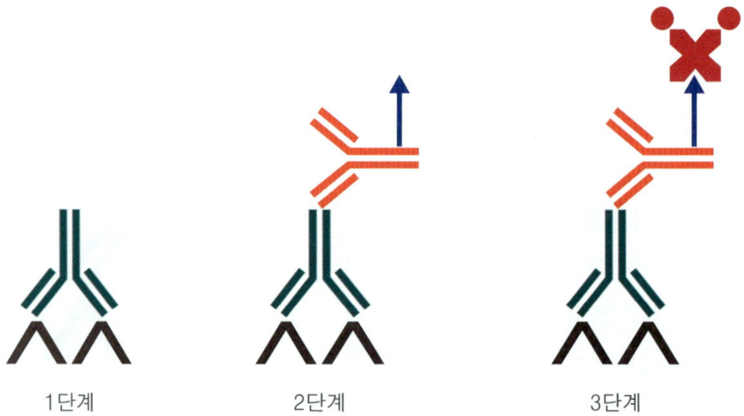

그림 7.2.10 LSAB 기법의 3단계는 1차항체(1단계), 바이오틴-결합 항체(2단계), 그리고 효소-결합 스트렙트아비딘(3단계)로 구성된다.

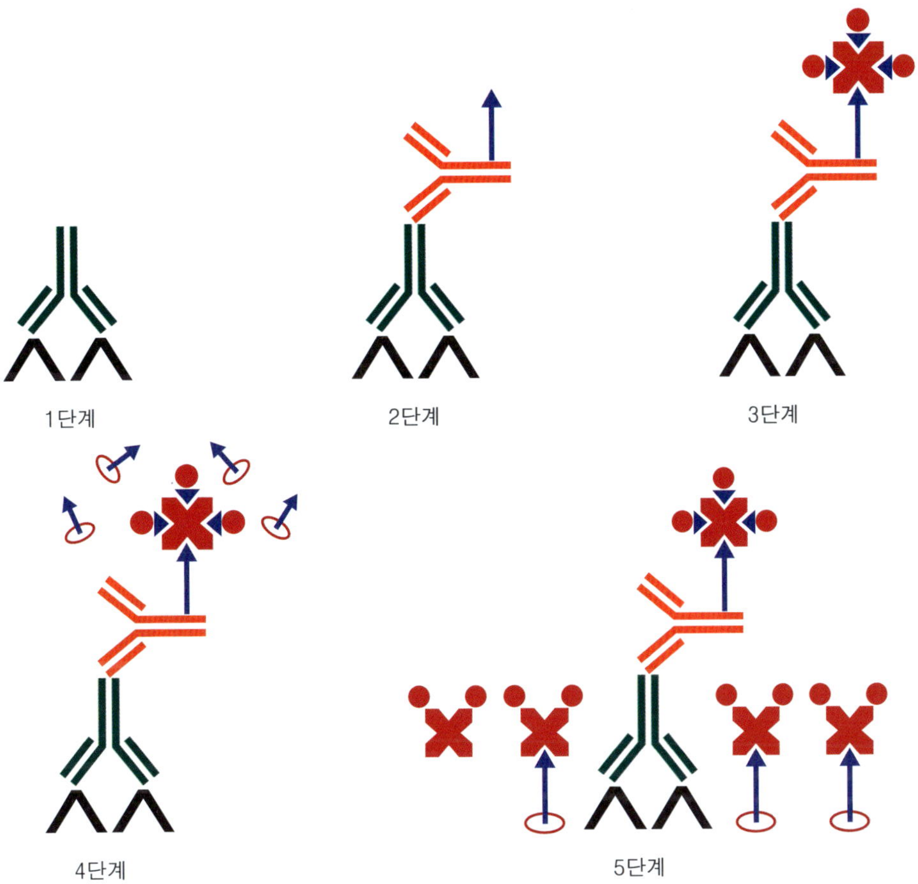

그림 7.2.11 CSA 기법의 경우, 1차항체(1단계)는 바이오틴-결합 2차항체(2단계), 스트렙트아비딘-바이오틴 복합체(3단계), 증폭시약(4단계), 그리고 마지막으로 스트렙트아비딘-효소 복합체(5단계)가 첨가된다.

검출하기에 충분한 민감도를 나타낸다. 온도로 유도한 항원 수획과 함께 사용함으로써, CSA는 면역조직화학에서 그 영역을 크게 넓혀가고 있다.

non-biotin amplification(NBA) method

Avidin 혹은 streptavidin과 biotin결합 없이 1차항체 결합 후 2차항체 효소들이 덱스트란(dextran) 등뼈(backbone)에 부착되어 2차항체 반응 후 발색제에 의해 즉시 가시화할수 있는 방법으로 2차항체에 과산화효소나 인산분해 효소가 부착된 것을 이용한다. 특히 신장(kidney), 간(liver), 갑상선(thyroid) 등에서 많이 나타나는 내연성 바이오틴의 비특이적 검출을 근원적으로 차단하여 바탕염색을 최대한 줄일 수 있다. 기존의 ABC방법이나 PAP방법에 비해 탁월한 민감도를 나타내며 염색절차를 간소화하여 면역조직화학염색에서 조직탈락을 막을 수 있다. 민감도와 반응절차를 간소화하여 2중염색이나 3중염색에 쉽게 이용할 수 있다.

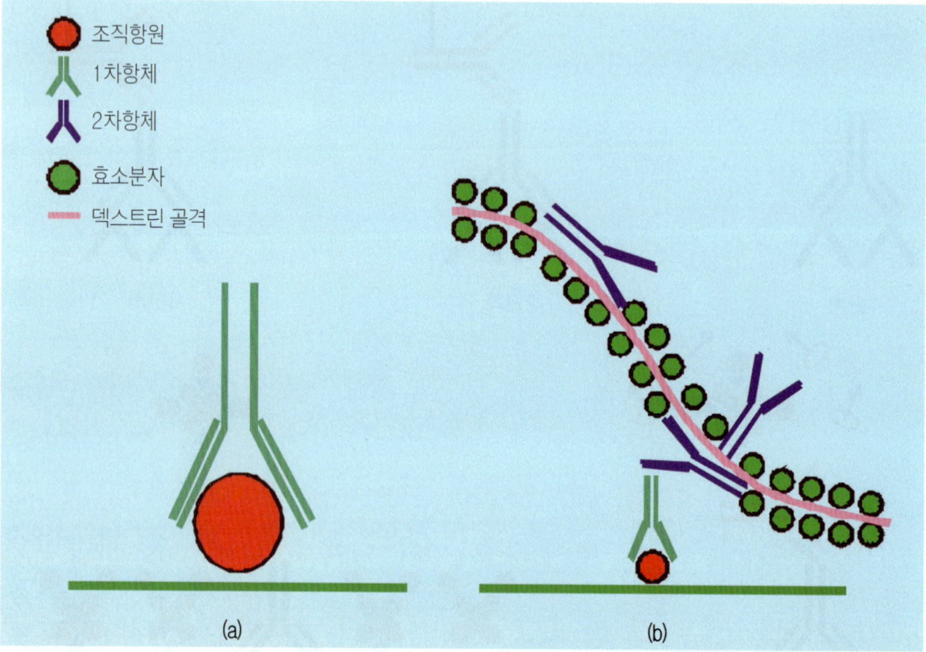

그림 7.2.12 (a) 1차항체를 반응시킨다(반응시간은 조직 항원의 양에 따라 다르다).
(b) 덱스트란 골격에 효소가 부착된 2차항체를 30분 정도 반응시킨다.

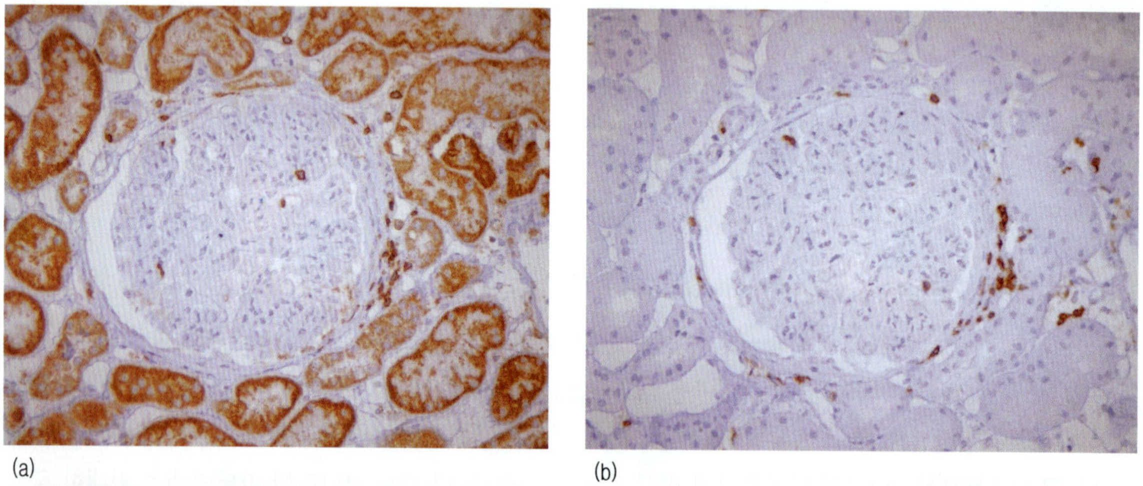

그림 7.2.13 non-biotin amplication 방법에 의한 염색과 ABC방법에 의한 염색성 비교
(a) **신장의 파라핀 절편조직에서 ABC방법에 의한 CD-4의 면역조직화학염색**. 조직 안에 내재된 biotin에 avidin이 결합하여 비특이적 바탕염색이 매우 강하게 나타났다.
(b) **파라핀 연속절편조직에서 ABC방법이 아닌 non-biotin amplication방법을 이용한 CD-4염색**. 내인성 biotin의 영향이 없어 바탕염색이 없고 매우 깨끗한 배경을 볼 수 있다.

(4) 사슬중합체 기법을 이용한 다중염색의 예

이 기법(EROSTM 그리고 EnVision systems)은 미국과 유럽의 특허권에 의해 보호 받고 있으며 덱스트란의 효소로 표지되어 삽입된 등뼈(spine) 분자를 이용한다. 평균 70개의 효소 분자 외에, 10분자의 항체가 등뼈 분자에 결합한다. EPOS 시스템(enhanced polymer one-step method)에는 효소-표지 덱스트란에 결합된 1차항체가 있는데, 염색은 한 면역화학 단계로 감소된다. EnVision 시스템에서 2차항체와 결합하는 대신에 염색은 먼저 1차항체 그리고 후에 중합체와 반응하여 수행된다. 항-토끼 그리고 항-생쥐 2차항체의 결합은 이 시스템을 각각 다클론 1차항체 그리고 단일클론 1차항체에 유용하도록 만든다. 이 시스템이 (스트렙트)아비딘과 바이오틴의 사용을 피하기 때문에, 내재성 바이오틴으로 인한 비특이적 염색은 제거될 수 있다(그림7.2.13).

설명한 바와 같이, EPOS와 EnVision 기법에서 얻을 수 있는 주된 장점은 정상적으로 요구되는 염색 프로토콜의 반응 단계의 수를 감소시킨다는 점이다. EPOS 시스템을 이용하여, Chilosi 등은 10분 이내에 한 단계로 끝나는 빠른 염색 방법에 대해 보고하였다.

반면, 1차항체와 EnVision 시스템의 표지된 중합체와 반응시간을 길게 하면 표준적인 ABC 또는 LSAB 프로토콜에서 사용하는 것보다 여러 배가 높은 희석배수의 항체를 사용할 수 있다.

2개 또는 그 이상의 조직 항원을 동시에 염색하는 절차는 실제로 사용할 수 없게 하는 한계점을 가지고 있다. 그러나, 사슬-중합체(chain-polyer)에 기초한 EnVision 시스템의 기법이 성공적으로 수행되고 있다, 그림 7.2.14는 과산화효소-표지 및 알칼라인 인산효소-표지 중합체가 토끼 또는 생쥐 2차항체와 결합하는 것을 보여준다. 부수적인 1차항체를 사용하기 전의 용출단계(elution step)는 이전에 결합한 1차항체와 연결항체를 제거하며 이전 단계에서만 발색원이 침착되도록 하여 어떠한 잠재적인 교차-반응성을 제거하게 된다.

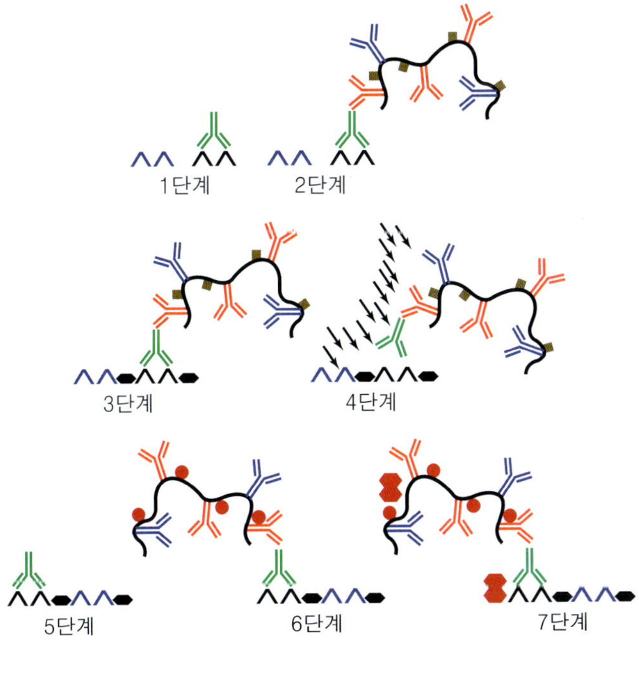

그림 7.2.14 EnVision 시스템에 의해 2개 이상의 조직 표식자를 동시에 염색하는 경우, 첫 번째 1차항체(1단계)의 첨가 뒤에 첫 번째 등뼈분자(2단계)가 첨가되며, 첫 번째 항원의 염색을 위한 발색원(3단계)의 첨가 후에 차단시약(4단계), 두 번째 1차항체의 처리(5단계), 두 번째 등뼈분자(6단계), 그리고 마지막으로 두 번째 발색원(7단계)이 첨가된다. 이 시스템은 DAB, 증강된 DAB, 파스트 레드(Fast Red), 푹신(Fuchsin), 그리고 BCI P/NBT와 같은 발색원뿐 아니라 토끼 다클론 및 생쥐 단일클론 1차항체, 과산화효소 및 알칼라인 인산효소가 복합적으로 이용된다(과산화효소 차단 및 세척단계는 삭제하였다).

(5) 2중 염색과 3중 염색(그림 7.2.15)

2중 염색(double stain)과 3중 염색(triple stain)은 하나의 조직에 2-3가지 항원을 동시에 염색한 다음 발색을 달리하는 것으로 종양의 분화나 분류에 매우 중요한 방법이다. 염색방법은 다음과 같다.

① 준비된 슬라이드를 3% H_2O_2에 10분간 반응시킨다.

※ 내재된 peroxidase의 활성을 줄인다.

② TBS(tris buffer solution)로 세척한다.

③ 정상염소(goat)혈청에 20분 동안 반응시켜 비특이적인 반응을 제거한다.

※ 이때 2차 항체는 biotin이 부착된 goat anti-mouse IgG이기 때문에 염소혈청을 사용해야 한다.

④ 슬라이드 위의 염소혈청을 털어내고 1차항체인 mouse anti-human CD34에 1시간 반응시킨다.

⑤ 2차항체인 biotin이 부착된 goat anti-mouse IgG에 20분 반응시킨다.

⑥ TBS에 세척한다.

⑦ 과산화효소가 부착된 streptavidin에 20분간 반응시킨다.

⑧ TBS로 세척한 후 DAB에 발색한다.

※ 이때 2번째 항원을 검출해야 하기 때문에 배경염색이나 봉입을 해서는 안 된다.

⑨ 증류수에 10분 수세하고 다시 TBS에 세척한다.

⑩ 정상염소혈청에 5-10분 동안 비특이적인 반응을 제거한다.

⑪ 정상염소혈청을 제거하고 2번째 1차항체인 mouse anti-human EMA에 1시간 반응시킨다.

⑫ TBS로 세척한다.

⑬ biotin이 부착된 2차항체인 goat anti-mouse IgG에 20분간 반응시킨다.

※ 이때 peroxidase가 결합된 사슬기법 중합체 2차항체(DAKO사의 Envision system, Zymed사의 two-step)방법을 이용하면 염색절차를 간소화할 뿐만 아니라 조직 안에 내재된 biotin의 비특이적 결합을 완전히 제거할 수 있고 3차항체 사용 없이 다음 단계에서 바로 발색할 수 있다.

⑭ TBS로 세척한다.

⑮ AEC로 발색한다.

※ 이때 2번째 1차항체에 의해 항원부위가 적색으로 염색된다.

⑯ 증류수에 수세한다.

⑰ TBS로 세척한다.

⑱ 인산분해효소(alkaline phosphatase)의 활성을 억제하기 위하여 1mM 레바미졸(levamisol)에 20분간 방치한다.

⑲ TBS로 5분씩 3회 세척한다.

⑳ 정상염소혈청에 20분간 반응시킨다.

㉑ 3번째 1차항체인 mouse anti-human CD-20에 1시간 동안 반응시킨다.

㉒ TBS로 5분씩 3회 세척한다.

㉓ biotin이 부착된 2차항체 goat anti-mouse IgG에 20분 동안 방치한다.

※ 이때 alkaline phosphatase가 결합된 DAKO사의 Envision이나 Zymed사의 two-step방법을 이용하였다.

㉔ TBS로 5분씩 3회 세척한다.

㉕ alkaline phosphatase가 결합된 streptavidin에 30분간 반응시킨다.

㉖ TBS로 5분씩 3회 세척한다.

㉗ fast blue BB에 발색한다.

※ DAB는 한번 발색되면 영구적으로 변하지 않기 때문에 2중 염색이나 3중 염색을 할 때 제일 먼저 사용하여 발색하는 것이 좋고, 다음 AEC는 적색으로 발색되지만 수용성이며, fast blue BB는 청색의 발색산물을 형성하지만 마찬가지로 수용성이다. 따라서 최종발색의 색은 갈색, 적색, 청색이다. 이들 색과 대조를 나타내기 위하여 배경염색은 필요에 따라서 하지 않는 것이 좋을 때가 있고, 수용성 봉입제를 사용할 때에는 400배 이상 고배율 촬영시에 문제가 되기도 한다.

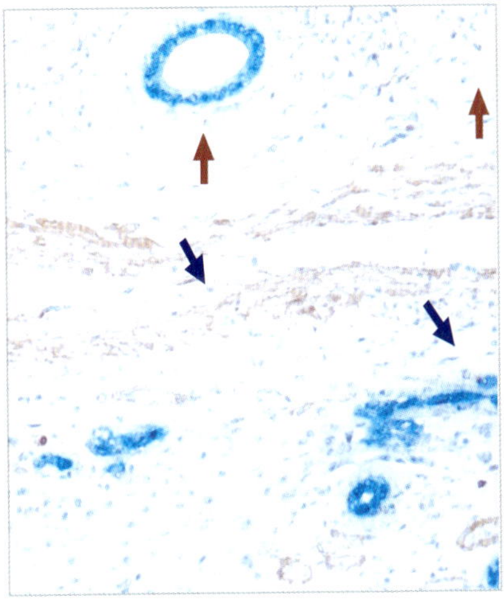

(a) 2중 염색의 예

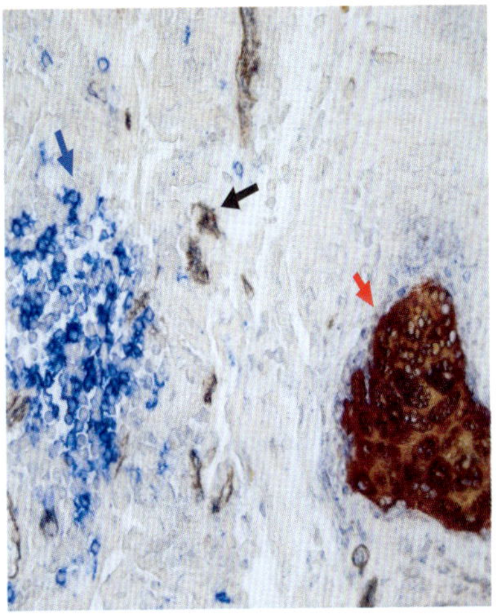

(b) 3중 염색의 예

그림 7.2.15 (a) **간 조직에서 이중 염색.** 첫 번째 항체 smooth muscle actin(SMA)항체(갈색 화살표)를 이용하여 DAB 발색시킨 후 두 번째 항체는 담관(bile duct)을 cytokeratin(파랑색 화살표)염색 후 fast blue BB로 발색시킨 후 수용성 봉입제로 봉입하여 관찰함. DAB와 fast blue BB가 좋은 대조를 이룬다.
(b) **피부(skin)조직에서의 3중 염색.** 첫 번째 항체 CD-34(갈색 화살표 적색) 단일클론 항체를 이용하여 DAB발색시킨 후 두 번째 항체는 epithelial membrane antigen(EMA)(적색 화살표)염색을 한 후 AEC에 발색, 세 번째 항체 CD-20(파랑색 화살표)을 이용하여 림파구인 B-cell을 염색하여 fast blue BB로 발색 후 수용성 봉입제로 봉입. 배경염색은 실시하지 않음.

4) 효소항체법의 실제

(1) 검체의 전처리

일반적으로 면역조직화학 절차는 1차항체와 반응 절차 이전에 포르말린 혹은 기타 교차결합 고정액을 사용하여 세포 및 조직의 고정을 실시한다. 고정은 조직의 형태를 보존하고 조직 항원의 분해를 방지하기 위헤 실시한다. 고정은 잘게 자른(생검시료와 같은) 조직을 고정액 내에 담그거나(생쥐, 흰쥐, 기니피그 등의 실험 동물) 혈관 내 주입에 의해 실시한다. 고정이 안 되었거나 아니면 과다하게 고정되는 경우, 조직의 면역원성이 감소되거나 사라지므로 적정의 조건을 결정하는 것이 대단히 중요하다. 고정이 덜된 조직의 경우 가장 쉬운 방법은 면역조직화학 염색을 실시하기 전에 슬라이드 위에서 후고정하는 것이다. 과고정된 조직 내 항원을 회복시키기 위해 단백질분해효소에 의한 에피토프 복구(protease induced epitope retrieval; PIER) 기법 혹은 가열에 의한 에피토프 복구(heat induced epitope retrieval; HIER) 기법이 권장된다. 이를 전처리 과정이라고도 한다. HIER은 마이크로웨이브 오븐(microwave oven), 압력솥(pressure cooker), 멸균기(autoclave), 또는 수조(water bath) 등이 사용된다. 조직을 고정한 후 파라핀에 포매하거나 혹은 OCT compound로 덮어 박절하기 위해 다시 냉동한다. 파라핀포매 조직은 박절기를 이용하여 상온에서 박절하며, 냉동조직은 0℃ 이하에서 냉동절편기(cryostat)를 이용하여 박절한다. 항원의 면역원성은 파라핀포매 조직의 경우보다 냉동 상태에서 더욱 더 잘 보존되는 것으로 알려져 있다. 먼저 시료의 전처리에 사용되는 방법을 살펴본 후에 면역조직화학 염색의 절차에 대하여 설명하기로 한다.

시료의 전처리에는 다음과 같이 마이크로파 방법, 멸균기를 이용하는 방법, 압력솥 방법, 그리고 TUF 방법, proteinase K 방법 등이 있다.

① 항원부활법

▶ 마이크로파(microwave) 방법(그림7.2.16~17)

- 구연산 완충용액(citrate buffer)을 20배 증류수로 희석시킨다(0.01M 구연산 완충용액, PH 6.0).
- 탈파라핀화한 조직을 10분간 무수 알코올에 담긴 3% H_2O_2로 처리한다.
- 각각 2분간 3번씩 증류수로 세척한다.
- 구연산 완충용액을 코퓨린 자에 넣고 전자레인지에서 약10분간(끓기 전) 가열한다.
- 슬라이드를 구연산 완충용액에 담근 후 전자레인지에 90℃~100℃이하로 10분간 가열한다. 이때 완충용액의 증발로 인한 조직의 노출을 방지하기 위하여 5분 간격으로 증발한 분량만큼을 보충하고 다시 가열한다.
- 코퓨린 자를 전자레인지에서 꺼내 조직을 담근 채로 실온에서 20분간 방치한다.
- PBS로 슬라이드를 세척한 후 면역조직화학 염색 방법의 순서에 따라 염색을 진행한다.
  ※ 주의할 점: 슬라이드는 반드시 poly L-라이신으로 처리된 슬라이드 또는 양이온으로 코팅된 X-tra Slide를 사용한다. 완충용액이 가열시 높은 온도로 인해 증발되어 조직이 노출되지 않아야 한다.

▶ 멸균기(autoclave)를 이용한 처리방법

- 마이크로파 방법 중 a, b, c의 경우와 동일하게 처리한다.
- 구연산 완충용액이 담긴 코퓨린 자를 멸균기에 121℃에서 10분간 가열한다.
- 완충용액에 슬라이드를 넣고 15분간 처리한다.
- 상온에서 20분간 방치한다
- PBS로 슬라이드를 충분히 세척한 다음 순서에 따라 염색을 진행한다.

▶ 압력솥(pressure cooker) 방법(그림7.2.18~19)

- 상기한 a, b, c와 동일하게 처리한다.

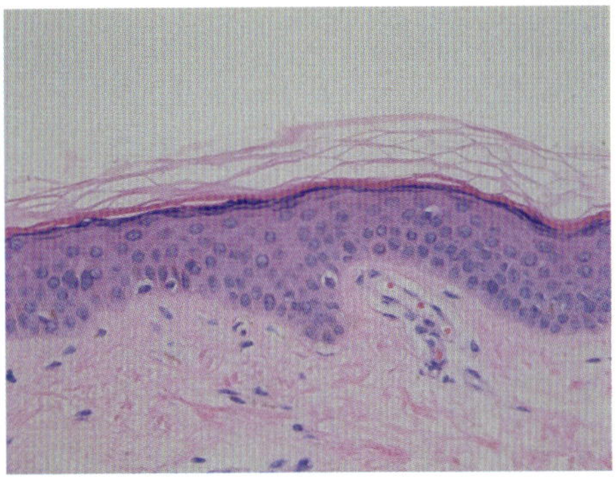

그림 7.2.16 피부에서 Hematoxylin & Eosin 염색

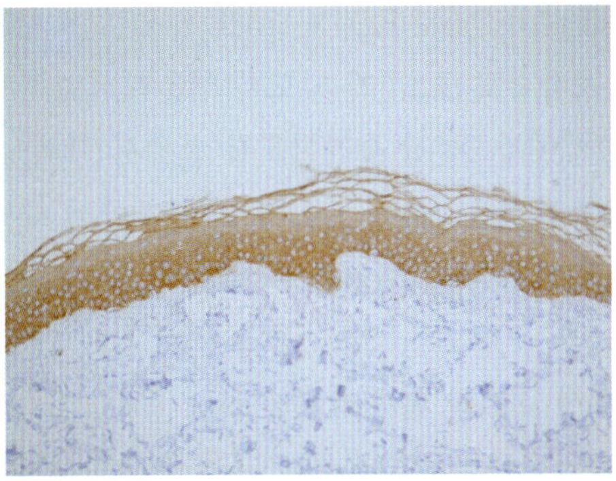

그림 7.2.17 Microwave를 이용한 cytokeratin 염색

- 압력솥에 물을 2/3 가량 채운 후(뚜껑을 꽉 닫지 않은 상태) 코퓨린 자 안의 구연산 완충용액을 약 5분간 끓지 않을 정도로 가열한다.
- 가열한 구연산 완충용액에 슬라이드를 넣고 압력이 채워져 추가 흔들리기 시작할 때부터 약 10분간 가열한다.
- 다 끓인 압력솥에서 압력이 빠지면 슬라이드가 담긴 코퓨린 자를 꺼내 실온에서 20분간 방치한다.
- PBS로 세척한 후 다음 순서에 따라 염색을 진행한다.

▶ TUF(Target Unmasking Fluid) 방법

- TUF 완충용액은 구연산 완충용액과 메탄올 그리고 세척용액(rinse solution)의 혼합용액으로 구연산 완충용액과 다른 점은 냉동절편뿐 아니라 모든 파라핀고정 조직에도 적용이 가능하다.

▶ proteinase K 방법(그림7.2.20~23)

다음의 용액을 신선하게 제조한다.

- 25ul의 20mg/ml proteinase K
- 2.5ml의 1M Tris-HCl, pH8.0

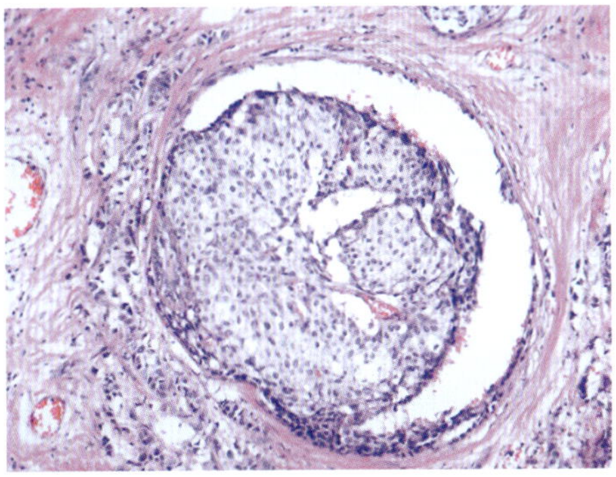

그림 7.2.18 유방의 Hematoxylin & Eosin 염색

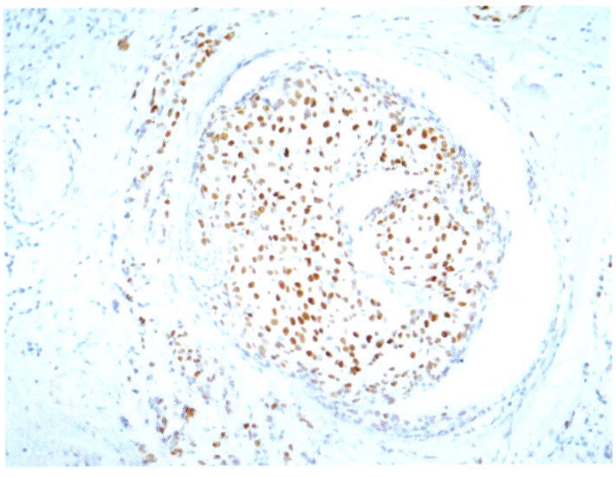

그림 7.2.19 인접절편에서 항원복구 기법 중 하나인 boiling방법을 이용한 estrogen 수용체 염색

• 0.5ml의 0.5M EDTA, pH8.0

2차 증류수로 50ml가 되도록 채운다.

• 37℃에서 5분간 슬라이드를 반응시킨다(proteinase K 용액을 미리 가열하지 말 것). 코플린 자(couplin jar)가 이 단계에서 사용하기 적당하다.

• 1\PBS로 5분간 3회 세척한다.

② 내재성 효소의 제거

내재성 과산화효소의 존재는 고정 조직을 염색하는 경우 특히 문제가 된다. 냉동절편을 사용하는 경우 용해에 의해 적혈구 내 많은 과산화효소가 소실된다. 일반적으로 내재성 과산화효소를 불활성화시키는 방법은 메탄올과 과산화수소의 혼합물을 처리하는 것이다. 이 절차는 면역글로불린 염색에 영향을 미치지 않는다. 면역글로불린 염색 전에 내재성 과산화효소를 제거하는 방법에는 다음과 같은 것들이 있다.

- 파라핀 절편의 경우, xylene에 탈파라핀화(deparaffination)하며 무수 알코올에 세척한다. 냉동절편의 경우에는 반드시 건조시켜야 한다.
- 메탄올에 들어 있는 신선한 0.5% 과산화효소 용액에 30분간 담근다.
- 메탄올에 세척한다.

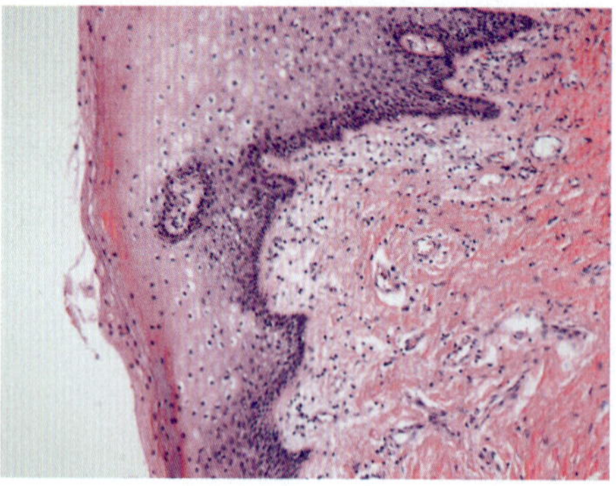

그림 7.2.20 자궁경부의 Hematoxylin & Eosin 염색

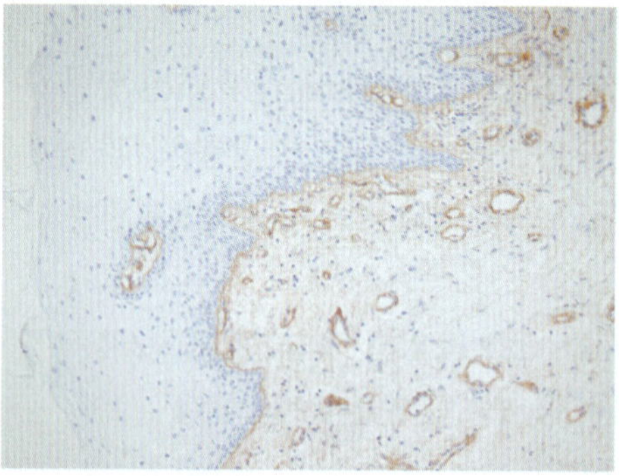

그림 7.2.21 단백질분해효소를 이용하여 항원 복구 후 collagen IV 염색

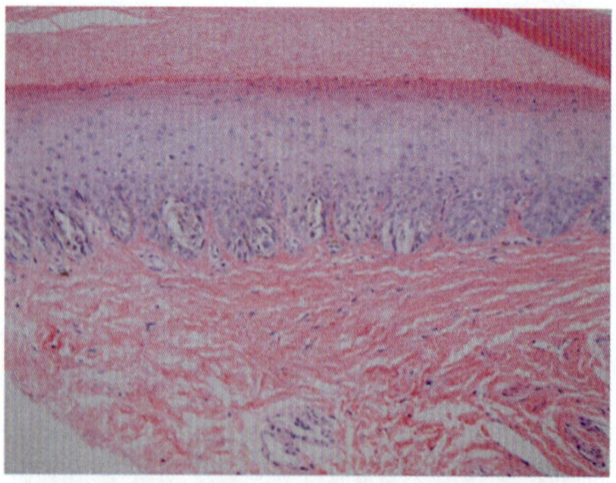

그림 7.2.22 피부 Hematoxylin & Eosin 염색

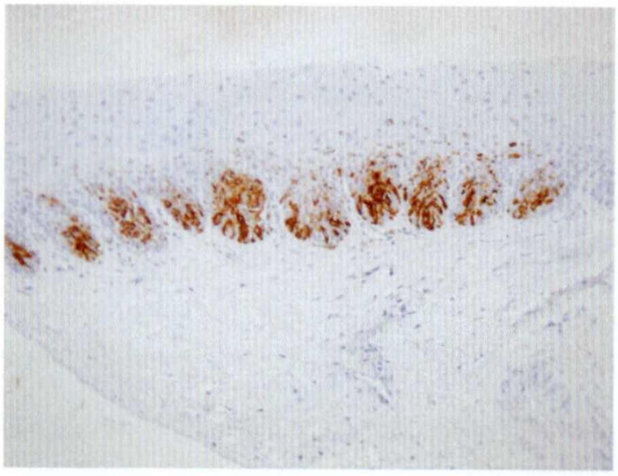

그림 7.2.23 항원 복구 없이 염색된 멜라닌

- 인산 완충용액(phosphate buffered saline; PBS)에 3회 세척하여 모든 메탄올을 제거하며 통상적인 방법에 따라 이후의 단계를 진행한다.

내재성 과산화효소를 제거하는 다른 방법은 에탄올에 들어 있는 0.074% 염산(hydrochloric acid) 용액(100ml의 에탄올에 포화 염산용액 0.2ml)이나 1% 소디움 니트로페리시아나이드(sodium nitroferricyanide) 그리고 메탄올에 포함된 1% 초산(acetic acid)을 고정액으로 사용하는 것이다. 이 경우에 상온에서 15분간 고정을 실시한다. 다른 대체 방법으로, 상온에서 무수 알코올을 20분간 처리 한 후 고정되지 않은 조직의 경우, PBS에 들어 있는 0.006% 과산화수소를 20분간 처리하거나, 포르말린 고정 조직의 경우에는 역시 PBS에 들어 있는 0.0125% 과산화수소를 처리한다. 다른 방법으로는 면역염색 전에 내재성 과산화효소를 염색하는 방법이 있다. 즉, 반응 산물은 벤지딘 반응(benzidine reaction)에 의해 생성되는 것과는 다른 색으로 염색된다. 일반적인 면역조직화학 프로토콜은 다음과 같다.

(2) PAP법과 ABC법의 염색과정

peroxidase-anti-peroxidase(PAP)법 실험

- 절편을 normal, swine serum(TBS로 1:5로 희석)으로 20분간 처리하여 비특이적인 반응을 차단시킨다(2차항체와 동일종).
- slide를 세워 절편 위의 swine serum을 털어내고 희석된 1차항체(rabbit serum)로 30분 내지 1시간 동안 반응시킨다. normal, swine serum을 완충액으로 수세해서는 안 된다. 1차항체를 normal, swine serum으로 희석하는 경우에는 normal, swine serum을 TBS로 1:20으로 희석하여 사용한다.
- 1차항체의 반응이 완료되면 TBS 완충액 3단계를 각 5분간씩 거치는 방식으로 수세한다.
- 희석한 link Ab(swine anti-rabbit IgG)로 30분간 반응시킨다.
- TBS 완충액 3단계를 각 5분간씩 15분간 수세한다.
- rabbit PAP복합체로 30분간 반응시킨다(1차항체와 PAP복합체는 동일한 종에서 생산된 것이어야 한다).
- TBS 완충액 3단계를 각 5분간씩 15분간 수세한다.
- DAB나 AEC 발색제를 사용하여 5~10분간 발색시킨다.
- 흐르는 물에 5분간 수세한다.
- Mayer의 hematoxylin으로 1분 정도 약하게 핵을 염색하고 물에서 10분간 수세한다.
- 발색제를 DAB로 사용한 경우에는 alcohol과 xylene 과정(탈수, 투명과정)을 거쳐 Canada balsam으로 봉입한다. 그러나 AEC를 사용한 경우에는 물에서 꺼내서 직접 수용성 봉입제로 봉입해야 한다.

avidin biotin complex(ABC)법 | 실험

- 희석된 normal goat serum(사용할 link Ab를 제조한 동물과 동일한 동물의 혈청을 사용한다)으로 20분간 처리하여 비특이적인 반응을 차단한다.
- Slide를 세워 절편 위의 goat serum을 털어내고(완충액으로 수세해서는 안 된다) 희석된 1차항체(mouse anti-human PSAP)로 30분 내지 1시간 동안 반응시킨다.
- 1차항체의 반응이 완료되면 TBS 완충액 3단계를 각 5분간씩 15분간 수세한다.
- 희석한 link Ab(biotinilated goat anti-mouse IgG)로 30분간 반응시킨다.
- TBS 완충액 3단계를 각 5분씩 15분간 수세한다.
- peroxidase가 결합된 streptavidin에 30분간 반응시킨다.
- TBS 완충액 3단계를 각 5분간씩 15분간 수세한다.
- DAB나 AEC 발색제를 사용하여 5~10분간 발색시킨다.
- 흐르는 물에 5분간 수세한다.
- Mayer의 hematoxylin으로 1분 정도 약하게 핵을 염색하고 물에서 10분간 수세한다.
- 사용한 발색제에 따라 적절한 봉입 과정을 거친다.

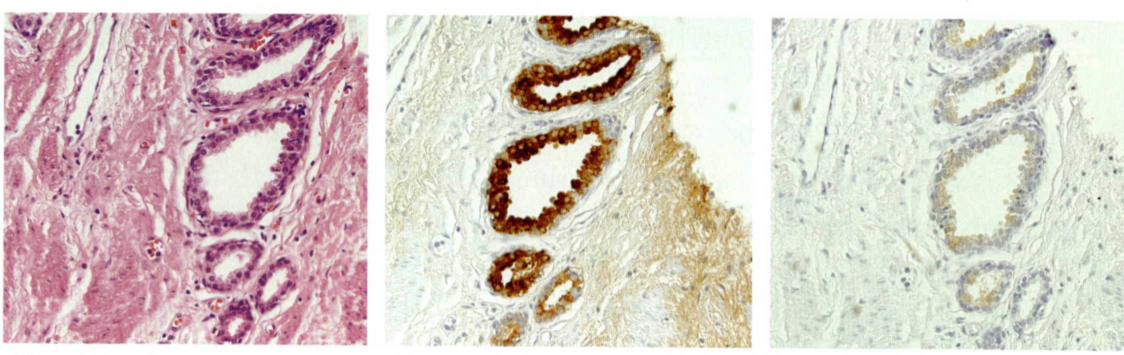

(a) H&E(prostate) (b) ABC method(prostate) (c) PAP method(prostate)

그림 7.2.24 ABC방법과 PAP방법의 염색성 비교
(a) 전립선(prostate)의 H&E염색.
(b) 전립선(prostate)의 파라핀 연속절편조직에서 ABC방법에 의한 prostate specific acid phosphatase염색. ABC방법은 biotin이 부착된 2차항체(ex. goat anti-rabbit IgG)를 이용하는 방법으로 avidin 한 분자는 biotin 4분자와 결합할 수 있다. 민감도는 매우 높지만 2차항체 자체가 조직과 교차결합을 초래할 수가 있고, 조직내 내인성 biotin과 avidin이 결합하여 바탕염색이 일어날 수 있다.
(c) PAP법은 비표지 2차항체(ex. swine anti-rabbit IgG)를 사용하기 때문에 2차항체에 의한 교차결합을 최소화할 수는 있으나 ABC방법에 비해 PAP 복합체가 3분자로 민감도가 매우 떨어진다.

(3) 배경염색

발색제에 의해 발색이 이루어진 이후 배경염색이 필요하다. 이것은 면역조직화학염색의 최종결과에 중요한 역할을 한다.

배경염색과 발색은 대조를 이루어야 한다. 그 이유는 발색제의 종말 색과 배경염색의 색이 비슷하면 결과해석에 영향을 미치기 때문이다. 면역조직화학에서 배경염색제로 가장 많이 이용되는 것이 메이어 헤마톡실린(Mayer's hematoxylin)이다. 이 헤마톡실린 용액은 진행성 염색으로써 acid-alcohol에 탈색을 하면 안된다.

그 밖에 라이트 그린, 뉴클레어 파스트 레드, 메틸그린 등이 있다.

어떤 종류의 발색제의 사용했는지, 알콜과 자이렌에서의 용해여부, 심하게 침착된 색소와의 관계 등을 고려해야한다.

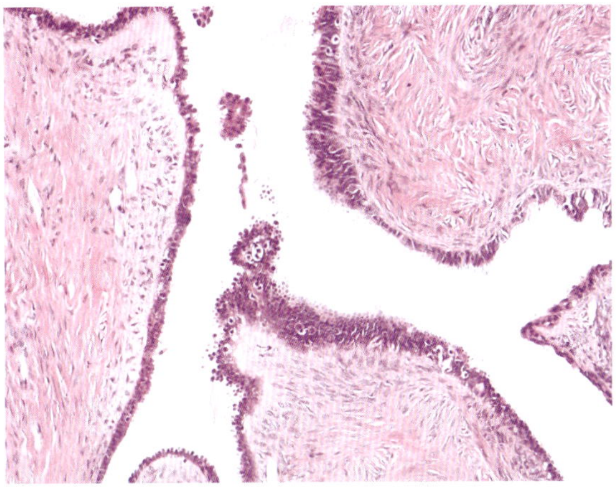

(a) H&E 염색

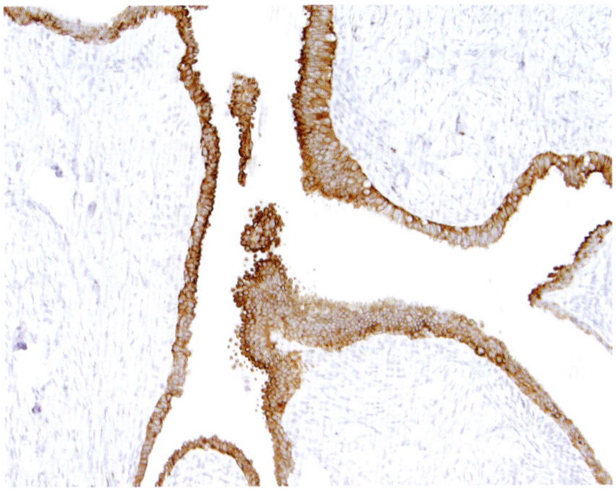

(b) Mayer's hematoxylin 염색

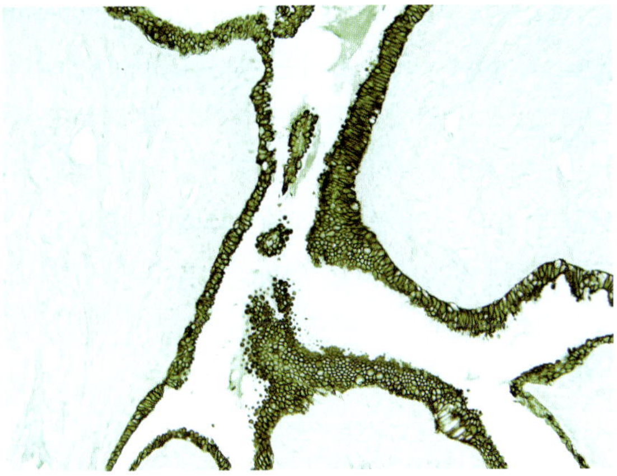

(c) methyl green 염색

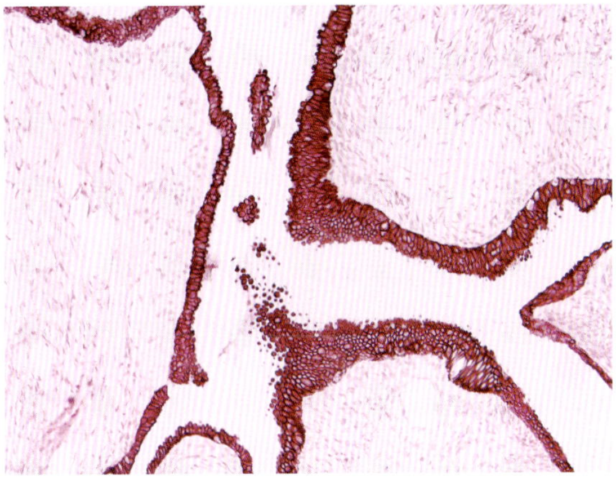

(d) nuclear fast red 염색

그림 7.2.25 **배경색의 예**

(a) 파라핀 연속절편에서 난소의 장액성 종양(ovary serous tumor)을 H&E 염색.
(b) 파라핀 연속절편에서 난소의 장액성 종양(ovary serous tumor)을 cytokeratin-7 염색 후 가장 일반적으로 사용되는 메이어 헤마톡실린(Mayer's hematoxylin)에 의한 배경염색 후 지용성봉입제로 봉입하여 영구보존이 가능하다.
(c) 파라핀 연속절편에서 난소의 장액성 종양(ovary serous tumor)을 cytokeratin-7 염색 후 메틸그린(methyl green)에 의한 배경염색. 염색된 세포와 대조는 잘 되나 메틸그린은 수분이 포함된 알콜에서는 용해되기 때문에 부타놀(butanol) 혹은, 무수 알콜에 점적 후 비수용성봉입제로 봉입해야한다.
(d) 파라핀 연속설편에서 난소의 장액성 종양(ovary serous tumor)을 cytokeratin-7 염색 후 뉴클레어 파스트 레드(nuclear fast red) 에 의한 배경염색. 적색의 배경염색이 이루어지나 DAB에 발색된 결과와 구별이 어려울 때가 있다. 이때 DAB보다는 파랑색의 fasr blue(BB)발색 후 배경염색으로 이용하는 것이 좋다.

5) 비특이적 배경염색 차단

면역조직화학에서 가장 일반적인 문제점은 배경(background)염색이다. 바탕이 염색되는 주된 원인과 이러한 문제점에 대한 해결 방법은 다음과 같다.

(1) 소수성 상호작용

수용성 용액 내에서 거대 분자들 사이에 일어나는 소수성 상호작용(hydrophobic interaction)은 이들이 갖는 표면장력이 물의 표면장력(surface tension)보다 작을 때 생긴다. 이로부터 발생되는 서로 간의 상호작용을 반데르발스 인력(van der Waals force)이라 부른다. 이들은 분자 사이에서 뿐 아니라 원자 사이에서도 상호작용할 수 있으며 이러한 거대 분자 내 양극의 구조를 움직임으로써 생겨난다.

소수성은 다양한 정도로, 대부분의 단백질에 의해 공유되는 특성이며 1차적으로 중성 방향족 아미노산인 페닐알라닌, 티로신 및 트립토판의 측쇄를 통해 제공된다. 물 분자에 대한 이들의 낮은 친화력에 의해, 이러한 아미노산들은 서로 연결되는 경향을 보이며, 분자로부터 물을 멀리 내보내게 된다. 소수성이 펩티드 3차 구조의 안정성을 제공하는 자연적인 힘 중의 하나이다. 이는 또한 형성된 면역복합체의 안정성을 제공하고 환경조건에 따라 다르지만 서로 다른 단백질 분자 사이에서도 존재할 수 있다.

(2) 조직단백질

조직 내에서, 단백질은 포르말린이나 글루타르알데히드와 같은 알데히드-포함 용액에 의한 고정으로 더욱 소수성이 된다. 소수성이 증가되면 단백질 내 그리고 인접된 단백질 간 모두에서 반응성 엡실론아미노산과 알파아미노산의 교차결합이 일어나게 된다. 고정 동안, 조직 단백질의 이와 같은 소수성 교차결합의 양은 1차적으로 시간, 온도, pH에 따라 달라진다. 이러한 요인들의 변화에 따른 조직단백질의 다양한 교차 결합으로 인해 소수성이 달라지게 된다. 따라서 일단 최적화되면, 고정 절차는 유지되도록 조절되어야 한다. 일반적으로 소수성(이온 상호작용뿐 아니라) 상호작용으로 인해 가장 바탕염색이 잘 되는 조직은 결합조직[아교질(collagen), 라미닌, 탄력섬유(elastin), 프로테오글리칸 등](아교질의 비특이적 염색), 편평상피(케라틴, 편평상피의 비특이적 염색), xylene의 처리 동안 불완전하게 제거되는 경우의 지방세포(리포이드) 등이다. 포르말린에 의한 과다 고정으로 인해 생긴 과도한 바탕염색은 부앙 고정액(Bouin' s fixative), 젠커 고정액(Zenker's fixative) 또는 B5 고정액으로 바로 잡을 수 있다.

(3) 항체

주요 혈장 단백질 중의 하나인 면역글로불린은 특히 소수성이다. 일반적으로 lgG_3와 lgG_1 하부류의 항체들은 lgG_2와 lgG_4 하부류에 속하는 항체에 비해 더욱 소수성이다. 또한 IgG 종 항체의 분리 절차는 응집물의 형성을 증진하며, 이들의 소수성을 더욱 크게 만든다. 면역글로불린의 저장 또한 소수성을 증가시키고, 응집과 중합반응을 이끈다. 따라서 면역활성이 상실되거나 또는 감소되게 한다. 원래의 전체 항혈청의 사용에 의해 얻어진 것과 비교할 경우, 다클론 IgG 분획의 사용에 의해 비특이적 배경염색이 부수적으로 증가한다는 것이 알려졌다. 그러나 고정 조직의 교차결합된 단백질과 항체 분획 간의 이 소수성 상호작용은 시약을 주의깊게 제조하거나 또는 최적의 고정 조건을 지킨다면 감소시킬 수 있다. 또한 적정 고정이란 것이 조직에 따라 다르다.

단일클론 IgG와 조직단백질 간의 소수성 결합은 또한 희석 완충용액의 조성에 의해 영향을 받는다. 항체의 등전점(pI)과 희석용액의 pH가 비슷할수록 소수성 상호작용의 크기는 더 커진다. 희석용액의 이온 강도가 낮을수록 소수성 상호작용의 강도가 약해진다. 아래의 양이온과 음이온은 소수성의 영향이 감소되는 순서로 배열되었다.

음이온: $PO4^{3-}$, $SO4^{2-}$, Cl^{-}, NO^{3-}, SCN^{-}
양이온: NH_4^{+}, K^{+}, Na^{+}, Ca^{2+}

조직과 시약 내 단백질 간의 소수성 상호작용을 감소시키는 다른 가능한 방법에는 계면활성제(예 Tween 20)의 첨가 또는 희석액에 에틸렌글리콜을 첨가하거나 또는 다클론항체 만의 경우 사용되는 희석액의 pH를 높이는 방법 등이 포함된다.

소수성 상호작용에 의해 배경염색을 감소시키는 가장 많이 사용하는 방법으로는 분리된 단계에서 차단 단백질을 사용하거나 또는 이를 항체 희석액에 첨가하는 방법이 있다. 그러나 차단 단백질이 조직 내 소수성 결합부위에 대해 IgG(또는 IgG의 응집체 또는 결합체)와 효율적으로 경쟁하는 유형인 경우에만 효과를 갖는다. 1차항체의 첨가 바로 직전에 차단 단백질을 포함하고 있는 용액과 따로 반응을 시키는 것이 가장 효율적이다. 2차항체의 비특이적 결합을 방지하기 위해, 이 용액은 2차 연결항체 또는 표지항체 내 존재하는 것과 동일한 (1차항체가 포함된 용액 내 존재하는 단백질이 아닌) 단백질을 포함하고 있어야 한다.

1차항체 희석액에 1% 소혈청알부민(bovine serum albumin; BSA)을 첨가하는 것은 아마도 소수성 상호작용으로 인한 비특이적 결합을 감소시키는 가장 널리 수행되는 실제적인 단계일 것이다. 바탕염색을 감소시키는 목적으로 탈지 분유 또는 보다 최근에 카제인(casein)을 사용하는 것이 권고된다. 돼지와 양의 정상 혈청과 비교할 경우, 카제인은 차단제로, 항체의 희석액으로, 그리고 세척 완충용액 내에 사용할 경우 현저하게 배경염색을 줄이는 결과를 가져온다.

현재 바이오틴 결합 항체를 각기 다른 목적으로 사용하기 때문에, 바이오틴 결합이 항체의 pI를 3 정도 변화시킬 수 있다. 예컨대, 항체의 경우 pI가 8을 결합체가 되면 5로 낮춘다. 이는 아마도 소수성을 증가시킴으로써 이들 결합체의 용해도에 현저한 영향을 준다.

(4) 이온 및 전자기적 상호작용

이온간 상호작용(ionic interactions)은 항원과 이와 결합하는 항체 사이의 면역화학적 상호작용을 조절하는 가장 근원적인 힘 중의 하나이다. 그러나 이들은 비특이적 배경염색을 갖게 하는 요인 중의 하나이기도 하다. 대부분의 다클론 IgG의 pH는 약 5.8에서 8.5이다. 생리적인 pH에서 그리고 일반적으로 이용되는 희석액의 pH에서 항체는 순 음성 전하 또는 양성 표면 전하를 가질 수 있다. 만일 조직단백질이 반대의 순 표면 전하를 가지고 있는 경우라면 조직단백질에 대한 일부 항체의 이온간 상호작용이 기대된다. 내피세포(endothelia)와 교원섬유상의 음으로 하전된 부위는 토끼 Fab 분획과 서양고추냉이 과산화효소 VI 타입(pH 10)으로 구성된 양으로 하전된 결합체와 상호작용한다는 것이 보고되어 있다. 일반적으로 이온간 상호작용은 높은 이온 강도를 갖는 희석 완충용액을 사용하여 감소시킬 수 있다. 비록 희석 완충용액에 NaCl을 첨가하여 이온간 상호작용에서 기인되는 배경염색을 감소시킬 수 있다 하더라도 단일클론 항체를 위한 희석액으로서 이를 통상적으로 이용하는 것은 권장되지 않는다. 세포질 내 항원의 사용에도 불구하고, 최근 1% 황화아연(zinc sulfate), 0.01 M 구연산(citrate, pH 6.0) 또는 0.01M 트리스(Tris, pH 9.0)의 하나에 의한 항원 수획(antigen retrieval)에 의한 결과로 비특이적 핵 염색이 보고된 바 있다. 조사된 2.7%의 조직에서, 높은 희석배수의 1차항체를 사용함으로써 반복적이고 강력한 핵 내 면역반응성이 제거되었다. 전자기적 및 극성(전자-수용체/전자-공여체) 힘의 조합이 이 배경염색의 원인으로 생각된다.

대부분의 확산 배경염색은 이온 및 소수성 상호작용의 복합에 의한 결과이며, 한 유형의 상호작용을 개선하면 다른 것이 악화된다. 아마도 동시적인 이온 및 소수성 상호작용의 한 예는 아교질과 탄력섬유(elastin)에 대한 IgG 분자의 비특이적 결합이다. 다른 예는 플라스틱과 유리 표면에 대한 바이오틴 결합 항체 복합체의 부착이다. 이 결합의 원인은 바람직하지 않은 조건에서 바이오틴의 부착과정이 진행되는 것이며, 소수성이 커지는 관계로 결과적으로 항체가 응집하거나 용해도가 감소하게 된다. 비슷한 환경이 또한 조직 상의 배경염색이 생겨나게 한다.

(5) 내재적 효소 활성

면역조직화학의 실제적 목적을 위해, 내재적 과산화효소 활성(endogenous peroxidase activity)과 가짜과산화효소 활성(pseudoperoxidase activity)은 동일한 것으로 간주될 수 있다. 과산화효소 활성은 H_2O_2의 분해를 초래하며 (적혈구의) 헤모글로빈, (근육세포의) 마이오글로빈, (과립구, 단핵구의) 사이토크롬, 그리고 (간과 신장의) 카탈레이즈와 같은 모든 헴단백질(hemoprotein)들이 가지고 있는 공통의 특징이다.

포르말린-고정 조직 내 내재성 과산화효소 활성을 억제하는 데 가장 많이 사용되는 절차는 절편을 5~10분간 3%의 H_2O_2 내에 반응시키는 것이다. 메타놀이 포함된 H_2O_2(3% H_2O_2 : 100% 메타놀 = 11:4)를 20분간 처리되지만, 세포 표면 표식자가 염색되는 시료의 경우에는 추천되지 않는다. 또한 메타놀의 처리는 슬라이드로부터 냉동 절편을 탈착시키기도 한다. 내재성 과산화효소 활성은 또한 소디움아자이드(sodium azide)와 H_2O_2의 복합 처리에 의해 억제될 수 있다. 그러나 포르말린-고정 조직으로 행하는 모든 작업에 내재성 과산화효소 활성에 의해 특이 염색의 해석이 안 되는 경우는 없다. 세포 표본 및 냉동절편의 경우, 내재성 과산화효소를 통상적인 방법으로 교란시킬 것이 권장된다.

또한 내재성 과산화효소의 활성이 많은 시료는 과산화효소 대신에 송아지 장내 알칼라인 인산분해효소(calf intestine alkaline phosphatase)로 표지된 효소를 사용하여 처리될 수 있다. 면역알칼라인 인산분해효소 기법은 내재성 과산화효소 활성의 억제를 필요로 하지 않는다. 조직 내 내재성 알칼라인 인산분해효소 활성의 교란은 5mM의 레바미졸(levamisole)을 기질 용액에 첨가함으로써 간단히 실현할 수 있다. 장내 알칼라인 인산분해효소의 활성은 이들 조직절편을 약산으로 세척함으로써 없앨 수 있다.

(6) 자연항체와 오염항체

① 자연항체

이전의 환경적 항원 자극에 의한 결과로서 항혈청 내에 존재하는 소량의 자연항체(natural antibodies)는 항원보강과 함께 면역접종하는 동안 역가가 증가되는 것으로 생각된다. 그 결과로 비특이적 염색이 일어나게 된다. 1979년에 Osborn 등은 면역접종되지 않은 토끼와 양의 혈청은 케라틴에 대한 환경적 항체를 포함하고 있다는 것을 보고한 바 있다. 이는 자연항체에 의해 일어난 특정의 상피 기원 배경염색의 한 예이다. 항혈청으로부터 이러한 자연항체를 분리하고 제거하기 위한 시도는 현재까지 성공되지 못하고 있다.

대부분의 자연항체는 침전되지 않는 유형이며 상대적으로 농도가 낮다. 이러한 항체는 대개 항혈청을 충분히 많은 희석배수로 사용하거나 또는 반응시간을 줄임으로써 조직에 대해 비-반응적이 된다.

② 오염항체

면역접종을 위해 사용된 분리항체는 순수하지 못하다. 만일 숙주의 면역계가 불순물에 대해 반응하였다면, 오염항체(contaminating antibodies)가 생산된다. 대개 이러한 오염항체는 낮은 농도로 존재하며 충분히 희석되어 제공되는 역가가 높은 항혈청의 면역학적 특이성을 낮추지는 못한다. 만일 오염항체가 특이성을 가지고 교란시킨다면, 항혈청의 친화력 흡착(affinity absorption)이 생겨난다. '배치-흡착된(batch-absorbed)' 항혈청은 거의 항상 여분의 (대부분 침전되지 않는 유형의) 오염항체를 포함하며, 과다하게 높은 농도로 사용된다면 조직에 대해 비특이적 염색을 발생시키게 된다. 면역확산(immunodiffusion), 면역전기영동(immunoelectrophoresis), 로케트 전기영동(rocket immunoelectrophoresis)과 같은 기법의 사용에 의해 흡착의 결과를 주시하고 평가함으로써 비특이성을 결정하는데 이용될 수 있지만, 항혈청의 특이성을 결정하지는 못한다. 자연항체와 오염항체에 의해 초래되는 문제점들은 단일클론항체의 경우에는 당연히 생기지 않는다.

(7) 내재성(스트렙트)아비딘-바이오틴 활성

내재성 아비딘-결합 활성(endogenous avidin-binding activity; EABA)은 모든 바이오틴-기반 기법에서 관찰되는데 이는 1차적으로 내재적인 바이오틴에 의해 생긴다(그림7.2.26). 비타민(B7)과 보조비타민인 바이오틴은 특히 간[간의 소절(hepatic nodules)], 신장[관 상피(tubular epithelia)], 그리고 림프조직[속겉질 조직구(paracortical histiocytes)]와 같은 폭 넓은 범위의 조직에 분포하며 이곳에서 효소와 다른 단백질로 결합되어 있다. 중추신경계와 지방세포(가슴)에는 소량이 들어 있다. EABA는 대개 세포질 내에서 발견되며 냉동절편 상에서 아주 많이 관찰되지만 파라핀-포매 조직에서도 보고되고 있다.

EABA의 생화학적 기초는 아비딘이 바이오틴에 대한 4개의 결합부위를 가지고 있다는 사실로부터 가장 잘 이해될 수 있다. 각 바이오틴 분자는 1개의 아비딘 분자와 결합할 수 있으며 시료 내에 3 개의 더 많은 잠재적인 바이오틴 결합부위가 있게 된다. 실질적으로 EABA는 염색 프로토콜이 진행되기 전에 절편을 0.01~0.1%의 아비딘과 반응시키고 그 후 0.001~0.01%의 바이오틴과 순차적으로 10~20분간 반응시킴으로써 가장 잘 억제될 수 있다.

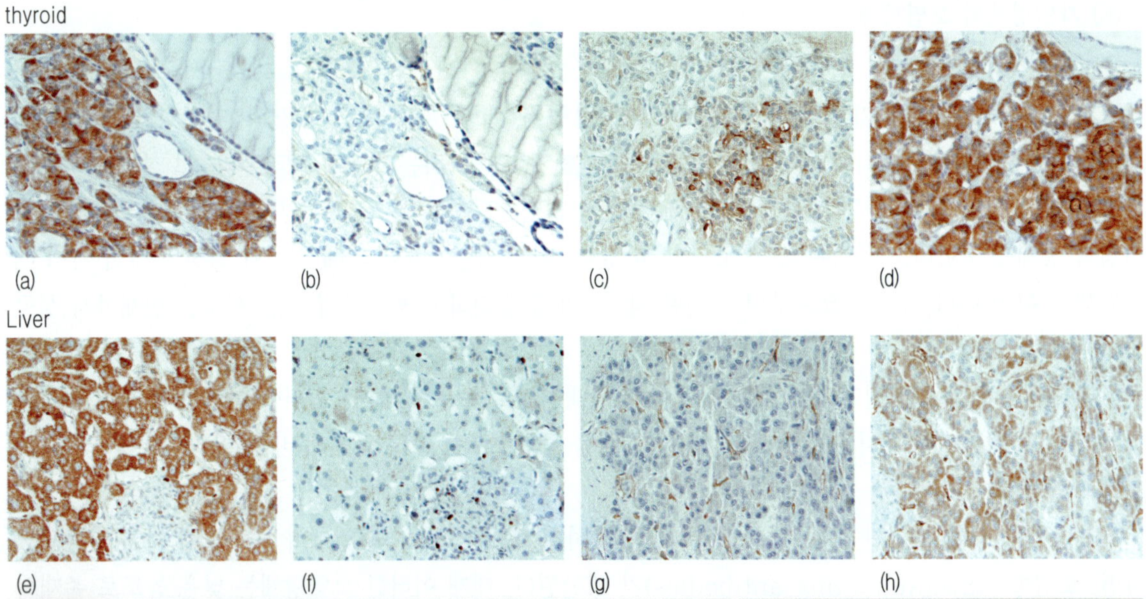

그림 7.2.26 **바이오틴(biotin)에 의한 위양성 결과 및 바탕염색**

(a) **갑상선 종양에서 ret항체를 이용한 면역조직화학(IHC)염색.** ABC방법을 이용하여 ret에 반응하는 항원을 측정하고자 하였으나 내재된 biotin의 활성으로 결과의 해석이 어렵다.
(b) **(a)의 파라핀 연속절편에서 non-biotin amplication(NBA)방법을 이용한 염색.** avidin-biotin방법이 아니므로 내재된 biotin의 활성없이 결과해석이 매우 양호하다.
(c) **(a)의 파라핀 인접 절편에서 hBME 항체를 이용한 IHC염색.** ABC방법이나 항원복구 처리가 없이 양성결과를 판독할 수 있다.
(d) **(c)의 파라핀 연속절편에서 항원부활처리를 이용하여 ABC방법에 의한 hBME의 IHC염색.** 내재된 biotin들이 가열에 의해 활성화되어 비특이적인 바탕염색이 강하게 나타나 결과해석이 매우 어렵다.
(e) **ABC방법에 의한 간 종양의 Ki-67 IHC염색.** 내재된 biotin이 avidin과 상호결합으로 바탕염색이 강하게 나타나 결과해석이 어렵다.
(f) **(e)의 파라핀 연속절편에서 ABC방법이 아닌 two-step방법(NBA)을 이용한 Ki-67 IHC 염색.** biotin의 활성이 없어 결과 판독이 매우 쉽고 바탕염색이 전혀 없다.
(g) **간 종양에서 항원부활 없이 CD-34항체를 이용한 IHC염색.** 명확한 CD-34 염색결과를 볼 수 있다.
(h) **항원부활처리를 이용하여 ABC방법에 의한 CD-34 IHC염색.** 항원부활과정에서 내재된 biotin의 활성이 나타나 바탕염색의 원인이 되어 염색결과 해석에 어려움을 줄 수 있다.

EABA에 관한 다른 보고에는 파라핀-포매 조직뿐 아니라 냉동절편 내 미엘린과 비만세포의 비면역화학적 염색이 포함된다.

아비딘이 10%의 탄수화물을 포함하고 있으며 pH가 10인 당단백질이기 때문에, 생리적 pH에서 각각 렉틴-유사조직성분 또는 음성으로 하전된 조직성분에 비특이적으로 결합하는 특성을 갖는다. 스트렙트아비딘은 탄수화물을 포함하고 있지 않으며 pH가 5로서 면역조직화학에 이를 사용함으로써 이러한 문제점들을 크게 극복할 수 있다.

바이오틴의 화학구조식은 $C_{10}H_{16}N_2O_3S$로 분자량은 244.3g/mol이다(그림7.2.27). 물에 용해되는 특징이 있고 vitamin H라고도 하며 미토콘드리아를 많이 가지고 있는 조직에서 활성을 나타낸다. 지방산(fatty acid), 포도당신생(gluconeogenesis)등 대사작용에 필수적이고 가수분해에 매우 중요하다.

인체조직에는 갑상선, 간, 신장 등에 많이 포함되어 있다. avidin, streptavidin과 상호결합작용을 이용하여 ABC, ELISA기법에 주로 이용하고 있다.

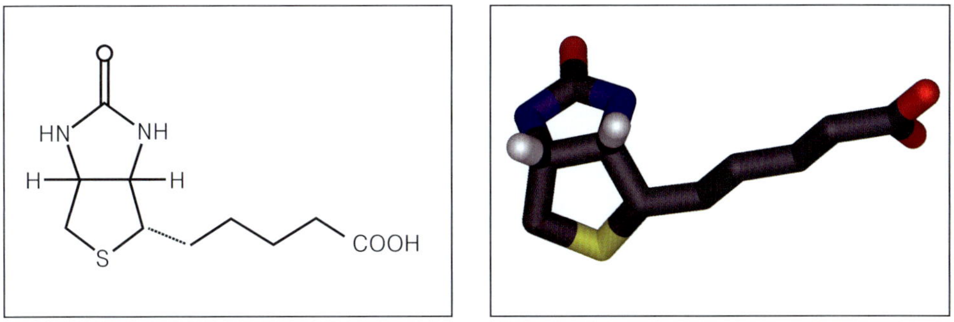

(a) 바이오틴의 분자구조 (b) 바이오틴의 3차원 분자구조

그림 7.2.27 바이오틴의 분자구조

(8) 항원 확산

조직 표식자가 염색되는 경우에 생기는 특이적 배경염색은 합성된 또는 저장된 부위에서 주변 조직 내로 확산된다. 이의 전형적인 예는 갑상선 소포 상피 그리고 교질-포함 강소로부터 주변의 기질 조직 내로 타이로글로불린의 확산이다. 특이적 배경염색은 조직 표식자가 혈장 단백질 내에 고농도로 존재하는 경우에 생기는데, 고정 전에 조직 내로 확산된다. 이는 편도선 조직이 면역글로불린 중쇄와 경쇄에 대해 염색한 경우 고정이 적절하게 시행되지 않은 경우, 그리고 사용된 항혈청이 충분히 희석되지 않은 경우에 생긴다. 특이적 배경염색의 또 다른 형은 대식세포에 의한 표적항원의 포식으로부터 결과되는데, 이러한 세포에서는 정상적으로 염색되지 않는다.

(9) 교차반응

항체(단일클론 및 다클론)의 교차반응성(cross-reactivity)으로 인한 배경염색은 표적 조직 항원의 하나 또는 여러 에피토프가 다른 단백질과 공유되는 경우 발생한다. 하나의 전형적인 예는 흡착되지 않은 태아암종항원(carcinoembryonic antigen; CEA)에 대한 항혈청을 사용하는 경우이다.

항원 상에 있는 비슷하거나 비슷하지 않은 에피토프에 대한 항체의 비특이적 교차-반응성은 애매모호한 배경염색의 원인이 된다. 이런 경우는 소수에 불과하며 과면역접종된 동물 또는 주의 깊게 선정된 클론으로부터 얻은 항체를 사용함으로써 피할 수 있다. CEA가 다른 정상 조직 단백질 및 혈액형 항원과 에피토프를 공유하기 때문에 비-특이적 염색이 일어날 수 있다. 그러한 항혈청의 주의 깊은 흡착 또는 단일클론 항체의 경우 클론들의 주의 깊은 검사를 통해 이러한 유형의 배경염색을 제거할 수 있다.

(10) FC 수용체

Fc 수용체(FcR)는 분자량이 약 50~70kD인 계면활성제-용해성 막 당단백질의 일종이며 전체 막 단백질의 1% 이하이며 대식세포 및 과립구 상에 가장 빈번하게 존재하지만 B세포와 일부 T세포 상에서도 발현되는 것으로 알려져 있다. IgG 단량자에 대한 FcR의 본래적인 친화도는 약 $1\backslash10^{6}$에서 $1\backslash10^{8}M^{-1}$ 이지만 중합체 및 IgG의 면역복합체에 대해서는 더 높다. 삭기 다른 FcR 간에는 놀릴 만한 부류 · 하부류 긴 그리고 종 간 특이성이 존재한다. 예를 들면, 인간의 일부 세포 상의 FcR은 생쥐의 단일클론 IgG_2 및

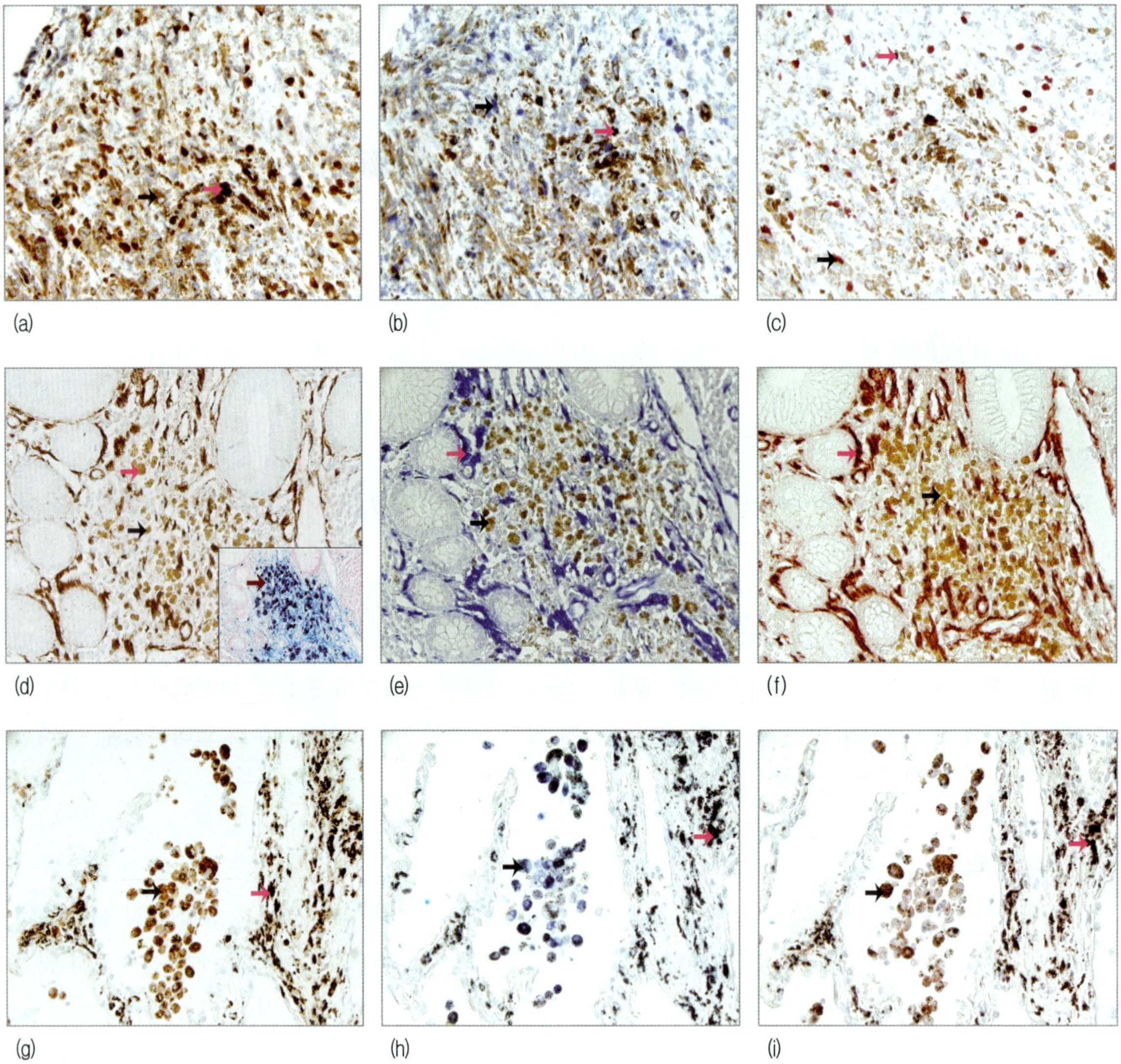

그림 7.2.28

(a) 멜라닌 색소(melanin pigment)가 침착된 피부조직에서의 세포주기조절단백질 Ki-67의 면역조직화학 염색 후 DAB에 의한 발색. 멜라닌 색소와 핵에 염색된 Ki-67양성 세포의 구별이 매우 어렵다.
(b) (a)의 파라핀 연속절편에서 fast blue BB발색에 의해 Ki-67에 염색된 세포는 파랑색으로 멜라닌 색소와는 구별되나 배경염색의 색과 구분이 어려울 때가 있다. 이때는 적색계통의 배경염색이나 배경염색을 하지 않는 것이 해석에 도움이 될 수 있다. fast blue BB발색은 수용성 봉입제를 이용하기 때문에 고배율의 현미경 촬영이 쉽지 않다. 멜라닌 색소를 표백(bleaching)시켜 면역염색을 실시하는 경우도 있으며, 표백 후에는 항원부활과정이 필요한 면역조직화학염색은 슬라이드에서 조직이 대부분 탈락하기 때문에 세심한 주의가 필요하다.
(c) (a)의 파라핀 연속절편에서 AEC발색에 의해 Ki-67에 염색된 세포는 적색으로 멜라닌 색소와 구별할 수 있다. 이때 배경염색의 색이 파랑색의 Mayer's hematoxylin을 사용함으로써 구분하기가 매우 쉽다. AEC는 수용성 봉입제를 사용하기 때문에 400배 이상의 고배율 현미경 촬영이 쉽지 않다.
(d) 혈철소(hemosiderin)가 침착된 위장조직에서 smooth muscle actin(SMA)의 면역조직화학 염색 후 DAB에 의한 발색. 혈철소 색과 DAB 색의 구별이 어려울 때가 있다. 침착된 색소가 멜라닌 색소인지 혈철소인지를 확인하기 위해서는 prusian blue stain(철염색)을 실시해 보면 혈철소는 청색으로 염색된다.
(e) (d)의 파라핀 연속절편에서 AEC발색에 의해 SMA는 적색으로 염색되나 염색된 적색과 혈철소 갈색은 서로 대조가 잘 되지 않는 단점이 있다. AEC는 유기용매에 잘 용해되므로 수용성 봉입제를 사용해야 된다.
(f) (d)의 파라핀 연속절편에서 fast blue BB발색에 의해 SMA는 청색으로 염색되고 혈철소는 갈색이므로 서로 대조가 잘 된다.
(g) 탄소입자(carbone particle)가 침착된 폐에서 마크로파지(CD-68) 면역조직화학염색. CD-68에 염색된 마크로파지와 탄소의 구별이 쉽다.
(h) (g)의 파라핀 연속절편에서 AEC발색에 의해 마크로파지는 적색으로 발색되어 침착된 탄소와 구별은 쉽게 된다. 마크로파지에 탐식된 탄소와의 구별이 매우 좋다.
(i) (g)의 파라핀 연속절편에서 fast blue BB 발색에 의해 마크로파지는 청색으로 염색되나 이때 탐색된 탄소와 청색이 혼합되어 보인다. 배경염색의 선택을 고려해야 한다.

IgG_3과 결합하지만 다른 IgG 하부류와는 결합하지 않는다. 양의 혈청은 인간 백혈구의 FcR과 반응하지 않는다. FcR로 인한 비특이적 배경염색은 고정된 조직에 비해 냉동절편이나 도말 표본에서 흔하게 나타난다. 이는 전체 IgG 분자를 사용하는 대신 $F(ab')_2$ 분획을 사용하거나 단일클론항체를 이용하여 배경염색을 줄일 수 있다.

(11) 보체-매개적 결합

보체-매개적 결합(complement-mediated binding)은 때로 전체 항혈청을 사용하는 냉동조직에서 배경염색의 원인이 되는데 많은 양의 항혈청을 준비하는 경우 몇몇 보체 인자들을 불활성화시키게 된다.

(12) 면역조직화학에서 색소에 의한 해석오류 가능성

조직에 침착된 색소에는 인공색소와 혈액에서 유래된 내인성 색소와 비혈액 유리 내인성 색소 등이 있으나 인공색소는 주로 고정액성분이 조직에 침착되거나 조직에 반응하여 형성된 색소로소 이는 대부분 색소 제거법으로 제거된다. 그러나 일부 색소는 제거가 되지 않고 오히려 염색결과에 영향을 주기 때문에 이들 색소의 특징을 미리 파악하여 발색제를 선택할 때나 배경염색의 선택시 고려되어야 한다(그림 7.2.28).

Understanding Diagnostic Histochemistry

면역형광 항체법

학습목표

1. 면역형광염색법의 특징을 조사한다.
2. 1차형광과 2차형광을 구분하고 차이점을 설명한다.
3. 면역형광염색에 이용하는 형광염료의 종류를 열거한다.
4. 면역형광염색과 면역효소염색의 차이점을 조사한다.
5. 면역형광염색법의 문제점을 공부한다.

3장

1. 면역형광 방법

1) 면역형광의 원리

동물에 이종단백(항원, antigen)을 투여하면 특정한 세포가 이 항원에 대해서 결합능력을 갖는 항체(antobody)를 생산한다. 형광항체법(fluorescent antibody method)은 일반염색에서 색소(물감) 대신 형광색소를 부착(label)시킨 항체를 이용하여 조직 속의 항원과 결합시켜 항원-항체 반응을 조직 절편 안에서 일으키는 방법이다.

이것은 면역반응의 조직학적 응용방법으로서 그 반응의 특이성(specificity)에 따라 특정한 고분자 물질이 조직이나 세포 속에 어떻게 분포, 존재하고 있는가를 관찰, 동정할 수 있는 방법이다. 쿤스(Coons) 등이 1942년에 오늘날의 형광 항체법을 확립한 이래 형광색소의 개발, 표지법, 관찰 장치의 개량 등에 많은 발전이 이룩되어 왔다.

직접면역 현광기법은 쿤스에 의해 처음 개발되었으며, 샌드위치 간접기법은 1954년 벨러(Weller)에 의해 개발되었다. 직접기법은 베타안트레센(β-antrecene)이라는 형광염료가 직접 표지되어 자외선 광학 현미경 하에서 슬라이드 내 폐렴구균 항원을 검출하는 데 이용되었다.

현광현상은 19세기 중반 영국의 스트로크(Geroge G. Stroke)경이 처음으로 자외선 하에서 미네랄 플루오스파(mineral fluorspar)를 관찰하였으며, 형광(fluresecence)이란 용어를 사용하였다.

Stroke는 여러 빛보다 형광이 파장이 더 길다는 것을 발견하였으며, 이를 스트로크 상승(stroke

shift) 혹은 스트로크법칙이라 하였다.

스트로크 상승이 크면 클수록 여기광선과 흡수광선을 분리하기가 쉬워진다. 자외선의 광자는 전자와 충돌하여 여기되고 고 에너지 수준으로 상승하게 된다. 계속해서 여기된 전자는 낮은 수준으로 완화되면서 가시광선 영역의 저 에너지 광자의 형태로 빛을 방출한다. 전자복사에너지에서 약 400에서 700nm의 파장범위의 가시광선 영역은(그림7.3.1)에서 볼 수 있다. 자외선은 (ultraviolet, UV) 가시광선 영역보다 높은 에너지를 갖는 영역이며 적외선(infrared, IR)은 가시광선보다 낮은 에너지 영역이다.

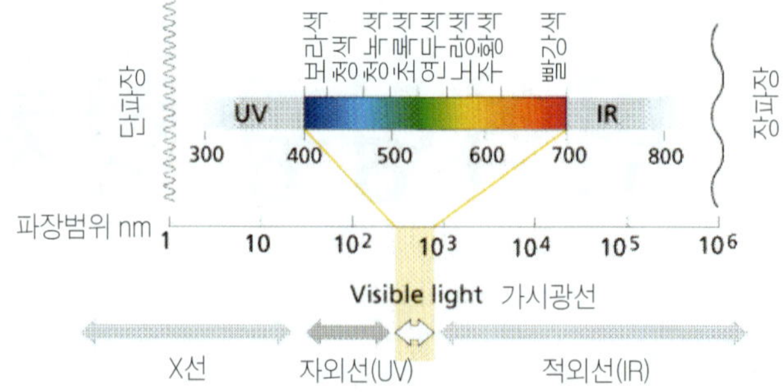

그림 7.3.1 백색광의 스펙트럼. 가시광선은 400nm~700nm 범위이며 자외선은 가시광선보다 파장이 짧으며 에너지가 높은 범위가 되는 반면 적외선은 파장이 가시광선보다 길고 에너지가 낮다. 형광물질은 각 여기(emission)파장에 의해 고유 색깔을 나타내는데 FITC는 518nm이므로 초록색을 나타내고 texas red는 615nm이므로 적색을 나타낸다.

형광은 특별한 파장의 빛에 의해 전자가 흥분(excitation)되었다가 매우 짧은 시간에 에너지 level이 약간 떨어져서 원래의 상태로 전자가 돌아올 때, 결국 흡수파장보다 조금 긴 파장의 빛을 방출(emission)하는 현상을 말한다.

형광물질은 각각 고유의 흥분파장과 여기파장을 갖는 특징을 가지고 있으며 여기파장에 의해 고유의 색깔을 나타낸다.

면역형광의 목적은 갖고 있는 항체와 결합하는 조직 내 특정 단백질의 상대적인 양과 위치를 알아내는 것이다. 조직절편 내 항원 또는 항체를 관찰하기 위해, 반응물의 하나(대개 항체)를 방사성 동위원소, 형광물질, 또는 효소로 표지해야 한다. 이후 표지는 항원과 특정 항체 간의 면역복합체가 형성된 후에 검출되어야 한다. 표지 그 자체는 여러 가지 장 · 단점을 가지고 있다. 비록 방사성 동위원소가 매우 소량으로 검출될지라도 조직학에서 이들을 이용하는 것은 시간이 오래 걸리고, 결과 또한 신통치 않은 자기방사 절차를 필요로 한다. 형광물질과 같은 조직학적 표지는 형광 방법론이나 효소에 의한 적절한 검출방법을 바탕으로 광학 및 전자현미경 하에서 특정 물질을 사용하여 항원-항체 반응의 부위를 훌륭하게 검출해 낼 수 있다. 이러한 방법에는 형광을 이용하는 형광면역 검출기법(immunofluorescence procedure)과 효소를 이용하는 효소면역기법(immunoenzymic procedure)이 있다.

일부 물질은 형광을 띠고 있다. 이 말은 정상적으로 형광 화합물의 전자는 여기되지 않거나 **기저상태**(ground state)에 있다는 뜻이다. 형광 화합물은 (대개 자외선 범위에 있는) 빛을 흡수하는데, 이 경우 전자는 에너지가 큰 **여기상태**(excitated state)로 된다. 전자는 이 여기상태에 머물러 있지 않고 곧 기저상태로 돌아가는데, 이 과정에서 여분의 에너지를 방출한다. 여분 에너지의 대부분은 원래 여기 빛보다 파장이 더 긴 빛으로 방출된다. 빛의 방출 시간은 그 물질이 형광을 띠는지 아닌지를 결정한다. 형광이라면 방출된 빛은 여기된 빛의 노출 시간 동안만이든지 그 이후의 짧은 시간 동안만 방출된다. 이로 인해 형광과 인광(phosphrescence)을 구별하는데, 인광은 빛의 방출이 여기된 빛이 더 이상 존재하지 않더라도 계속해서 방출된다.

만일 형광이 형광물질로 염색하지 않은 시료에서 관찰되면, 이는 1차형광(primary fluorescence)이라 부르는 반면 이용되는 특정 염료는 형광물질(fluorochrome)이라 부른다.

2) 1차형광(자가형광)

형광물질염료를 사용하지 않아도 자연적으로 형광을 내는 많은 화합물들이 있는데, 이 물질 중 일부는 표 7.3.1에 나타내었다. 황색 또는 오렌지색 필터는 대개 조직의 특징인 대부분의 청색 자가형광을 흡수한다.

표 7.3.1 자가형광 물질의 예

성 분	형광색
조직	밝은 청색
교원섬유	청색-초록색
탄력섬유	밝은 청색
지질방울	어두운 황색
니슬 성분	밝은 황색
세로이드(ceroid)	어두운 황색
리포푹신(lipofuscin)	오렌지색
포피린(porphyrin)	강한 적색
비타민	어두운 황색, 적색, 초록색, 청색
5-하이드록시트립타민(hydroxytryptamine)	포르말린 고정 후 황금색
테트라사이클린(tetracyclin)	밝은 황색

3) 1차형광을 위한 조직의 준비

대개 고정되지 않은 도말 또는 신선한 냉동절편은 1차형광의 연구에 사용된다. 시료는 초록색의 유리 슬라이드에 포매하면 안 된다. 필요시에 95% 에타놀에 잠깐 담가서 후고정(postfixation)을 실시할 수 있다. 후고정에 포르말린은 대부분 이용되지 않는데 그 이유는 포르말린이 배경 조직의 형광을 증가시키는 경향을 보이기 때문이다. 한 예외는 5-하이드록시트립타민의 경우인데, 이 물질을 포함하는 과립은 포르말린 고정 후에 황금색의 형광을 띤다.

여러 경우에서 자가형광은 특정의 2차형광(secondary fluorescence)과 유사하다. 이는 특정의 형광색과 염색한 물질의 구조에 의존하는 두 반응 사이를 구별하기 곤란하게 한다. 자가형광을 위한 대조군이 어떤 2차형광 반응에 사용되어야 한다. 이는 측정 시료와 동일하게 처리되지만 오직 실제적인 염색이 생략된 부수적인 조직절편(또는 도말 표본)을 가지고 시행할 수 있다.

4) 2차형광

2차형광은 자연적으로 형광이 아닌 성분 물질이 형광물질염료와 상호작용하면서 생성된다. 형광물질염료는 특정한 종류의 염료로서 자외선을 받게 되면 형광을 낼 수 있다. 2차형광 기법의 주된 장점은 낮은 농도의 특정 성분을 나타낼 수 있는 성능이다. 이 방법은 또한 좋은 대비력(contrast)을 갖고 있으며, 저배율에서 스크리닝하는 목적으로 사용될 수 있다. 형광 기법의 단점은 염색된 성분의 위치가 완전히 정확하지 않는데 그 이유는 형광이 여러 방향으로 방출되기 때문이다. 일반적으로 이용되는 형광염료 및 이들의 적용에 관해서는 표 7.3.2에 나열하였다.

표 7.3.2 일반적으로 이용되는 형광염료 및 이들의 적용

염 료	염색되는 성분	생성되는 색깔
아크리딘 오렌지 (Acridine orange)	DNA	초록색
아우라민(Auramine) O	RNA	적색
로다민(Rhodamine) B	acid-fast bacilli	황색
포스핀(Phosphin) 3R	지방산을 제외한 모든 지질	은백색
플루레신 아이소티오시아네이트 (Fluorescein isothiocyanate; FITC)	일차적인 일반 표시자	엷은 황록색 (apple green)
테트라메틸 로다민 아이소티오시아네이트 (Tetramethyl rhodamine isothiocyanate, TRITC)	일반적 표시자, FITC에 비해 불안정; 면역형광에서 사용됨	적색
모린(Morin)	금속 검출, 특히 알루미늄	하얀 초록색
로다민 B 설포닐 클로라이드 (Rhodamine B sulfonyl chloride)	두 항원이 동일 시료 내에서 확인되는 경우, 한 항원을 표식하기 위해 사용 가능	오렌지색
티오플라빈(Thioflavin) T	아밀로이드(amyloid)	밝은 황색

5) 면역형광 절차

면역형광 방법론은 대부분 조직시료 또는 도말시료 내 면역복합체의 존재 부위를 확인하기 위해 이용된다. 존재부위는 형광염료와 염색반응을 일으킨 성분의 하나에 표지됨으로써 확인되며, 플루오린 아이소티오시아네이트(fluorescein isothiocyanate; FITC)가 가장 일반적으로 이용된다.

대부분의 면역형광 방법론에서 수행되는 일반적인 단계는 다음과 같다.

(1) 동물 내 주사, 양육, 혈청의 특성 분석 등을 포함하여 항혈청을 준비한다.

(2) 항혈청에 형광염료를 결합시킨다.

(3) 결합된 색소를 순수분리한다.

(4) 시험 시료를 준비하여 염색한다.

많은 경우, 표지된 항혈청은 상업적으로 구입할 수 있다. 면역전기영동에 의해 사용 전에 시판되는 항체를 점검하는 것이 현명하다. 상업적인 항혈청은 대개 사용 전에 희석해야 한다. 희석 배수에 대해서는 사용자가 알고 있는 양성 대조군에 대해 여러 번 시행하여 결정하여야 한다.

6) 직접면역형광 방법

직접면역형광(direct immunofluorescence) 방법에서, 시료는 생검법에 의해 획득되며, 항체가 조직에 결합하는지를 검사하는 방법이다(그림 7.3.2, 7.3.3). 여기에는 — 천포창 병변의 피부 생검조직의 경우 — 자가항체 또는 감염세포에 부착하는 미생물 항원에 대한 항체, 또는 — 포진피부염 병변의 생검조직의 경우 — 조직 내 침착되는 면역복합체가 포함된다. 생검조직 내 항체가 존재하는 경우, 이들은 환자의 생검 조직에 결합할 것이며, 이때 환자의 혈청은 필요하지 않다.

생검조직은 미세박절기로 절편을 만들며, 절편은 슬라이드에 부착시킨 후 슬라이드를 세척한다. 항체가 시료에 결합하거나 그 안에 침전되면 남아 있게 된다. 인간의 항체에 대한 형광 항체를 처리한 후 슬라이드를 정해진 시간 동안 반응시키고 세척한다. 만일 여기에 환자의 항체가 있다면, 인간의 항체에 대한 항체가 여기에 결합할 것이며 시료 내에 남아 있게 된다. 이 슬라이드는 자외선 하에서 현미경을 관찰하게 된다.

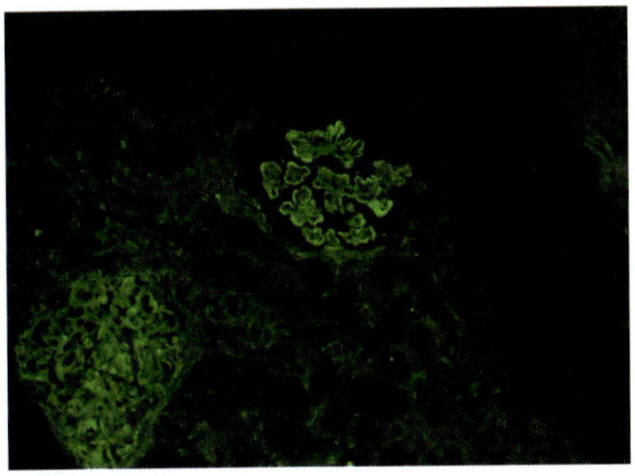

그림 7.3.2 IgG 신증환자의 형광현미경 염색

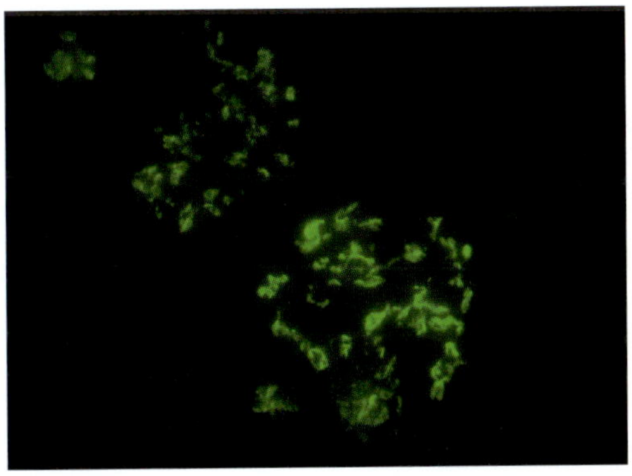

그림 7.3.3 IgA 신증환자의 형광현미경 염색

7) 간접면역형광 방법

간접방법은 형광 신호를 증폭시키는 데 이용되며, 또한 직접 결합시약을 이용할 수 없는 경우 인간세포를 여러 다양한 색으로 염색할 수 있다. 주로 두 가지 방법이 간접 염색에 사용되는데, 바이오틴-아비딘(또는 스트렙트아비딘)과 전통적인 2차항체가 그것이다. 바이오틴-아비딘 방법의 경우, 세포들은 우선 바이오틴-결합 단일클론항체와 반응시키며 이후 계속해서 형광물질-결합 바이오틴-아비딘과 반응시킨다. 2차항체 방법의 경우, 세포들은 결합되지 않은 단일클론항체와 반응시키고 이어서 형광물질-결합 양의 항-생쥐 Ig와 반응시킨다. 이 샌드위치 기법은 형광의 강도를 증가시키는데, 이는 현미경관찰시 유용한 것이다. 그러나 간접방법은 인공적으로 Fc수용체-결합세포에 염색되는 복합체를 형성하는 결과를 가져올 수 있다. 바이오틴-아비딘 방법은 특히 스트렙트아비딘 결합체를 사용하는 경우, 인공적 염색의 양을 최소화시킨다. 간접방법은 세포당 항원의 양과 형광염색의 강도 간의 비율을 바꿀 수 있으므로, 이 방법은 세포당 항원 결정기의 절대 수치를 알아내기까지는 사용하기 곤란하다. 따라서 간접방법은 세포 집단 간의 상대적인 염색 정도를 비교하는 데 이용될 수 있다.

간접 면역형광(indirect immunofluorescence) 기법은 특히 환자의 혈청 내 자가항체와 같은 항체를 검출하는 데 사용되는 기법이다. 이들은 혈액 내(또는 기타 체액 내)에서 자유롭게 순환 가능하지만, 아직 표적조직에는 결합하지 않은 항체이다.

이 기법을 이용한 시험방법은 다음과 같은 단계로 이루어진다.

① 찾고자 하는 자가항체와 반응하는 항원을 발현하는 표적조직의 시료를 획득하는데, 여기에는 다음과 같은 것이 포함된다.
ⓐ 항원에 대한 그 동물의 항체가 교차 반응하는 경우, 그 동물의 조직
ⓑ 적절한 조직이 배양될 수 있는 경우, 이 조직이 적절한 항원을 발현하는 경우의 바로 그 조직배양세포
ⓒ 인간의 부검 조직
ⓓ 환자로부터 얻은 조직은 사용하지 않음

② 표적조직을 슬라이드에 부착시킨다. 희석배수를 확인하기 위해 한 환자에 대해 여러 번 시행할 수도 있다.

③ 환자로부터 혈액을 채취하여 응고시킨 다음 혈청을 얻는다.

④ 혈청을 처리하여 각기 다른 슬라이드에 희석시킨다. 정해진 시간 동안 반응시킨다. 만일 적절한 항체가 존재한다면 결합될 것이다.

⑤ 혈청을 세척해 낸다. 결합항체는 남아 있게 된다.

⑥ 인간의 항체에 형광표지항체를 처리한다. 표적조직에 결합한 인간의 항체가 존재하는 경우, 인간의 항체에 대한 항체가 여기에 결합할 것이다.

7) 해 석

조직이 형광을 띠게 된다면, 환자의 혈청에는 자가항체가 포함되어 있으며(그림 7.3.4), 이는 인간 항체에 대한 형광항체에 의해 알 수 있게 된다. 만일 표적조직이 형광을 나타내지 않는다면, 환자의 혈청 내 존재하는 어떠한 항체도 표적조직에 결합하지 않는다. 대조를 위해 음성 또는 양성으로 알고 있는 혈청을 포함시키는 것이 중요하다.

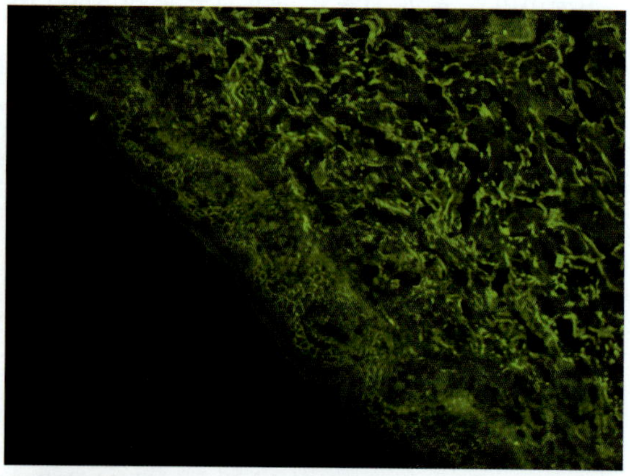

그림 7.3.4 Pemphihus, vulgaris(심상성 천포상)이라는 피부질환 환자의 혈청을 이용한 간접 면역형광 염색

8) 장점과 단점

▶ **장 점**

- 항체는 만일 표적항원이 분자적으로 동정되지 않은 경우나 순수하지 않은 경우에도 검출될 수 있다.
- 만일 환자가 동일 표적조직 상의 각기 다른 항원결정기에 대한 다양한 특이성을 갖는 여러 자가항체를 포함하고 있는 경우, 한 번

의 검사에 의해 모두 확인이 된다.
- 동일한 표적조직에 반응하는 각기 다른 자가항체는 염색의 양상에 의해 구별할 수 있다.
- 이 기법은 한 번에 많은 수의 각기 다른 바이러스를 검출하는 데 사용될 수 있다. 이는 표지된 항-면역글로불린이 동일 종의 수많은 바이러스에 대한 항체와 결합하기 때문이다.

▶ 단 점
- 작업량이 많고 쉽게 자동화되지 않으며 비싸다.
- 한 번의 시험으로 정량적이 될 수 없는데, 그 이유는 표적조직이 형광을 띠거나 그렇지 않기 때문이다. 정량적이 되게 하기 위해서는 환자의 혈청을 중복적으로 희석해야 하는데, 이는 검사의 비용을 높게 한다.
- 적절한 표적조직을 얻기가 힘들다. 인간의 조직은 부검조직에서 얻거나 기관 공여자로부터 얻는다. 동의를 얻기가 힘들며 교차감염의 우려도 있다. 동물조직은 만일 결정기가 인간의 것과 교차반응하는 경우에만 사용될 수 있다. 조직배양세포는 모든 유형의 세포에 적용되지 않으며, 이들이 원하는 결정기를 발현하는 경우에만 이용될 수 있다.

9) 형광기법의 입문

형광 탐침자는 연구자로 하여금 큰 민감도와 선택성을 가지고 살아 있는 세포를 포함하여 생물분자 복합체를 구성하는 특정의 성분을 검출할 수 있도록 한다. 본 단원의 목적은 형광 기법을 소개하는 것이다.

10) 과 정

형광은 형광물질(fluorophore)이라 부르는 어떤 분자 [(일반적으로 폴리아로마틱 하이드로카본(polyaromatic hydrocarbon) 또는 헤테로사이클(heterocycles)] 내에서 발생하는 3단계 과정에 의한 결과이다. 형광 탐침자는 생물 시료의 특정 성분 내에 위치하거나 특정 자극에 반응하는 형광물질이다. 형광 탐침자 및 기타 형광물질의 형광 과정은 (그림 7.3.5)에 나타낸 단순 전기-상태 모식도(Jablonski diagram)에 예시하였다.

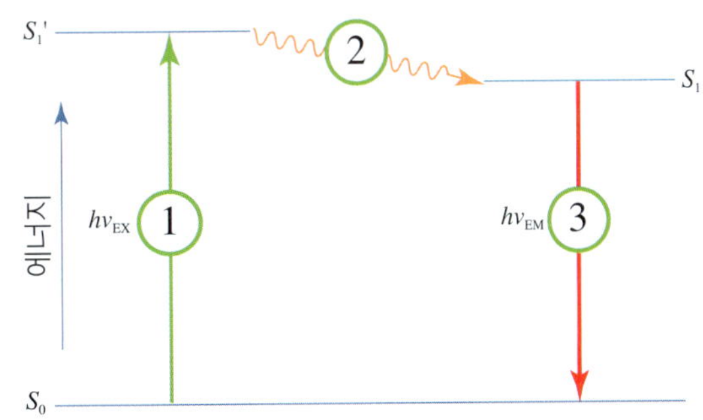

그림 7.3.5 광학적 흡수와 이에 의한 형광 방출에 의하여 여기 상태를 나타내는Jablonski 모식도

11) 1단계: 여기

광자 에너지 hEX는 레이저나 백열전구(incandescent lamp)와 같은 외부 근원에 의해 제공된다. 따라서 형광물질에 의해 흡수되어

여기(excitation)된 전기적 단일 상태가 만들어진다. 이 과정은 여기 상태(S1')가 화학적 반응에 의해 만들어지는 섬광(chemiluminescence)과 형광을 구별짓는다.

12) 2단계: 여기상태 지속

여기상태는 한시적인 시간(전형적으로 1~10 나노 초) 동안 지속된다. 이 시간 동안 형광물질은 공간구성적으로 변화되며 주변 환경의 분자들과 다수의 가능한 상호작용을 이행한다. 이 과정은 두 가지 중요한 결과를 낳는데, 첫째는 S_1' 의 에너지가 부분적으로 분산됨으로써, 형광 방출이 처음 시작된 곳에서부터 방출된 단일의 여기상태(S_1)가 나타난다. 두 번째, 모든 분자들은 초기에 흡수로 인해 여기되지 않으며(1단계) 형광의 방출에 의해 기저상태(S_0)로 환원된다. 충돌교란(collisional quenching), 형광공명에너지전이(fluorescence resonance energy transfer; FRET), 시스템간 교차(intersystem crossing)와 같은 다른 과정 역시 S_1을 감소시킨다. 생산되는 형광 광자는 흡수된 광자의 수(1단계)에 대한 방출된 형광 광자 수(3단계)의 비율이며 이러한 과정이 일어나는 동안 상대적인 양을 측정한 값이다.

13) 3단계: 형광방출

에너지의 광자인 h_{EM}가 방출되며, 형광물질은 기저상태인 S0로 환원된다. 이 광자 에너지는 여기광자(excitation photon h_{EX})의 에너지보다 낮으므로 파장이 길다. 에너지 또는 파장의 차이는 $h_{EX}-h_{EM}$으로 나타낼 수 있으며 스토크 상승(Stokes shift)이라 부른다. 형광기법의 민감성에 있어 이 스트로크 상승이 기본적인 사항인데 그 이유는 여기 광자로부터 분리된 방출 광자를 낮은 바탕에 대해 검출할 수 있도록 하기 때문이다(그림 7.3.6). 반면 흡수분광법(absorption spectrophotometry)은 동일 파장의 높은 입사광 수준에 대한 상대적인 투과광을 측정할 필요가 있다.

14) 형광 스펙트럼

형광기법의 전체적인 과정은 순환적이다. 여기상태에서 형광물질이 비가역적으로 파괴(광표백으로 알려진 중요한 현상)되지 않는 한, 동일한 형광물질은 반복적으로 여기되고 검출될 수 있다. 단일 형광물질이 검출 가능한 수천의 광자를 생산한다는 사실은 형광검출 기법의 높은 민감도에 기본적인 사항이다. 용액 내 다원자 분자(polyatomic molecules)에 대해, 그림 7.3.5에서 h_{EX}와 h_{EM}로 나타낸 분리된 전기적 전이상태는 각각 형광 여기 스펙트럼(fluorescence excitation spectrum)과 형광 방출 스펙트럼(fluorescence emission spectrum)이라 불리는 넓은 에너지 스펙트럼으로 바뀐다. 이러한 스펙트럼의 대역폭은 2개 또는 그 이상의 형광물질을 동시에 검출하는 경우, 중요성을 갖는 척도가 된다. 약간의 예외가 있지만, 희석 용액 내 단일 형광물질 종의 형광 여기 스펙트럼은 흡수 스펙트럼과 동일하다. (그림 7.3.5)에 나타낸 바와 같이 동일 조건 하에서, 여기-상태 지속 동안 여기 에너지의 부분적인 분산으로 인해 형광 방출 스펙트럼은 여기 파장에 독립적이다. 방출의 강도는 여기 파장에서 형광 여기 스펙트럼의

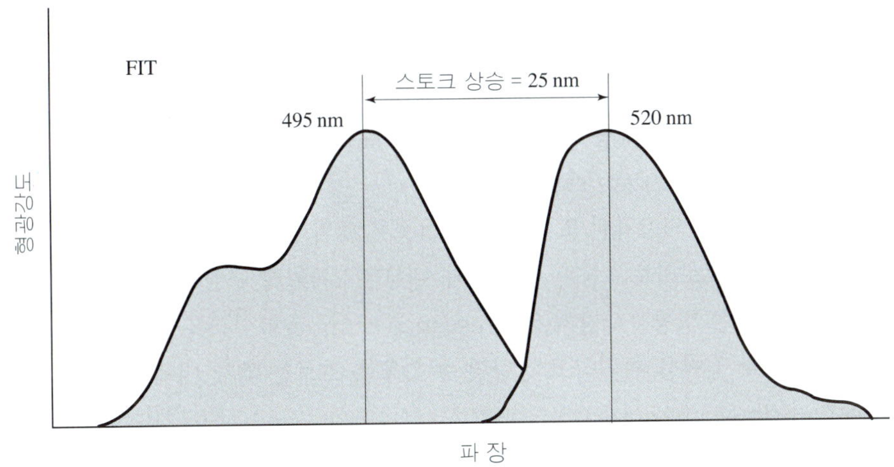

그림 7.3.6 **스토크 상승(Stokes Shift)**
스토크 상승은 가장 낮은 흡수 에너지 피크와 가장 높은 방출 에너지 피크 간의 에너지 차이를 의미한다.

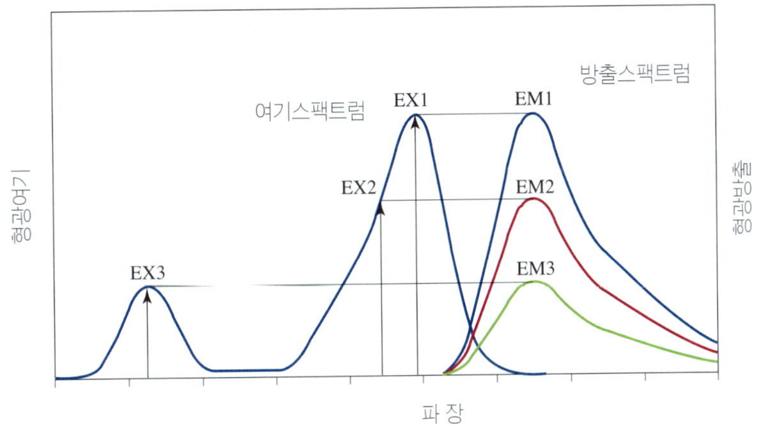

그림 7.3.7 세 가지 각기 다른 파장(EX1, EX2, EX3)에서 형광물질의 여기는 방출 양상을 변화시키지 않으며, 여기 스펙트럼의 크기에 상응하는 형광방출의 강도(EM1, EM2, EM3)에 영향을 미친다.

크기에 비례한다(그림 7.3.7)

2. 형광검출

1) 형광분석기기

앞에서 설명한 형광검출계의 네 가지 필수적인 요소는 ① 여기 근원, ② 형광물질, ③ 여기 광자로부터 방출 광자를 분리하는 파장 필터, ④ 대개 전기적 신호 또는 사진영상으로서 방출 광자를 등록하고 기록

가능한 결과를 생성하는 검출기이다. 적용되는 것에 관계없이, 이러한 네 가지 요소의 호환성은 형광 검출을 최적화하는 데 필수적이다.

형광분석기기는 1차적으로 다음과 같은 네 가지 유형이 있는데 각각은 독특한 각기 다른 정보를 제공한다.

① 많은 양(μL에서 mL)의 시료의 평균적인 특성을 측정하는 형광광도계(spectrofluo-rometers)와 마이크로플레이트 리더(microplate readers)

② 현미경적(0.1mm 이하) 대상의 2차원 또는 3차원적으로 시료의 공간적 구성을 확인하는 형광현미경

③ 전기영동 젤, 블라트 및 크로마토그램과 같은 거대 대상의 2차원적 구성을 공간적으로 확인하는 마이크로어레이 리더와 같은 형광주사장치(fluorescence scanners)

④ 많은 양의 시료 내 하부 집단을 확인하고 정량할 수 있도록 흐르는 액체 내에서 세포당 형광을 측정하는 유세포분석기(flow cytometer)

⑤ 형광 검출에 사용되는 다른 유형의 장치에는 모세전기영동 장치(capillary electrophoresis apparatus), DNA 서열분석기(DNA sequencer), 그리고 미세관류장치(microfluidic devices) 등이 포함된다. 각 유형의 장치는 각기 다른 측정 인공물을 만들며 각기 다른 종류의 형광 탐침자를 필요로 한다. 비록 광표백이 형광현미경에서 중요한 문제일지라도, 유세포분석기 또는 DNA 서열분석기에서는 별반 중요하지 않다. 그 이유는 여기 광(excitation beam) 하에서 각 세포 또는 DNA가 머무는 시간이 짧기 때문이다.

2) 형광신호

형광강도(fluorescence intensity)는 흡수의 경우와 동일한 척도에 정량적으로 의존하는데, 이는 색소의 형광양자 산물과 여기 근원의 강도 및 기기가 갖고 있는 집합적인 형광계수뿐 아니라, 흡광계수, 빛이 이동되는 경로의 길이, 용질의 농도로서 계산되는 Beer-Lambert 법칙에 의해 설명된다. 희석 용액 또는 부유상태에서, 형광 강도는 이러한 척도들과 직선의 비례적 상관관계를 갖는다. 시료의 흡광도가 1cm의 경로에서 약 0.05를 초과할 경우, 상관관계는 직선에서 벗어나며 측정치는 자기-흡수(self-absorption) 및 내부 여과 효과(inner-filter effect)와 같은 인공적 산물 등에 의해 틀려진다. 형광의 정량이 기기에 따라 달라지므로, 형광 대조 표준이 기기를 교정하는 데 필요하다.

3) 배경형광(background fluorescence)

형광검출 민감도는 배경 신호에 의해 크게 영향을 받는데, 이는 시료 내에 내재적인 성분(일명 자가형광)으로부터 생겨나거나 탐침자와 결합하지 않거나 탐침자에 비특이적으로 결합한 시료 성분으로부터 생겨난다. 자가형광(autofluorescence)의 검출은 E1에 대해 E2의 투과를 감소시키거나 더 긴 파장에서 흡수하거나 방출하는 탐침자를 선정함으로써 최소화할 수 있다. 비록 형광 검출 대역폭을 좁힘으로써 E1과 E2의 해상도를 증가시킬 수 있다 하더라도, 측정되는 전체적인 형광 강도에 영향을 미친다. 세포, 조직 그리고 생물학적 용액에서 자가형광에 의해 발생되는 신호의 왜곡은 500nm 이상에서 여기되는 탐침

자를 사용하여 간단하게 최소화시킬 수 있다. 또한 더욱 긴 파장에서 조직과 같은 밀집된 대상에 의한 빛의 산란은 더욱 감소되며 여기되는 빛이 더욱 침투되는 결과가 생긴다.

4) 다색 표지 실험

다색 표지 실험(multicolor labeling experiment)은 각기 다른 생화학적 기능을 동시에 추적하기 위해 하나 또는 그 이상의 탐침자를 섬세하게 도입하는 기법이다. 이 기법은 유세포분석기, DNA 서열분석기, 형광 *in situ* hybridization, 그리고 형광현미경 기법 등에 주로 적용된다. 신호의 분리와 자료의 분석은 다수의 방출 스펙트럼을 최대로 만들어서 이루어진다(그림 7.3.8의 E1과 E2). 결과적으로 좁은 스펙트럼의 대역폭을 갖는 형광물질은 특히 다색 실험에 적용 가능하다. 다색표지를 위한 염료의 이상적인 조합은 동시에 여기 파장과 잘 분리된 방출 스펙트럼에서 강한 흡수를 나타낸다(그림 7.3.8).

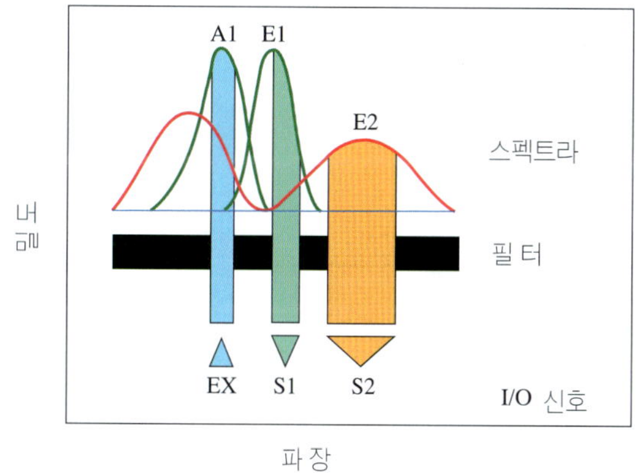

그림 7.3.8 혼합된 종의 형광 검출
중복되는 흡수 밴드 A1과 A2의 여기(EX)로 E1과 E2의 스펙트럼을 갖는 2개의 형광 종이 생성된다. 광학 필터는 S1과 S2의 정량적 방출 신호를 분리한다.

3. 형광물질의 형광방출

1) 염료간의 비교

현재 형광 탐침자로 이용되는 형광물질은 다색 표지 실험의 디자인에서 적용성을 높여주면서 기기가 필요로 하는 파장 범위(예 488nm의 여기 파장), 스토크 상승(Stokes shift), 그리고 스펙트럼 대역폭을 충분히 바꾸면서 사용될 수 있다(그림 7.3.9). 어떤 주어진 염료의 형광방출은 광자를 흡수하거나 방출하는 효율, 그리고 반복적인 여기 · 방출 순환에 의존적이다. 흡수와 방출 효율은 몰농도의 흡광계수(ε), 흡수 및 형광에 대한 양자산물(QY)이라는 용어로 대개 정량화된다. 이들 둘은 특정 환경 조건 하에서의 상수이다. QY가 전체 스펙트럼 프로필에 대한 전체 방출 광자를 나디내는 값인데 비해 ε의 값은 단일의 파장(대개 최대흡수)에서 특수화되는 값이다. 염료 분자당 형광의 강도는 ε와 QY의 곱이다. 현재 실질적으

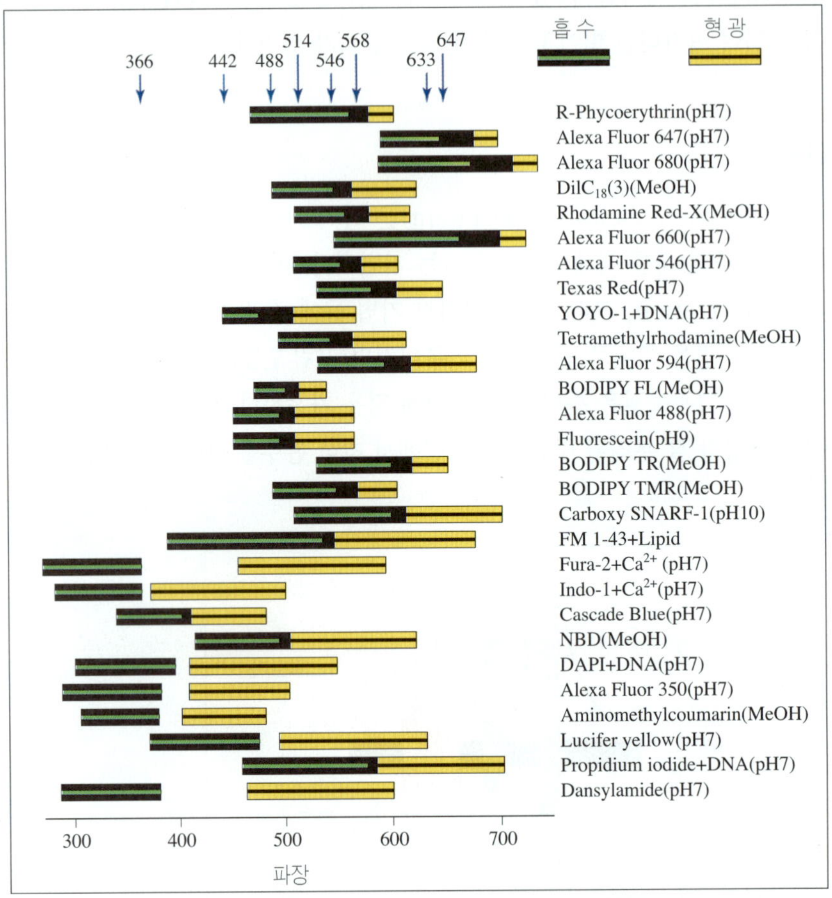

그림 7.3.9 현재 실제적인 중요성을 갖는 28가지 형광물질의 흡수 및 형광 스펙트럼

로 중요성을 갖는 형광염료간 이러한 변수의 범위는 ε 의 경우, 약 5,000에서 200,000 $cm^{-1}M^{-1}$이며 QY에 대해서는 0.05에서 1.0이다. R-파이코에리스린(R-phycoerythrin)과 같은 파이코빌리단백질(phycobiliprotein)은 각 단백질 상에 다수의 형광물질을 가지고 있으며 결과적으로 저분자량 형광물질에 비해 훨씬 더 큰 흡광계수(2\106$cm^{-1}M^{-1}$)를 갖는다. 일반적으로 사용되는 형광염료는 표 7.3.3에 나열하였다.

2) 광표백

높은 강도의 조명 조건 하에서, 여기된 형광물질의 비가역적인 파괴나 광표백(photobleaching)은 형광 측정도(fluorescence detectability)를 제한하는 요인이 된다. 플루오레신 광표백의 다중 광화학적 반응경로가 대단히 많이 연구되었다. 모든 경우에 광표백은 세 가지 여기 상태로부터 기원하는데, 이는 단일의 상태(singlet state, 그림 7.3.5의 S1)에서 시스템 간 교차(intersystem crossing)라 불리는 여기상태 과정을 거쳐 일어난다. 광표백을 개선하기 위한 가장 효율적인 방법은 검출 민감도를 최대로 하는

표7.3.3 면역형광연구에 사용되는 일반적인 형광물질

형광물질	여 기(nm)	방 출(nm)
Acridine Orange	502	526
BODIPY	503	512
CY 3	554	568
DiO-Cn-(3)	485	505
Fluorescein Isothiocyanate(FITC)	490	525
Propidium Iodide	536	617
Rhodamine 123	511	534
snarf 1	563	639
Tetra Rhodamine Isothiocyanate (TRITC)	557	576
TexasRed	596	615

것으로 이 경우 여기 강도는 감소된다. 검출 민감도는 만족할 만한 신호 분리가 가능한 대역 방출 필터 등에 의해서 뿐 아니라 CCD 카메라와 같은 저광(low-light) 측정장치에 의해 증폭될 수 있다. 또한 광에 좀 더 안정된 형광물질을 사용하여 실험에 이용할 수도 있다.

3) 신호의 증폭

형광신호를 증폭시키는 가장 직접적인 방법은 검출되는 형광색소의 수를 증가시키는 것이다. 형광 신호는 ① 아비딘-바이오틴 또는 항체-합텐 2차 검출 기법, ② 형광원 기질과 결합된 효소-표지 2차 검출 시약, ③ 파이코빌리단백질(phycobiliprotein) 등과 같은 다수의 형광색소를 포함하는 탐침자를 사용하여 증폭될 수 있다. 단순히 탐침자의 농도를 증가시키는 것은 탐침자의 화학적 및 광학적 특성을 현저하게 변화시키거나 다른 것이 생겨나게 한다. 효율적인 세포 내 탐침자의 농도를 주입하는 것이 아주 중요하며 이는 대개 세포 외 배양 농도보다 10배 이상 많게 처리된다. 단백질이나 막에 대한 표지를 증가시키면 궁극적으로 단백질의 침전과 막 투과도에 있어 큰 변화를 초래한다. 단백질당 4개 또는 6개 이상의 형광물질로 표지된 항체는 특이성이 감소되거나 결합 친화도가 감소되는 결과가 나타난다. 또한 치환율이 높으면, 첨가된 형광물질당 획득되는 여분의 형광은 자기교란(self-quenching)으로 인해 전형적으로 감소된다.

4) 형광의 환경적 민감도

형광 스펙트럼과 양자는 일반적으로 흡수 스펙트럼과 흡광계수보다 더 환경에 의존적이다. 예를 들면, 하나의 프루오리신(fluorescein)으로 표지된 단백질은 전형적으로 프루오리신의 QY를 60% 감소시키지만 그 ε는 10%만을 감소시킨다 2개의 인접 형광물질 사이나 형광물질과 주변 환경 내 기타 다른 성분 간의 상호작용은 환경-민감 형광(environment-sensitive fluorescence)을 발생시킨다.

5) 형광물질-형광물질 상호작용

형광교란은 형광 방출 스펙트럼을 변화시키지 않으면서 형광 양자를 감소시키는 이분자 과정(bimolecular process)으로 정의될 수 있는데, 이는 일시적인 여기상태 상호작용(충돌 교란) 또는 비형광성 기저상태 종의 형성으로 인해 나타난다. 자기교란은 한 형광물질이 다른 것에 의해 교란되는 것을 의미하므로 높은 농도로 주입하거나 표지된 밀도가 높은 경우 생기는 경향을 갖는다. 카복시플루오레신

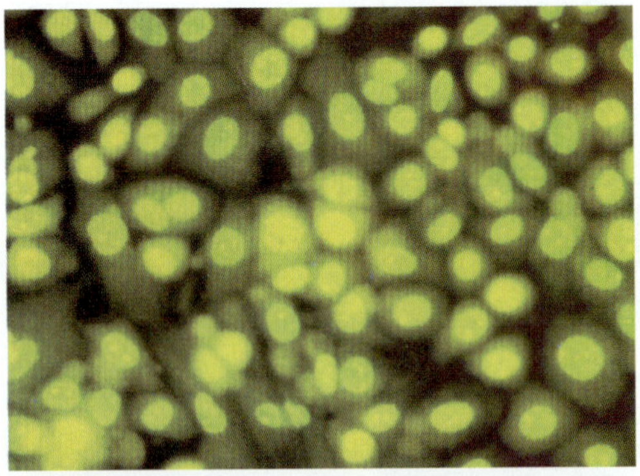

그림 7.3.10 배양세포에서 Acridine-Orange 염색

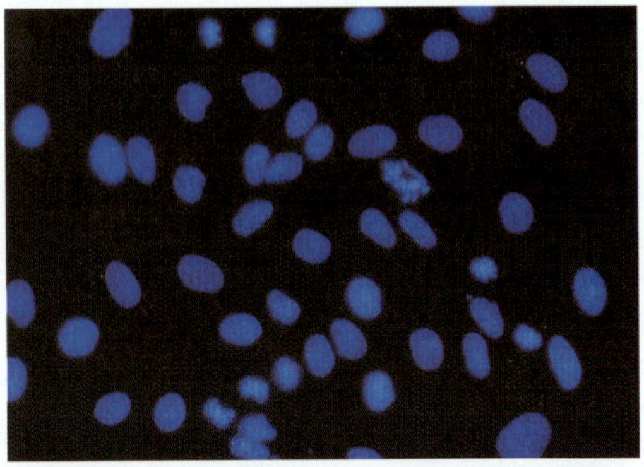

그림 7.3.11 DAPI의 핵염색

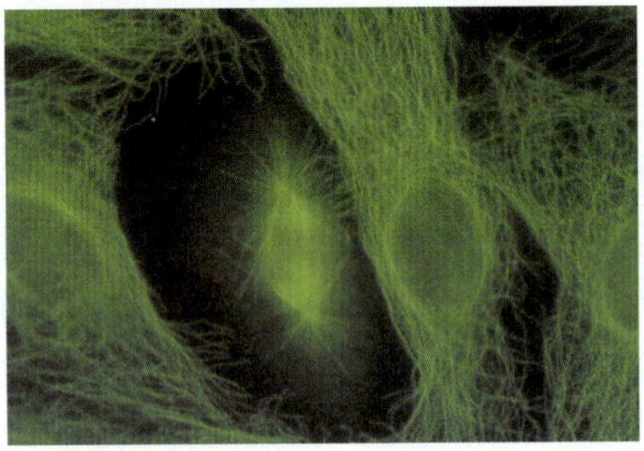

그림 7.3.12 FITC의 염색성

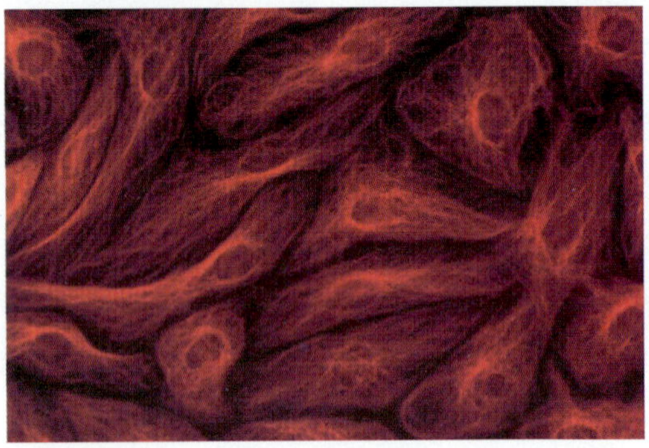

그림 7.3.13 Rodamin 염색

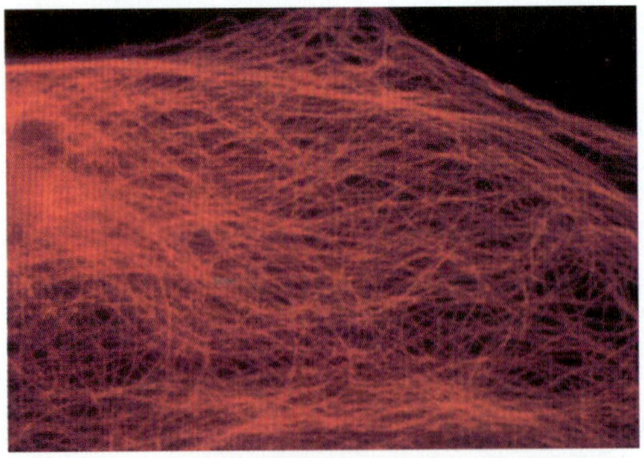

그림 7.3.14 Texas Red 염색

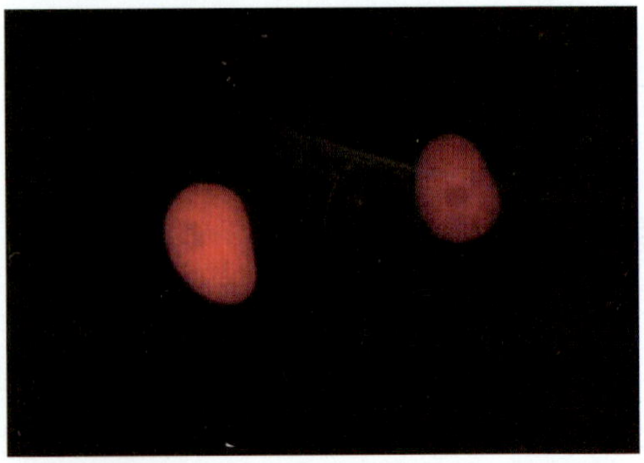

그림 7.3.15 PI 염색

(carboxyfluorescein)의 자기교란에 대한 연구는 비형광성 이량체의 에너지 전이에 관여하는 기전을 보여준다. 형광공명에너지전이(fluorescence resonance energy transfer; FRET)는 강력한 거리의 존성 여기상태 상호작용으로서 한 형광물질의 방출은 다른 형광물질의 여기와 쌍을 이룬다. 어떤 여기된 형광물질은 여기상태 이량체인 엑시머(excimer)를 형성하여 변화된 방출 스펙트럼을 나타낸다.

6) 다른 환경적 요인들

많은 다른 환경 요인들이 형광 특성에 영향을 미친다. 가장 일반적인 세 가지는 용매의 극성, 교란인자의 농도 및 근접도, 수용성 용액의 pH이다. 형광 스펙트럼은 용매에 강하게 의존한다. 이 특성은 큰 여기상태 이극 모멘트를 갖는 형광물질에서 관찰되며, 극성 용매 내에서 형광 스펙트럼을 더욱 긴 파장으로 상승시키는 결과가 나타난다. 대표적인 형광물질에는 프로단(prodan), 바단(badan) 및 단실(dansyl)과 같은 아미노나프탈렌(aminonaphthalenes) 등이 포함되는데, 이는 예를 들면 단백질의 내부와 같은 환경적 극성의 탐침자에 대해 효과적인 형광물질이다. 표적에 대한 탐침자의 결합은 형광 양자 방출에 극적인 영향을 미친다.

7) 비특이적 형광을 조절하는 데 고려해야 할 사항

① 양질의 형광물질과 특이적인 항체를 사용한다.

② 모든 세척 단계에서 철저하게 세척을 실시한다.

③ 결합된 항혈청의 희석은 비특이적 활성이 없고 특이적 활성이 나타나는 부위에서 실시한다. 필요한 희석은 항혈청의 강도에 따라 달라진다.

④ 결합된 항혈청의 분리: 조직 분말을 이용한 결합 항혈청의 흡착으로 항혈청을 분리할 수 있는데, 그 이유는 이 과정이 비특이적 형광을 야기하는 비특이적 혈청 단백질을 제거하기 때문이다. 결합체 내 반응을 일으키지 않은 형광물질은 활성탄(activated charcoal)이나 젤여과(gel filtration)에 의한 추출로 제거할 수 있다.

⑤ 대조염색 : 대조염색(counterstain)은 비특이적 배경 형광을 제거하고 세포를 상세하게 보이기 위해 실시한다. 대조염색을 위한 두 가지 방법은 메틸그린 방법(methyl green method)과 메틸그린-에리오크롬 블랙(methyl green-Eriochrome black method) 방법이 있다. 메틸그린을 사용하면 핵은 적색 형광이 나타나며, 특정의 항원-항체 형광의 차폐가 없다. 이는 신장, 소장, 간 생검 조직에 대한 형광염색의 경우에 대조염색이 유용하다. 메틸그린-에리오크롬 블랙 복합 대비염색은 배경 형광의 제거에 탁월한 것으로 보고되었는데, 메틸그린 단독으로 염색한 경우에 비해 이 염색의 경우 형광이 신속히 사라지는 현상이 나타난다. 에리오크롬 블랙 대조염색은 단독으로 사용한 경우 특히 도말한 경우 미생물 시료의 대조염색에 가장 유용하다.

면역형광염색 실험

▶ 부착되지 않는 배양세포의 고정

- poly-L-lysine이 부착된 슬라이드 준비
- 배양액에 있는 세포를 튜브에 옮긴다.
- 5분 동안 400rpm에서 원심분리, 상층의 배양액을 제거하여 혼합한다.
- Cytospin(san-don사)을 이용하여 슬라이드에 도말하여 1시간 이상 건조
- 3.7% paraformaldehyde, Methanol/aceton 등에 10분 동안 고정
- PBS로 세척

▶ Coverslips에 부착된 배양세포의 고정

- PBS에 coverslips을 세척
- 3.7% paraformaldehyde, Methanol/Acetone에 고정(이 때 -20℃에서 약 10분 동안 고정할 수 있음)
- PBS로 세척

▶ 냉동절편기를 이용하여 박절된 조직검체의 고정

- 조직 주위를 OCT compound로 덮는다.
- OCT compound가 얼면 4±2㎛로 박절
- 1시간 이상 실온에서 공기건조
- PBS에서 세척(이때 OCT는 제거되고 조직검체만 슬라이드에 남는다)
- Methanol이나 acetone에 10분 동안 고정
- PBS로 세척

면역항체를 이용한 염색 실험

▶ 직접법인 경우(1차항체에 FITC나 Rhodamine이 부착되어 있는 경우)

- 1차항체를 실온에서 1시간이나 4℃에서 하루밤(습윤상자 내) 염색
- PBS로 세척
- Glycerin-PBS로 봉입

▶ 간접법인 경우

- 1차항체(비표지항체)와 반응을 시키기 위해서 실온에서 1시간 또는 4℃에서 하루(습윤상자 내) 염색
- PBS로 세척

- 2차항체에 형광이 부착된 경우에는 30~60분 반응 후 PBS로 세척 후 봉입
- 2차항체에 biotin이 부착된 경우에는 2차항체에 30~60분 반응시킨 후에 3차항체(avidin에 형광이 부착됨)에 30~60분간 반응
- PBS로 세척
- Glycerin-PBS 봉입

※ 배양세포 또는 동결절편을 이용하는 면역형광인 경우 세포질이나 세포막에 발현되는 항원 검출인 경우 핵에 염색되는 propidium iodinde(PI)나 DAPI를 이용할 수 있다.

▶ 시약의 조성 ◀

0.01M Phosphate-buffered saline(PBS)

$NaH_2PO_4 \cdot 2H_2O$	4.5 gm
$NaH_2PO_4 \cdot 12H_2O$	32.27 gm
NaCl	80 gm
DW	10 ℓ

0.1M NaOH를 이용하여 pH 7.2 ~ 7.4로 조절하여 사용한다.

8) 메틸그린 대조염색

이 대조염색은 직 · 간접 면역형광 방법 모두에 다음과 같이 이용된다. 마지막 세척 후 봉입 직전에 대조염색을 다음과 같이 실시한다.

① 슬라이드를 메틸그린 반응용액에 5분간 담근다.
메틸그린 반응용액
0.1% 메틸그린 4%
인산 완충용액(pH 7.2) 36ml
② 5분간 완충용액으로 세척(약하게 교반하면서 세척하는 것이 좋다)
③ 글리세롤용액(buffered glycerol)으로 봉입한다.

9) 메틸그린-에리오크롬 블랙 대조염색

메틸그린의 반응용액과 1.65% 에리오크롬 블랙 용액을 준비하여 다음과 같이 진행한다.

① 5분간 메틸그린 작업용액에 염색을 실시한다.
② 5분간 교반기 위에서 완충용액으로 세척한다.
③ 10분간 1.65% 에리오크롬 블랙 용액으로 염색한다.
④ 완충용액으로 3회 세척한다.

⑤ 글리세롤 용액으로 봉입한다.

4. 형광의 문제점(그림7.3.16)

- **소실(fading):** 모든 형광물질은 강한 빛 특히 자외선을 쪼이면 사라진다. 사라지는 비율은 조사된 빛의 강도에 비례하므로 매우 짧은 파장의 여기는 피해야 한다. 일부 사람들은 형광이 사라진 후라도 시료를 암냉장고에 일정시간 보관하면 형광의 일부가 다시 나타난다고 생각한다. 감소된 염색강도, 용액 pH의 조절이 특히 중요하다. 너무 알칼리이면 pH는 항체의 분리를 일으키고 특히 포매 용액의 경우 너무 산성 pH이면 형광의 감소를 유발한다.
- **자가형광 및 비 특이적 형광:** 아눈 먼지, 조직의 잔해, 색소 그리고 배경물질 등에 의해 발생하며, 항원-항체 반응의 분명한 해석을 방해하는 문제점이 된다. 절편을 오래 보관하면 자가형광이 발생하여 일부 기관에서 특징적으로 형광이 분산되는 현상이 나타난다. 비특이적 염색은 결합되지 않은 형광물질, 융합된 혈청 단백질의 결합 또는 융합된 항혈청 내 부수적으로 결합된 항체의 존재 등에 의한다.

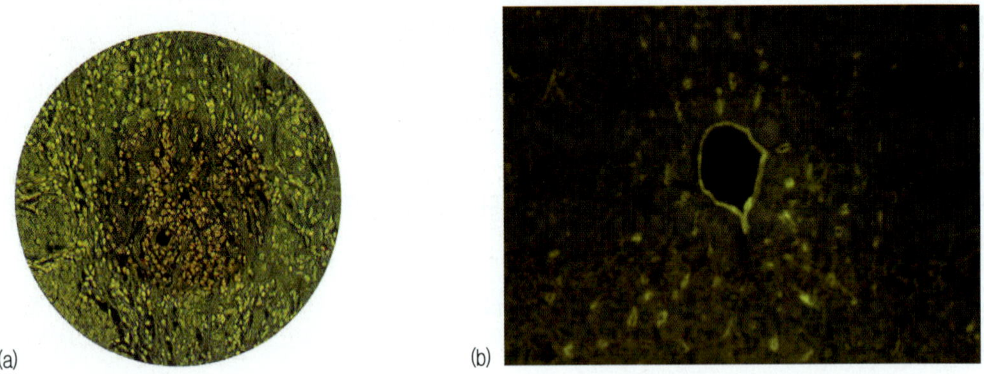

(a) (b)

그림 7.3.16 (a) 형광소실의 예
형광물질은 자외선을 쬐거나 오랜시간을 보관시 형광이 소실되어 그림자처럼 보인다. 이를 방지하기 위해 염색 후 즉시 사진 촬영을 하거나, 소실 방지 봉입제를 사용하여야 한다.
(b) Formalin 고정 후 자가형광의 예
형광물질을 이용한 면역형광에서 Formalin의 자가형광이 해석의 오류를 줄 수 있다. 이때는 형광물질의 교체나 고정액의 대체가 필요하다.

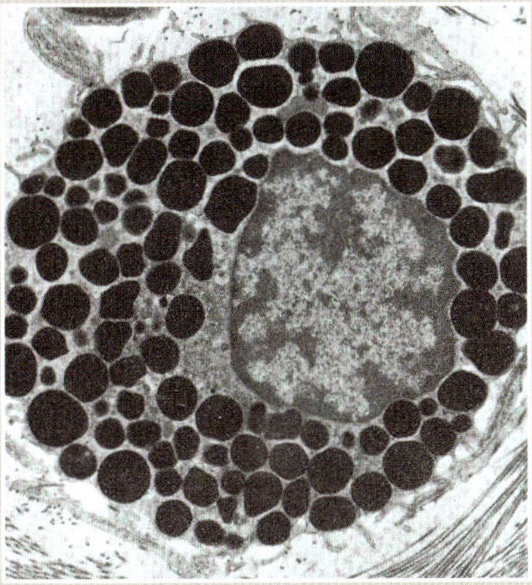
비만세포의 투과전자현미경 사진

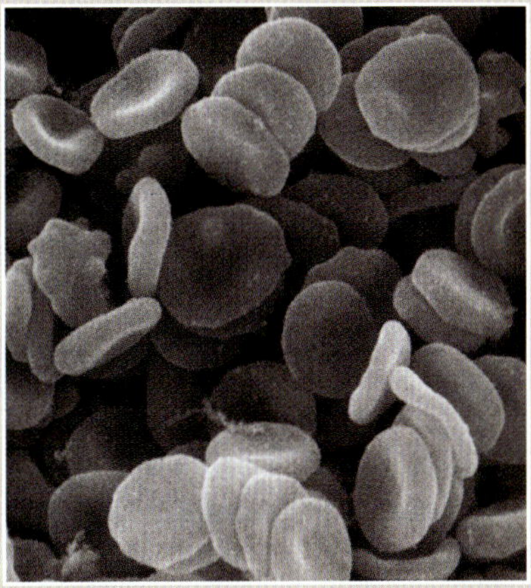
적혈구의 주사전자현미경 사진

8편 전자현미경

1장 전자현미경

Understanding Diagnostic Histochemistry

전자현미경

학습목표

1. 투과전자현미경(TEM)
   1) 투과전자현미경의 원리와 구조 (2 투과전자현미경 시료의 표본제작과 염색
2. 주사전자현미경(SEM)
   1) 주사전자현미경의 원리와 구조 (2 주사전자현미경의 시료의 표본제작과 염색
3. 전자현미경의 사진제작 방법

1장

가시광선을 사용하는 광학현미경의 해상력에는 한계가 있으므로 더욱 미세한 구조를 보기 위해서는 더 높은 해상력을 갖는 현미경을 필요로 하게 되었다.

전자현미경은 1931년 루스카(Ernst Ruska, 1906-1988)에 의해 최초로 제작되었다. 그러나 실질적으로 생물학 분야에 이용되기 시작한 것은 1950년이 지나서였다. 이유는 전자현미경으로 검경할 수 있는 전자현미경 표본의 제작 기술이 없었기 때문이다.

생물체를 연구하는데 사용되는 전자현미경에는 투과전자현미경과 주사전자현미경의 두 종류가 있다.

세포의 관찰을 광학현미경적으로 할 경우에는 일반적으로 micron(10^8m)단위의 크기 내에서 가능하지만 더 미세한 세포의 구조나 형태의 관찰은 불가능하다. 세포의 분자나 원자 크기인 angstrom(Å)단위는 전자 현미경으로 관찰이 가능하다. 광학현미경의 분해 능력(해상력 또는 감지능력)은 사용되는 가시광선의 파장과 같은 크기의 세포 관찰에 한정된다. 그러나 전자 현미경은 해상력이 훨씬 크고 뚜렷한 전자의 파장을 이용하기 때문에 세포의 미세 구조를 직접 관찰 연구할 수 있는 장점이 있다.

전자현미경은 filament, 즉 음극선에서 전자를 방출하게 되며, 이 전자는 진공관 속에서 흐르도록 장치를 하였기 때문에 공기 중의 산소나 질소 원자와 같은 물체에 충돌하지 않고 고속으로 움직이게 된다. 전자는 음극선과 코일에 의해 발생하는 자장(magnetic fields) 속을 통과하게 되고, 전자의 흐름은 직선이며, 광선보다 훨씬 작은 파장을 가진다. 검체(물체)를 통과한 전자는 최종적으로 전자현미경의 형광 screen이나 감광판에 나타나게 된다.

전자현미경과 광학현미경의 표본 제작방법과 그 원리는 기본적으로 거의 같다고 할 수 있다. 그러나 전자현미경은 고진공 상태에서 분자 수준의 물체를 관찰하게 되므로 표본의 제작상 상당히 까다로운 조건

이 요구된다. 즉, 전자현미경은 분해능이 angstrom단위에 있고, 가시광선에 비해 투과력이 약한 전자선을 이용하며, 고배율에서 초미세 구조를 관찰하기 위해서 초박절기(ultramicrotome)로 60nm 전후의 초박절편을 만들어야 한다. 또한 검체의 자가융해 문제는 광학현미경에서 보다 더 신경을 써야하며, 작업 단계에서 오염될 수 있는 인공산물(artifact)을 최대한 방지하여야 한다.

전자현미경의 종류는 응용 분야와 연구 목적에 따라서 여러 모형으로 고안되어 있다. 생명과학 분야에서는 투과전자현미경(transmission electron microscope, TEM)과 주사전자현미경(scanning electron microscope, SEM)의 기종이 주로 취급되고 있다. 그래서 이 장에서는 두 종류의 전자현미경에 대한 원리와 사용 방법에 대하여 설명한다.

1. 투과전자현미경(transmission electron microscope, TEM)

투과전자현미경의 광학적인 구성은 광학현미경과 비교해서 설명하면 이해가 쉽다. 그림8.1.1(a)및(b)와 같이 전자현미경은 광학현미경의 광선(light)에 해당하는 것은 전자선이 되며, 유리렌즈 대신에 철과 코일(coil)로 구성된 전자렌즈를 사용하고 있다. 전자의 파장은 빛의 파장보다 훨씬 작아서, 전자현미경의 분해능은 0.2~0.3nm정도이다.

1-1 투과전자현미경의 구조

투과전자현미경의 구조는 그림8.1.2(d)와 같다. 위에서부터 전자선을 발사하는 전자총부(electrongun), 전자선을 검사물체에 조사하는 조사계부(illuminatiion system), 검사물체의 탈착과

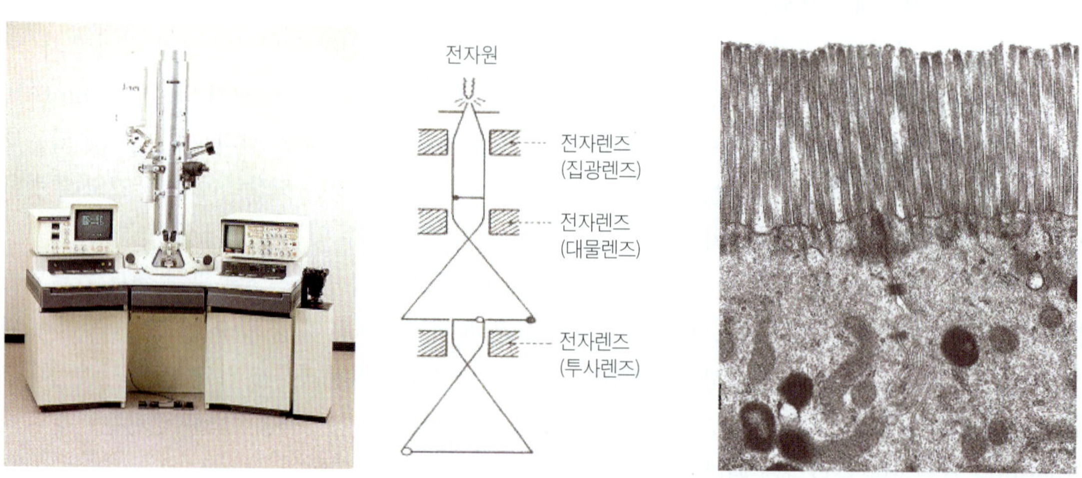

(a) 투과전자현미경 (b) 투과전자현미경의 원리 (c) 소장에서 미세융모의 투과전자현미경사진

그림 8.1.1 투과전자현미경

그 이동(movement)을 당당하는 검사물체 실부(specimen chamber), 대물렌즈 이하의 결상부(image forming system), 상을 관찰하는 관찰실(viewing chamber), 그리고 카메라실(carmera chamber)로 구성 되어 있다. 내부에는 진공 상태를 조성하는 진공계(vacuum system), 고압전원, 렌즈 전원 그리고 조작반의 장치도 있다.

1. 방사관부
2. 전자총
3. 양극
4. 전자총 필라멘트
5. 에어로크(air lock)
6. 제1콘덴서 렌즈
7. 제2콘덴서 렌즈
8. 콘덴서 수정 장치
9. Alignment 코일
10. 시료실
11. 시료 회전 장치
12. 제2콘덴서 가동 조리개
13. 시료 탈착 장치
14. 대물렌즈 가동 조리개
15. 대물렌즈
16. 대물렌즈 수정 장치
17. 시야 제한 조리개
18. 제1중간 렌즈
19. 제2중간 렌즈
20. 제1회절실
21. 투사렌즈
22. 부관찰실
23. 전자 회절 스폿 킬러
24. 관찰실
25. 형광판
26. 카메라 박스

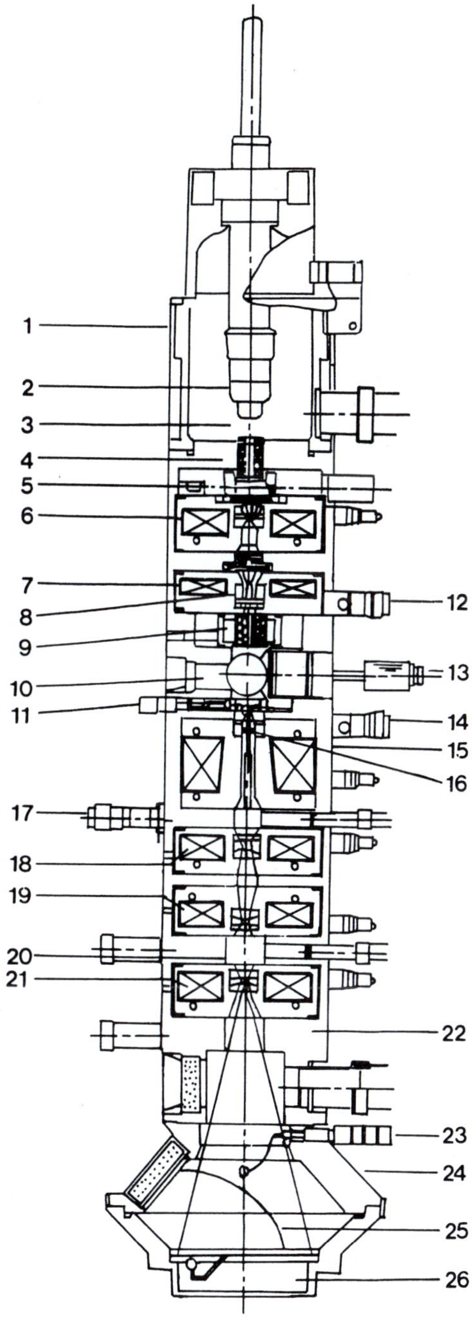

그림 8.1.2 투과전자현미경의 단면과 각 부위의 명칭

1-2 투과전자현미경 검경을 위한 표본 제작 순서

투과전자현미경 검경을 위한 표본제작 순서는 표8.1.1에서와 같은 순서로 진행된다.

표 8.1.1 투과전자현미경 검경을 위한 표본제작 순서

시료의 적출	전고정액을 1~2방울 시료 위에 떨어뜨리고
↓ 세 절	1mm³ 크기로 세절
↓ 전고정	2.5% glutaraldehyde 용액(pH 7.0~7.4, 1~4° C)으로 2~4시간 고정
↓ Buffer로 수세	Buffer pH 7.0~7.4 수세
↓ 후고정	1~2% osmium tetroxide 용액(pH 7.0~7.4, 1~4° C)으로 1~2 시간 고정
↓ Buffer로 수세	Buffer pH 7.0~7.4 수세
↓ 탈 수	50~100% ethanol로 탈수
↓ 치 환	Propylene oxide로 치환
↓ 포 매	* PO:Epon 혼합물 1:1 2~3시간 1:2 2~3시간 0:Epon 혼합물 2~3시간 37° C EM oven 12시간 45° C EM oven 12시간 60° C EM oven 48시간 열중합 * Epon 혼합물의 성분 포매제(Epon-S12) 경화제(DDSA, MNA) 가속제(DMP-30)
↓ 박 절	Semithin section(0.5~2.0μm)단염색 Ultrathin section(60~90nm) grid에 부착
↓ 전자염색	Double stain 실시
↓ 검 경	투과전자현미경으로 검경

1-3 검체의 채취와 세절

환자나 실험동물의 조직이 검체로 많이 이용된다. 실험동물을 사용하는 경우에는 그 자리에서 신속하게 처리할 수 있기 때문에 검체에게 변화를 크게 주지 않은 상태에서 작업이 가능하다. 그러나 인체의 경우는 여러 가지의 제약이 있기 때문에, 주어진 여건에서 최상의 조건을 만들도록 해야 한다. 예를 들면 수술 검체인 경우는 수술실에서 직접 고정에 들어가야 한다. 혈액세포를 관찰할 경우에는 채혈 후에 곧 원심분리하여 buffy coat를 분리하여 고정한다.

검체는 크기를 미리 세절한다. 물론 세포나 조직의 자가융해에 의한 변화를 막기 위해, 신속히 고정용액에 넣은 후 세절하며 그 크기는 $1mm^3$ 전후의 크기로 세절한다. 세절시에는 knife의 칼날을 acetone으로 씻어서 오염물질을 제거한 후 사용하며, 세절한 조직은 핀세트 같은 것으로 집어서는 안되고 면봉으로 고정용액에 옮긴다. 세절 때의 기온은 1~4°C의 고정용액에서 실시하며, 건조시키거나 세절시간(1~2분 이내 처리)을 너무 오래 경과하여서도 안된다.

1-4 고 정

생체로부터 조직을 떼어내면 곧 자기융해가 시작된다. 생체 상태로 유지하고 자가융해를 최소한 방지하여, 살아있는 상태로 보존하고자 하는 방법이 곧 고정(fixation)이라고 할 수 있으며, 조직의 상태에서 설명하면 조직을 응고와 침전에 의해 조직을 단단하게 경화시키는 과정이라고도 할 수 있다. 고정은 물리적 고정(physical fixation)과 화학적 고정(chemical fixation)이 있다. 특히 전자현미경적 세포연구에서는 위와 같은 형태적 고정과 함께 각종 생화학적인 물질이 용해, 유출되지 않도록 보존하는 조치도 함께 하여야 한다. 물리적 고정법은 동결(freeze)에 의한 고정법이 있고, 화학적 고정법은 화학적 약제가 조직 내에 침투되어 고정이 이루어지는 방법들이다. 여기에서는 현재 많이 사용되는 화학적 고정방법을 중심으로 소개한다.

1) 고정 때에 영향을 주는 요인들

(1) 고정용액의 pH

고정용액의 pH는 특히 조직화학적 연구에서 큰 요인(factor)으로 작용한다. 각 고정용액의 pH는 일반적으로 완충액의 pH에 의해서 거의 결정된다고 할 수 있다. 미세구조 관찰에서는 보통 pH 6~8 사이이면 거의 무난하다.

(2) 삼투압

전자현미경에 의한 미세구조의 관찰에서는 삼투압(osmotic pressure)이 크게 영향을 미친다. 그래서 전자현미경 관찰을 위한 검체는 등장액(isotonic solution)을 사용하는 것이 합리적이며, 삼투압의 조절은 염류(salts)나 당류(saccharide)로 한다.

(3) 완충액

세포가 죽으면 세포 내의 pH는 산성으로 변성된다. 그래서 완충액은 세포 내의 산성 축적 상태를 방지하는데에 사용된다. 그 밖에 고정용액의 pH와 삼투압도 조절하는 역할을 하는 경우도 있으며, 고정 용액의 침투성, 염색성이나 초박절편 제작에 영향을 끼치기도 한다. 고정용액과 완충액은 사용 직전에 혼합하는 것이 원칙이다.

(4) 고정액의 온도

조직은 고정용액의 온도에 따라서 수축하거나 팽창하는 특성이 있다. 고정용액의 온도는 보통 4°C로 냉각하여 사용하지만 고정용액을 상온에서 사용하는 경우도 있다. 그러나 최초의 고정용액의 온도 상태를 전고정, 세척, 후고정 및 탈수 과정에서 계속유지하여 주는 것이 좋다.

(5) 고정 시간

조직의 고정시간은 검체의 크기 및 종류에 따라서 다소 차이가 있으나, 보통 1~2시간 정도이다. 그러나 고정 시간을 길게 할 경우 인공 산물인 미엘린양 소체(myelin-like body)의 출현이 많아진다.

(6) 조직의 크기

조직의 크기는 보통 $1mm^3$ 정도이고, 모양은 직사각형이다. 이 형태는 osmium산의 조직 침투력이 좋지못한 결점을 보완하기 위해서 특히 필요하다. 그리고 전자현미경으로 관찰하기 쉽게 처음 다듬기(trimming)하는 과정을 용이하게 한다.

(7) 고정용액의 양

고정용액의 양이 많을수록 좋을 것이나 osmium산의 경우 값이 고가이기 때문에 조직 크기의 20~40배 정도로 하는 것이 보통이다. 고정 과정에서는 가끔 가볍게 흔들어 주거나 진탕하여 주면 좋다.

2) 고정용액의 종류와 성질

(1) 금속 화합물(산화제)

① 사산화오스뮴(osmium tetraoxide, osmic acid, osmium oxide, OsO_4)

다른 고정제에 비하여, osmium산이 가장 살아 있는 상태에 가깝게 고정된다는 것이 알려지에 되어 전자현미경용 검체의 고정제로 사용되고 있다. Osmium산은 스스로 환원하여 이산화오스뮴(osmium dioxide, OsO_2)이 되어 검게 된다. 따라서, 단백질과 탄수화물은 검게 된다. 또, 이 Osmium산은 지질 가운데에서 불포화 지방산(unsaturated fatty acid)의 일부를 제외한 다른 지방에는 고정 작용이 없고, 유기 용매의 액상(liquid phase)에 완전히 녹아 나온다. 이런 작용이 contrast가 있는 상으로서 관찰되게 되는 것이다. 따라서, osmium산은 고정과 동시에 염색을 겸하고 있는 셈이 된다. 또, 이것은 고정제로서 없어서는 안되며, 항상 사용하는 것이기는 하나, 조직내로의 침투성이 좋지 않은 결점이 있다.

Osmium산의 조직으로의 침투력은 시간이 경과하여도 증가 경향은 볼 수 없다.

고정용액으로 사용할 때에는 대개 최종 농도 1%에서 2시간 행하고 있으며, 침투 깊이는 약 1000μm이다. 이것을 4% osmium산으로 시험해 보면, 2시간에 2000μm 이상 침투한다. 이것으로 알 수 있는 것은, 농도가 높으면 침투력이 다소 좋아진다는 것이다. 따라서, 비교적 큰 block을 고정할 때에 사이에서는 거의 차이를 볼 수 없다. 이것 때문에 osmium산으로 고정할 때에는 4°C로 냉각시켜 조직의 자가용해를 방지하도록 해야 한다.

(2) 유기화합물(환원제)

① 글루타르알데히드[glutaraldehyde, CHO · $(CH_2)_3$ · CHO]

Glutaraldehyde는 Sabatini등에 의해 조직화학실험 때에 효소 활성의 보존이 잘되고, 동시에 미세구조의 보존도 잘 될 수 있는 각종 고정제를 검토한 결과 고정제로서 도입된 것이다. 현재는 조직화학용의 고정은 물론, 보통의 미세 구조의 관찰에도 glutaraldehyde와 osmium산과의 2중 고정(double fixation)때의 전고정(prefixation)으로 많이 사용되고 있다. Glutaraldehyde에 의한 2중 고정 때에는 핵 염색질(nuclear chromatin), 막계, 미세관(microtubule), 세포질 기질(cytoplasmic matrix)등의 고정이 osmium산의 단독 고정 때보다 우수하다.

대개 8~70%농도의 수용액으로서 시판되고 있다. Glutaraldehyde 수용액은 불안정하여 산(acid)을 만들기가 쉽고, 중합(polymerization)을 일으킨다. 이렇게 되면 불순물이 혼재하게 되고, 품질의 저하를 일으켜 고정 작용이 떨어지기 때문에, 자연히 미세 구조의 보존도 나빠진다. Glutaraldehyde의 정도를 정확히 알기 위해서는 자외선 흡수 분광계(spectrometer)를 사용하여 235nm의 피크가 있는지 없는지를 측정해 보거나, pH를 측정해 보면되며(pH4이하인 경우 사용 불가), 또는 개봉했을 때 활성탄(active carbon)을 넣어 보존한다.

② 포름알데히드(formaldehyde)

Formaldehyde는 osmium산이나 glutaraldehyde보다 빨리 조직 내에 침투하기 때문에, 비교적 큰 block이라도 고정이 가능하다. 그러나 이것으로 전고정을 한 경우에는 후고정(postfixation)에 osmium산을 사용하기 때문에, osmium산의 침투성을 생각해서 처음부터 작은 block으로 하는 것이 현명하다. 이 때에는 보통 시판되고 있는 formalin을 희석하여 사용하는 것이 아니라, 순수한 formalin을 얻기 위해 파라포름알데히드(paraformaldehyde)의 분말을 일정한 농도로 증류수에 녹여 사용한다. Formaldehyde는 단독으로는 거의 사용되지 않고, 대개는 glutaraldehyde와의 혼합액으로 사용되고 있다. 이 고정액은 조직화학의 전고정에도 사용되고 있다.

③ 타닌산(tannic acid)

위에서 언급한 osmium산과 glutaraldehyde는 다 같이 보통 말하는 단백의 응고제(coagulating agents)는 아니다. 그러나 이에 빈하여, 타닌산은 단백질의 침진 작용을 가지고 있기 때문에 보존 효과는 아주 우수하다. 막계의 보존이 특히 좋고, 그 밖에 미세관, 접착반(attachment plaque), 교원섬유

(collagen fiber), 탄성섬유(elastic fiber)등을 선명하게 나타낸다.

반면에, 타닌산은 조직 내로의 침투가 나쁘고, 조직이 부서지기 쉬우며, 박절하기가 곤란한 결점이 있다. 타닌산 단독으로는 사용하지 않고, glutaraldehyde 또는 paraformaldehyde에 혼합하여 전고정으로 사용한다.

3) 고정용액의 처방

(1) 오스뮴산 고정용액(osmium oxide fixative)

Osmium산은 담황록색(light yellowish green)의 결정인데, 1g 또는 0.5g씩 앰플(ampule)에 넣어 시판하고 있다. 보통은 갈색병에 2~4%의 증류수로 용해시킨 것을 보존액으로 밀폐하여 냉장고에 보존한다. 또, osmium산은 불안정한 화합물이기 때문에 결정체나 보존액을 모두 냉암소에 저장한다. 사용할 때에는 같은 양의 완충액과 보존액을 혼합하여 최종 농도를 1~2%로 만든다.

한 검체분의 혼합양은 다음과 같다.

2% osmium산 보존액	2ml
0.1M 인산 완충액(pH 7.4)	2ml
포도당	0.25M

① Osmium산 보존액을 만드는 방법

먼저 osmium산의 ampule을 얼마 동안 물에 담가 라벨(label)을 벗긴다. 다음에 30분 정도 세척액에 담근다. Ampule이기 때문에 가라앉지 안홀 때에는 때때로 움직여서 전체가 세척액에 잘 잠기도록 한다. 흐르는 물로써 잘 수세하고, 증류수를 통과시킨 다음 건조시킨다. 매끈한 여과지 위에서 ampule의 중앙부 한 곳에 앰풀 커터(ampule cutter)로 내면에까지 달하는 상처를 낸다.

이 때, ampule에는 손을 대지 말고, 같은 여과지로 싸서 쥔다. Ampule에 상처를 냈을 때에는 그 곳에 유리가루가 붙어 있기 때문에 이를 물로 씻어 낸 다음, 2중 마개가 있는 입이 좁은 갈색병 안에 ampule을 넣어 병을 2~3회 흔들면 ampule은 쉽게 깨어진다. 여기에 희망하는 농도만큼의 증류수를 가한다. 실온이 낮으면 실온에서, 그리고 하절기에는 냉장고 안에서 용해시킨다. 용해 시간은 3일 정도 걸린다. 이와 같이 용해 시간이 걸리기 때문에, 사용시에는 미리 준비해 두지 않으면 안 된다.

② 글루타르알데히드 고정요액(glutaraldehyde fixative)

Glutaraldehyde의 희석법은 표8.1.2에 나타나 있다. 일반적으로 2~2.5%의 농도가 사용되고 있다. 2% glutaraldehyde 용액(0.1M 인산 완충액)은 345mOs · m, 2.5% glutaraldehyde 용액(0.1M 인산 완충액)은 405mOs · m, 2.5% glutaraldehyde 용액(0.1M cacodyl산염 완충액)은 378mOs · m 이다.

③ 파라포름알데히드 고정용액(paraformaldehyde fixative)

표 8.1.2 Glutaraldehyde의 희석법

25% glutaraldehyde	
증류수 1 : 4 ↓	사용 농도(2.5%)의 배 농도까지 희석한다.
5% glutaraldehyde	
완충액 1 : 1 ↓	사용하는 완충액으로 희석한다(0.1M 인산 완충액)
2.5% glutaraldehyde	

ⓐ Karnovsky 고정용액(Karnovsky fixative)

이 고정용액은 고장(2010mOs · m)이기는 하나, 조직 및 세포의 수축은 일어나지 않는다. 관류고정에 적당하다.

Paraformaldehyde(분말)	2g
증류수	25ml

60~70° C로 가온 1N NaOH 1~3방울 가한다.

실온으로 냉각

50% glutaraldehyde	5ml
0.2M 완충액을 가하여 전량	50ml

ⓑ 4% paraformaldehyde 용액(4% paraformaldehyde solution)

Paraformaldehyde(분말)	4g
증류수	30ml

60~70° C로 가온 1N NaOH 1~3방울을 가한다.

실온으로 냉각

0.2M 완충액	50ml
증류수를 가하여 전량	100ml

④ 타닌산 고정용액(tannic acid fixative)

ⓐ 수평의 고정액

Tannic acid	2.0%
Glutaraldehyde	2.5%
Sodium sulfate	1.0%
DMSO(dimethyl sulfoxide)	1.0%

위의 것을 veronal acetate 완충액(pH 6.8, 1/14M)에 상기의 농도로써 용해한다. 황산나트륨, DMSO는 생략해도 좋다. pH는 6.8로 조절한다.

ⓑ 수평의 방법

말초혈액을 취급하는 경우에는 여기에 glutaraldehyde를 소량 가하면 buffy coat의 고화가 만족스럽게 된다. 효소 활성도 잘 보존되고, 또 일반 상태도 glutaraldehyde 단독으로 전고정을 하는 경우 보다 우수하다.

4% paraformaldehyde
1% glutaraldehyde > **1 : 1**

여기에 tannic acid를 1%가 되도록 용해한다. 최종 pH를 6.8로 한다. 이 고정용액은 사용시에 제작하고, 보존은 하지 않는다.

4) 고정방법

고정법에는 침지고정(immersion fixation)과 관류고정(perfusion fixation)이 있다.

침지고정법은 보통 우리들이 행하고 있는 방법으로서, 두꺼운 종이 위에 고정용액을 소량 놓고, 그안에 잘라 낸 조직을 잘게 썰어서 고정용액에 놓는다.

관류고정법은 동물을 마취하여 심장이나 대동맥으로부터 고정용액을 몇 분에서 수십 분간 체내로 흘러 들어가도록(혈관관류;vascular perfusion) 한 다음, 목적하는 장기를 적출하여 잘게 썬다. 관류고정 때에는 때때로 바이패스(bypass)가 생겨서, 장기에 따라서는 고정이 잘 되지 않는 경우가 있다.

또, 정소(testis)나 신장(kidney)과 같이 매우 연하고, 막으로 둘러 싸여서 이미 일정한 압이 걸린 조직에서는 국소의 혈관으로부터 고정용액을 직접 주사기로 주입하는 방법, 즉 주입고정(국소 관류고정법)을 하면 좋은 결과를 얻을 수 있고, 또 조직을 잘라 낼 때 조직 파괴도 방지할 수 있다.

여기서는 보통 행하고 있는 침지 2중 고정법에 대해서 기술하기로 한다.

(1) 준비물

준비물로는 해부 기구, 두꺼운 종이(문헌 카드 등), 고정용액 2.5% glutaraldehyde 용액, 1% osmium산 용액, 고정용액 병(페니실린병 등), 면도날(alcohol로 지방을 제거해 둔다.), 얼음, 세척용 완충액 등이다.

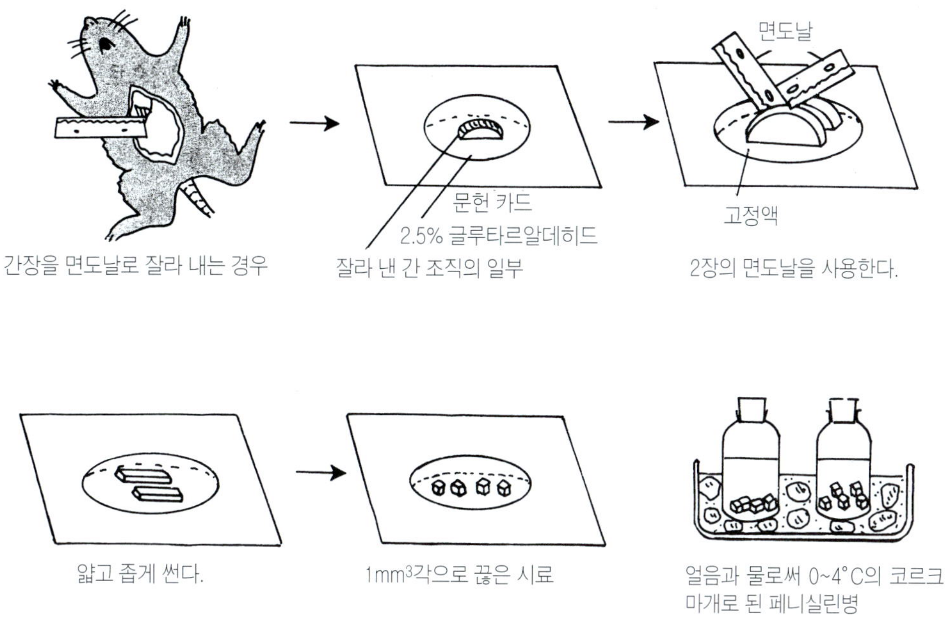

그림 8.1.3 침지고정법

(2) 순서

① 시료의 적출(removal of specimen)

될 수 있는 대로 빠른 목적으로 하는 장기의 일부를 면도날로 잘라 내어, 두꺼운 종이 위에 0~4°C로 미리 냉각해 둔 전고정용액을 소량 얹어 그 안에 넣어 둔다.

② 시료의 세절(slicing)

다음에는 조직편을 면도날로 1mm³각으로 잘게 썬다. 경험이 적은 사람은 잘게 썰 때 조직을 좌멸시킬 염려가 있기 때문에, 두 장의 면도날을 사용하여 한 장으로는 누르는 것처럼 하고, 다른 한 장으로는 잘게 썬다. 방향성이 있는 시료는 직방체(rectangular parallel shape)나 웨지형(wedge shape)으로 잘게 썰면 좋다.

③ 전고정(prefixation)

2.5% glutaraldehyde를 넣어 둔 페니실린병에 잘게 썬 시료를 10개 정도 무구의 안과용 핀셋으로 고정용액과 함께 넣는다. 4°C로 2시간 고정한다. 이 때, 잘게 썬 시료에 혈액이 부착되어 있기 때문에 고정용액이 더러워지는 수가 있다. 이 때에는 새 고정용액과 교환해야 한다. 고정하고 있는 동안은 4°C로 냉각하면서 진탕기를 사용하거나, 없는 경우에는 가끔 손으로 잘 흔들어 준다.

④ 세 척(washing)

세척액[0.1M 인산 완충액에 4.5% 포도당을 가한다(0.25M, 460mOs · m).]으로 glutaraldehyde를 잘 씻어낸다.

⑤ 후고정(postfixation)

1% osmium산액으로 4°C, 1~2시간 고정한다. 역시 이 사이에도 잘 흔들어 준다.

5) 현재 사용 빈도가 잦은 완충액

현재 사용 빈도가 잦은 인산 완충액과 카코딜산염(sodium cacodylate)완충액의 0.1M, pH7.4에 대하여 간단히 기술하기로 한다.

(1) 0.1M 인산 완충액

A 용액: 0.2M 제일인산나트륨(monosodium phosphate;NaH_2PO_4)

	1,000ml	500ml	200ml
무수염(anhydride sodium) 24.0g	12.0g	4.8g	
1 수염(monosodium)	27.6g	13.8g	5.5g
2 수염(disodium)	31.2g	15.6g	6.3g

B 용액: 0.2M 제이인산나트륨 완충액(disodium phosphate buffer;Na_2HPO_4)

	1,000ml	500ml	200ml
무수염(anhydride sodium)	28.4g	14.2g	5.7g
12수염(sodium hydroxide)	71.6g	35.8g	14.3g

A 용액 19ml에 B 용액 81ml를 가한 다음 증류수 100ml를 가하면 0.1M, pH7.4의 완충액이 된다.

(2) 0.1M cacodyl산염 완충액

A 용액: 0.2M cacodyl산나트륨[sodium cacodylate;$(CH_3)_2 \cdot AxO_2Na \cdot 3H_2O$]

1,000ml	500ml	200ml
42.8g	21.4g	8.56g

B 용액: 0.2M 염산(hydrochloride, HCl)

A 용액 50ml에 B 용액 2.7ml를 가하여, 증류수로 전량을 100ml로 하면 0.1M, pH7.4의 완충액이 된다.

1-5 탈 수

고정한 다음에는 시료를 수지로 포매를 하기 위한 단계로서 탈수를 한다. 수용성 수지 이외의 매제는 물에 녹지 않기 때문에, 탈수는 유기 용매인 ethanol이나 acetone이 이용된다. 탈수가 불충분하면 조직

내로의 수지의 침투가 나쁘고, 중합도 불완전하며, 박절 때에 좋은 절편을 얻을 수 없다. 이 때문에 탈수는 완전히 행할 필요가 있으나, 시간을 길게 하는 것이 아니라, 필요 최단 시간으로 행하지 않으면 안 된다. 그것은 탈수에 의해서 구조에 변화가 일어날 것이라고 생각되기도 하고, 유기 용매로 인하여 여러 가지의 구성 성분 가운데에서 이에 가용성인 성분이 녹아 나올 가능성이 있기 때문이다. 그 대표적인 물질이 불포화 지방산이다.

이전에는 시간 관계로 70% alcohol에 하룻밤 방치하기도 하였다. 그러나 상기와 같은 이유 때문에 이것을 피해야 한다. 탈수에 의해 조직에 적당한 경도(consistency)가 주어진다. Alcohol과 acetone은 osmium산의 환원 작용이 있기 때문에, 탈수 중 조직이 검게 되는 것을 증가시킨다. 최초의 탈수용 alcohol은 50%의 물을 함유하고 있기 때문에, 다음에 완충액으로 세척하지 않고 바로 상승 alcohol로 탈수를 시작한다.

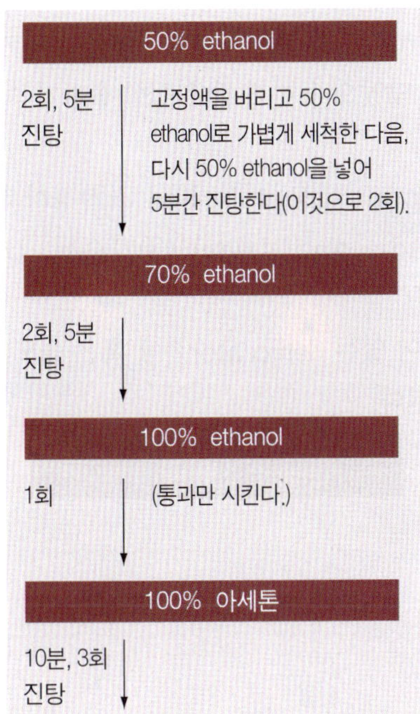

1-6 치 환

탈수에 사용되었던 ethanol은 포매제인 Epon 혼합물이 조직내에 침투되는 것을 방해하므로 탈수제를 제거시키는 것이 치환제이다.

즉, 탈수제와 Epon혼합물을 매개하는 존재가 필요하다. 이와같이 치완제로서 많이 사용되는 것이 propylene oxide이다. 치환제는 30분내 1~2회 신선한 용액으로 교환해 준다.

주의할 점은 치환제는 무수 ethanol보다 휘발성이 강하므로 조직사료가 건조되는 거서에 특히 주의를 하여야 한다. 또 호흡기에 독성이 있으며, 인화성이 강하므로 화재에 주의하여야 한다.

Acetone 방법에서는 지환제를 사용하시 않고 바로 포매제인 Epon 혼합물과 혼합하는 단계로 진행된다.

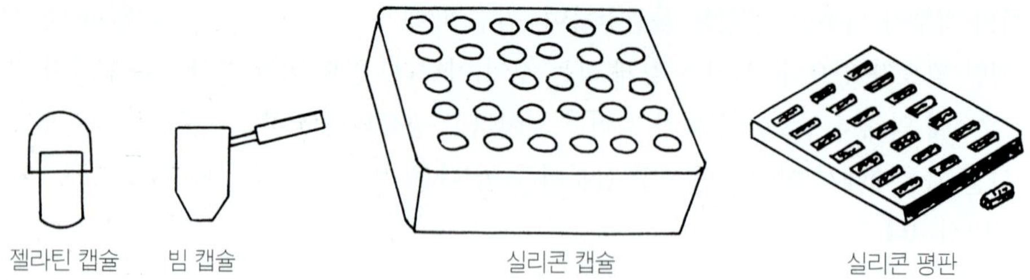

그림 8.1.4 포매용 기재

1-7 포 매

고정하고 탈수, 치환이 끝난 조직은 균일한 두께의 초박절편을 얻기 위하여 포매과정을 거친다. 광학 현미경에서 이용되고 있는 paraffin은 너무 연하여 초박절편을 얻지 못한다.

그동안 열 학자들이 개발한 것이 많았으나 현재 각 실험실에서 가장 많이 이용되고 있는 Luft(1952)의 방법을 소개하기로 한다.

포매 시약으로는 (1)포매제:Epon 812, poly/bed, (2)경화제: DDSA(Dodeceyl succinic anhydride), MNA(Methyl nadic anhydride) (3)가속제; DMP-30(2, 4, 6-Tridimethyl aminomethyl phenol).가 있다.

상기와 같은 시약은 방습제가 들어 있는 desiccator속에 혹은 습도가 적은 냉암소에 보관하며, 적당한 비율로 혼합하면 Epon 혼합물이 된다.

Epon 혼합물의 비율은

7:3
6:4 경함 ↓
5:5
↑ 연함 4:6
3:7

등이 있는데 각 실험실 조건에 맞은 비율을 찾는 것이 가장 중요하다(표8.1.3)

1) Epon 혼합물 만드는 방법

비율표에 적힌 각 시약의 양을 눈금이 있는 메스실린더(measuring cylinder)나 syringe로 정확히 측정하여 beaker에 담아서 손으로 유리봉을 이용하여 충분히 약 30~40분간 저어 준다. 이때 잘 저어 주지 않으면 균일하게 혼합되지 않아 일부는 연하고 일부는 단단하여 좋은 절편을 얻기가 곤란하게 된다.

요즘은 automatic Epon mixer가 있어서 회전속도에 따라 다르지만 보통 약 20분 정도면 충분히 혼합이 된다.

혼합물을 저어 주는 과정에서 아주 작은 기포가 많이 발생하는데 이 기포를 없애기 위하여 vacuum pump가 부착된 진공 desiccator 내에 보관한다.

표 8.1.3 Epon 혼합 비율

(단위 : ml)

RATIO		MNA	EPON	DDSA	DMP-30
7 : 3	40	6.6	17.1	17.3	0.6
	50	7.1	19.75	21.6	0.75
	75	10.1	32.0	32.4	1.13
	100	14.1	42.7	43.2	1.5
	150	21.2	64.0	64.8	2.25
	200	28.3	85.3	86.4	3.0
	250	35.3	106.7	108.0	3.75
	300	42.4	128.0	129.6	4.5
6 : 4	40	7.5	18.0	14.5	0.6
	50	9.4	22.1	18.5	0.75
	75	14.1	33.1	27.8	1.13
	100	18.8	44.2	37.0	1.5
	150	28.2	66.2	55.6	2.25
	200	37.7	88.2	74.1	3.0
	250	47.1	110.3	92.6	3.75
	300	56.5	132.39	111.1	4.5
5 : 5	40	9.4	19.3	12.3	0.6
	50	11.8	22.8	15.4	0.75
	75	17.7	34.2	23.2	1.13
	100	23.5	45.6	30.9	1.5
	150	35.3	68.4	46.3	2.25
	200	47.1	91.2	61.7	3.0
	250	58.9	113.9	77.2	3.75
	300	70.6	136.8	92.6	4.5
4 : 6	40	11.3	18.8	9.9	0.6
	50	14.1	23.6	12.3	0.75
	75	21.2	35.3	18.5	1.13
	100	28.2	47.1	24.7	1.5
	150	42.4	70.6	37.0	2.25
	200	56.5	94.1	49.4	3.0
	250	70.3	118.0	61.7	3.75
	300	84.8	141.1	74.07	4.5
3 : 7	40	13.2	19.4	7.4	0.6
	50	16.5	24.2	9.3	0.75
	75	24.7	36.4	13.9	1.13
	100	33.0	48.5	18.5	1.5
	150	49.4	72.8	27.8	2.25
	200	65.9	97.1	37.0	3.0
	250	82.4	121.3	46.3	3.75
	300	98.9	145.5	55.6	4.5

Epon 혼합에 사용한 초자기구는 acetone을 이용하여 깨끗이 닦고 중성세제로 씻는다.

요즘은 일회용 주사기와 일회용 컵을 사용하면 더욱 편리하고 건강에도 좋다.

Epon 혼합물은 발암제이므로 취급할 때에는 필히 비닐 장갑을 착용하고 시행하여야 한다. 치환이 끝나면 propylene oxide와 Epon 혼합액을 다음과 같은 과정으로 진행한다.

Propylene oxide : Epon 혼합액	
1 : 1	2~3시간
1 : 2	3시간~overnight
0 : Epon 혼합액	2~3시간

이후에는 block을 만들기 위해 포매를 실시하는데 포매 재료로는 polyethylene capsule, gelatin capsule 및 silicon 평판포매판 등이 사용된다.

조직을 포매하기 전에 위으 포매재료에 신선한 Epon 혼합액을 capsule에 넣고, 각 시료병에 들어있는 조직을 여과지에 쏟아 조직에 묻어있는 Epon 혼합액을 제거하고 capsule에 각각 하나씩 골라 넣는다(이때 조직 주위의 Epon 혼합액을 제거할 때 무리한 힘을 주어서는 안된다).

Capsule에 들어간 조직이 실온에서 서서히 갈아 앉도록 방치한 후 적당한 크기의 종이에 시료번호를 연필이나 plus pen으로 쓰고 capsule 내면에 붙여 둔다.

이것을 electron microscope oven에 넣어서 열중합을 시작한다.

37°C electron microscope oven	12시간
45°C electron microscope oven	12시간
60°C electron microscope oven	48시간

총 72시간 열중합을 시키면 단단한 block이 만들어진다.

사용하고 남은 Epon 혼합액은 한곳에 모아서 소각하거나, 열중합을 하여 굳혀서 버린다. 하수도관에 흘려 보내면 하수도관이 막힐 수도 있다.

Block 보존은 보관용 종이상자에 넣어 시료번호를 정확히 표시한 다음, 방습제(silica gel, CaCl2) 등가 들어있는 desiccator 내에 넣고 보관하여 둔다.

포매시 주의사항으로는 광학현미경에 사용하는 paraffin포매를 잘못했을 경우에는 다시 paraffin을 녹여서 재포매하면 되지만, 전자현미경 시료 포매는 초박절을 해야하는 특수성으로 block이 매우 단단하다. 철제품 칼로는 cutting이 안되며 또 한 번 열중합을 해서 block이 만들어지면 다시 녹일 수도 없으므로 (1) Epon 혼합비율에 의한 각시약의 정확한 양의 측정이고, (2) 정확하고 충분한 혼합이 되어야 하고, (3) 포장된 각 시약이 오래되어 변색 변질된 것을 사용하지 말아야 하며, (4) 신선한 Epon 혼합액은 황색을 띠며 정도가 낮다. 그러나 오래된 Epon 혼합액은 색이 혼탁하며 정도가 높은 것으로 포매용으로 사용해서는 안된다.

상기와 같은 조건에 유념하고 좋은 block을 제작하는 데 노력하여야 한다.

1-8 박 절

고정, 포매가 끝난 생물시료는 광학현미경 절편보다는 1/100 정도의 얇은 절편을 요구하게 되며, 특히 전자현미경에서는 전자 beam의 투과한계 때문에 더욱 얇은 절편을 얻어야 한다. 이와 같이 얇은 절편을 얻기 위하여는 초박절기(ultramicrotome)를 사용하게 되는 이때 사용되는 knife로서는 glass knife, sapphatome knife 및 diamond knife가 있다.

1) Glass knife 제작 방법

Glass knife는 시판되고 있는 두께 5mm 판유리를 이용하여 손으로 직접 만드는 방법과 knife maker를 이용하여 만드는 방법이 있다(그림 8.1.6).

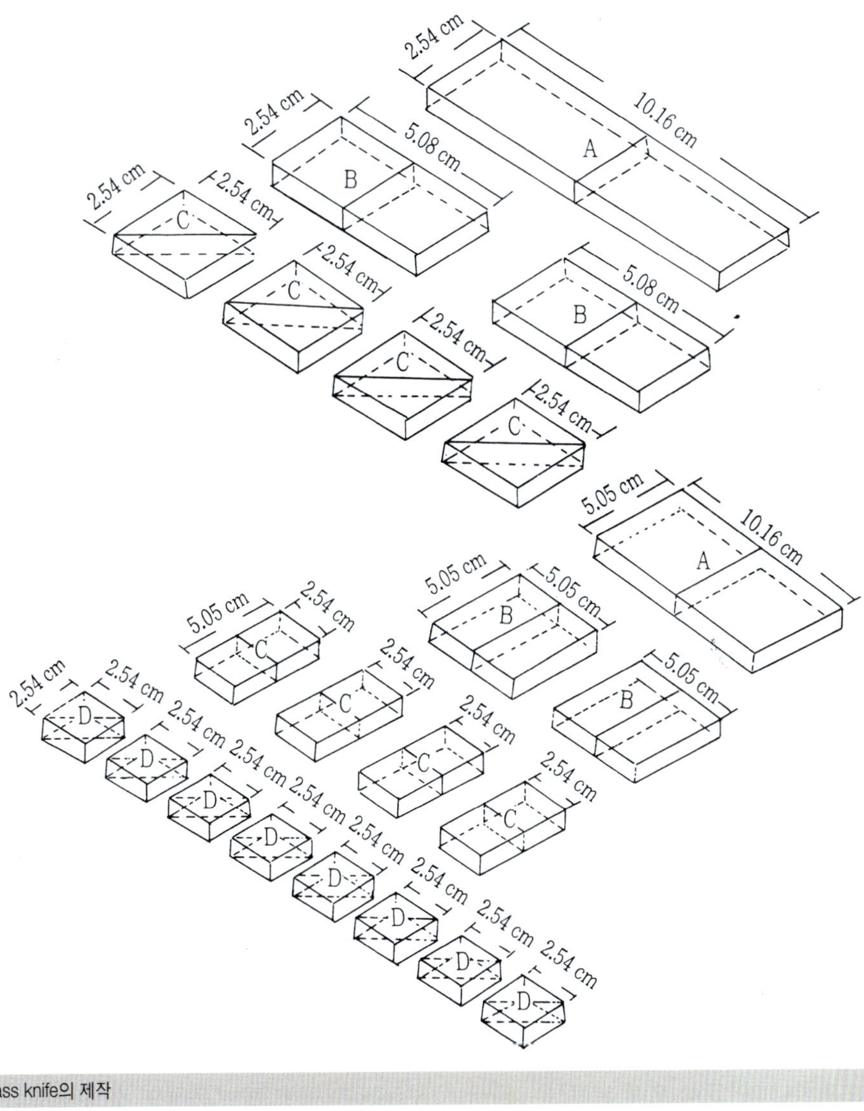

그림 8.1.6 Glass knife의 제작

2) 준비물

(1) 판유리(5mm 두께, 10×40cm)는 비눗물로 잘 닦은 뒤 건조해서 이용하도록 한다.
(2) Glass cutter(또는 diamond cutter)
(3) 2.5cm가 표시된 모눈종이
(4) 대나무자(길이 30cm, 두께 3mm 정도)
(5) 금속 또는 plastic trough, vinyl tape
(6) Glass breaking plies(Sorvall 회사 제품)
(7) Glass knife 보관상자
(8) 양면, 단면 면도칼
(9) Paraffin과 alcohol lamp
(10) 실체 현미경
(11) Brush(유리가루를 청소하는데 사용)

〈좋은 glass knife 판정〉

(1) 칼날면이 만들어지고 난 나머지 부분이 1mm 이내가 좋다.
(2) 칼날면 가운데가 수평을 이룬 것(그림 8.1.7)

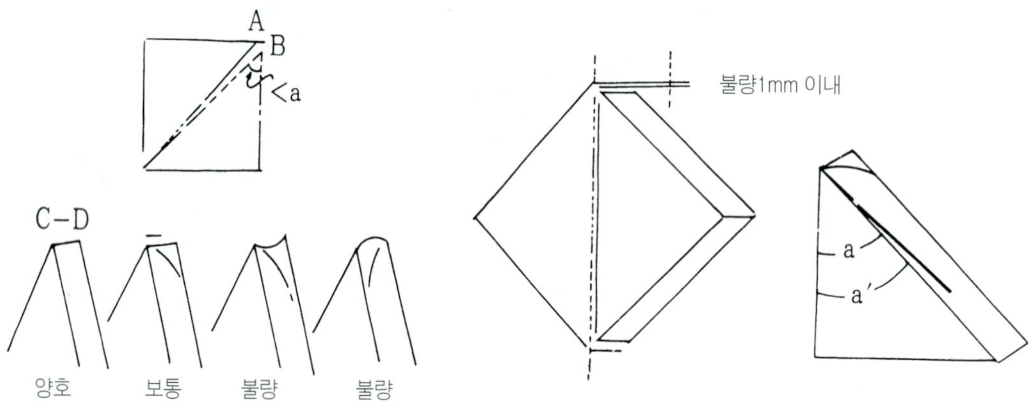

그림 8.1.7 Glass knife의 제작

Glass knife가 만들어지면 ultrathin section용과 semithin section용으로 구분한다.

Ultrathin section용에 사용할 좋은 glass knife만을 골라 금속 또는 플라스틱으로 상품화 된 홈(trough)을 사용하든지, 시중에 판매하는 비닐테이프를 이용하여 trough를 만들 수 있다(그림 8.1.8). 그리고 나머지 glass knife는 semithin section용으로 만든다(그림 8.1.9).

Glass knife는 사용하기 바로 전 즉 당일에 만들어 쓰는 것이 좋다. 보관시는 먼지가 들어가지 않도록 상자에 넣어 보관한다. 만든지 오래 된 칼은 semithin section용으로 이용하면 경제적이다.

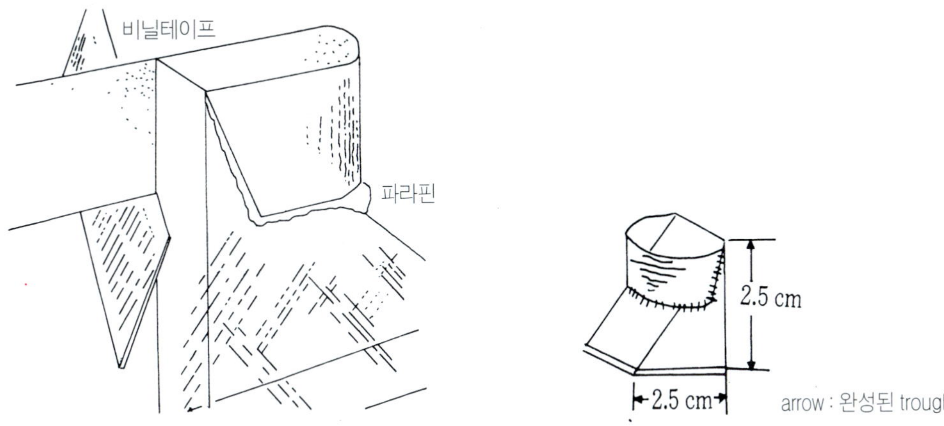

그림 8.1.8 Trough 만드는 법

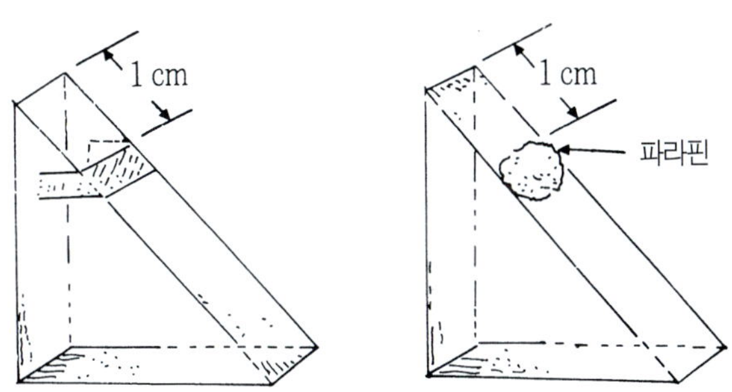

그림 8.1.9 Semitin section용 glass knife

3) Grid

그리드(grid)는 광학현미경에서 사용하는 slide glass와 비교하면 이해가 쉬울 것이다.

이것은 전자현미경 절편을 지지하는 얇은 금속제품으로 된 3mm의 원형으로 두께는 20~50μm되어 있다. 이것의 구별은 원형안의 구멍수에 따라 50, 75, 100, 150, 180, 200, 300, 400mesh 등 각 회사에 따라 여러 가지 종류로 구별하여진다(그림 8.1.10). 이것의 선택은 목적하는 조직의 세포 크기에 따라 알맞는 그리드를 선택하여 이용한다. 또 single hole mesh 같은 것은 지지막을 만들어 그 위에 carbon coating을 해서 사용하기도 한다.

지지막은 강한 전자선에 견디고, 내부구조물이 없어야 하고, 전자선의 산란이 없으며, 투명해야 되며, formvar film으로 상품화된 것도 있고 collodion으로 직접 만들기도 하는데 적당한 지지막의 두께 선정과 필름이 겹치지 않게 붙이는 것은 상당한 경험과 숙달이 필요하다. 또 carbon coating도 어느 정도의 두께로 증착(coating)해야 되는지는 많은 경험을 요한다.

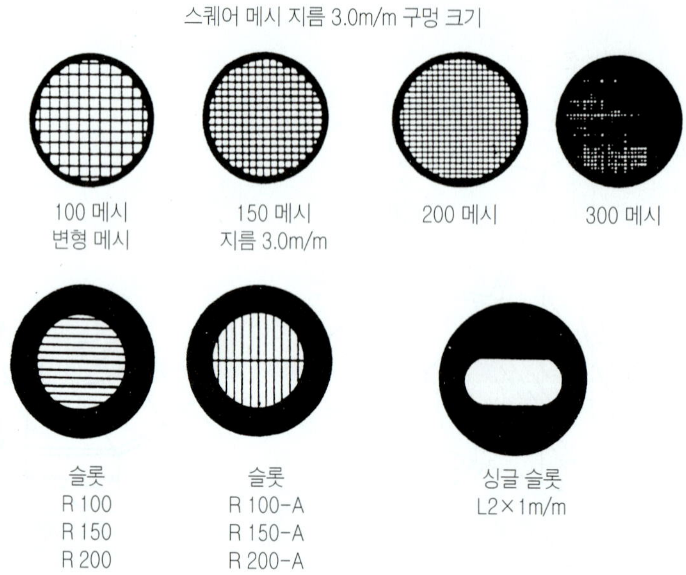

그림 8.1.10 메시의 종류

Grid는 주로 동(Cu) 제품을 많이 이용하지만 nickel, 백금, silver, gold, aluminum, beryllium등으로 만들어져 상품화되어 있다.

4) 시료의 삭정(trimming)

Capsule에 포매된 시료는 박절을 하기 위하여 시료의 윗면을 다듬어 적당한 시료면이 나오도록 하여 microtome을 이용해서 박절하기 좋게 만드는 예비작업을 삭정이라 한다.

(1) 단면 또는 양면날을 acetone으로 기름을 깨끗이 닦아내고 사용한다.
(2) Polyethylene capsule로 포매한 block은 면도칼이나 beam capsule press를 이용하여 분리시킨다.
(3) Block holder(trimming plate)에 block을 고정시킨다. 꼭 움직이지 않도록 단단히 고정해야 한다.

Block 위 부분을 수평으로 깎는데 이때 너무 깊이 깎으면 시료의 손실이 많으며, 중심부는 비교적 고정이 불량한 경우가 있어 박절면이 되므로 너무 깊이 깎을 필요는 없다. 그러나 조직의 전면이 다 나오도록은 깎아야 할 것이다.

Block을 너무 뾰족하게 깎아도 박절할 때 진동의 원이 되어 고른 절편이 나오지 않으므로 사다리꼴의 양밑면의 각도가 75°이면 적당한 것 같다(그림 8.1.11).

Semithin section을 준비하기 위하여 block의 모양을 사다리꼴로 삭정하는 것이 좋다. 이것은 thin section을 위하여 광학현미경에서 thick section한 것과 비교하여 재삭정을 할 때 구별이 쉽고 section의 방향을 구별할 수 있기 때문이다.

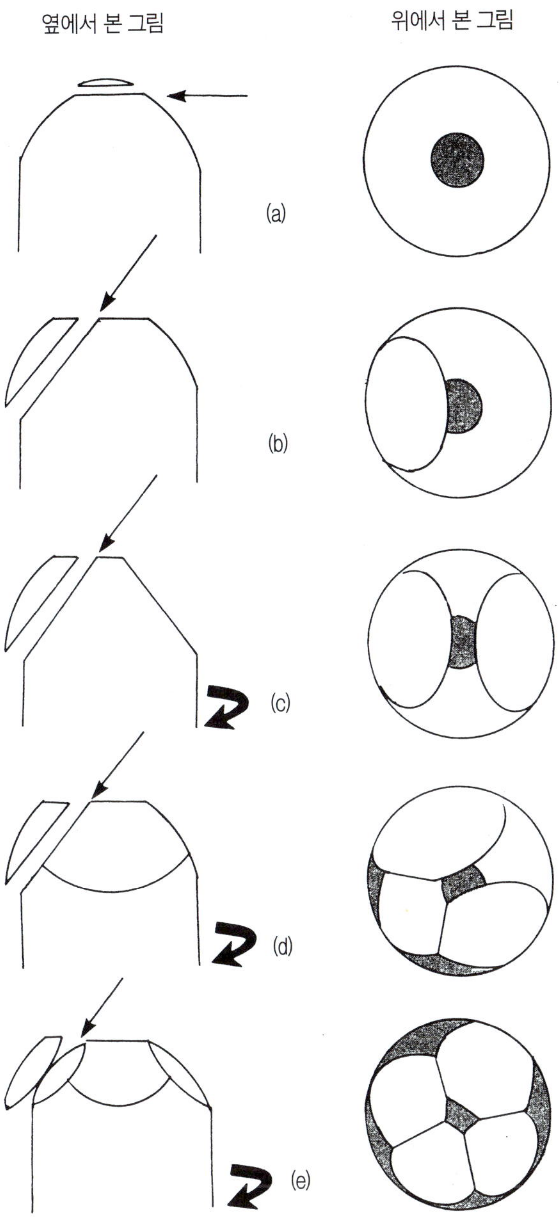

그림 8.1.11 Block trimming의 순서

Ultrathin section을 위해 삭정할 때 면이 너무 커도 section이 어렵고, 조직면에 trough의 물이 딸려오게 된다. 그래서 필요한 부위를 제외하고는 전부 삭정해 버리는 것이 좋다. 또한 조직 주위에 포매제면이 남겨져 있어도 강도의 차이 때문에 좋은 절편을 얻기 힘들다.

Semithin sectiion용 knife로는 glass knife가 있고, 요즘은 semithin section용 diamond knife가 제품화되어 판매하고 있다.

Semithin sectiion을 한 0.5~2μm정도 두께의 절편을 slide glass 위에 올리기 위해서는 몇 가지 방법이 있는데 첫째 semithin section용 knife에 증류수를 한 방울 떨어뜨리고 section하면 절편이 증류수 위에 뜬다. 이때 slide glass위에 올려 놓는다. 이때 loop는 직경 0.5mm 정도면 가능하다.

둘째로 semithin section용 knife에 증류수를 한방울 떨어뜨리고 section한 절편이 증류수 위에 뜨면 pin이나 micro pick으로 절편을 떠서 slide glass 위로 옮기는 방법이 있다.

5) 염색법

Slide glass 위에 올린 절편을 hot plate(60~100° C정도)위에 가열 건조하여 수분을 제거시켜 절편이 slide glass 위에 잘 붙게 한 다음 toluidine blue, basic-fuchsin이나 methylene blue용액으로 가온시켜 염색한 후 증류수로 수세하여 건조시킨 후 광학현미경으로 검경하면서 직접 또는 그림을 그려서 관찰하려는 부분을 가능한 작게 삭정한다.

1% toluidine blue 염색용액 제조

Toluidine blue 0	1gm
Sodium borate	1gm

증류수 100ml에 sodium borate 1gm 넣어 60~70° C에서 녹인 다음, toluidine blue 1gm을 넣고 잘 녹인다. 사용할 때 filter를 하여 사용한다.

Basic fuchsin 염색용액 제조

Acetone	25ml
Distilied water	24ml
Fuchsin, basic	500mg

Toluidine blue 염색용액 제조

Toluidine blue 0	1gm
Sodium carbonate	0.5gm
Distilled water	100ml

Methylene blue 염색용액 제조

Methylene blue	1gm
Sodium hydroxide	약간
Distilled water	100ml

6) Ultramicrotome

박절에 사용되고 있는 microtome에 knife를 고정시키고 시료를 전진시키는 방법으로 다음 두가지 원리를 이용하여 제작되어 있다.

(1) 기계적인 전진 방법, (2) 열팽창에 의한 전진 방법이다. 앞의 것은 Sorvall 회사제품(MT-1, MT-2, MT-5000등)이고 뒤의 것은 LKB 회사와 일본전자, Leitz, Sartorius, Philips, Reichert, Huxley 등의 제품이다.

Ultramicrotome 설치 장소에 중요한 점은 (1) 진동이 적은 곳(도로 및 철도가 가까이 있어도 안되며, 높은 빌딩에 설치했을 때 바람의 영향으로 건물에 진동이 온다), (2) 항온·항습실이 갖추어진 곳(20±2°C, 60% 이하), (3) 공기의 유동이 적은 곳, (4) 먼지가 적고, 청결한 곳, (5) 외인의 출입이 많지 않은 곳, (6) 전류가 일정하게 들어와야 되며, (7) ultramicrotome을 설치한 책상이 튼튼하고 견고해야 한다.

Ultramicrotome을 사용하고자 할 때는 고가 장비이고, 초정밀 기계이며 부품조달 및 아프터 서어비스에 문제가 있으므로 첨부된 설명서를 충분히 숙독해서 기계를 사용하며, 현재 사용하고 있는 사람으로부터 충분한 조언을 듣고 사용하도록 한다.

Ultramicrotome 사용에 필요한 준비물은 grid, Petri dish, grid 보관상자, glass knife 보관상자, tweezers, filter paper, acetone 수용액, syringe(10ml 정도), 면봉에 붙인 털 또는 눈썹 micro pick and probes 등이다.

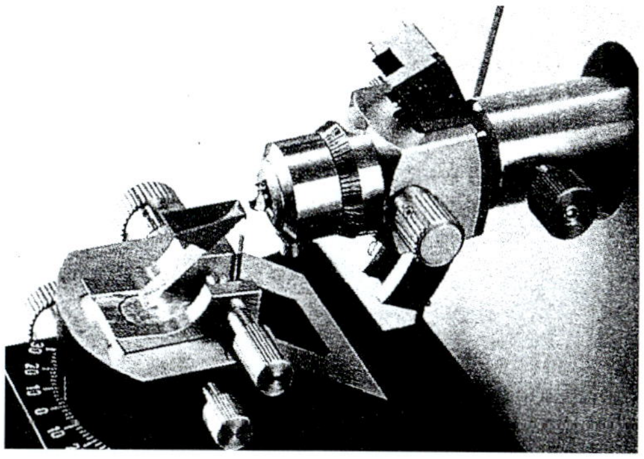

그림 8.1.12 Ultramicrotome

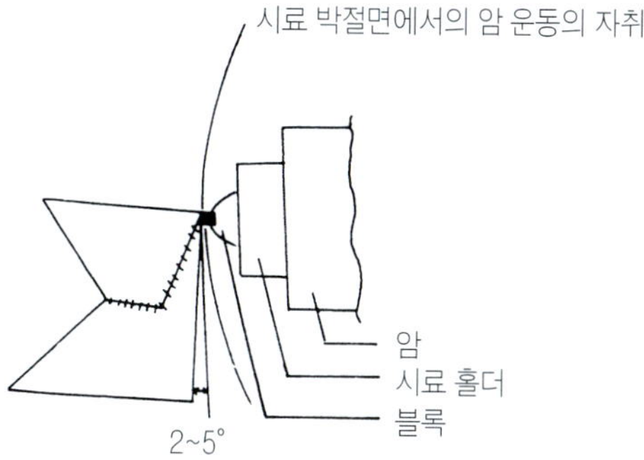

그림 8.1.13 ultramicrotome 틈새각

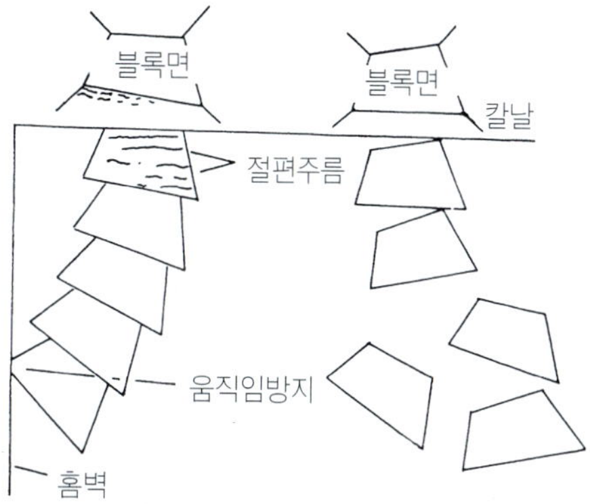

그림 8.1.14 ultrathin section시 ribbon 형성이 안되는 "예"

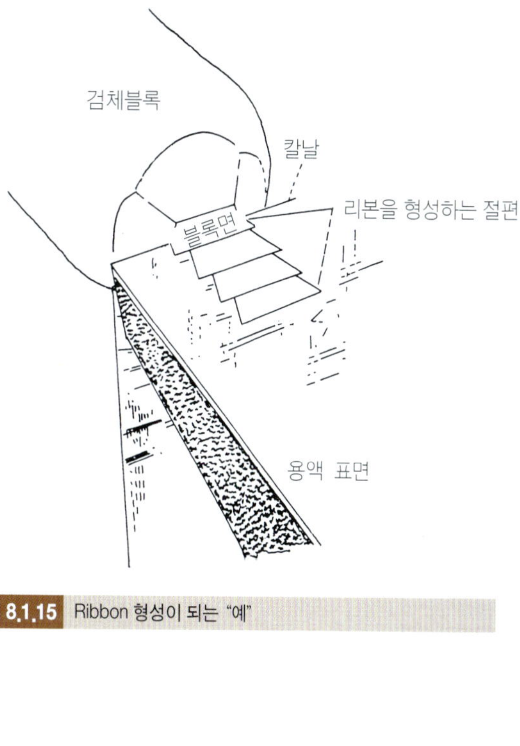

그림 8.1.15 Ribbon 형성이 되는 "예"

이상의 준비가 끝나면 ultramicrotome에 삭정이 끝난 block을 holder에 고정시키고, glass knife를 고정시키고 (1) 전원을 넣는다. (2) Lamp를 켠다. (3) Knife와 lamp의 각도를 조절한다(knife의 각도는 2~5° 사이). (4) Block면에 knife의 그림자를 만들어 block면과 knife 사이를 관찰하면서 천천히 접근시킨다. 이때 block면이 상하지 않도록 주의해야 한다. (5) 수동으로 motor를 움직여 확인한 후 두께를 조절하고 증류수를 knife trough에 적당한 수면(수평)까지 채운 후 박절을 시작한다. (6) 절편의 색을 보면서 silver나 gold색에 맞추어 두께를 조절한다. (7) Cutting 속도는 0.5~2mm/sec 정도로 조절한다. (8) 절편이 나오기 시작하면 ultramicrotome이나 table에 몸체나 손을 닿지 않도록 한다. 몸체나 손이 닿으면 미동으로 절편의 두께가 달라지기 때문이다. (9) 면도날이 좋은 것을 사용하지 않을 경우에는 깎인 선이 고르지 않고 거칠며, 윗면을 나란하게 하지 않으면 ribbon형성이 안되며, 사다리 모양의 밑면이 나란하게 삭정되지 않으면 ribbon이 똑바로 형성되지 않아 knife trough의 옆면에 가서 붙게 된다.

초박절이 끝나면 간섭색이 silver나 gold색을 나타내는 절편만 사용하고 그외의 절편은 pin이나 micro pick로 제거시킨다(표8.1.3)

표 8.1.3 간섭색으로 본 절편의 두께

절편의 두께	색
60nm 이하	Gray
60~90nm	Silver
90~150nm	Gold
150~190nm	Purple
190~240nm	Blue

Grid에 부착하는 방법은 세 가지가 있는데 사용자가 좋아하는 방법을 숙달시키면 된다.

(1) Grid를 수면과 평행으로 수면위에서 grid 중앙부분에 박절편을 붙이는 방법이 있고, (2) 박절편에서 수 mm 떨어진 곳에서 grid를 수직으로 물속에 넣고 2~3 지점에서 박절편을 grid에 부착시켜 수직으로 올리는 방법이 있고, (3) 박절편이 떠있는 수면에 조금 떨어진 곳에서 grid를 완전히 물속에 넣어서 박절편 밑에서 45° 각도로 떠올리는 방법이 있다.

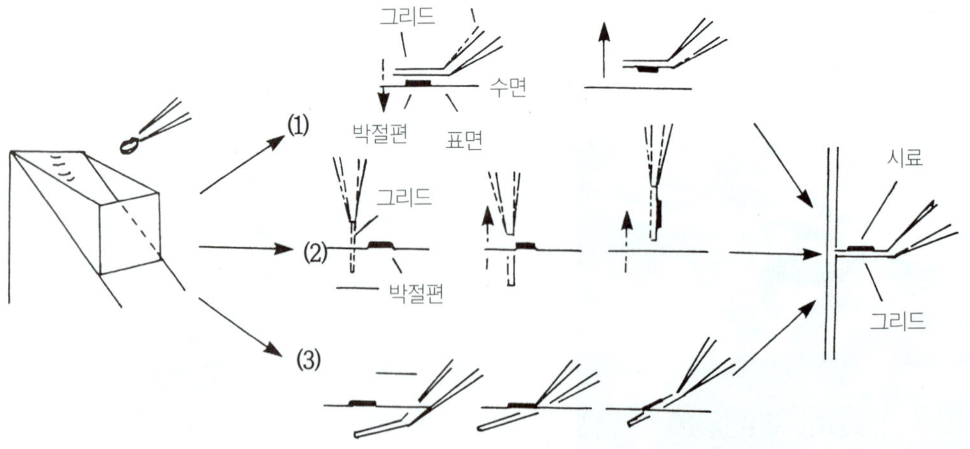

그림 8.1.16 절편을 그리드(grid) 위에 부착하는 방법

박절편이 grid 위에 물과 같이 떠 있는 것을 filter paper로 grid에 직각으로 붙이면 수분은 흡수하고 박절편이 grid에 부착된다.

이것을 실온에서 건조하면 완전히 부착이 되어 다음 전자염색 단계로 진행된다.

표 8.1.4 초박절편 제작시 에러 발생의 원인과 대책

원 인	대 책
박절편 전면이 박절되지 않을 때	1) 실온이 높다. 2) 칼날의 각도가 맞지 않다(각도가 적다). 3) 시료 홀더(holder)가 전진인 안된다. 4) 칼날의 홈에 물이 부족하거나 많다. 5) 포매된 블록이 적당히 단단하지 못하고 연하다.
박절편이 찢어져서 분리 되었을 때	1) 칼날에 흠이 있다. 2) 칼날이 무디다. 3) 고정액 수세, 탈수, 포매가 불충분하여 Epon 수지 침투가 나쁘다.
박절편이 뭉치거나 수축 되었을 때	1) 칼날의 각도가 맞지 않다(각도가 크다). 2) 칼날이 무디다. 3) 블록이 연하고 단단하고, 균일하게 Epon 수지혼합이 되지 않았다. 4) 칼날의 홈에 물이 부족하다.
박절편의 두께가 두껍게 혹은 엷게 박절 되었을때	1) 블록의 경화가 연하거나 단단하다. 2) 칼날이나 블록이 단단하게 고정이 되지 않았다. 3) 초미세 박절기 커팅 구간 선정이 잘못되었다. 4) 칼날의 각도가 맞지 않다(각도가 크다). 5) 칼날의 홈에 물이 부족하다. 6) 박절 속도가 빠르다. 7) 트리밍(Trimming)이 불량하여 시료가 돌출되었다.
연속절편이 박절 되지 않을 때	1) 칼날끝과 시료면이 평행이 되지 않았다. 2) 칼날끝이 균일하지 않다. 3) 칼날의 일부가 물이 묻지 않아서 건조하거나, 절편일부가 칼날에 묻어 있다. 4) 칼날의 홈에 물이 많거나 절단면의 전부가 박절되지 않는다. 5) 공기의 유동이 심하다.
박절편이 블록에 붙거나 블록에 물이 묻을 때	1) 칼날의 홈에 물이 많다. 2) 칼날의 각도가 맞지 않다(각도가 작다). 3) 블록이 연하다. 4) 칼날과 박절편에 정전기가 발생하거나, 실온이 몹시 건조하다. 5) 박절속도가 너무 느리다.

1-9 전자염색

전자현미경에 있어서 세포 또는 조직이 미세구조의 검경을 위해 contrast(전자밀도)를 높이는 방법을 일반 전자염색이라 한다.

한편 광학현미경에 있어 조직화학적 방법을 응용해서 전자현미경 영역에서 특수한 물질 또는 구조물만을 선택적으로 염색하는 방법을 전자현미경 조직화학적 방법이라고 한다. 이것을 일 반 전자염색과 구별하는데 있다.

일반 전자염색은 중금속염의 용액을 작용시켜 전자밀도를 증가시키는 방법이고 전자염색은 초박절편의 제작도를 증가하는 방법이며, 전자염색은 초박절편을 제작하는 과정에서 실시하는 block 염색 방법 (1) 고정후(탈수 전)염색 (2) 탈수 중 염색 (3) 포매 전(탈수 후) 염색과 박절을 해서 절편을 grid위에 올려 놓은 후 염색하는 방법 등이 있다.

다음은 절편 염색법을 기술하기로 한다. 일반적으로 사용하는 이중 전자염색은 Watgson법의 1) uranyl acetate 염색법과 Reynolds법의 2) lead citrate 염색법이 있다.

1) Uranyl acetate 용액 만드는 방법(Watson, M.L법)

Uranyl acetate 포화 수용액은 uranyl acetate powder를 증류수, ethanol, methanol등에 포화시킨 후 1일 방치해서 사용하는 것이 좋다. 염색은 열 또는 광선에 분해되기 쉬우므로 갈색병에 넣고 밀봉하여 실온에 보관한다.

염색시간은 20~40분 정도가 좋다.

2) Lead citrate 용액 만드는 방법(Reynolds, E.S법)

제1용액:	Lead nitrate{P(NO3)2}	1.33gm
	Sodium citrate{Na3(C6H5O7)	1.76gm
제2용액:	1N sodium hydroxide{NaOH}	8gm

증류수 30ml에 lead nitrate를 완전히 용해시킨 후 sodium citrate를 넣으면 우유빛이 된다. 이 용액을 30분간 흔들어 준 다음, 제2액인 1N NaOH 8ml를 방울 방울 떨어뜨린 후 전체량이 50ml 되게 증류수를 보충한다. 이 용액의 pH는 12±0.1이다. 이때 용액은 무색 투명해야 되고 조금이 혼탁이 있어도 버리고 다시 만든다. 염색시간은 5~10분간 정도가 좋다.

염색액 보관은 유리병이나 polyethylene bottle의 입구를 paraffin으로 잘 봉한 뒤 냉장고에 보관하면 약 6개월 정도 사용할 수 있다. 염색방법은 제품화된 염색상자에서 염색을 하든지 아니면, petridish를 놓는데 절편이 붙은 쪽을 아래로 해서 염색액 위에 띄우는 방법과 grid를 침전시키는 방법을 이용한다.

염색시간이 끝난 후 washing bottle을 이용해서 증류수로 3회 정도 씻어내고 다음 염색을 한다.

전자염색에서 주의사항은 (1) uranyl acetate는 장시간 염색용액으로 방치하면 가수분해가 되어 염색성이 저하된다. (2) 염색시 호흡에서 나오는 탄산가스는 염색에 오염을 시키므로 주의한다. (3) 염색의 오염을 방지하기 위하여 petri dish안에 sodium hydroxide를 적당량 넣어주면 오염을 방지하기도 한다. (4) 염색용액을 사용할 때는 염색병이 흔들리지 않도록 해서 혼탁이 없이 중간 부위에서 스포이트(squirt)로 빨아내어 사용하도록 한다. (5) 염색용액 혼탁이 있으면 버리고 새로운 것을 사용하도록한다.

(6) 염색시에 grid와 번호가 바뀌지 않도록 조심하여 행한다. (7) 염색용액을 함부로 버리면 수질오염의 요인이 되므로 쓰고 남은 염색용액은 한곳에 모아서 폐수처리장에 버려야 한다. (8) 염색용액을 제작하여 보관은 냉암소에 하고 빛, 열이 높은 곳은 산화 및 염색용액의 변질이 되며 염색성이 떨어진다. (9) lead citrate염색용액은 pH가 중요한데 pH가 낮아지면 염색 후 lead 침착물이 생겨 contamination의 원인이 된다. (10) 염색 후 충분히 수세하면 contamination을 방지할 수도 있다.

2. 주사전자현미경(Scanning Electron Microscope, SEM)

주사현미경이 처음 생명과학에 응용된 것은 1960년대 이후부터이다. 전자선을 검체에 조사하면 검체로부터 2차전자(secondary electron), 반사전자(back scattered electron), 오거전자(Auger electron), X선, 음극 루미네선스(cathode luminescence), 빛 등이 방출된다. 이 전자 probe를 텔레비전의 화면과 마찬가지로 시료에 주사(scanning)하여, 여기에서 나오는 전자 및 전기파(electromagnetic wave)를 신호로 하여, 브라운관(cathode ray tube) 위에 밝기의 변화로서 상을 나타내도록 만든 장치를 주사전자현미경(SEM)이라 한다. 다시 설명하면, 검체의 각 점에서 방출된 전자 또는 전자기파의 크고 작은 양의 contrast는 브라운관에 화상으로 나타나게 된다. 주사현미경은주로 2차전자를 주로 이용하는데, 2차전자의 발생량은 검체 표면의 요철(凹, 凸) 상태로 나타나게 된다.

검체를 주사전자현미경 관찰하는 방법은 재료의 특성과 연구의 방향에 따라서 결정된다. 관찰 방법은 표면을 입체적으로 볼 수 있는 방법, 조직의 내부를 뵈 위해서 액화질소를 이용하여 조직을 할단하여 보는 방법, 임계점 건조 후 할단하여 보는 방법, ion coater를 이용하여 Jon etching으로 보는 방법, osmium tetroxide 용액을 이용하여 할단 조직을 maceratiion하여 보는 방법, vascular casts로 조직속에 혈관계 만을 관찰하는 방법, 체액이나 배양 세포를 관찰하는 방법 등 여러 가지 방법이 응용된다. 일반적으로 생체의 검체는 전도성이 없기 때문에 검체에 ion 증착을 하면 전도성이 좋아진다.

여기에서는 생체에 많이 응용되고 있는 표면 관찰에 대하여 설명한다.

1) SEM에서 생물 조직의 특성

검체를 주사현미경으로 관찰하기 위해서는 몇 가지의 조건에 부합되어야 한다. (1) 주사현미경은 고진공 내에서 전자파를 주사시키므로, 고진공의 환경에서도 견딜 수 있어야 하고, (2) 조직이 강한 전자선 조사에 의해 손상되지 않아야 하며, (3) 2차 전자의 방출 효율이 높아야 한다. 그러나 조직은 일반적으로 단백질, 지질, 당질 그리고 이들의 복합물질을 주성부으로 하는 불안정한 구조이기 때문에 사후변화를 일으키기가 쉽고, 일부 조직을 제외하면 모두가 화학적으로 C, H, O, N 등의 가벼운 원소(light element)만으로 구성되어 있다. 이러한 검체는 주사전자현미경 관찰 조건상 위약하거나 불충분상태이기 때문에, 상기한 조건에 맞도록 검체를 만들어서 사용해야 한다.

그림 8.1.17에서 보는 바와 같이, 주사전사현미경의 검체 세작의 일반적인 방법은, (1) 관찰을 방해하는 것과 같은 검체 표면의 부착물을 제거하기 위해 세척의 과정을 거치고, (2) 조직 구조의 보존과 그 주된

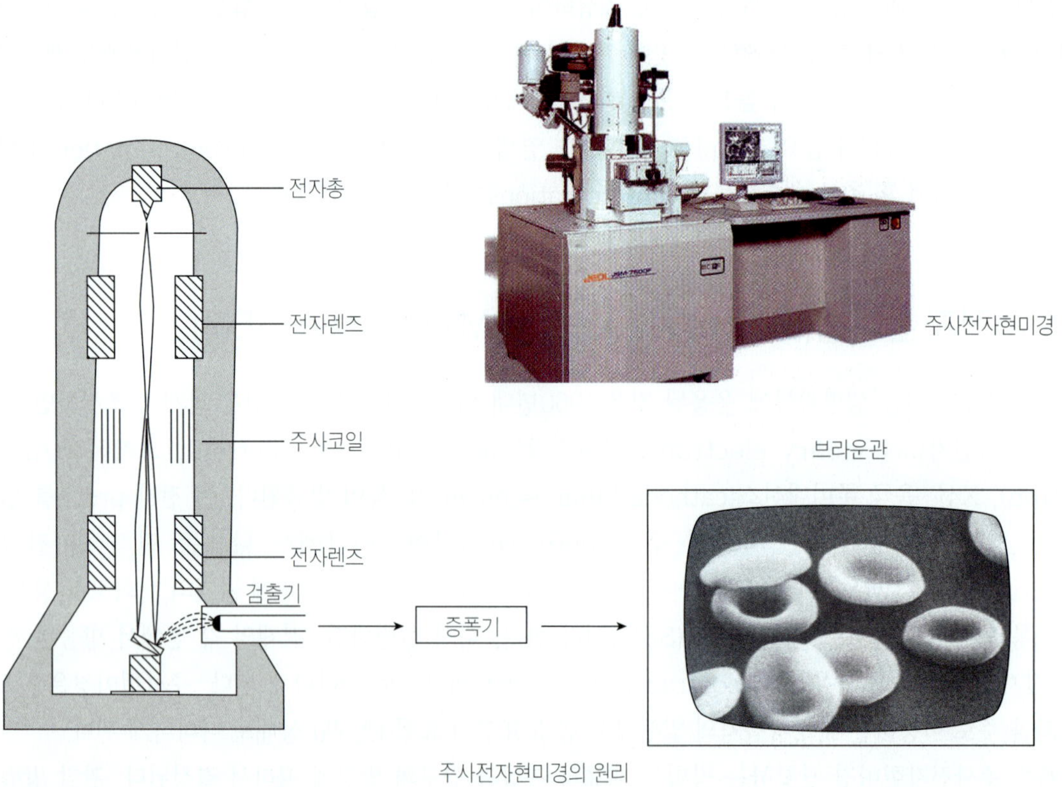

그림 8.1.17 소장의 장점막의 주사전자현미경

구성 성분의 화학적인 안정화를 위해 고정의 과정을 거치며, (3) 고진공 안에서 변형, 수축, 그리고 전자선 손상 등을 방지하기 위해서 탈수 및 임계점 건조(critical point drying)라는 조작을 거치게 된다. 그리고 (4) 검체 표면의 전도성을 좋게 하기 위해서 검체 표면에 매우 엷은 중금속으로는 덮는 조작, 즉 금속 코팅을 하는 등의 조작을 거친다. 여기에서는 일반적으로 SEM을 많이 이용하는 방법인 표면 관찰에 대한 방법을 설명한다.

2) SEM 제작 순서

(1) 검체의 적출

생리식염수로 혈액, 점액 등을 수세한 다음 2×2×1mm에서 5×5×3mm크기로 저온 고정용액내에서 세절한다.

(2) 고 정

A. 2~2.5% glutaraldehyde 용액(1~4°C, pH 7.0~7.4)으로 1~2시간 진탕고정한 다음 buffer로 수세한다.

(3) 탈 수

50%, 70%, 80% 및 95%의 계열 ethanol에 각각 30분씩, 그리고 무수 ethanol에 1시간 탈수시킨다.

(4) 건 조

건조에는 동결건조법, 임계점 건조법 및 동결시료대법이 있다.

〈임계점 건조법〉

생물시료는 다량의 수분을 함유하고 있는데 건조시킬 경우 형태의 변화로 artifact가 생긴다. 그 변화를 최소한도로 줄이는 방법이 CO_2 용액을 이용한 임계정 건조법이다.

검체를 고정, 탈수 후 ethanol과 CO_2 용액과의 중간제 역할을 하는 isoamyl acetate 용액을 넣고 난 뒤 임계점 건조를 실시하여야 한다. 중간제인 isoamyl acetate는 독성가스를 발생시키며 휘발성도 강하여 호흡기를 자극하므로 취급시 주의를 요한다.

임계점 건조기(critical point dryer)작동법은 설명서를 참조하고 현재 사용하고 있는 사람으로부터 충분한 조언을 듣고 사용하도록 한다.

(5) 검체대의 고정

임계점 건조가 끝난 검체를 위에 붙여야 되는데 이때 사용되는 접착제로는 silver paste, carbon paste, 목공용본드 등이 사용되어진다.

(6) 증 착

검체대 위에 조직이 접착되어지면 시료 자체는 전도성이 없기 때문에 금속이나 carbon으로 증착(coating)을 실시하여야 한다.

증착기(ion coater)의 target는 Au나 Au-Pd, Pt, Pt-Pd등이 사용되어진다. Carbon 증착은 high vacuum evaporator에서 증착이 가능하다.

(7) 관 찰

증착된 검체조직을 주사전자현미경(scanning electron microscope)에 장착한 후 조직내 미세구조를 관찰한다.

3. 전자현미경 사진 제작 방법

전자현미경 관찰은 상(image)에 나타난 형태를 육안적으로 관찰 평가한 후에, 전자현미경에 부착되어 있는 카메라로 사진을 찍은 후 현상과 인하를 적절하게 진행시키는 것이 중요하다. 이것은 연구의 근거가 되는 최종의 결과이기 때문에 더욱 그러하다. 일반적으로 투과전자현미경은 매우 단단한 특성을 갖고 있는 오토크로매틱(orthochromatic)필름을 이용한다. 현상은 일반적으로 생체의 경우 상의 콘트라스트

(contrast)가 낮기 때문에 비교적 단단한 미립자 현상액을 사용하여 현상한다. 주사전자현미경은 브라운관에 표시된 화상을 촬영하기 때문에, 보통의 흑백(black and white)용의 필름이 이용된다(ISO 100~400의 Tri X pan).현상은 부드러운 미립자 현상액이 사용되며, 최근에는 즉시 관찰하기 위한 방법으로 폴라로이드(polaroid) 필름이 사용되기도 한다.

1) 시약 만드는 법

(1) TEM film현상액

〈주성분과 역할〉

필름 현상액의 주시약은 metol과 hydroquinone인데 이들은 감광된 할로겐화은에 작용하여 은을 환원시키는 작용을 하게 되는 이 두가지 시약의 양에 따라 흑백의 차, 즉 콘트라스트가 좌우된다.

그래서 연조의 화상을 얻으려 할 때는 metol의 양을 증가시키며 경조의 화상을 얻으려 할 때믄 hydrouinone의 양을 증가시킨다.

일반 필름의 경우에는 metol과 hydroquinone의 혼합비율은 1대 2내지 1대 3정도로 하고 있으나 TEM 필름 현상액에서는 1대 9로 만들어 쓰고 있다.

그 다음 현상보조약으로서는 보항제(preservative), 촉진제(accelerator), 억제제(restrainer)가 있는데 보항제(또는 보호제라고도 함)는 현상주약의 산화되기 쉬운 성질을 막고 현상액의 수명연장과 현상을 촉진하는 작용도 한다. 보항제로 쓰이는 약품은 무수아황산소오다(Na2SO3)이며 이 약품의 농도가 1L 중 100mg 정도 이상이 되면 감광막 중의 할로젠화은을 용해하는 작용이 있어 미립자 현상에 이용된다.

촉진제는 현상진행을 촉진시키는 알카리성 약품으로 굳은 젤라틴(gelatin)막을 빠른 시간에 연화시켜 현상액의 침투를 용이하게 한다. 보통 미립자 현상액에는 약알카리(붕사 등)가 들어가고 경조의 현상액을 만들 때는 강알카리(가성칼리, 가성소오다 등)가 들어가게 되는데 TEM 현상액에는 무수탄산소오다(Na_2CO_3)를 쓴다.

촉진제는 입자와 현상시간 등에 영향을 미치기 때문에 목적에 알맞는 약품을 선택하는 것이 좋고, 그양도 적정략을 초과하지 않는 것이 좋다. 촉진제으 양이 많으면 화학적 포그(chemical fog)를 일으키기도 한다. 억제제는 급격한 현상작용을 막고 현상중 발생되는 포그를 막으며 화상의 청정을 기하는 목적이 있다. 미립자현상액에는 사용되지 않으나 강알카리성 현상액에 배합된다.

억제제로는 주로 브롬카리(KBr)를 사용하나 너무 많이 첨가할 경우 현상작용을 억제하여 현상시간이 연장되고 색조가 갈색으로 변하기 쉽다.

〈현상액의 조제〉

현상액 완제품(kit)일 때는 특수용해제가 배합되어 그대로 물에 용해시켜도 무방하나 조제하여 쓸 경우에는 반드시 순서에 따라 용해시키는 것이 중요하다. 처방순서는 먼저 현상주약, 보항제, 촉진제, 억제제의 순서로 용해시킨다. 용해시키는 물은 가능하면 증류수를 쓰며 용해온도는 50°C가 좋다. 조제용구도 철제를 피하고 유리, 플라스틱 또는 스텐레스류를 쓰는 것이 좋다.

〈FD-131 조제법〉

Metol	4gm
Sodium sulfite, anhydrous(Na2SO3)	300gm
Hydroquinone	36gm
Sodium carbonate, anhydrous(Na2CO3)	116gm
Patassium bromide(KBr)	-24gm

위 시약을 정확히 달아서 50°C의 증류수 300ml에 순서대로 용해시킨 후 총 용액 양이 4,000ml가 되도록 증류수를 붓는다.

현상시에는 원액을 그대로 사용하며, 현상조건은 20°C에서 4분에서 6분 정도로 한다.

(2) SEM film현상액

SEM용 필름 현상액은 조제하지 않고 현상액완제품(kit)을 쓰고 있다.

미립자 현상액의 종류는 D-76, FD-122, SD-3, DK-20, DK-25, Agfa14, Microdol-X 등이 있는데 성분은 비슷하나 각 회사마다 다른 이름들이 붙여져 있다.

일반적으로 많이 쓰이고 있고 SEM용 필름 현상액으로 쓰이고 있는 D-76은 보항제가 많고 촉진제가 약알카리이기 때문에 액의 수명이 길고, contrast도 강하지 않아서 확대용 현상액으로 사용되고 있다.

D-76의 성분은 다음과 같으며 주로 상품화된 완제품(kit)을 사용한다.

Meto	2gm
Sodium sulfite, Anhydrous(Na2SO3)	100gm
Hydroquinone	5gm
Sodium borate(Borax)	2gm
1000cc에 용해되는 양	

현상액을 만드는 법도 비교적 간단하여 52°C의 증류수 4000ml에 완제품 1캔(5L용 530gm)을 그대로 부어 녹인 후 총 용액 양이 5000ml가 되도록 물을 더 부으면 된다.

SEM용 필름을 Verichron Pan(Kodak)이나 Tri-XPan Prof(Kodak)로 사용할 경우 20°C의 D-76 현상원액에 8분 정도 현상한다.

(3) 인화용 현상액

인화용 현상액 역시 보통 완제품(kit)을 쓰고 있는데, 그 종류로는 D-72, SD-2, Dectol, FD-105, Anscol 125의 국내제품인 Pipidol 등이 있다.

현상액을 만드는 법은 대체로 간단하며 40°C의 물 4000ml에 Pipidol 1캔(432gm)을 부어 녹이면 된다(stock solution).

인화용현상액은 film 현상액과 달리 원액을 그대로 쓰지 않고 1:1내지 1:2로 희석하여 사용한다(working solution).

Pipidol은 1:1로 희석하여 쓰며 현상조건은 20°C에서, 확대지인 경우 1분 30초 내지 2분간 하며 밀착지일 경우는 1분 내지 1분 30초간으로 한다.

(4) 정지액

정지액(stop bath)은 알카리액인 현상액에서 진행되던 화상을 정지시키며 포그(fog) 현상을 막고 정착액의 수명을 연장시키는 역할을 한다.

보통 물 1000ml에 빙초산(glacial acetic acid)을 15ml 정도 부어 사용한다.

정지액에서는 20초 내지 30초간 담구었다가 정착단계로 옮기면 된다.

(5) 정착액

정착(fixation)은 필름 감광막의 브롬화은 중 감광된 부분이 빛의 양에 따라 현상에 의하여 환원되는데 환원되지 않고 남은 브롬화은을 제거하여고정상을 만드는 것을 말하며 이 정착에 의하여 금속은만 검게 필름면에 남게 된다.

정착제로는 티오황산소오다($Na_2SO_3-5H_2O$)가 사용되는데 이것을 하이포(hypo)라 부른다.

정착액의 성분은 하이포, 아류산소다 및 초산 등으로 이루어지는데 이것 역시 완제품(kit)을 사용하고 있다.

정책액을 만드는 법은 28°C이하의 물 3000ml에 Hypo 한포를 부어 완전히 녹인 후 총 용액 양이 4,000ml되게 물을 더 붓는다. 정착온도는 18~22°C가 좋으며 정착시간은 액의 신선도에 따라 약간의 차이는 있으나 필름의 경우 막이 맑아질 때까지 소요된 시간의 두 배 정도로 하고 있다

(6) 시약 보관법

현상액은 공기 중의 산소와 접촉하면 산화작용을 일으키므로 활성이 약하여지고 현상능력이 저하된다. 현상액은 보통 황갈색으로 변색되면 못쓰는 것으로 간주하면 된다.

만약 이러한 액을 그대로 사용하게 되면 취소진의 증가로 인해 취화생성물이 생기게 되고 현상진행이 억제되며 화상이 연조로 되며 현상얼룩이 남게 되므로 적정한계 이상으로는 사용하지 않는 것이 좋다.

암실시약은 공기와 접촉하면 산화작용을 일으키므로 반쯤 채워넣는 것보다 밀폐용기에 가득 채워두는 것이 좋으며 용기는 다갈색으로 착색된 유리병이 좋다.

액의 수명은 현상액의 강약과 횟수 등에 영향을 받게 되므로 확실한 사용기간을 정할 수 없으나 갈색병에 원액 그대로 가득 채워 보관할 경우 3개월 내지 6개월간 사용이 가능하다.

물과 희석하여 쓰는 경우나 tray 현상의 경우에는 액의 수명은 24시간 정도이나 작업량이 많을 경우에는 중간에 시약을 한번 더 갈아주는 것이 좋다. 액의 보관은 서늘하고 직사광선이 비치지 않는 곳이면 실온보관을 해도 무방하나 오래 사용하지 않을 경우나 실온이 높을 때는 냉장보관하는 것이 좋다.

정착액은 오래 사용하여도 쉽게 황갈색으로 변색되지 않으므로 정착액의 사용능력을 측정하려면 정착액 10ml에 4%의 옥화카리액 1ml를 가하여 황색침전이 생기면 사용불능으로 판정하고 반응이 없으면 그대로 사용할 수 있다.

정착액의 수명은 트레이(tray)에서는 1주일 정도이며 밀폐된 병에 가득 채워서는 3개월까지 보관할 수 있다.

2) Film과 photopaper(인화지) 사용법

(1) 암실의 조건

암실의 첫째 조건은 광선이 조금도 새어 들어오지 않아야 한다. 그 다음 암실은 밀폐되어 있으므로 자칫하면 위생상 좋지 않은 탁한 공기 속에 작업능률도 저하되기 쉽다. 그러므로 환기장치를 잘하여 신선한 환경을 만들어야 하며 배수가 잘 되어야 한다. 또한 암실은 다른 곳과 달리 어두운 환경에서 작업하게 되므로 복잡한 것을 피하고 능률적으로 작업을 처리해 나갈 수 있도록 등선을 짧게 하는 것이 좋다. 암실등은 반드시 규격제품을 써야 하며 최소한 작업대에서 1m 이상 높게 달아야 한다.

방도 가능하면 두 개의 방, 즉 현상실과 건조실을 분리하여 쓰는 것이 좋으며 암실 문은 반드시 이중으로 하며 암막장치를 하여 안전하게 한다.

안전등은 되도록이면 간접조명하는 것이 좋다고 하며 이렇게 하기 위해서는 벽이나 천정의 색깔도 어두운 색보다 안전광을 잘 반사하는 맑고 따뜻한 색(백색이나 cream색)으로 정하는 것이 좋다고 한다.

또한 암실은 진동이 적은 곳이어야하며 이렇게 하기 위해서는 바닥을 콘크리트로 하는 것이 좋다고 한다.

(2) TME film 사용법

TEM film은 낱장으로 포장되어 있으며 크기는 8.2×11.8cm이며 1통에 100장으로 포장되어 있다. TEM 필름은 다른 필름과 달리 각도가 비교적 낮아서 적색의 안전광을 켜 두고 작업하여도 무방하다.

먼저 필름을 만지기 전에 손을 비눗물로 깨끗이 씻어 필름에 지문이 남지 않도록 한다(이때 얇은 비닐장갑을 껴도 좋다). 필름은 가능하면 변연부위를 잡도록 하며 막면이 긁히지 않도록 세심한 주의를 하여야 한다. 또 막면과 뒷면을 잘 구별하여 필름 카세트에 잘못 꼽히는 일이 없도록 한다(안전광에 비추어 보어 색깔이 옅은 쪽이 막면이고 어두운 쪽이 뒷면임). 이때에도 필름을 안전광에 너무 가까이 가져가는 일은 삼가하여야 한다. 암실에서 개봉된 필름을 전자현미경에 장착하여 촬영할 수 있도록 필름 카세트에 다음과 같이 꽂는다. 이때 필름을 카세트 홈에 완전히 끼어 필름과 카세트가 접하는 면이 완전 밀착되도록 한다. 이렇게 꼽힌 필름을 뒤집어(막면이 아래로 향하도록) 매거진(magazine)에 넣는다. 이렇게 30장을 넣은 다음 뚜껑을 잘 닫아 암주머니(change bag)에 넣어 전자현미경에 장착하기 전에 진공통 속에 넣어 진공시켜 둔다. 전자현미경을 이용하여 촬영한 필름은 역시 암주머니에 넣어 암실에 가져오게 되는데 이것을 필름 랙(film rack)에 겹치지 않도록 가지런히 꼽아서 현상단계로 넘어간다.

(3) SEM roll film 감는 법

SEM film은 TEM 필름과 달리 감도가 높기 때문에 안전등을 사용하지 못한다(트레이 현상의 경우에 형광판을 사용할 수는 있다). 이 필름 역시 지문이 묻지 않도록 손을 깨끗이 씻은 후 암실 내 전등을 모두 끄고 릴(reel)에 필름을 감는데 막면에 손이 닿지 않도록 주의하면서 막면이 릴 안쪽으로 향하도록 감는다. 이때 필름을 약간씩 움직여 보다 조금 움직일 정도이면 제대로 감기고 있는 것이고 전혀 움직이지 않으면 필름이 릴에 물려 있는 상태이므로 풀어서 새로 감아야 한다.

필름이 릴에 고르게 걸쳐지지 않고 필름 끼리 서로 겹쳐지면 못쓰게 되므로 헌 필름으로 충분히 연습하여 실패하지 않도록 하여야 한다.

요즘은 감는 방식의 릴보다 끼워넣는 식의 릴이 나와 초보자도 쉽게 할 수 있다.

(4) 35mm film 감는 법

35mm film 역시 안전등을 사용하지 못한다. 취급방법은 SEM용 필름과 거의 동일하나 그 넓이가 좁고 길이가 길므로 릴에 필름을 감을 때 막면이 긁히지 않도록 주의하여야 한다.

완전히 감겨져 버린 필름은 암실에서 꺼내가 무척 불편하고 잘못하면 긁힐 염려가 있으므로 촬영이 끝난 후 필름을 감을 때 필름의 끝부분을 조금 남겨두고 감는 것이 좋다.

필름을 감는 방법은 역시 막면이 릴의 안쪽으로 향하도록 하고 필름이 릴에 고르게 걸쳐지도록 움직여 보면서 감는 것이 좋다. 이 필름의 막면과 뒷면을 구별할 때는 덜 반짝이는 쪽이 막면이고 더 반짝거리는 면이 뒷면이다.

(5) Contact film 사용법

EM slide용 필름으로 밀착이나 축소에 사용하고 positive 필름이다.

이 필름의 크기는 201×252mm와 118×163mm의 두 종류가 있고 두께는 0.1mm인데 보통 원하는 크기만큼 잘라서 쓴다. 이것도 TEM 필름처럼 1통에 100장씩 포장되어 있으며 안전등을 켜두고 작업할 수 있다.

이 필름을 암실에서 개봉하여 작두나 가위로 긁히지 않게 원하는 크기 만큼 자른다(이때 여러 장을 함께 자르지 말아야 한다. 꼭 한 장씩 한 장씩 자를 것).

잘라진 필름을 원하는 필름(현상된 negative 필름)의 막면과 contact 필름의 막면을 겹치게 하여 contact용 printer에 넣어 확대기로 노광하여 현상단계로 가져가게 된다. 또 축소를 원할 때는 확대기에 축소용 렌즈(lens)를 끼워 넣고 negative 필름을 확대기에 넣은 다음 초점(focus)를 잘 맞추고 contact용 필름의 막면을 확대기쪽으로 향하도록 놓은 다음 조리개를 조절하고 시간을 맞추어 노광한다. 이때 contact용 필름의 막면과 뒤면을 구별할 때도 안전등에 비추어 보아 색깔이 옅은 쪽이 막면이고 어두운 쪽이 뒷면이다. 이렇게 노광된 필름은 현상단계로 넘어간다.

(6) Photopaper 사용법

인화지의 구조는 지지체(원지)와 바라이드층, 유제층, 보호막으로 이루어져 있다.

인화지의 원지는 현상액에서나 물에도 풀리지 않는 특수한 지질로 되어 있으며 바라이드층은 원지의 굴곡을 메우기 위하여 도포된 층이며 보호막은 유제층의 보호를 위해 젤라틴막으로 얇게 도포되어 인화지의 마찰로 인한 가부리를 방지하고 광택도 나게 하는 작용을 한다. 그러니까 빛을 받아 인화작업이 이루어지게 되는 것은 이 유제층에 의해서 이루어진다. 인화지에 도포된 유제는 필름의 유제층보다 얇고 유제속도도 상당한 차이가 있다.

인화지의 종류는 그 성질(강도, 감색성, 색도 등)에 따라 다르나 보통 밀착지, 겸용지, 확대지로 나눈다.

밀착지(chloride paper)는 밀착기(contact printer)를 이용하여 원판과 같은 크기의 사진을 만들고자 할 때 선택되는 인화지로 gaslight지 또는 염화은지라고도 한다.

밀착지는 인화지 중 감도가 제일 느린 염화은이 유제로 도포되어 있어서 빛에 감광되는 속도가 가장 느리다. 그리고 황색에 대하여는 색맹이므로 안전등은 황색을 사용한다.

겸용지(chloro-bromide)는 염화은과 취화은이 조합된 유제가 도포되어 contrast의 조절 범위가 가장 넓어 부드러운 화조를 얻을 수 있다.

이 인화지의 감도는 중간으로 표현되며 풍경사진 등 명암의 깊이가 있는 사진을 제작하는 데 좋다. 이 경우 적색과 황색의 안전등을 사용한다(표8.1.5).

표 8.1.5 인화지의 종류에 따른 감도비율

종 류	감도비율
인상용 밀착지	1~5
일반 밀착지	2~10
겸용지	50~300
확대지	200~1,000
고감도의 필름	200,000

확대지(bromide)는 취화은이 유제로 도포되어 감도는 위의 두 인화지 중 감도가 제일 빠르다.

인화지의 종류에 따른 감도비율은 다음과 같다.

보통 인화지는 400mu전후의 단파장 빛에 민감한 특성을 가지고 있으며 인화지의 기호가 높을수록 빛에 둔감하고 기호가 낮을수록 빠른 감도를 가지고 있다. 관용도로 본다면 인화지 중 밀착지가 넓고 겸용지 확대지의 순서로 된다.

따라서 기호가 높은 인화지일수록 관용도는 넓어지는 경향이다.

인화지는 반드시 기호가 붙어 있으며 이 기호에 의해 콘트라스트가 좌우된다. 그리고 인화지의 기호가 높을수록 경조이며 낮을수록 연조가 된다. 그러므로 원판의 콘트라스트가 높을 때는 인화지의 기호는 낮은 것을 택하고, 원판의 콘트라스트가 낮을 것은 높은 기호의 인화지를 택하여 균형(balance)를 맞춘다.

이밖에도 기호가 붙지 않은 무호지가 있는데 이것은 다른 인화지와 달리 임의로 콘트라스트를 조절하게 되어 있고 감도가 빠르기 때문에 안전등을 사용하지 않고 작업해야 한다. 그러나 인화지의 1,2,3,4 및 5호지에 해당하는 콘트라스트를 마음대로 조절할 수 있는 장점이 있다.

3) Film 현상법

(1) TEM film 현상법

전자현미경실에서 촬영이 끝난 필름은 암실로 가져와서 현상하게 되는데 현상방법은 먼저 현상액을 만들어 20°C에 맞추어 현상통에 붓고 같은 방법으로 정지액 정착액도 준비하여 통 속에 붓고 왼쪽부터 순서대로 현상액, 정지액, 정착액을 놓는다(이때 이들 액을 너무 가까이 놓아 액이 혼합되는 일이 없도록 주의한다).

1통에 들어가는 액의 양은 3200~3500ml 정도가 된다. 시약을 준비한 다음 문을 닫고 불을 끄고 안전

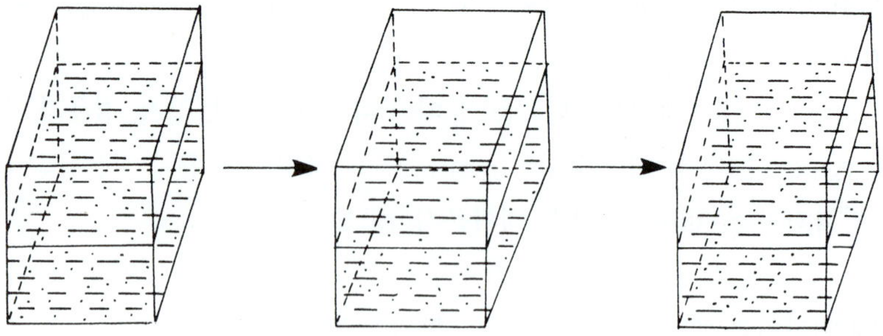

그림 8.1.18 현상액, 정지액 및 정착액

등을 켠다.

일정한 시간(4~6분)에 스톱워치(stop watch)를 맞추고 암보자기에 싸여진 필름을 꺼낸다.

필름 카세트에서 우선 필름 한장만을 꺼내어 시험현상을 한다. 이렇게 해야 많은 필름을 한꺼번에 실패하는 일이 없다.

한 장의 필름을 필름 팩(film pack)에 넣어 스톱워치를 틀고 현상액에 넣어 흔들어 준다. 약 20~30초에 한번씩 필름을 현상액에서 꺼내어 현상진행정도를 확인한다.

어느 정도 현상이 다 되었다 싶으면 스톱워치를 끄고 정지액에 넣어 20 내지 30초간 흔들어 준 후 정착액에 넣어 흔들어 주며 막이 맑아지는가를 본다.

정착액에서 막이 완전히 맑아지면 view box에 불을 켜고 필름에 묻은 정착액을 완전히 씻어낸 다음 물기를 뺀 후 필름 건조기(film dryer)에 넣어 건조시킨다.

다 마른 필름은 흠이 나지 않게 필름 봉투에 넣고 촬영일자와 필름 번호를 적은 다음 인화단계로 가져가게 된다.

(2) SEM film 현상법

Roll film 현상방법은 tray 현상법과 tank 현상법이 있다.

먼저 tray 현상법은 현상접시(tray)에 현상액, 정지액, 정착액을 왼쪽으로부터 오른쪽으로 순서있게 배열한다(용액의 온도는 20°C로 맞출 것). 그런 다음 불을 모두 끄고(주로 형광판을 이용) 필름 양끝 끝에 클립(clip)을 물려 액이 고루 묻도록 필름을 상하로 교반하면서 현상한다.

현상액에 필름을 넣기 전에 깨끗한 물에 필름을 윤활시킨 후 현상액에 담구면 좋다. 안전등은 암록색이나 형광판을 사용하여 현상 진행과정을 보게 되는데 육안으로 현상진행상태를 확인, 조절한다는 것은 오랜 훈련과 노력이 필요하므로 초보자에게는 어렵다.

보통 현상액에 담근지 1분 30초부터 상이 희미하게 나타나기 시작하여 3분 정도 지나면 상의 윤곽이 잡히기 시작하며 대체 5분 내지 6분 정도에서 표준현상이 된다. 이렇게 하여 현상이 끝나면 정지액에 담구었다가 정착액으로 옮겨 5분 정도 교반 후 막이 맑아지면 수세하여 말린다. 탱크현상은 보통액의 성능이 약한 미립자 현상액을 사용하기 때문에 연조로 현상관용이 넓어져 빛을 적게 받은 음영부 부분의 모양이 잘 나타나고 현상 중 상처가 생기지 않아 깨끗한 사진을 얻을 수 있다.

탱크현상은 현상액의 성능, 온도, 시간에 의존하기 때문에 처방에서 제시한 정확한 데이터에 입각하여 행해야 한다.

SEM용 roll film 현상탱크에 필요한 용액 양은 보통 500ml 내지 600ml이며 원액 그대로 사용할 경우에는 반복해서 사용할 수 있다.

현상방법은 20° C에 맞추어진 현상액을 현상탱크에 500ml 정도 붓고 시계를 맞추어 놓은 다음 불을 모두 끈다.

앞에서 기술한 방법대로 필름을 감아 스톱워치를 누르고 릴(reel)을 현상액에 담그고 뚜껑을 꼭 담는다(뚜껑을 닫은 후에는 불을 켜도 좋다). 그리고 현상이 다 진행될 때까지 조금씩 흔들어 준다. 시계의 알람이 울리면 시계를 끄고 정지액, 정착액의 순서로 액을 갈아 넣어준다.

현상할 필름이 많아 현상액을 반복하여 사용할 경우 현상시간을 약간씩(1 롤당 30초 정도) 연장시켜 주는 것이 좋다. 정착이 끝나면 수세하여 말리면 된다.

(3) 35mm film 현상법

35m 필름 역시 현상방법은 SEM용 필름과 거의 동일하다. 이것도 tray 현상과 tank현상의 두 종류가 있다.

35mm 필름 현상용 탱크에 20° C에 맞추어 놓은 현상액을 준비한다. 정지액, 정착액도 가까이에 준비하여 둔다.

불을 모두 끄고 릴에 필름을 감은 다음 시계를 누르고 필름을 현상탱크에 넣고 뚜껑을 닫은 후 조금씩 교반하여 준다. 일정시간이 지나면 현상액을 부어내고 정지액, 정착액의 순서로 용액을 갈아 넣어준다. 정착액에서 5분 내지 10분 후 필름을 꺼내어 수세하여 건조시킨다.

표 8.1.6 Film의 종류와 온도변화에 따른 현상액의 사용방법

Film	현 상 액	현상시간(분)*1				
		19° C	20° C	21° C	22° C	23° C
Panotomi-X	D-76	8	7	$6\frac{1}{2}$	6	5
	D-76(1:1)*2	11	9	8	7	6
	Microdol	11	9	8	7	6
Plus-X	D-76	81/2	7	6	5	4
	D-76(1:1)	10	8	7	6	5
	Microdol	11	9	8	7	6
Verichrome	D-76	8	7	$6\frac{1}{2}$	6	5
	D-76(1:1)	11	9	8	7	6
	Microdol	11	9	8	7	6
Tri-X	D-76	10	8	7	6	5
	D-52(1:1)	51/2	5	4	$4\frac{1}{2}$	$4\frac{1}{2}$

*1: 소형탱크 사용시
*2: 현상액과 물이 희석비율

(4) Contact film 현상법

먼저 필름을 원하는 슬라이드(slide) 크기보다 조금 더 크게 잘라둔 다음 contact film 현상액(D-72, Korectol)을 20° C에 맞추어 작은 현상접시(tray)에 담아둔다.

Contact용 printer의 유리덮개를 열고 contact film의 막면과 원판의 막면을 겹쳐놓고 일정 시간 동안 확대기 밑에서 노광한다.

노광이 끝나면 유리덮개를 열고 contact film만 꺼내어 막면이 현상액에 닿도록 현상접시에 담근다.

1분 내지 2분 후 상이 완전히 나타나면 정지액, 정착액의 순서로 옮긴다.

정착액에서 10분 정도 지나면 수세하여 건조시킨다.

다 마른 필름은 가위로 잘 잘라서 EM용 마운트(mount)에 넣어 봉입한다.

(5) 현상된 film(원판) 보관

현상된 필름은 원판이므로 분실되지 않도록 잘 보관하여야 한다.

언제든지 필요한 자료를 쉽게 찾아볼 수 있도록 연도별 내지는 번호별로 잘 구분하여 먼지가 묻지 않고 습기가 적은 함에 넣어 보관한다.

5) 인화와 확대(Print and enlargement)

(1) 확대기 사용법

확대기(enlarger)는 작은 원판을 큰 사진으로 만들 수 있는 인화도구이다.

확대기의 성능은 그 조명 방식에 따라 집광식, 산광식 및 집산광식으로 나눈다.

집광식 확대기는 전구에서 발산되는 광선을 콘덴서(condenser)가 집광해서 약한 광선으로도 밝은 조명을 얻을 수 있게 한 것으로 광선의 손실이 적고 짧은 시간에 많은 작업을 할 수 있으나 원판의 선과 반점이 사진에 나타난다.

경조의 사진을 만들 때 사용되며 가장 많이 쓰이고 있는 것이기도 하다.

산광식 확대기는 콘덴서 대신에 오팔 유리(opal glass)에 의해 반사빛으로 균일하게 조명되어 화조가 고르고 연조의 사진을 만들어 인물사진 등에 많이 이용된다.

집산광식 확대기는 콘덴서와 오팔 유리가 겸용되어 강하면서도 화상의 조명을 균일하게 얻을 수 있다(그림 8.1.19).

광원(Lamp house)는 확대용 전구를 내장하는 기구로 확대기의 머리부분이다.

콘덴서는 두 개의 평볼록 렌즈(lens)로 확대전구의 광을 집광시켜 준다. 단, 사용되는 확대기의 렌즈와 초점거리가 같은 것이어야 상을 맺을 수 있다.

확대기 렌즈로 인하여 연초점이 되기 쉽고 광선이 쏠리기 쉬우므로 좋은 렌즈를 선택하여야 한다.

EM실용 확대기 렌즈는 주로 135mm와 90mm가 많이 쓰인다.

캐리어(carrier)는 윗판을 확대기에 삽입시키는 장치로 윤곽과 수평을 유지하게 한다.

적색필터(red safe light filter)는 렌즈 밑에 내장되어 노광직전 구조를 트리밍(trimming)할 때 유효하게 사용된다.

초점조절기구는 원판상의 모양을 선명하게 하기 위하여 초점조절기구를 상하로 움직여 조절한다.

이젤(easel)은 인화지를 끼워넣어 움직이지 않게 수평으로 고정시켜 주며 원하는 크기와 부분을 조절할 수 있다. 이 밖에도 노광시간을 자동으로 맞추어 주는 타이머(timer)가 있다.

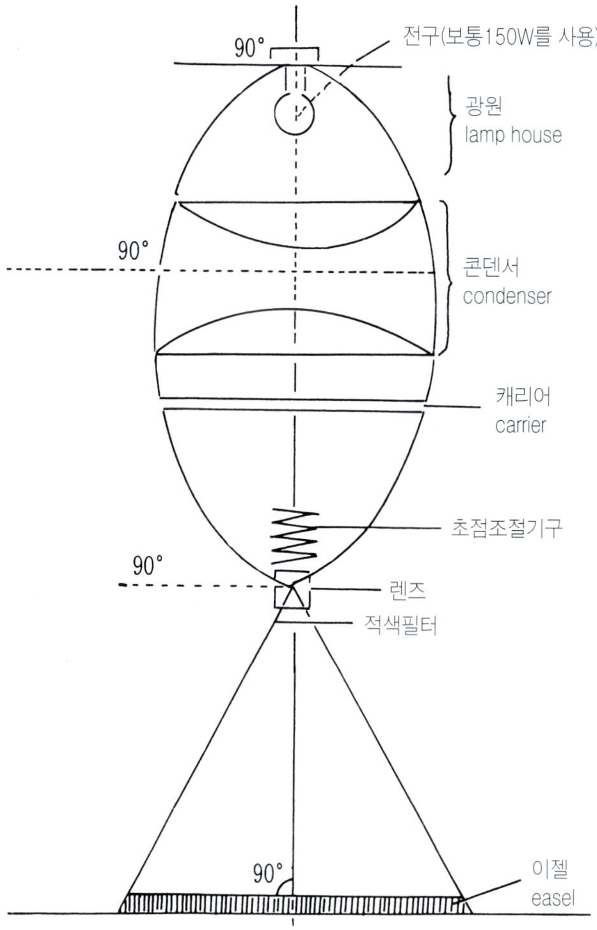

그림 8.1.19 확대기의 구조와 명칭

(2) 인화법

인화할 때는 먼저 원판의 판정, 즉 현상된 필름의 농도와 입자의 경 · 연조 및 사용인의 의도를 알아야 하며 원판의 판정이 끝나면 알맞는 인화지를 선택하여야 한다(호수2~4호).

인화지를 선택한 후 현상액을 준비한다.

보통 pipidol과 물 동량희석하여 현상접시에 붓고 액온을 20° C에 맞추고 정지액 정착액도 준비한다.

그 다음 노광준비를 하는데 확대비율에 알맞는 lens를 골라 먼지를 잘 닦아 끼운 후, 캐리어에 필름을 수평으로 놓아 확대기에 넣고 초점을 맞춘 다음 시험노광을 해본 후 실제작업에 들어가는 것이 좋다.

보통 필름의 경우, 개방조리개에서 2 stop 조인 상태에서 7~8초간의 노광을 준 후, 인화지를 이젤에서 꺼내어 현상액에 넣는데 막면이 닿도록 뒤집어 넣었다가 막면에 현상액이 골고루 묻으면 다시 뒤집어서 상이 나타나는가를 육안으로 보면서 집게로 흔들며 현상한다. 대개는 30초 정도에서 상이 나타나기 시작하여 1분 내지 2분이 지나면 완전현상이 된다. 현상이 끝나면 정지액, 정착액의 순서로 옮긴다.

정착액에서 RC인화지는 1~2분, fiber base 인화지는 7~8분 정도 정착시킨 다음 흐르는 물에 30분 정도 수세하여 건조시킨다. 인화지의 종류에 따라 자연건조시키는 것이 있고 윤활제를 사용하여 드라이어에서 말리는 것도 있다(보통 RC인화지를 이렇게 말린다).

(3) 인화지 보관법

건조된 인화지는 TEM 혹은 SEM의 case 번호를 적고 순서대로 모아 비닐주머니에 먼지가 묻지않도록 넣어서 언제든지 찾아볼 수 있도록 잘 정돈해 주어야 한다.

(4) 변색된 사진의 원인과 대책

변색된 사진은 다음과 같은 여러 가지의 원인이 있다.

① 인화작업시 정착액이 현상액에 혼입되었을 때(각 용액마다 다른 집게를 쓸 것)
② 교반이 불충분할 때
③ 인화지의 막면이 액밖으로 나와 공기와 접했을 때(용액의 양을 충분히 쓸 것)
④ 낡은 현상액과 정착액을 사용했을 때
⑤ 노출이 적은 인화지를 사용하였을 때
⑥ 유효기간이 지난 인화지를 사용하였을 때
⑦ 정착시간이 짧을 때
⑧ 수세가 불충분할 때

등의 원인이 있으므로 작업시 이상과 같은 원인을 만들지 않는 것이 중요하며 어쩔 수 없이 변색 혹은 퇴색되어진 사진은 다음과 같은 방법으로 환원시킬 수 있다.

〈퇴색사진 재생법〉

• **표백저장법**

A용액:	Potassium permanganate	3gm
	Water	500ml

B용액: Hydrochloric acid	____________	100 ml
Water	____________	500 ml

- **표백사용 용액**

A용액	____________	100 ml
B용액	____________	100 ml
Water	____________	600 ml

사진을 물에 침적시켰다가 표백사용 용액에 넣어 표백시킨 후 10~15분간 수세하여 이것을 다시 D-72(1:2) 용액에서 재현상한다.

5) 암실작업 순서

TEM film의 경우에는 먼저 필름을 필름 카세트에 꽂은 다음 매거진(magazine)에 뒤집어 넣은 후 전자현미경실 내의 필름 건조기(film desiccator) 안에 넣어 진공시켜 둔다.

중요 고정액의 조성_부록 I

● Formalin 계통

10% formalin

conc. formalin	100ml
Tap water	900ml

Neutral buffered formalin

conc. formalin	100ml
Distilled water	900ml
Sodium dihydrogen phosphate monohydrate	4g
Disodium hydrogen phosphate anhydrous	6.5g

Formol-saline

conc. formalin	100ml
Sodium chloride	9g
Tap water	900ml

Formol-calcium

conc.formalin	100ml
Distilled water	900ml
10% calcium chloride	100ml

* 대신 calcium chloride 7g을 첨가하기도 한다.

● Picric acid 계통

Bouin 고정액

Picric acid 포화수용액	750ml
conc. formalin	250ml
Acetic acid	50ml

Rossman 고정액

Picric acid 알코올포화액	900ml
conc. formalin	100ml

Gendre 고정액

Picric acid 알코올포화액	800ml
conc. formalin	150ml
Acetic acid*	50ml

D-B(Duboscq-Brazil) 고정액

80% ethanol	800ml
conc. formalin	300ml
Picric acid	5g
Acetic acid*	75ml

● Mercuric chloride 계통

Zenker 고정액

Mercuric chloride	5g
Potassium dichromate	2.5g
Sodium sulfate	1g
Distilled water	100ml
Acetic acid*	5ml

Helly 고정액

Mercuric chloride	5g
Potassium dichromate	2.5g
Sodium sulfate	1g
Distilled water	100ml
conc. formalin*	5ml

Maximow 고정액

Zenker 저장액	100ml
conc. formalin	100ml
2% osmium tetroxide	100ml

[*] 표시된 시약은 사용직전에 첨가한다.

Heidenhain's susa 고정액

Mercuric chloride	4.5g
Sodium sulfate	0.5g
Distilled water	6ml
conc. formalin	20ml
Tricholroacetic acid	2g
Acetic acid	4ml

B-5 고정액

Mercuric chloride	12g
Sodium acetate	2.5g
Distilled water	200ml

Schaudinn 고정액

Mercuric chloride 포화수용액	66ml
Absolute ethanol	33ml
Acetic acid*	1ml

● Potassium dichromate 계통

Muller 고정액

Potassium dichromate	2.5g
Sodium sulfate	1.0g
Distilled water	100ml

Regaud(Moller) 고정액

3% potassium dichromate	80ml
conc. formalin	20ml

Orth 고정액

Potassium dichromate	2.5g
Sodium sulfate	1.0g
Distilled water	100ml
conc. formalin*	10ml

● Osmium tetroxide 계통

Flemming 고정액

2% Osmium tetroxide	20ml
1% Chromium trioxide	75ml
Acetic acid	5ml

Champy 고정액

2% Osmium tetroxide	40ml
1% Chromium trioxde	70ml
3% Potassium dichromate	70ml

● Alcohol 계통

Carnoy 고정액

Absolute ethanol	600ml
Chloroform	300ml
Acetic acid	100ml

● 기타 중요 고정액

Kaiserling 고정액

1번 고정액

conc. formalin	40ml
Distilled water	200ml
Potassium nitrate	2.0g
Potassium acetate	5.0g

2번 고정액

95% ethanol
조직의 2배

3번 고정액

Potassium acetate	20g
Glycerol	40ml
Sodium arsenate	10g
Distilled water	200ml

주 성 분	명 칭	특 징
formalin	10% formalin	가장 많이 사용
	NBF	중성 완충 포르말린
	formol-calcium	지질고정
	formol-saline	등장액
picric acid	Bouin	매염(trichrome stain)
	D-B	신장조직 고정
	Gendre	알코올 용매
	Rossman	알코올 용매
mercuric chloride	Zenker	
	Helly	Zenker-formal
	Maximow	
	B-5	림프절 고정
	Heidenhein's Susa	
	Schaudinn	
Pot. cichromate	Orth	Muller+formalin
	Muller	chromaffin 과립 증명
	Regaud	
osmic acid	Flemming	
	Champy	
others	Carnoy	물이 포함 안 된 고정액
	Kaiserling	전시 목적

Celloidin과 Carbo-wax 절편_부록 Ⅱ

1. Celloidin

Celloidin은 nitrocellulose의 상품명으로 정제된 cellulose를 황산-질산-물을 혼합한 용액으로 상온에서 반응시켜 만든다. 질산의 농도에 따라 질화도가 각각 다른 nitrocellulose를 얻을 수 있다. 질화도가 12.5~14.0%인 nitrocellulose는 아세톤에 녹이면 화약으로 사용할 수 있다.

Nitrocellulose는 불에 잘 타며 대전(帶電)되면 정전기(靜電氣)의 방전에 의해 폭발할 수 있으므로 건조상태로 취급하면 위험하다. 조직의 침투제로 사용되는 것의 질화도는 10.5~11.0%로 acetone, ether, alcohol 혼합물에 용해되며 고무와 같은 밀도를 갖는 특징이 있다.

Celloidin을 침투제로 사용할 때의 장점은 침투과정을 실온에서 할 수 있고, 고무와 같은 밀도 때문에 조직구조를 잘 지지(support)해 줄 수 있는 점이다. 이런 이유로 단단한 조직이나 안구(eye ball)와 같이 단단한 부분과 부드러운 부분의 경계가 분명하여 파라핀절편에서 쉽게 분리되는 단점을 보완할 수 있다. 과거에는 파라핀의 품질이 낮아서 표본을 크게 제작할 때 celloidin을 침투제로 사용했으나, 현재는 파라핀으로도 좋은 절편을 만들 수 있다.

Celloidin침투과정은 파라핀침투와 달리 탈수과정 후 투명과정을 거치지 않고 직접 준비한 celloidin을 침투시킨다. 저농도에서 단계적으로 무수알코올까지 옮긴 조직을 무수알코올과 ether를 동량 혼합한 용액에 24시간 처리하여 celloidin의 침투를 용이하게 한다. Celloidin은 털실형태로 무수알코올에 담겨 있다. 침투에 사용할 celloidin을 준비할 때는 용기에 담겨 있는 알코올 양과 동량의 ether를 첨가하여 용해시킨다. 완전히 용해되는 데 많은 시간이 소요되므로 충분한 시간을 두고 용해시켜야 한다.

침투에는 보통 2%, 4%, 8% 용액을 만들어 사용한다. 용기의 뚜껑은 잘 맞는 것을 사용하여 용매가 휘발되지 않도록 주의해야 한다. Ether는 인화성이 높아서 화기를 가까이 해서는 위험하다. Celloidin 대신 Necol(necoloidin), LVN(low viscosity nitrocellulose) 등을 사용할 수 있다. 침투시 농도는 celloidin은 2-4-8%를, necol은 4-8-16%를, LVN은 5-10-20% 농도를 사용한다. LVN은 고농도를 사용할 수 있기 때문에 침투에 소요되는 시간이 짧고 블록이 단단해지기 때문에 더 얇은 박절이 가능하다. Celloidin의 침투농도와 시간은 다음과 같다(침투시간은 조직의 종류와 크기에 따라 달라진다).

단계	용액의 종류	처리시간	비고
1	무수알코올-ether 혼합액	24시간	탈수과정
2	2% celloidin	5~7일	
3	4% celloidin	5~7일	침투과정
4	8% celloidin	2~7일	

침투가 완료된 조직을 포매할 때는 포매상자에 먼저 8% celloidin을 붓고 조직을 블록의 중앙에 배열시킨다. 너무 아래쪽에 위치하면 용매가 휘발시 조직이 블록의 밖으로 노출된다. 포매된 조직은 용매를 휘발시켜 블록을 단단하게 만들어야 한다. 용매의 휘발이 일정하게 이뤄지고 기포의 형성을 억제하기 위해 desiccator와 같이 외부 공기를 차단할 수 있는 용기 내에서 처리한다.

2. Carbo-wax

Carbo-wax는 polyethylene glycol의 상품명이다. 일반식은 (CH2OCH2)n으로 표시되며 중합정도에 따라 분자량이 1,000 이하는 액체상태이고 분자량이 커질수록 고체상태를 나타낸다. 분자량이 증가함에 따라 융점, 비중, 경도가 증가된다. 물에 쉽게 용해되기 때문에 파라핀과는 달리 탈수, 투명 과정을 거치지 않고 직접 침투시킬 수 있다. 이런 이유로 과거에는 조직 내 지질성분을 증명하기 위해 사용되었다. 그러나 실제로 지방조직에는 침투가 안 되며 뇌와 척수 조직은 침투가 느리다. 탈수제와 투명제를 처리하지 않으므로 조직의 위축이나 뒤틀림이 적고 처리과정이 간단하다는 장점이 있으나 침투제가 물에 쉽게 용해되기 때문에 박절과 박절된 절편을 부유온수조에서 처리하는 과정이 어렵다는 단점이 있다.

Carbo-wax 침투 과정은 고정과 수세가 완료된 후 직접 침투제에 처리한다. 침투제는 분자량 4,000과 1,500 2종류의 Carbo-wax를 침투제와 포매제로 사용한다. 분자량 4,000은 조각형태의 고체로 습기가 없는 건조된 상태이며, 분자량 1,500은 vaseline과 같은 상태로 판매된다. 분자량 4,000과 1,500을 9:1의 비율로 혼합하여 175℃에서 30초간 가열한 후, 56℃ 부란기에 처리하면 액체상태를 유지한다. 침투시간은 보통 56℃ 부란기에서 1~3시간 정도 소요된다. 침투시키는 동안 침투제를 저어주는 것이 침투를 촉진시킨다. 침투가 완료되면 조직이 용기의 아래로 가라앉는다.

침투가 완료되면 종이로 된 포매상자에 침투제를 붓고 파라핀포매와 같이 조직을 내부에 배열한다. 블록을 굳힐 때는 습기를 차단하기 위해 뚜껑을 덮고 냉장고에서 굳힌다. 블록이 단단히 굳으면 뜨겁게 달군 칼로 삭정(trimming)하고 플라스틱 대목에 부착하여 박절한다. 박절하기 전까지 블록은 습기를 피할 수 있는 곳에 보관해야 한다.

3. Gelatin

젤라틴은 동물의 뼈, 연골, 피부, 근막 등을 물에 장시간 끓이는 방법으로 얻을 수 있다. 백색의 분말 또는 투명한 조각상태로 판매되며, 불순물이 포함된 것은 접착제로 사용되고 정제된 젤라틴은 제과 등의 식품가공에 이용된다. 의약분야에는 항원성이 없기 때문에 지혈제나 약용 캡슐 제조에 사용되기도 한다.

Alcohol이나 ether와 같은 유기용매에는 불용성이나 따뜻한 온수에는 용해된다. 과거에 물에 잘 용해되는 특성 때문에 조직 내 지질성분을 증명하려는 목적으로 침투제로 사용되기도 했으나 현재는 전혀 사용하지 않으며 단지 조직절편을 슬라이드에 접착시키는 목적으로 이용되고 있다.

중요한 Hematoxylin 염색액의 조성_부록 Ⅲ

1. Harris' hematoxylin solution(1900)

Hematoxylin crystals	5.0gm
Ethyl alcohol(95~100%)	50.0ml
Ammonium or Potassium alum	100.0gm
Distilled water	1,000.0ml
Mercuric oxide(red)	2.5gm

2. Mayer's hematoxylin solution(1904)

Hematoxylin crystals	1.0 gm
Distilled water	1,000.0 ml
Sodium iodate	0.2 gm
Ammonium or Potassium alum	100.0 gm
Citric acid	1.0 gm
Chloral hydrate	50.0 gm

3. Delafield's hematoxylin solution(1885)

Hematoxylin crystals	8.0 gm
Ethyl alcohol 95%	50.0 ml
Aqueous potassium alum	800.0 ml
Glycerin	200.0 ml
Ethyl alcohol 95%	200.0 ml

4. Bohmer' s hematoxylin solution(1868)

Hematoxylin crystals	5.0 gm
Ethyl alcohol 80%	60.0 ml
Ammonium or Potassium alum	100.0 gm
Distilled water	1,000.0 ml

5. Ehrlich' s hematoxylin solution(1866)

Hematoxylin crystals	4.0 gm
Ethyl alcohol 95%	200.0 ml
Ammonium or Potassium alum	6.0 gm
Distilled water	200.0 ml
Glycerin	200.0 ml
Glacial acetic acid	20.0 ml

6. Weigert's iron hematoxylin solution

(A sol)	
Hematoxylin crystals	1.0 gm
Ethyl alcohol 95%	100.0 ml
(B sol)	
29% aqueous ferric chloride	4.0 ml
Distilled water	95.0 ml
conc. HCl	1.0 ml

* 사용직전에 A와 B용액을 동량 혼합하여 사용한다.

7. Carazzi' s hematoxylin solution(1911)

Hematoxylin crystals	0.5 gm
Ethyl alcohol absolute	5.0 ml
Ammonium or Potassium alum	25.0 gm
Distilled water	500.0 ml
Potassium iodate	0.1 gm
Glycerol	100.0 ml

한글 찾아보기

ㄹ

ㅁ

ㅂ

ㅈ

영어 찾아보기

A

B

E

F

G

H

I

K

L

M

N

O

P

R

S

저자 소개

양용석	연세대학교 보건과학대학	**김성인**	김천대학 임상병리학과
김태전	서울보건대학 임상병리학과	**김흥철**	한양대학병원 병리과
송강원	국립암센터 병리과	**안승주**	대구보건대학 임상병리학과
이재식	세명대학교 임상병리학과	**장형석**	한양대학병원 병리과

진단조직화학의 이해

2008년 2월 12일 초판 인쇄
2008년 2월 18일 초판 발행

저 자 양용석 김성인 김태전 김흥철
송강원 안승주 이재식 장형석

발행자 김 시 동
발행처 정 문 각

편 집 박찬희 디자인 이윤미

서울특별시 마포구 대흥동 210-1 봉화빌딩 4층
TEL. 713-0421~3 FAX. 704-6265
홈페이지 http://www.jungmunkag.co.kr
e-mail: jungmunk@unitel.co.kr

등록 1990년 10월 25일 9-246호

정가 **30,000**원

ISBN 978-89-7742-368-8-93510